# 基礎運動学

## 第7版

原著
中村隆一　齋藤 宏　長崎 浩

編著
藤澤宏幸　金子文成　山崎弘嗣　縣 信秀

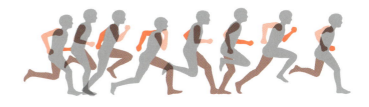

医歯薬出版株式会社

This book is originally published in Japanese
under the title of:

**Kiso Undôgaku**
(Fundamental Kinesiology)

Nakamura, Ryuichi et al

    Professor Emeritus, Tohoku University

Fujisawa, Hiroyuki et al

    Professor, Tohoku Bunka Gakuen University

© 1976  1st ed.,  © 2025  7th ed.

ISHIYAKU PUBLISHERS, INC.
   7-10, Honkomagome 1 chome, Bunkyo-ku,
   Tokyo 113-8612, Japan

# 第 7 版の序

　中村隆一先生と齋藤宏先生が 1976 年に本書を世に送り出してから，もうすぐ半世紀を迎えようとしている．この間，本書は理学療法士，作業療法士などの専門職のバイブルとして，知識の支柱となってきたことは間違いない．しかし，2019 年の年初に"諸行無常"を実感することになる．中村隆一先生が 1 月 13 日にご逝去されたとの一報を受け，諸先輩と共に最後をお見送りした．その後，本書を心から大切にしている研究者のなかで，後世に引き継ぐべく意見交換が進められ，この度，新たな一歩を踏み出すこととなったものである．今回の改訂においては，本書の核心部分を継承しながら，新たに定着してきた知見を加え，内容を整理することから始めた．

　さて，本書の英語名には fundamental kinesiology が付けられている．このキネシオロジーという用語は，わが国では戦後に体育学会を中心に取り入れられたものである．ただし，戦前においても，1902 年には川瀬元九郎が Posse BN が著した Special kinesiology of educational gymnastics（1894）の訳本を『瑞典式教育的体操法』として出版し，1912 年には Du Bois-Reymond R の Specielle Muskelphysiologie oder Bewegungslehre（1903）が『筋生理・運動学』として紹介されている．このように，戦後のわが国における"身体運動の科学"には，米国からの"kinesiology"とドイツからの"bewegungslehre"があった．

　戦後，1950 年には日本体育学会が設立され，1957 年には日本体育学会キネシオロジー専門分科会が設置され，さらに同年キネシオロジー研究会が発足したこの時期には宮畑虎彦と高木公三郎が『身体運動学（kinesiology）』を刊行（1957 年），1968 年には松井秀治が『身体運動学入門 基礎編』を出版している．一方，岸野雄三，松田岩男らは 1968 年に『序説運動学』を書籍のタイトルに掲げ，訳語としては"身体運動学"と"運動学"が混在する状態となっていた．なお，運動の科学としての体系化を意識した場合には"身体運動学"，体育教育の体系化を意識した場合には"運動学"が用いられる傾向にあった．ところで，キネシオロジー研究会は 1978 年に日本バイオメカニクス学会へと移行し，体育・スポーツに関する研究においては機能解剖学中心のアメリカキネシオロジーから，力学中心のヨーロッパの"バイオメカニクス（biomechanics）"へと流れが変化した経緯がある．

　そのような時代背景のもと，医療専門職を意識した本書は『基礎運動学（fundamental kinesiology）』をタイトルに掲げたのであるが，そこには医療の側面から kinesiology へのこだわりがあった．すなわち，機能解剖学，運動生理学，心理学などを統合した"身体運動の科学"が kinesiology であり，リハビリテーション医療にはその概念が重要であるとの思いであったと受け止めている．しかし，その一方で力学（mechanics）が運動学（kinematics）と運動力学（kinetics）から構成され，訳語として定着していることも忘れてはならない．そこで，第 7 版においては本文中の"kinesiology"に対しては，"身体運動学"を用いることとした．本書がこれからも身体運動学を学ぶ多くの方々に読まれ続けることを願っている．

ここで，改訂作業にあたり，ご理解とご指導をいただいた齋藤 宏先生，長崎 浩先生に心よりお礼申し上げたい．また，改訂について快く承諾してくださった中村隆一先生のご親族にも深謝する．

　令和6年11月

編者を代表して

藤　澤　宏　幸

# 第6版の序

　昨年,『臨床運動学　第3版』の上梓に当たり,私たちは『基礎運動学　第5版』の記述が不十分であったことを痛感した.

　20世紀後半を振り返ってみると,1970年代の神経科学,80年代の認知科学,そして90年代の脳科学へと,運動学の基礎となる科学領域における発展はめざましいものであった.現在,それらは認知神経科学へと再統合される方向にあるように思える.しかし,人間の運動発達や運動学習を理解するためのモデルには,反射階層モデル,システムモデル,生態心理学やコネクショニストのモデルなどが複数の領域から提出されている.それらと並行して,姿勢や動作の制御にかかわる神経機構にも新たな仮説が導入され,感覚－運動過程を中枢神経系における情報処理というメタファーで説明することが盛んに行われている.また,運動行動について,それの意味的描写に終始し,原因となる生体の活動を区別して記述することが不十分なこともある.近年,脳画像の技術的進歩にともなって,運動行動と中枢神経系の活動との関連を検討することも進められるようになった.運動学の基底をなす自然科学の領域が急速に拡大しているのである.

　科学を,①人々に受け入れられる仕方で現象を記述し,②それを説明する概念的システムやモデル(説明的仮説)を掲げ,③モデルから諸現象を演繹し,④それらの現象を実際に確認するという過程であるとすれば,運動の性質や原因を予測できて,中枢神経系の解剖学および生理学の知識とすべての点で整合性を示しているような運動制御の理論は,現在のところ確立していない.

　このような状況を考慮して,今回はとくに動作の運動制御,運動発達と運動学習に多くの修正,加筆を行った.また,解剖学用語をはじめとして,全体を通して学術用語にもかなりの訂正を加えた.読者諸氏のご批判,ご教示を仰ぎたい.

　　平成15年10月

中　村　隆　一

---

〔追記〕

　人体にかかわる名称が学問領域によって相違することがあるため,第6版第10刷の発行に際し,日本解剖学会監修『解剖学用語　改訂13版』(医学書院,2007)に準拠して用語の統一を図った.また,内容の一部に最近の知見を加え,主として第2〜5,10章を補足,訂正した.

　　平成24年1月

中　村　隆　一

＜付記＞

　本書の共著者である中村隆一先生は2019（平成31）年1月にご逝去されました．先生のご冥福を心からお祈り申し上げます．

　本書は，1976年4月に第1版を発行して以来，今日まで40余年，第6版まで改訂を重ねることができました．この間，読者の皆様から多くの貴重なご意見，ご指摘，ご批判をいただき，その都度，検討を加えさせていただきました．さらに皆様のお役に立てるものとして充実させてまいりたいと考えております．今後ともご指導・ご教示を賜りますようお願い申し上げます．

　2020年12月

著者を代表して<br>齋　藤　　宏

---

＜付記＞

　これまで使用されてきた関節可動域表示ならびに測定法は，1995年2月に日本整形外科学会と日本リハビリテーション医学会が協議して改訂されたものである．その後，解釈や運用のなかで，足関節・足部・趾に関する用語について種々の問題が指摘されるようになり，日本整形外科学会，日本リハビリテーション医学会，日本足の外科学会でそれぞれに検討が加えられた．その結果まとめられた新しい改訂案は2022年4月1日より発効することとなった．

　本書はこの改訂案にそって，用語・記載の修正を行った．

　2022年10月

齋　藤　　宏

# 第5版の序

『基礎運動学』の初版が出版されてから間もなく4半世紀になる．この間にも最近の知見を取り入れつつ，部分的な改訂は加えてきた．今回は全体の構成も検討して，数年をかけて規模の大きな見直しを行った．

本書は人間の身体運動を理解するための基礎的知識を紹介することを旨として，また運動学は応用科学であることを前提に執筆してきた．身体運動を理解するために，現象としての身体運動を力学，解剖学と生理学へ還元して説明する試み，次いで運動を基礎として動作や行為を構成的に説明することに努めている．運動発達や運動学習では，心理学からのアプローチを主体とした記述が多くなる．この領域は神経科学あるいは脳科学によって説明できる段階に至ってはいないと思うからである．

初版の「はじめに」で述べた「人間の運動をまず自分の眼で見て，紙とペンで記載できるところに運動学の基礎がある」という立場は，ここでも踏襲した心算もりである．しかし，身体運動の分析にかかわる各種機器の利用が比較的容易となった現在，言語だけでは正確な記述が困難である運動軌跡の説明などには，機器による測定記録を多く採用した．学生や研究生が機器の利用とデータの解釈に慣れることによって，現場における肉眼的観察が正確になることは，私たちの長年にわたる経験である．本書に描かれている運動軌跡，そのほかのデータを熟視することによって，運動分析に優れた技能を獲得されることを期待したい．そこに基礎運動学の出発点があるからである．

　　平成12年1月

中 村 隆 一

齋 藤 　 宏

---

〔追記〕

平成14年5月，私たちは臨床運動学第3版を上梓し，3次元空間における運動軌道や床反力記録など，多くの運動学的分析および運動力学的分析を紹介した．そのさい，種々の記録がどのようにして得られるのか，それらの意味づけはどのようにしてなされるのかに関する基礎的知識が，読者にあることを前提としていた．しかし，既存の「基礎運動学」では不十分である．そこで，長崎　浩教授の協力を得て，「2. 力学の基礎」を「2. 生体力学の基礎」と変更し，各種の機器によって得られるデータの処理法や意味づけの役に立つように，内容を大幅に改訂した．

　　平成14年11月

中 村 隆 一

## 第4版の序

　高齢化社会を迎えるにあたって，わが国では昨年から保健医療と福祉の統合が進められている．慢性疾患や加齢に伴う身体運動機能とフィットネスの低下を予防あるいは改善するために，関連医療職種に求められる専門的知識と技能は多様になり，また高度のものになりつつある．

　このような状況を踏まえて，今回の改訂では「第9章　運動学習」に最新の知見を，そして新たに「第10章　身体良好と運動処方」を加えた．そのため，一部に重複があるが，御容赦頂きたい．その他，誤植と用語の修正を行った．

　この間，いろいろと御教示，御示唆を下さった読者諸氏に心から御礼を申し上げる次第である．

　　平成3年12月

中　村　隆　一

## 第3版の序

　浅学を顧みずに「基礎運動学」を世に問うてから10年の歳月が流れた．振り返ってみると，この間に運動学の分野では以前にはなかった大きな変化が生れていた．

　運動生理学，生体エネルギー論が技術面に広く応用されるようになり，physical fitness, aerobics などの言葉も日常の用語となった．運動発現，運動制御の神経生理学は情報理論の応用により急速な発展をみせている．そしてパフォーマンス研究では，以前の product-oriented approach から process-oriented approach への変化があり，運動の諸側面を力学的に説明する努力がなされている．また運動学習も独立した心理学の研究分野になりつつある．

　最新の知見，理論のうち，どれが多くの現象をよく説明できるか，あるいは近い将来体系化されるか，研究としては興味深い時代になっている．しかし，運動学への入門書としてこれをまとめるとなると至難の技になる．今回の改訂はいわば挑戦であり，賭けである．いずれにせよ，あらたな内容を必要とされている時であり，全面的に書き直す結果となった．改めて読者諸氏の御批判，御教示をお願いしたい．

　おわりに，今回の改訂にあたり用語の統一など編集にご尽力いただいた，医歯薬出版の田所洋之氏に感謝する．

　　昭和62年12月

中　村　隆　一<br>斎　藤　　　宏

# 第2版の序

　昭和51年,「基礎運動学」が出版されてから7年が経過した．この間に，世間の健康と身体運動への関心は高まり，医師や理学療法士，作業療法士などの専門職への期待も大きくなった．これに適切な技術と指導をもって答えるためには運動学の基礎知識が不可欠であり，その拠り所として本書も何分の役割を果してきたと思っている．

　一方，学問の進歩もめざましく，各分野にわたって新しい知見も加えられている．しかし，入門書としての本書の性格を考慮して，今回の改訂でははじめの形式をそのまま踏襲した．随意運動の発現と制御過程,運動技能の発達と学習などはかなり内容を充実させたが，これらは，とくにリハビリテーション医学の分野では，初心者にとっても必須の知識であろうと判断したからである．

　本書が発刊以来，多くの読者を得たことは著者らにとって大きな喜びであり，また大きな責任も感じている．今後も機会のあるごとに改訂を加え，つねに新鮮な内容を保てるように努力する所存である．なお不備な点については，読者諸氏の御教示をお願いしたい．

　昭和58年1月

中　村　隆　一
斎　藤　　　宏

# 第1版の序

　臨床医学の中でも，動物生理系の疾患を対象とする分野は，今日でも植物生理系の疾患を対象とする領域にくらべてせまい．これは後者が直接生命の維持に結びつくからである．しかし輓近の医学の進歩は生命を維持する諸手段を大幅に可能にし，その進歩は著しい．次のテーマは当然生命ある個体の存在理由を最大限に発揮せしめる動物生理系，運動器官の機能の障害を出来るだけ克服することであろう．この領域を対象とするのが神経内科や整形外科，ことにリハビリテーション科などの諸科である．近年これらの諸科が発展し，重要性を認識されて来たのは，人間が生きるだけでなく，その人間性を発現するために何かを為すことの本質を医学の対象として掘り下げる学科であるからにほかならない．

　この領域の基礎的知識として運動学が重要性を加え，それに関する成書も次第に数を増している現状である．しかしそれらの成書はともすれば運動生理学に偏したり，応用解剖学に近かったり，あまりにも mechanized な方法論に過ぎたりするものが多かったが，基礎と臨床の橋渡しをする立場から書かれたものとして本書は，全般をかたよることなく包括し，運動学の歴史，力学的基礎知識，運動器官すなわち骨，関節，筋と運動を調節・支配する末梢ならびに中枢神経の発生，構造と機能を，最新の知見にいたるまで，明解な図解とわかりやすく，しかも重点は漏らさない要領の良い著述により読者に伝える非常にすぐれた運動学書であると考える．ことに根底にある考え方として，人間の運動をまず自分の眼で見て紙とペンで記載するということから出発し，かつリハビリテーションの立場に立って論述していることが，方法論倒れし勝ちな運動学でなく，臨床に結びついたものとしている．

　著者の一人中村隆一君は，東大整形外科とその関連施設で，多年運動器官の諸病態につき研鑽を積んだうえ，東京都神経科学総合研究所のリハビリテーション研究室長に移られた，運動学の多方面にわたり深い学殖を持つ好学の士であり，共著者の斎藤宏君も東大整形外科で研鑽のうえ，同研究所主任研究員として中村室長を助け，次々とお二人で新しいアイデアのもとに研究をすすめ，成果を世に問うておられる新進学徒である．新知見だけでなく，運動学書に盛るべき内容を選ばれたセンスが，著書らの若く旺盛な研究意欲をそのまま伝えている．

　江湖にひろく自信をもっておすすめできる書であると考える．

　昭和51年3月

東京大学医学部整形外科学教室
主任教授　津　山　直　一

# はじめに

　人間の運動の科学と定義される運動学は，医学，物理学，心理学，社会学など多くの学問分野を統合したものの上に成立っている．そのため運動学というものは，独立した学問体系ではなく，人間の運動をみる一つの立場としての応用の学問としてとらえられるものである．現在のところ運動学の分野では，同じ研究手法によっても，時として異なった結果が報告されることがある．また，運動学で用いられる用語もまだ不統一で混乱している．これらのことから，運動学は今後も多くの修正が加えられる学問であるといえよう．

　人間の運動は，主として筋肉の収縮力を原動力として骨格に伝達されてなされるが，それは地球上に存在するかぎり，常に重力という外力の影響をうける動力学的現象である．そのため単に人体の解剖学的構造だけでは，人間の運動を分析することは不可能である．力学的要素，生理学的要素，心理学的要素などあらゆる知識を動員してはじめて理解されるものである．

　研究方法についても，筋電図，トランスジューサーなどの開発と応用は運動学の進歩に寄与するところは大きい．ことに筋電図は，動的な生体現象を記録できることから，運動学の歴史上重要な役割を果している．しかし本書では，これらの機器を用いての分析方法についての詳細は述べていない．それは，人間の運動をまず自分の眼で見て，紙とペンで記載できるというところに運動学の基礎があると信ずるからである．

　この書は，運動学の基礎的な知識が必須である医師，理学および作業療法士，体育指導者を対象として著るした．病的な，あるいは異常な運動を分析し，治療を行なうことは，発達段階を考慮した正常の人間の運動を理解した上ではじめて可能となることから，とくに運動学習，運動発達についても触れてある．

　おわりに，丁重な序文を賜った東大整形外科津山直一教授に御礼を申し上げる．

東京都神経科学総合研究所<br>
リハビリテーション研究室<br>
中　村　隆　一<br>
斎　藤　　　宏

# ◇目　次◇

| | |
|---|---|
| 第7版の序 …………………… iii | 第3版の序 …………………… viii |
| 第6版の序 …………………… v | 第2版の序 …………………… ix |
| 第5版の序 …………………… vii | 第1版の序 …………………… x |
| 第4版の序 …………………… viii | はじめに …………………… xi |

## 1　身体運動学とは …………………………………………… 1

1　身体運動学とその領域 …………… 1
2　身体運動学の歴史 …………………… 2
3　身体運動学の現状と展望 …………… 12
  1) 身体運動学の分野と捉え方 …… 12
  2) 神経機構と心身二元論 ………… 13
  3) 身体運動学における公理と法則 … 15
  4) 自己組織化 …………………… 15
  5) 呼吸循環代謝領域 …………… 16
  6) 運動発達領域 ………………… 16

## 2　運動に関する身体の構造と機能 …………………………… 17

1　解剖学と生理学 …………………… 17
2　細　胞 …………………………… 18
  1) 細胞の構造 …………………… 18
  2) 細胞内での化学反応 ………… 19
  3) 細胞膜の興奮 ………………… 21
    (1) 静止電位 ………………… 21
    (2) 活動電位 ………………… 22
  4) 神経線維の興奮伝導 ………… 23
  5) 神経線維の種類 ……………… 25
3　組　織 …………………………… 25
  1) 上皮組織 ……………………… 27
  2) 結合組織 ……………………… 27
  3) 筋組織 ………………………… 28
  4) 神経組織 ……………………… 29
4　運動器の構造と機能 ……………… 29
  1) 骨の構造と機能 ……………… 29
    (1) 基本構造 ………………… 30
    (2) 骨の循環系と神経系 …… 32
    (3) 骨の構成成分 …………… 32
    (4) 骨の発生と成長 ………… 34
    (5) 骨とビタミン，ホルモン …… 35
  2) 関節の構造と機能 …………… 36
    (1) 関節の分類 ……………… 37
    (2) 関節軟骨 ………………… 38
    (3) 関節包 …………………… 39
    (4) 滑膜と滑液 ……………… 40
    (5) 関節円板と関節半月 …… 40
    (6) 関節運動の表し方 ……… 40
  3) 腱および靱帯の構造と機能 … 41
    (1) 腱 ………………………… 41
    (2) 靱帯 ……………………… 41
  4) 骨格筋 ………………………… 41
    (1) 骨格筋の構造 …………… 41
    (2) 骨格筋の血管 …………… 43
    (3) 骨格筋の微細構造と筋収縮機序 … 43
    (4) 筋線維の種類 …………… 47
    (5) 神経筋接合部と神経筋伝達 … 48
    (6) 運動単位 ………………… 49
    (7) 筋収縮の基礎的性質 …… 51
    (8) 筋収縮の様態 …………… 53
    (9) 筋の働き ………………… 55
    (10) 筋肥大と筋萎縮 ………… 56
5　神経系 …………………………… 58
  1) 末梢神経系 …………………… 58
    (1) 体性神経線維 …………… 59
    (2) 自律神経 ………………… 60
  2) シナプス ……………………… 61
    (1) シナプス伝達 …………… 62
    (2) 神経回路網 ……………… 65
  3) 中枢神経系 …………………… 65
    (1) 脊髄 ……………………… 66
    (2) 脳 ………………………… 67
    (3) 運動性下行路の機能的分類 … 85
6　反　射 …………………………… 87
  1) 反射運動 ……………………… 87
    (1) 反射弓 …………………… 87
    (2) 反射運動の種類 ………… 88
    (3) 中枢神経系と反射統合 … 88
  2) 脊髄反射 ……………………… 88
    (1) 伸張反射 ………………… 89
    (2) 屈筋反射 ………………… 92
    (3) 交差性反射 ……………… 93
    (4) 脊髄節間反射 …………… 94
    (5) 反射の中枢制御 ………… 94

## 7　感覚器の構造と機能 … 95
- 1) 感覚の性質 … 96
- 2) 感覚の分類 … 98
- 3) 体性感覚 … 99
  - (1) 皮膚受容器とその機能 … 99
  - (2) 固有受容器とその機能 … 100
  - (3) 体性感覚の伝導路 … 101
- 4) 平衡感覚 … 104
  - (1) 卵形囊，球形囊とその機能 … 104
  - (2) 半規管とその機能 … 104
  - (3) 前庭神経核の出力系 … 105
- 5) 視覚 … 105
  - (1) 眼球運動 … 106
  - (2) 眼球運動と視覚 … 107
  - (3) 視覚と姿勢，運動 … 107

## 8　呼　吸 … 108
- 1) 呼吸器 … 109
- 2) 換気 … 110
  - (1) 吸息 … 110
  - (2) 呼息 … 110
- 3) 肺活量測定と肺気量分画 … 110
- 4) ガス交換 … 113
- 5) 呼吸運動の制御 … 114
  - (1) 呼吸運動の中枢 … 114
  - (2) 呼吸中枢の中枢性制御 … 115
  - (3) 呼吸中枢の末梢性制御 … 116

## 9　血液と循環 … 116
- 1) 血液 … 116
  - (1) 血漿 … 116
  - (2) 細胞成分 … 116
- 2) 心臓 … 117
  - (1) 心臓の構造 … 117
  - (2) 心周期 … 118
  - (3) 心拍出量の調整 … 120
- 3) 体循環と肺循環 … 122
  - (1) 体循環 … 123
  - (2) 肺循環 … 123
- 4) リンパ液とリンパ系 … 123

## 10　体温調整 … 124
- 1) 熱の産生 … 124
- 2) 熱の喪失 … 125
- 3) 体温調節の機序 … 126
- 4) 運動の影響 … 127

## 11　腎臓と酸塩基平衡 … 128
- 1) 腎臓の構造と機能 … 128
  - (1) ネフロン … 128
  - (2) 尿の生成 … 130
  - (3) ホルモンによる調節 … 130
- 2) 尿 … 130
- 3) 酸塩基平衡 … 132
- 4) 運動と腎機能 … 132

## 12　栄養とエネルギー代謝 … 132
- 1) 消化と吸収 … 133
- 2) 栄養素 … 134
  - (1) 糖質 … 134
  - (2) 脂質 … 134
  - (3) 蛋白 … 136
  - (4) その他 … 138
- 3) 運動と消化機能 … 138
- 4) エネルギー代謝 … 139
  - (1) カロリー … 140
  - (2) エネルギー代謝の測定 … 140
  - (3) 基礎代謝 … 142
  - (4) エネルギー代謝率 … 143
  - (5) 代謝当量 … 144
  - (6) 効率 … 145

## 13　運動に対する呼吸循環応答 … 145
- 1) 体力 … 145
- 2) 運動負荷の系統 … 148
- 3) 心肺フィットネス（運動時の呼吸循環応答） … 148
  - (1) 呼吸と循環の連関 … 148
  - (2) 換気 … 149
  - (3) 心拍出量 … 150
  - (4) 1回拍出量 … 150
  - (5) 心拍数 … 150
  - (6) 運動昇圧反射 … 150
- 4) 身体運動のエネルギー代謝 … 151
  - (1) エネルギー供給 … 151
  - (2) ATPの再合成と無酸素性閾値（嫌気性代謝閾値） … 152
  - (3) 乳酸シャトル … 152
  - (4) 静的運動におけるエネルギー供給 … 153
  - (5) 持続的運動時のエネルギー供給 … 154
  - (6) ホルモンによる調整 … 154
- 5) 心肺フィットネスの指標 … 154
  - (1) 最大酸素摂取量（$\dot{V}O_2max$） … 154
  - (2) 身体作業能力（PWC） … 154
  - (3) 嫌気性代謝閾値（AT） … 156
  - (4) 血中乳酸蓄積開始点（OBLA） … 156
- 6) 運動強度 … 156
  - (1) Karvonen法 … 156
  - (2) 主観的運動強度 … 156
- 7) 一定負荷に対する呼吸循環応答 … 156

# 3 生体力学の基礎 …… 159

1 身体運動と力学 …… 159
  1) 生体力学的アプローチ …… 159
  2) 運動学と運動力学 …… 159
2 時間と空間 …… 160
  1) 時間 …… 160
  2) 空間 …… 160
    (1) 位置の直交座標表示 …… 160
    (2) 極座標表示 …… 160
  3) 身体運動の面と軸 …… 160
    (1) 基本肢位 …… 160
    (2) 運動の面と軸 …… 161
3 運動の観測 …… 162
  1) 観測 …… 162
    (1) アナログとデジタル …… 162
    (2) 観測表 …… 162
    (3) 観測表の例 …… 162
  2) 運動軌道とそのグラフ表示 …… 164
    (1) 運動軌道 …… 164
    (2) 位置-時間グラフ …… 164
4 運動学的分析 …… 165
  1) 変位 …… 165
  2) 速度 …… 165
    (1) 平均速度と瞬間速度 …… 165
    (2) 速度の単位 …… 166
    (3) 運動時間 …… 166
    (4) 速度-時間グラフ …… 166
    (5) 瞬間速度 …… 166
  3) 加速度 …… 166
    (1) 平均加速度 …… 166
    (2) 加速度の単位 …… 167
    (3) 加速度-時間グラフ …… 167
    (4) 瞬間加速度 …… 167
  4) 変位,速度,加速度の関係 …… 167
5 回転運動 …… 168
  1) 並進運動と回転運動 …… 168
    (1) 関節運動の極座標表示 …… 168
  2) 角速度と角加速度 …… 168
  3) 接線速度と接線加速度 …… 169
  4) スティック・ダイアグラム …… 169
  5) 周期運動と振動 …… 169
  6) 振幅-周波数ダイアグラム …… 170
  7) 角度空間と運動協調性 …… 170
6 筋力と重力 …… 171
  1) 筋の活動張力と重力 …… 171
    (1) 筋の静止張力と活動張力 …… 171
    (2) 重力 …… 172
    (3) 筋力と重力の働き …… 172
  2) ベクトル …… 173
    (1) ベクトルとスカラー …… 173
    (2) ベクトルの合成と分解 …… 173
7 モーメント …… 173
  1) 剛体と回転運動 …… 173
  2) モーメント …… 174
    (1) 力の回転作用 …… 174
    (2) モーメント,トルク …… 174
    (3) モーメントの向き …… 175
  3) 剛体の平衡条件 …… 175
    (1) 回転平衡条件 …… 175
    (2) 並進平衡条件 …… 175
    (3) てこの平衡 …… 176
  4) 重心 …… 176
    (1) 剛体の重心 …… 176
    (2) バランスの安定性 …… 176
    (3) 体節の重心と体重心 …… 176
    (4) 外力と内力 …… 179
8 運動法則 …… 180
  1) Newton の運動法則 …… 180
    (1) 運動の第2法則 …… 180
    (2) 運動の第1法則 …… 180
    (3) 運動の第3法則 …… 180
  2) 質量と力の単位 …… 180
    (1) 質量と質量中心 …… 180
    (2) 力の単位:ニュートン …… 181
  3) 重心の運動 …… 181
    (1) 重力加速度 …… 181
    (2) 重心の運動 …… 181
    (3) 重量 …… 181
  4) 剛体の回転運動 …… 182
    (1) 剛体の運動法則 …… 182
    (2) 身体運動の原因としての筋張力 …… 182
    (3) 身体運動の原因としての重力 …… 183
    (4) 連結した剛体の回転とトルク成分 …… 183
  5) 床反力 …… 183
9 仕事とエネルギー …… 185
  1) 仕事 …… 185
    (1) エネルギーと仕事 …… 185
    (2) 仕事率(パワー) …… 185
  2) 力学的エネルギー …… 185
    (1) 運動エネルギー …… 185
    (2) 位置エネルギー …… 186
    (3) 力学的エネルギーの保存法則 …… 186
10 身体とてこ …… 186
  1) てこの種類 …… 186

|  |  |  |  |
|---|---|---|---|
| (1) 第1のてこ | 186 | (2) 力の作用する角度 | 188 |
| (2) 第2のてこ | 187 | 3) 滑車と輪軸 | 189 |
| (3) 第3のてこ | 187 | 11 骨と関節の運動 | 190 |
| 2) てこの力学的有利性 | 187 | 1) 骨の運動の基本形 | 190 |
| (1) 力学的有利性 | 187 | 2) 関節内の運動 | 192 |

## 4 四肢と体幹の運動 ... 193

| | | | |
|---|---|---|---|
| 1 機能解剖学—筋学を中心に | 193 | 2) 膝関節の運動 | 237 |
| 2 上肢帯と上肢の運動 | 194 | (1) 関節と靱帯 | 237 |
| 1) 上肢帯と肩関節での上腕の運動 | 196 | (2) 膝関節の動き | 238 |
| (1) 関節と靱帯 | 196 | (3) 膝関節の筋 | 240 |
| (2) 上肢帯と肩関節での上腕の動き | 198 | 3) 足の関節と足の運動 | 242 |
| (3) 上肢帯の筋 | 200 | (1) 関節と靱帯 | 242 |
| (4) 肩関節の筋 | 201 | (2) 足の筋 | 244 |
| 2) 肘関節と前腕の運動 | 206 | (3) 足のアーチ | 249 |
| (1) 関節と靱帯 | 207 | (4) 足の変形 | 251 |
| (2) 肘関節における前腕の動き | 208 | 4 体幹の運動 | 253 |
| (3) 肘関節の筋 | 208 | 1) 頸椎の運動 | 256 |
| 3) 手関節と手の運動 | 210 | (1) 頸椎 | 257 |
| (1) 手の皮膚 | 210 | (2) 椎骨動脈 | 259 |
| (2) 手の骨 | 211 | (3) 頸神経 | 260 |
| (3) 手の関節と靱帯 | 211 | (4) 頸部の筋 | 260 |
| (4) 腱鞘 | 214 | 2) 胸椎と胸郭の運動 | 266 |
| (5) 指背腱膜 | 216 | (1) 胸郭 | 266 |
| (6) 手関節と手の筋 | 218 | (2) 関節 | 266 |
| (7) 手のアーチ | 222 | (3) 胸郭の動き | 267 |
| (8) 手の把持動作パターン | 224 | (4) 胸郭の筋 | 268 |
| (9) 手の機能肢位 | 225 | 3) 腰椎の運動 | 271 |
| (10) 手の変形 | 225 | (1) 腰椎 | 271 |
| 3 下肢帯と下肢の運動 | 227 | (2) 関節と靱帯 | 272 |
| 1) 下肢帯と股関節の運動 | 228 | (3) 筋 | 273 |
| (1) 関節と靱帯 | 228 | 5 顔面および頭部の運動 | 275 |
| (2) 股関節の動き | 232 | (1) 頭蓋骨 | 275 |
| (3) 股関節の筋 | 233 | (2) 頭部の筋 | 275 |

## 5 運動の制御機構 ... 279

| | | | |
|---|---|---|---|
| 1 運動制御の概念 | 279 | 3 運動制御モデル | 290 |
| 1) 随意運動と運動制御 | 279 | 1) Mass-spring model | 291 |
| 2) フィードバック制御と | | 2) Impulse-timing model | 291 |
|    フィードフォワード制御 | 279 | 3) 内部モデル | 292 |
| 3) 表象と運動行動 | 281 | 4) スキーマ・モデル | 295 |
| 4) 運動行動からみた階層構造 | 282 | 5) 最適軌道生成モデル | 296 |
| 2 運動の計画と実行 | 284 | 6) HKBモデル | 297 |
| 1) 運動計画 | 284 | | |
| 2) 運動プログラム | 285 | | |
| 3) 運動準備状態 | 285 | | |
| 4) 運動計画と実行の中枢神経機構 | 287 | | |
| 5) 運動計画と実行の情報処理過程 | 288 | | |

## 6 バランス制御 ......... 299

1 姿勢の定義 ......... 299
  1) 体位と構え ......... 299
  2) アライメント ......... 299
  3) 静的姿勢と動的姿勢 ......... 301
  4) 体格 ......... 301
2 姿勢とその分類 ......... 301
  1) 基本的立位姿勢 ......... 301
  2) 姿勢の分類 ......... 303
  3) 日常的な姿勢 ......... 308
  4) 不良姿勢と分類 ......... 309
3 バランス制御 ......... 310
  1) バランス制御の理論的背景 ......... 310
  2) 反射階層理論
    —除脳動物による理論構築 ......... 310
    (1) 除脳固縮 ......... 311
    (2) 脊髄動物 ......... 312
    (3) 低位除脳動物 ......... 312
    (4) 高位除脳動物 ......... 313
    (5) 大脳皮質の関与する反応 ......... 315
  3) ヒトの姿勢保持と平衡運動反射 ......... 316
    (1) 静止姿勢保持の反射 ......... 316
    (2) 平衡運動反射 ......... 316
    (3) 姿勢保持にかかわる応答の適応性 ......... 318
  4) 姿勢保持機構と意図的運動 ......... 319
  5) システム理論 ......... 321
  6) バランス制御における力学的平衡 ......... 325
    (1) 並進平衡と回転平衡 ......... 325
    (2) 体重心と圧中心の関係 ......... 325
    (3) 安定性 ......... 327
    (4) 静的バランスと動的バランス ......... 329
  7) 立位姿勢保持 ......... 330
    (1) 安静立位姿勢と筋活動 ......... 330
    (2) 立位姿勢保持の制御 ......... 330

## 7 運動と動作の分析 ......... 333

1 運動行動の分析の枠組み ......... 333
2 分析の尺度水準（レベル）と測定技法の特徴 ......... 333
3 運動分析（身体運動学的分析） ......... 335
  1) 分析の原則と手順 ......... 335
    (1) 分析の原則 ......... 335
    (2) 分析手順 ......... 336
  2) 関節運動，筋活動の分析用語 ......... 337
    (1) 観察された関節運動（observed joint action） ......... 337
    (2) 外力の関節運動への影響（joint action tendency of outside forces） ......... 337
    (3) 活動している筋群（muscle group active） ......... 337
    (4) 特定の筋活動（specific muscles active） ......... 337
    (5) 筋収縮の種類（kinds of contraction） ......... 337
    (6) 身体運動の種類（kinds of body movement） ......... 337
    (7) 好ましくない活動（undesired side actions） ......... 339
  3) 運動分析の例—腕立て伏せ ......... 339
  4) 分析の難易度 ......... 339
4 作業・動作の分析 ......... 341
  1) 作業分析 ......... 343
    (1) 作業分析の方法 ......... 343
    (2) 作業分析の例：庭散水 ......... 343
  2) 動作分析 ......... 344
    (1) 動作分析の方法 ......... 346
    (2) 動作分析の例—ペンで文字を書く ......... 346
  3) 時間研究 ......... 346
    (1) 時間研究の方法 ......... 348
    (2) 時間研究の例—椅子間移動 ......... 349
    (3) 作業測定の方法 ......... 350

## 8 日常動作 ......... 351

1 日常生活活動と基本動作 ......... 351
2 リーチ動作と把持動作 ......... 351
  1) 運動学的分析 ......... 351
  2) 運動力学的分析 ......... 353
  3) 筋活動 ......... 354
3 起き上がり動作と立ち上がり動作 ......... 355
  1) 背臥位からの立ち上がり動作の動作分析 ......... 355

2) 椅子からの立ち上がり動作の
　　　　運動分析・・・・・・・・・・・・・・・・・・ 356
　　　(1) 運動学的分析・・・・・・・・・・・・・・ 356
　　　(2) 運動力学的分析・・・・・・・・・・・・ 357
　　　(3) 筋活動・・・・・・・・・・・・・・・・・・・ 361
4　歩行と走行・・・・・・・・・・・・・・・・・・・・・・・・ 363
　1) 歩行と運動学・・・・・・・・・・・・・・・・・・ 363
　2) 歩行周期・・・・・・・・・・・・・・・・・・・・・・ 364
5　運動学的分析・・・・・・・・・・・・・・・・・・・・・ 368
　1) 体重心移動と体節回旋・・・・・・・・・・ 369
　　(1) 体重心の軌跡・・・・・・・・・・・・・・ 369
　　(2) 体節の回旋・・・・・・・・・・・・・・・・ 369
　2) 下肢関節の角度変化・・・・・・・・・・・・ 370
　3) 歩行の決定因・・・・・・・・・・・・・・・・・・ 370
　4) 歩行時の上肢の運動・・・・・・・・・・・・ 372
6　運動力学的分析・・・・・・・・・・・・・・・・・・・ 373
　1) 床反力・・・・・・・・・・・・・・・・・・・・・・・・ 373
　2) 足底圧・・・・・・・・・・・・・・・・・・・・・・・・ 376
　3) 歩行時の筋モーメント・・・・・・・・・・ 377
7　筋電図ポリグラフ・・・・・・・・・・・・・・・・・ 379
8　歩行時のエネルギー代謝・・・・・・・・・・・ 385
　1) エネルギー消費の測定・・・・・・・・・・ 385
　2) 歩行速度とエネルギー消費・・・・・・ 386
　3) 生理的コスト指数と
　　　6分間歩行テスト・・・・・・・・・・・・・・ 388
9　小児の歩行・・・・・・・・・・・・・・・・・・・・・・・ 388
　1) 小児の起立と歩行の発達・・・・・・・・ 388
　2) 小児歩行の特徴・・・・・・・・・・・・・・・・ 389
10　高齢者の歩行・・・・・・・・・・・・・・・・・・・・・ 391

11　歩行の神経機構・・・・・・・・・・・・・・・・・・・ 392
12　異常歩行・・・・・・・・・・・・・・・・・・・・・・・・・ 394
　1) 正常歩行の変形（歩き方のくせ）・・ 394
　2) 異常歩行の観察・・・・・・・・・・・・・・・・ 395
　3) 異常歩行の原因・・・・・・・・・・・・・・・・ 395
　　(1) 運動器疾患による異常歩行・・・・ 396
　　(2) 痛みによる異常歩行・・・・・・・・・・ 396
　　(3) 神経筋疾患による異常歩行・・・・ 396
13　走　行・・・・・・・・・・・・・・・・・・・・・・・・・・・ 399
　1) 走行の姿勢と力学的原理・・・・・・・・ 399
　2) 運動学的分析（関節の運動）・・・・・・ 402
　3) 走行時の経済性と疲労・・・・・・・・・・ 403
　4) 走行の運動発達・・・・・・・・・・・・・・・・ 404
14　階段と踏台の昇降・・・・・・・・・・・・・・・・・ 404
　1) 歩行周期・・・・・・・・・・・・・・・・・・・・・・ 404
　　(1) 昇段（walking up stairs）・・・・・・・・ 405
　　(2) 降段（walking down stairs）・・・・・ 405
　2) 階段昇降の分析・・・・・・・・・・・・・・・・ 405
　3) 段差の昇降・・・・・・・・・・・・・・・・・・・・ 408
15　車椅子の推進・・・・・・・・・・・・・・・・・・・・・ 411
　1) 推進周期と空間時間変数・・・・・・・・ 411
　　(1) 押し出し相（push phase）・・・・・・ 411
　　(2) 回復相（recovery phase）・・・・・・・ 412
　2) 運動学的分析・・・・・・・・・・・・・・・・・・ 414
　3) 運動力学的分析・・・・・・・・・・・・・・・・ 416
　4) 筋電図ポリグラフ・・・・・・・・・・・・・・ 418
　5) 車椅子推進のエネルギー消費と
　　　呼吸循環器系の反応・・・・・・・・・・・・ 420

# 9　運動発達 ・・・・・・・・・・・・・・・・・・・・・・・・・・・・・・・・・・・・・・・・・・・・・・・・・・・・・・・・・・・・・・ 423

1　発達とは・・・・・・・・・・・・・・・・・・・・・・・・・ 423
　1) 成長，成熟と発達・・・・・・・・・・・・・・ 423
　2) 運動発達の研究の歴史・・・・・・・・・・ 423
　3) 発達段階・・・・・・・・・・・・・・・・・・・・・・ 425
2　発達分析・・・・・・・・・・・・・・・・・・・・・・・・・ 426
　1) 発達分析について・・・・・・・・・・・・・・ 426
　　(1) 状態像の特徴づけ・・・・・・・・・・・・ 426
　　(2) 発達の特徴・・・・・・・・・・・・・・・・・・ 426
　2) 発達分析の手順・・・・・・・・・・・・・・・・ 427
　　(1) 構造 - 機能分析・・・・・・・・・・・・・・ 427
　　(2) 系列分析・・・・・・・・・・・・・・・・・・・・ 427
　　(3) 移行分析・・・・・・・・・・・・・・・・・・・・ 428
　3) 運動発達研究への応用例・・・・・・・・ 428
　　(1) 背臥位から立位への動作・・・・・・ 428
　　(2) 重力下での協調運動の獲得・・・・・・ 429

3　中枢神経系の発生と運動発達・・・・・・・ 430
4　胎児，幼児および学童期の
　　運動発達・・・・・・・・・・・・・・・・・・・・・・・・・ 431
　1) 胎児期・・・・・・・・・・・・・・・・・・・・・・・・ 431
　2) 乳幼児期・・・・・・・・・・・・・・・・・・・・・・ 433
　　(1) 反射と反応・・・・・・・・・・・・・・・・・・ 434
　　(2) 全身運動・・・・・・・・・・・・・・・・・・・・ 436
　3) 上肢の運動・・・・・・・・・・・・・・・・・・・・ 441
　4) 知覚運動機能・・・・・・・・・・・・・・・・・・ 446
　5) 学齢期の運動発達・・・・・・・・・・・・・・ 448
5　運動発達のテスト・・・・・・・・・・・・・・・・・ 448
　1) バランス反応テスト・・・・・・・・・・・・ 448
　2) 運動年齢テスト・・・・・・・・・・・・・・・・ 451
　3) 起居・移動のテスト・・・・・・・・・・・・ 453

## 10 運動学習 ................................................................................ 455

1 学習と記憶 ................................................ 455
  1) 学習とは ............................................ 455
    (1) 学習の諸側面 ................................ 455
    (2) 2種類の学習 ................................ 456
  2) 感覚記憶，短期記憶と長期記憶 ... 457
  3) 2つの記憶系 .................................... 457
  4) 運動学習の特徴 ................................ 459
2 運動技能 .................................................... 459
  1) 運動技能とパフォーマンス ........... 459
  2) 運動課題 ............................................ 461
  3) 協調と制御，技能 ........................... 462
  4) 運動学習における感覚系の役割 ... 462
  5) 運動能力 ............................................ 463
3 学習の諸理論 ............................................ 465
  1) 生得的行動と学習行動 ................... 465
  2) 単純学習 ............................................ 466
  3) 条件づけ ............................................ 466
    (1) 古典的条件づけ ........................... 467
    (2) 道具的条件づけ ........................... 467
  4) 認知的立場の学習理論 ................... 468
4 運動学習の諸理論 ..................................... 469
  1) 運動学習における段階とは ........... 469
  2) 運動技能学習の3段階 ................... 470
  3) スキーマ（図式：schema）説 ....... 471
  4) 運動学習への認知科学的アプローチ ............................................ 473
    (1) ACT*モデル ................................. 473
    (2) ニューラルネットワーク・モデル ........................................... 473
    (3) 神経心理学的理論 ....................... 475
5 運動学習の神経生物学 ............................. 476
  1) ニューロンとシナプス，局所回路の変化 ................................ 477
  2) 小脳 .................................................... 478
  3) 大脳皮質と基底核 ........................... 478
6 練習と訓練 ................................................ 479
  1) 練習と訓練，ドリル ....................... 479
  2) 学習曲線 ............................................ 480
  3) 練習の効果 ........................................ 481
  4) 動機づけ ............................................ 482
  5) フィードバック ................................ 484
  6) 訓練および練習の時間 ................... 485
  7) 全体法と部分法 ................................ 486
  8) 学習の転移 ........................................ 486
  9) 運動技能の保持 ................................ 487

文献 ................................................................. 489
付録 ................................................................. 513
  1. 人体の骨格 ............................................ 514
  2. 人体の筋 ................................................ 516
  3. 皮膚の感覚神経 .................................... 518
  4. 四肢の末梢神経 .................................... 520
  5. 主な筋の神経支配 ................................ 525
  6. 関節可動域表示ならびに測定法 ......... 526
  7. 本書で用いる単位：国際単位系（SI）に準拠（一部，他の単位を使用） ......... 536
  8. モーメントアーム ................................ 538

索引 ................................................................. 552

# 1 身体運動学とは

## 1 身体運動学とその領域

"身体運動学（kinesiology）"は，ギリシャ語の"kinesis"と"logos"から成り立っている．"kinesi(s)"あるいは"kine-"は，"kinein：動くこと"，"sis：ギリシャ語では行為，過程，状態，条件などを表す語をつくるのに用いられる接尾語"，"-o-：ギリシャ語起源の要素を用いて新しい複合語をつくるときに用いる語尾"，"logos：学問，学説"から合成された用語である．身体運動学は，運動を研究する学問であり，対象を人体に限定すれば，それは人間の身体運動の科学的研究となる．身体運動学については2つの主張がなされている．

MacConaill et al.（1969）によると，「身体運動学とは，身体運動の研究を意味している．その目的は，生体の構造と機能とがどのように関係しているのかを理解することである．それは人体における骨の運動および関節運動の研究であり，……運動が引き起こされる，あるいは抑制される手段（means）の研究を通して，実施されなければならない．身体運動に影響を及ぼしているのは，ここでは重力，骨格筋群および各関節の機能的構造（mechanics）である」．運動器（locomotor organ）の構造が，生体において，どのように機能しているのかを理解することに資するのが目的であり，身体運動学を，それ自体が科学とする立場である．

他方，身体運動学は，その諸原理を解剖学，生理学および物理学（力学）に求めてきたことから，応用研究であるとする立場もある．Wells（1971）は，「身体運動学は，人間の身体運動に直接関係のある諸原理を多くの科学から選択して，それらを系統的に応用するところに独自性がある」と主張している．

身体運動学は，その取り扱う領域によって，何を理論的な基礎とするのかに多少の相違はあるが，幾何学と力学，解剖学，生理学は共通のものとなっている．また，身体運動にかかわる諸技能（skills）の研究，運動技能（motor skills）や運動学習（motor learning）については，運動心理学（motor psychology）の関与も大きい．

人間の身体運動は，どのように複雑であっても，力学や生物学の原理に基づいている．

kinesiologyという言葉は，1857年にフランスのDallyによって用いられ始めたcinésiologieに由来する．19世紀後半，ドイツには運動を扱う学問としてBewegungslehreがあった．わが国における運動学の語の使用は，明治末期にDu Bois-Reymondの『Specielle Muskelphysiologie order Bewegungslehre』の訳本の『筋生理・運動学』にある．しかし，身体運動学＝kinesiologyとして用いられるようになったのは，第2次大戦後である．

身体運動学は，一般身体運動学（general kinesiology）と特殊身体運動学（specific kinesiology）に分けられる（MacConaill et al. 1969）．前者は，実際に見出される身体運動の型（type）を取り上げて，それらの多くをまとめて結びつける理論を扱う．それらを，筋群が活動できる複数の仕方に関連づける．また，潜在的な（可能性のある）筋活動および実際の筋活動について，検討する．後者は，身体の特定部位に見出される運動および関与する筋群を対象とする．

　なお，身体運動学と類似した学問に生体力学（biomechanics）がある．これは生命現象を力学的原理で説明する分野である．

　身体運動学の知識の源泉は，観察（observation），実験（experiment）および理論（theory）である．観察と実験は，事実（fact）を伝えるが，それだけでは不十分である．観察から実験を経由して，理論が誕生し，新たな観察へと連なる（methodological circle）．

　身体運動学では，歴史的には解剖学と身体運動の力学的解析に重点が置かれてきた．その後，生理学，特に身体運動時の呼吸，循環，代謝などの運動生理学（work physiology）および筋や神経系の神経生理学（neurophysiology）の応用が発展している．さらに運動学習（motor learning）などの心理学（psychology）や非言語性コミュニケーション（kinesics）など，身体運動の社会文化的側面も取り上げられている．身体運動学は，自然科学を中心とした学問ではあるが，広く人文・社会科学の分野にも重複したものとなっている．人間の身体は，生理，心理，社会の3側面から研究されるべきであり，身体運動学はその三者を結びつける方法ともなっている．

## 2　身体運動学の歴史

　人間や動物の運動を観察，記録することは，有史以前から人々の関心事のひとつであった．これらの一部は，洞窟の壁画などに現在まで残されている．しかし，学問として運動を取り上げたのは，万学の祖ともされている Aristoteles（紀元前384～322）である（図1-1）．彼の『動物部分論（Parts of animals）』には，広範にして精緻な比較解剖学，生理学的観察が記されている．

　『動物運動論（Movement of animals）』では，意志的運動（随意運動），反意志的運動（心臓の

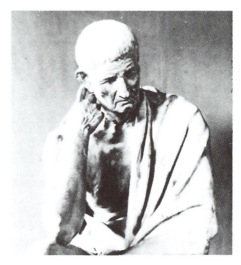

図1-1　Aristoteles 像
（Lyons et al. 1978）

動きのように何かを感じると理性の命令もなしに動いてしまうもの），無意志運動（睡眠と覚醒，呼吸など）の区分を行っている．『動物進行論（Progression of animals）』では，上下，前後，左右という空間軸，動物の身体の 3 次元記載，運動するものは，いつも少なくとも 2 つの器官部分（いわば圧するものと圧されるもの）を用いて移動するなど，今日の運動力学の原理を記し，複雑な歩行の幾何学的および機械的分析も試みている．筋の働きの幾何学的分析，回転運動が移動運動に変化することにもふれて，運動の説明に，重心，運動法則，てこなどを一部応用している．

てこ（梃子）は，人類が古くから用いていたが，その原理を確立したのは Archimedes（紀元前 287〜212）である．動物は，運動に，てこの原理を利用しているが，このことが理解されたのは，それから数世紀後のことである．

ギリシャ時代，医学では Hippocrates（紀元前 460〜377）によって，筋力強化，体力回復，精神力向上などの目的で，運動が治療に用いられていた．彼は，股関節脱臼による患側の廃用性筋萎縮（筋：muscle ではなく，肉：flesh と表現されている）を指摘したが，筋線維の機能については知っていなかった．運動が筋の働きで起こるという考えは，マケドニアの Lycus あるいはクロトナの Alcmaeon によって出された．ギリシャ時代の医師は，人体解剖を直接は行わず，人体の構造についての知見は，主に動物の解剖で得られたものであった．

紀元前 280 年ころに活躍したアレキサンドリアの Herophilus は，神経系の解剖を試み，神経と腱，感覚神経と運動神経の区別を行った．紀元前 3 世紀の解剖学者 Erasistratus は，大気中のプネウマ（pneuma：空気，息を意味する；生命の原理であり，精神あるいは霊気とされる）が吸気とともに体内に入って人体に生命を与え，運動のときには筋肉内の間隙部にプネウマが出入りすることによって，筋の収縮と弛緩とが起こると考えた．

ローマ時代には Claudius Galen（129〜200）が現れ，医学の古典期は全盛に至った．彼は "発見は実験によって得られる"（ガレンの原理：Galen's principle）と記し，実験生理学の祖とされている．サルの骨格や筋の研究などの多くの動物解剖を行い，筋の働きは収縮であること，ひとつの筋は一方向に働き，その反対の働きを行う筋があることといった，活動的姿勢における筋トーヌスの概念を導入した．『De Sanitate Trenda』では，疾病治療への運動の応用が記されている．彼が外傷外科，筋骨格系，運動について多くの知識を得たのは，彼が当時の闘士の管理を行っていたからである．

中世ヨーロッパでは，身体に関することは軽視されていたため，ギリシャ・ローマ時代の研究や学問は，ビザンチン，アラビアでわずかに保たれていた．運動の研究は，中世 1,000 年以上の空白の後，図解解剖と生理学的解剖の父とされる Leonardo da Vinci（1452〜1519）によって，新たに始められた．彼は，重心とバランス，人体構造とパフォーマンスに関心を抱き，立ち上がり，歩行，跳躍に関する人体構造の研究を行った．彼の歩行研究は，死後 200 年以上にわたり，あまり知られなかった．18 世紀以前には，ごくわずかの筋に命名がされていたが，Galen は数字を，da Vinci はこれに文字を用いていた．

運動の力学的分析は，Galileo Galilei（1564〜1642）によって始められた．彼は "自然は数学記号で書かれている" と確信した．数学を用いた物理現象の研究を行い，落下物体の加速などに実験と計量を用いることで近代物理学を確立した．これが物理科学としての運動学の始まりである．Galilei に続いて，Isaac Newton（1643〜1727）が『Principia Mathematica Philosophiae Naturalis』(1687) を発表し，近代力学を確立した．ニュートンの運動法則は，身体運動学にお

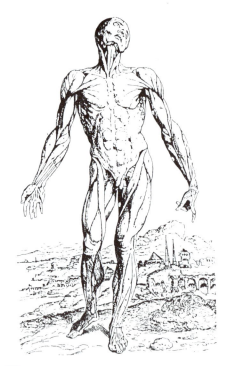

図1-2 VesaliusのDe Humani Corporis Fabricaに掲載されている筋系を示した図版

(Lyons et al. 1978)

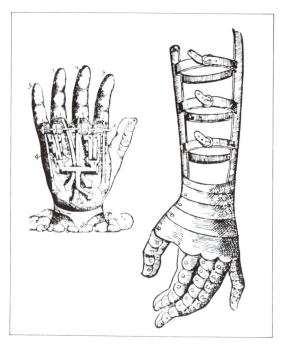

図1-3 Ambroise Paré（1517〜1590）の考案した義手

人体機械論の先駆ともみなされる．

(Lyons et al. 1978)

ける運動力学の基本原理である．

　解剖学（anatomy）では，Mondino de' Luzzi（1270〜1326）が人体解剖を行い，『Anatomia』（1316）を出版した．これは50版を重ね，200年にわたり広く利用された．しかし，15世紀の筋肉の詳細な解剖は，主にフィレンツェの芸術家たちによって行われていた．近代解剖学の発展はAndreas Vesalius（1514〜1564）によるものであり，彼の研究は『De Humani Corporis Fabrica』（1543）として出版された（図1-2）．その内容は，①骨，軟骨，②靱帯，筋肉，③脈管，④神経，⑤内臓，生殖器，⑥心臓，⑦脳，感覚器，である．これによって，近代的な系統解剖学の体系がつくられた．

　物理的方法による自然科学の研究は，Galileiによって確立されたが，生命現象の理解に，そのような物理的世界観を利用したのは，医物理学派（iatrophysicist）であった．17世紀の生理学的思想の先導者であったRené Descartes（1596〜1650）は，神経，筋，感覚器の研究を行い，人体は，理性的な魂（魂の座は松果体とした）によって導かれる物質的機械であって，物理的法則に従って運動するという，いわゆる人体機械論を唱えた（図1-3）．死後，1662年に出版された『De Homine』は，人間の生理学的研究の成果であり，ヨーロッパ最初の生理学教科書とされている．医物理学派の代表は，近代の生体力学の父といわれるGiovanni Alfonso Borelli（1608〜1679）である．彼は，ピサ大学教授（数学）であり，解剖学と組織学，発生学に貢献した理論医学教授Marcello Malpighi（1628〜1694）と共同で研究を行った．彼は，動物運動の力学的解析を行い，筋運動の説明から，歩行，走行，跳躍などの運動に数学的説明を応用し，『De vi percussionis』（1667）や『De motionibus naturalibus a gravitate pendentibus』（1670），『De motu animalium』（1680）などを発刊した（図 1-4）．人間の筋系も力学法則に支配され，骨格はてこであり，各筋の付着部は運動の中心と一致すると考えた．筋活動の相反性も知り，神経は海綿様物質に満たされ，それを通って動物精気が流れ，これが筋を膨張させると説明した．筋運動では，筋長が短くなり，容積が増加するとしたが，この説は後に訂正された．

William Croone（1633〜1684）は，その著書『De Ratione Motus Musculorum』（1664）で，筋収縮は，神経から流れてくる精気液が筋肉内に存在する基質と相互に作用して起こることを示唆した．ここには神経筋シナプスでの伝導，その結果としての筋収縮の考えが含まれていた．

Niels Stensen（1648〜1686）は，筋が運動線維の集合であるとして，収縮は個々の線維の短縮によって起こり，筋肉中の物質の増減によるものではないと考えた．彼の『Elementorum Myologiae Specimen』は，筋の力学的機構の基礎を記したもので，筋機能に関する画期的な書物であった．医物理学派の最高潮は，Giorgio Baglivi（1669〜1707）で代表される．彼は人体のすべての器官を機械に比べ，生死の現象も物理法則に従うと考えた．『De Motu Musculorum』（1700）では，持続的活動をする筋と急速活動をする筋との区別を行った．

筋収縮の機構について，Francis Glisson（1597〜1677）は，筋線維は膨張ではなく，収縮するとした．彼は，生体の特質として，刺激に反応すること（被刺激性）を挙げた．これは，生体がもつ感覚，欲望，運動の根源となる能力であり，このうち運動が被刺激性の最も純粋な表現とされていた．この考えは，Albrecht von Haller（1708〜1777）に引き継がれた．彼は『Primae Lineae Physiologiae』（1747）や『Elementa Physiologiae Corporis Humani』（1759）を出版し，被刺激性理論を進めた．生体に対する物理的および化学的刺激は，生体に感覚や運動を起こす．Haller は実験に基づいて，神経には感覚を起こす性質（感受性）があり，また刺激によって運動が起こるのは，筋の働きであり，筋は被刺激性と収縮する性質（収縮力）を具えているとした．このことから，収縮性は，神経の影響からは独立した，筋の性質であることが確立された．

臨床医学では，Borelli の影響を受けた Friedrich Hoffmann（1660〜1742）が保健や医療における身体運動の重要性を広めた．彼は，運動を起こすのは線維（これは断裂しにくい細かいもので，骨・血液・脂肪にはなく，筋・神経・腱・皮膚などにあり，内外の刺激に応じるもの――ローマ時代からの思弁的学説の産物）であるとし，線維のトーヌスを病的状態の判定に用いた．当時，フランスでは Julien de la Mettrie（1709〜1751）の『L'homme machine』（1748）の影響が強く，Hoffmann の考え方は流行した．一方，筋・骨格系に対する運動の効果についての研究は，Nicolas Andry（1658〜1742）によって行われた．彼は運動を健康保持に最善の方法とみなした．整形外科学（orthopaedics）という言葉は，彼によってギリシャ語の"orthos：真っ直ぐ，直す"および"paideia：子どもの養育"から合成された（図 1-5）．『L'orthopedie』（1741）は，幼児の身体変形の予防や矯正の方法にふれたものである．骨格変形は，小児期の筋不均衡に原因があるとして，変形矯正に簡単な法則を提案した．彼の考えは，スウェーデン体操と運動療法の創始者である Per Henrik Ling（1776〜1839）に引き継がれた．

18 世紀には，生理学では反射作用の概念が確立された．これは Stephen Hales（1677〜1761），Alexander Stuart（1672〜1742），Robert Whytt（1714〜1766）たちの実験に基づいていた．Whytt は『An essay on the vital and other involuntary motions of animals』（1751）で，反射に関する刺激や応答の言葉を用いた．しかし，反射という言葉は，当時はあまり注目されなかった．反射が医学用語になったのは，1771 年に Johann August Unzer（1727〜1799）が感覚と運動の反応とを関連させて，この言葉を用いてからである．

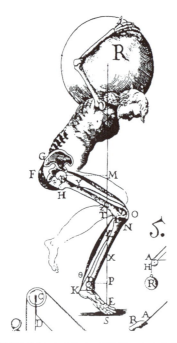 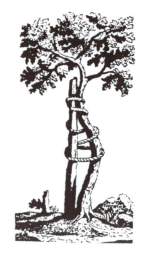

図 1-4　筋群がどのようにして頸部にのせた負荷と身体とのバランスを保つかを描いた Borelli による図
(Maquet 1992)

図 1-5　Andry による整形外科の象徴
(Lyons et al. 1978)

18世紀後半には，科学に加速度的改革が起こった．解剖学では Marie François Xavier Bichat (1771〜1802) が『Anatomie générale, appliquée à la physiologie et à la medecine』(1801)，『Traite a anatomie descriptive』(1799)，『Traité des membranes en général et de diverses membranes en particulier』(1800) などを著し，近代組織学を創始した．彼は，組織を織物にたとえて，tissue と命名した．滑液膜についても，初めて記載を行った．

電気生理学（electrophysiology）は，1740年ころから開始された．1786年，Luigi Galvani (1737〜1798) は，鉄製の手すりに銅線に引っかけたカエルの下肢を吊しておくと，筋収縮が起こることを見出した．彼は，2種類の異なる金属を接触させることで電流が生じること，1本の神経の2点，すなわち傷口でない部分で別の組織にふれると筋収縮の起こることなど，動物に電気現象のあることを明らかにした．

臨床医学では，外科医の Joseph-Clement Tisot (1747〜1825) が『Gymnastique medicale et chirurgicale』(1780) を発刊して，整形外科的体操の処方に解剖学の知識が必須であることを強調した．彼は，多くの手細工や手仕事の運動分析と手仕事を利用した身体障害者の訓練を行い，作業療法の基本を築き，Hoffmann の始めた治療体操の改善も行った．しかし，脳卒中の早期運動療法をはじめとして，彼の研究はあまり知られていない．やはり外科医であった John Hunter (1728〜1793) は，1776〜1782年の間に6回にわたる『Croonian lectures on muscle motion』において，筋の構造と機能について詳細な報告を行った．筋は運動に適合した生体部分であり，筋の機能について，死体ではなく，生体観察から知ることの重要性を説いた．筋の起始や停止と形状，筋線維の機械的配列，2関節筋の問題，収縮と弛緩，共同筋と拮抗筋，筋力，筋肥大，その他の問題も取り上げている．これらは18世紀末の身体運動学のまとめともいえる．彼は，疾病や外傷の回復に早期運動の重要性を認め，他動運動よりも自動運動がよいと考えていた．

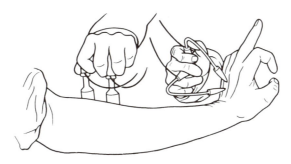

**図 1-6** Duchenne の実験
手指伸筋の電気（感応電流）刺激によって中手指節関節の伸展が起こり，これに骨間筋刺激を加えると指節間関節の伸展も起こる．
(Duchenne : Kaplan 1959)

19世紀，運動の神経生理学における重要な発見は，Charles Bell（1774〜1842）および François Magendie（1783〜1855）によって提唱された，脊髄後根は感覚性，前根は運動性の神経という Bell-Magendie の脊髄神経根に関する法則である．Descartes や Whytt などによって展開された反射の概念も，Marshall Hall（1790〜1857）によって確立された．彼は，反射（reflex）に必要な解剖学的要素として，①刺激された部位から脊髄に入る求心性神経，②脊髄，③脊髄から発する遠心性神経，を挙げた．反射弓，反射作用，脊髄ショックなどの定義も行った．

電気生理学では，ドイツの Emil Du Bois-Reymond（1818〜1896）が電流や電気量の測定法，生体の電気刺激法などを考案し，神経が興奮するとマイナス電位の発生することを明らかにした．これらの研究は『Untersuchung über tierische Elektrizität』（1848〜1869）にまとめられた．彼は，筋収縮や筋疲労の研究も行った．

ロシア生理学の父，Ivan Mikhailovich Sechenov（1829〜1905）は，Du Bois-Reymond について電気生理学を学び，その後にパリの Claude Bernard の実験室で多くの生理学的業績を上げた．断頭したカエルを吊り上げ，足先に酢酸をつけると，カエルは足を引き上げるという典型的な脊髄反射の実験は，彼が始めたものである．

Sechenov は，脳の反射機能を研究し，末梢感覚器の刺激による脳の反射機能は精神的領域を経て伝えられ，自発運動になると考えた．彼の"脳の活動の外部表現にみられる無限の多様性も，結局はひとつの現象，すなわち筋運動になって現れる"という言葉は，身体運動学の重要性を説くものである．

偉大な神経生理学者 Charles Scott Sherrington（1857〜1952）の『The integrative action of the nervous system』（1947）は，近代神経生理学の礎石である．20世紀前半における Sherrington 学派によって行われた反射機能の定量化，中枢抑制や中枢興奮，抑制状態の概念の発展は，運動の生理学的理解に不可欠であった．"The importance of muscular contraction to us can be stated by saying that all man can do is to move things, and his muscular contraction is his sole means thereto"という彼の言葉も身体運動学との関連を示すものである．

臨床研究では，フランスの神経学者 Guillaume Benjamin Amand Duchenne（1806〜1875）が病気の診断や治療に感応電流を導入した．湿った皮膚の上に置いた双極電極から電流を通じると筋を刺激できるという観察に始まり，彼は全筋系の電気生理学的特徴を分類し，運動に関与する個々の筋の働きを調べた（図 1-6）．各種の神経・筋疾患の患者でみられる姿勢や運動の変化の

観察記録も行った．身体運動における筋の働きは，以前は解剖学者によって死体を用いて筋や腱を引くと起こる個々の関節の分離運動を通して，その記載がされていた．Duchenne は，生体で筋の電気刺激によって起こる運動の観察を行い，ある筋の人工的刺激で起こる運動と同じパターンの随意運動では，必ずしもその筋が活動するわけでないことを見出した．これらの研究は，『Physiologie des mouvements』(1865) にまとめられている．彼の創始した電気療法は，『De l'electrisation localisee』(1855) として出版されている．電気療法は，Wilhelm Heinlich Erb (1840〜1921) に引き継がれ，筋の電気刺激点（エルブ点）や電気変性反応へと発展した．

近代神経学の父とされる John Hughlings Jackson (1834〜1911) は，てんかんや失語の観察から，神経系機能の階層構造について研究を行った．彼の脳の運動制御に関する知見は，身体運動学に不可欠のものである．大脳皮質の機能局在の概念は，その後に Gustav Theodor Fritsch (1838〜1927) と Edward Hitzig (1838〜1907) による動物実験に基づく運動野の発見につながる．Jackson は，『Croonian lecture on evolution and dissolution of the nervous system』(1884) で，中枢神経系の病変では，機能脱落（陰性徴候：negative sign）と上位レベルの抑制性制御からの解放現象としての中位・下位レベルの機能亢進（陽性徴候：positive sign）とがあること，中枢神経系は下位レベルから上位レベルへと統合が進むにつれて，運動は単純・定型的なものから分化・複雑化したものへと変化すること，自動的から随意的へと変化することなどを指摘した．これらの考えは Charles Edward Beevor (1854〜1908) に引き継がれた．彼は『Croonian Lecture on Muscular Movement』(1903) で James Benigus Winslow (1669〜1760) の意見を引用して，筋の働きについて死体で得られた結果の誤りを指摘した．筋を主動筋（main mover），共同筋（synergist），固定筋（fixator），拮抗筋（antagonist）などに分類することも提案した．この時期には Samuel Alexander Kinnier Wilson (1878〜1937) による錐体外路系（extrapyramidal system）の概念の確立もあり，現在に至る運動制御の神経機構の基本が形成された．

生物学の分野では，Charles Robert Darwin (1809〜1882) が『The Origin of the Species』(1859)，『The Descent of Man』(1871) を発表して，進化論を確立した．これを通じて人間の形態や運動行動も，その生物学的祖先から引き継いだものであるという考え方が生まれ，身体運動学でも比較研究の方向が開かれていった．『The expression of the emotion in man and animals』(1872) では，身体運動による表現は，生物学的に遺伝によって決定されているのか，社会文化的に習得されるのかという問題も扱われた．Darwin は，前者に重点を置いていた．

人類学や民族学では，Marcel Mauss の『Les techniques du corps』(1935) のように，身体表現は学習されたものという考えも現れた．これらの問題は，non-verbal communication，特にその基礎にある運動については，kinesics（身振り学）へと発展した（図 1-7）．kinesics は，身振り，手振り，眼球運動を含めた表情や姿勢などと，その意味伝達の機能との体系的研究である．

19 世紀前半，Weber 兄弟は，望遠鏡やクロノメータを用いて，歩行の運動学的分析を数多く試み，『Mechanik der menschlichen Gehwerkzeuge』(1836) を出版した．

運動を質点の時間・空間的位置の変化として捉える方法・手段の開発は，1860 年代の同時写真の発明，それに続いて天文学者 Pierre Jules Cesar Janssen (1824〜1907) が 1878 年の金星通過の研究に連続写真を用い，これが人間の運動研究に利用できることを示唆したことから始まった．アメリカの写真家 Edward Muybridge (1831〜1904) は，走行中の馬の連続写真を『The Horse in Motion』(1882) に発表し，1887 年に 11 巻の『Animal Locomotion: an electro-photographic investigation of consecutive phases of animal movements』を発刊した（図 1-8）．フラ

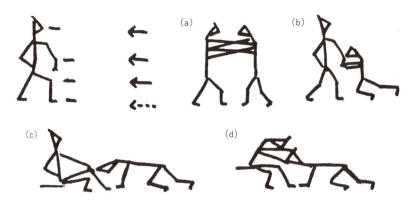

**図 1-7 チコピア族の挨拶の姿勢,身振り**
(a) 鼻を鼻へ──対等者間の挨拶,(b) 鼻を手首へ──若者から年長者へ,(c) 鼻を膝へ──手下から支配者へ/陳謝,(d) 鼻を鼻へ──忠節,陳謝の承認.
(Polhemus 1978)

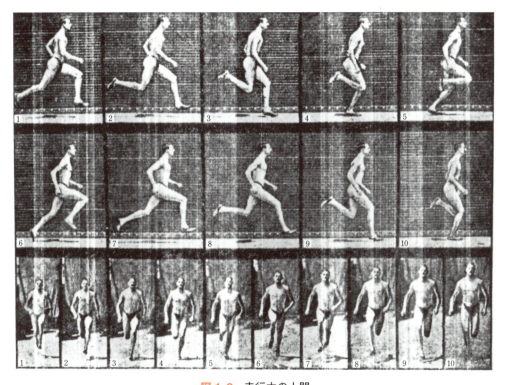

**図 1-8 走行中の人間**
19 世紀末,Muybridge によって撮られたもの.時間間隔は 1/24 秒.
(Bernstein 1967)

ンスの生理学者 Etienne Jules Marey(1830〜1904)も,連続写真を運動分析に応用した.これらの方法は,現在のシネマトグラフィ(cinematography)へと発展した.Marey は,空気圧を利用して足底に加わる力を直接測定する方法(1930 年 Fenn により電気的方法が開発され,歩行分析での床反力の基礎となった),1 枚の写真に運動を姿勢の時間的変化として記録するクロノフォトグラフィ(chronophotography)などを発表した.これらの研究は『Du mouvements

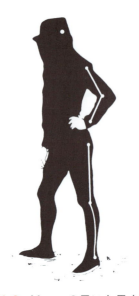

図 1-9　Mareyの用いた黒衣装と白テープの被験者
(Bernstein 1967)

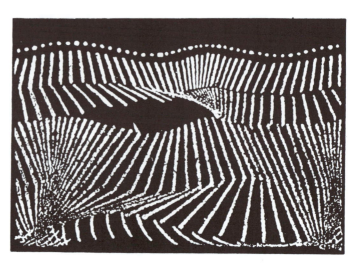

図 1-10　Mareyによる歩行のクロノフォトグラフ
左から右へ移動．1秒に約20回の記録である．
(Bernstein 1967)

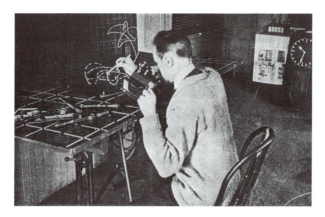

図 1-11　クロノサイクルグラフ（chronocyclegraph）
(Gilbreth et al. 1973)

dans les functions de la vie』（1892），『La mouvement』（1894）にまとめられた．彼のクロノフォトグラフィは，被験者に黒い衣服を着せ，四肢や体幹にマークとして白いテープをつけ，一定時間間隔で同一フィルム上に露出を重ねたものである（図1-9，10）．Christian Wilhelm Braune（1831〜1892）や Otto Fischer（1861〜1917）は，テープの代わりに毎秒26回発光するガイスラー管を用いた．Buller，Gastineのような Mareyの後継者は，テープの代わりに点（白熱灯）を用いるようになった．

　これらの方法は，アメリカの Gilbreth，Townsendや，ロシアのモスクワ学派にも導入され，クロノサイクルグラフ（chronocyclegraph，図1-11）へと発展した．

　19世紀後半，Brauneと Fischerは，5体の凍結死体を用いて，頭部・体幹・上肢の重心を測定することで重心点を求め，運動力学的分析を開始した．振子運動の法則を応用して身体部分の

慣性なども決定して，『Bestimmung der Trägheitsmomente des menschlichen Körpers und seiner Glieder』（1892）を発表した．さらに，これらのデータと写真から歩行解析を試み，『Der Gang des Menschen』（1895）の表題で一連の報告を行った．

19世紀後半は，運動を記録して分析する，運動学的分析が確立した時期であった．

生体の電気現象の記録は，1903年のWillem Einthoven（1860～1927）の検流計（galvanometer）の考案および1906年の心電図への応用によって急速に発展した．筋収縮に伴う電気活動の記録は，筋電図で表面電極を用いたPeiperの1910～1912年の研究，針電極を用いた1925年のAdrianの報告に始まり，その後の電子機器の発達とともに現在に至っている．筋電図を用いた身体運動学は，Basmajian（1962）の『Muscle Alive. Their Functions Revealed by Electromyography』において，ひとつの方向が示されている．身体運動学のなかでも，筋電図を利用した研究は広範なものとなり，筋電図動作学（electromyographic kinesiology）として独立している．

整形外科領域では，Steindler（1878～1959）によって，関節機能の力学的研究のまとめとして『Kinesiology of the Human Body, under Normal and Pathological Conditions』（1955）が発刊された．Pauwels（1973）は『Atlas zur Biomechanik der gesunden und kranken Hüfte』を刊行して，

- 生理的あるいは病理的条件のもとで生じる生体組織への力学的ストレス，
- これらのストレスに対する組織の生物学的反応，
- 治療効果を達成するため，生体内でのこれらストレスの変化，

というテーマを取り上げ，近代の生体力学の基礎を固めた（Maquet 1992）．

パフォーマンスに関連した領域では，1884年にMosso（1848～1910）が作業記録器（ergograph）を考案して，筋機能の定量化を可能にした．この時期に，生理学者は持久性，疲労などを問題として取り上げ，エンジニアは肉体的仕事を馬力で測定しようと試みた．

現代の作業工学（work engineering）の基礎は，科学的管理法の父Taylor（1856～1915）および動作研究の開拓者であるGilbreth（1868～1924）によって築かれた．Taylorはストップウォッチによる作業時間の測定法を，Gilbrethは動作と作業方法を分析するための微細動作研究を行った．これらは1930年代に統合されて，動作時間研究（motion-time study）となっている．作業工学は，生産効率を向上させるための方法に関する技術であるが，その研究の過程で種々の動作分析の方法が考案され，身体運動学や動作学の発展に役立っている．

日本においては，第2次大戦後に体育領域で身体運動学の研究が盛んになった．戦前には，1902年に川瀬元九郎がBaron Nils Possによる『Special kinesiology of educational gymnastics』（1894）の訳本を『瑞典式教育的体操法』として出版した．戦後，1950年に日本体育学会が設立され，1957年にはキネシオロジー専門分科会が発足，さらにはキネシオロジー研究会へと発展した．同年，宮畑虎彦らが『身体運動学 kinesiology』を，1967年には松井秀治が『身体運動学入門基礎編』を出版した．1978年にはキネシオロジー研究会が日本バイオメカニクス学会へと移行し，機能解剖学中心のアメリカキネシオロジーから力学中心のヨーロッパのバイオメカニクスへと流れが変化した．ただし，日本のリハビリテーション医療においては機能解剖学を中心とした身体運動学が基礎として色濃く残った．

表 1-1 運動行動における 3 つの側面の定義

| 3 つの側面 | 定義 |
|---|---|
| 運動 | 身体部位の位置変化および関節運動 |
| 動作 | 目的（自身または外界に対する物理的作用）を達成するために遂行される一連の運動で，動作動詞で文章化（説明）できるもの．また，それ以上分解すると目的を失う動作を単位動作という． |
| 行為（意志行為，意図的行為） | 目的（自身にとって意味または価値ある事柄，相互行為を含む）を達成するために，意図したことを自らの意志によって遂行する一連の動作．また，動作がすなわち行為であるようなものを，基礎行為という． |

(藤澤 2020)

## 3 身体運動学の現状と展望

### 1) 身体運動学の分野と捉え方

Rasch（1989）は身体運動学を 5 分野に分けている．

- structural and functional kinesiology（構造・機能的キネシオロジー）
  身体運動に関係する人体の形態と機能との相互関係を扱う．
- exercise kinesiology（エクササイズキネシオロジー）
  身体運動と生理学，生化学などの基礎科学との関連を扱う．
- biomechanics（バイオメカニクス）
  古典力学や工学技術（engineering）を用いて人間の身体運動を分析する．
- developmental kinesiology（発達学的キネシオロジー）
  身体運動と成長，身体発達，栄養，加齢などの関係を扱う．
- psychological kinesiology（心理学的キネシオロジー）
  身体運動と意味との相互関係，たとえば身体像，自己像，美的表現，動機づけ，コミュニケーション，パーソナリティなどを扱う．

　ここで，biomechanics については structural and functional kinesiology におけるひとつの解析手法として捉えることができ，実質的には 4 分野と考えてもよい．
　一方，運動行動（motor behavior）から身体運動を階層的に捉えることもできる（表 1-1）．すなわち，運動行動を運動，動作，行為の側面でみるものであり，運動は物理システム，動作は生物システム，行為は社会システムのレベルとするものである．また，藤澤（2020）は表 1-1 のように運動，動作，行為を定義しており，運動は物理的レベルであり身体の位置変化や関節運動，動作は目的（自身または外界に対する物理的作用）を達成するために遂行される一連の運動で，動作動詞（たとえば歩く）で文章化（説明）できるもの，行為は目的（自身にとって意味または価値ある事柄，相互行為を含む）を達成するために，意図したことを自らの意志によって遂行する一連の動作としている．したがって，行為と動作は一致しないこともあり，また「無視する」などの行為には身体運動を伴わない場合もある．
　このように多様な側面を有する身体運動を分析するために，Higgins（1977）は探求モデルを提案した．複数の拘束条件により協調的な身体運動が実現されているが，それらを運動行動レベ

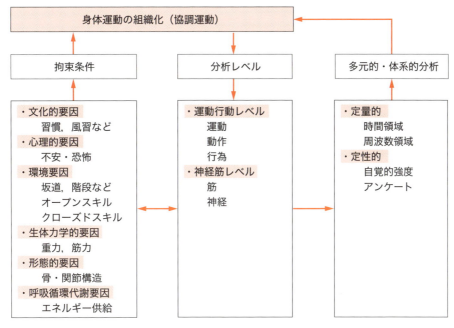

**図1-12** 身体運動分析モデル

ルまたは神経筋レベルで分析するというものである．Higginsの探求モデルをもとに構成した身体運動分析のモデルを提示する（図1-12）．特に，空間における身体および身体各部位の時間的位置変化の測定は重要である（表1-2）．

動作における協調的な運動パターンと滑らかな運動軌道形成は，冗長な運動自由度を有する人体において興味深い研究対象となっている（Bernstein 1967）．一般的には複合的な拘束条件のもとに運動パターンが決定される．日常動作においては運動の経済性（エネルギーコスト，目的関数）が優先されて最適化されることが明らかになってきているが，スポーツなどでは目的関数は異なってくる．このような分析手法は構造・機能的キネシオロジーやエクササイズキネシオロジーとの関連において重要であろう．

さらに，分析対象が行為レベルになると文化的，心理的な拘束条件も関与するため，より複合的になるが，発達的キネシオロジーや心理的キネシオロジーではそこまで視野を広げる必要がある．

## 2）神経機構と心身二元論

身体運動学は運動・動作・行為という人間行動の全階層にかかわるため，物理的・生物的なメカニズムだけに限定できない形で，今日，身体運動学は身体論や意味論まで展望する必要がある．1990年代以降，身体運動の考え方が大きく変わり，また多様化した．これによって現在では身体運動研究は身体論や動作行為の意味論の関心とまで重なるようになっている．

運動の発現機序として，中枢指令（central command），力源（actuator），関節運動（joint movement），運動軌道（trajectory）の系列がある．しかし，随意運動における運動前野から運動野，そして皮質脊髄路に至る主経路の神経の興奮と，心理的な運動の企図との間には大きな説明ギャップが存在する．このことは，求心路においても同様であり，視覚を例にとれば，網膜受

表 1-2 運動，角変位の測定

| 検出要素 | 原理 | 特徴など |
|---|---|---|
| 電気角度計 | 関節中心にポテンションメータを取りつけ，その回転角度を電位差として取り出す | ・2体節間の相対角度を計測する<br>・変位の測定はできない<br>・安価である |
| デジタルビデオカメラ | 電荷結合素子（charge coupled device, CCD）または CMOS（Complementary Metal Oxide Semiconductor）を用いた画像撮影であり，解像度は画素（ピクセル）数による | ・デジタル信号処理されており，デジタルコンピュータとのデータの交換が容易である<br>・2次元の座標データとなる<br>・座標に歪みが生じる<br>・安価である |
| ステレオカメラ | 対象の3次元座標を2つのデジタルカメラの視差を利用して測定する．マーカーの色を周辺の色調との差を利用して識別する | ・条件によっては識別が困難なこともある<br>・3次元運動解析装置よりは安価である |
| 赤外線感応半導体アレイ | 運動部に発光ダイオードを取りつけ，その位置を受光面で検出する（セルスポット） | ・角変位は位置から演算で求める<br>・4点以上の同時計測が困難 |
| 3次元運動解析装置 | 赤外線と反射マーカーを用いて，画像データから DLT（Direct Linear Transformation）法により3次元座標を測定する | ・身体運動学研究の中心を担っている測定方法である<br>・高速サンプリングも可能である<br>・高価である |
| 磁気センサ | 磁気を利用した3次元位置測定装置であり，磁界発生源，磁力計測部，コントロールユニットから構成される | ・光学的方法の欠点であるマーカーの隠れによる問題がない<br>・光学的方法と比較して精度に課題がある<br>・高価である |

容器からの電気信号が後頭葉に伝わることと，それを映像として認知することの間には，大きな隔たりがある．このことが心身二元論の温床となってきた．

近年においては，近赤外線分光法（near infrared spectroscopy, NIRS）や磁気共鳴機能画像法（functional magnetic resonance imaging, fMRI）などの画像技術の進歩によって，外界における現象と脳活動との相関については，膨大な知見が集約されつつある．しかし，それだけでは説明ギャップを埋めることはできない．Marr（1982）は，情報処理課題を実行する機械を実現しようとした際に生じる必要事項について，3段階の説明水準を提示した．すなわち，①ハードウェアによる実現，②表現とアルゴリズム，③計算理論であり，神経回路やその活動の連関を明らかにすることは①に相当する．ここで，②，③の水準で説明できなければ，説明ギャップを克服することはできない．現状においては，①の段階について研究が進められていると考えてよい．

Marr（1982）も取り上げているが，Gibson（1979）による生態学的視覚論は③の説明水準で視覚情報処理機構についての理論を提供している．その延長線上で，運動は外界からの情報によって誘導されるというアフォーダンスの概念を提案しており，身体運動学にとっても重要な検討事項となっている．視覚を例にとれば，観察点から捉えられる包囲光配列（パターン，肌理，布置）に，環境に関する有効な情報が存在する（Gibson, 1979）．環境は動物のために価値や意味を備えており，そのことが動物による環境情報の利用を可能にしている．以上の文脈からわかるように，動物は能動的に身体を動かすことを通して環境を知覚するのである．たとえば，目隠

しされた被験者は，棒を手で振ることで棒の実際の長さを知ることができる（Solomon et al, 1989）．それだけではなく，環境には自己の身体運動の選択にかかわる情報も含まれる．たとえば目の前の段差が脚長の 0.88 倍以下であれば，人は手を使わず脚だけで登れると判断する（Warren, 1984）．これは，媒質，物質，面や配置などを通して提供される価値や意味であり，物理的特性ではなく，それぞれの動物に固有な生態学的特性といえるものである．このように，いくつかの可能性のなかで，心身一元論としての統一的な運動の発現機序，または感覚−運動系の理論の確立を探ることが課題となる．最近，Friston（2009, 2010）は自由エネルギー原理として脳の統一理論を提唱している．これは「脳はヘルムホルツの自由エネルギーを最小化するように推論を行う」というもので，知覚と運動の循環によって環境とは独立した自己を形成できると考える（乾 2020）．

### 3）身体運動学における公理と法則

　世界に対する科学的観方というのは，あるパラダイム（範型）に依存しており，世界の「真の」姿をみているわけではない．中谷（1958）は「科学の世界では，よく自然現象とか，自然の実際の姿とか，あるいはその間の法則とかいう言葉が使われるが，これらはすべて人間が見つけるのであって，その点が重要なことである．したがって，それは，科学の目を通じて見た自然の実態なのである」と述べている．

　それでは，身体運動学ではどのような科学の目で見るのであろうか．数学や物理学においては，説明を必要としない公理があり，それによって説明可能な法則がある．一方，生物においては進化論（Lamarck 1809, Darwin 1859, 木村 1988, 太田 2009）に従うならば，生存と生殖に有利な形態と機能が選択されてきたという公理がある．これをもとに，直接観察・測定できるマクロな量の間に成り立つ規則性を現象論的法則としてまとめることが身体運動学の重要な目標となる．

　身体運動学でよく知られているものに Fitts の法則があり，情報理論をもとに速度と正確性のトレードオフ関係を示した（Fitts 1954）．生体における運動軌道および運動パターンは複数の拘束条件によって形成されており，拘束条件間においてトレードオフ関係があり，多目的最適化についても検討が進むことが期待される．

　近年，筋シナジー（synergy），関節協調性の定量化が試みられるようになってきた．神経機構との関係，運動制御を視野に入れたパターン分析ともいえるが，方法論としては非負行列因子分解（nonnegative matrix factorization, NMF），UCM 解析（uncontrolled manifold analysis）が用いられており，これらも現象論的法則を明らかにするための研究といえる．別の捉え方をすると，脳機能と運動との連関を想定しなくとも法則化が可能であり，因果論に拠らない身体運動の理論的体系化も視野に入る．

### 4）自己組織化

　Schrödinger（1951）は，「生物は負エントロピー（ネゲントロピー）を食べて生きている」と言った．また，生物は熱力学第二法則（エントロピー増大の法則）に従わず，非エルゴード性を有する．その意味で，生命としての独自の法則性を有しており（Kauffman 1999），生命を維持し，再生を繰り返すことができる．また，ある種の機構をつくるためにはエネルギーの解放に対する束縛条件を設定することが必要となる（Kauffman 2020）．このような束縛条件をうまく設定することにより，束縛閉回路を構築することが可能となる（Montévil 2015）．膝関節伸展屈

曲運動を想定すれば，大腿四頭筋およびハムストリングスの収縮によるエネルギーを膝関節（顆状関節）の構造により，運動方向を束縛して実行している．閉回路にエネルギーを入れることで，持続的な運動も実現できる．このようにエネルギーからみた視点は，今後ますます重要になってくるであろう．

　一方，身体運動におけるパターン形成の自己組織化を考えるうえでは，工学的カオス理論およびフラクタル理論を用いたダイナミカル・システムズ・アプローチ（非線形散逸複雑系）が鍵となっている（Kelso 2021）．歩行などの反復運動においては，そのたびに関節協調性や運動軌道は少しずつ変化しており，動的平衡のなかにある．一見，複雑にみえる現象の背後には規則性が存在しているとするのが工学的カオス理論であり，その特徴の一つとして引き込み現象が知られている．左右手指でのタッピングや他者との運動におけるリズムの同期化などについて研究がなされている．

### 5）呼吸循環代謝領域

　身体運動の発現においては，呼吸循環代謝機能が拘束条件として作用する．すなわち，呼吸循環代謝機能によって，外呼吸で取り込んだ酸素を細胞へ送り，内呼吸によってエネルギーを産生する．主にATPに蓄積したエネルギーを利用して身体運動を実現しているため，それら機能が運動耐容能の重要な決定因となっている．特に血管径の調整による血液配分の制御は重要であり，運動からの需要に対して適切に必要な組織へ血液を届けるための鍵となる．運動中の脳血流量についても安静時から変化しないという説が優勢であったが，最近では増大するとの報告が主流となっており（Smith 2017），計測技術の進歩により定説が覆されることも増えるであろう．また，運動昇圧反射についても制御機構が明らかになりつつある．

　一方，循環器系においては血液が重力の影響を大きく受けるため，姿勢の変化に対する制御の調整が要求される．特に立位姿勢は静水圧が下肢血管で大きくなり，血液の貯留を生じやすく，下肢運動による筋ポンプ作用は運動と循環の連関として重要となる．いわば循環機能もまた身体運動と同様に重力に抗しているのである（Rowell 1993）．また，筋への血液循環量の減少が筋肥大を引き起こすトリガーになることも知られており，トレーニングの分野においても研究の発展が期待される．

### 6）運動発達領域

　近年，発達障害の児童が増加傾向にある．なかでも発達性協調運動障害は身体運動学においても大きな課題となっている．以前には不器用として捉えられていたが，自閉症スペクトラム症などに高頻度に併存することから注目されている．明らかな運動麻痺がみられないなかでの協調運動障害をどのように説明するのか，身体運動学からの接近が求められている．

　一方，発達段階においては，身体運動のみならず，パーソナリティという生理−心理−社会的な意味での全体性を捉えることが重要である（浜田 1983）．ただし，その起点となるのは身体であり，運動による外界への働きかけで世界を認知できるようになる（浜田 2002）．この点に関しては，心理的キネシオロジーとの関連のもとに研究を進めることが必要である．

# 2 運動に関する身体の構造と機能

## 1 解剖学と生理学

　解剖学（anatomy）は，生物体（動物，植物）とその各部分の形態および構造についての科学である．
　生理学（physiology）は，生物の正常の生命過程および諸器官の働きを研究する科学である．
　運動には，全身の器官（臓器：organ）が直接的あるいは間接的に関与する．運動に必要なエネルギーは，食物の消化，吸収によって得られる．運動時の筋活動は，生体に蓄えられたエネルギーを消費して行われる．そのためには，呼吸や循環，排泄も不可欠である．生体は，その構成要素およびエネルギー交換からみると，一種の複雑な化学機械（chemical machine）になる．
　生体の最小単位は，細胞（cell）である．細胞は，生命活動の基礎をなす微小構造で，膜で包まれた複数の化学物質の集合である．内部には，精巧な膜に囲まれた核（nucleus）を含んでいる．その果たすべき機能によって，形態および構造の相違が著しく，それぞれの構造および機能によって区別される．類似の細胞とその周囲の細胞間物質との集合を組織（tissue）という．ひとつの組織の細胞群は，基本的には同一の構造と機能を示す．複数の組織の集合から，独自の機能をもつ器官が成り立っている．心臓と血管のような器官の集合を，器官系（organ system）という．器官系は，相互作用を通して，生体の平衡状態を維持するように働いている．生体の内部環境が乱されると，それを元に戻す働きをホメオスタシス（homeostasis：恒常性，生体恒常性）という．
　器官系は，次のように分類される．
- 骨格系（skeletal system）：骨と軟骨，骨連結と関節（靱帯を含む）
- 筋系（muscular system）
　　骨格系と筋系を併せて運動器系（locomotor system）という．
- 消化器系（alimentary system）：消化器（口腔，食道，胃，小腸，大腸），消化腺（唾液腺，膵臓，肝臓など）
- 呼吸器系（respiratory system）：気道（鼻腔，咽頭，喉頭，気管，気管支），肺
- 泌尿器系（urinary system）：腎臓，尿路（尿管，膀胱，尿道）
- 生殖器系（genital system）：男性；精巣（睾丸），精路（精管，尿道），付属する腺，交接器（陰茎）
　　　　　　　　　　　　　　　　女性；精巣（卵巣），子宮，交接器（腟，外陰部）

- 内分泌腺（endocrine glands）：甲状腺，上皮小体（副甲状腺），下垂体，松果体，胸腺，副腎，膵臓，精巣，卵巣
- 心脈管系（cardiovascular system）：心臓，動脈，静脈，リンパ管
  血管系とリンパ管系を併せて脈管系（vascular system）という．
- 神経系（nervous system）：中枢神経系（脳，脊髄），末梢神経系（脳神経，脊髄神経），［自律神経系］
- 感覚器（sense organs）：皮膚，味覚器（舌），嗅覚器（鼻），視覚器（眼），平衡聴覚器（耳），およびこれらの器官に関連する附属組織を含む特殊感覚を司る器官．狭義の感覚器として，視覚，聴覚，嗅覚，味覚の各器官が扱われる．

　生理学では，人体の働きを動物機能と植物機能とに分けている．動物機能は，動物に特有の脳や神経，筋肉の働きによるものである．植物機能は，呼吸や循環，消化，排出，生殖などのように，動物と植物とに共通する働きであり，個体と種族の維持機能を果たしている．ただし，動物機能と植物機能との間に明確な境界があるわけではない．

　生理学は，一般生理学（基礎生理学）と器官生理学とに分けられる．

　一般生理学は，生命現象の基本的および要素的な事象とその原理を追究する．膜のイオン透過性や能動輸送，シナプス伝達，電気発生，興奮と抑制などを扱い，生体内で生じている現象を要素過程に分けて，それを物理学や化学に還元して説明することを試みる．

　器官生理学は，各器官の働きを対象として，それらの機能系としての性格を明らかにする．ここでは構造と機能の関係を捉えるのに，システム的な視点が重視される．たとえば，横隔膜（diaphragm）は筋肉から成り立ち，その生理的な活動は収縮することであり，筋活動の機構を分析することが筋生理学の目的になる．一方，換気という生命現象からみれば，横隔膜の活動は，胸郭容積の増加，吸息運動を起こすことである．ここでは呼吸器の部分を構成する要素としての横隔膜を扱うことになり，換気運動で果たす役割を取り上げている．

## 2　細　胞

### 1）細胞の構造

　細胞（cell）は，生体を構成する最小単位である．種々の細胞は，形態や機能によって異なるが，典型的な細胞を想定することはできる．

　細胞は，半透明，半流動性の原形質（protoplasm）と，これを包む細胞膜（cell membrane，形質膜：plasma membrane）から成り立つ．原形質は，核（nucleus）と細胞形質（cytoplasm）に分けられる．細胞形質は，約70％が水分であり，塩類や蛋白などのコロイド状の高分子物質が溶解している．細胞形質の内部には，ミトコンドリア（mitochondria），ゴルジ装置（Golgi-apparatus），細胞中心と中心粒，顆粒状および非顆粒状小胞体，小胞，ミクロソーム（microsome），リソソーム（lysosome），ある種の原線維などの細胞小器官（organelle, small organ）がある（図2-1）．

　核は，二重膜に包まれ，内部に蛋白およびDNA（deoxyribonucleic acid），RNA（ribonucleic acid）の核酸があり，細胞の蛋白合成を制御している．核の一部は，RNAで構成される核小体（nucleolus）である．

　細胞膜は，厚さが約100Å，2層の蛋白でリン脂質を挟んだような構造であり，物質の吸収，

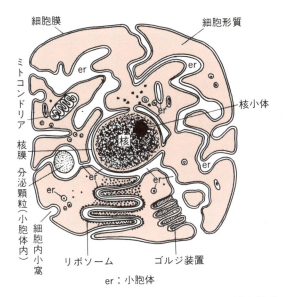

**図 2-1** ロバートソンの概念による細胞の微細構造模型図
(Schadé et al. 1965)

排泄や分泌を行い，筋や神経では興奮の働きをする．細胞膜の外側には，コラゲン（collagen：膠原）と2種の糖蛋白からなる基底膜（basement membrane，基底層：basal laminae）がある．このような3層構造は，核，ミトコンドリア，ゴルジ装置などにも認められる．

ミトコンドリアは，滑らかな外膜とひだ状になった内膜（稜：cristae）で構成され，その内部は液体で満たされている．種々の酵素を含み，細胞に必要なエネルギー産生の場となっている．細胞呼吸（cellular respiration）は，ミトコンドリアで行われる．

ゴルジ装置は，扁平な小胞状小器官であり，分泌物の生成に関与する．

細胞内には，二重膜様の管状構造物からなる小胞体がある．顆粒状小胞体（granular endoplasmic reticulum，粗面小胞体：rough endoplasmic reticulum）には，顆粒部分に蛋白合成を行うリボソーム（ribosome）がある．リボソームを欠く非顆粒状小胞体（agranular endoplasmic reticulum，滑面小胞体：smooth endoplasmic reticulum）は，一部のホルモンなどの脂質を産生する．

リソソーム（水解小体）は，加水分解酵素を含む 0.5 μm 以下の顆粒である．

細胞形質内には，グリコーゲン（glycogen），脂質（lipid），色素（pigment）なども含まれている．これらを細胞封入体（cell inclusions）という．その他に，細胞形質には細胞骨格（cytoskeleton）と呼ばれる微細線維群があり，細胞の形態維持や細胞の運動に役立っている．

## 2）細胞内での化学反応

生体に取り込まれた物質は，細胞内で化学反応によって，エネルギー源，成長や生体の修復に必要な物質へと変換される．これらの過程は，代謝（metabolism）と呼ばれ，種々の酵素（enzyme）の触媒作用によって行われる．代謝は，エネルギーの産生あるいは消費を伴って，複雑な化合物が単純な物質に分解される過程（異化作用：catabolism）とその逆の過程（同化作用：anabolism）とに分けられる．

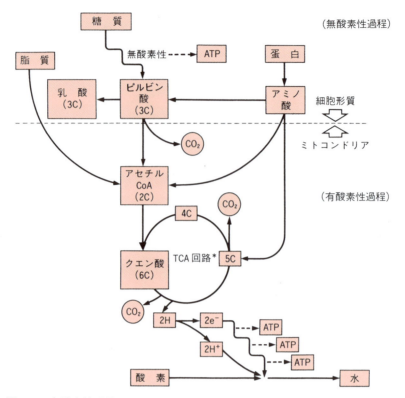

**図 2-2　有酸素性呼吸**
糖質，脂質，蛋白などのように炭素と水素を含む有機物質は，水と二酸化炭素に分解される．中間過程に関係する炭素原子の数が示してある．
*TCA 回路（トリカルボン酸サイクル：tricarboxylic acid cycle）：クレブス・サイクル（Krebs cycle）とも呼ばれ，代謝の最終過程である．オキザロ酢酸に始まり，それに終わる一連の反応で，2 個の炭素原子の断片が酸化されて水と二酸化炭素，12 の高エネルギーリン酸結合が生成される．

(Åstrand et al. 1986，一部改変)

$$\text{XYZ} \underset{\text{同化作用}}{\overset{\text{異化作用}}{\rightleftarrows}} \text{X}+\text{Y}+\text{Z}+エネルギー$$

これらの化学反応に必要なエネルギーとして，アデノシン三リン酸（adenosine triphosphate, ATP）が利用される．

細胞呼吸では，ブドウ糖と酸素が水と二酸化炭素に分解される過程で，エネルギーが産生される．

$$\text{ブドウ糖}+酸素 \longrightarrow 二酸化炭素+水+エネルギー（ATP）$$

細胞呼吸は，組織呼吸（tissue respiration）あるいは内呼吸（internal respiration）とも呼ばれ，換気（ventilation）や肺でのガス交換（gas exchange）などの外呼吸（external respiration）とは区別されている．

十分な酸素供給のもとで起こる細胞呼吸を有酸素性呼吸（aerobic respiration）という（図2-2）．酸素が利用できないとき，ブドウ糖は分解され，ピルビン酸（pyruvic acid：焦性ブドウ糖）を経て，乳酸（lactic acid）となる．これを無酸素性呼吸（anaerobic respiration）という．

表 2-1 各種動物の細胞内外イオン濃度

| 細胞 | イオン | 細胞外 (mEq/l) | 細胞内 (mEq/l) | 外/内比 | 平衡電位 (内側) |
|---|---|---|---|---|---|
| ヤリイカ巨大神経軸索 (RP 70 mV) | $Na^+$ | 450.0 | 50 | 9：1 | +55 |
|  | $K^+$ | 20.0 | 400 | 1：20 | −76 |
|  | $Cl^-$ | 560.0 | 40 | 14：1 | −104 |
| ネコ運動ニューロン (RP 65 mV) | $Na^+$ | 150.0 | 15 | 10：1 | +58 |
|  | $K^+$ | 5.5 | 150 | 1：27 | −83 |
|  | $Cl^-$ | 125.0 | 9 | 14：1 | −107 |
| ヒト骨格筋（RP 80 mV） | $Na^+$ | 150.0 | 26 | 6：1 | +53 |
|  | $K^+$ | 4.0 | 150 | 1：38 | −95 |
|  | $Cl^-$ | 105.0 | 4 | 26：1 | −85 |

RP：静止電位

(Daube et al. 1986)

細胞膜には，ある種の物質はよく透過させて，他の物質は透過させない性質（半透過性：semi-permeability）がある．

細胞内外への物質移動には，いくつかの仕方がある．

- 拡散（diffusion）：物質が濃度の高いところから低いところへ移動する仕方である．水や酸素分子は，この方法で細胞膜を通過する．ブドウ糖やアミノ酸は，細胞膜にある特殊な蛋白（担体：carrier）によって，単なる拡散よりも速やかに細胞内に取り込まれる（facilitated transport）．
- 浸透（osmosis）：濃度の異なる溶液が半透膜で境されたとき，低濃度側から高濃度側へ液体が通過する．
- エンドサイトーシス（endocytosis）：細胞膜の陥入によって，物質が細胞内に取り込まれる．細胞膜は，物質を囲む膜として切り取られる．物質が液体のときを飲作用（pinocytosis），固体のときを食作用（phagocytosis）という．
- エキソサイトーシス（exocytosis）：細胞から分泌顆粒あるいは小粒を放出する仕方であり，顆粒周囲の膜と細胞膜が癒合した後，破れて分泌が起こる．
- 能動輸送（active transport）：エネルギーを利用したポンプ作用によって，イオンや物質を濃度勾配に逆行して移動させる仕方である．神経や筋の膜電位は，この方法で保たれている．

## 3）細胞膜の興奮

多くの細胞には，細胞膜を境として内外に電位差がある（膜電位：membrane potential）．これを静止電位（resting potential）と呼ぶこともある．細胞の内側は，外側に比べてマイナス電位である．その絶対値は，組織細胞によって異なるが，−9〜−100 mVである．

神経や筋のように興奮性を示す細胞では，細胞が興奮すると，膜電位が変化する．これを活動電位（action potential）という．

### （1）静止電位

細胞膜は，細胞内にある蛋白，その他の有機イオンをあまり透過しない．他方，Naイオンは，細胞膜をある程度は透過する．KイオンとClイオンは，かなり自由に透過する．膜電位の発生は，細胞内外のイオン分布（表 2-1）と膜の性質によって説明される．

**表2-2** 哺乳類ニューロンの相対的イオン濃度

|  | ナトリウム | カリウム | 塩素 |
|---|---|---|---|
| 細胞内 | 低 | 高 | 低 |
| 細胞外 | 高 | 低 | 高 |
| 静止時透過性 | 低 | 高 | 中等度 |

(Daube et al. 1986)

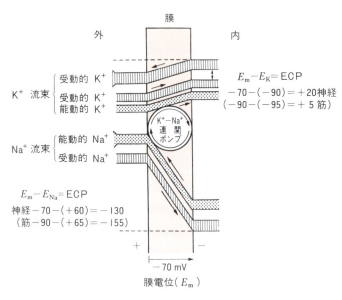

**図2-3** 膜を通過するイオンの受動移動と能動移動
$E_K$, $E_{Na}$：平衡電位，$E_m$：膜電位，ECP：電気化学的電位．
イオン通路の幅はイオン流束の大きさを示す．$Cl^-$流束は記入していない．$Cl^-$の分布は膜電位に相当する．

(Eccles 1957)

膜電位は，Goldmann-Hodgkin-Katzの式で表される．

$$E = \frac{RT}{F} \ln \frac{P_K[K]_0 + P_{Na}[Na]_0 + P_{Cl}[Cl]_i}{P_K[K]_i + P_{Na}[Na]_i + P_{Cl}[Cl]_0}$$

$E$：平衡電位（膜電位），$R$：気体常数，$T$：絶対温度，$F$：ファラディ常数，$P$：透過係数，$[\ ]_i$, $[\ ]_0$：細胞内外のイオン濃度

哺乳類のニューロンの細胞膜を境にした細胞内外の相対的イオン分布を**表2-2**に示す．細胞膜は，NaイオンやKイオンに対して，ある程度の透過性があるため，平衡状態になれば内外のイオン濃度に差はなくなるはずである．活動電位と並行して細胞内のNaイオンが増加し，Kイオンが減少することもある．細胞は，内外のイオン濃度差を一定に保つように，積極的にNaイオンを内側から外側へ，Kイオンを外側から内側へ向かって輸送している．これは能動輸送で行われている（**図2-3**）．

## （2）活動電位

細胞膜の一部に物理的あるいは化学的刺激が加わると，膜は興奮して，膜電位は減少する．この現象を脱分極（depolarization）という．脱分極した膜が元の状態に戻ることを再分極（repola-

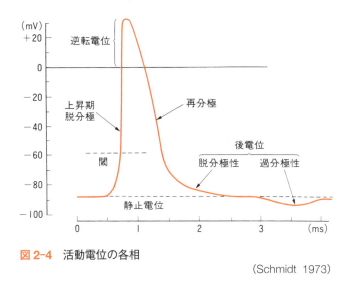

図 2-4　活動電位の各相

(Schmidt 1973)

rization)，静止電位がさらに増大する場合を過分極（hyperpolarization）という．

　脱分極によって，静止電位が一定値（臨界値：critical level，発火レベル：firing level，−56 mV）に達すると，細胞膜の Na イオンに対する透過性が急激に高まり，脱分極は進行して，膜電位が逆転する（＋20〜30 mV）．このときの電位変化を活動電位という（図 2-4）．臨界値のことを興奮の閾膜電位とも呼び，この電位まで脱分極させるのに必要な刺激の強さを閾値（threshold）という．閾値は，興奮を起こさせるのに必要な最小の刺激の強さである．

　刺激の強さと無関係に，細胞膜は閾値以上の刺激に対して最大の反応をする（全か無かの法則：all or none law）．閾値以下の刺激によって起こる膜電位の脱分極を局所応答（local response）あるいは局所興奮（local excitation）という．

　活動電位の時間経過では，棘波（spike）に続いて，ゆっくりとした陰性後電位と陽性後電位がある．活動電位の上行部の間は，細胞膜の閾値は無限大となり，どのような刺激にも反応しない（絶対不応期：absolute refractory period）．活動電位の下行部では，閾値は高く，かなり強い刺激だけに反応する（相対不応期：relative refractory period）．陰性後電位の間には，細胞膜の興奮性は高まり，弱い刺激にも反応する（過常期：supernormal phase）．陽性後電位の間には，再び興奮性の低下が起こる（亜正常期：subnormal phase）．

　細胞膜の一部に活動電位が起こると，その部位は細胞外がマイナスとなり，周囲から興奮部位に電流が流れ込む（局所電流：local current）．この電流によって周囲の細胞膜に脱分極が起こり，そこに活動電位が発生する．こうして，活動電位は細胞膜全体に伝達される（図 2-5）．

## 4）神経線維の興奮伝導

　神経（nerve）は，中枢神経系（脳と脊髄）と身体各部にある末端器官とをつなぐ糸状の器官であり，情報の伝達を行っている（図 2-6）．その基本単位は，神経線維（nerve fiber）であり，そのなかで興奮伝導の働きをするのが軸索（axon）である．神経線維は，軸索およびこれを包む神経線維鞘（neurilemma，シュワン細胞：sheath of Schwann）から成り立ち，髄鞘（myelin sheath）の有無によって，有髄線維（myelinated fiber）と無髄線維（unmyelinated fiber）とに分けられる（図 2-7）．有髄線維の髄鞘は，ところどころでくびれて，消失している．この部位

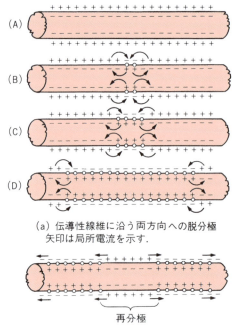

(a) 伝導性線維に沿う両方向への脱分極
矢印は局所電流を示す．

(b) 伝導性線維に沿う両方向への活動電位
矢印は興奮の伝導方向を示す．

図 2-5　活動電位の伝達

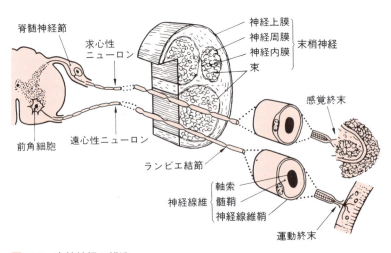

図 2-6　末梢神経の構造
交感神経幹は除いてある．

(Ham 1965, 一部改変)

をランビエ結節（node of Ranvier）という．有髄線維では，髄鞘の電気抵抗が高いため，局所電流が隣接するランビエ結節へ流れる．結節間の部分は，興奮することなく，興奮は結節部を次々に跳んでいく．これを跳躍伝導（saltatory conduction）という（図 2-8）．

　神経線維の興奮伝導の特性を掲げる．

・両側性伝導（double conduction）：神経線維のある部分に刺激が加わり興奮すると，それは

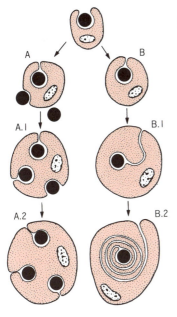

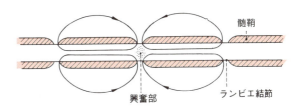

図 2-7 神経線維（断面）の模式図
A：複数の軸索が1個のシュワン細胞に覆われている（無髄線維）．
B：1本の軸索は1個のシュワン細胞に覆われている．シュワン細胞は軸索を中心に回転して髄鞘を形成する（有髄線維）．
(Hamilton et al. 1962，一部改変)

図 2-8 有髄神経線維における跳躍伝導

神経線維の両方向に伝導される．
- 絶縁性伝導（isolated conduction）：1本の神経線維が興奮しても，その興奮は隣接する神経線維には伝わらない．
- 不減衰伝導（decrementless conduction）：神経線維の直径が一定ならば，興奮の伝導速度は変化しない．

### 5）神経線維の種類

　多数の神経線維から成り立つ坐骨神経などに単一刺激を加えて，刺激部位から離れた数か所で神経線維の活動電位を記録すると，刺激部位から距離が離れるにつれて，活動電位に複数の山が現れる（図 2-9）．末梢神経には，伝導速度の異なる神経線維群が含まれているためである．伝導速度の相違によって，神経線維は，A，B，Cの3群に分けられる．A線維は，さらにα，β，γ，δ線維に細分される．

　A線維は，体性有髄求心性および遠心性の線維である．B線維は，有髄遠心性線維で，自律神経系にある．C線維は，無髄線維で，交感神経節後線維や求心性線維にある．神経線維は，直径が太いほど刺激に対する閾値は低く，活動電位の振幅は大きく，伝導速度は速い（表 2-3）．

　表 2-4 に人間の運動神経および感覚神経の伝導速度を示す．新生児では，伝導速度は平均して成人の50％値であり，4歳を超えると成人と同じ値になる．新生児の神経線維の伝導速度が遅いのは，直径が細く，髄鞘形成（myelination）も不完全なためである．

## 3　組　　織

　類似した基本構造と機能とをもつ細胞およびその周囲の細胞間物質の集合を組織（tissue）という．生体には，上皮組織，血液・骨・軟骨などの結合組織，筋組織，神経組織の4つの基本的組織がある．

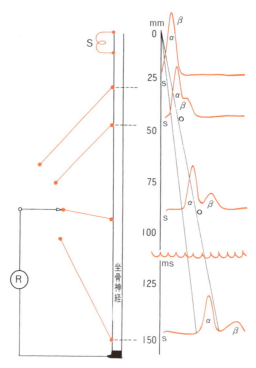

**図 2-9** カエルの坐骨神経で刺激部位からさまざまな距離で記録した活動電位
左は記録方法と装置．S は刺激，R は記録装置．右は α，β の 2 山だけ示したもの．距離が離れると，α，β が分離してくる．

(Ruch et al. 1961)

表 2-3 末梢神経線維の分類

| 直径（μm） | 速度（m/s） | 機能 | 名　称 |
|---|---|---|---|
| 12〜20 | 70〜120 | 運動 | A-α＝錘外運動性 |
| | | | A-β＝運動性 |
| | | 感覚 | Ia＝筋紡錘求心性 |
| | | | Ib＝ゴルジ求心性 |
| 5〜12 | 30〜70 | 運動 | A-γ＝錘内運動性 |
| | | 感覚 | II＝二次終末求心性，皮膚触覚 |
| 2〜5 | 12〜30 | 運動 | ？ |
| | | 感覚 | III＝筋痛覚，皮膚感覚 |
| 3 無髄 | 3〜15 | 運動 | B＝自律神経節前 |
| 0.5〜1 | 0.5〜2 | 運動 | C＝自律神経節後 |
| | | 感覚 | IV＝痛覚 |

(Garoutte 1981)

隣り合う細胞の結びつき方は，3 通りに分けられる．
- 固い結合（tight junction）：両方の細胞膜の外膜が癒着している．
- 細胞間橋（desmosome）：細胞間は，微細線維で結ばれている．
- 細隙結合（gap junction）：シナプスなどのように，細胞間隙があり，これを通して細胞間の物質交換がある．

表 2-4　健常成人の神経伝導速度

| 末梢神経 | 検査した神経の数 | 伝導速度の範囲 (m/s) | 平均 (m/s) | 標準偏差 |
|---|---|---|---|---|
| 腓骨神経（運動）膝―踵 | 49 | 42.1～63.5 | 52.1 | 4.9 |
| 後脛骨神経（運動）膝―踵 | 30 | 39.8～66.9 | 49.9 | 5.2 |
| 尺骨神経（運動）肘―手首 | 47 | 46.5～72.6 | 59.5 | 5.7 |
| 正中神経（運動）肘―手首 | 45 | 46.1～72.1 | 56.9 | 5.8 |
| 尺骨神経（感覚）手首―手指 | 52 | 41.7～59.4 | 49.4 | 4.7 |
| 尺骨神経（感覚）肘―手首 | 38 | 45.3～60.2 | 55.2 | 3.5 |
| 正中神経（感覚）手首―手指 | 48 | 36.4～65.4 | 52.0 | 6.1 |
| 正中神経（感覚）肘―手首 | 36 | 42.4～61.7 | 55.9 | 5.8 |
| H反射潜時 | 32 | 26.5～34.0 ms | 29.8 ms | 1.8 |

(Lenman et al. 1970)

## 1）上皮組織

　上皮組織（epithelial tissue）は，皮膚，粘膜，漿膜などの生体の内外面を覆っている膜様の組織である（図 2-10）．細胞の配列には，単層（simple）から多層（compound）のものまでがある．上皮組織は血管を欠き，細胞への酸素供給や物質交換は拡散で行われる．

- 扁平上皮（squamous epithelium）：うろこ状の細胞からなり，心臓や血管の内皮（endothelium），肺胞の上皮，口腔や食道の内面を形成する．
- 円柱上皮〔columnar（cylindrical）epithelium〕：幅よりも高さが大きい角柱細胞で，胃や腸管の内面にある．一部は粘液の分泌を行い，その他は物質の吸収に役立っている．
- 線毛上皮（ciliated epithelium）：表面に運動性線毛がある．気管内面などにあり，粘液の移送に役立っている．
- 立方上皮（cuboidal epithelium）：立方形の細胞からなる上皮であり，腺管に分布する．腎臓では，水分や塩類の再吸収を行っている．
- 重層上皮（stratified epithelium）：数層からなる上皮であり，各層の細胞の大きさや形は異なっている．皮膚は，その代表例である．

## 2）結合組織

　結合組織（connective tissue）は，身体の構成部分を結びつけて形づくる働きをする．その大部分は，細胞間物質である（図 2-11）．結合組織は多様であり，線維性組織，血液やリンパ（血液とリンパは，基質が液体の結合組織），軟骨や骨がこれに属している．結合組織の一部の細胞（食細胞：phagocyte）は，細菌のような異質の粒子を取り込む能力があり，重要な防護機能（protection）を果たしている．

- 細網組織（reticular tissue）：線維と結合した細網細胞のある組織であり，多くの器官の支持組織となっている．肝臓，脾臓，骨髄支質，リンパ節などにある．
- 疎性結合組織（areolar tissue）：まばらで不規則に配列された結合組織であり，コラーゲン線維，弾性線維，蛋白多糖類間質物質，結合組織細胞（線維芽細胞，大食細胞，肥満細胞，形質細胞，白血球，脂肪細胞など）から成り立っている．ある程度の強さと柔軟性があり，皮下をはじめとして，全身に分布する．
- 脂肪組織（adipose tissue）：主に脂肪細胞で構成され，網状線維で囲まれている．脂質の貯

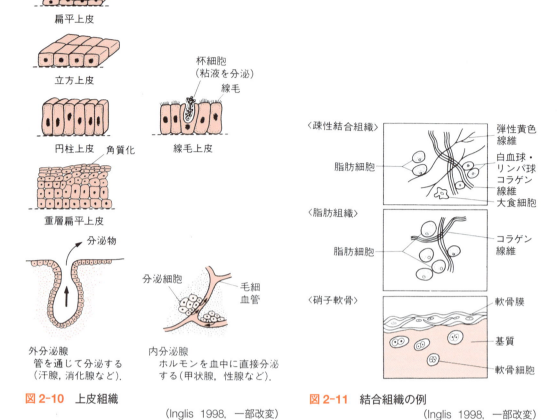

図2-10 上皮組織
(Inglis 1998, 一部改変)

図2-11 結合組織の例
(Inglis 1998, 一部改変)

蔵の他に，皮下，心臓や腎臓，関節の周囲にあって，摩擦や衝撃に対する緩衝地帯となっている．
- 線維組織（fibrous tissue）：コラーゲン線維群からなる組織で，線維間に結合組織細胞の列がある．白色，弾性はなく，腱，靱帯，腱膜などにある．
- 弾性組織（elastic tissue）：主に弾性線維で成り立つ黄色の結合組織であり，黄色靱帯，動脈壁，肺組織，声帯，脊椎椎間板などにある．
- 軟骨（cartilage）：軟骨細胞，線維とコンドロイチン硫酸を含むムコ蛋白を基質とする特徴的な固さをもつ細胞間物質からなる．線維軟骨（fibrocartilage），弾性軟骨（elastic cartilage），硝子軟骨（hyaline cartilage）に分けられる．
- 骨（bone）：身体の枠組みとなり，固くて，もろい組織である．骨基質中に骨細胞とコラーゲン線維があり，コラーゲン線維にはリン酸カルシウム，炭酸カルシウムなどが付着して硬度を高める働きをしている．骨の表面は，骨膜（periosteum）で覆われている．緻密質（dense bone, compact bone）と海綿質（spongy bone）とに分けられる．

### 3）筋組織

筋組織（muscular tissue）は，収縮性のある細胞からなり，刺激されると収縮して張力を発生する．骨格筋，心筋，平滑筋に分けられる．

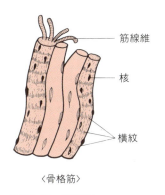
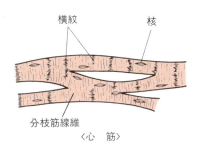
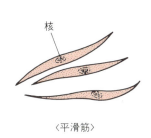

〈骨格筋〉　　　　　　　〈心　筋〉　　　　　　〈平滑筋〉

図 2-12　筋組織

(Inglis 1998，一部改変)

　骨格筋（skeletal muscle）と心筋（cardiac muscle）には，顕微鏡下で横紋が認められる（横紋筋：striated muscle）．平滑筋〔unstriated（visceral）muscle〕は，横紋を欠いている（図2-12）．

### 4）神経組織

　神経組織（nervous tissue）は，神経細胞体，軸索，樹状突起からなるニューロン（neuron：神経系の形態的および機能的単位，神経細胞）および支持組織である神経膠（neuroglia）で構成される高度に分化した組織である．

　神経組織の基本的役割は，情報の伝達である．ニューロンには，次の性質がある．
- 物理的あるいは化学的刺激に反応する（被刺激性：irritability）．
- ある部位に起こった興奮を他の部位に伝える（伝導性：conductivity）．

　神経膠は，ニューロンと血管との間にあり，ニューロンを支持するとともに，その代謝機能に関係する．中枢神経組織には，乏突起神経膠細胞，星状膠細胞，上衣細胞，小膠細胞がある．末梢神経組織には，神経線維鞘（neurilemma．シュワン鞘：Schwann's sheath）がある．

## 4　運動器の構造と機能

### 1）骨の構造と機能

　成人の骨格（skeleton）は，約 200 個の骨（bone）で形成され，それらの連結によって構成されている（表 2-5）．これに軟骨（cartilage）や靱帯（ligament）を加えたものが骨格系（skeletal system）である．骨は，その形態によって，次のようにも分類されている．
- 長骨（long bone）：下肢，上肢，手指，足趾（指）の骨
- 短骨（short bone）：手関節部および足関節部の骨
- 扁平骨（flat bone）：頭蓋骨，胸骨，肋骨
- 不規則骨（irregular bone）：脊椎骨，顔面骨
- その他：含気骨（pneumatized bone），種子骨（sesamoid bone）

骨の機能は，
- 運動：骨格筋の起始あるいは付着の部位としての四肢骨および体幹骨
- 保護：内部の器官を保護している肋骨や頭蓋骨など

表 2-5　骨の種類と数

| 中軸性骨格（体幹の骨） | 頭蓋骨（29） | 脳頭蓋 | 後頭骨（1），蝶形骨（1），側頭骨（2），頭頂骨（2），前頭骨（1），〔耳骨（6）〕 |
|---|---|---|---|
| | | 顔面頭蓋 | 篩骨（1），下鼻甲介（2），涙骨（2），鼻骨（2），鋤骨（1），上顎骨（2），口蓋骨（2），頬骨（2），下顎骨（1），舌骨（1） |
| | 椎骨（26） | | 頸椎（7），胸椎（12），腰椎（5），仙椎〔5個を全体として仙骨（1）〕，尾椎（3〜6個を全体として尾骨（1）〕 |
| | 胸郭（25） | | 肋骨（24），胸骨（1）（3つの部分からなる） |
| 付属性骨格（四肢の骨） | 上肢骨（64） | 上肢帯（4） | 肩甲骨（2），鎖骨（2） |
| | | 自由上肢骨（60） | 上腕骨（2），橈骨（2），尺骨（2），手根骨（16），中手骨（10），指骨（28） |
| | 下肢骨（62） | 下肢帯（2） | 腸骨，坐骨および恥骨を合一して寛骨（2） |
| | | 自由下肢骨（60） | 大腿骨（2），脛骨（2），腓骨（2），足根骨（14），中足骨（10），（足の）指骨（28），膝蓋骨（2） |

- 支持：姿勢保持，身体の軟部組織を支えるための脊椎骨や下肢骨
- 無機質（カルシウムなど）の貯蔵
- 造血（血液細胞の産生）

である．

### （1）基本構造

骨の基本構造を**図 2-13** に掲げる．骨は，骨膜（periosteum），骨質（bone substance），骨髄（bone marrow），軟骨質（cartilage substance；関節軟骨および骨端軟骨）から構成されている．骨には，神経，血管やリンパ管もある．四肢骨に代表される長骨の部分は，中央部が骨幹（diaphysis），両端が骨端（epiphysis），両者の間を骨幹端（metaphysis）という．骨端の関節を形成する部分は，関節軟骨（articular cartilage：硝子軟骨）で覆われている．骨幹端および骨幹の表面には，骨膜（periosteum）がある．成長期の骨では，骨端と骨幹端との間に骨端成長板（epiphyseal growth plate）があり，骨の長軸方向の成長に関与している．

**1** **緻密質**（substantia compacta，compact bone）：緻密質（緻密骨）は，極めて硬く，多数の同心円状の層板構造になっている．皮質骨（cortical bone）あるいは骨皮質ともいう．その中心にはハバース管（Haversian canal）が骨の長軸方向に縦走し，これらを連絡するフォルクマン管（Volkmann's canal）が横走している．それらの管の内部には，血管，リンパ管および神経が走行している．ハバース管を中心とする層板構造を，皮質骨の構造の単位として，骨単位（osteon）という（**図 2-14**）．

**2** **海綿質**（substantia spongiosa，spongy bone）：海綿質（海綿骨）は，不規則な網目格子構造の骨梁で形成されている．層板構造やハバース管はあるが，皮質骨に比べて，その量は少ない．体重支持に対して，力学的に不利な構造となっている大腿骨上部には，応力分布に従って発達した骨梁の流れがある（**図 2-15**）．

骨は絶えず新陳代謝を行っている．外界からの刺激に鋭敏に反応し，骨全体の形態や骨梁形成に変化が生じる現象をヴォルフの法則（Wolff's law：ヴォルフの応変律）という．

**3** **骨膜**（periosteum）：骨の表面を覆う骨膜（外骨膜）は，外層が線維層で構成され，内層の胚芽層には造骨能がある．骨膜は，血管や神経に富んだ結合組織であり，成長期には，骨の横

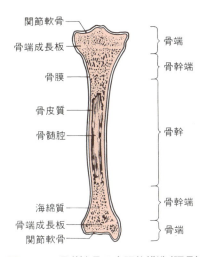

図 2-13　長(管)骨の肉眼的構造(脛骨)

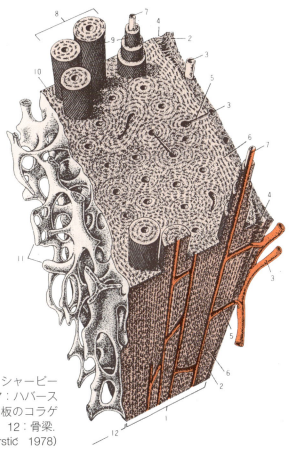

図 2-14　皮質骨の立体構築図
1：皮質骨(緻密質)，2：骨膜，3：血管，4：シャーピー線維，5：フォルクマン管，6：外基礎層板，7：ハバース管，8：オステオン(骨単位)，9：ハバース層板のコラーゲン線維の走行，10：内基礎層板，11：海綿質，12：骨梁．
(Krstić 1978)

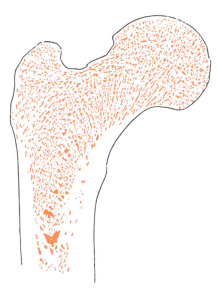

骨梁の構築
(Basmajian 1970)

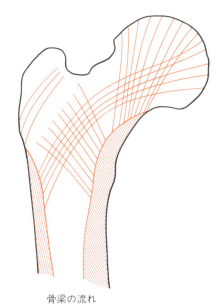

骨梁の流れ

図 2-15　大腿骨上部

径の成長にかかわっている．骨膜の内側を覆う骨膜（内骨膜）は，骨梁やハバース管の表面にあり，血管が豊富で，造血能がある．骨膜と骨質とは，骨の外環状層板と介在層板の中を通るコラーゲン線維の束であるシャーピー線維（Sharpey's fiber：貫通線維，perforating fiber）で強固に結ばれている．

**4** 骨髄（bone marrow）：骨髄は，骨の髄腔や海綿質の骨小柱の間を満たしている細網組織（reticular tissue）である．生後4〜5歳までは，全骨髄が造血機能のある赤色骨髄（red bone marrow）である．その後，骨格の発育が進み，骨髄量が必要とされる造血領域を超えるようになると，骨髄は長骨遠位端から脂肪髄である黄色髄（yellow bone marrow）に置き換わる．成人では，体幹骨および四肢骨の近位端だけに造血機能が残り，加齢につれて造血機能はいっそう低下する．

**5** 軟骨（cartilage）：軟骨は，骨とともに骨格系を形成し，器官を保護する機能もある弾力性に富む組織である．組成の違いによって，

- 硝子軟骨（hyaline cartilage）：基質に多量の膠原線維を含む；関節軟骨，肋軟骨，鼻軟骨，甲状軟骨など，
- 弾性軟骨（elastic cartilage）：基質に弾性線維を含む；耳介軟骨，喉頭蓋軟骨など，
- 線維軟骨（fibrocartilage）：軟骨と結合組織の混合体のような組織であり，膠原線維の間に軟骨細胞がある；椎間軟骨，恥骨軟骨など，

に区分されている．通常，軟骨には神経や血管がなく，関節軟骨は滑液から，その他の軟骨は周囲の血管から，養分が無定形基質に拡散されることによって，物質交換が行われている．

### (2) 骨の循環系と神経系

**1** 循環系：骨に血液を送って栄養を供給しているのは，長骨では，栄養動脈系，骨膜動脈系および骨端・骨幹端動脈系である．これらは，骨内部では骨髄動脈となり，さらに骨髄類洞と皮質骨毛細血管に分枝している．これらは相互に吻合して，複雑な網目構造を形成して分布している（図2-16）．成長期には，骨端動脈系と骨幹端動脈系との間に骨端成長板が介在して，両者の吻合はない．前者は骨端成長板に栄養を供給し，後者は骨形成に関与している．骨端成長板の消失後，両者の間に吻合が形成される．

**2** 神経系：骨に分布する神経は，動脈とともに走行して，分布している．骨膜には，毛細血管および神経網が豊富に形成されている．神経は，主に血管運動神経と感覚神経であり，痛みの刺激に対して鋭敏である．

### (3) 骨の構成成分

骨の構成成分は，細胞と基質に分けられる．後者は，有機成分と無機成分に大別される．

**1** 骨芽細胞（osteoblast）：未分化の中胚葉性間葉（原始的な結合組織）の細胞から分化して，幼若な骨や類骨組織の表面に単層平組織様に配列されている（図2-17）．骨芽細胞は，アルカリフォスファターゼ活性が高く，コラーゲン線維および糖蛋白複合体の形成や分泌，細胞外液からのカルシウムの取り込みによる骨の石灰化促進などの機能を果たしている．同じように形成された骨組織が連なって骨となる．

**2** 骨細胞（osteocyte）：骨芽細胞は，自らが形成した基質内の骨小腔（lacuna）に埋没されると，扁平卵形の骨細胞となる．成熟骨では，層板構造に沿って規則的に配列している．骨細胞は，多数の細胞突起を出して，骨小腔の間をつなぐ骨小腔管を通して，相互に連絡している．骨細胞は，骨基質と血液との間の物質交換を行っている．また，上皮小体ホルモンやビタミンD，

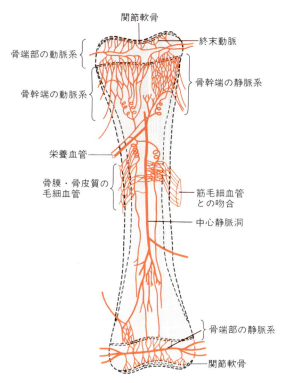

図 2-16　長(管)骨の血管分布

(Broockes 1971)

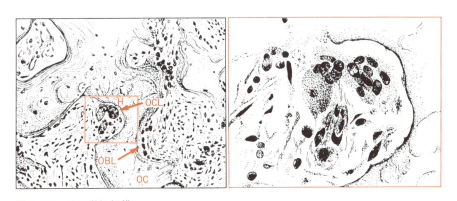

図 2-17　骨の微細組織
H：ハウシップ窩，OCL：破骨細胞，OBL：骨芽細胞，OC：骨細胞．右図は左図枠内の拡大図．

(杉岡 1984，一部改変)

カルシトニンなどの作用を受けて，体液（humor：身体の細胞外液，血液やリンパ液）のカルシウム恒常性の維持に関与している．

**3** **破骨細胞**（osteoclast）：破骨細胞は，大食細胞や単核細胞に由来すると想定されている好酸性細胞質の大型多核細胞であり，骨組織の吸収や除去を行っている．通常は，吸収されていく基質のハウシップ窩（Howship's lacuna）と呼ばれるくぼみ（図2-17）にある．破骨細胞は，酸性フォスファターゼ活性が高く，骨塩やコラーゲン線維を分解して，その分解産物を貪食し，吸収する．

骨組織は，成熟骨であっても，絶えず形成，吸収，再形成の新陳代謝を行っている．しかし，

表 2-6 Ca, Mg, P の組織内分布（％）

|  | Ca | Mg | P |
|---|---|---|---|
| 骨 | 99 | 57 | 85 |
| 歯 | 0.6 | 40 | 0.4 |
| 軟部組織 | 0.6 | 0.5 | 14 |
| 血漿 | 0.03 | 0.2 | 0.3 |
| 脈管外液 | 0.06 | 0.4 | 0.3 |

（五十嵐 1984）

全体の形態が変化することはない．この代謝回転の機構は，骨組織に特有の機能であり，骨改変（リモデリング：remodeling）という．リモデリングは，骨芽細胞による建設，骨細胞による保守，破骨細胞による解体の役割分担で行われている．

■4 コラーゲン（collagen）：骨基質の有機成分の主体となる蛋白である．コラーゲンは，らせん状の線維構造であり，骨の長軸方向の張力に対する強靱性を与えている．コラーゲンを構成する蛋白は，グリシン，プロリン，ハイドロキシプロリンなどのアミノ酸である．

■5 プロテオグリカン（proteoglycans）：コラーゲン以外の骨基質を構成している有機成分であり，共有結合型錯体の蛋白鎖に結合した糖蛋白複合体である．骨，軟骨，結合組織に広く分布し，組織の水分や電解質の代謝に関与している．主な成分は，コンドロイチン硫酸，ヒアルロン酸である．

■6 無機成分：骨の硬さは，線維性有機成分に無機成分が沈着することで生じる．通常は，生体のカルシウムの99％，リンの85％は，リン酸の形で骨に貯蔵されている（表2-6）．その他に，炭酸，クエン酸，少量のナトリウム，マグネシウム，フッ素などが存在する．骨に貯蔵されているカルシウムは，$Ca_{10}(PO_4)_6(OH)_2$ の化学式で示されるハイドロオキシアパタイト（hydroxyapatite）の形で存在する．

### （4）骨の発生と成長

骨は，胎生期に中胚葉性間葉組織系の細胞から発生する．発生の様式には，経過中に軟骨形成の過程が含まれていない膜性骨化と，含まれている軟骨性骨化とがある．

■1 膜性骨化（intramembranous ossification）：結合組織内の未分化間葉組織系の細胞が凝集して骨芽細胞に分化し，直接に骨を形成する様式である．骨芽細胞による骨基質の形成および石灰化によって，骨梁の形成が促進される．また，骨細胞や破骨細胞の分化も進み，骨組織になる．早期の膜性骨を線維性骨（woven bone）という．長骨の横径成長を担っている骨膜は，発生初期に結合組織から発生する．膜性骨化で形成される骨は，長骨の横径成長，頭蓋の平骨，下顎骨，鎖骨などである．

■2 軟骨性骨化（endochondral ossification）：長骨の形成は，軟骨内骨化ともいわれ，いったん形成された軟骨組織に石灰化が起こり，これに結合組織や毛細血管が侵入して軟骨が吸収され，骨芽細胞によって骨が形成される様式である（図2-18）．発生初期に，硝子軟骨性の支柱が形成される．発生の進行につれて，骨幹部中央の軟骨細胞が肥大し，基質に石灰化が起こる．血管が膜性骨化部を貫通して入り込み，胎生7～8週には，骨芽細胞による骨化が進行する1次骨化核が現れる．1次骨化核による骨化は，骨の長軸方向に進み，軟骨を両端に押しやるようにして伸展する．出生後，一定の時期に骨端に1～3個の2次骨化核が現れる．軟骨性骨化で形成される骨は，四肢骨，頭蓋底部の骨，椎骨，骨盤などである．

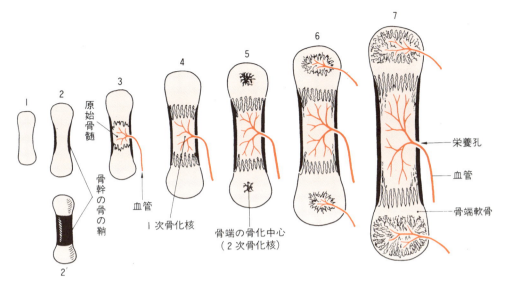

**図 2-18** 軟骨性骨化による長骨の発生様式

（藤田・他 1981）

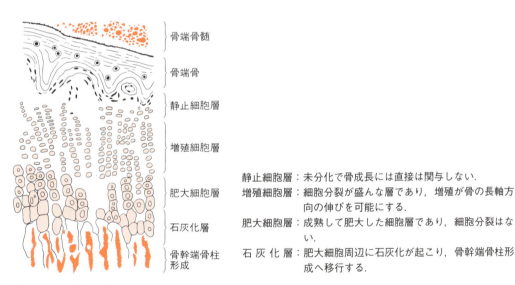

**図 2-19** 骨端成長板

静止細胞層：未分化で骨成長には直接は関与しない．
増殖細胞層：細胞分裂が盛んな層であり，増殖が骨の長軸方向の伸びを可能にする．
肥大細胞層：成熟して肥大した細胞層であり，細胞分裂はない．
石 灰 化 層：肥大細胞周辺に石灰化が起こり，骨幹端骨柱形成へ移行する．

（岩倉・他 1984）

**3 骨端成長板**（epiphyseal growth plate）：骨端成長板は，1次骨化核と2次骨化核との間に挟まれた軟骨層であり，特徴のある細胞で形成されている（図 2-19）．

骨端成長板が存在する限り，骨は長径成長を続ける．成長の終期には，細胞増殖が減少し，ついには停止する．骨端成長板は消失し，閉鎖される．骨端の閉鎖時期は，個人差もあるが，男性が23歳，女性が20歳ころである．閉鎖後，骨端成長板の痕跡は，X線写真上で骨端線（epiphyseal line）として認められる．

### (5) 骨とビタミン，ホルモン

骨の成長，再造形（remodeling：同一部位で少量の骨の吸収や形成を連続的に行うことによっ

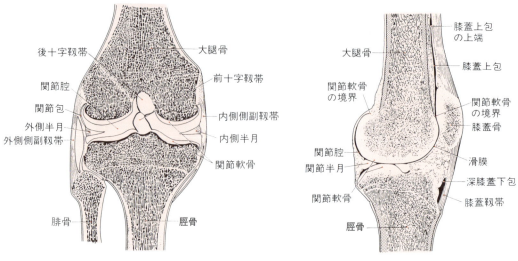

図 2-20　膝関節の前額断面　　　　　図 2-21　膝関節の矢状断面

　て，骨が動的定常状態を維持している過程），および生体の無機質の恒常性維持には，ある種のビタミンやホルモンが重要な働きをしている．特にカルシウム代謝では，血中濃度を適正に維持するため，骨に蓄えられたカルシウムの出納に，ビタミンやホルモンが複雑に関与している．

**1** 　上皮小体ホルモン（副甲状腺ホルモン：parathyroid hormone, PTH）：破骨細胞の活性化による骨吸収の促進，血中カルシウムの増加，腎臓における活性型ビタミン D の合成促進，間接的に腸管からのカルシウムの吸収促進作用がある．

**2** 　カルシトニン（calcitonin）：甲状腺の C 細胞から分泌されるペプチドホルモンであり，PTH とは逆の作用があり，カルシウムやリンを骨に沈着させ，恒常性を維持する．破骨細胞による骨吸収の抑制，骨芽細胞の活性化による骨形成の促進，血中カルシウムの減少などの作用がある．

**3** 　成長ホルモン（growth hormone, GH）：下垂体の前葉から分泌され，主な機能は，蛋白の合成，軟骨発達の促進，脂肪の分解作用である．骨に対しては，骨端成長板の軟骨細胞を活性化して，骨の長径の発育を促進する．

**4** 　ビタミン（vitamin）：ビタミン D は，脂溶性ビタミンの一種であり，腎臓で産生される活性型ビタミン D である $1,25(OH)_2D_3$ がカルシウム代謝に関与する．ビタミン D は，骨に対する石灰沈着を促進する．ビタミン A は，骨端成長板の軟骨細胞に作用して，骨成長を促進する．ビタミン C は，コラーゲン合成に関与している．

## 2）関節の構造と機能

　関節（articulation, joint）とは，結合する 2 つあるいはそれ以上の骨の骨端間に一定の間隙があり，完全に分離し，両骨が可動的に結合したものである（図 2-20, 21）．関節を形成する両骨端は，多くは一方が凸面，他方が凹面となっている．前者を関節頭（articular head），後者を関節窩（articular fossa）という．骨端の表面は，関節面であり，薄い硝子軟骨（0.5〜4 mm）で覆われている．関節頭と関節窩は，骨膜から続いている関節包（joint capsule）に取り囲まれている．その内腔を関節腔（articular cavity）という．関節包の内面は，滑膜（synovial membrane）で覆われ，滑液（synovial fluid）が分泌されている．関節包の周囲には，これを補強するように結合組織の靱帯がある．関節の内外両側にあるものを側副靱帯（collateral ligaments：肘，手，中手，手指の関節，膝，中足，足指の関節）という．関節腔内にある靱帯を関節内靱帯（intracapsular ligament：股関節，膝関節）という．一部の関節には，関節窩の深さを補うように，その縁に線維軟骨性の関節唇（labium：肩関節，股関節）がある．関節を形成する骨の両関節面の適合をよくするため，関節円板（articular disc：顎関節，下橈尺関節，胸鎖関節，肩鎖関節）や関節半月（meniscus：膝関節）が存在する関節もある．関節の動きに伴って，周囲の骨，腱や筋が滑らかに滑走するように，関節包の一部が外に膨れ出して滑液を含む嚢を形成することもある．これを滑液包（synovial bursa）という．

関節以外の骨の連結には，次のものがある．

**1 線維性連結（fibrous joint）**
- 靱帯結合（syndesmodial joint）：靱帯あるいは膜による結合である（項靱帯，橈尺骨間および脛腓骨間の骨間膜）．
- 縫合（sutura）：わずかの量の結合組織で連結し，成長終了後は骨結合となる（頭蓋骨の冠状，矢状，人字縫合や鼻骨上顎縫合）．
- 釘植（gomphosis）：釘を打ち込んだように，はまり込む（歯根と歯槽）．

**2 軟骨性の連結（cartilaginous joint）**
- 軟骨結合（synchondrosis）：硝子軟骨による結合で，成長終了後は骨結合となる（幼若期の頭蓋底，骨端成長板）．
- 線維軟骨結合（symphysis）：多量の線維軟骨による結合である（恥骨間円板，椎間円板）．

(1) 関節の分類

関節を構成する骨の数によって，2個の骨によるものを単関節（simple joint），3個以上の骨によるものを複関節（complex joint）という．

関節を関節面の形状から分類すると，球関節（spheroid joint），臼状関節（cotyloid j.），蝶番関節（hinge j.），車軸関節（trochoid j.），顆状関節（condyloid j.），鞍関節（saddle j.），平面関節（arthrodial j.），半関節（amphiarthrosis），楕円関節（ellipsoid j.），らせん関節（cochlear j.），になる．

運動学的には，関節の果たす機能が重要な要素となり，許容される運動軸の数によって，1軸性・2軸性・多軸性関節に分ける．それぞれを，運動自由度が1度・2度・3度の関節という．

**1 1軸性関節（uniaxial joint）**

運動軸は1つであり，1つの面だけで運動が可能な関節である．
- 蝶番関節（hinge joint）：運動軸は，骨の長軸に直角であり，1方向だけの運動が行われる（手の指節間関節）．
- らせん関節（cochlear joint）：蝶番関節の変形とみるべきもので，一方の関節面が隆起し，他方が溝状となる．運動軸は，骨の長軸と直角ではなく，鋭角で交わり，運動はらせん状となる（距腿関節）．
- 車軸関節（pivot joint）：骨の長軸の周りに，車輪のような回転運動だけが可能な関節である（上橈尺関節，環軸関節）．

**2 2軸性関節（biaxial joint）**

2つの運動軸があり，2つの面で運動が起こる．2つの運動軸を組み合わせると，分回し運動

が可能な関節である．

- 顆状関節（condylar joint）：関節頭が楕円形，関節窩がこれに対応したくぼみを形成して，関節頭の長短両軸の周りに動く．その形状から楕円関節（ellipsoid joint）ともいう（環椎後頭関節，橈骨手根関節，顎関節）．
- 鞍関節（saddle joint）：相対する関節面が鞍を背中合わせにしたような形で適合している（第1手根中手関節）．

### 3　多軸関節（multiaxial joint）

運動の面と軸が無数にあり，あらゆる方向への運動が可能な関節である．

- 球関節（ball and socket joint）：関節頭がほぼ半球状，関節窩は浅いくぼみになっている（肩関節，股関節）．
- 臼状関節（cotyloid joint）：股関節は，肩関節に比べると，関節窩が深く，骨頭のほぼ2/3を収め，関節の可動範囲は狭められている．股関節のことを臼状関節ということがある．
- 平面関節（plane joint）：相対する関節面が形も大きさもほぼ同じ平面である．関節包と靭帯で固く包まれ，運動は著しく制限される（椎間関節，肩鎖関節，手根間関節の一部，足根間関節）．
- 半関節（amphiarthrosis）：平面関節の一種であり，関節面が平面ではなく，しかも関節面がよく適合するため，運動範囲は平面関節よりも小さい（仙腸関節）．

## （2）関節軟骨

関節軟骨（articular cartilage）は，硝子軟骨であり，表面が平滑で弾力性に富んでいる．厚さは，部位によって異なるが，股関節や膝関節では2～4 mmである．加齢に伴って，厚みは減少し，黄色を帯びて不透明となり，弾力性も乏しくなる．

### 1　関節軟骨の潤滑性

関節の表面は，肉眼的には平滑である．電子顕微鏡でみると，不整で凹凸があり，大小のうねりが認められる．大きなうねりとして0.4～0.5 mmの高さのものがあり，その間に20～30 μmの多数の皺襞がある．これは関節表面の潤滑性（lubrication）と深く関連する．関節の摩擦係数は0.001～0.006であり，金属対金属の0.3～0.8，プラスチック対プラスチックの0.1～0.3に比べて，潤滑性は著しく高い．関節の潤滑性に工学機器の流体潤滑理論を応用すると（図2-22），

- 関節にかかる負荷が低く，運動速度も遅いときには境界潤滑，
- 高負荷や高速度のときは弾性流体力学的潤滑，

に類似している．

### 2　軟骨細胞（chondrocyte）

関節の表面には膜様構造物はなく，成熟軟骨では神経，血管やリンパ管も存在しない．軟骨細胞の形態，配列，基質の状態から，関節表面より4層に区分される（図2-23）．

- 表層：平らな軟骨細胞とコラーゲン線維が表面に平行に並び，ムコ多糖類の量は少ない．
- 中間層：楕円形の軟骨細胞が不規則に配列している．ムコ多糖類の存在が認められる．
- 放射層（深層）：最も厚く，円形の軟骨細胞が垂直柱状に配列する．
- 石灰化層：軟骨細胞はまばらで，基質に石灰化がある．基底部は，軟骨下骨梁と強固に癒合している．

軟骨細胞には，基質を構成するコラーゲンやプロテオグリカンを合成する機能がある．

### 3　軟骨基質（cartilage matrix）

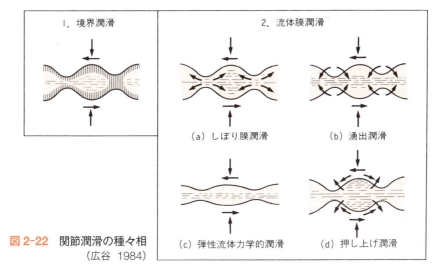

図 2-22 関節潤滑の種々相
（広谷 1984）

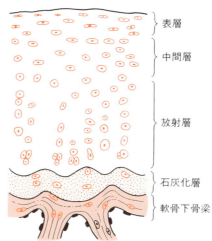

図 2-23 関節軟骨の構造

　関節軟骨の細胞外成分を軟骨基質といい，水分（70％），コラーゲン線維（乾燥重量の60％），無定形物質（主としてプロテオグリカン，乾燥重量の40％）で構成されている．関節軟骨が示す弾力性や潤滑性は，基質に含まれる水分が多いためである．コラーゲン線維は，関節軟骨の力学的強度，特に抗張力に働いている．プロテオグリカンは，力学的には，関節軟骨の弾力性と関係している．外部からの負荷があると，コラーゲンの網目は押し広げられて外力を吸収する．負荷が除かれれば，原型に戻る．

**4** 関節軟骨の栄養

　成熟関節軟骨には，血管やリンパ管がないため，どこから栄養分を摂取しているのかについては複数の説がある．滑液によって，関節表面から栄養分を得ているとする説が多い．幼若な関節軟骨には，2つの栄養経路がある．ひとつは関節表面であり，もうひとつは軟骨下骨髄血管からの経路である．

### （3）関節包

　関節包（joint capsule）は，外側の線維関節包と内側の滑膜とで構成されている．線維関節包は，線維芽細胞，線維細胞，コラーゲン線維で形成され，骨膜の線維層と連結している．弾力性に

乏しく，関節の安定性に役立っている．線維関節包は，血液供給に乏しいため，損傷を受けると修復は遅い．神経支配は豊富である．有髄および無髄の神経終末が多く，固有感覚や痛覚の情報を伝達する．線維関節包の多くは，靱帯によって補強されている．

### (4) 滑膜と滑液

滑膜（synovial membrane）は，関節包の最内層にあって，関節腔の内壁を形成している．滑膜は，線維関節包の内面だけでなく，関節軟骨以外の関節内の骨表面，関節内靱帯，滑液包の表面も覆っている．滑膜表面には，絨毛（villus）があり，滑液（synovial fluid）の分泌と吸収を行っている．滑膜細胞の下層は，毛細血管に富んだ疎性結合組織であり，毛細血管から血液の一部が滑液成分として通過する．これに滑膜細胞（B型細胞）から分泌されるムコ多糖類のヒアルロン酸が加わって滑液となる．

滑液の働きは，関節軟骨への栄養作用，関節に加わる衝撃の緩和作用，潤滑作用である．滑液の粘稠性は，ヒアルロン酸によるものである．滑液内の代謝産物としての老廃物は，毛細血管やリンパ管を通って排泄される．滑膜内にも貪食細胞があり，異物としての老廃物を貪食する．滑液は，淡黄色，透明，粘稠性の高い，弱アルカリ性の液体であり，膝関節のような大関節でも2 m$l$程度しか存在しない．

滑液を希酢酸液のなかに滴下すると，凝固してムチン塊（mucin clot）を生ずる．酸によって，滑液蛋白の陽イオンがヒアルロン酸の陰イオンと結合したために生ずるもので，滑液中にムチンという物質が存在するのではない．

### (5) 関節円板と関節半月

関節円板（articular disk）と関節半月（semilunar cartilage）は，関節腔内に介在する線維軟骨性組織であり，わずかに弾性線維を含んでいる．辺縁部には，血管と神経があるが，中央部にはない．関節円板は，板状のもので，顎関節，胸鎖関節，肩鎖関節（不完全），下橈尺関節にある．関節半月は，膝関節にある半月状のものである．関節円板や関節半月の役割は，関節面への圧迫力に対する緩衝作用，関節面の適合性を良好にすること，関節の可動性を適正化すること，滑液の分散作用などである．

### (6) 関節運動の表し方

関節の運動や肢位を表現，記載するためには，共通の測定方法と用語が必要である．測定の基準は，一部の関節運動を除いて，解剖学的立位肢位（手掌を前方に向けた基本的立位肢位，p.160，図3-1参照）のときの関節の位置を0°としている．

**1 屈曲と伸展**　屈曲（flexion）は，矢状面・水平前額軸の動きで，体節同士が近づき，体節間の角度が小さくなるような運動をいう．伸展（extension）は，屈曲とは逆の動きであり，屈曲位から体節同士が遠ざかり，体節間の角度が大きくなるような運動をいう．

**2 外転と内転**　外転（abduction）は，前額面・水平矢状軸の動きで，体節が身体の中心線から遠ざかる運動をいう．ただし，肩関節における上肢の外転では，90°を過ぎると身体の中心線に近づくようになる．指については，中指を通る手の長軸から離れる動きを外転という．内転（adduction）は，外転と逆の動きで，体節が身体の中心線に近づく運動である．

**3 外旋と内旋**　外旋（outward rotation, external rotation）は，水平面・垂直軸の動きで，開始肢位での前面が外側へ向く方向の運動をいう．内旋（inward rotation, internal rotation）は，外旋と逆の動きで，前面が内側に向く運動をいう[*1]．

**4 分回し運動**　分回し運動（circumduction）は，体節が円錐形を描くような運動である．

このとき，円錐形の先端は関節，底部は体節の末梢（遠位）である．分回し運動には，回旋は含まれない．分回し運動は，2軸性あるいは多軸関節で起こる．中手指節関節では，屈曲，伸展，外転，内転が組み合わさり，分回し運動となる．

関節可動域表示ならびに測定法を付録6（p.526）に掲げる．

## 3）腱および靱帯の構造と機能

### （1）腱

**1** 腱の形態：腱（tendon）は，筋と骨とを結ぶ強靱な結合組織であり，筋の収縮力を骨格へ効果的に伝達する．筋腱移行部では，腱は筋細胞と強固に結合している．骨への付着部では，骨膜の結合組織と強く癒合して，一部は貫通線維（シャーピー線維：Sharpey's fiber）となって骨皮質に強固に付着している．筋の腱は，多くは円形に近い索状構造である．内腹斜筋や外腹斜筋の腱のように，平面的なものを腱膜（aponeurosis）という．腱は，牽引力に対して強力であり，生理的断面積1 cm$^2$につき約500 kgwの張力に耐える．

筋腱移行部の近傍には，固有感覚受容器であるゴルジ腱器官（Golgi tendon organ）[*2]がある．小囊に包まれた数本の腱線維であり，腱に加わる張力の情報を求心性神経のIb線維を経由して脊髄に伝達する．

**2** 腱の構造：腱は，およそ75％のコラーゲン線維（腱原線維：tendinous fibril）と5％の弾力線維（elastic fiber）とで形成され，少数の腱細胞（tenocyte），血管や神経が分布している．腱原線維は，集合して線維束となり，これが腱内結合組織（腱内膜：endotenon）で結ばれて腱束（tendon bundle）となる．腱束の被膜を外腱周膜（腱周膜：pertenon）という．

腱は，一直線に走行する部分では，弾性のある疎性結合組織（腱傍組織）に包まれ，筋膜などに接している．腱に接している腱傍組織（paratenon：腱とその鞘との間にある脂肪あるいは滑液組織）は腱とともに動き，外側の腱傍組織は筋膜に付着して動かない．骨や関節の部分などで，腱が方向を変えるところには，腱鞘（tendon sheath）がある．腱鞘は，腱を覆う滑膜層（腱上膜：epitenon）と外層の線維層とで構成されている．腱上膜は，腱を取り巻く白い線維性鞘であり，腹膜様の構造を示し，腱間膜（mesotenon）で腱と結ばれ，内部には滑液がある（図2-24）．腱間膜から神経，血管が入る．腱鞘は，滑車（pulley）の働きをして，腱が方向を変化するときに弓弦様になるのを防いでいる．

### （2）靱帯

靱帯（ligament）は，関節の内外で骨と骨とを結合して，関節の安定性の保持，関節運動の制限あるいは誘導の働きをする．靱帯は，コラーゲン線維を主成分とすることは腱に類似するが，弾性線維などの成分比率は同じでなく，靱帯間でも存在する部位によって，成分比率が異なっている．靱帯を構成する線維の配列は，腱のような一定の規則性を備えていない．

## 4）骨格筋

### （1）骨格筋の構造

骨格筋（skeletal muscle）は，直径10〜80 μmの横紋筋線維（striated muscle fiber）の束で

---

[*1] 前腕では，外旋に該当する運動を回外（supination），内旋に該当する運動を回内（pronation）という．
[*2] ゴルジ腱器官は，腱の線維中にはめ込まれた固有感覚の神経終末であり，筋腱連結の近くにあることが多い．対応する筋の能動的収縮や受動的伸展によって，腱に加わる張力が増加することで圧縮され，活性化される．

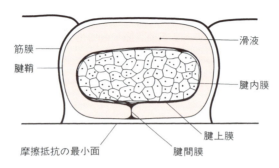

図2-24 腱鞘部分での横断面

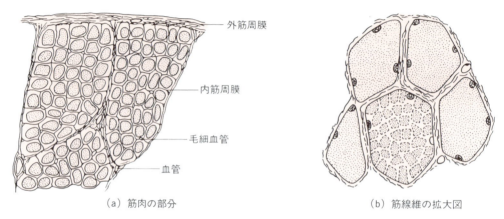

(a) 筋肉の部分　　　(b) 筋線維の拡大図

図2-25 筋横断面の模式図

(Haas 1963)

あり，表面は外筋周膜（perimysium externum，筋外膜：epimysium）で覆われ，内部は筋線維を囲む微細な結合組織である内筋周膜（perimysium internum，筋内膜：endomysium）によって，細かく分けられている（図2-25）．ひとつの筋全体および筋群の表面は，薄い結合組織の膜（筋膜：fascia）で覆われている．筋束の長軸に対して直角な筋横断面積を解剖学的断面積，筋線維の走行に直角なものを生理的断面積という．

筋の中央部を筋腹（belly，venter）という．筋の両端は，結合線維組織の腱となって骨に付着している．

多くの筋は，ひとつの骨から起こり，別の骨についている．筋の両端のうち，筋収縮時に固定されている，あるいは動きの少ないほうを起始（origin），動きの多いほうを停止（付着：insertion）と呼ぶ．停止は，てこに力が加わるところで，起始と停止との間の関節がてこの支点となる．しかし，運動はすべて相対的であり，筋のどちらの端が起始か停止かは，容易に決定できないこともある．習慣的に，解剖学に従って，体幹に近い近位端を起始，反対の遠位端を停止という．筋の両端のうち，運動時に固定されている端を筋頭（head），動く端を筋尾（tail）ということもある．

筋には，外観上それぞれに固有の形があり，紡錘状筋（fusiform muscle），羽状筋（pennate muscle），扁平筋（flat muscle），直筋（straight muscle）などに分類される．筋頭が二分，三分していることから，二頭筋（biceps muscle，two-headed muscle），三頭筋（triceps muscle，

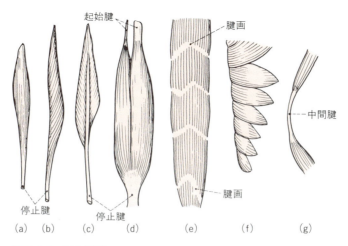

**図 2-26 筋の形状**
(a) 紡錘状筋 (fusiformis), (b) 半羽状筋 (unipennatus), (c) 羽状筋 (bipennatus), (d) 二頭筋 (biceps), (e) 多腹筋 (polyventer), (f) 鋸筋 (serratus), (g) 二腹筋 (biventer).

(森・他 1982)

three-headed muscle) と呼ばれるものもある．筋腹が腱で中断された二腹筋 (digastric muscle, two-bellied muscle) もある (図 2-26)．

### (2) 骨格筋の血管

骨格筋は，血管 (blood vessel) に富んでいる．動脈 (artery) は，筋肉内に入り，多く分枝して毛細血管 (capillary blood vessel) となる．毛細血管は，網状構造となって筋線維を取り囲み，その後に再び集合して静脈 (vein) となる．毛細血管による筋肉内の血管床 (capillary bed) は大きく，その全面積は 6,300 m$^2$ にも及び，これを通じて酸素や代謝産物の交換が行われる．

筋肉内の血管の収縮や拡張は，自律神経の支配によって起こるが，運動によって筋に生じた酸性代謝産物も毛細血管の拡張を促す．毛細血管の血流は，弱いあるいは中等度の筋収縮では増加する．強収縮では，筋内圧が上昇して，血流の遮断が起こる．

筋の毛細血管は，運動を継続すると増加する．動物実験では，45％も増加したという報告がある．

### (3) 骨格筋の微細構造と筋収縮機序

ひとつの骨格筋は，多数の筋線維から成り立ち，各筋線維の表面は細胞膜（筋鞘：sarcolemma, myolemma；これに筋内膜の微細結合組織を含めることもある）で覆われている．筋鞘のうちには，筋原線維 (myofibril) が縦に並び，その間を筋形質 (sarcoplasm) が満たしている．筋原線維は，さらに細い筋フィラメント (myofilament) から成り立っている (図 2-27)．

横紋筋という名称は，光学顕微鏡でみたとき，横に縞がみえることに由来する．横紋構造をもつ部分が，筋線維内に蓄えられた化学的エネルギー（アデノシン三リン酸：ATP）を機械的エネルギーに変換させて，仕事をする役割を果たしている．横紋構造は，暗い A 帯 (A-band, anisotropic) と明るい I 帯 (I-band, isotropic) とで成り立ち，I 帯は狭く暗い Z 帯 (Z-band) でさらに 2 つに分けられている．A 帯の中央部には H 帯 (H-zone)，H 帯の中央に M 線 (M-line) がある．Z 帯から隣の Z 帯までの間が構造上の単位となり，これを筋節 (sarcomere) という．筋フィラメントには 2 種類のものがあり，太いフィラメント (thick filament) は A 帯に，細い

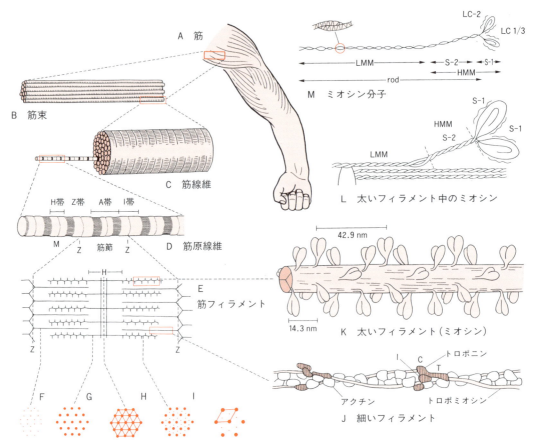

**図 2-27　骨格筋の構造**
A：三角筋，B：三角筋からの筋束，C：個々の横紋筋線維，D：横紋パターンを示している筋線維の筋原線維，E：太いフィラメントと細いフィラメントの重なり合いを示す筋節，F〜I：筋節の断面，G〜Iにおける6面構造のフィラメント配列に注意，I：右の挿入図は単位細胞の略図，J：細いフィラメント上の調節蛋白，K：ミオシン頭部がらせん配列になっている太いフィラメント，L：太いフィラメントにおけるミオシン分子の配列，M：ミオシン分子．

(Fawcett 1986, Patton et al. 1989, 改変)

フィラメント（thin filament）はI帯にある．細いフィラメントは，一端がZ帯に付着し，他端は太いフィラメントの間に入っている．筋収縮は，細いフィラメントが太いフィラメントの間に入り込むことで起こる（フィラメント滑走説：sliding theory）．収縮による筋短縮では，フィラメントの長さとA帯の長さは不変で，I帯だけが短縮する（**図 2-28**）．

太いフィラメントは，ミオシン（myosin）分子が重合したもので，ミオシン・フィラメントともいう．ミオシン分子は，シャフトをらせん状にねじった2本のゴルフクラブに似ている．シャフトの部分は，蛋白分解酵素によってヘッド部分から分離され，軽メロミオシン（light meromyosin, LMM）となる．ヘッドとネックの部分は，重メロミオシン（heavy meromyosin, HMM）となる．ミオシンは，ATPを加水分解してADPとリン酸にして，エネルギーを産生する．ATP加水分解酵素（ATPase）の活性は，ヘッド部分に限定している．この部分がアクチン（actin）と結合し，収縮に重要な働きをする．重メロミオシンは，蛋白分解酵素によって，S-1とS-2との部分に分けられる．S-1はヘッド，S-2はネックの部分に由来する．細いフィラメン

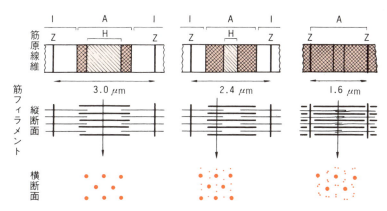

**図 2-28 筋原線維および筋フィラメントの滑走による変化**
筋節の長さが左 3.0 µm, 中央 2.4 µm, 右 1.6 µm 次第に短縮している.

(真島・他 1972)

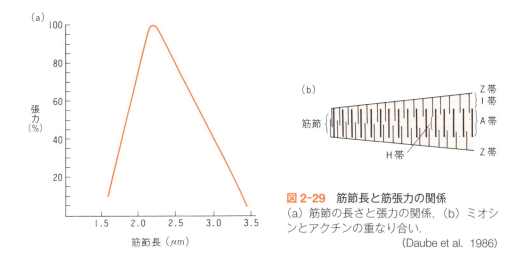

**図 2-29 筋節長と筋張力の関係**
(a) 筋節の長さと張力の関係, (b) ミオシンとアクチンの重なり合い.

(Daube et al. 1986)

トは, 球状蛋白の G-アクチンが重合して, 線維状になった F-アクチンであり, これにトロポニン (troponin) とトロポミオシン (tropomyosin) が結合している. トロポニンとトロポミオシンは, ミオシンとアクチンの反応を抑制している. 弛緩した筋では, トロポミオシン分子は, ミオシン分子がアクチンに結合するのを抑制するような位置にある. 筋収縮のときは, 細いフィラメントの溝の中に入り, アクチンとミオシンの結合が生じる. トロポニンは, TnT, TnC および TnI の3要素からなる. TnT はトロポミオシンとの結合, TnC と TnI はカルシウム・イオンと結合して, アクチンによるミオシン ATPase の活性化を抑制している. カルシウム・イオンがトロポニンに結合すると, トロポミオシンはアクチンの溝に入り込む. その結果, ミオシンとアクチンとの相互作用には変化が生じ, ミオシンヘッド部分の ATPase 活性は高まる.

筋収縮の張力は, ミオシンとアクチンとが重なり合う部位で発生する. 他動的に, 筋があまり伸展されると重なり合いはわずかになり, 張力は低下する (図 2-29).

筋収縮時の化学反応は,

結合：$A + M \longrightarrow AM$

解離：$AM + ATP \longrightarrow A\text{-}ATP + M$

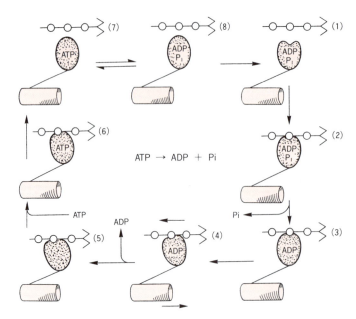

**図 2-30** アクチンによるミオシン ATPase 活性化の過程におけるクロス・ブリッジ周期
ミオシン S-1 のヘッドは点刻されている．細いフィラメント上の円はアクチン分子である．(1) 静止時，(2) 最初の付着，(3) 無機リン放出後，力産生の開始，(4) 力発生中，フィラメントの滑走と筋短縮，(5) ADP 放出後，筋硬直様の状態，(6) ATP が S-1 に結合，(7) ATP 付加によるアクチンとミオシンの解離，(8) ミオシンによる ATP の加水分解，(1) 静止時の状態に復帰．

(Patton et al. 1989，一部改変)

$$A\text{-}ATP \longrightarrow A + ADP + \sim P$$

A：アクチン，M：ミオシン，AM：アクトミオシン，ATP：アデノシン三リン酸，ADP：アデノシン二リン酸，P：無機リン酸である．

　ATP 分解は，解離反応のときに起こる．ATP 分解のエネルギーが力学的エネルギーへ変換される機構については，クロス・ブリッジ説（cross-bridge theory）が有力である（図 2-30）．
　筋細胞の内部には，極めて薄い膜様構造からなる袋状構造物がある（筋小胞体：sarcoplasmic reticulum）．これは細胞膜が細胞内に入って変化した横行小管（transverse tubule, transverse system：T 管）および袋状構造の縦向き小胞体（lateral sacs, longitudinal system）などから成り立ち，骨格筋の興奮と収縮に関係している（図 2-31）．筋細胞膜の活動電位の発生によって，T 管に脱分極が起こり，これが終末槽に影響して，この膜に結合しているカルシウムを遊離させる．カルシウム・イオンは，トロポニンと結合して，ミオシンとアクチンの反応を生じさせる．この過程を興奮収縮連関（excitation-contraction coupling）という．
　筋の収縮と弛緩は，ATP の存在下でミオシンとアクチンとの相互作用で起こる．ATP 濃度の低いときは収縮になり，高いときは弛緩となる．このときに収縮と弛緩を制御しているのがカルシウム・イオンである．カルシウム・イオンは，トロポニンと強く結合する性質をもっている．トロポニン・トロポミオシン系がミオシンとアクチンの反応を抑制して，筋弛緩状態をつくり出している．そこにカルシウム・イオンが放出されてトロポニンと結合すると，ミオシン・アクチンの反応を抑制していた条件がなくなり，筋収縮が起こる．筋弛緩は，遊離したカルシウム・イオンが筋小胞体に再び取り込まれることで起こる．筋小胞体には ATPase 作用があり，カルシウ

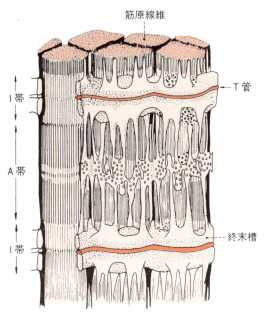

図 2-31 骨格筋の微細構造の模型図
(Curtis et al. 1972)

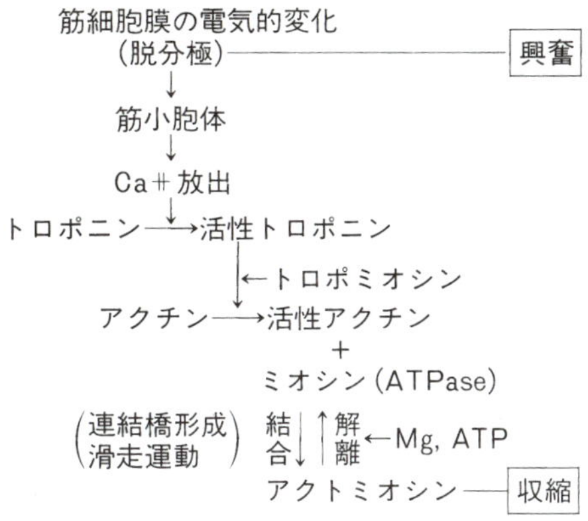

図 2-32 興奮から収縮に至る過程

ム・イオンを取り込むのに ATP のエネルギーを利用している（図 2-32）．

筋に蓄えられている ATP はわずかであり，筋収縮のエネルギーは，他から補給される．哺乳類では，クレアチンリン酸（creatine phosphate, CP）が筋細胞内にあり，これがエネルギー源になる．

$$ATP + H_2O \longrightarrow ADP + H_3PO_4 + エネルギー$$
$$CP + ADP \longrightarrow ATP + C$$
$$CP + H_2O \longrightarrow C + H_3PO_4 + エネルギー$$

この反応は可逆的であり，大量の ATP があると，CP が合成される．

CP 分解によるエネルギーは，筋活動の初期に利用される．筋活動が持続するときには，グリコーゲン分解，TCA 回路（tricarboxylic acid cycle, TCA cycle：トリカルボン酸回路）に由来する ATP が用いられる．

### (4) 筋線維の種類

筋線維は，組織化学的な性質の違い，代謝や機能の相違によって，3 種類に分けられる．type I 線維は，ミトコンドリア酵素活性が高く，ホスホリラーゼ（phosphorylase：リン酸基を有機受容体に転換する酵素の一般用語）活性は低く，脂肪顆粒を多く含む．この筋線維は，直径が細く，収縮時間が長いことから，遅筋（slow muscle, sluggish muscle, tonic muscle）あるいはその色から赤筋（red muscle）と呼ばれる．type II 線維は，ミトコンドリア酵素活性が低く，ホスホリラーゼ活性が高く，脂肪顆粒が少ない．直径は太く，収縮時間が短いことから速筋（fast muscle, quick muscle, phasic muscle），色からは白筋（white muscle）と呼ばれる．赤筋と白筋との区分は，筋線維内の可溶性蛋白であるミオグロビン（myoglobin：ヘモグロビンに類似した筋肉内にある酸素運搬蛋白）の色に由来し，赤筋にはミオグロビンが多い．type I 線維と type II 線維の中間的なものとして，ミトコンドリア含有量の異なる中間線維（intermediate fiber）が

表 2-7　代謝と収縮特性による骨格筋の区分

|  | 遅筋（SO） | 速筋（FG） | 速筋（FOG） |
|---|---|---|---|
| ATP の供給 | 酸化的リン酸化 | 解糖 | 酸化的リン酸化 |
| ミトコンドリア量 | 多 | 少 | 多 |
| ミオグロビン量 | 高 | 低 | 高 |
| 毛細血管 | 密 | 粗 | 密 |
| 色（筋） | 赤 | 白 | 赤 |
| グリコーゲン含有量 | 低 | 高 | 中間 |
| 解糖系酵素活性 | 低 | 高 | 中間 |
| ミオシン ATPase 活性 | 低 | 高 | 高 |
| 単収縮の速度 | 遅 | 速 | 速 |
| 疲労 | 遅 | 速 | 中間 |
| 筋線維径 | 小 | 大 | 中間 |

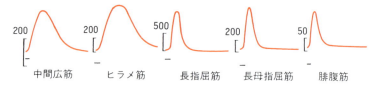

図 2-33　速筋と遅筋
ネコの各種の筋の等尺性収縮時の張力曲線を示す．数値はグラムで表した張力である．中間広筋，ヒラメ筋の収縮の経過は緩慢で，他の 3 筋の経過は急峻である．

(Buller et al. 1960)

ある．筋線維を単収縮の性質および代謝の相違から，SO（slow-twitch oxidative），FG（fast-twitch glycolytic），FOG（fast-twitch oxidative-glycolytic）の 3 種類に分けることも多い（**表 2-7**）．FG 線維や FOG 線維の割合が多い筋を速筋，SO 線維が多い筋を遅筋という．

　魚類，鳥類，ある種の哺乳類では，筋全体が白筋あるいは赤筋に区分できる．人間では，両方の筋線維がひとつの筋に混在している．筋によって，その比率が異なり，腓腹筋では白筋線維が多く，ヒラメ筋では赤筋線維が多い．白筋と赤筋の区分は，組織化学的なもので，生理的機能とは必ずしも一致しない．

　速筋と遅筋の相違は，筋を支配している運動神経によるところが多い（**図 2-33**）．ネコの速筋（前脛骨筋）と遅筋（ヒラメ筋）の支配神経を交差して移植すると，速筋の収縮速度は遅くなり，遅筋の収縮速度が速くなる．筋の終板の構造にも違いがある．生まれた直後には，すべての筋は速筋の性質を示すが，生後 4〜6 週で分化を生じて，遅筋が現れてくる．

### （5）神経筋接合部と神経筋伝達

　運動神経は，筋肉内で細かく枝分かれして，筋形質の一部である終板（end-plate）に埋め込まれている（**図 2-34**）．神経終末の下で，筋線維膜は，ひだ状になっている．運動神経の軸索終末部の内部には，ミトコンドリアと多数のシナプス小胞がある．終末部と筋表面膜とのシナプス間隙は，約 50 nm である．

　運動神経のインパルスが軸索終末部に達すると，終末部の脱分極によって，化学的伝達物質であるアセチルコリン（acetylcholine，Ach）が終末部から放出される．アセチルコリンは，シナプス間隙を拡散して，筋の終板膜表面にある受容器と結合し，この部位の主として陽イオンに対

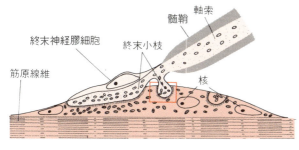
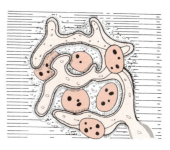

(a) 筋線維の縦軸に沿った終板の断面図　　　(b) 表面像

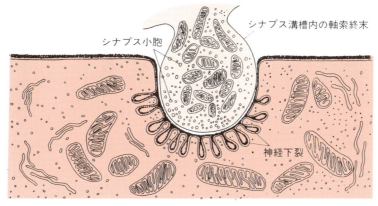

(c) 左上図(a)の□部分の電子顕微鏡像

**図 2-34**　終板の模式図

(Fawcett 1986)

する透過性を亢進させ，脱分極を起こす．このときの電位を終板電位（end-plate potential, EPP）という．その結果，筋線維膜にインパルスが発生し，興奮収縮連関の過程を経て筋収縮に至る．アセチルコリンは，終板にあるコリンエステラーゼによって分解される．

神経筋接合部（neuromuscular junction）は一種のシナプスであり，インパルスは神経から筋へ伝達される．筋を刺激しても，神経に興奮は伝達されない．インパルスの伝達には，0.5～1.0 ms のシナプス遅延（synaptic delay）がある．クラーレ（curare）などの薬物によって，興奮の伝達は遮断される．運動神経を反復刺激すると，シナプスの疲労現象によって，筋収縮は起こらなくなる．このとき，筋を直接刺激すれば，筋収縮は起こる．このような性質は，神経と神経とのシナプスでも同じである．

終板部では，静止時にも終末部からアセチルコリンが自然に放出されて発生する微小な電位変動がある（微小終板電位：miniature EPP）．ひとつの小胞は，$10^{-7}$ mol のアセチルコリンを出し，これによって 0.4 mV の脱分極が起こる．放出されるアセチルコリンが多くなると，微小終板電位の振幅も高くなるが，5 mV を超えることはない．神経インパルスの伝達では，放出されるアセチルコリンは著しく増加する．

反復刺激を運動神経に加えたときの疲労現象は，終末部から放出されるアセチルコリンの量が低下することで起こる．

### (6) 運動単位

運動系の基本的単位を運動単位（motor unit, MU）という．前角細胞から出た運動ニューロ

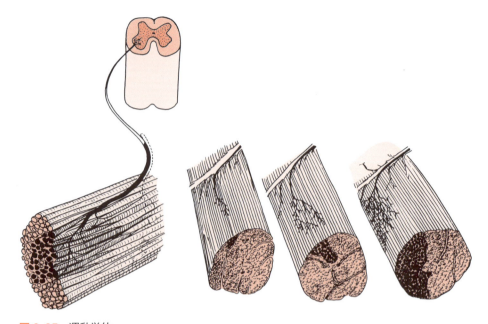

図 2-35 運動単位
右の3つは筋における運動単位の大小を示す．

(Close 1964)

表 2-8 人間の筋線維と運動単位の推測数

| 筋 | α運動ニューロン数 | 筋線維数 | | 筋紡錘数 | |
|---|---|---|---|---|---|
| | | 筋当たり×10³ | 平均運動単位数 | 筋当たり | 運動単位当たり |
| 上腕二頭筋 | 774 | 580 | 750 | 320 | 0.41 |
| 第1虫様筋 | 98 | 10.3 | 110 | 53 | 0.54 |
| 腓腹筋(内側) | 580 | 1,000 | 1,720 | 80 | 0.14 |
| 前脛骨筋 | 445 | 270 | 610 | 284 | 0.64 |

(Buchthal et al. 1980, 一部改変)

ンは，多数の筋線維を支配する．ひとつの運動単位は，1個の運動ニューロンとそれに支配される筋線維群から成り立っている（図 2-35）．運動単位を神経筋単位（neuromuscular unit, NMU）ということもある．

ひとつの筋肉は，多数の運動単位で構成される．1本の運動神経が何個の筋線維を支配しているかを神経支配比（innervation ratio）という．神経支配比は，筋の機能によって異なる．指や舌，眼球などを動かす筋のような精密な働きをする筋では，神経支配比は小さい．力の強い大まかな運動をする大腿や体幹の筋では大きい（表 2-8）．

最も弱い筋収縮は，ひとつの運動単位の活動によるものである．最も強い収縮は，筋のすべての運動単位が同期して活動するときに起こる．

筋収縮の程度は，活動している運動単位の発射頻度（時間的活動参加：temporal recruitment），活動する運動単位の数（空間的活動参加：spatial recruitment）および各運動単位の活動のタイミングの一致（同期化：synchronization）によって変化する．

筋伸張反射において，弱い刺激で活動を開始する閾値の低い運動単位は遅筋であり，強い刺激

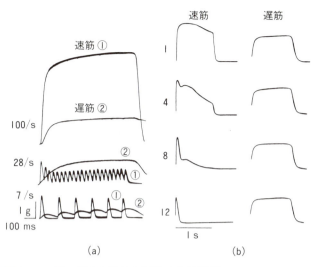

**図 2-36** 同一筋内の速筋と遅筋の収縮様態
(a) 7/s の刺激で遅筋には加重による融合が起こる．28/s では遅筋は強縮になるが，速筋では融合も起こらない．100/s で速筋も強縮になる．
(b) 疲労の状態．100/s 刺激で 1 s の強縮を起こし，2 s 間隔で反復する．遅筋では 12 回目の強縮も 1 回目と同じである．速筋では急速に変化が起こり，疲労しやすい．

(Steg 1964)

に反応する閾値の高い運動単位は速筋である．随意運動でも，特殊な場合を除いて，発生する筋張力の強弱に関係なく，運動単位の発射順序は一定している．活動電位の小さい運動単位がまず活動し，次第に活動電位の大きい運動単位が活動に参加する．これを Henneman の"サイズの原理（size principle）"という．

運動単位には，それに含まれる筋線維群（筋単位：muscle unit）と対応した機能的分化がある．運動単位は，連続収縮で起こる疲労の程度および単収縮の速度から，FF：fast-twitch, fatigable, FR：fast-twitch, fatigue-resistant, F（int）：fast-twitch, intermediate, S：slow-twitch に分類されている（図 2-36，37）．S 型はあらゆる運動，特に一定の姿勢を保っているときなどに活動し，FF 型は激しい運動，たとえば闘争や逃走などの緊急時に活動すると推定されている（図 2-38）．

### (7) 筋収縮の基礎的性質

**1 単収縮と強縮**　筋や神経筋標本に単一刺激を加えると，筋は 1 回だけ経過の速い収縮を行う．これを単収縮（twitch）という．単収縮によって発生する張力曲線はどの筋も類似しているが，その時間経過は筋の種類や温度などで異なる．

単収縮が連続して起こるように反復刺激を加えると，収縮力は次第に大きくなる．これを階段現象（staircase phenomenon）という．反復刺激の頻度を高くすると，各単収縮は加重（summation）されて融合し，筋張力は単収縮の 4 倍にもなる．これを強縮（tetanus, tetanic contraction）という（図 2-39）．各単収縮の融合が不十分で収縮に動揺のある状態を不完全強縮，完全に融合して動揺のない状態を完全強縮という．随意収縮で強縮を起こすためには，神経インパルスは 5〜50/s の頻度になる．白筋は，収縮時間が短く，強縮を起こす刺激の頻度は高い（表 2-9）．

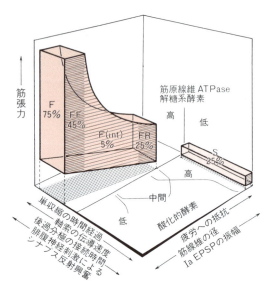

**図 2-37** ネコの内側腓腹筋運動単位の性質の 3 次元表示

(Burke 1980)

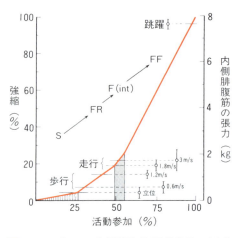

**図 2-38** ネコの内側腓腹筋運動単位の活動参加順序
太赤線は張力を示す．S から FF まで活動参加の運動単位が増加し，張力も大となる．

(Burke 1980)

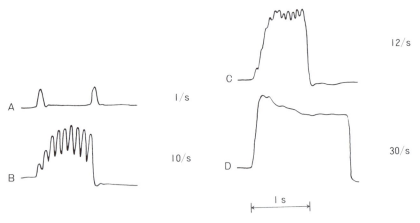

**図 2-39** 頻度の異なる一定電圧の刺激を与えたときの筋の等尺収縮
頻度が高くなるにつれて張力は増加し，強縮となる．人間の橈側手根屈筋での記録．

(Curtis et al. 1972)

**2 筋張力と筋長および荷重と短縮速度** 筋の発生する張力は，収縮に参加した筋線維の数によって決定する．発生する最大筋力と筋断面積との比を絶対筋力（absolute strength）という．絶対筋力は，筋の生理的断面積当たりの最大筋力であり，人間では 4〜8 kgw/cm$^2$ である．

筋長が変化すると，筋張力も変わる．筋長を変えて強縮を行わせると，筋長と張力との関係が得られる（**図 2-40**）．静止筋で筋長を他動的に長くすると，結合組織や細胞膜などの膜構造による弾性で静止張力（passive tension）は大きくなる．筋の長軸方向への単位伸展量に対する発生張力を筋硬度（stiffness of muscle, muscle stiffness）という．筋を収縮させて得られた全張力（total tension）から静止張力を引くと，筋収縮によって発生した活動張力（active tension）が得られる．筋長が長くなると，静止張力は増加するが，活動張力はかえって減少する．骨格筋は，

表 2-9 哺乳類の筋の収縮時間

| 筋 | 収縮時間 (s) | 単収縮の刺激頻度 (/s) | 強縮の刺激頻度 (/s) |
| --- | --- | --- | --- |
| 内側直筋 | 0.0075 | 133 | 350 |
| 腓腹筋 | 0.025 | 25.6 | 100 |
| ヒラメ筋 | 0.049〜0.120 | 8.3〜10.6 | 31〜33 |

(Cooper et al. 1963)

cineplasty（前腕切断者の上腕二頭筋にトンネルを造設し，そこに bar を通して cable で手先具とつなぎ，義手を操作するための手術）を施行された患者が被験者であり，上腕二頭筋が測定の対象である．Close（1964）は，踵骨に鋼線を通し，それと計器を結んで下腿三頭筋（主にヒラメ筋）を対象とした同じようなデータを示している．

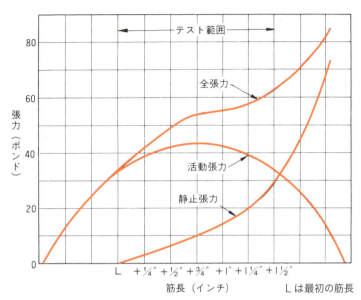

図 2-40 筋長と張力の関係

(Ralston et al. 1947)

生体内での長さ付近において，最大張力を発生している．

筋の短縮速度は，筋に加えられた負荷によって変化する．負荷が大きくなれば，短縮距離は小さくなり，速度も遅くなる（図 2-41，42）．負荷のないときに，短縮速度は最大となる．負荷が収縮力よりも大きくなると，筋は収縮（活動）しても，筋長は長くなる．Hill（1938, 1970）は，この変化を直角双曲線関数で示している．

$$(P+a)V=b(P_0-P)$$

$P$：負荷，$V$：短縮速度，$a, b$：定数，$P_0$：最大強縮張力である．

### (8) 筋収縮の様態

筋収縮とは，筋張力（tension）が発生する意味であり，必ずしも短縮（shortening）を意味しない．筋収縮は，それを捉える立場により，3 通りに分けられる[*]．

- 求心性（concentric, shortening：縮まり），遠心性（eccentric, lengthening：伸び），静止性（static）
- 等尺性（isometric），等張性（isotonic）
- 相動性（phasic），持続性（tonic：緊張性）

**1 求心性収縮** 筋は負荷に打ち勝つだけの張力を発生して，筋の短縮が起こる．骨格は

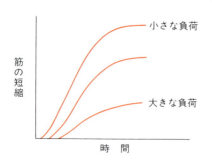 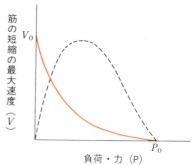

(a) 種々の負荷のもとに筋の短縮を行わせたときの変化．同時刻に刺激を加えている．

(b) 負荷と速度の関係．破線は筋の機械的な効率を示す．

図 2-41　筋の短縮速度

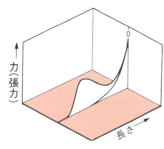 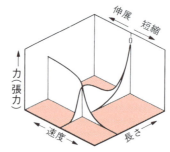 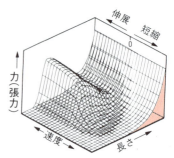

(a) 長さ-張力曲線（length–tension curve）．筋の種々の静止長で発生する張力．上の曲線は随意的収縮時，下の曲線は他動的伸展時を示す（図2-40参照）．

(b) 長さ-張力曲線に直交する力-速度曲線（force–velocity curve）を示す．両曲線の交点（筋の長さは変化せず，速度0の場合）から発生し得る力が求められる．

(c) 種々の条件で（b）を描くと2つの曲面，すなわち随意的収縮時（上面）と他動的伸展（下面）の曲面が得られる．

図 2-42　筋収縮における筋の長さ（length），張力（tension）と速度（velocity）の関係

(Brooks 1986)

[てこ]，関節は[支点]として働く．テーブル上の水の入ったコップを口へ持っていくときの上腕二頭筋は，この収縮を行う（肘は屈曲する）．抵抗（負荷）は，前腕，コップ，水に加わる重力である．

**2　遠心性収縮**　加えられた負荷が筋張力よりも大であれば，筋は活動しても，筋長は伸びる．これは最大張力の場合だけでなく，種々の張力レベルで起こる．

口へ持っていったコップを再びテーブル上に戻すのに，肘をゆっくりと伸ばす．このときの上腕二頭筋の張力は，前腕やコップの重みによる負荷よりも，やや弱い．

日常の身体運動では，重力方向との関係から，身体の種々の部分で遠心性収縮が生じている．立位から椅子に座るのには，股関節伸筋群の遠心性収縮が用いられている．

**3　静止性収縮**　筋が収縮しても，筋の全長に変化のない状態である．拮抗筋間で同一の張力を発生したとき，負荷に抗して静止姿勢を保つときなどに起こる．

**4　等尺性収縮**　静止性収縮と同じである．等尺性収縮は，筋の全長に変化がない状態にお

---

\* 筋力強化訓練の一方法として等運動性訓練（isokinetic exercise）があり，等運動性筋力（isokinetic strength）という概念がある．これは可変の外部抵抗により，筋張力が変化しても，関節運動の速度は一定に保たれることであり，筋長の変化が一定速度で起こるわけではない．

ける最大収縮を意味することもある．静止性収縮のほうが広い意味をもつ．

**5** **等張性収縮**　筋張力が変化することなく収縮する状態であり，筋自体は縮まりあるいは伸びのいずれの状態でも起こり得る．求心性収縮と混同されやすいが，求心性収縮では短縮時に張力が変化することもある．

**6** **相動性収縮**　速い動きを伴う収縮である．求心性収縮に多いが，遠心性収縮がないわけではない．等張性収縮と同じ意味に用いることもある．

**7** **持続性収縮**　静止性収縮と同じである．

### (9) 筋の働き

筋の働きは，収縮（短縮ではなく，張力の発生である）と弛緩である．

解剖学的には，筋が短縮したときに起こる運動の方向によって，筋の働きを分類する．

- 屈筋（flexor）＊：1軸性関節で両骨間の角度を0°に近づける．
- 伸筋（extensor）＊：屈筋の反対の働きで，両骨間の角度を180°に近づける．
- 内転筋（adductor）：四肢を体幹に近づける．
- 外転筋（abductor）：四肢を体幹から遠ざける．
- 回旋筋（rotator）：四肢や体幹をその長軸に沿って回旋（ねじれの動き）させる．

前腕では回内（pronation：手掌を内側へ向ける），回外（supination：手掌を外側へ向ける）となる．

この他に，括約筋（sphincter），散大筋（dilatator），挙筋（levator），下制筋（depressor）などがある．

運動学あるいは動作学では，四肢や体幹の目的運動，協調運動が問題になる．そのため，筋の働きについて，短縮（求心性収縮）だけでなく，遠心性収縮，静止性収縮，弛緩などの分類がされる．これらの区分は，運動分析を行うときに重要である．運動分析では，筋の働きに以下の分類がよく用いられる．

**1** **動筋**　ひとつの筋の求心性収縮によって関節運動が起こるとき，その筋を動筋（mover, agonist）という．求心性収縮だけでなく，静止性収縮や遠心性収縮による関節運動を含めることもある．ひとつの筋が異なる運動の動筋になることもある．上腕二頭筋は，肘関節の屈曲運動および前腕の回外運動（肘関節屈曲時）の動筋である．1関節運動では，動筋は主動筋（prime mover）と補助動筋（assistant mover, secondary mover）に分けられる．関節運動に加わる複数筋のうち，どれが主動筋であるかについては，必ずしも意見が一致していない．

2～多関節筋（two joint and multijoint muscle）は，遠位関節の主動筋になることが多く，筋の短縮によって関節を中心として軽い側（主に遠位部）に運動が起こる．しかし，足が床に固定されているとき（立位でのつま先立ち）や，手で鉄棒を握っているとき（懸垂）などには，重い側（主に近位側）に運動が起こる（逆作用：reversed action）．

**2** **拮抗筋**　動筋と逆の働きをする筋を拮抗筋（antagonist）という．伸筋は，屈筋の拮抗筋である．実際の機能では，動筋による運動の速さや強さの変化に応じて，それを調節するような遠心性収縮をすることも多い．立位時の下肢筋群のように，姿勢の保持では，動筋と拮抗筋はしばしば同時に静止性収縮をする．これを同時収縮（co-contraction）という．

---

＊生理学では，抗重力に作用する筋を伸筋，その拮抗筋を屈筋とする．たとえば，足の長趾（指）屈筋（解剖学の学名）は，生理学的には伸筋として扱う．また，伸展，屈曲などの運動について，「関節可動域表示ならびに測定法」（p.526）では，手では背屈，掌屈，橈屈，尺屈など，足については背屈，底屈などの具体的な運動の方向を示す用語も用いられている．

**3** 固定筋，安定筋　　固定筋（fixator），安定筋（stabilizer）は，静止性収縮によって骨や身体の部分を固定し，支持性を与える．腕立て伏せの姿勢では，頭部が重力方向に下がらないように，頸部伸筋群が静止性収縮を行っている．

**4** 共同筋　　共同筋（synergist）の概念はかなり広く，やや混乱している．広い意味では，ひとつの運動に参加するすべての筋である．特に中和筋（neutralizer）として，動筋の作用の一部を無効にする機能は，重要である．

　支援共同筋（helping synergist）は，動筋による不必要な動きを抑制し合うものである．2つの筋が1関節に対して同じ働きをするとき，他の働きが拮抗して不要な運動を中和する．左右腹筋は，体幹（脊椎）の屈曲運動の際に，このような働きをする．外腹斜筋は，屈筋として動筋になり，体幹の回旋運動については左右が拮抗して中和する．

　2～多関節筋が短縮するとき，中間関節の運動を防止するために別の筋が静止性収縮を行う．これを真正共同筋（true synergist）という．手関節が伸展位に保持されなければ，手指屈筋は十分な機能を果たさない．

**5** 弛緩　　筋の弛緩（relaxation）は，筋が収縮していない状態である．完全に筋が弛緩しても，筋の物理化学的性質による弾性，刺激に対する神経・筋の反応などによって，筋には一定の緊張（tension）がある．これをトーヌス（tonus, muscle tone）という．

**6** 2関節筋　　2関節筋は，2つの関節にまたがって位置するだけでなく，両関節に作用する．大腿部にある大腿直筋とハムストリングス，上腕にある上腕二頭筋と上腕三頭筋の長頭などがある．前腕に位置して，指骨に付着する筋群は，手関節および指節間関節に働く多関節筋である．

　筋の活動レベルが一定であるとき，筋収縮によって筋長の短縮が起こると，張力は減少する．このことを前提とした場合，2関節筋は共働運動（concurrent movement）や反働運動（counter-current movement）を行う．股屈筋・膝伸筋である大腿直筋とその拮抗筋であるハムストリングスでは，共働運動は股と膝との同時伸展あるいは同時屈曲で起こる．大腿直筋は膝伸展で短縮して張力を失うが，股がハムストリングスの短縮で伸展されるため，大腿直筋の起始部は伸長されて張力を得て，全体としてつり合いがとれる．ハムストリングスにも同じ現象が起こっている．その逆の反働運動は，一方の筋が両端の関節で短縮する場合である．短縮する筋の張力は減少し，それに対応して拮抗筋は伸長されて張力が増加する．

　多くの多関節筋は，関節から付着部までの距離が短く，複数関節の同時運動の制約になる．膝伸展位で股屈曲を試みるとき，ハムストリングスは股屈曲と膝伸展とを同時に可能にするほど長くないため，運動は困難になる（図2-43）．これを2関節筋の制約作用（restrictive action）という．2関節筋が伸長されたときの働きには，腱作用（tendon action）と靱帯作用（ligamentous action）とがある（図2-44）．股伸展時に大腿直筋による腱作用は膝で起こり，下腿の伸展となる．一方，股関節前面では筋腹が関節を保護するように働く．これは靱帯作用である．

（10）筋肥大と筋萎縮

　強力な筋活動（重量挙げなどの筋力強化訓練）を続けると，筋の大きさは増大する．これを筋肥大（muscular hypertrophy）という．運動によって起こる筋肥大を，特に作業性筋肥大（work hypertrophy）あるいは運動性筋肥大（exercise hypertrophy）という．個々の筋線維（muscle fiber）の直径は太くなり，筋原線維（myofibril）の数は増加し，ATP，クレアチンリン酸，グリコーゲンなども増える．筋肥大では，収縮力とそれを支える栄養補給機構とが同時に増大する．筋力強化訓練における初期の最大筋力増加は，活動する運動単位の増加および複数の運動単

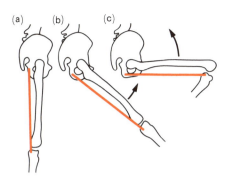

図 2-43 2関節筋の制約作用(ハムストリングス)
(Duvall 1959)

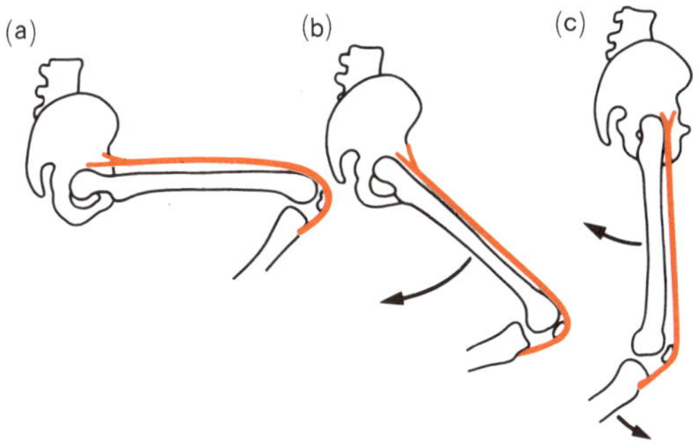

図 2-44 2関節筋の腱作用と靱帯作用(大腿直筋)
(Duvall 1959)

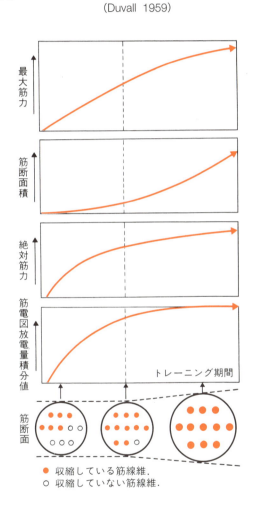

図 2-45 筋力強化訓練効果
(福永 1978,一部改変)

● 収縮している筋線維.
○ 収縮していない筋線維.

位の活動の同期化(synchronization)など,中枢神経系の働きによるところが多い.訓練が長期になると,筋断面積の増大が起こる(図 2-45).

　筋線維の数が増えることを筋線維の増殖(hyperplasia)という.筋全体が太くなるのは,肥大(hypertrophy),増殖およびその両方によるが,筋線維の増殖は胎生期に起こり,生後は筋肥大が主になる.

筋力強化訓練による筋線維肥大は，速筋で著しい．ひとつの筋の速筋と遅筋の筋線維比率は，遺伝的に決定されることが多い．運動訓練による筋肥大には，個人差が現れる．筋力強化には，抵抗運動あるいは静止性運動が利用され，少なくとも最大筋力の75％以上を目標とした筋収縮を行うのがよい．最大筋力の30％以内で連続運動（水泳，ジョギングなどの持久性訓練）を規則的に行うと，筋の酸素消費が増強される．筋の代謝に変化が起こり，エネルギー源として炭水化物の代わりに脂肪酸やケトンを効率よく利用するようになる．ただし，筋収縮の性質には，あまり変化が起こらない．

筋肥大の逆は，筋萎縮（muscle atrophy）である．使用しないと筋は小さくなる．これを廃用性筋萎縮（disuse muscle atrophy）という．1～2か月も筋を使用しないと，その大きさは正常の1/2にもなる．最大筋力は，1週間の不使用で10～15％低下する．筋線維の直径は減少するが，筋細胞核や神経筋接合部にはあまり変化がない．抗重力筋では，速筋線維よりも遅筋線維の萎縮が著しい．

## 5　神経系

身体運動は，随意運動（voluntary movement）と不随意運動（involuntary movement）とに分けられる．前者は意図的あるいは意識的運動\*である．後者は不本意に起こり，意識的制御ができない運動である．外部刺激によって誘発されるものを反射（reflex）という．膝蓋腱反射とボールを蹴るときの膝の動きは，外観上は同じでも，前者は反射，後者は随意運動である．随意運動のうちでも，習慣化した運動や十分に練習した運動は，なかば自動的に行われる．これらは特定の刺激に対する定型的な運動行動として現れる．

複雑な動作は，単純な身体運動の時間的および空間的な組み合わせで構成されている．単純な運動要素が階層的に組み合わされて，巧みな協調性のある動作を成り立たせる．運動，動作の階層（hierarchy）に対応して，動物の系統発生的な中枢神経系の進化がある．人間の個体発生における成熟，発達もある．解剖学的構造にも，脊髄，脳幹，小脳，基底核，大脳皮質などの階層がある（図2-46, 47）．

神経系（nervous system）は，身体各部間の情報を伝達する働きをする．身体各部からの情報は，末梢神経を経て，中枢神経（脳と脊髄）に集められ，処理されて，再び末梢へ送られる．感覚から運動までの経路は，反射系あるいは情報制御系として分析される（図2-48）．

### 1）末梢神経系

脳，脊髄から身体各部に至る神経を末梢神経（peripheral nerve）あるいは脳神経（cranial nerves），脊髄神経（spinal nerves）という．ある末梢器官に達する神経を，その器官の支配神経という．支配神経の区分や中枢との関係を神経支配（innervation）という．

末梢神経は，機能的には体性神経（somatic nerve）と自律神経（autonomic nerve）とに分けられる（図2-49）．前者は，感覚や運動などの動物機能に関与し，動物性神経とも呼ばれる．後者は，呼吸や循環などに関与し，植物性神経ともいう．

---

\* 意図的活動（volitional action）とそうでない活動との相違は，活動の目標を意識した何かがあるか否かによると思われる（Brown 1989）．

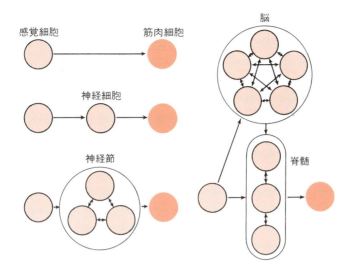

**図 2-46　系統発生的にみた神経系の進化**
無脊椎動物から脊椎動物になるにつれて，神経節，脊髄・脳の分化が起こる．

(時実 1969)

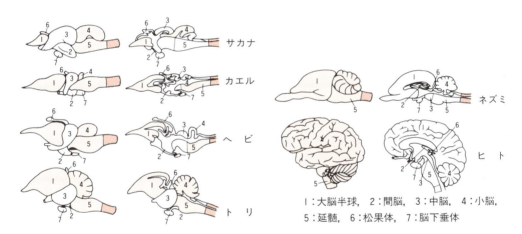

1：大脳半球，2：間脳，3：中脳，4：小脳，
5：延髄，6：松果体，7：脳下垂体

**図 2-47　脊椎動物の脳の形態的変化**
左は側面，右は正中断面を示す．小脳は姿勢と運動の調節を行い，敏捷な運動をする動物でよく発達している．大脳半球は人間で著しく発達し，中脳は脊椎動物を通して，分化や発達があまりない．

(時実 1969)

### (1) 体性神経線維

体性神経線維（somatic nerve fiber）は，中枢神経から末梢器官へ情報を伝える遠心性神経（efferent nerve, 運動神経：motor nerve）と末梢器官から中枢神経へ情報を伝える求心性神経（afferent nerve, 感覚神経：sensory nerve）とに分けられる．

脳から出る体性神経（脳神経：cranial nerves）は 12 対である（**表 2-10**）．

脊髄からは 31 対の体性神経（脊髄神経：spinal nerves）が出ている．頸髄（C1–C8）からは頸神経（cervical nerve）が 8 対，胸髄（T1–T12）からは胸神経（thoracic nerve）が 12 対，腰髄（L1–L5）からは腰神経（lumbar nerve）が 5 対，仙髄（S1–S5）からは仙骨神経（sacral nerve）

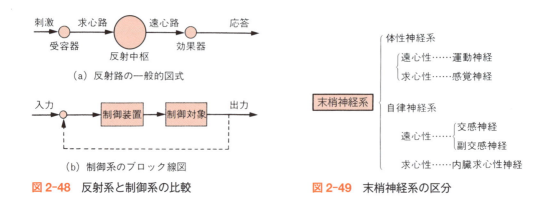

図 2-48　反射系と制御系の比較　　　図 2-49　末梢神経系の区分

表 2-10　脳神経

| 神経 | 支配 | 機能 | 部位 |
|---|---|---|---|
| I　嗅神経（S） | 鼻粘膜嗅部 | 嗅覚 | 大脳半球 |
| II　視神経（S） | 眼球網膜 | 視覚 | 間脳，大脳半球 |
| III　動眼神経（M） | 外眼筋，上眼瞼挙筋 | 眼球・眼瞼運動 | 中脳 |
| IV　滑車神経（M） | 外眼筋 | 眼球運動 | 中脳 |
| V　三叉神経（S/M） | 顔面，頭部，口，鼻，歯 | 咀嚼，顔面感覚 | 橋 |
| VI　外転神経（M） | 外眼筋 | 眼球運動 | 橋 |
| VII　顔面神経（S/M） | 顔面，舌，唾液腺 | 顔面運動，味覚 | 橋 |
| VIII　内耳神経（S） | 内耳，らせん器，半規管 | 聴覚，平衡感覚 | 橋，延髄 |
| IX　舌咽神経（S/M） | 舌，咽喉，唾液腺 | 嚥下，味覚 | 延髄 |
| X　迷走神経（S/M） | 喉頭，心臓，胃腸 | 運動，内臓覚 | 延髄 |
| XI　副神経（M） | 頭部，頸部，肩甲部の筋 | 運動 | 延髄，脊髄 |
| XII　舌下神経（M） | 舌筋 | 運動 | 延髄 |

S：感覚神経，M：運動神経，S/M：混合神経

が5対，尾髄（Co）からは1対の尾骨神経（coccygeal nerve）である．脊髄に後方から入るものを後根（dorsal root，後根神経：posterior root nerve），前方から出るものを前根（ventral root，前根神経：anterior root nerve）という（図2-50）．前根神経は運動性，後根神経は感覚性である（Bell-Magendieの法則）．脊髄神経節（spinal ganglion）には，感覚神経の細胞体が集まっている．脊髄の各分節に入る感覚神経とその支配領域の皮膚との間には対応があり，これを皮膚分節（皮節：dermatome）という（図2-51，p.518，519，付録3 皮膚の感覚神経参照）．

(2) 自律神経

自律神経は，遠心性神経と求心性神経に分類され，自律神経の遠心性神経は交感神経，副交感神経に細分化される（図2-52）．また，自律神経系は，豊富な求心性線維を含み，内臓求心性線維と呼ばれる．

自律神経機能（表2-11）は多くの場合に中枢神経系を介して反射性に調節されている．反射は，自律神経と体性神経の求心性および遠心性神経の組み合わせで4種類に分類される．すなわち，①体性-内臓反射（体性-自律神経反射），②内臓-体性反射，③内臓-内臓反射，④体性-体性反射であり，このうち①，②，③が自律神経機能の反射調節に関与する．また，体性-体性反射であっても，寒冷刺激など皮膚からの情報により，筋のふるえ（shivering）が生じるなど，運動に関与するだけではなく，体温調整に寄与する反射も存在する．

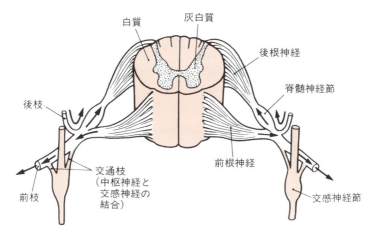

図 2-50　脊髄横断面と脊髄神経

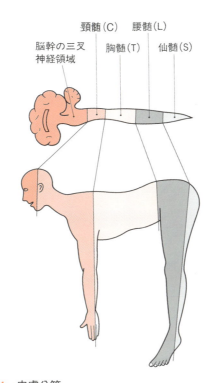

図 2-51　皮膚分節
各分節には重なり合いがある．皮膚の末梢神経支配とは分布が異なる．顔面と頭部は三叉神経支配（脳神経）である．
(Daube et al. 1986, 一部改変)

## 2) シナプス

　興奮性細胞（筋，神経など）の膜に生じた興奮は，細胞膜全体に広がるが，他の細胞には伝わらない．他の細胞へ興奮が伝えられることを，興奮の伝達（transmission）といい，特殊な機序によって起こる．興奮の伝達は，感覚受容器から感覚神経へ，運動神経から筋へ，心筋細胞間，神経細胞間などにある．神経細胞間での伝達は，シナプス（synapse：神経接合部）で起こる（図 2-53）．シナプスの働きは，ひとつの神経細胞から別の神経細胞へ情報（興奮，抑制）を伝

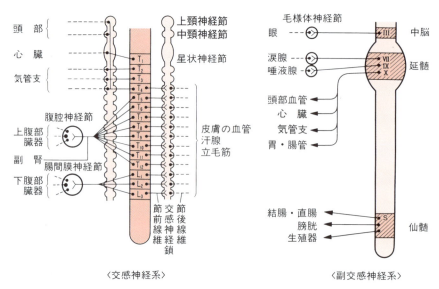

図 2-52 自律神経系

表 2-11 自律神経系の機能

|  | 交感神経系 | 副交感神経系 |
| --- | --- | --- |
| 状　態 | 緊張時 | 安静時 |
| 伝達物質 | ノルエピネフリン | アセチルコリン |
| 節前線維 | 有　髄 | 有　髄 |
| 節後線維 | 無　髄 | 無　髄 |
| 瞳　孔 | 散　大 | 縮　小 |
| 毛様体 | 放射状筋の収縮によりレンズは遠くをみるように調節 | 輪状筋の収縮によりレンズは近くをみるように調節 |
| 涙　腺 | 血管収縮 | 血管拡張と分泌亢進 |
| 唾液腺 | 血管収縮と酵素の少ないムチン産生 | 血管拡張と酵素に富んだ水分の多い分泌亢進 |
| 消化腺 | 分泌抑制 | 分泌亢進 |
| 気管および消化管平滑筋 | 弛　緩 | 収　縮 |
| 心洞結節 | 心拍数増加 | 心拍数減少 |
| 心房室結節および伝導系 | 伝導速度増加 | 伝導速度減少 |
| 心　筋 | 収縮力増加 | 収縮力軽度減少 |
| 皮膚血管 | 収　縮 | 拡　張 |
| 筋血管 | 拡　張 | 収　縮 |
| 汗　腺 | 発汗亢進 | (神経支配なし) |
| 立毛筋 | 収　縮 | (神経支配なし) |
| 膀胱直腸平滑筋 | 筋緊張低下 | 収　縮 |
| 膀胱肛門括約筋 | 筋緊張上昇？ | 弛　緩 |

えることである．

　(1) シナプス伝達

　中枢神経系のシナプスは，基本的には神経筋接合部と同じ構造をしている．シナプス伝達

## 5 神 経 系

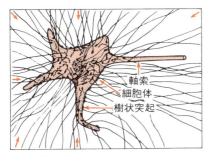

(a) 典型的な運動ニューロン．他のニューロンからの軸索終末とのシナプスを示す．
(Guyton 1974)

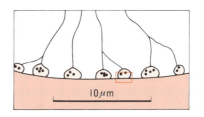

(b) 軸索終末と運動ニューロン（Monnier 1970）

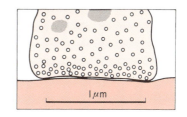

(c) (b)の□部分の拡大図．軸索終末内の多数の伝達物質小胞と2個のミトコンドリアがある．
(Monnier 1970)

**図 2-53** シナプス

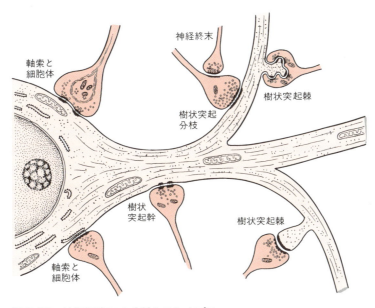

**図 2-54** 神経細胞につく種々のシナプス
軸索終末は細胞体や樹状突起幹，樹状突起分枝，樹状突起棘，あるいは別の神経細胞の軸索やその終末の上など，種々の部位にシナプスを形成する．シナプスはシナプス前，シナプス後の膜の肥厚の対称性の違いなどから対称型シナプスと非対称型シナプスに分けられる．
(Fawcett 1986, 一部改変)

(synaptic conduction）には，シナプス前後要素の組み合わせによる型の分類がある（**図 2-54**）．大部分のシナプスは，化学伝達物質を媒介としている（化学シナプス：chemical synapse）．一部の脊椎動物や無脊椎動物，哺乳類の中枢神経系には，化学伝達物質を介さずに，電気的興奮を直接に伝達する電気シナプス（electrical synapse）がある．

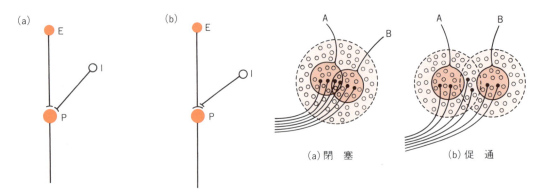

図2-55 シナプス後抑制とシナプス前抑制
E：興奮ニューロン，I：抑制ニューロン，P：シナプス後部ニューロン．
Eの興奮がシナプスに達する直前にIを刺激すると，Eの興奮はPに伝達されない．
(a) では抑制ニューロンはシナプス後部膜に作用する（シナプス後抑制：post-synaptic inhibition）．
(b) では抑制ニューロンはシナプス前線維に作用する（シナプス前抑制：presynaptic inhibition）．

図2-56 閉塞と促通

　シナプス前線維の末端は，シナプス終末となり，そこにはシナプス小胞（synaptic vesicle）がある．神経インパルスによって，シナプス終末から放出された伝達物質は，約20 nmのシナプス間隙（synaptic cleft）を拡散して，シナプス後膜のイオン透過性を高めることで情報を伝える．シナプスにおける情報伝達は，1方向であり，逆方向へは伝わらない．なお，シナプス伝達（synaptic conduction）には，0.5〜1.0 msの時間を要する（シナプス遅延：synaptic delay）．シナプス前線維を高頻度で反復刺激すると，伝達物質の消費によって，伝達が遮断される．シナプスは，神経線維よりも疲労しやすい．疲労の起こらない程度の反復刺激を加えると，その後にシナプス後線維には，通常よりも大きな反応が起こる（反復刺激後増強：post-tetanic potentiation）．シナプス前線維の刺激を中止しても，シナプス後線維の活動が残ることもある（後発射：after-discharge）．

　シナプスの活性化によって生ずる興奮性の後シナプス細胞の電位は，活動電位の発生を促進する．この電位を興奮性後シナプス電位（excitatory post-synaptic potential, EPSP）という．逆に，神経細胞の脱分極を抑制する電位を発生させる場合を，抑制性後シナプス電位（inhibitory post-synaptic potential, IPSP）という．シナプス伝達の抑制には，2種類の様式がある（図2-55）．興奮性および抑制性シナプスを含めて，50種類以上の伝達物質がその候補にされている．

　図2-56aでは，Aの刺激で4つのニューロンが興奮し，Bの刺激でも同じとき，AとBを同時刺激しても6つのニューロンしか興奮しない．同時刺激の効果が単独刺激の効果の代数和よりも小さくなることを閉塞（occlusion）という．図2-56bでは，AやBの単独刺激がそれぞれ2つのニューロンしか興奮させないが，同時刺激では6つのニューロンが興奮する．点線で囲まれた部分に閾値下刺激による局所興奮が起こり，それが重なり合って閾値に達し，興奮に至るからである（空間的促通：spatial facilitation）．Aに2つの刺激を連続して加えると，やはり局所興奮が重なり合い，閾値に達して4つのニューロンが興奮する（時間的促通：temporal facilita-

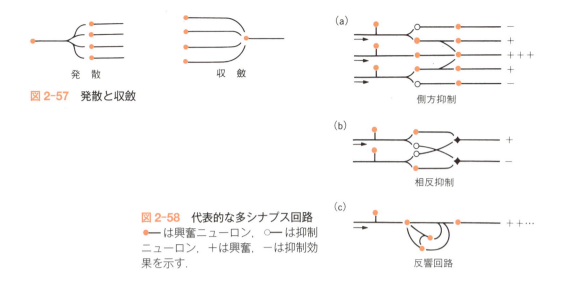

図 2-57 発散と収斂

図 2-58 代表的な多シナプス回路
●─ は興奮ニューロン，○─ は抑制ニューロン，＋は興奮，－は抑制効果を示す．

tion）．これらの変化をシナプス電位の変化からみた場合，EPSP あるいは IPSP の空間的加重（spatial summation），時間的加重（temporal summation）という．

（2）神経回路網

ひとつの神経細胞は，多くの樹状突起を出し，それらに 10 万にも及ぶシナプスを受けて，複雑な情報処理を行う．神経系は多数の神経細胞から成り立ち，それらが結合して神経回路網（neuronal network）をつくっている．シナプスでの情報伝達は，その基本である．

ひとつのシナプス前線維が多くのシナプス後線維に接続しているとき，シナプス前線維を刺激すると，多くのシナプス後線維が興奮する．これを発散（divergence）という．ひとつのシナプス後線維が多くのシナプス前線維と接続していると，多くのシナプス前線維を刺激しても，ひとつのシナプス後線維だけが興奮する．これを収斂（convergence）という（図 2-57）．

多シナプス回路では，シナプスの組み合わせが複雑となり，さまざまな機能が構成される．経由するシナプスの数が増えると，シナプス遅延も大きくなる．発散や収斂は複雑な形になり，興奮の到達時間の相違から促通と抑制にも種々の形が現れる．図 2-58 a では，中央部は増強され，周辺部は抑制される．これを側方抑制（lateral inhibition）といい，感覚神経系や中枢神経の多くの部位にある基本回路である．図 2-58 b では，興奮と抑制が同時に起こる．このように相互に抑制し合う場合を相反抑制（reciprocal inhibition）という．脊髄の屈筋と伸筋を支配する運動ニューロン，その介在ニューロンにこの回路がある．図 2-58 c は，循環する回路であり，ひとつの刺激によって反復して発射が起こる（反響回路：reverbrating circuit）．小脳などにある．

3) 中枢神経系

中枢神経系（central nervous system）は，脳（brain）と脊髄（spinal cord）とに分けられる（図 2-59，表 2-12）．中枢神経系は，感覚器からの情報を統合し，身体運動や生体内部環境の制御，記憶や学習などの高次機能をつかさどっている．情報の伝達は，末梢神経系，脊髄と脳幹の神経路を通して行われる．統合と制御は，中枢神経内の種々の部位で行われる．最高の中枢は，大脳皮質である．運動機能では，脊髄が下位中枢（lower center）に位置して，その機能統合は身体部分の反射運動のように比較的単純である．中位中枢（middle center：脳幹と皮質下核，

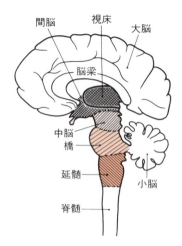

図 2-59 中枢神経系の分類

表 2-12 中枢神経系の区分

| 原始脳胞<br>（1次区分） | 細区分 | 派生 | | 内腔 |
| --- | --- | --- | --- | --- |
| 前脳 | 終脳 | 嗅脳，大脳皮質，基底核 | | 側脳室 |
| | 間脳 | 視床，視床下部，視神経交叉，<br>神経下垂体，松果体，乳頭体 | | 第3脳室 |
| 中脳 | 中脳 | 四丘体，大脳脚 | 脳幹<br>（小脳を除く） | 中脳水道 |
| 菱脳 | 後脳<br>髄脳 | 小脳，橋<br>延髄 | | 第4脳室 |
| 原始神経管 | 神経管<br>神経堤 | 脊髄<br>末梢神経，神経節 | | 中心管 |

感覚運動野）は，小脳とともに自動化した運動，進行中の運動調整などを行う．上位中枢（higher center：皮質下核，連合野）は，状況判断，予測などに基づく計画性のある複雑な運動（行為：action）の統合を行う．

(1) 脊髄

脊髄は，円柱形をした神経組織であり，脊柱管（vertebral canal）の上方から 2/3 を占めている．上方は延髄に連なる．成人では，環椎上縁から第 1〜2 腰椎に位置し，長さは 40〜45 cm である．下端を脊髄円錐（medullary cone）という．その下方は，終糸（terminal filum）となって，尾骨後面に付着する．頸髄および腰髄には，上肢および下肢の神経が出入りする紡錘形の膨大部がある．これらを頸膨大（cervical enlargement：C4-Th1），腰膨大（lumbar enlargement：L1-L4）という．

横断面の中央には，脊髄を縦に貫く中心管（central canal）があり，それを囲むように灰白質（grey matter, grey substance），その外側に白質（white matter, white substance）がある（図 2-60）．白質は，多くの有髄線維を含み，肉眼的に白色にみえる．神経細胞体は，ほとんどない．灰白質には細胞体と樹状突起があり，灰色にみえる．

灰白質は，H 字状であり，左右の腹側に前角（anterior horn），背側に後角（posterior horn）がある．左右を結ぶ中心管周囲の灰白質を，中間質中心部という．前角は，主として運動神経細

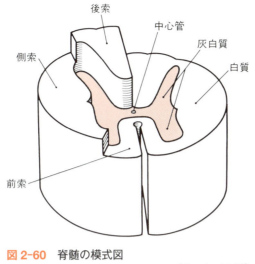

図 2-60　脊髄の模式図

(Feneis 1983)

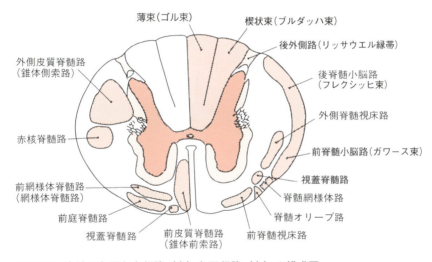

図 2-61　脊髄の主要な上行路（右）と下行路（左）の模式図
便宜的に上行路を右半分，下行路を左半分に図示してある．

（森・他 1982，Feneis 1983，改変）

胞群で構成され，その内側部には体幹，外側部には四肢を支配する運動ニューロンが分布している．後角にある神経細胞は，後根線維と結合する感覚神経の2次ニューロンであり，感覚情報を上位中枢に伝える上行路の起始となっている．

　白質には，上位中枢と脊髄とを結ぶ上行路（ascending tract，感覚神経路：sensory tract）および下行路（descending tract，運動神経路：motor tract），脊髄髄節間を結ぶ連合路（association tract）がある（図 2-61）．

　運動に関係する脊髄機能は，体節内あるいは体節間にわたる反射である．脊髄には種々の反射中枢がある．脊髄反射は，上位中枢の制御を受けている．

### (2) 脳

　脳（brain）は，脊髄の上方に連なっている．脊髄の直接上方には延髄（medulla oblongata），

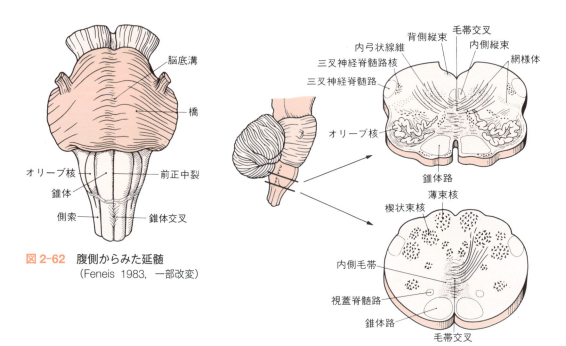

図 2-62 腹側からみた延髄
（Feneis 1983，一部改変）

図 2-63 延髄横断面
左は延髄を右側からみた図である．右は延髄横断面で，上方が背側，下方が腹側である．
（Feneis 1983，一部改変）

その上にやや前方に突出した橋（pons）があり，背側には小脳（cerebellum）が位置している．橋の上方は，狭くなってから，中脳（midbrain）へと連なる．その上には，左右に大きな大脳半球（cerebral hemisphere）があり，その内部に間脳（diencephalon）がある．中脳，橋，延髄を併せて，脳幹（brain stem）ということもある．

神経系は外胚葉から形成される．早期胚子の外胚葉から生じた神経溝の閉鎖によって神経管（neural tube）が形成され，その後の細胞増殖と器官化との過程を経て，脳および脊髄の発育につれて，側脳室や第3・第4脳室などの脳室（ventricle）が形成される．脳室は，脳脊髄液で満たされている．

**1 延髄**　延髄（medulla oblongata）は，大後頭孔の部位，錐体交叉（decussation of the pyramids）の下端で脊髄から移行し，上方は橋の下端となっている（図2-62）．延髄の下部は，多くの点で脊髄に類似しているが，上部はかなり相違している．延髄では，脊髄と同じように灰白質が内側，白質が外側にある（図2-63）．

灰白質には，Ⅷ-Ⅻ脳神経核がある（表2-10）．下オリーブ核は，延髄の腹外側にあり，小脳歯状核，赤核，基底核，大脳皮質からの線維を受けて，対側小脳皮質へ線維を送り，小脳を介する反射運動や随意運動に重要な役割を果たしている．

延髄下端の錐体交叉では，左右の皮質脊髄路が交差して入れ替わり，脊髄の外側皮質脊髄路となる．錐体交叉の上方では，薄束核（gracile nucleus）と楔状束核（cuneate nucleus）からの線維束（後索の2次ニューロンで内側毛帯となる）が交差（内側毛帯交叉：decussation of the medial lemniscus）して上行する．内側毛帯の背側中央部には内側縦束（medial longitudinal fasciculus，MLF）があり，頸髄から中脳に至る．MLFは，頭部と眼球の協調運動に関係する．

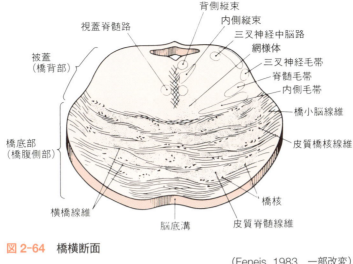

図 2-64　橋横断面

(Feneis 1983, 一部改変)

延髄上方の背外側には，小脳と連結する下小脳脚（inferior cerebellar peduncle）があり，ここを背側脊髄小脳路からの線維，オリーブ核，前庭核，網様体からの線維が通って小脳に入る．小脳から前庭核への線維もある．

**2　橋**　橋（pons）は，後脳の腹側部にある膨隆であり，頭蓋骨の斜台上部にのっている．左右に中小脳脚（middle cerebellar peduncle）があり，小脳に連なる．横断面では，腹側の橋底部（basilar part of pons）と背側の被蓋（橋背部：tegmentum of pons）とに分けられる（図2-64）．

橋底部には，皮質脊髄線維，皮質延髄線維，皮質橋線維が縦走し，その間に橋核（pontine nuclei）がある．橋核からの横行線維は，中小脳脚を経て小脳に至り，大脳橋小脳回路（cerebro-ponto-cerebellar circuit）を形成している．

被蓋には，脊髄毛帯（前・外側脊髄視床路），内側毛帯，内側縦束，網様体（reticular formation）がある．V-VIII脳神経核もある．

**3　中脳**　橋の上端から上丘の上縁までが中脳（midbrain）である（図2-65）．横断面では，背側から腹側へ向けて，蓋板（tectal plate），中脳被蓋（tegmentum of midbrain），大脳脚（cerebral peduncle）に分けられる．

蓋板（四丘体板：quadrigeminal plate）は，中脳水道の背部であり，ここに四丘体（quadrigeminal bodies, 上丘：superior colliculus, 下丘：inferior colliculus）がある．上丘は，眼の光に対する反射路の中間に位置し，下丘は聴覚の中継点となっている．

中脳被蓋は，中脳水道と黒質との間に位置している．ここを内側毛帯，外側毛帯，網様体の投射線維などが縦走している．小脳からの遠心性線維は，上小脳脚（superior cerebellar peduncle：結合腕）を経て被蓋に入る．その後，線維は下丘の高さで交差（上小脳脚交叉）して，対側の小脳や視床に連結する．中脳被蓋には，左右にIII-IV脳神経核があり，中央付近には赤核（red nucleus）がある．赤核は，小脳や大脳から線維を受け，下オリーブ核や脊髄へ線維を送り，無意識の運動と姿勢を制御している．

大脳脚底（base of peduncle）は，大脳脚（cerebral crus）および黒質（substantia nigra）からなる．前者は，中脳の左右の腹側面にある．内包（internal capsule）からの下行路であり，

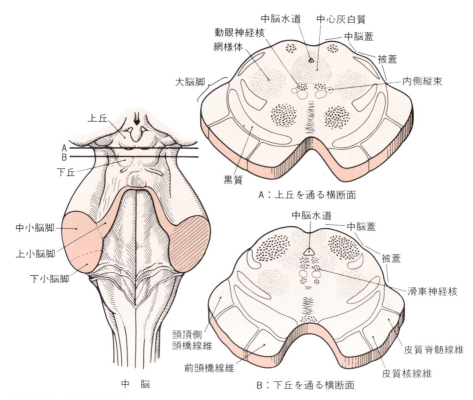

**図 2-65　中脳と横断面**
左は中脳を背面からみた図．右 A，B は上方が背側，下方が腹側である．
(Feneis 1983，一部改変)

皮質脊髄線維，皮質延髄線維，皮質橋線維で構成される太い束である．黒質は，大脳脚の背側にあり，メラニンを含んだ神経細胞の集まりである．基底核と連結して，運動制御に関係している．

**4　小脳**　小脳は，延髄と橋の背面にあり，第4脳室を覆っている．小脳は，小脳皮質（cerebellar cortex）と小脳核（cerebellar nuclei）とに分かれる．外見上は，左右の小脳半球（hemisphere of cerebellum）および中央の小脳虫部（vermis of cerebellum）になる．皮質と核との結合からは，縦軸方向に，正中（median，虫部：vermis），傍正中（paramedian，傍虫部：paravermis），半球（hemisphere）に分けられる（図2-66）．発生的には横軸の区分があり，最も古い古小脳（archicerebellum），新しい新小脳（neocerebellum），中間の旧小脳（paleocerebellum）となる．

　小脳は，上・中・下の3小脳脚（cerebellar peduncle）で脳幹と結合している（図2-65）．下小脳脚には，求心性および遠心性の線維があり，脊髄や延髄から情報を受けている．

　固有感覚および平衡感覚のニューロンは，それぞれ後脊髄小脳線維および前庭小脳線維となって，下小脳脚を通る．対側オリーブ核からの線維も，ここを通る．下小脳脚を経る遠心性線維は，前庭核や網様体に至る．中小脳脚には，対側橋核からの求心性線維がある．上小脳脚には，求心性線維や遠心性線維がある．上小脳脚は，小脳出力の主要経路であり，歯状核からの線維が対側の赤核，視床，オリーブ核と連絡している．［皮質―橋―小脳―歯状核―赤核―視床―皮質回路］，［小脳―歯状核―オリーブ核―小脳回路］は運動の制御にとって重要である（図2-67）．

　上小脳脚を経る求心性線維は，前脊髄小脳路からのものである．

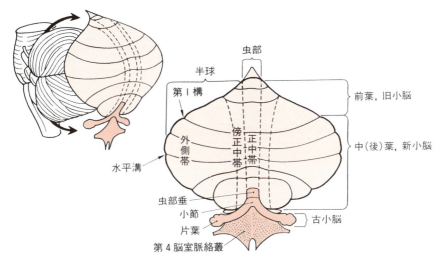

図 2-66 小脳皮質の区分

(Noback et al. 1981)

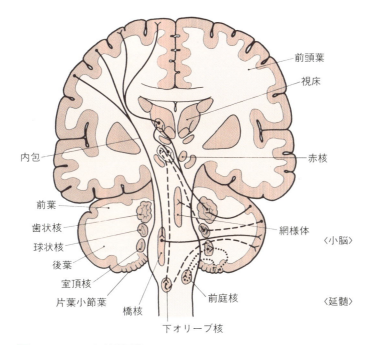

図 2-67 3つの小脳回路
実線は〔小脳―歯状核―視床―皮質―橋―小脳回路〕,破線は〔小脳―赤核―オリーブ核―小脳回路〕,点線は〔小脳―前庭核―小脳回路〕を示す.
(Daube et al. 1986, 一部改変)

　小脳の白質内には,左右4対の深部核――内側から外側に向かって室頂核 (fastigial nucleus), 球状核 (globose nucleus), 栓状核 (emboliform nucleus), 歯状核 (dentate nucleus)――がある (図 2-68). 歯状核は, 最も大きく, 後葉からの線維を受けている. 栓状核と球状核は, 前葉からの線維を受け, 室頂核は片葉小節葉 (flocculonodular lobe) から線維を受けている.
　小脳皮質は, 主に神経細胞からなり, 厚さは約1 mm, 分子層 (molecular layer), プルキンエ

## 2 運動に関する身体の構造と機能

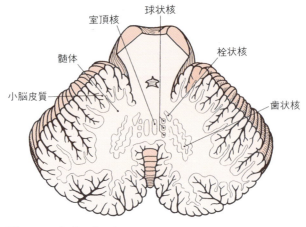

図 2-68 小脳の水平断面
(Feneis 1983，一部改変)

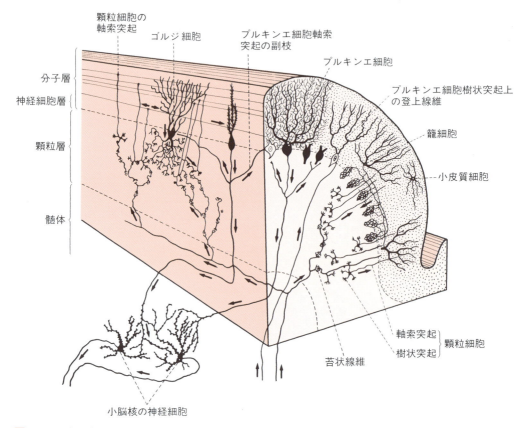

図 2-69 小脳皮質の微細構造
(森・他 1982)

細胞層（Purkinje cell layer），顆粒層（granular layer）の3層構造である（図 2-69）．分子層には星状細胞と籠細胞，顆粒層には顆粒細胞とゴルジ細胞がある．小脳への入力には，苔状線維，登上線維の2種類がある．多くの小脳入力は，苔状線維であり，顆粒細胞やゴルジ細胞に連なる．これら細胞の線維は分子層でプルキンエ細胞樹状突起に，オリーブ核からの入力は登上線維

表 2-13 小脳の機能

小脳の縦軸区分

| 投射機能 | 正中帯<br>（虫部皮質）<br>室頂核<br>全身（軸性）の姿勢と運動 | 傍正中帯<br>（傍正部皮質）<br>中位核（球状核，栓状核）<br>同側四肢の微細運動 | 半球<br>（残りの小脳半球）<br>歯状核<br>同側四肢の微細運動，<br>大脳皮質・視床・赤核と協調 |
|---|---|---|---|

小脳の横軸区分

| 結合機能 | 古小脳<br>（虫部小節，片葉）<br>前庭核<br>平衡―軸性（主として体幹）<br>姿勢<br>筋緊張 | 旧小脳<br>（前葉）<br>脊髄小脳，外受容<br>平衡<br>姿勢<br>筋緊張（主として下肢） | 新小脳<br>（中・後葉）<br>新皮質（下オリーブ）<br>上下肢の相動運動における協調性 |
|---|---|---|---|

(Curtis et al. 1972)

となってプルキンエ細胞に，それぞれ連なっている．プルキンエ細胞の軸索は，小脳核に抑制シナプスを形成している．

小脳からの出力は，運動制御に重要であり，3系に分けられる（表 2-13）．

・正中帯（虫部，片葉小節）は，室頂核，前庭核と結合し，前庭脊髄路を介して脊髄反射を調節する．伸筋群の筋緊張を促通し，身体の平衡をつかさどる．
・傍正中帯は，栓状核と球状核，対側赤核と結合し，赤核脊髄路を介して脊髄反射に作用する．同側屈筋の筋緊張を促通し，歩行などの協調運動にも関係する．
・半球（新小脳）は，歯状核，視床腹外側核を経由して，大脳皮質運動野に連なる．同側肢の随意運動の発現や調整を行う．

**5** **間脳** 間脳（diencephalon）は，中脳の前上方にあって，中脳と大脳とを結合し，その大部分は大脳に包まれている．間脳の内部には第3脳室，前上方には左右の側脳室があり，後下方は中脳水道に通じている（図 2-70）．上方（背面）には，側脳室の床，脳梁，脳弓があり，外方には内包が位置している．腹面の一部を除いて，表面からみえない．

間脳は，背側の視床脳（thalamencephalon：背側視床，dorsal thalamus），腹側の視床下部（hypothalamus），腹側視床（subthalamus, ventral thalamus）および視床上部（epithalamus）に分けられる．このうち，視床脳が最も大きく，多くの核を含んでいる．視床下部は視床の前下方にあり，視床上部は後方にある．腹部視床は後腹部にあって，中脳に連なる．

・視床（thalamus）：視床は多くの核で構成され，形態は前方が細く，後方が太い卵円である．内部は，Y字型の視床髄板を境にして，前方・内側・外側に分かれている（図 2-71）．視床には種々の核があり，機能面からみて2群に分けられる（表 2-14）．ⅰ特殊核（specific nucleus）は，感覚や運動に関係して，大脳皮質の特定部位と結合する．末梢からの求心性線維，基底核や辺縁系からの線維を受ける中継核である．ⅱ非特殊核（non-specific nucleus）は，網様体の最上部であり，皮質と広く結合する．網様体賦活系（reticular activating system）は，脳幹中心部を通って，視床下部と視床層内核に広がり，上行結合によって皮質の活性化を起こす．ⅲその他，特殊連合核（specific association nucleus）があり，

## 2 運動に関する身体の構造と機能

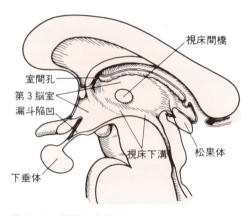

**図 2-70** 間脳の矢状断面
（Feneis 1983，一部改変）

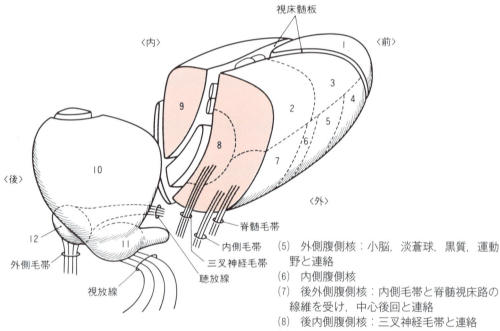

(1) 視床前核：乳頭視床路の線維を受け，帯状回と連絡
(2) 後外側核：側頭葉と連絡
(3) 背側外側核：一部は側頭葉と連絡
(4) 前腹側核：髄板間核，淡蒼球，黒質，歯状核，前運動と連絡
(5) 外側腹側核：小脳，淡蒼球，黒質，運動野と連絡
(6) 内側腹側核
(7) 後外側腹側核：内側毛帯と脊髄視床路の線維を受け，中心後回と連絡
(8) 後内側腹側核：三叉神経毛帯と連絡
(9) 内側核：対側視床核および前頭葉と連絡
(10) 視床枕：視覚・聴覚路および他の視床核から線維を受け，皮質視覚・聴覚中枢と連絡
(11) 外側膝状体
(12) 内側膝状体

**図 2-71** 視床核とその伝導路
右視床を後側面からみた場合の3次元像である．内部構造を示すため，後部が切り離されている．一部の主要な核への求心性線維も記されている．

（Feneis 1983，一部改変）

皮質と間脳核とを広く結んでいる．
　身体運動に関係する主なものを掲げる．①特殊感覚伝導線維を受けて，対応する大脳皮質

表 2-14 視床核の機能的分類

**1 特殊連合核**
　視床枕
　背側内側核
　背側外側核
　後外側核

　求心性線維：他の視床核群，皮質下との結合はない
　遠心性線維：大脳皮質，特に広い連合野

**2 特殊核（皮質中継核）**
　後内側腹側核（顔面の感覚）
　後外側腹側核（体幹，四肢の感覚）
　内側膝状体（聴覚）
　外側膝状体（視覚）

　求心性線維：内・外毛帯，視索，その他
　遠心性線維：後中心回，側頭葉，後頭葉などの特定部位（特殊視床系）

**3 非特殊核**
　正中部核群
　中心内側核
　前腹側核

　求心性線維：上行性網様体系
　遠心性線維：皮質全般（非特殊視床系）

(Chusid 1970, 一部改変)

の一次感覚野に投射する感覚中継核（後内・外側腹側核，内・外膝状体），ⅱ小脳と淡蒼球から線維を受けて，運動野に投射する中継核（外側腹側核，前腹側核），ⅲ大脳辺縁系と連絡する核，ⅳ連合野に広く投射する連合核（背側内側核，大視床枕を含む外側核），ⅴ非特殊核（中心正中核，外側中心核，中心傍核，結合核）．

- 視床下部（hypothalamus）：視床下部の腹側表面には，視［神経］交叉，下垂体後葉に連なる視床下部漏斗，左右の乳頭体がある．その内部には，前・中・後に大別される核がある．視床下部は，いくつかの自律神経核を含み，自律神経系の高位中枢とされ，脳幹，辺縁系，大脳皮質とも連絡している．下垂体との血管連絡を通じての内分泌機能，情動や動機づけにも関係する．
- 腹側視床（subthalamus）：中脳と視床との中間に位置して，視床下核（subthalamic nucleus）や黒質（substantia nigra）などの基底核と関係する．淡蒼球から視床（外側腹側核，前腹側核）への線維が通っている．
- 視床上部（epithalamus）：松果体，手綱，手綱交連および手綱三角の総称である．

**6 大脳半球**　大脳半球は，内部に脳室があり，解剖学的には，基底核，白質，皮質（灰白質）の3部分に分かれている（図 2-72）．尾状核と被殻とを合わせて線条体（corpus striatum）という．また，被殻と淡蒼球とを合わせてレンズ核（lentiform nucleus）という．

- 基底核（basal ganglia）：基底核は，大脳半球の深部に位置する大きな灰白質であり，身体運動との関連で取り上げるのは，尾状核（caudate nucleus），被殻（putamen）および淡蒼球（globus pallidus）である（図 2-73）．これに扁桃核（amygdala）と前障（claustrum）を加

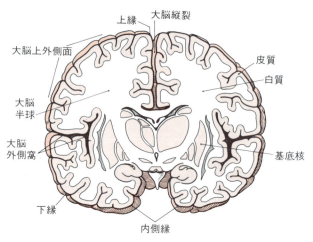

図 2-72 大脳の前額断面
(Feneis 1983, 一部改変)

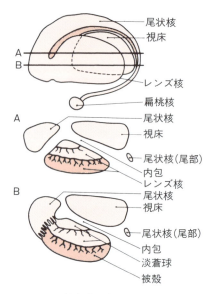

図 2-73 線条体の側面模式図
A, B は各線レベルでの水平断面図.
(Ranson et al. 1953, 一部改変)

えることがある．基底核は，大脳皮質や間脳と連結して，運動行動に重要な機能を果たし，錐体外路系（extrapyramidal system）*の中枢とされている．運動制御と関連する基底核回路は，尾状核，被殻，淡蒼球，視床の外側腹側核と前腹側核，黒質，視床下核およびそれらを結ぶ線維群である．

線条体は，皮質，黒質，視床髄板内核からの線維を受けて，淡蒼球と黒質に線維を送っている．淡蒼球からの線維は，視床を経て，皮質に送られる（図 2-74）．一部の線維は，視床下核，赤核，脳幹網様体にも送られて，脊髄下行路に影響を与えている（図 2-75）．

基底核が関係する回路は，大きく 3 群に分けられる．

　ⅰ）線条体—淡蒼球・黒質—視床—皮質—線条体（運動回路：motor loop，複合回路：complex loop，図 2-76）

　ⅱ）線条体—黒質—線条体

　ⅲ）淡蒼球—視床下核—淡蒼球

・皮質下白質（subcortical white matter）：皮質下白質は，大脳白質あるいは大脳髄質ともいう．大脳半球の内部は，基底核を除いて，主に有髄神経線維で構成される白質で満たされている．これらの線維は，ⅰ皮質と皮質下核や脊髄とを結ぶ投射線維（projectional fiber），ⅱ左右半球の皮質間を結ぶ交連線維（commissural fiber），ⅲ同側半球の皮質間を結ぶ連合線維（association fiber），に分けられる．

---

*臨床神経学において，中枢神経の運動系は錐体路系（pyramidal system）と錐体外路系とに分けられる．皮質運動野の大型錐体細胞から起こり，脊髄前角細胞に至る太い線維束は，内包，大脳脚，延髄腹側の錐体（pyramid of medulla oblongata）を通る．これを錐体路系（皮質脊髄路を含む）という．身体運動に関係する，その他の脊髄下行路および基底核を錐体外路系という．身体運動では，この 2 系が独立に働くことはない．なお，錐体外路徴候（extrapyramidal sign）は，錐体路徴候（pyramidal sign）とは異なり，解剖学的に同定されるような，特定の経路の機能障害による一定の症候群ではない．かつては，小脳徴候も錐体外路徴候に含まれていたこともある．現在では，錐体外路徴候は大脳基底核の病変による徴候を指している．

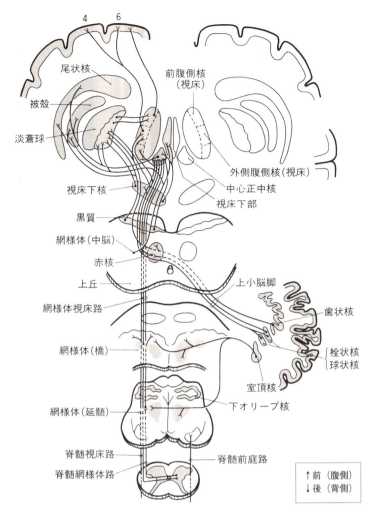

**図 2-74 皮質下核からの上行線維**
視床の非特殊核は，中心正中核で代表させてある．
(Roberts 1967, 一部改変)

投射線維は，大脳皮質を視床，基底核，脳幹，小脳，そして脊髄とつなぎ（図 2-77），まとまって内包（internal capsule）を形成し，皮質下核の中間（内側は視床，外側は被殻と淡蒼球）を通る（図 2-78, 表 2-15）．内包から皮質への線維は，扇状に広がる（放線冠：corona radiata）．大脳の水平断面では，内包は V 字型となり，前から後ろへ，［前脚—膝—後脚］という．前脚には，視床から前頭葉へ，前頭葉から同側橋核への線維がある．膝には，皮質運動野から脳幹運動神経核への線維がある．後脚には，皮質脊髄線維，視床から皮質感覚野への線維，頭頂葉・側頭葉・後頭葉から橋核への線維，視放線，聴放線などがある．

交連線維（commissural fibers）の多くは，正中線を交差して，左右半球の同一部位を結んでいる．脳梁（corpus callosum），前交連（anterior commissure）と後交連（posterior commissure），海馬交連（hippocampal commissure），手綱交連（habenular commissure）がある．

連合線維（association fibers）は，同側皮質間を走る長短の線維群である（図 2-79）．

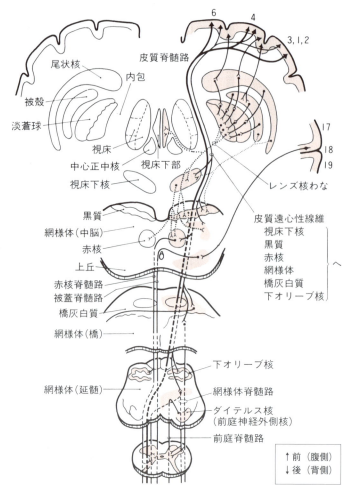

**図 2-75　大脳皮質から脊髄までの主な下行路**
太い実線は，皮質脊髄路（錐体路）を示す．その他の下行路は，皮質下核（網様体を含む）で中継され，錐体外路系を形成する．皮質脊髄路に随伴する脳幹への下行路は，省略してある．下行路は，図 2-74 の上行路と連接している．

（Roberts 1967, 一部改変）

- 大脳皮質：大脳皮質は，大脳半球の表面を覆う灰白質である．その厚さと構造は，部位によって多少は異なっているが，神経細胞およびその軸索と樹状突起，神経膠，血管などで成り立っている．皮質の神経細胞の主なものは，錐体細胞（pyramidal cell）と星細胞（stellate cell，顆粒細胞：granule cell）であり，その他にカハール細胞（horizontal cell of Cajal）やマルチノッチ細胞（cell of Martinotti）がある（図 2-80）．皮質細胞は，水平層とそれに垂直な柱状構造になっている．錐体細胞は，三角形で，皮質表面に垂直な断面では，長い樹状突起を皮質表面へ向けて出し，軸索を皮質下に出している．巨大錐体細胞（Betz cell）は，皮質中心前回の運動野にある．星細胞は，皮質第 2 層と第 4 層にある細胞で，皮質内の別の細胞とシナプスを形成している．中心後回の感覚野に多い．視覚皮質の第 3 層深部には，大型星細胞がある．多くの皮質は，6 層で構成されている（図 2-81）．皮質は，円柱構造が機能的単位になっている．

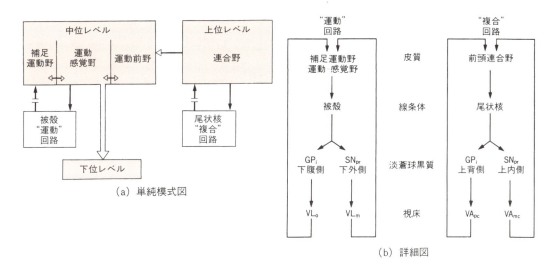

**図 2-76　基底核の関係する回路**
線条体の2部分，尾状核と被殻は，ともに淡蒼球，黒質，視床と連絡するが，個別の回路を形成する．前者は連合野と結合して複合回路に，後者は運動感覚野と結合して運動回路になる．GP：淡蒼球，SN：黒質，VL：視床外側腹側核，VA：視床前腹側核．

(Brooks 1986，一部改変)

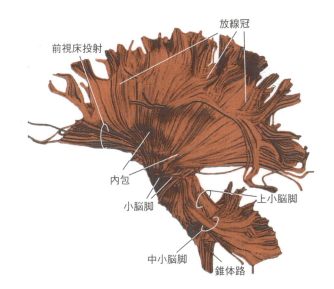

**図 2-77　拡散テンソルトラクトグラフィで抽出された投射線維**

(Catani et al. 2012)

　大脳半球の表面は，丸みを帯びた多くの隆起（大脳回*：gyri cerebri）とそれらの間の溝（大脳溝*：sulci cerebri）とで構成されている（図 2-82）．肉眼的には，大脳はその上にある頭蓋骨に相当する名称のついた葉（lobe），すなわち，前頭葉（frontal lobe），頭頂葉（parietal lobe），側頭葉（temporal lobe），後頭葉（occipital lobe）に細区分されている（図

---

*回（gyrus）と溝（sulcus）の複数形が gyri, sulci となる．

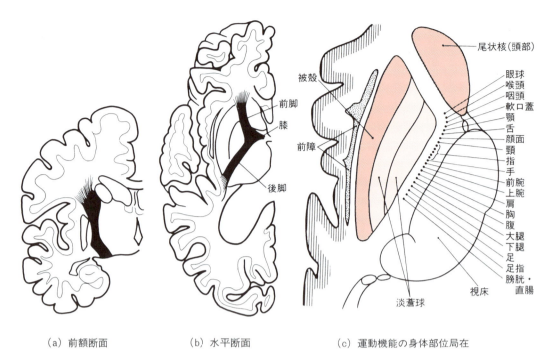

(a) 前額断面　　　(b) 水平断面　　　(c) 運動機能の身体部位局在

図 2-78　内包

（小島 1965；Monnier 1970，一部改変）

表 2-15　内包の主な線維

| 前脚 | 皮質遠心性――前頭橋核路<br>皮質求心性――前視床放線 |
|---|---|
| 膝 | 皮質遠心性――皮質核路 |
| 後脚 | 皮質遠心性――皮質脊髄路（前方：上肢，後方：下肢）<br>　　　　　　側頭橋核路<br>　　　　　　頭頂橋核路<br>　　　　　　後頭橋核路<br>皮質求心性――後視床放線（体性感覚）<br>　　　　　　視放線（視覚）<br>　　　　　　聴放線（聴覚） |

（小島 1965，一部改変）

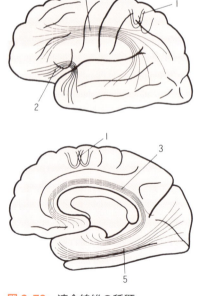

図 2-79　連合線維の種類
1：弓状線維，2：鉤状線維，3：帯状束，4：上縦束，5：下縦束.

（小島 1965，一部改変）

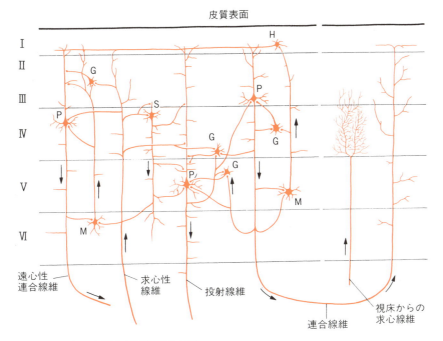

**図 2-80　大脳皮質内の層構造と回路**
層区分　I：表在層，II：外顆粒層，III：外錐体層，IV：内顆粒層，V：内錐体層，VI：多形層．P：錐体細胞，S：星細胞（長軸索），G：顆粒細胞（短軸索），M：マルチノッチ細胞，H：カハール細胞．

(Noback et al. 1981，一部改変)

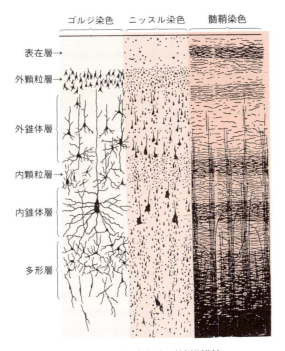

**図 2-81　大脳皮質の細胞および線維構築**
(森・他　1982)

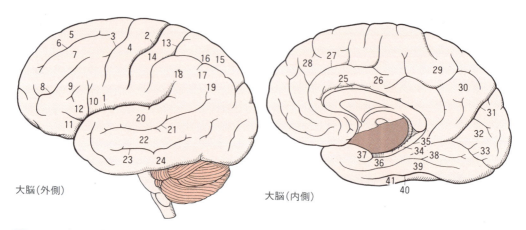

**図2-82　主要な大脳回と大脳溝**
1：外側溝（シルヴィウス裂），2：中心溝，3：中心前溝，4：中心前回，5：上前頭回，6：上前頭溝，7：中前頭回，8：下前頭溝，9：下前頭回，10：弁蓋部，11：眼窩部，12：三角部，13：中心後溝，14：中心後回，15：上頭頂小葉，16：頭頂間溝，17：下頭頂小葉，18：縁上回，19：角回，20：上側頭回，21：上側頭溝，22：中側頭回，23：下側頭溝，24：下側頭回，25：脳梁溝，26：帯状回，27：帯状溝，28：内側前頭回，29：中心傍小葉，30：楔前部，31：頭頂後頭溝，32：楔部，33：鳥距溝，34：歯状回，35：海馬溝，36：海馬傍回，37：鉤，38：舌状回，39：内側後頭側頭回，40：後頭側頭溝，41：外側後頭側頭回．

(Feneis 1983, 改変)

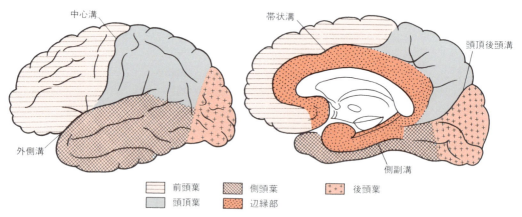

**図2-83　大脳半球の区分**

2-83）．

　大脳皮質は，部位によって厚さ（1.3～4.5 mm）や，顕微鏡的な細胞構築（細胞層の厚さや細胞密度など）の相違がある．人間の大脳皮質に関する細胞構築様式からみた地図では，ブロードマン野（Brodmann's area）が知られている（図2-84）．ブロードマンの大脳皮質野では，大部分の皮質領域間の境界は大脳溝と一致していない．顕微鏡的にも，隣接する領域の境は，それほど鮮明ではない．

- 前頭葉：前頭葉は，中心溝より前側および外側溝より背側から，前頭極までの領域であり，半球の約1/3を占めている．運動皮質（motor cortex）と前頭前皮質（prefrontal cortex）から成り立ち，それぞれの領域は，細胞構築や機能によって，さらに特定領域に区分されている．

5 神経系

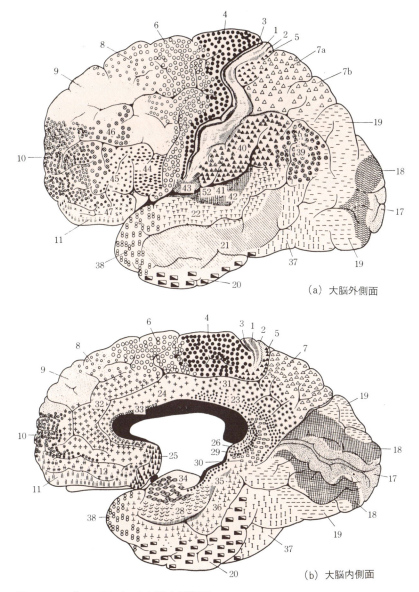

(a) 大脳外側面

(b) 大脳内側面

**図 2-84** ブロードマンの大脳皮質地図
細胞構築と髄鞘構築から，11 の組織学的領域，52 の皮質領野に分けられている．
(Brodmann 1908, 一部改変)

　前頭葉で最も後方（中心前回）に位置しているのは，一次運動野（ブロードマン 4 野）である．その前側と腹側には，前補足運動野，腹側運動前野，背側運動前野，補足運動野（6 野），内側には帯状皮質運動野（23, 24 野）の高次運動野が位置している．さらに 6 野の前方に，前頭眼野（8 野），運動言語野（左側：44, 45 野）がある．
　前頭前皮質は，運動前野よりも前方に位置している背外側皮質，大脳半球の内側に位置する帯状回前部と内側前頭皮質，前頭葉の前腹側に位置する眼窩前頭皮質に分けられる．前頭葉皮質の約 1/2 を占めている．
　一次運動野（4 野）は，皮質脊髄路の主要な始まりである（Porter et al. 1993）．皮質脊

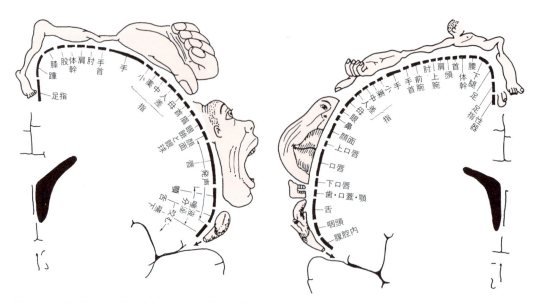

図 2-85　皮質の運動野（左）と皮膚感覚野（右）の機能局在
大脳半球を中心溝に沿って縦に切った切断面である．

(Penfield et al. 1957)

髄路と皮質延髄路は，運動野Ⅴ層の巨大錐体細胞から出る．ここには対側の身体各部の機能局在がある（図 2-85）．運動野からの線維は，脊髄と脳幹を直接あるいは間接に興奮/抑制して，運動制御を行う．発現する運動についての出力情報を，大脳皮質，基底核，視床，小脳に送って，エフェレンス写（efference copy：遠心性の運動司令のコピー）として保存し，実際の運動についての感覚入力と照合して，運動の調節と修正に関与している．運動野は，運動前野（6 野），体性感覚野（2 野），その他に頭頂連合野（5 野）および視床外側腹側核からの線維を受けている．

運動前野（6 野）は，運動野の前方に位置している．6 野のうち，半球内側面の部位が補足運動野である．運動前野は，前頭葉，頭頂葉，側頭葉，運動野，視床外側腹側核および前腹側核からの線維を受け，運動野，補足運動野，前頭葉，頭頂葉へ線維を送っている．尾状核，被殻，赤核，網様体にも線維を送り，姿勢と運動の制御に間接的に関与している．

補足運動野は，運動野，体性感覚野，頭頂葉から線維を受けて，運動野，橋核，赤核，基底核，脊髄などへ線維を送っている．ある程度の身体部位の局在があり，姿勢と運動の制御に関係している．一次運動野と脊髄に直接の出力がある部位が補足運動野であり，前補足運動野と区別される．

前頭眼野（8 野）は，運動前野の前方にあり，随意的眼球運動，特に視標への興味や注意と結びついた運動の発現に関係する．

運動言語野（44，45 野）は，優位半球（多くの人では左半球）の下前頭回にあり，発語プログラミングに関係する．

前頭前野のうち，背外側皮質は，運動行動の選択や計画，記憶などの知的機能に関与する．帯状回前部は，原始的な細胞構築によって特徴づけられ，前頭葉と辺縁系との境界を形成して，応答行為の監視，誤りの検出，注意などにかかわる．眼窩前頭皮質は，辺縁系と関係しており，その主な機能は情動の処理である．

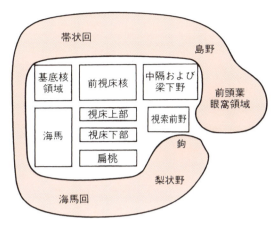

図 2-86　辺縁系

(Guyton 1974)

・頭頂葉：頭頂葉は，前方は中心溝で境され，後方には後頭葉，下方には側頭葉がある．

一次感覚野（1, 2, 3 野）は，中心後回にあり，視床から体性感覚や味覚の求心性線維を受けている．運動野と同じように身体部位局在がある（図 2-85）．

感覚連合野（5, 7 野）は，一次感覚野からの線維を受けて統合し，感覚入力を知覚へと変換する．頭頂連合野は，後頭葉や側頭葉からの投射も受けて，視覚運動定位（visuomotor orienting）や注意（attention），空間の表象（representation）に関与している．

・後頭葉：後頭葉は，大脳半球の後部に位置し，そこには一次視覚野（17 野）と視覚連合野（18, 19 野）がある．前者は外側膝状体からの線維を受け，後者はその情報を統合することによって，主として視覚情報の処理を行っている．

・側頭葉：側頭葉は，大脳半球の外側にあり，外側溝の下方に位置している．後方は，後頭葉の前縁および頭頂葉の下方に接している．側頭葉の腹内側は，海馬複合体や扁桃を含んでいる．外側溝と接する上側頭葉には，一次聴覚野（41, 42 野）があり，内側膝状体からの線維を受けて，聴覚情報の処理を行っている．皮質外側の領域は，高次視覚機能（対象物の分析），視覚外界についての概念的情報の表象および言語表象に関与している．

・辺縁系（limbic system）：辺縁系は，大脳の内側や底面と脳幹周囲とを境界する複数の構造であり，眼窩前頭領域，海馬複合体，扁桃，脳弓回などの大脳半球の内側面辺縁部，中隔野，視床下部，中脳被蓋などが含まれる（図 2-86）．本能的行動，情動，快・不快の感情，記憶や内臓の働きに関係している．

辺縁系は，Broca によって辺縁脳（limbic lobe, grand lobe limbique）と名づけられたものである．しかし，辺縁系には視床下部や中脳の一部と密接な多シナプス結合があり，相互関係のある一群の構造を指すのに用いられる構成概念であり，あまり用いるべきでないという意見もある（Brodal 1981）．他方，辺縁系は哺乳動物の進化のうえでの生存，人類の結果としての成功に重要な役割を果たしているという主張もある（Eccles 1989）．

(3) 運動性下行路の機能的分類

脳幹から始まる運動性下行路は，解剖学的および機能的に複数グループに区別できる（Lemon 2008）．

**1** 腹内側脳幹経路（図 2-87 右図 A）　中脳間質核から始まる間質核脊髄路，橋-延髄網様体

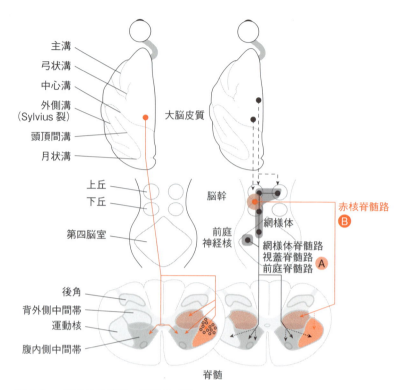

**図 2-87　運動性下行路の機能的分類**
左図，赤線で示された経路は皮質脊髄路．一部はグループＡの線維群と並行し，両側性に終わる．大部分はグループＢの線維と並行で，反対側に終わる．右図，赤で示された経路は赤核脊髄路．黒で示された経路は網様体脊髄路，視蓋脊髄路，前庭脊髄路である．

(Lemon 2008)

から始まる網様体脊髄路，中脳から始まる視蓋脊髄路，そして内側と外側の前庭脊髄路が含まれる．脊髄の腹内側を下行し，多くの軸索が両側の脊髄灰白質中間帯で終わる．中間帯の固有脊髄ニューロンは頸部から腰部に広く分布しており，このグループは頭部・頸部・体幹，および四肢近位筋を両側性に支配する姿勢制御に関連する．

**２　背外側脳幹経路**（図 2-87 右図 B）　赤核の大細胞から始まる赤核脊髄路と橋の腹側外側から始まる橋脊髄路であり，対側の脊髄背外側を下行し，中間帯の背外側に終わる．この部位の固有脊髄ニューロンは片側で局所的に存在し，四肢遠位関節において屈曲が相対的に強く起こる運動に関与する．

**３　皮質脊髄路と皮質核路**（図 2-87 左図）　これらの経路は脳幹システムと並行して作用する．皮質脊髄路は運動関連領野（一次運動野，運動前野，補足運動野，帯状皮質運動野）に始まり，単シナプス性に脊髄運動ニューロンに終わるものと，脊髄固有ニューロンに終わるものがある．巧緻運動の制御に強く関与する．皮質脊髄路のうち，一次運動野から始まるものはおよそ 20～50％程度である（Porter et al. 1993）．運動前野などの運動関連領野を含めると約 60％，40～60％程度は頭頂葉に始まる（Porter et al. 1993）．一次運動野が接続するのは，大部分が手足の遠位を支配する運動ニューロン群である．

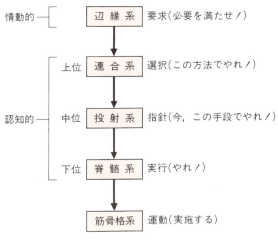

図 2-88　行為と中枢レベル
(Brooks 1986, 一部改変)

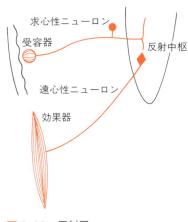

図 2-89　反射弓

# 6　反　射

　意図的な運動行動には，中枢神経系全体が関与する（図2-88）．大脳辺縁系から生体に必要なことが出され（要求：demand），環境内の意味のある情報および過去の経験や学習から，何を行うかを定め（選択：select），その運動の手引きが決められ（指針：guide），中枢神経系から指令が出され（実行：execute），筋・骨格系による動き（運動：move）になる．この複雑な過程は，いくつもの階層別に分析されている．

## 1）反射運動

### （1）反射弓

　脊髄・脳幹レベルの運動制御は，主に反射（reflex）によって行われる．
　反射は，刺激に対して生体がみせる合目的，不随意な応答である．比較的一定の様式を示し，反射中枢（reflex center）で統合されている．
　反射運動の特徴は，
- 応答には，意思を必要としない．意識的努力によって，応答パターンが多少変わることもある，
- 応答パターンは単純で定型的である，
- 応答パターンを引き出す刺激も単純である，
- 十分な刺激があれば，必ず応答が得られる，

である．
　反射運動を成り立たせる構造は，反射の経路である（反射弓：reflex arc，図2-89）．その基本要素は，
- 受容器：感覚刺激を神経信号に変える，
- 求心性ニューロン：神経信号を反射中枢に伝える，
- 反射中枢：末梢からの入力（神経信号）を識別して，出力（神経信号）を形成する，

・遠心性ニューロン：反射中枢からの神経信号を効果器に伝える，
・効果器：神経信号に従って応答を起こす，

である．

最も単純な反射弓では，1個の求心性ニューロンと1個の遠心性ニューロンとが直接シナプス結合を形成している．運動行動の観察では，反射弓は暗箱（black-box）の内部構造に相当する．直接観察できるのは，刺激と応答運動，その時間関係である．この入力-出力関係から，反射中枢の構造や機能を推定する．

### (2) 反射運動の種類

反射は，骨格筋の反応（運動）と自律神経系の反応（心臓，平滑筋，分泌腺などの活動）とに分けられる．

反射運動の区別には，次の基準を用いる．
・加えられた刺激：伸張反射，加速反射など
・刺激受容器：表在反射，深部反射など
・反射弓を構成するシナプスの数：単シナプス反射，多シナプス反射など
・反射弓の関与する脊髄節：脊髄節反射，脊髄節間反射など
・応答運動：屈曲反射，伸展反射など

この他に，反射の機能や役割（侵害受容反射，逃避反射など）による分類基準がある．ひとつの反射は，これら区分の組み合わせで定義される．アキレス腱反射では，ⅰアキレス腱をハンマーで叩き，ⅱ下腿三頭筋の筋紡錘が伸張され，ⅲ求心性ニューロンは直ちに遠心性ニューロンに結合し（単シナプス反射），ⅳ反射中枢は同一脊髄節（第1～2仙髄）にあり，ⅴ下腿三頭筋の収縮（足関節底屈運動）が起こる．

### (3) 中枢神経系と反射統合

生物的な合目的運動は，多くの反射運動の協調的統合の結果であると仮定して，基本要素になる反射を単純反射（simple reflex）という．中枢神経系は，複数の単純反射を統合して，生物的目的を遂行している（Sherrington 1947）．

成人では，反射運動よりも意識的運動の反復で形成された自動的，無意識的運動（習慣：habit）が主になる．刺激-応答法則に従う運動には，先天的な反射および後天的な習慣がある．脊髄から大脳へと運動統合レベルが移行すると，運動は単純から複雑になり，反射から習慣へと変わる．

中枢神経系では，下位中枢は上位中枢から抑制性制御を受けている．動物実験では，種々のレベルで上位中枢を切断除去（除脳標本）した後，動物に刺激を加えて応答を観察し，各レベルで統合されている反射機能を分析する．

人間でも，上位中枢から脊髄反射に促進効果をもたらす操作がある（たとえば，膝蓋腱反射を調べるとき，両手を組ませて側方へ強く引かせると同時に腱を叩く．反射が一過性に亢進する：Jendrassik maneuver：イェンドラシック検査）．ただし，正常成人では，下位レベルで統合されている反射のすべてが誘発できるわけではない．下位レベルの反射運動は，疾病や外傷による上位中枢障害の患者，中枢神経系が未成熟な新生児や乳幼児で観察される．

## 2) 脊髄反射

脊髄反射（spinal reflex）の中枢は，脊髄よりも上位の中枢（supraspinal center）から抑制性

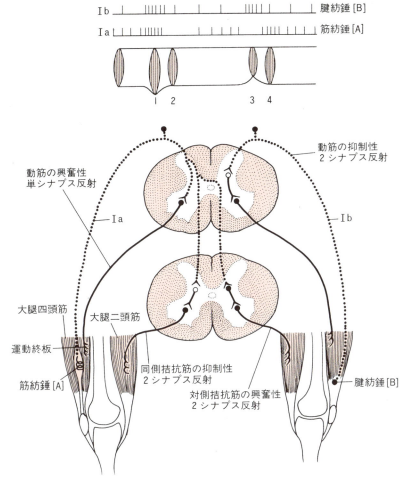

**図 2-90　大腿四頭筋，大腿二頭筋の神経支配と反射路**
Ia 群線維のシナプス結合は左側，Ib 群線維は右側に示してある．●は興奮性，○は抑制性ニューロンを示す．

(Monnier 1970)

制御を受けている．上位中枢を離断すると脊髄中枢の活動は高まり，反射は容易に誘発される．脊髄反射には，重力に抗して身体を支えたり，身体を傷つけるような刺激から逃避したりするための運動パターンが組み込まれている．上位中枢からの運動指令（motor command）は，これらの運動パターンを利用して合目的な運動行動を成り立たせている．

### (1) 伸張反射

　骨格筋を急速に伸ばすと，筋紡錘が興奮する．そこから発する求心性入力は脊髄に伝わり，同じ筋の運動ニューロンに単シナプス性に興奮を伝え，伸張された筋の収縮が起こる．これを伸張反射（stretch reflex，筋伸張反射：myotatic reflex）という．筋が短縮すると筋紡錘への刺激が減り，求心性入力は減少する．ひとつの筋の求心性線維（Ia 群線維）は，その筋と共同筋の運動ニューロンとに興奮性に結合し，拮抗筋には抑制ニューロンを介して結合する（図 2-90）．

　伸張反射は，伸ばされた筋が元の長さに戻るように働く（自己調節機構：servo-mechanism）．その反射弓は筋長を一定に保つための自己調節環（servo-loop）である．

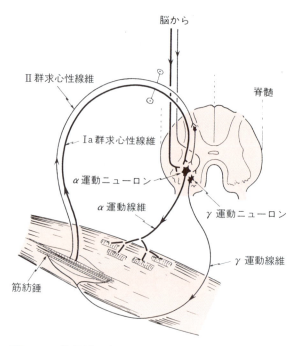

**図 2-91　筋紡錘の遠心性・求心性線維と脊髄**
筋紡錘や脊髄から脳への経路は省略してある.
(Boyd 1980)

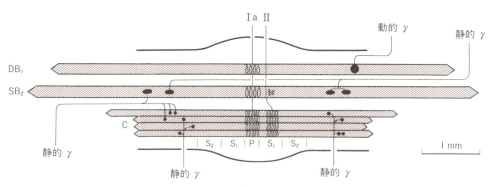

**図 2-92　3種の錘内筋線維**
DB₁：動的核袋線維，SB₂：静的核袋線維，C：核鎖線維
Ia群求心性線維はP領域（1次終末），Ⅱ群求心性線維はS₁領域（2次終末）から出る.
(Boyd 1980)

　筋に至る遠心性神経線維には，太い α 線維と細い γ 線維とがある．前者は筋線維を，後者は筋紡錘内の錘内筋線維を支配している（図2-91）．

　筋紡錘（muscle spindle）は，筋内にある長さが6～8 mmの固有受容器である．形態は紡錘形で，筋の長さを検出する機能をもつ（図2-92）．筋紡錘の中央は，非収縮性で，受容器を含み，両端には収縮性筋線維の錘内筋線維（intrafusal muscle fiber）があり，これで錘外筋線維（extrafusal muscle fiber）に結合する．錘内筋線維は，太い核袋線維（nuclear bag fiber）と細い核鎖線維（nuclear chain fiber）とに分けられる．前者には動的（dynamic）と静的（static）とがある．動的核袋線維の興奮は，動的 γ 線維の活動で起こり，運動中に1次終末の長さ変化への感度

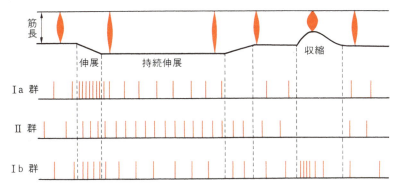

**図 2-93　筋の状態と各求心性線維群の発射パターン**
γ運動ニューロンへの影響はない状態.

を高めるが，2次終末への影響はあまりない．静的核袋線維は，静的γ線維の支配を受け，一定長にある筋の1次終末，Ia群の発射間隔を制御する．Ⅱ群線維の発射頻度にも影響する．核鎖線維も静的γ線維の支配を受け，主に2次終末の感度を調節する．

臨床診療で，腱を叩いて急速な筋単収縮を起こす方法（腱反射：tendon reflex）は，19世紀後半から利用されている．この種の反射には，次の特徴がある．下腿三頭筋反射（アキレス腱反射）では，刺激を強くすると応答運動は大きくなるが，一定値に達するとそれ以上は変化しない．被験者の生理的あるいは心理的状態によって，応答の大きさは変化する．姿勢も影響する．静かな呼吸では，応答にあまり変化はない．深い吸気時には，応答は大きくなる．

筋から脊髄に至る求心性神経線維は，Ⅰ，Ⅱ，Ⅲ群に分けられる．

筋には感覚受容器として筋紡錘（muscle spindle）とゴルジ腱器官（腱受容器，ゴルジ終末：tendon organ of Golgi）とがあり，前者は筋の状態（筋の長さ）を脊髄に伝える．筋紡錘らせん型終末（annulospiral ending，1次終末：primary ending）からの線維はIa群，散型終末（flower spray ending，2次終末：secondary ending）からの線維はⅡ群である．ゴルジ腱器官からの線維はIb群である．ゴルジ腱器官は，長さ約1 mm，直径 0.2 mmの紡錘形で，筋線維の終末近くの腱にあり，腱に加わる張力によって圧縮され，活性化される．Ib線維の発射間隔は，腱に加わる張力に比例する．Ⅲ群は，筋圧受容器からの線維であり，痛覚に関係する．Ia，Ⅱ群線維からの入力によって，その筋のα運動ニューロンは興奮し，Ib群線維からの入力によって抑制される．ゴルジ腱器官の閾値は，筋紡錘の閾値よりも高い．そのため，筋は伸展されると伸張反射が起こるが，極度に伸ばされると，ゴルジ腱器官の興奮によって，筋活動は抑制され，筋は弛緩する．筋の伸展あるいは筋収縮の状態によって，これらの神経線維群は異なった発射を行っている（図2-93）．このうち腱反射に主に関係するのは，Ia群である（表2-16）．

α運動ニューロンは，末梢からの求心性入力および上位中枢からの入力を受けている．上位中枢からの入力の一部は，γ運動ニューロン-筋紡錘-求心性神経の回路を介して，α運動ニューロンに作用する．この回路をガンマ環（γ-loop）という．筋紡錘は，γ運動ニューロンの活動によって，感受性（sensitivity）が制御されている（ガンマ・バイアス：γ-bias）．筋長が一定のとき，γ運動ニューロンが興奮すると，錘内筋線維は収縮して，Ia群からα運動ニューロンへの入力が増加する．α運動ニューロンも興奮して筋収縮が起こり，筋紡錘の緊張は緩み，Ia群からの入力は減少する．筋長は，短くなった位置にとどまる．随意運動では，筋短縮によって筋紡錘

表 2-16　求心線維の種類と反射

| 神経線維 | 受容器 | 適当刺激 | シナプス接続 | 反射活動 | 機能 |
|---|---|---|---|---|---|
| Ia 群（Aα）太さ 12〜20 μm | 筋紡錘の 1 次終末 | 筋の伸展 | 単シナプス 多シナプス | ①自己筋および共同筋の興奮 ②拮抗筋の抑制 | 伸張反射による筋の長さ調節 |
| Ib 群（Aα）太さ 12〜20 μm | 腱紡錘 | 筋収縮による張力発生 | 多シナプス | ①自己筋・共同筋の抑制 ②拮抗筋の興奮 | 自己抑制および筋張力の調節 |
| II 群（A$_{\beta, \gamma}$）太さ 5〜12 μm | 筋紡錘の 2 次終末 | 筋の伸展 | 多シナプス 単シナプス | 伸筋の抑制と屈筋の興奮 | 伸張反射および筋伸張により生じる屈曲反射 |
| | 有毛皮膚部の触覚受容器，剛毛 | 皮膚の変形 | 多シナプス | ①屈筋の興奮と伸筋の抑制 ②伸筋の興奮と屈筋の抑制 | 屈曲反射，踏み直り反応（反射），交差性伸展反射 |
| | 無毛皮膚部の触覚受容器（クラウゼまたはマイスナー小体） | | | | 伸筋突伸 前肢後肢反射 |
| III 群（Aδ）太さ 2〜5 μm | 筋肉の痛み受容器 皮膚の痛み，温度受容器 | 侵害刺激 | 多シナプス | 同上 | 屈曲反射 交差性伸展反射 |
| | 有毛皮膚部のわた毛 | 毛の動き | 多シナプス | 屈筋の興奮と伸筋の抑制の交互発生 | ひっかき反射 |
| IV 群（C）太さ 0.5〜1 μm | 筋・関節および皮膚の痛み受容器 | 侵害刺激 | 多シナプス | ①屈筋の興奮と伸筋の抑制 ②対側伸筋の興奮と屈筋の抑制 | 屈曲反射 交差性伸展反射 |

（青木　1986，一部改変）

が弛緩しないように，上位中枢からの運動指令がα運動ニューロンおよびγ運動ニューロンを同時に興奮させている（アルファ-ガンマ連関：alpha-gamma linkage）．

### （2）屈筋反射

　四肢の皮膚に疼痛刺激を加えると，四肢の屈筋が収縮して，刺激から遠ざかるように，四肢を引っ込める．これを屈筋反射（flexor reflex）という．刺激が強いと肢全体の屈筋が活動し，屈曲共同運動となる（反射の拡延：irradiation）．肢の動きから屈曲反射（flexion reflex），運動の目的から逃避反射（withdrawal reflex），刺激の性質から侵害受容反射（nociceptive reflex）ともいう．求心性ニューロンには，皮膚の神経線維，筋紡錘のII群線維，筋膜のIII群線維，関節内からのものがあり，これらを屈筋反射求心線維（flexor reflex afferent，FRA）という．この反射弓は，3〜4個のニューロンを介している．屈筋には興奮性，伸筋には抑制性に結合する（相反神経支配，図 2-94）．体節間にわたるニューロン回路，刺激除去後も後発射を起こす回路も組み込まれている．

　腹部の皮膚に機械的刺激を加えると，皮膚直下の筋が収縮する（腹壁反射：abdominal reflex）．この場合にも，刺激部位の上下体節を含んで応答が起こる．この反射は，防御機構の一種であり，刺激部位を保護するように，刺激から離れるような運動を起こす．腹部の前面が刺激されると，腹直筋が収縮し，背筋は弛緩する．左脇腹が刺激されれば，左腹筋が収縮し，右腹筋は弛緩する．左右同時に刺激されると，左右の筋活動は相互に抑制される．

　下肢の侵害受容反射では，伸筋を覆っている皮膚を刺激すると，局所伸展反射も起こる（図

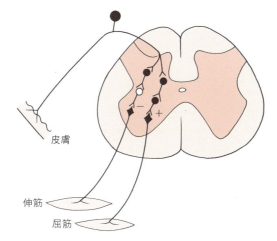

**図 2-94　屈筋反射のニューロン結合**
●印は興奮性ニューロン，○印は抑制性ニューロン．

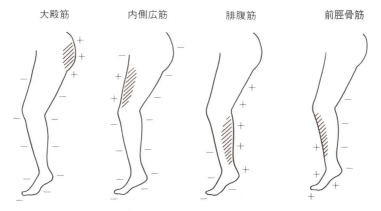

**図 2-95　下肢の侵害受容皮膚反射の刺激部位（斜線部）と応答筋活動**
該当する筋の興奮（＋），抑制（－）を起こす部位．
(Hagbarth 1960，一部改変)

2-95)．この種の反射運動によって，人間は無意識に皮膚を傷つける刺激から身体部位を遠ざけている．

### (3) 交差性反射

交差性反射（crossed reflex）には，交差性伸展反射（crossed extension reflex）と交差性屈曲反射（crossed flexion reflex）とがある．

足底への刺激で下肢に屈筋反射が起こってから 0.2～0.5 s すると，対側肢に伸展が起こる（交差性伸展反射）．この反射は潜時が長い．感覚ニューロンから対側運動ニューロンまでの回路に，多数の介在ニューロンがあるためである．介在ニューロンで構成される反響回路もあり，後発射は持続する．両側肢の運動パターンが逆転するのは，求心性ニューロン側枝の結合が反対になっているためで，これを二重相反神経支配（double reciprocal innervation）という．交差性伸展反射は，片側肢で体重を支持して，刺激から身体を遠ざけるのに役立っている．

肢を伸展位にして対側肢に刺激を加えると，肢は屈曲する（交差性屈曲反射）．刺激に依存して，一定の逃避最終位置を決める機構が脊髄にあり，肢位の決定には肢の固有感覚が関係する．

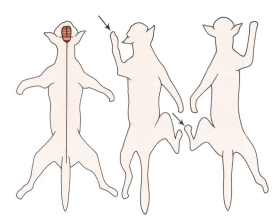

**図2-96　除脳ネコの前肢後肢反射**
左は除脳固縮の肢位．中央は左前肢刺激による肢位で，左前肢・右後肢の屈曲，右前肢・左後肢の伸展が起こる．右は左後肢刺激による肢位．
(Sherrington 1947)

求心性インパルスが脊髄反射路の切り替えをする．

### (4) 脊髄節間反射

脊髄節間反射（intersegmental reflex）は，長脊髄反射（long spinal reflex）とも呼ばれ，頸髄と腰髄の膨大部において左右連合線維を介して，両側上下肢に複雑な応答を起こす反射である．

脊髄動物の片側の肩甲部や背部に刺激を加えると，同側の後肢でその部位を引っかくような律動的運動が起こる（引っかき反射：scratch reflex）．この運動は，後肢の感覚神経を切断しても残る．刺激された体節部位からの入力が後肢の体節部位の運動ニューロンに伝達され，応答運動が起こっている．

長脊髄節間反射には，前肢から後肢への下行性反射および後肢から前肢への上行性反射がある．左前肢を刺激すると，左前肢の屈曲と右前肢の伸展，左後肢の伸展と右後肢の屈曲が起こる（前肢後肢反射：hand-foot reflex，図2-96）．この反射には，頸髄と腰仙髄を両方向に結ぶ脊髄固有経路が関与している．この反射における運動パターンは，四足歩行に関係する運動パターンである．

### (5) 反射の中枢制御

脊髄の抑制機構によって，反射の求心性入力の拡延が防止され，反射応答は身体の一部に限定される．刺激が強くなると，次第に反射の拡延が起こり，応答は同一体節内の両側に，あるいは同側性に複数の体節に現れる．この種の応答に集合反射（mass reflex）がある．これが胎児や新生児で起こるのは，シナプス抑制の機構が未熟なためである．

脊髄に入った求心性入力は，脳幹や視床で統合される．そこからの側枝は，網様体や小脳に連結している．この系は伸張反射や姿勢制御に関係する．脊髄後根や後索の切断によって，伸張反射の消失，筋緊張の低下，運動失調なども起こる．

網様体には興奮性と抑制性の機能があるが，大部分は興奮性である（図2-97）．網様体脊髄路は，運動ニューロンに結合して，抗重力筋の緊張維持，姿勢や歩行に重要な働きをする．延髄網様体の促通領域（興奮性領域）は，内因的に興奮性が高く，通常は基底核や大脳皮質から抑制性制御を受けている．これらの抑制が除去されると，筋緊張亢進が起こる（除脳硬直，除脳固縮：

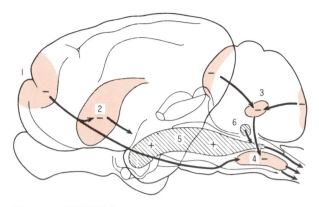

**図 2-97　脳幹網様体**
ネコの脳幹網様体の興奮性の領域(5)と抑制性の領域(4). 大脳皮質(1), 基底核(2), 小脳(3)から抑制性制御を, 室頂核(6)から興奮性制御を受けている.

(Magoun 1958)

decerebrate rigidity).

　前庭脊髄路は, 延髄の前庭神経外側核（Deiters核）から同側の脊髄を下行して, 伸筋の運動ニューロンおよび屈筋のIa抑制ニューロンに興奮性結合をしている. 卵形嚢と球形嚢からの入力を伝え, 伸筋の緊張を高めている. 緊張性迷路反射にも関係する. 内側縦束は, 中脳から頸髄に分布し, その神経線維は主に前庭核に由来している. 三半規管から入力を受けて, 眼と頭部の協調運動, 加速的な頭部の動きに対する平衡速動反射に関係する.

　赤核脊髄路の刺激によって, 多シナプス反射は促通される.

　脊髄反射は, 間接的に小脳の制御を受けている. 小脳皮質は, 固有受容器から入力を受けて, 遠心性出力を小脳核を経て脳幹に送っている.

- 小脳正中帯は, 虫部, 室頂核を含み, 前庭核から求心性入力を受けて, 網様体と前庭核に遠心性出力を送っている. この系は同側性に伸筋の伸張反射を抑制する.
- 傍正中核は, 傍正中小葉, 球状核, 栓状核を含み, 赤核と結合する. この系は同側四肢の屈筋緊張を高める.
- 半球部は, 歯状核を含み, 脳幹を経由して大脳半球からの求心性入力を受け, 遠心性出力を, 赤核, 視床外側腹側核, 大脳皮質へ送っている. この系は同側伸筋緊張を高める. 小脳は, 全体として脊髄や脳幹の反射を制御し, 小脳障害によって筋緊張の低下が起こる.

# 7 感覚器の構造と機能

　人間の多くの行動は, 身体の内部および外部の環境からの刺激によって誘発される.
　刺激は, 種々の感覚受容器（sensory receptor）を通じて経験される. 感覚（sensation）は, 感覚受容器に加えられた刺激で起こる求心性伝達（afferent transmission）であり, その単位を感覚印象（sensory impression：感覚器を通して心に生じさせた効果）という. 青（色彩）, 甘い（味感）などが感覚印象であり, 複数の感覚印象が結合して感覚となる. 過去の経験を参照して, 感覚に意味づけする精神現象を知覚（perception）という.
　感覚刺激は, 中枢神経系全体の反応を誘発する. 足底に針を刺すと下肢の屈曲運動が起こる.

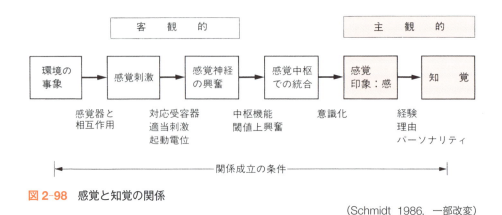

**図 2-98** 感覚と知覚の関係

(Schmidt 1986, 一部改変)

これは反射であり，刺激受容器と効果器との間には，固定した神経回路がある．反応が目的指向の運動の場合，それを行動（behavior）という．行動を解釈するには，感覚ではなく，知覚が重要である（図 2-98）．行動の多くは，学習によって形成された中枢神経系のニューロン間の機能的結合に由来する．

感覚の分類は，多様であり，統一されていない．体性感覚（somatic sensation：皮膚感覚，深部感覚），内臓感覚（visceral sensation：内臓痛覚，臓器感覚），特殊感覚（special sensation：味覚，嗅覚，平衡感覚，聴覚，視覚）の分類が，よく利用される．これを受容器の機能から，

- 外受容器（exteroceptor）：皮膚受容器，遠隔受容器，味覚，嗅覚の化学受容器など，外界の刺激を感受する受容器，
- 固有受容器（proprioceptor）：筋，腱，迷路などにあって，身体自体の位置や動きによって刺激される体性受容器，
- 内受容器（interoceptor）：固有受容器，内臓受容器，体内化学受容器など，内部環境の刺激を感受する受容器，
- 遠隔受容器（teleceptor）：遠隔の物体からの刺激に感ずる受容器，

に分けることもある（日本生理学会 1972）．感覚受容器の適当刺激（adequate stimulus：特定の受容器が特定の刺激に反応して特異的興奮を生じるときの刺激．例：光は視覚受容体を刺激する）からは，5 つに区分される（表 2-17）．

## 1）感覚の性質

ひとつの感覚受容器は，ある様式（感覚種：sensory modality）*の刺激だけに反応して興奮する．これを適当刺激（adequate stimulus）という．たとえば，眼の視覚受容器は，光（ある波長の電磁エネルギー）にだけ反応する．

感覚受容器の興奮は，求心性神経線維の発射に変換される．求心性の入力は，すべての感覚に共通するが，到達する大脳皮質の領域は異なっている．そのため，それぞれが特殊な感覚，知覚を生じさせる．この現象を特異的神経エネルギー（specific nerve energy）あるいはミュラーの原則（Müller's doctrine）という．

---

\* 感覚器を刺激するエネルギーにはさまざまな様式がある．そのある感覚をもたらす刺激，あるいは，ある感覚から他の感覚へ感じ方が変化することのない感覚内容の相違を感覚種（sensory modality）という．同じ感覚器による感覚の違いは，質（quality：明暗や色の違いなど）が異なるという．

表2-17 適当刺激に基づく感覚受容器の分類

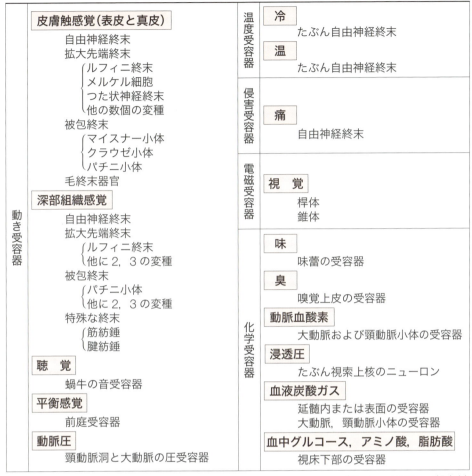

(Guyton 1974，一部改変)

刺激によって生じる神経線維の発射は，3型に分けられる（図2-99）．
- 刺激が始まると発射が起こり，刺激が終わると発射も止まる（開始型線維：on fiber）．
- 刺激によって発射が抑制され，刺激がなくなると発射が生じる（終了型線維：off fiber）．
- 刺激が加わり始めたとき，終了したときに発射する（開始終了型線維：on-off fiber）．

多くの場合，発射の頻度は，刺激の強さの対数に比例している．

感覚受容器が連続して刺激されると，求心性神経線維の発射頻度は低下する（順応：adaptation）．この現象は，受容器（図2-100）および終末神経線維（図2-101）の双方で起こる．

感覚刺激の強さ（$I$）を変化させて，$I+\Delta I$ にする．$I$ と $I+\Delta I$ が等しくないと感じる最小の $\Delta I$ を弁別閾（discrimination threshold, just noticeable difference, JND）という．

$$\Delta I/I = k\Delta E = 一定 \quad E：感覚の差（Weberの法則）$$

$$E = k \log I + C \quad k, C：定数（Fechnerの法則）$$

感覚の強さが刺激の強さの対数に比例することをFechnerの精神物理法則あるいはウェバー・フェヒナーの法則（Weber-Fechner law）という．この法則は，皮膚感覚，視覚，聴覚などに適用される．この他にベキ関数の法則として，

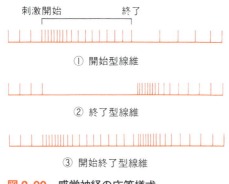

図2-99 感覚神経の応答様式

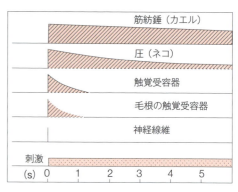

図2-100 持続刺激に対する受容器の順応
縦軸は発射の頻度．

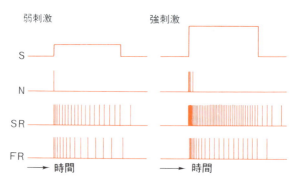

図2-101 感覚神経の順応様式
S：刺激，N：神経線維を直接刺激したとき，SR：順応の遅い受容器を刺激したとき，FR：順応の早い受容器を刺激したとき．

$$E = K(I - I_0)^n$$

$E$：感覚の強さ，$I$：刺激の強さ，$K$：定数，$I_0$：閾刺激の強さ

がある．

## 2）感覚の分類

　Sherringtonは，感覚（sense）を生理学的に受容領域の局在から分類した（**表2-18**）．
　臨床的には全身性感覚（general sensibility，体性感覚：somatesthesia, somesthesia, somatic-sensation）と特殊感覚（special sensation）とに分ける（**表2-19**）．前者は，表在感覚（superficial sensibility）と深部感覚（deep sensibility）に分けられる．後者は，脳神経支配の感覚器に由来する，視覚，聴覚，味覚，嗅覚，平衡感覚である．表在感覚は，皮膚の外受容器（exteroceptor），粘膜の内受容器（interoceptor）からの感覚である．深部感覚は，関節，骨膜，筋や腱などにある受容器から起こる．
　皮膚の外受容器は，直接身体にふれる刺激を感ずる．身体から離れた刺激を感ずるのは，特殊な感覚器（遠隔受容器：telereceptor，遠隔受容体：distance receptor）である．広く環境の変化を検出する感覚器であり，これには鼻，耳，眼が属する．

表 2-18 感覚の分類

| 受容器 | 感　覚 | 機　能 |
|---|---|---|
| 外受容器 | 外界の感覚 | 知覚 |
| 内受容器 | 内臓の漠然とした感覚 | 心持ち，情緒（？） |
| 固有受容器 | 位置や運動の感覚 | 運動感 |

(Sherrington 1947)

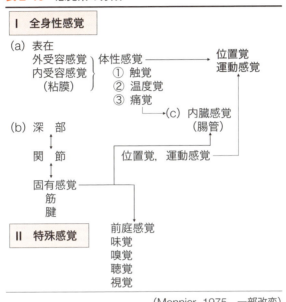

表 2-19 感覚系の分類

(Monnier 1975, 一部改変)

　種々の感覚のうち，運動に直接関係するのは，体性感覚と平衡感覚である．それらと関連して視覚も重要である．筋紡錘とゴルジ腱器官は，自動的な運動制御，運動学習にも重要である．

## 3）体性感覚

体性感覚受容器は，機能的に3種に区分される．
- 動き受容器（機械的受容器，力学的受容器：mechanoreceptor）：身体の組織の機械的変位，圧変化に反応する．
- 侵害受容器（nociceptor）：侵害刺激，痛覚の受容器であり，組織を傷害するような，すべての刺激に反応する．
- 温度受容器（thermoreceptor）：熱と寒冷に反応する．

動き受容器による感覚には，触覚（touch sensation），圧覚（pressure sensation），振動覚（vibratory sensation）および運動覚（kinesthesia）が含まれる．運動覚は，運動感覚とも呼ばれ，深部感覚と一部の皮膚感覚とに基づく複合的な感覚であり，身体各部の位置関係，それらの運動，加えられた抵抗，重量などを感ずる．侵害受容器と温度受容器からの感覚は，一部の反射運動（侵害反射など）を除いて，あまり運動に関係しない．

### （1）皮膚受容器とその機能

皮膚は，手掌や足底などの無毛部とその他の有毛部とに分けられる．両者の受容器の種類，分

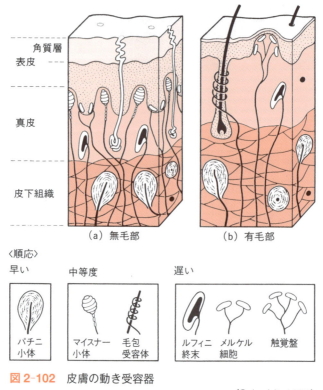

図 2-102　皮膚の動き受容器

(Schmidt 1986)

布は異なっている（図 2-102）．

　パチニ小体（Pacinian corpuscle）は，皮下組織にあり，順応が早く，高頻度の振動に対する感覚受容器である．刺激閾値が低く，マイスナー小体とともに触覚をつかさどる．マイスナー小体（Meissner's corpuscle）は，真皮乳頭にあり，皮膚変位を検出する．順応は比較的早い．毛包受容体（hair-follicle receptor）も比較的順応の早い受容器で，毛の傾きに反応する．ルフィニ終末（Ruffini ending）は，真皮下層にあり，順応は遅く，持続的な皮膚変位に反応する．メルケル細胞（Merkel's cell）は無毛部の表皮にあり，順応は遅く，持続的な皮膚変位，圧刺激を検出する．触覚盤（tactile disk）は有毛部皮膚にあり，メルケル細胞と同じ働きをする．この他に自由神経終末（free nerve ending）があり，触覚，温覚，痛覚などをつかさどる．

　皮膚には，触刺激，温度刺激などを鋭敏に感じる部位がある．これを感覚点（sensory spot）という．その分布は，身体部位で一様ではない．2点識別能（two point discrimination）にかかわる感覚受容器の分布は，手指先3〜8 mm，手背2〜3 cm，大腿や腕6〜7 cmである．触覚には皮膚受容器が対応し，圧覚には順応の遅い皮膚受容器と深部受容器とが関与する．触刺激の閾値は皮膚部位で異なり，指先や顔面は低く，腕や脚は高い．

　数10〜数100 Hzの振動はパチニ小体が，数10 Hz以下の粗振動はマイスナー小体が受容器となる．振動覚は，皮膚，皮下，深部組織にある受容器で感受される．骨部の感受性は高い．

### （2）固有受容器とその機能

　Sherrington（1907）による固有受容器（proprioceptor）には，皮膚受容器が除外されているが，皮膚受容器からの入力も関節運動や肢位の感覚に関係している．固有受容（proprioception）

は，深部感覚（deep sensation）とほぼ同義とされ，感覚としての働きは運動感覚（運動感：kinesthesia, sensation of movement）である．運動感とは，深部感覚に基づいた体肢の位置，運動，体肢に加えられた抵抗，重量などを感ずる感覚である（日本生理学会 1972）．

- 位置の感覚（sense of position）：自己の身体各部位の相互関係を知る感覚である．位置感覚（position sense）ともいう．
- 動きの感覚（sense of movement）：視覚による制御を除いて，関節角度を変化させたときの運動方向および速さを知る感覚である．
- 力の感覚（sense of force，抵抗感覚：resistance sense）：抵抗に抗して運動や肢位保持をするときの筋力を知る感覚である．なお主観的な努力感（sense of effort）や重さの感覚（sense of heaviness）も力の感覚として扱われる（Gandevia 1996）．

運動感覚に関係する受容器は，筋紡錘や腱器官，皮膚受容器，関節受容器である．関節受容器として，関節包にはルフィニ終末，靱帯にはゴルジ腱器官とパチニ小体があり，自由神経終末もある．位置感覚に関与する受容器として，かつて関節受容器が取り上げられたが，現在は否定的である．

人間を対象とした種々の実験結果から，関節の角度（位置）と動きを検出する特殊化した関節受容器は確かに存在する．その多くのものは，活動が関節の伸展あるいは屈曲の極端な肢位で増加するため，関節角度（肢位）の符号化はできない．また，その活動は筋収縮によって影響されることから，関節中間位の符号化はいっそう困難であり，むしろ筋収縮力を符号化しているとされる．一方，指関節の麻酔後にも，指の位置感覚は残る，腱を直接引っ張ると関節の動きを感じる，人工関節の術後でも，位置感覚は残っている，尺骨神経内の筋紡錘神経の電気刺激で指の動きを感じるなどから，運動感覚には筋受容器の関与が重視されている（岩村 2001）．関節上の皮膚の動き受容器，特にパチニ小体とルフィニ終末も運動感覚に関与している．

筋紡錘，腱や関節，皮膚の受容器は，力や重さの感覚に関係するが，これは運動指令のエフェレンス写（遠心コピー：efference copy）と筋や関節，皮膚からの入力とが中枢神経系の内部で照合されて成り立つ感覚である．

身体の位置や運動の知覚は，種々の感覚の統合によって行われる（図 2-103）．統合の過程は，皮質下でも起こる．この過程には，運動指令のエフェレンス写も利用される．エフェレンス写は，運動指令と同じ内容のメモが中枢に一時的に残されたものである．

静止姿勢を保持するときにも，中枢神経系は固有感覚情報を蓄えている．そのため，持続的な固有感覚入力を必要としない．

エフェレンス写および固有感覚情報が身体図式（body schema，body image：頭頂葉皮質に組み込まれたすべての身体感覚の投射）を形成するのに重視されている．それに平衡感覚が加わることで，空間での身体位置の知覚が成立する．

### （3）体性感覚の伝導路

体性感覚の1次求心性線維は，一部の脳神経（Ⅴ・Ⅶ・Ⅸ・Ⅹ）および脊髄後根を経て，中枢神経系に入る．脊髄に入るとき，求心性線維は内側と外側とに分かれる（図 2-104）．脊髄における伝導路は，感覚の種類によって区別される（表 2-20）．痛覚や温度覚の1次ニューロンは，脊髄後角で2次ニューロンに変わり，対側の脊髄視床路を上行する．触覚，圧覚などの1次ニューロンは，同側の脊髄後索を上行し，薄束核や楔状束核で2次ニューロンに連なり，対側の内側毛帯となる．

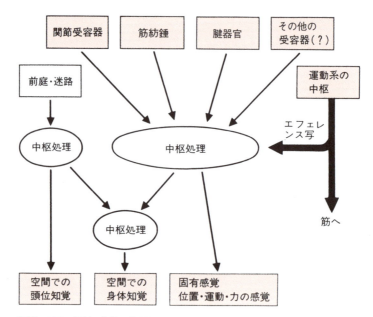

**図2-103　固有感覚の起源**
中枢神経系で固有受容器からの求心性入力と運動のエフェレンス写は統合され，位置や運動，力の知覚になる．前庭迷路系と固有感覚系の入力によって空間での身体位置の知覚を形成する．

(Schmidt 1986)

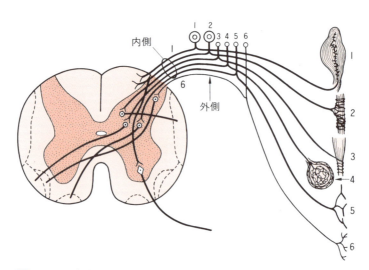

**図2-104　脊髄断面と主な後根求心線維**
1　パチニ小体，2　筋紡錘，3　腱器官，4　マイスナー小体，
5　メルケル細胞，6　自由神経終末．
1～5は有髄神経線維，6は無髄神経線維．

(Monnier 1975，一部改変)

内側毛帯のニューロンは視床の腹側基底核群（ventrobasal nuclear complex：後外側腹側核と後内側腹側核）に終わり，脊髄視床路は後核群（posterior nuclear complex：視床枕と膝上核など）に終わる．その後，視床から大脳皮質（体性感覚野）へ投射する（図2-105）．

体性感覚野では，皮質と体表との間に点対点の対応がある．これを体部位局在再現（somatoto-

表 2-20 感覚の種類と伝導系

**後索系**
1. 触 感 覚——刺激の高度な局在とその強さの微妙な変化の伝達を要求するもの.
2. 相動的感覚——振動感覚など.
3. 運 動 感 覚
4. 圧 感 覚——圧の強さの微妙な変化を判定することに関係するもの.

**脊髄視床系**
1. 痛 覚
2. 温 度 覚——温暖感覚と寒冷感覚の両方を含む.
3. 粗な触感覚——身体表面における局在のあまりはっきりしないもの,検出にやや強い刺激を必要とするもの.
4. 圧 感 覚——後索系で伝達されるものよりいくぶん粗な性質をもったもの.
5. くすぐったい感じ,かゆみ感
6. 性 的 感 覚

(Guyton 1974)

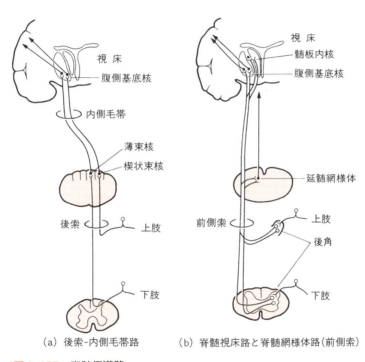

(a) 後索-内側毛帯路　　(b) 脊髄視床路と脊髄網様体路(前側索)

図 2-105 脊髄伝導路

(岩村 1986)

pic representation)という.皮質における体部位の局在再現は,顔面や手足が広く,体幹は狭い.
　体性感覚野の機能障害によって,2点識別能,刺激の定位や重さ,粗さ,形の識別能が低下する.随意運動の遂行に必要な感覚情報が体性感覚野から運動野へ伝達されないと,手指の微細運動が障害される.

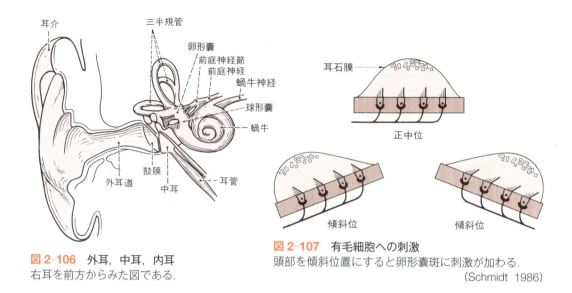

図 2-106　外耳，中耳，内耳
右耳を前方からみた図である．

図 2-107　有毛細胞への刺激
頭部を傾斜位置にすると卵形嚢斑に刺激が加わる．
(Schmidt 1986)

### 4）平衡感覚

　身体のバランスを保ち，身体運動を行うことの基礎となる感覚を平衡感覚（sense of equilibrium）という．前庭器から中枢への入力は，大脳皮質に投射されることはなく，姿勢や運動の反射的制御に直接利用されている．意識されるような前庭感覚はないため，単に前庭機能（vestibular function）と呼ぶこともある．安定した直立位を保持しているときの感覚を静的平衡感覚（static sense of balance），つまずいたときなど，突然に身体が動いたときに平衡を保持するための感覚を動的平衡感覚（dynamic sense of balance）という．

　両側の側頭骨にある内耳は，迷路（labyrinth）とも呼ばれ，蝸牛（cochlea）と前庭器（vestibular organ）から成り立ち，前者は聴覚，後者が平衡感に関与している（図2-106）．前庭器は，卵形嚢（utricle），球形嚢（saccule）および3つ（前・後・外側）の半規管（semicircular duct）で構成されている．

#### （1）卵形嚢，球形嚢とその機能

　卵形嚢や球形嚢には，身体の体位の認知にかかわる知覚部としての平衡斑（maculae）がある．基本的立位では，卵形嚢斑は，卵形嚢の底部に水平に位置して，大きさは前後が約2.9 mm，左右が1.9 mmである．球形嚢斑は，球形嚢内側面（管腔側）にあり，垂直方向に弓状に位置し，前後方向は約3.1 mm，幅は約1.0 mmである．平衡斑には，受容器細胞として，有毛細胞（hair cell）を有する感覚上皮がある．その表面には，炭酸カルシウムの小結晶様物質である平衡石（statolith）を含む膠質層がある（耳石膜：otolith membrane）．耳石膜は，周囲のリンパ液よりも比重が大きく，重力方向の変化につれて移動し，有毛細胞を刺激する（図2-107）．それによって，重力方向に対する頭部の相対的な傾きを検出している（静的平衡感覚：static sense of balance）．重力加速度は，常に一定であり，同一方向に加わることから，平衡斑は直線運動の加速度を感知し，半規管は角運動の加速度を感知することもできる（Patton et al. 1989）．

#### （2）半規管とその機能

　半規管は，前（上）・後・外側（水平）半規管からなり，相互に直角となる位置にある（図2-108）．卵形嚢に連なる近くに膨大部（ampulla）があり，その内部に有毛細胞が並んだ膨大部

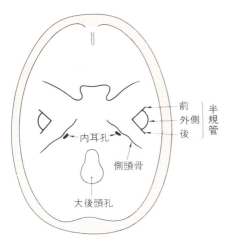

**図 2-108 頭蓋内での三半規管の位置**
頭蓋底を上からみた模式図．
(Schmidt 1986)

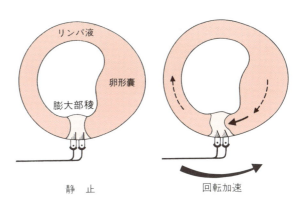

**図 2-109 半規管の模式図**
右は回転運動の角加速度が加わったときの変化．
(Schmidt 1986)

稜（ampullary crest）がある．静止状態から頭部の回転運動が起こると，膨大部稜は動くが，管内のリンパ液は慣性でとどまり，有毛細胞を刺激する（図 2-109）．半規管は，回転加速度を検出するが，等速回転運動には反応しない．半規管の刺激に有効な回転加速度は，$0.5〜1 \text{ deg/s}^2$ である．

### (3) 前庭神経核の出力系

前庭器からの情報は，延髄にある 4 個の前庭核に伝えられる．複雑な姿勢や運動の制御を行えるように，前庭神経核からは，種々の出力がある．

- 前庭脊髄路を介して，伸筋の運動ニューロンを興奮させる．
- 直接，頸髄の運動ニューロンへ連なる．
- 内側縦束を経て，外転神経核，滑車神経核，動眼神経核に連絡し，眼球運動を調節する．
- 小脳の室頂核，片葉小節葉と相互に結合する．
- 両側の前庭核間を結合する．
- 網様体へ情報を送る．
- 視床を経由して，中心後回へ情報を送る（ただし，平衡状態を意識的に知覚する皮質は，側頭葉上部にある聴覚の一次皮質野と関係している）．
- 視床下部へ情報を送り，めまい，嘔気，発汗などの動揺病（motion sickness）の症状を起こす．

これらの出力系は，自動的に，反射的な姿勢調節を行い，バランス保持に役立っている．

## 5）視　覚

視覚系の基礎となるのは，眼球とその光学系であり，感光器として働くのが網膜（retina）である（図 2-110）．網膜上に結ばれた外界の像を，網膜像（retinal image）という．

網膜で発生したインパルスは，視索，外側膝状体，視放線を経て，後頭葉の視覚中枢（17 野）に至る（図 2-111）．その他に，視覚線維は，

- 外側膝状体から，外側視床，腹側視床，上丘，視蓋前核などへ，

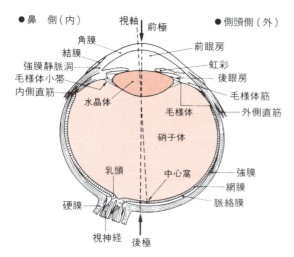

図 2-110　眼球の水平断面図

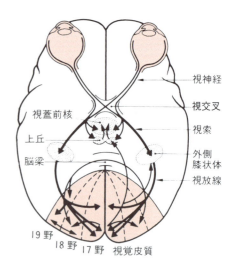

図 2-111　視覚の伝導路
右には視覚に関係する皮質と皮質下の遠心性結合も示す．左右の視覚中枢は脳梁を経由する線維で結ばれている．
(Schmidt 1986)

・視索から上丘へ，
・視索から脳幹視蓋前核へ，

連絡している．

　運動との関連では，中心視覚（central vision）と周辺視覚（peripheral vision）の区分が重要である．前者は，眼前の狭い空間の物を知覚し，その詳細を知り，微細運動の制御を行うのに役立つ．後者は，身体周囲の空間にある物の位置や運動の情報を伝える．

　外側膝状体から視覚中枢へ至る系は，主に中心視覚に関係する．視索から上丘や中脳へ直接至る系は，周辺視覚に関与して，視標追跡運動（visually guided tracking movement）の制御の主要な経路となる．

　運動の計画（planning）用の視覚情報と制御（control）用の視覚情報とは，機能的に異なる視覚系を利用している．

### （1）眼球運動

眼球（eyeball）は，3対の外眼筋によって運動の調節が行われている．

・内側・外側直筋：それぞれ眼球を内側，外側へ動かす．
・上・下直筋：眼球を上・下方向に動かす．
・上下・斜筋：眼球を回転させる．

　眼球運動の中枢は，中脳にある．これに皮質や前庭核からの入力が加わり，種々の眼球運動を可能にしている．

**1**　がたつき運動（saccadic movement，衝動性眼球運動：saccadic eye movement）：視標の位置が急に変化すると，視線をそちらへ向けるように，速い運動（衝動性運動：saccade）が起こる．

**2**　追跡運動（pursuit movement，滑動性追跡運動：smooth pursuit eye movement）：ゆっくり動くものに視線を合わせたときの眼球運動である．

**3** 迷路性運動（labyrinthine movement，前庭性眼球運動：vestibular eye movement）：前庭動眼反射によって，頭部が動いても，視軸方向は動揺しないような代償性運動が起こる．

**4** 視運動性眼球運動（optokinetic eye movement）：眼前で縦縞模様を描いた紙を一定の速さで側方へ動かすと，眼振（nystagmus：眼球の律動的な反復する不随意往復運動）が起こる．これを視運動性眼振といい，網膜上の像の動きを減少させる働きがある．

**5** 融合運動（fusion movement）：外界の対象がひとつに融合するように，両眼球は共同運動を行う．近くを見るときは，視軸の収束（輻輳：convergence），遠くを見るときは発散（開散：divergence）が起こる．

### （2）眼球運動と視覚

視野内の物体運動の知覚には，中心視覚よりも周辺視覚が鋭敏である．物体の運動を感じる閾値（minimal-speed threshold）は，$1 \sim 2'/s$〔$1' = (1/60)°$〕（$= 0.016 \sim 0.03°/s$）であり，それ以下の速度では，ある時間経過の後に位置の移動に気づくだけである．速度変化の閾値は，$30''/s$（約$0.008°/s$）と小さい．

外界の対象物の運動では，網膜像は網膜上を移動する．これが運動の知覚を起こす．しかし，眼球を側方へ動かしても網膜像の移動は起こるが，静止した対象が運動したとは知覚しない．2種類の網膜像の移動から真の運動（real movement）を見分ける機構として，リアフェレンス原理（re-afference principle）がある（Holst 1954）．運動出力を efference，それに基づくフィードバックを afference とする場合，外界からの入力を ex-afference，積極的な運動から生じた入力を re-afference と呼ぶ（図2-112）．上位中枢からの眼球運動出力のエフェレンス写（遠心コピー：efference copy）は，下位中枢に与えられ，同時に眼球運動を起こす．エフェレンス写は，受容器からの入力（re-afference）あるいは運動中の外界からの入力（ex-afference）と比較される．2つのデータが一致すれば，上位中枢へは何もフィードバックされない．眼球を他動的に右へ押すと網膜像も右に動く．この情報は ex-afference として中枢に送られるが，中枢には運動の efference copy はなく，誤情報が上位中枢に伝達される．その結果，対象は左へ動いたと知覚される．右外眼筋麻痺の場合，右へ眼球を動かそうとしても動かないため，efference copy を打ち消す ex-afference がなく，対象は右へ動いたと知覚される*．

### （3）視覚と姿勢，運動

視覚は，姿勢を安定させる．閉眼立位では，身体動揺が開眼立位の50％以上も大きくなる．速い身体動揺は，主に三半規管で制御されている．遅い身体動揺は，視覚と卵形嚢で制御されるため，振幅の大きい遅い身体動揺となる．

外界の対象が動くと，はじめは対象の運動として知覚するが，次第に自分が逆方向へ動いていると感じるようになり，体幹を対象の運動方向と同じほうへ傾ける．この現象は，わずかな視覚的運動でも起こる．

視覚の姿勢制御への影響は，幼児期には，特に大きい（図2-113）．視覚の姿勢平衡への作用は，1歳以後に現れ，成人になると，その影響力は減少する．

視覚による動的姿勢のバランス制御も重要であり，暗闇で凹凸の道を走ることはできない．階段を下降するときの下肢筋群の活動のタイミングも，視覚による予期的運動制御が行われていることを示している．

---

* Sperry（1950）は，運動出力の一部が知覚系に投射されて知覚に影響すると仮定して，これを随伴発射（corollary discharge）と呼んだ．

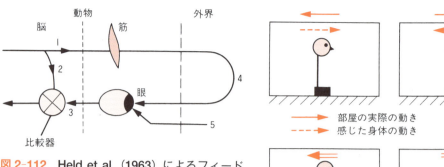

**図 2-112　Held et al.（1963）によるフィードバック系の名称**
脳からの運動出力（1：efference）はフィードバック情報（3：afference）と比較できるように写（2：copy）がとられる．フィードバックには運動によるもの（4：re-afference）と随意運動とは無関係のもの（5：ex-afference）とがある．

（Smyth et al. 1984）

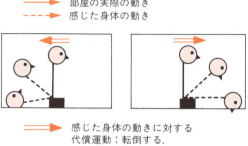

**図 2-113　幼児期の姿勢制御における視覚の優位性**

（Smyth et al. 1984）

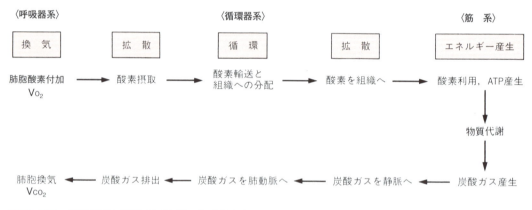

**図 2-114　酸素消費と炭酸ガス排出の生理的過程**

（Dupont et al. 1983，一部改変）

## 8　呼　　吸

　生体は，生命維持のために，肺を通して絶え間なく外界から酸素を取り込み，炭酸ガス（二酸化炭素）を体外へ排出している．酸素と炭酸ガスの輸送の大部分は赤血球が担っている．体内に入った酸素は，循環器系によって組織細胞に運ばれ，エネルギー産生に利用される．エネルギー代謝の副産物である炭酸ガスは，逆に組織から肺に運ばれる（図2-114）．この全過程を呼吸（respiration）という．肺における大気と血液との間のガス交換を外呼吸（external respiration）あるいは肺呼吸といい，体内における組織細胞と血液との間のガス交換を内呼吸（internal respiration）あるいは細胞呼吸という．肺内への気体の吸入と呼出を換気（ventilation）という．

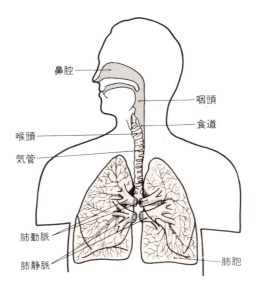

図 2-115 呼吸器の構造

表 2-21 気管およびその分枝の構造

| 区分 | | | 上皮 | 混合腺 | 軟骨 | 平滑筋 | 弾力線維 |
|---|---|---|---|---|---|---|---|
| | 気　　　管 | | 多列線毛上皮 | ++ | ++ | + | ++ |
| | 気　管　支 | | | ++ | ++ | + | ++ |
| | 気管支枝 | | | ++ | ++ | ++ | ++ |
| | 細 気 管 支 | | | + | + | ++ | ++ |
| | 終末細気管支 | | | − | − | ++ | ++ |
| 肺小葉 | 肺細葉 | 呼吸細気管支 | 呼吸上皮 | − | − | − | + |
| | | 肺 胞 管 | | − | − | − | + |
| | | 肺 胞（嚢） | | − | − | − | ++ |

（真島 1986）

## 1）呼吸器

　呼吸器（respiratory apparatus）は，気道（鼻腔，咽頭，喉頭，気管から細気管支），肺胞，胸郭に分けられる（図2-115）．

- 鼻腔（nasal cavity）：鼻腔粘膜には静脈と粘液腺があり，取り込まれた外気が肺内に達する前に，これを濾過し，温め，湿り気をもたせる．
- 咽頭（pharynx，throat）：鼻腔，口腔の後面で，下方は喉頭と食道に連なる．食物の嚥下に際して，鼻腔と喉頭の出入口はふさがれ，呼吸運動は停止する．
- 喉頭（larynx，voice box）：甲状軟骨などで囲まれ，内部には声帯（vocal cords）がある．発声は，声帯，共鳴器としての咽頭，舌や顔面と唇を用いて，呼気圧で行われる．
- 気管（trachea，windpipe）とその分枝：内面は線毛で覆われた粘膜と平滑筋からなり，外部には弾性線維とC型の軟骨がある（表2-21）．線毛は，分泌物や異物を咽頭へ押しやる．軟骨は，気管を輪状に保つのに役立っている．気管は，二分して，左右の気管支（bronchus）となり，さらに分枝して細気管支（bronchiolus）となる．そこから終末細気管支が分かれ，

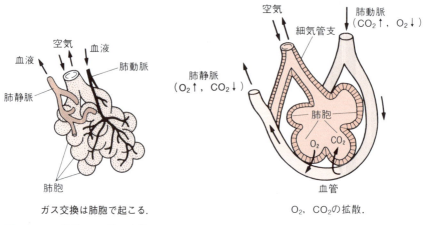

ガス交換は肺胞で起こる．

**図 2-116　肺胞でのガス交換**

$O_2$，$CO_2$ の拡散．

(Inglis 1998，一部改変)

ぶどう房状，袋状拡張部である肺胞（alveolus）に至り，ここで毛細血管との間でガス交換（gas exchange）が行われる（**図 2-116**）．
- 胸郭（thorax）：12 の胸椎と 12 対の肋骨，胸骨およびこれらに付着する筋と筋膜からなり，下方は横隔膜で腹部と境されている．内部には心臓や肺（lung）を含む．肺は左右に 1 対あり，右肺は 3 葉，左肺は 2 葉になっている．肺は二重の胸膜（pleura：肺を覆うものと胸膜腔の壁を裏打ちするもの）で包まれている．

## 2）換　気

ガスは胸郭の運動による胸式呼吸と横隔膜の運動による横隔膜呼吸（腹式呼吸）によって肺に出入りする（**図 2-117**）．ヒトにおける呼吸は陰圧呼吸（negative pressure breathing）と呼ばれ，胸膜腔が拡張されるように力が加わることで陰圧が形成され，ガスが流入する（West 1985）．

### （1）吸息

吸息（inspiration）は，胸郭容積の増加によって起こる．
- 横隔膜が収縮して下方に移動し，胸腔が上下方向に広がる，
- 肋間筋の収縮によって胸郭が挙上され，胸腔が側方に拡大する，

ことで行われる．2 つの活動は同時に起こる．

### （2）呼息

呼息（expiration）は，胸腔が元の大きさに戻ることで起こる．
- 横隔膜が弛緩して，上方へ移動する，
- 肋間筋が弛緩して，胸郭が下方へ移動する，

ことで行われる．2 つの活動は，同時に起こる．

安静時の呼吸数は，新生児では 1 min に約 40，小児では 25〜30，成人では 14〜18 である．呼吸機能に用いる記号を**表 2-22** に示す．

## 3）肺活量測定と肺気量分画

肺活量測定（spirometry）は，基本的な換気機能検査の方法であり，肺活量計（spirometer）

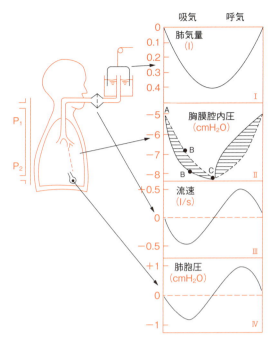
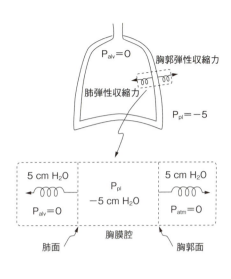

**図 2-117　陰圧呼吸のしくみ**
機能的残気量で息を止めた場合，肺の収縮圧と胸壁の収縮圧が胸膜腔内圧とつり合っている．胸式呼吸および腹式呼吸で胸膜腔が拡張されるように力が加わることで，ボイルの法則（PV=P'V'）により胸膜腔内圧が低下し，その結果として肺胞内圧が大気圧より低下し，肺胞に空気が流入する．

(West 1985)

**表 2-22　呼吸機能で使用する記号**

| 記号 | 内容（一次記号） | | 記号 | 内容（二次記号） | |
|---|---|---|---|---|---|
| V | 容積・体積 | volume | | 気相 | |
| $\dot{V}$ | 気流量 | flow | I | 吸気 | inspiratory |
| P | 圧力・分圧 | pressure | E | 呼気 | expiratory |
| C | 含量 濃度 | content concentration | A | 肺胞気 | alveolar |
| C | コンプライアンス | compliance | T | 1回換気 | tidal |
| F | ガス濃度 | fractional concentration | D | 死腔 | dead space |
| S | 飽和度 | saturation | B | 大気 | barometric |
| Q | 血流量 | blood flow per unit time | L | 肺 | lung |
| D | 拡散係数 | diffusion coefficient | | 液相 | |
| R | ガス交換率 | respiratory exchange ratio | b | 血液 | blood |
| R | 抵抗 | resistance | a | 動脈血 | arterial |
| G | コンダクタンス | conductance | c | 毛細血管血 | capillary |
| f | 呼吸数 | respiratory frequency | v | 静脈血 | venous |
| | | | $\bar{v}$ | 混合静脈血 | mixed venous |
| | | | w | 水 | water |

$PaO_2$：P（一次記号）a（二次記号）$O_2$（ガス成分）⇒酸素動脈分圧．
$\dot{V}O_2$/min：ドット（・），流量（流速）⇒分時酸素摂取量．
$C\bar{v}O_2$：バー（−），平均（混合）⇒混合静脈血酸素含量．

表 2-23 正常の換気量値

| | | |
|---|---|---|
| 1回換気量 | TV | 450 m$l$ |
| 呼吸数/分 | f | 15 回 |
| 分時換気量 | $\dot{V}_E$ (V$_T$ 450 m$l$×15) | 6,750 m$l$/min |
| 死腔 | V$_D$ | 150 m$l$ |
| 肺胞換気量 | V$_A$ (V$_T$ 450 m$l$−V$_D$ 150 m$l$) | 300 m$l$ |
| 分時肺胞換気量 | $\dot{V}_A$ (V$_A$ 300 m$l$×15) | 4,500 m$l$/min |

(谷本 1987, 一部改変)

を用いて測定される．

　安静呼吸（eupnea）を行っているときの1回換気量（tidal volume, TV or V$_T$）は，健常成人では 500 m$l$ 前後である（**表 2-23**）．このうち約 350 m$l$ が肺胞に達し，残りの 150 m$l$ は気道内にとどまり，ガス交換に関係しない．この容積を生理的な死腔（dead space）という．死腔と1回換気量との比は，約 0.3 である．

　**図 2-118** に全肺気量とその分画を示す．安静吸気レベルの後に，さらに吸入し得る最大の吸気量を予備吸気量という．安静呼気レベルから呼出できる最大呼気を予備呼気量という．最大呼気レベルでも肺内に残るガスを残気量という．

**1　肺活量**：最大吸気位から最大呼気位まで，ゆっくりと呼出したときの気量を肺活量（vital capacity）という．肺活量は，年齢，性別，体格，体位などによって異なる．そのため，肺活量を評価するのに，％肺活量を利用することが多い．

　　　　　％肺活量(％)＝肺活量/予測肺活量×100

予測肺活量は，被験者の年齢，性別，体格から予測される健常者の平均値であり，Baldwin の予測式を利用して求める．

　　　男性：予測肺活量(m$l$)＝(27.63−0.112×年齢)×身長(cm)
　　　女性：予測肺活量(m$l$)＝(21.78−0.101×年齢)×身長(cm)

**2　全肺気量**（total lung capacity）：肺活量に残気量（residual volume）を加えたものが全肺気量である．残気量を知るには，閉鎖回路ガス希釈法や開放回路ガス希釈法，体プレチスモグラフ法などによって機能的残気量（functional residual capacity，FRC）を測定する．

**3　分時換気量**（minute ventilation, $\dot{V}$E）：1 min の換気量は，1回換気量（TV）と 1 min の呼吸数（f）との積（$\dot{V}$E＝TV×f）である．たとえば，

　　　500 m$l$(1回換気量)×15(呼吸数/min)＝7,500 m$l$/min

**4　時間肺活量**（timed vital capacity）：最大吸気レベルから最大努力のもとに呼息を行ったとき，1秒あるいは3秒に呼出される量を，1秒量（forced expiratory volume in one second, FEV$_{1.0}$），3秒量（FEV$_{3.0}$）という．最大努力で一気に呼出したときの努力肺活量（forced vital volume, FVC）に対するそれらの比率を，それぞれ1秒率（FEV$_{1.0}$％），3秒率という．1秒率は，普通 70％ 以上である．

**5　最大換気量**（maximal breathing capacity, MBC）：できるだけ速く深く呼吸したときの 1 min の換気量をいう．

**6　肺胞換気量**（alveolar ventilation）：1回換気量から死腔量を差し引いた値である．深くて遅い呼吸と浅くて速い呼吸とを比べると，分時換気量が同じであっても，死腔量が差し引かれるため，肺胞換気量は前者で大きくなる．

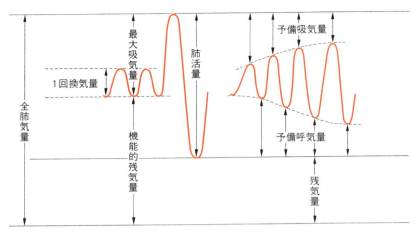

**図 2-118　肺気量分画**

肺気量（lung volume）は BTPS（body temperature and ambient pressure, saturated with water vapor：37℃，大気圧，水蒸気飽和状態）で表される．記号については，互いに重複しない基本的気量を volume，2 つ以上の volume を含む肺気量を capacity で表示する．

全肺気量（total lung capacity，TLC）：最大吸気レベルで肺中に含まれる全ガス量（5,900 ml）．
肺活量（vital capacity，VC）：最大吸気レベルから強制努力で肺から呼出できるガス量（4,600 ml）．
機能的残気量（functional residual capacity，FRC）：安静呼気レベルで肺中に残存するガス量（2,300 ml）．
残気量（residual volume，RV）：最大呼気レベルで肺中に残存するガス量（1,300 ml）．
最大吸気量（inspiratory capacity，IC）：安静呼気レベルから最大に吸入されるガス量（3,600 ml）．
予備呼気量（expiratory reserve volume，ERV）：安静呼気レベルからさらに呼出し得るガス量（1,000 ml）．
予備吸気量（inspiratory reserve volume，IRV）：安静吸気レベルからさらに吸入し得るガス量（3,100 ml）．
1 回換気量（tidal volume，TV）：安静時の 1 回の呼吸量（500 ml）．
（　）は健常成人（20～30 歳，背臥位）の値である．

（高木・他　1968，本郷・他　1993，一部改変）

**7　肺胞換気比**（alveolar ventilation ratio）：呼気時の肺胞気量と吸気時の肺胞気量との比であり，

(1 回換気量－死腔量)/肺胞気量

で求める．安静時には 0.08，深呼吸時には 0.77 となる．

## 4）ガス交換

呼吸によって，200～250 ml/min の酸素と炭酸ガスの交換が行われる．吸気と呼気の組成を比較すると，呼気の酸素は減少し，炭酸ガスは増加している（**表 2-24**）．炭酸ガス排泄量と酸素摂取量の比を呼吸商（respiratory quotient，RQ）という．200 ml の炭酸ガスが呼出され，250 ml の酸素が吸収されると，RQ は 0.8 になる．RQ は，体内のガス交換の総決算を表す．RQ は，エネルギー代謝に利用される栄養素によって異なり，炭水化物では 1，脂肪では 0.7，蛋白質では 0.8 となる．

表 2-24 吸気と呼気の組成（容積%）

| 成分 | 吸気 | 呼気 |
|---|---|---|
| $O_2$ | 21.00 | 16.00 |
| $CO_2$ | 0.04 | 4.00 |
| $N_2$ | 79.00 | 79.00 |
| 水蒸気 | 不定 | 飽和 |

(Inglis 1998)

表 2-25 ガス分析値

| | 分圧(mmHg) | | | | | 容積(%) | |
|---|---|---|---|---|---|---|---|
| | 吸気 | 呼気 | 肺胞気 | 動脈血 | 静脈血 | 動脈血 | 静脈血 |
| $O_2$ | 158.0 | 116 | 100 | 95 | 40 | 19(0.25) | 13(0.1) |
| $CO_2$ | 0.3 | 27 | 40 | 40 | 46 | 47(3) | 52(3) |
| $N_2$ | 596.0 | 570 | 573 | 573 | 573 | 1(1) | 1(1) |
| 水蒸気 | 5.7 | 47 | 47 | 47 | 47 | ( )は遊離のガス | |
| 計 | 760 | 760 | 760 | 755 | 706 | | |

(真島 1986)

吸い込まれた空気中の酸素ガス分圧は，大気，肺胞，肺毛細血管の順に低くなる．逆の関係が炭酸ガスにある（表 2-25）．その結果，拡散（diffusion）によって，ガス交換が起こる．酸素ガスが肺胞から毛細血管内に拡散するのは 100−40＝60 mmHg の分圧差により，炭酸ガスが毛細血管から肺胞に出るのは 46−40＝6 mmHg の分圧差によっている．圧差 1 mmHg のとき，1 min のガス拡散量を拡散係数（diffusion coefficient，拡散能：diffusion capacity）という．炭酸ガスの拡散係数は酸素の 25 倍である．血液とガスの接触時間が 0.5 s あれば，正常では平衡状態に達する．肺毛細血管を血液が通過する時間は 0.7〜0.8 s であることから，拡散は十分に行われる．肺胞内の炭酸ガス分圧が高くなるほど，酸素分圧は低くなる．

### 5）呼吸運動の制御

呼吸運動は，自動的に働く呼吸中枢，中枢と末梢の化学受容器などの統合的作用で制御されている（図 2-119）．

#### （1）呼吸運動の中枢

呼吸運動の中枢は，4 つに分けられる．延髄には，呼吸筋への信号を決定するために求心情報を統合する呼吸中枢（respiratory center）がある．呼吸中枢は，吸息中枢（inspiratory center）および呼息中枢（expiratory center）で成り立っている．橋には持続性吸息中枢（apneustic center）と呼吸調節中枢（pneumotaxic center）とがある．

延髄の吸息中枢と呼息中枢は，独立に存在するが，特定の神経核ではなく，延髄網様体の一部となっている．両中枢間の線維連絡は密で，吸息中枢が興奮すると呼息中枢は抑制される．両者は相反的に働いている．

安静時の呼息は，筋弛緩だけで得られるため，吸息中枢の抑制で十分である．運動時には，強制呼息のために，呼息筋も活動する．

持続性吸息中枢は，吸息中枢を促通する．呼吸調節中枢が破壊されると，吸息が長く，呼息の短い呼吸になる．呼吸調節中枢は，呼息中枢を促通させ，呼息時間を延長させる．

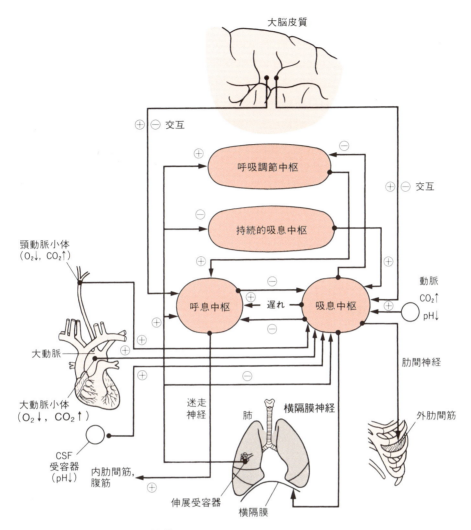

**図 2-119** 呼吸運動の制御機構

(Brooks et al. 1984，一部改変)

### (2) 呼吸中枢の中枢性制御

　大脳皮質は，随意的に呼吸運動を制御して，発語を可能にする．身体運動のときにも，実際の運動の開始以前に，呼吸は促通されることから，皮質から呼吸中枢にフィードフォワードの制御があると仮定されている．視床下部は，運動による体温上昇に敏感に反応して，呼吸中枢を刺激する．その作用は，人間では弱い．延髄網様体は，中枢覚醒レベルを高める働きをするが，覚醒に伴って呼吸の促通も起こす．

　延髄腹側面には，水素イオン濃度の変化に敏感な細胞群がある．一部は間質液（interstitial fluid）のpH変化に反応し，その他は脳脊髄液（cerebrospinal fluid, CSF）のpHに反応する．動脈血の水素イオンの増加は，延髄間質液のpH低下（水素イオン増加）をもたらし，換気を促通する．一方，動脈血の炭酸ガス分圧が上昇すると，脳脊髄液では炭酸が増えて，pHは低下する．これが刺激となって，換気の促通が起こる．これらの制御機構は，安静時呼吸に役立っている．

#### (3) 呼吸中枢の末梢性制御

延髄呼吸中枢には，末梢の化学受容器（chemoreceptor：化学的環境内の変化に反応して発射する細胞），機械的受容器（mechanoreceptor：機械的圧力に反応する），圧受容器（baroreceptor：内部圧の上昇による壁の伸張に反応する）などから信号が送られている．

頸動脈小体（carotid body）は，頸動脈分岐部にあって，動脈血の炭酸ガス分圧上昇，酸素分圧低下，pH 減少に反応する．求心性入力は，頸動脈洞，舌咽神経を経て，呼吸中枢に伝えられ，呼吸を促通する．大動脈小体（aortic body）は，大動脈弓付近の小枝に接合し，頸動脈小体と同じ働きをする．求心性入力は迷走神経を経由する．

肺が拡張されると，機械的受容器が刺激され，肺迷走神経からの入力が吸息中枢の抑制をもたらす（ヘーリング-ブロイエル反射：Hering-Breuer reflex）．これを呼吸運動の自家調節反射ともいう．人間では，この反射による抑制は弱い．

筋紡錘，ゴルジ腱器官，関節受容器からの入力も上位中枢に伝えられ，間接的に呼吸中枢を刺激して換気を増加させる．

## 9 血液と循環

生体組織の生命維持は，酸素と栄養の補給，代謝産物の除去に依存している．そのために血液を媒介物として，心臓循環系が働いている（表 2-26）．安静あるいは運動などによる組織活動の変化に対応して，生体内部環境を一定に保つように，心臓循環系には神経やホルモンによる調節が加わっている．

### 1）血　液

血液（blood）は，血管内を循環する流動性結合組織であり，血漿（plasma）と細胞成分からなる（図 2-120）．血液検体中の血球成分の占める量の百分率をヘマトクリット（hematocrit）という．慣用されている基準値は，男性が 39.8〜51.5％，女性が 33.4〜44.5％である．全血液量は，体重によって多少は異なるが，体重 1 kg 当たり 79 ml（10％）である．全量は成人男性で 5〜6 l，女性で 4〜5 l となる．重量では，体重の 7〜8％になり，5 kg 前後である．血液は 1 日に全身を約 1,000 回も循環する．

#### (1) 血漿

血漿（plasma）は，薄いわら色をした液体で，約 90％が水であり，無機イオン，蛋白，糖類（主にブドウ糖と乳酸），脂質を含んでいる．蛋白は，血漿の 7〜8％を占め，表 2-27 のように区分される．蛋白は血管内と組織との浸透圧差を保ち，血液と組織との間の物質移動に役立つ．緩衝系としての働き，血液に粘性を与えて血圧を維持する働きもする．線維素原（fibrinogen）は，血液凝固に関係する．

#### (2) 細胞成分

**1** 赤血球（red blood cell, erythrocyte）：血液細胞成分の大部分は，赤血球である．形は中央がへこんだ円板状で，直径が 7〜8 μm，厚さは 3 μm である．赤血球には，鉄を含む色素であるヘモグロビン（hemoglobin）や炭酸脱水素酵素があり，酸素と炭酸ガスの運搬，pH 調整を行っている．ヘモグロビンは，血液 100 ml 当たり，男性は 13.5〜16.5 g，女性は 12.1〜14.2 g が基準値となっている．

表 2-26　心臓循環系の働き

酸素を組織へ運搬
栄養物質の運搬
炭酸ガス，代謝産物を肺，腎臓へ運搬
ホルモン，その他の細胞機能を制御する物質の運搬
体温調節
尿産生

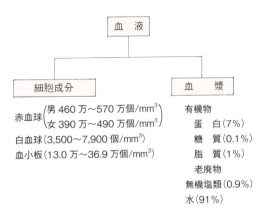

表 2-27　血漿蛋白の区分（血液生化学的検査）

| 項目 | g/dl（%） |
|---|---|
| アルブミン | 4.40～5.40（60.2～71.4） |
| $\alpha_1$-グロブリン | 0.11～0.23（ 1.9～ 3.3） |
| $\alpha_2$-グロブリン | 0.42～0.66（ 5.7～ 9.7） |
| $\beta$-グロブリン | 0.47～0.79（ 6.9～10.7） |
| $\gamma$-グロブリン | 0.73～1.57（10.5～30.3） |

図 2-120　血液の成分

　赤血球は，骨髄で赤芽球（erythroblast）からつくられ，成熟すると核を失い，循環する血液に加わる．

　**2**　**白血球**（white blood cell, leukocyte）：白血球は有核であり，数種類のものがある（**表 2-28**）．白血球は，細胞の間隙，血管やリンパ管のなかをアメーバのように動き回り，細菌，ウイルス，異物などを処理する（食作用：phagocytosis）．リンパ球（lymphocyte）は抗体（antibody）を産生する．

　**3**　**血小板**（platelet, thrombocyte）：血小板は，骨髄で巨核細胞（megakaryocyte）からつくられる．大きさは 2～3μm である．血液凝固に関係する．

## 2）心　臓

　心臓（heart）は，4室からなるポンプであり，体循環（systemic circulation）と肺循環（pulmonary circulation）に携わっている（図 2-121）．前者は，〔左心室─大動脈─組織─大静脈─右心房〕の回路で，大循環ともいう．後者は，〔右心室─肺動脈─肺─肺静脈─左心房〕の回路で，小循環ともいう．血管系は，全体として閉鎖循環回路を形成している．

### （1）心臓の構造

　心臓は，胸腔内にて横隔膜上で，左右の肺に挟まれ，心尖が左第5肋骨に位置する（図 2-122）．心臓は，2層からなる心膜（pericardium：心臓を直接覆う心外膜と外側の線維性心膜）で覆われている．心膜内の液は，心収縮で起こる摩擦をやわらげる．心膜の下は心筋（myocardium）で，心筋の内側には心内膜（endocardium）がある．

　心臓は，こぶし大，重量は 230～400 g である．隔壁で左右に分けられ，それぞれが上方の壁が薄い心房（atrium）と下方の壁が厚い心室（ventricle）に分かれている．

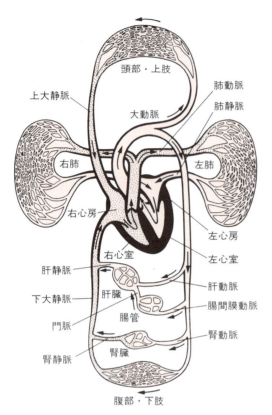

図 2-121 血液循環

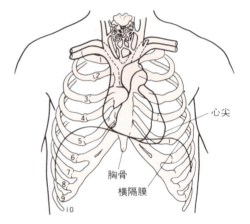

表 2-28 白血球の百分率

| 白血球の種類 | 直径（μm） | 基準範囲（慣用） |
|---|---|---|
| 顆粒白血球（granulocyte） | | 3,500〜7,900/μl |
| 　好中球 | 10〜16 | 30〜75% |
| 　好酸球 | 12〜18 | 0〜 8% |
| 　好塩基球 | 10〜16 | 0〜 3% |
| リンパ球（lymphocyte） | 6〜10 | 20〜40% |
| 単球（monocyte） | 15〜20 | 1〜12% |

図 2-122 心臓の位置

　左心房には肺静脈，右心房には大静脈が連なり，左心房は二尖弁（bicuspid valve，僧帽弁：mitral valve）を経て左心室に，右心房は三尖弁（tricuspid valve）を経て右心室に連なる．左心室は大動脈弁（aortic valve）を経て大動脈に，右心室は肺動脈弁（pulmonary valve）を経て肺動脈に連なる．各弁は血液の逆流を阻止し，心臓のポンプ機能を高めている（図 2-123）．

　心筋は，2種類に分けられる．ひとつは収縮を行うもの（contractile cardiac muscle），もうひとつは特殊な心臓刺激伝導系（興奮伝導系：conducting system of the heart，cardionector）である．

　心筋は骨格筋と同じように横紋筋であるが，心筋細胞は相互に密接に連結して1か所の興奮が全体に伝わる仕組み（functional syncytium：機能的シンシチウム）になっている．

　心臓には，一定のリズムで心拍動を起こす歩調取り（pacemaker）がある（図 2-124）．正常の心機能に重要なのは，右心房にある洞房結節（sinoatrial node）である．心筋間の興奮は相互に伝達されるが，心房と心室の間には結合組織があるため，直接の刺激伝達は起こらない．心室への刺激伝導は，房室結節（atrioventricular node）を経て行われる．ここからヒス束（bundle of His）を経て，左右のプルキンエ線維（Purkinje fiber）へと刺激が伝わる．これらの刺激伝導系によって，刺激は心臓全体に広まる．洞房結節の心筋細胞が自動的にリズムを発生し，それが心房全体に広がり，刺激伝導系を経て，心室にも伝えられることになる．

### （2）心周期

　心臓は，収縮と弛緩を繰り返すことによって，血液循環を行う．収縮期（systole）と拡張期

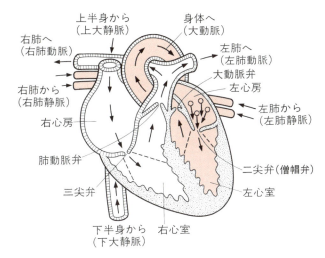

図 2-123　心臓の弁と血流

(Inglis 1998，一部改変)

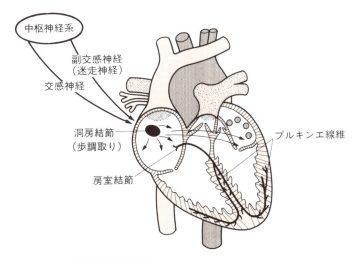

図 2-124　心臓の歩調取り

(Inglis 1998，一部改変)

(diastole) およびその間隔を含む完全な1周期を，心周期（心臓周期：cardiac cycle）という（図 2-125）．収縮期には，心室が収縮して，血液は大動脈と肺動脈に送り出される．拡張期には，心室は弛緩して，血液で満たされる．心周期 0.85 s のときの各相を表 2-29 に示す．

心房は，心室にとっては血液貯蔵器である．安静時には，その機能はあまりないが，運動時には積極的に心室へ血液を送り込む働きをする．

左右心室は同量の血液を拍出するが，体循環の末梢抵抗が高いため，左心室のほうが壁は厚くなっている．

1回の心収縮で左心室から駆出される血液量を1回拍出量（stroke volume, SV）といい，約 70 m$l$ である．SV は拡張終期容積（end-diastolic volume, EDV）と収縮終期容積（end-systolic volume, ESV）との差で決定される．

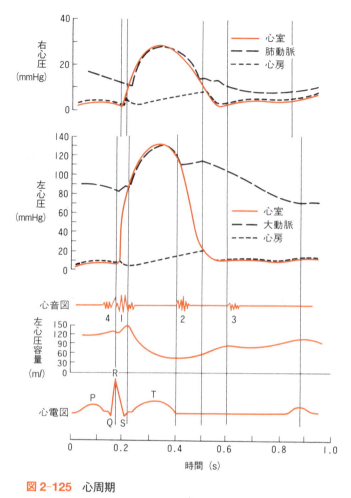

図 2-125 心周期

(Brooks et al. 1984，一部改変)

$$SV = EDV - ESV$$

EDV と SV との比（SV/EDV）を駆出率（ejection fraction）という．EDV は体表面積 1 m² 当たり 100 ml，駆出率は 50〜60％である．

単位時間内に拍出される血液量を心拍出量（cardiac output, $\dot{Q}$）という．通常は l/min（分時拍出量）で表す．心拍出量は，心拍数（heart rate, HR）と 1 回拍出量の積となる．

$$\dot{Q} = HR \times SV$$

安静時の心拍出量は約 5 l/min である．優秀なスポーツマンは運動時に 35 l/min 以上となる．

### (3) 心拍出量の調整

心拍出量は，心拍数と 1 回拍出量によって調節されている．心臓には自動的に働くポンプとしての機能が備わっているが，そのうえに神経性制御やホルモンの作用が及んでいる．

■ **スターリングの心臓法則**：心収縮の大きさ（1 回拍出量，心拍出量など，収縮による全エネルギー量）は，動脈血圧には関係なく，心臓への血液流入量（拡張終期容積）で決まる．拡張期容積は，静脈圧が高いほど大きくなる．心室への血液流入量が増えて，心室の筋線維が伸張されることで，大きな張力を発生する．これをスターリングの心臓法則（Starling's law of the heart，フランク-スターリングの心臓原理：Frank-Starling principle of the heart）という（図

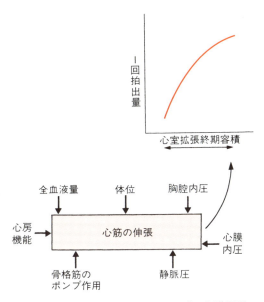

**図 2-126　フランク-スターリングの心臓原理**
心室拡張終期容積と1回拍出量の関係および拡張終期容積に影響を与える要因．
(Brooks et al. 1984, 一部改変)

**表 2-29　心周期の各相**

| 心房 | 心室 | 時間(s) |
|---|---|---|
| 収縮 | 拡張 | 0.15 |
| 拡張 | 収縮 | 0.30 |
| 拡張 | 拡張 | 0.40 |

(Inglis 1998)

**表 2-30　自律神経系と心臓循環系の機能**

| 交感神経 | 副交感神経 |
|---|---|
| 心拍数↑<br>心収縮力↑<br>冠動脈拡張<br>肺血管の軽度収縮<br>腹・筋（アドレナリン作動性），皮膚（アドレナリン作動性），腎の血管収縮<br>筋（コリン作動性）・皮膚（コリン作動性）の血管拡張 | 心拍数↓<br>心房収縮力↓<br>冠動脈収縮<br>皮膚血管拡張 |

(Brooks et al. 1984)

2-126）．

　心房の伸張による反射（atrial stretch reflex）によって，心拍数は10〜15 beats/min 増加する．心臓への血液流入量の変化に対して，これらの機序が自動的に働く（heterometric autoregulation）．

　**2　心臓の神経支配**：心臓は，交感神経（sympathetic nerve）および副交感神経（parasympathetic nerve）による二重支配を受けている．交感神経は心臓を刺激し，副交感神経は抑制する．

　神経系は，ホルモンと並んで，全身の循環の制御を行っている（**表 2-30**）．副交感神経は，神経終末からアセチルコリン（acetylcholine）を分泌し，コリン作動性（cholinergic）と呼ばれる．交感神経は，アセチルコリンとノルエピネフリン（norepinephrine）を分泌する．ノルエピネフリンを分泌するものをアドレナリン作動性（adrenergic）という．交感神経線維は心臓全体に分布するが，副交感神経線維は心室には分布していない．両者の心臓調節作用は拮抗する（相反神経支配：reciprocal innervation）．

　副交感神経を刺激すると，心拍数は減少し，交感神経の刺激によって，心拍数は増加する（変周期作用：chronotropic action）．副交感神経刺激は，心拍出量を減少させ（変力作用：inotropic action），房室間の刺激伝導を遅くさせる（変伝導作用：dromotropic action）．

　心臓に作用する自律神経系の反射は，橋と延髄に位置する血管運動中枢（vasomotor center）によって制御されている．この中枢は，常時活動して，交感神経系の緊張を保っている．血管運動中枢が抑制されると，交感神経系の活動は低下し，心機能も抑制される．血管運動中枢は，上位中枢の支配を受けるため，情緒反応などで心機能は変化する．

　**3　心臓反射**：心臓が反射の効果器となる場合を心臓反射（heart reflex）という（**表 2-31**）．これによって，心拍数や房室伝導時間，心収縮力などが変化する．この反射にかかわる遠心性神経は，心臓迷走神経（副交感神経）と交感神経である．なお，ほとんどすべての求心性神経の刺

表2-31 心拍数を増減させる刺激

| 増加（心臓促進） | 減少（心臓抑制） |
|---|---|
| 1. 動脈血圧下降 | 動脈血圧上昇 |
| 2. 静脈還流量増加 | |
| 3. 吸息 | 呼息 |
| 4. 精神興奮，怒，羞恥 | 恐怖，悲，冷覚 |
| 5. 激しい痛覚，皮膚痛覚 | 三叉神経領域の痛覚，内臓痛覚 |
| 6. 交感神経活動亢進 | 迷走神経活動亢進 |
| 7. カテコールアミン | アセチルコリン |
| 8. 筋運動 | 安静（睡眠中） |
| 9. サイロキシン | |
| 10. 体温上昇（発熱） | |
| 11. | 脳内圧上昇 |
| 12. $CO_2$増加，$O_2$欠乏（2次的） | |

（真島 1986）

激は，多少とも心拍数などの変化をもたらす．

主として心房壁，大動脈，頸動脈洞にある圧受容器（baroreceptor）は，内部圧の上昇による壁伸張に反応して，交感神経中枢を抑制する．その結果，心拍出量は減少して，血圧が下降する．血圧が下降したときには，逆の現象が起こる．これを負荷減弱反射（unloading reflex）という．圧受容器は，動脈圧の変化を感知するもので，血圧の大きな動揺を防止している．頸動脈洞を強く圧迫すると，この反射によって血圧低下と心拍数減少が起こる．

運動時には，交感神経系の活動が高まる．その結果，心拍出量は増加する．同時に副腎髄質から分泌されるカテコールアミン（主としてアドレナリン）によっても，心臓は刺激される．

吸気時に心拍数が増加して，呼気時に減少することがある（呼吸性不整脈：respiratory arrythmia，相性洞不整脈：phasic sinus arrhythmia）．さらに，吸息時には胸腔内圧が負となり，静脈血の右心房への流入も増える．これも心拍数の増加をもたらす（ベーンブリッジ反射：Bainbridge reflex）．

**4** ホルモンの影響：血中のカテコールアミンは，心機能を高める重要なホルモンである．その他に，甲状腺ホルモンやグルカゴンには，変周期作用や変力作用がある．糖質コルチコイド，鉱質コルチコイド，副腎皮質刺激ホルモン，甲状腺刺激ホルモン，成長ホルモンなども，間接的に心機能に影響を与えている．

## 3）体循環と肺循環

循環系は，体循環（systemic circulation）と肺循環（pulmonary circulation）とに分けられる．前者は全身に酸素を運び，後者は肺へ血液を送って酸素を取り込んでいる．

血管（blood vessel）は，
- 動脈（artery）：血液を組織へ運ぶ，
- 小動脈（細動脈：arteriole），後細動脈（metarteriole），毛細血管前括約筋（precapillary sphincter）：各組織への血流を制御するバルブとなる，
- 毛細血管（capillary）：血液と組織での物質交換の場となる，
- 小静脈（細静脈：venule）：毛細血管から血液を集める，

表2-32　血管系の大きさと血液分布

| 血管 | 血管内圧 (mmHg) | 平均長 (cm) | 内径 | 壁の厚さ | 総断面積 (cm²) | 含有血液量 (%) |
|---|---|---|---|---|---|---|
| 大動脈 | 100 | 60 | 2.5 cm | 2 mm | 4.5 | 2 |
| 動脈 | 90〜100 | 11 | 0.4 cm | 1 mm | 20 | 10 |
| 細動脈 | 60 | 0.2 | 30 μm | 20 μm | 400 | 2 |
| 毛細血管 | 30 | 0.1 | 8 μm | 1 μm | 4,500 | 5 |
| 細静脈 | 20 | 0.2 | 20 μm | 2 μm | 4,000 | 26 |
| 静脈 | 15〜17 | 10 | 0.5 cm | 0.5 mm | 40 | 30 |
| 大静脈 | 10 | 60 | 3 cm | 1.5 mm | 18 | |

肺循環 25

・静脈（vein）：血液を心臓に戻す，

に分けられる．

### (1) 体循環

動脈の血圧と血流速度は，心拍動に伴って変わる．動脈は，末梢に行くにつれて分枝を増し，全体としての総断面積が大きくなる．そのため，血圧は次第に低下する（表2-32）．小動脈の収縮と拡張は，血圧調整に重要であり，交感神経性制御および局所の化学的変化への反応として起こる．

毛細血管では，血圧は一定となり，血流も連続的になる．毛細血管壁には平滑筋がなく，血流は他動的である．毛細血管壁の透過性は高く，血液と間質液との間に水の移動が起こっている．

血液の大部分は，静脈部に蓄えられている．静脈には，交感神経刺激や骨格筋の収縮などによる外部からの圧力で圧縮が起こる．その結果，血液が心臓へ向かって送られる．吸気時の胸腔内圧の低下も静脈血の還流を助ける．

静脈弁（venous valve）は，血液が心臓とは逆の方向へ移動するのを防いでいる．

### (2) 肺循環

右心室および左心室の1回拍出量は等しい．肺循環の循環抵抗と血圧は，体循環の1/5である．これは血管壁の弾性率が小さいこと，循環回路が短いことによっている．体循環の時間は約25秒，肺循環は4〜5秒である．

頸部交感神経刺激によって，肺循環量は約30%減少する．

肺の血管は受動的に拡張しやすく，臥位では肺血液量が400 mlくらい増加する．立位になると，この血液は体循環へ移行する．

## 4）リンパ液とリンパ系

毛細血管から組織へ，血漿に似た液体が栄養物質とともに渡される．これが組織液（tissue fluid，間質液：interstitial fluid，細胞間リンパ：intercellular lymph）であり，体重の14〜16%を占めている（表2-33）．リンパは清澄な液体で，数量は不定であるが，白血球（主にリンパ球）を含んでいる．

リンパ系（lymphatic system）は，リンパ液を頸部に運ぶための管であり，全身に分布するリンパ管（リンパ導管）およびリンパ管に沿って，細胞の集合により膨らんだリンパ節（lymph node）で構成されている．リンパ管内には，静脈に似た弁があり，リンパ液の逆流を防止している．

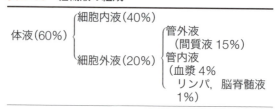

表 2-33 組織液の組成

組織液の大部分は毛細血管に返るが，一部はリンパ毛細管（lymph capillary）に吸収される．リンパ管内の液体を脈管内リンパ（intravascular lymph）という．リンパ毛細管は，合してリンパ管（lymphatic duct）となり，リンパ節（lymph node）を経て，胸管（thoracic duct）になり，左内頸静脈と鎖骨下静脈の合流点で静脈に連なる．

リンパの還流は，静脈血と同じように周囲からの圧迫と弁の働きによっている．運動やマッサージは，リンパ還流を促す．

## 10 体温調整

人間は，体温（body temperature）を調節して，上下 2℃の変動内で，およそ 36.8℃に保つことができる．また，体温を一定に保つために，体内で産生される熱と生体から周囲へ放散される熱とが一致するような制御も行われている．熱産生（heat production）と熱喪失（heat loss）との平衡（balance）が乱れると，体温は上昇あるいは低下する．熱平衡（heat balance）がとれているときには，

$$M±R±C-E=0$$

M：代謝性熱産生，R：放射による熱交換（環境温が皮膚温よりも高ければ正，低ければ負）
C：対流（あるいは伝導）による熱交換（大気温が皮膚温より高ければ正，低ければ負）
E：蒸発による熱喪失

が成り立つ．

一方，体温が変動しているときには，

$$M±S±R±C-E=0$$

S：熱貯留（heat storage：体内の熱含量が減少すれば正，増加すれば負）

となる．大部分の組織比熱は，0.83 である．

### 1）熱の産生

生体内での熱産生は，肝臓と骨格筋における物質代謝に伴う化学反応によっている（表 2-34）．産生された熱は，血液循環によって，全身に伝えられる．その他の熱源として，温かい飲食物がある．

熱喪失が熱産生より大になると，

・発汗の減少（reduced sweating）：皮膚からの熱喪失を防ぐ，
・代謝亢進（metabolism increases）：特に肝臓における代謝が高まり，熱産生を増やす，
・血管収縮（vasoconstriction）：皮膚小動脈の収縮によって，皮膚表面からの熱喪失を防ぐ，
・身震い（shivering）：不随意の筋収縮によって，熱産生を増やす，

表 2-34　1日の熱産生量(kcal)

| 骨格筋 | 1,570 | (59%) |
|---|---|---|
| 呼吸筋 | 240 | ( 9%) |
| 肝臓 | 600 | (22%) |
| 心臓 | 110 | ( 4%) |
| 腎臓 | 120 | ( 4%) |
| その他 | 60 | ( 2%) |
| 合計 | 2,700 | (100%) |

(真島 1986)

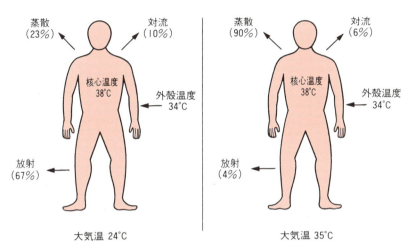

図 2-127　安静時の熱喪失の割合と大気温の影響
身体内部は一様の恒温状態と仮定して，その温度を核心温度(core temperature)という．体表面に近づくにつれて温度は低下する．身体外層は冷たい末梢組織が囲むので，その温度を外殻温度(shell temperature)という．

が起こる．

## 2) 熱の喪失

　熱喪失は，主として皮膚を通じて，血液からの放射（radiation），対流（convection），伝導（conduction：水中にいるときなどを除いて，多くの場合は無視できる）によって起こる．これらは受動的熱喪失の機序である．その他に，尿，便，呼気からも，体内の熱は失われる．

　積極的な熱喪失の機序に，蒸発（evaporation）がある．発汗（sweating, perspiration）による水の蒸発によって，約 580 cal/g の熱が放散される．汗は，汗腺（sweat gland）から積極的に分泌される（感知性発汗，感知性蒸散：sensible perspiration）．汗が皮膚上に液体として認められる前に蒸発する場合を不感蒸散（不感発汗：insensible perspiration）という．大気温が高いときには，熱喪失の90％以上が発汗によって行われる（図 2-127）．

　熱産生が熱喪失より大になると，
　・発汗の増加（increased sweating）：蒸散による皮膚からの熱放散を増やす，
　・血管拡張（vasodilatation）：皮膚の小動脈の拡張によって，皮膚表面からの熱喪失を増やす，
が起こる．

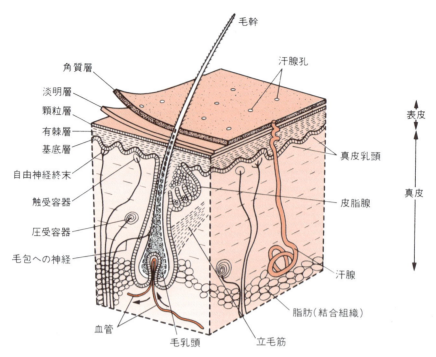

図 2-128　皮膚と汗腺

(Inglis 1998)

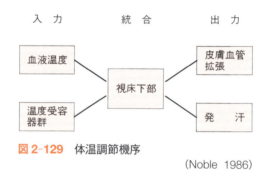

図 2-129　体温調節機序

(Noble 1986)

　汗腺（図 2-128）は，爪床と口唇部を除いて，全身に分布する．特に，腋下，手掌部，足底部に多く，前額部にもかなり存在する．汗腺は，その分泌様式から，アポクリン腺（apocrine gland）とエクリン腺（eccrine gland）に分けられる．前者は腋下や外陰部，肛門周囲などに分布し，後者は全身に分布する．運動や発熱による発汗は，エクリン腺の分泌物である．汗は，98％が水であり，食塩 0.3％，乳酸 0.07％，尿素 0.03％，微量のアンモニアなどを含んでいる．

### 3）体温調節の機序

　皮膚，腹腔，脳幹，脊髄などに，体温の変化を検出する受容器がある（図 2-129）．
　体温調節の中枢は，視床下部にある（図 2-130）．前視床下部（anterior hypothalamus）には熱に敏感なニューロンがあり，刺激されると熱放散が起こる．これを温熱中枢（heat center）という．一方，後視床下部（posterior hypothalamus）は，末梢の冷覚受容器から脊髄を介して入

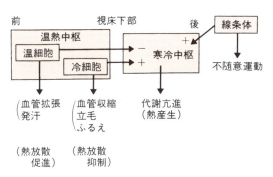

図 2-130　体温調節中枢の調節機序
(真島 1986)

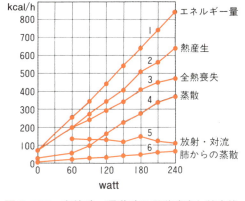

図 2-131　安静時，運動時の運動強度と熱交換の関係
(Åstrand et al. 1986，一部改変)

力を受け，熱産生を促す．これを寒冷中枢（cold center）という．両者をまとめて体温調節中枢（temperature-regulatory center）と呼んでいる．

体温調節に対する有効な刺激は，
- 皮膚の温度受容器への刺激，
- 血液の温度変化による視床下部ニューロンの刺激，

である．全身の発汗などは，主として後者によって起こる．

人間は，暑ければ冷水を飲み，寒ければ衣服を重ね着する．日常生活での温度調節には，生理的機序よりも，行動による対応が重視されている．

### 4) 運動の影響

人体の機械的効率（mechanical efficiency）は，多くは 25% 以下であり，発生するエネルギーの 75% 以上が熱となる．熱産生は，運動強度が高いほど大になり，運動時には安静時の 10〜12 倍の熱産生が起こる．その熱の放散は，主として蒸散によって行われる（図 2-131）．

運動時，核心温度（core temperature）は上昇する．その結果，生体内の酵素活性上昇と結合組織の柔軟性が得られ，運動にいっそう適するようになる．核心温度は，運動強度に比例して高くなる．発汗は，核心温度と皮膚温度の上昇につれて，多くなる．しかし，前者の影響が後者の 10 倍であることから，発汗制御はもっぱら核心温度の変化を反映するとみなされる．激しい運動では，直腸内や筋の温度は，40℃を超えることもある．長時間，高温環境にさらされたり，あるいは激しい運動を続けたとき，熱喪失よりも熱産生が大となり，体温は次第に上昇する．

- 熱けいれん（heat cramp）：運動中に起こる筋肉けいれんであり，脱水と塩分欠乏が関係する．
- 暑さへばり（熱ばて：heat exhaustion）：弱く，速い脈拍，血圧低下，失神，虚脱，大量の発汗などを特徴とする．脱水作用によって起こる．
- 熱射病（heat stroke）：体温調節中枢の障害を伴い，頭痛，めまい，体温上昇，意識障害，熱く乾いた皮膚などの特徴がある．

運動時の熱放射において，頭部で冷やした血液を利用して脳温を調整することを選択的脳冷却機能（selective brain cooling）と呼ぶ（Nielsen 1992）．

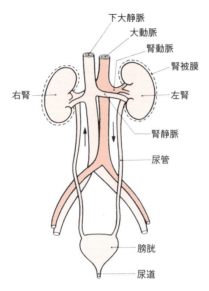

図 2-132　泌尿器系

# 11　腎臓と酸塩基平衡

　食物と一緒に取り込まれた有害物質，物質代謝の最終産物などは，体外へ排泄され，血液成分をはじめとして，体内の状態は一定に保たれる（恒常性：homeostasis）．汗は，汗腺の分泌物であり，水分，塩分，尿素などを含んでいる．肺臓は，水分や炭酸ガスを排泄する．肝臓（liver）は，余剰のアミノ酸を分解して尿素や尿酸として，赤血球色素の破壊産物を胆汁として，排泄する．腎臓（kidney）は，水分，塩分，尿素，尿酸などを排泄する．腎臓は，排泄機能と体液成分の調節，酸塩基平衡（acid-base balance）の維持に役立っている．

## 1）腎臓の構造と機能

　腎臓は，一種の腺で，尿生成の器官である．大きさは握りこぶし大，重さ約150 g，外見は赤褐色であり，薄い腎被膜（renal capsule）に包まれ，左右で2つ，後腹壁の前で第12胸椎から第3腰椎の高さにある．右腎は左腎よりやや下方に位置する．各腎には，腎動脈（renal artery），腎静脈（renal vein），尿管（ureter）が出入りしている（図 2-132）．

　腎の断面は，外側の皮質（cortex），内側の髄質（medulla），中心部の空間（腎盂：renal pelvis）に分けられる（図 2-133）．髄質には，扇状の錐体（pyramid）が8〜12個あり，その先端は袋状の腎杯で包まれている．腎杯が集合して腎盂となり，尿管に移行する．

### （1）ネフロン

　腎の機能的単位はネフロン（腎単位：nephron）であり，その数は約120万である（図 2-134）．ネフロンは腎小体（renal corpuscle：マルピーギ小体ともいう）と尿細管（tubulus）から形成されている．腎小体は毛細血管が糸玉状に集合した糸球体（glomerulus）と，これを包むボーマン嚢（Bowman's capsule：糸球体嚢）からなる．

　糸球体は，輸入細動脈と輸出細動脈との間にある20〜40の毛細血管束である．安静時には，

# 11 腎臓と酸塩基平衡

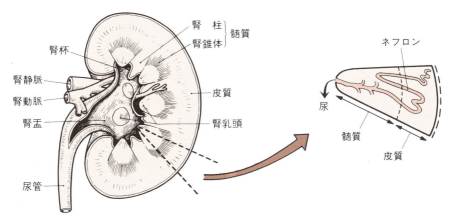

図 2-133　腎断面

(Inglis 1998, 一部改変)

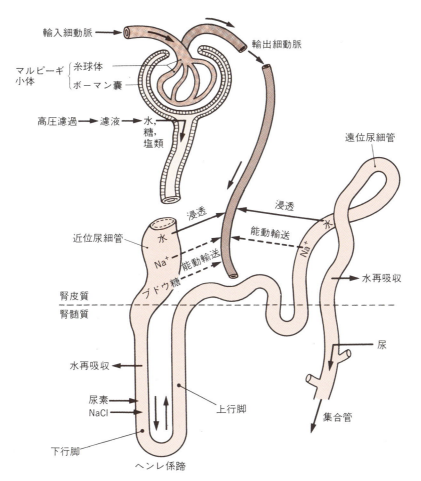

図 2-134　ネフロン

(Inglis 1998, 一部改変)

心拍出量の 20～25％の血液が腎を通っている．

糸球体血管壁は濾過膜を形成し，この膜で血液が濾過されて，蛋白以外の多くの物質を含む糸球体濾液（原尿）が生成される．糸球体濾液は，ボーマン囊から尿細管へ入る．

尿細管は，近位尿細管（proximal tubule），ヘンレ係蹄（loop of Henle），遠位尿細管（distal tubule）からなり，集合管（collecting tubule）に連なる．濾液中の種々の物質は，尿細管で再吸収されて血液に戻る（尿細管再吸収：tubular reabsorption）．一部の物質は，尿細管で分泌される（尿細管分泌：tubular secretion）．

残った水分と物質は，腎盂，尿管を経て，膀胱（urinary bladder）へ送られる．

### （2）尿の生成

糸球体血圧が高いこと，および糸球体膜の特殊構造によって，血漿中の小分子粒子は容易に濾過される．直径が 7 nm 以上の粒子は，濾過されにくい．

糸球体に流入する血液量（腎血流量：renal blood flow，RBF）は，成人男性で 1,000～1,200 m$l$/min であり，女性はこれより約 10％少ない．動脈圧が上昇すると，RBF は増加する．動脈抵抗が高まると，RBF は減少する．

単位時間当たりで生成される糸球体濾液量（glomerular filtration rate，GFR）は，種々の条件（濾過圧の変動）で 3～200 m$l$/min と変化するが，平均 125 m$l$/min である．

1日に約 180 $l$ の濾液が糸球体で生成されるが，その多くは能動輸送（active transport）と受動輸送（passive transport）で再吸収される．ブドウ糖，アミノ酸，ビタミンなどは，近位尿細管で再吸収される．水，ナトリウム，カリウムなども，約 80％はここで再吸収される．ヘンレ係蹄，遠位尿細管，集合管では，ナトリウム，カリウム，塩素などの電解質が再吸収あるいは分泌される．

### （3）ホルモンによる調節

細胞外液中のナトリウム濃度が高まると，尿細管でのナトリウム再吸収は減少し，組織の浸透圧は保たれる．ナトリウムの細胞外液濃度が低下すると，副腎皮質から分泌されるアルドステロン（aldosteron）によって，ナトリウム再吸収とカリウム分泌が促進される．アルドステロン分泌には，レニン-アンギオテンシン（renin-angiotensin）も関与する（図 2-135）．

腎は尿の濃度を制御することによって，体液量調整系としても働いている．尿排泄量は水摂取量で変わるが，尿量，尿の濃度と浸透圧の調節は抗利尿ホルモン（antidiuretic hormone，ADH）の作用によって，集合管で行われる．体液の浸透圧が高まると，視床下部にある浸透圧受容器（osmoreceptor）が刺激され，下垂体後葉から ADH が分泌される．ADH は，集合管での水再吸収を促進する．

## 2）尿

尿（urine）は，ヘモグロビンの分解産物であるウロクローム（urochrome）によって，黄褐色を帯びている（表 2-35）．尿成分は，食物の影響を受けて変化する．蛋白食では酸性尿，野菜食ではアルカリ尿になりやすい．尿の 95～96％は水であり，尿素，クレアチニンなどの有機物，塩化ナトリウムやリン酸塩などの無機物を含んでいる（表 2-36）．

### ［付］排尿（micturition）

尿は腎臓のネフロンでつくられ，尿管の蠕動運動や重力によって下行して，膀胱（bladder）に入る．膀胱は，内腔のある筋性器官であり，600～800 m$l$ の尿を蓄える．膀胱に約 300 m$l$ の

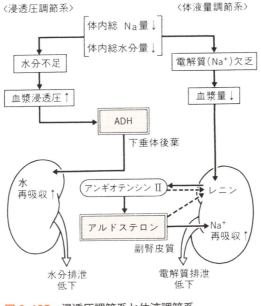

**図 2-135** 浸透圧調節系と体液調節系
⟶ 促進, ┈┈▶ 抑制
(入来・他 1986)

**表 2-35** 尿の性状

| | |
|---|---|
| 尿量 | 1.0～1.8 l/day |
| pH | 4.5～8.0(平均 6.0) |
| 比重 | 1.008～1.040 |
| 濁度 | 透明(放置すると混濁) |
| 色 | こはく色 |
| 固形成分 | 50～70 g/day |

**表 2-36** 糸球体濾液(原尿)と尿中の各種物質の濃度

| | 糸球体濾液(糸球体濾過量は 125 ml/min とする) | 尿(尿量は 1 ml/min とする) | 尿中濃度/血漿濃度 |
|---|---|---|---|
| $Na^+$ | 142 mEq/l | 128 mEq/l | 0.9 |
| $K^+$ | 5 | 60 | 12 |
| $Ca^{2+}$ | 4 | 4.8 | 1.2 |
| $Mg^{2+}$ | 3 | 15 | 5.0 |
| $Cl^-$ | 103 | 134 | 1.3 |
| $HCO_3^-$ | 28 | 14 | 0.5 |
| $H_2PO_4^-$ / $HPO_4^{2-}$ | 2 | 50 | 25 |
| ブドウ糖 | 100 mg% | 0 mg% | 0.0 |
| 尿素 | 26 | 1,820 | 70 |
| クレアチニン | 1.1 | 196 | 140 |
| イヌリン | — | — | 125 |
| パラアミノ馬尿酸(PAH) | — | — | 585 |

(Guyton 1976)

尿が溜まると，膀胱壁にある伸展受容器からの入力によって，尿意を生じる．膀胱の出口には内外1対の括約筋があり，そのうち外側括約筋は，意識的制御が可能である．

### 3）酸塩基平衡

安静状態では，血液と細胞外液はpH 7.4に調節されている．血液のpHは，7.0〜7.8の変動をする．細胞内代謝はpHの変化に敏感であり，この範囲を超えると，生命維持は危険にさらされる．生体には，pHを一定に保つための3通りの機序が備わっている．

**1** 緩衝系（buffer）としての血液：代謝産物として産生された酸に対して，血漿の重炭酸，蛋白，赤血球のヘモグロビンが塩基として作用する（緩衝塩基：buffer base）．この反応は直ちに起こる．

**2** 呼吸による調節：呼吸は，体液中の炭酸ガス貯留量を調節する．重炭酸の緩衝塩基としての作用は，呼吸による炭酸ガス呼出調節があるために大きい．この系の反応には，1〜3 min が必要である．

**3** 腎排泄による調節：腎は，細胞外液の水素イオン濃度が高まれば酸性尿を排泄し，逆に過度にアルカリ性になれば重炭酸イオンを排泄する．この働きは主に遠位尿細管で起こる．この系による調節は遅く，数時間から1日かかる．

### 4）運動と腎機能

激しい運動や長時間の運動は，水分や電解質の喪失，血液pHの低下をもたらす．

無酸素性運動では，産生される乳酸も増加して，血液pHが低下する．これが運動の継続を不能にすることがある．

短時間の運動では，運動強度に比例して，腎血流量が低下する．心拍数150 beats/minになると，腎血流量は安静時の62％となる．腎血流量の変化は，輸入動脈や輸出動脈の収縮によって生じる．糸球体濾液量は，心拍数150 beats/minまではあまり変化はしないが，それ以上に激しい運動では30％くらいの低下が起こる．

運動中には，尿へのナトリウム排泄が減少する．これは尿細管での再吸収が高まるためで，交感神経機能亢進に伴うアルドステロンの作用とみなされている．中等度の運動を1時間以上続けると，1〜2日間は，水，ナトリウム，塩素の排泄が減少する．一方，激しい運動は，カリウム排泄を増加させる．

運動によって，蛋白尿が起こることがある．運動が激しいほど，尿中蛋白は増えるが，運動訓練を続けると減少することが多い．蛋白尿の出現には，運動時に糸球体膜透過性が亢進することと尿細管での再吸収が低下することが関係している．

運動強度が高まると，レニン活性も上昇する．運動中には，レニン-アンギオテンシン系によってアルドステロンの分泌が促される．

## 12 栄養とエネルギー代謝

人間は，生命の維持，活動のために必要な物質を食物として外界から取り込んでいる．これらの物質を栄養素（nutrient）という．どうしても摂取しなければならない個々の成分を必須栄養素（nutrilites）という．栄養（nutrition）は生物に不可欠であり，代謝（metabolism：組織内で

表 2-37 消化過程

| 部位 | 消化腺 | 消化液 | 酵素 | 作用：分解産物 |
|---|---|---|---|---|
| 口 | 唾液腺 | 唾液(pH 6.3〜6.8) | アミラーゼ（プチアリン） | 糖質分解：二炭糖 |
| | 唾液は食物を潤し，口腔を滑らかにする．糖質の3〜5％が二炭糖になる | | | |
| 胃 | 胃腺<br>粘液腺<br>主細胞（消化細胞）<br><br>壁細胞（酸分泌細胞） | 胃液(pH 1.5〜2.5) | 粘液，酵素(−)<br>ペプシノーゲン，プロテアーゼ<br><br>塩酸，酵素(−)<br><br>レンニン<br>リパーゼ | 潤滑，胃壁保護<br>蛋白分解：プロテオース，ペプトン<br><br>ペプシノーゲンをペプシンへ<br>乳蛋白凝固<br>乳脂質分解 |
| | 胃にとどまる時間は糖質は短く，脂質は長い．蛋白は中間 | | | |
| 小腸（十二指腸部） | 膵臓 | 膵液(pH 7.1〜8.2) | プロテアーゼ（トリプシノーゲン，キモトリプシノーゲン）<br><br>アミラーゼ<br><br><br>リパーゼ | 蛋白分解：プロテオース，ペプトン，ジペプチド，アミノ酸<br><br>デキストリン（糊糖）を分解：マルトース，スクロース，ラクトース<br>脂質分解：脂肪酸，グリセリン |
| | 肝臓 | 胆汁液 | 酵素(−) | 脂質乳化 |
| 小腸 | 腸腺（リーベルキューン陰窩）<br><br><br><br>十二指腸腺（ブルンナー腺） | 腸液(pH 7.6) | マルターゼ<br>スクラーゼ<br><br>ラクターゼ<br><br>粘液，酵素(−) | マルトースをブドウ糖へ<br>スクロースをブドウ糖と果糖へ<br>ラクトースをブドウ糖とガラクトースへ<br>食物の潤滑 |

(Inglis 1998，一部改変)

起こる化学変化の全体）を通じて物質を取り入れて同化し，それによって組織をつくり，エネルギーを産生している．その連続過程は，消化，吸収，同化，排泄などである．代謝をエネルギーからみた場合をエネルギー代謝という．

## 1）消化と吸収

　食物中の栄養素を吸収できるように分解する過程が消化（digestion）である．消化は，機械的消化と化学的消化とに分けられる．前者は顎運動による咀嚼（かみ砕くこと）や消化管の運動によるもの，後者は消化液の分泌と酵素作用（表2-37）によるものである．
　栄養素の吸収（absorption）は，主として小腸で行われる．
　炭水化物は，ブドウ糖，果糖などの単糖類となって，脂肪は脂肪酸とグリセリン，蛋白はアミノ酸となって吸収される．消化されなかった食物残渣は，排便（defecation）される．

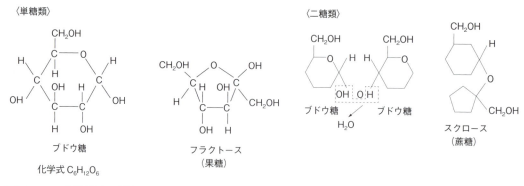

図 2-136　単糖類と二糖類の例

## 2）栄養素

栄養素としての食物の働きは，
- エネルギー供給：糖質，脂質，蛋白，
- 身体成分の構成：蛋白，無機質，
- 生理的機能の調節：水，無機質，ビタミン，

である．

### （1）糖質

糖質（glucan，sugar）は，炭素，水素，酸素からなり，炭素に水が結合した形のものが多い．単糖類（monosaccharide），少糖類*（oligosaccharide），多糖類（polysaccharide）に分けられる．単糖類は，炭素数によって，三炭糖，五炭糖，六炭糖などに分かれる．重要なのはブドウ糖（グルコース：glucose）や果糖（フラクトース：fructose）のような六炭糖である（図 2-136）．多糖類には，でんぷん（starch），グリコーゲン（glycogen）がある．

糖質は，食物の半分以上を占め，主要なエネルギー源となっている（表 2-38）．多糖類は，重要な栄養素であるが，水に不溶性である．自然のでんぷんは顆粒状であり，調理によって消化が容易になる．でんぷんは，分解されて多糖類の一種であるデキストリン（dextrin）となり，最後にはブドウ糖となる．糖質は，ブドウ糖として吸収され，各細胞で酸化されてエネルギーを放出するとともに，筋や肝臓にグリコーゲンとして貯蔵され，残りは脂質に合成される．ブドウ糖がエネルギー源となるか，グリコーゲンになるかは，血中濃度にも関係する（図 2-137）．

### （2）脂質

エーテルやクロロホルムなどの有機溶媒に溶けて，水に溶けない天然物質を脂質（lipid）という．典型的な脂質は，炭素，水素，酸素からなる．炭素，水素に比較して，酸素の数が少ない．単純脂質（simple lipid）は，脂肪酸とアルコールのエステルである．そのうち重要な脂質は，中性脂肪（neutral fat，トリグリセリド：triglyceride）であり，これは脂肪酸とグリセリンのエ

---

＊オリゴ糖類，寡糖類ともいう．多糖類は，①広義には，少糖類を含めて，加水分解によって，1分子の多糖類から2分子以上の単糖類を生じるすべての糖質（炭水化物）をいい，②狭義には，溶解度，味，化学的性質が単糖類と著しく異なる高分子化合物をいう．広義の多糖類のうち，構造が比較的簡単であって，溶解度，味，化学的性質が単糖類に類似した二～六糖類を少糖類という．二糖類（disaccharide）や三糖類（trisaccharide）は，加水分解によって，それぞれ2分子，3分子の単糖を生ずる．

表2-38 食物中の主な炭水化物源

| 食物 | 炭水化物(g/100 g 食物) | 食物 | 炭水化物(g/100 g 食物) |
|---|---|---|---|
| 砂糖(白：黒) | 90～100 | パン | 45～60 |
| はちみつ | ≧80 | アイスクリーム | 24 |
| 小麦粉 | 65～90 | 米/パスタ | 15～30 |
| コーンフレーク | 65～85 | ナッツ | 10～30 |
| ジャム・ゼリー | ≧70 | 牛乳 | 5 |
| チョコレート | 57 | | |

(Inglis 1998，一部改変)

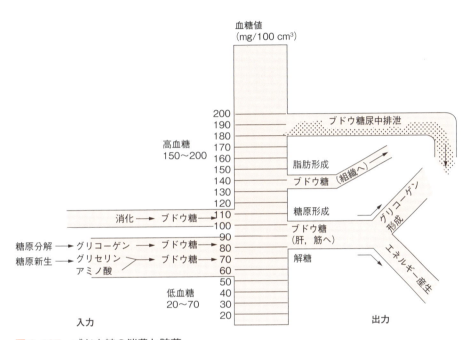

図2-137 ブドウ糖の消費と貯蔵

(Inglis 1998)

ステルである（図2-138）．複合脂質（compound lipid）は，脂肪酸とアルコールの他に，アミノ酸，蛋白，糖，リン酸などを含む脂質であり，これにはリポ蛋白，糖脂質，リン脂質などがある．ステロイド（steroid），脂溶性ビタミン，脂溶性色素などは，誘導脂質（derived lipid）と呼ばれる．

脂質を多く含む食物には，ラード（豚脂）や植物性油，バター，マーガリン，マヨネーズ，ベーコンなどがある．脂質は乳濁液になり，リパーゼ（lipase：脂肪分解酸素）によって分解される．小児と老人では，脂質の消化は遅い．

生体内での働きは，
・糖質とともにエネルギー源になる（1g当たり炭水化物の2倍のエネルギーとなる），
・皮下脂肪組織となる（体内脂質の2/3は中性脂肪で，その半分が皮下脂肪），
・脂溶性ビタミン（A，D，E，Kなど）を運ぶ，
・消化と胃の塩酸分泌を遅らせる，
・脂質は胃に長くとどまり，満腹感を与える，

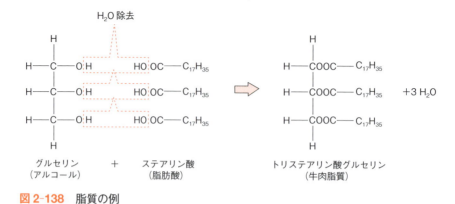

図 2-138　脂質の例

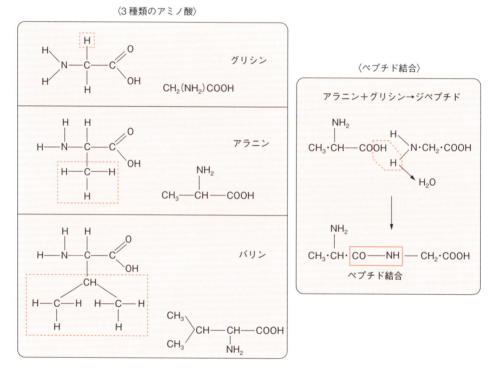

図 2-139　アミノ酸とペプチド結合
アミノ酸はアミノ基（NH$_2$）とカルボキシル基（COOH）を含む．破線で囲んだ部分が異なっている．

(Inglis 1998，一部改変)

・食物に香りをつける，
・コレステロール（cholesterol）は，ホルモン，酵素，細胞膜の材料になる，
ことである．

### (3) 蛋白

蛋白（protein）は，炭素，水素，酸素の他に，約16％の窒素を含んでいる．多くの蛋白には硫黄やリンも存在する．アミノ酸（amino acid）だけのペプチド結合からなるものを単純蛋白（simple protein）という（図 2-139）．これには，アルブミンやグロブリン，ヒストン，硬蛋白

表 2-39　食物中の主な蛋白源

| 動物性食物 | 蛋白 (g/100 g 食物) | 植物性食物 | 蛋白 (g/100 g 食物) |
|---|---|---|---|
| ゼラチン（乾燥） | 85 | ピーナッツ | 26 |
| ローストビーフ | 29 | アーモンド | 18 |
| チェダーチーズ | 25 | くるみ | 15 |
| 鶏肉（調理済） | 8〜30 | 豆類 | 5〜30 |
| ハム | 4〜30 | 小麦粉 | 12 |
| 魚 | 8〜29 | 大豆 | 10 |
| カッテージチーズ | 14 | 豌豆 | 5 |
| 卵 | 13 | 米 | 2〜8 |
| 牛乳 | 3.5 | 野菜 | 1〜4 |

(Inglis 1998、一部改変)

表 2-40　蛋白を構成しているアミノ酸

| 必須アミノ酸 | 非必須アミノ酸 |
|---|---|
| イソロイシン | アラニン |
| ロイシン | アルギニン |
| リジン | アスパラギン酸 |
| メチオニン | システイン |
| フェニルアラニン | グルタミン酸 |
| スレオニン | グリシン |
| トリプトファン | プロリン |
| バリン | セリン |
| ヒスチジン* | チロシン |

* 乳幼児には必須、成人では非必須である。

などがある．複合蛋白（conjugated protein）は，単純蛋白と蛋白以外のものとの結合である．これには，核蛋白や糖蛋白，リポ蛋白，色素蛋白，リン蛋白，金属蛋白などがある．蛋白は，形状によって，球状蛋白と線維状蛋白に分けられる．前者にはアルブミン，グロブリンやリポ蛋白などがあり，後者にはコラーゲンやケラチンなどがある．天然蛋白であって，物理的，化学的，酵素的な変化を受けたものを誘導蛋白（derived protein）という．

食物中の蛋白（表 2-39）は，プロテアーゼ（protease）によって分解され，アミノ酸になり，吸収される．

正常の蛋白栄養の維持に欠かせないアミノ酸を必須アミノ酸（essential amino acid，不可欠アミノ酸：indispensable amino acid）という．なくてもよいものを非必須アミノ酸（nonessential amino acid，可欠アミノ酸：dispensable amino acid）という（表 2-40）．成人では，必須アミノ酸を十分に摂取していれば，9 種の非必須アミノ酸はアミノ基転移反応によって生成される．

蛋白の働きは，
・新しい組織をつくるとき，古い組織を修復するときに利用される，
・糖質や脂質が不足するときにエネルギー源となる，
・水バランスを保つ，
・抗体産生に利用される，
・酵素やホルモンの材料になる，

ことである．

　体内蛋白の窒素は，尿素，尿酸，アンモニア，クレアチニンなどの窒素化合物として排泄される．窒素の摂取量と排泄量の差を窒素出納（nitrogen balance）という．正常は0であるが，異化あるいは同化作用が亢進すると変化する．

### （4）その他

　無機質（mineral）は，自然界にある非有機物質である．身体には19種以上の無機質があり，少なくとも13種は健康にとって不可欠である．無機質は，毎日排泄されているため，その補充が必要である．1日の必要量が100 mg以上のものをマクロミネラル（macromineral），それ以下をミクロミネラル（micromineral，微量元素：trace element）という．生体に欠かせない無機質を必須ミネラル（essential mineral）という（**表2-41**）．カルシウムと鉄，ヨウ素は，食物に不足しやすい無機質である．亜鉛と鉄，銅，マグネシウム，カリウムは，代謝障害に関与することの多い無機質である．

　水（water）は，生体の50〜70％を占めている．体重73 kgの場合，水45 kg，蛋白13 kg，脂肪11 kg，無機質2.3 kg，炭水化物0.4 kg，ビタミン7.1 gの割合になる．成人は1日に1.5〜2 $l$ の水を摂取している．運動，下痢，出血などでは，生体は多くの水を必要とする．代謝産物としてできる水の量は少ない．

　ビタミン（vitamin）は，不可欠な栄養素であり，酵素反応において補酵素（coenzyme）[*1]や補助因子（cofactor）[*2]として作用し，微量で物質代謝過程を円滑にしている（**表2-42**）．ビタミンは，体内では合成されず，食物として摂取される．カロチン（ビタミンAになる）やエルゴステロール（ビタミンDになる）のように，化学的にビタミンに近い物質は体内でビタミンに変化する．これらをプロビタミン（provitamin）という．脂溶性ビタミンには，

- 水に溶けないため，生体内に蓄えられる，
- 熱に強い，
- 脂質が変敗（酸敗）すると，破壊される，
- 鉱物油と一緒にすると，吸収されにくい，
- 脂質，胆汁と一緒の場合に，吸収がよい，

などの特徴がある．一方，水溶性ビタミンには，

- 体内に貯蔵されない，
- 熱に弱い，
- 温めると，容易に水に溶け出す，

などの性質がある．食物中のビタミン類が不足あるいは吸収不良であると，くる病や夜盲，脚気，壊血病などのビタミン欠乏症となる．

## 3）運動と消化機能

　身体運動が消化機能に及ぼす直接的な影響については，さまざまな報告があり，確立したデータは少ない（Bove et al. 1983）．

　軽い身体運動は，胃の運動を亢進させるが，胃液分泌にはあまり影響を与えない．ただし，運

---

[*1] 補酵素：酵素作用を補強する，あるいは酵素作用に不可欠な物質．ある種のビタミンなど．
[*2] 補助因子：巨大分子の働きに不可欠な原子や分子．ヘモグロビン中のヘムなど．

表 2-41 必須ミネラルの機能と供給源

| マクロミネラル | | |
|---|---|---|
| 元素 | 機能 | 供給源 |
| カルシウム | 骨・歯の構成物質，神経・筋機能の制御 | 牛乳製品，いんげん豆，葉状野菜 |
| リン | 骨・歯・ATP・核酸などの構成物質 | リン酸食物添加物 |
| ナトリウム | 細胞外液の主な陽イオン，血漿容積・酸塩基平衡・神経筋の機能・$Na^+/K^+$-ATPase の制御 | 食卓塩，食物に添加した塩 |
| カリウム | 細胞内液の主な陽イオン，神経筋の機能・$Na^+/K^+$-ATPase の制御 | 野菜，果物，ナッツ |
| 塩素 | 液体・電解質平衡，胃液 | 食卓塩 |
| マグネシウム | 骨・歯の構成物質，酵素のコファクター(kinase) | 緑色葉状野菜(クロロフィルを含有) |
| ミクロミネラル | | |
| 元素 | 機能 | 供給源 |
| クロム | 耐糖因子(インスリンと結合) | 食肉，肝臓，醸造酵母，穀物，ナッツ，チーズ |
| コバルト | ビタミン $B_{12}$ の成分 | 動物性食物 |
| 銅 | 酸化酵素の成分（シトクロム C オキシダーゼなど），鉄吸収に作用 | 肝臓 |
| ヨウ素 | 甲状腺ホルモンの成分 | 海産品，ヨウ素処理塩 |
| 鉄 | ヘム酵素の成分(ヘモグロビン，シトクロームなど) | 赤味肉，肝臓，卵，鉄製調理器 |
| マンガン | 加水分解酵素・脱炭酸酵素・転移酵素のコファクター，糖蛋白やプロテオグリカンの合成，ミトコンドリア超酸化物ジスムターゼ | ― |
| モリブデン | 酸化酵素の成分(キサンチンオキシダーゼ) | ― |
| セレン | グルタチオンペルオキシダーゼの成分 | 植物(土壌成分に依存)，食肉 |
| 亜鉛 | 多くの酵素のコファクター(乳酸脱水素酵素，アルカリホスファターゼ，カルボネートデヒドラターゼ，他) | ― |
| フッ素 | 骨・歯の硬度を増加 | フッ素添加飲料水 |

注：フッ素は人間に必須であるかは確認されていない．

(Murray et al. 1996，一部改変)

動後には，胃酸の分泌が低下する．中等度以上の運動では，運動の種類に関係なく，運動量の増加に比例して，胃液分泌が低下する．激しい運動は食物の胃からの排出を遅らせるが，軽い運動は排出を促進する傾向がある．なお，胃液の酸性度は低下するが，酵素の分泌にはあまり変化がない（Johnson et al. 1974）．

身体運動時には，腸管への血流が減少して，腸管の能動的吸収（active absorption）は低下するが，受動的吸収（passive absorption）は変化しない．肝臓への血流量も減少する．なお，身体運動は，脂質代謝，胆汁の生成および排泄に好ましい影響を与えている（Sinko 1978）．

## 4）エネルギー代謝

筋収縮には，摂取した栄養素から合成された ATP が利用される．筋活動には熱産生を伴うた

表 2-42　ビタミンの主な作用

| 脂溶性ビタミン | |
|---|---|
| ビタミン A（レチノール） | ステロイド・ホルモン様の作用（一部遺伝子の発現制御） |
| | 糖蛋白の生成 |
| | 上皮組織の分化と機能維持・骨組織の成長 |
| | 網膜における光受容反応 |
| ビタミン D（カルシフェロール） | 骨・歯の発育と維持 |
| | 小腸におけるカルシウム，リンの吸収 |
| | 腎尿細管におけるカルシウム，リンの再吸収 |
| | 一部遺伝子の発現制御 |
| | 細胞分化と免疫機能に関与 |
| ビタミン E（トコフェロール） | 細胞膜の安定化（溶血の予防） |
| | 生体内抗酸化作用 |
| ビタミン K（メナジオン） | 血液凝固因子（プロトロンビンなど）の生成促進 |
| **水溶性ビタミン** | |
| ビタミン $B_1$（チアミン） | 糖代謝系（炭水化物の分解）酵素の補酵素 |
| ビタミン $B_2$（リボフラビン） | 酸化過程の補酵素（ミトコンドリアの電子伝達系に作用） |
| ビタミン $B_6$（ピリドキサン） | アミノ酸代謝・糖分解の補酵素 |
| パントテン酸 | 補酵素 A として作用 |
| ニコチン酸（ナイアシン） | 酸化還元反応の補酵素として作用 |
| 葉酸 | アミノ酸や DNA などの生成・分解に関与 |
| ビタミン $B_{12}$（シアノコバラミン） | 糖新生・核酸代謝に関与 |
| ビオチン | –COOH の酵素反応に関与する補酵素 |
| ビタミン C（アスコルビン酸） | コラーゲン生成 |
| | チロシンの分解，エピネフリン生成 |
| | 胆汁酸の生成 |
| | 鉄の吸収を促進 |
| | 生体内抗酸化作用 |

め，発生した熱量を測定することで，エネルギー産生のために代謝された栄養素がわかる．摂取した栄養素と運動は，熱量に換算して評価できる．

### (1) カロリー

エネルギー代謝（energy metabolism，熱量代謝：calorie metabolism）では，すべての熱がエネルギーとして測定される．エネルギーの単位はエルグ（erg）やジュール（joule）であるが，エネルギー代謝ではカロリー（calorie, cal）を用いている（joule を用いることもある）．1 cal は，1 g の水を 1 気圧のもとで温度 14.5℃から 15.5℃に上昇させるのに必要な熱量である．これを 15 度カロリーという．1 cal は，4.184 J に当たる．生物学や栄養学では，1,000 倍の単位を用い，これをキロカロリー（kcal）あるいは大カロリー（Cal）という．1 キロカロリーは 4.184 キロジュールになる．

### (2) エネルギー代謝の測定

食物中の栄養素に含まれるエネルギーの量は，熱量計（calorimeter：化学反応により発生し

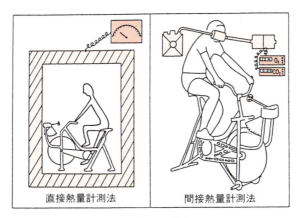

図 2-140　エネルギー代謝の計測法

(Noble 1986)

た熱量を測定する装置）で測定される．これは物理的燃焼値であり，3 大栄養素の糖質，脂質，蛋白 1 g につき，それぞれ 4.10，9.45，5.65 kcal である．

　生体内では，糖質と脂質は，完全に酸化・燃焼されて，水と炭酸ガスになる．蛋白は，完全には燃焼されない．そのため，食物エネルギーの量は，物理的燃焼値よりも低くなる．これを生理的燃焼値という．各栄養素の消化吸収率を糖質 98％，脂質 95％，蛋白 92％，尿中に排泄される蛋白分解産物の物理的燃焼値を 1.25 kcal とした場合の生理的燃焼値は，糖質 4 kcal，脂質 9 kcal，蛋白 4 kcal である（Atwater index）．

　人体のエネルギー代謝は，発生する熱量あるいは酸素消費量で計測される（図 2-140）．生体内で発生した熱は，体温が一定であれば，それと同量のエネルギーとして体外に放散される．この熱エネルギーを測定するのが直接熱量計測法（direct calorimetry）であり，人間が入れる大きさの断熱構造の熱量計が必要となる．この方法では，短時間の運動のエネルギー代謝の変化を測定するのが困難であり，現在はあまり使用されない．

　エネルギー基質（糖質，脂質，蛋白）の燃焼による熱量，それに消費される酸素量および発生する炭酸ガス量は知られている．そのため，酸素消費量あるいは炭酸ガス排出量を測定することによって，熱産生量（heat production）を求めることもできる．生体内酸化で使われた酸素および発生した炭酸ガスを測定するのが間接熱量計測法（indirect calorimetry）である．

- 閉鎖回路内の空気あるいは酸素を呼吸させて，一定時間内の酸素消費量を測定する閉鎖式測定法（closed circuit method）
- 吸気には外気を利用して，呼気だけを集め，そのなかの酸素と炭酸ガスを測定する開放式測定法（open circuit method）

があり，後者がよく用いられる．

　運動時のエネルギー代謝は，開放式測定法で求める．弁のついたマスクをつけて，外気を自由に吸入させ，呼気だけをダグラスバッグ（Douglas bag）に集めて，運動中および運動後の呼気を分析する．空気中の酸素，炭酸ガスの組成と呼気中の酸素と炭酸ガスの組成の差から，消費した酸素量と排出した炭酸ガス量を求める．現在はダグラスバッグを用いずに，コンピュータによる自動解析装置が一般化している．

　一定時間内に消費した酸素量と排出した炭酸ガス量との比を，呼吸商（respiratory quotient,

表 2-43 非蛋白呼吸商と糖質・脂質の燃焼比率

| 非蛋白呼吸商 | $O_2$ 熱当量 (kcal·$l^{-1}$) | 燃焼比率 (%) 糖質 | 燃焼比率 (%) 脂質 |
|---|---|---|---|
| 0.70 | 4.686 | 0.0 | 100.0 |
| 0.75 | 4.739 | 15.6 | 84.4 |
| 0.80 | 4.801 | 33.4 | 66.6 |
| 0.85 | 4.862 | 50.7 | 49.3 |
| 0.90 | 4.924 | 67.5 | 32.5 |
| 0.95 | 4.985 | 84.0 | 16.0 |
| 1.00 | 5.047 | 100.0 | 0.0 |

(永坂 1987)

RQ）という．RQ は，摂取している栄養素によって異なる．糖質は，［解糖—TCA 回路—水素運搬系（組織呼吸）］で完全に酸化されて，

$$C_6H_{12}O_6 + 6O_2 = 6CO_2 + 6H_2O$$

となり，RQ＝6/6＝1.00 となる．脂肪は 0.707，蛋白は 0.801 である．蛋白分解に由来する尿中の窒素量（N）を測定する．蛋白は約 16％の N を含むため，

$$P = 尿中 N \times 6.25$$

で酸化された蛋白（P）を求める．蛋白の酸化に要した酸素，炭酸ガスを差し引いて残りの酸素と炭酸ガスで RQ を計算する（非蛋白呼吸商：non-protein RQ）．次に表 2-43 に従って糖質と脂肪の割合を決める．臨床では，簡便法として，酸素 1 $l$ 当たり 4.825 kcal の熱量が発生するとして計算することが多い．

### （3）基礎代謝

代謝に影響する身体内外の要因をできるだけ取り除き，正常な状態で生命維持のためだけにエネルギーの消費が行われている状態の代謝を，基礎代謝（basal metabolism）という．夕食後 12～18 時間経過し，翌日は朝食を食べずに空腹状態で安静臥床して，室温 20℃で測定する．基礎代謝として消費されるエネルギーは，筋が多く，全体の 1/3 を占める．

平均体格の人間の基礎代謝量を，基準体表面積 1 $m^2$ 当たり，1 日当たりで表したものを基礎代謝基準値という．個人の基礎代謝実測値を同性，同年齢の基準値に対する比率で示したものを基礎代謝率（basal metabolic rate, BMR）という．

$$BMR = \{(実測値-基準値)/基準値\} \times 100 (\%) \pm 10\%$$

が正常範囲である．

基礎代謝量は，体表面積 1 $m^2$ 当たり 1,000 kcal 前後である．体表面積は，実測するのが困難であり，Du Bois の式で求められる．

$$A = W^{0.425} \times H^{0.725} \times 71.84$$

A：体表面積（$cm^2$），W：体重（kg），H：身長（cm）

日本人のための高比良の式では，定数が 71.84 の代わりに，男性 72.46，女性 70.49 になる．基礎代謝の基準値には，報告者によって多少の変動がある．体重当たりで発表された 2020 年の日本人の性別および年齢別の基礎代謝基準値を表 2-44 に示す．

基礎代謝量は，種々の要因で変化する．男性は 16 歳，女性は 14 歳までは基礎代謝量も高いが，その後は次第に低下する．同一年齢では，男性は女性よりも高い．ただし，除脂肪体重

表 2-44　参照体重における基礎代謝量

| 性別 | 男性 | | | 女性 | | |
| --- | --- | --- | --- | --- | --- | --- |
| 年齢（歳） | 基礎代謝基準値（kcal/kg 体重/日） | 参照体重（kg） | 基礎代謝量（kcal/日） | 基礎代謝基準値（kcal/kg 体重/日） | 参照体重（kg） | 基礎代謝量（kcal/日） |
| 1〜2 | 61.0 | 11.5 | 700 | 59.7 | 11.0 | 660 |
| 3〜5 | 54.8 | 16.5 | 900 | 52.2 | 16.1 | 840 |
| 6〜7 | 44.3 | 22.2 | 980 | 41.9 | 21.9 | 920 |
| 8〜9 | 40.8 | 28.0 | 1,140 | 38.3 | 27.4 | 1,050 |
| 10〜11 | 37.4 | 35.6 | 1,330 | 34.8 | 36.3 | 1,260 |
| 12〜14 | 31.0 | 49.0 | 1,520 | 29.6 | 47.5 | 1,410 |
| 15〜17 | 27.0 | 59.7 | 1,610 | 25.3 | 51.9 | 1,310 |
| 18〜29 | 23.7 | 64.5 | 1,530 | 22.1 | 50.3 | 1,110 |
| 30〜49 | 22.5 | 68.1 | 1,530 | 21.9 | 53.0 | 1,160 |
| 50〜64 | 21.8 | 68.0 | 1,480 | 20.7 | 53.8 | 1,110 |
| 65〜74 | 21.6 | 65.0 | 1,400 | 20.7 | 52.1 | 1,080 |
| 75 以上 | 21.5 | 59.6 | 1,280 | 20.7 | 48.8 | 1,010 |

（厚生労働省「日本人の食事摂取基準」策定検討会）

（lean body mass）当たりにすると男性と女性の差はなくなる．女性の基礎代謝量は，妊娠や月経でも変化する．やせた人は，太った人よりも高い．

体温が1℃上昇すると基礎代謝量は約14％増える．環境温度が低下すると体温も下がるが，環境温度が20℃以下になると体温調節機序によって基礎代謝量は増加する．甲状腺ホルモン，エピネフリンなども基礎代謝量を増やす．精神的緊張も基礎代謝量を増加させる．

安静時でも，食物を摂取すると数時間にわたって代謝は亢進し，消費するエネルギーは増加する．これを特異動的作用（specific dynamic action）という．発生するエネルギーは，栄養素によって異なり，蛋白では摂取エネルギーの30％，糖質では5％，脂質では4％である．

## （4）エネルギー代謝率

作業強度の尺度として，単位時間当たりに行われた仕事の量（仕事率：kgw・m/min やワット）で表す物理的方法および単位時間内に生体が利用したエネルギーの量で表す生理的方法がある．前者は特殊な目的に用いられ，日常的には後者が利用されている．

労働や運動に伴うエネルギー代謝（energy metabolism）を労作代謝（work metabolism）という．これは作業に要するエネルギーであり，基礎代謝量や特異動的作用に必要なエネルギーを含まない．労作代謝量は，作業時のエネルギー消費から座位休息時のエネルギー消費を差し引いたものである．安静時代謝（resting metabolism）のエネルギーは，基礎代謝，特異動的作用，座位維持のエネルギーが合計されたものであり，基礎代謝量よりも約20％多い．作業時と安静時との酸素消費量の差を酸素要求量（oxygen requirement）という．

労作代謝量とその時間内の基礎代謝量との比を，エネルギー代謝率（relative metabolic rate，RMR）という．日本の労働研究のなかで開発された指標であり，多くの研究成果がある（古沢 1942）．

$$\text{RMR} = \text{労作代謝量}/\text{基礎代謝量}$$
$$= \{(\text{作業時エネルギー消費}) - (\text{安静時エネルギー消費})\}/\text{基礎代謝量}$$

作業を開始する前の安静状態のエネルギー消費を単位時間当たりについて測定し，続いて作業時のエネルギー消費を単位時間当たりの値に換算する．エネルギー代謝率は，基礎代謝に対する

表 2-45　日常生活作業のエネルギー代謝率（RMR）

| 作業 | RMR | 作業 | RMR |
|---|---|---|---|
| 読　書 | 0.1 | 掃きそうじ | 2.5〜3.0 |
| 裁　縫 | 0.3 | そうじ（棒ぞうきん） | 3.5 |
| 身支度 | 0.4 | ふとん上げ | 4.3 |
| 食　事 | 0.4 | ふとん敷き | 5.3 |
| 電気ミシン | 0.6 | 歩行 60 m/min | 1.8 |
| 入　浴 | 0.7 | 歩行 80 m/min | 2.8 |
| アイロンかけ | 0.9 | 歩行 100 m/min | 4.7 |
| タイプライター | 1.4 | 子どもを抱く | 0.4 |
| 炊　事 | 1.5 | 子どもを抱いて歩く | 2.1 |
| 洗　濯 | 1.4〜1.5 | | |

表 2-46　運動の強度別によるエネルギー代謝率と 1 日消費カロリー

| 運動の強度 | エネルギー代謝率 (RMR) | 1 日消費カロリー(kcal) 男 | 1 日消費カロリー(kcal) 女 |
|---|---|---|---|
| 軽い運動 | 0〜1.0 | 2,200 | 1,800 |
| 普通の運動 | 1.0〜2.0 | 2,500 | 2,000 |
| やや強い運動 | 2.0〜4.0 | 3,000 | 2,400 |
| 強い運動 | 4.0〜 | 3,500〜 | 2,800〜 |

代謝亢進の比率を示す値であり，個人差は消去され，作業の種類によって一定値になる（**表2-45**）．**表2-46**は，作業，運動強度別のエネルギー代謝率である．

作業時のエネルギー消費を，単位体重，単位時間当たり（kcal・kg$^{-1}$・min$^{-1}$）で示したものを活動代謝（energy activity：Ea）という．

$$Ea＝基礎代謝基準値(kcal・kg^{-1}・min^{-1})×(RMR＋1.2)$$

で計算される．

### (5) 代謝当量

エネルギー代謝率が基礎代謝量を基準とするのに対して，運動あるいは作業時に安静時の何倍のエネルギーを消費するのか，安静時を基準にして定めたのが代謝当量（代謝率：metabolic equivalent，MET）*である．

$$METs＝運動・作業時代謝量/安静時代謝量$$

1 MET は，安静座位での測定であり，約 3.5 m$l$・kg$^{-1}$・min$^{-1}$ の酸素消費になる．**表2-47**に運動強度と METs，酸素消費量，カロリーの関係を示す．この表は健康成年男性の値であり，女性や高齢者は作業能力が低くなるため，これとは異なる．各種の運動・作業での平均的 METs を**表2-48**に示す．日常生活で必要とされる諸活動の運動強度は，およそ 6〜7 METs までと報告されている．

---

* METs は複数に用いる（1 MET，2 METs）．安静時に MET（座位）＝1，RMR（臥位）＝0 である．臨床医学で MET，運動生理学で RMR が用いられる傾向にある．metabolic equivalent（代謝当量）とは，metabolic＝代謝の，equivalent＝当量（大きさや重さ，その他の性状について他のものと等しいこと）という語を用いた訳である．なお，chemical equivalent＝化学当量を参照．『内科学用語集 5 版』（日本内科学会編，医学書院，1998）では，metabolic equivalent＝代謝率としている．

表 2-47 運動の強度別による METs

| 運動の強度 | METs | 酸素消費量（l/min） | カロリー（kcal/min） |
|---|---|---|---|
| 非常に軽い | 2.5 以下 | 0.5 以下 | 3.5 以下 |
| 軽い | 2.5～5.0 | 0.5～1.0 | 3.5～5.5 |
| 普通 | 5.0～7.5 | 1.0～1.5 | 5.5～8.0 |
| 強い | 7.5～10.0 | 1.5～2.0 | 8.0～10.5 |
| 非常に強い | 10.0 以上 | 2.0 以上 | 10.5 以上 |

(Morehouse et al. 1976)

なお，歩行や自転車エルゴメータなどによる運動負荷では，酸素消費量（$\dot{V}O_2$）や METs の概算値を**表 2-49** の式で求めることができる（ACSM 2022）．

### (6) 効率

効率（efficiency）とは，消費したエネルギーによって得られた有用作業出力である．身体運動の効率は，生体が行った仕事率（W）とそれに直接あるいは間接に費やしたエネルギーとの比で求められる．効率には，複数の取り扱い方がある（勝木・他．1987）．

$$W_{tot} = W_{ext} + W_{int}$$

ただし，全仕事量：$W_{tot}$，外的仕事量：$W_{ext}$（身体の移動など），内的仕事量：$W_{int}$（身体の移動には無関係）．

安静時エネルギー消費：$E_{rest}$，全エネルギー消費：$E_{tot}$，負荷なしでの運動時エネルギー消費：$E_1$ として，

gross efficiency（粗効率）＝$W_{ext}/E_{tot}$
net efficiency（正味の効率）＝$W_{ext}/(E_{tot}-E_{rest})$
work efficiency（仕事効率）＝$W_{ext}/(E_{tot}-E_1)$
apparent efficiency（見かけの効率）＝$\Delta \dot{W}_{ext}/\Delta E$
true efficiency（真の効率）＝$W_{tot}/(E_{tot}-E_{rest})$

このうち，よく用いられているのは粗効率と正味の効率である．身体運動の効率は，多くは25％以下であり，残りの75％以上のエネルギーは熱として放出されている．効率は，仕事の種類（作業強度や速さ），年齢や性別などの影響を受ける．一定量の仕事を行うのに，作業時間を短縮すると，作業強度は大きくなり，効率は低下する．また，作業の速さを落とすと，仕事に直接的に費やすエネルギーは減少するが，姿勢保持などの仕事に随伴するエネルギー消費は多くなり，作業時間も延長するため，エネルギー必要量は増加する．エネルギー必要量が最も少ない作業の速さがあり，これを至適速度（optimal speed）あるいは経済速度という．

## 13 運動に対する呼吸循環応答

### 1）体 力

Fittness は，形容詞 fit の名詞化であり，精神的および身体的側面で環境に適応している状態を示す．その意味で，physical fitness（体力）は環境または状況へ適切に対応するための，身体全体の容量（力量：capacity），資質（quality），能力（ability）などを表している．体力が適正の状態とは，動作が最適となるような健康良好を意味する．日常生活における身体活動を，著しく疲労することなく，精力的，敏捷に遂行することができて，さらに余暇（leisure）あるいは不

### 表2-48 各種活動のMETs概算

| | 職業 | レクリエーション |
|---|---|---|
| 1.5〜2 METs | 机仕事，自動車運転，タイプを打つ，卓上電子計算機操作 | 立位，歩行(1.6 km/hにて散歩)，飛行，オートバイ乗車，トランプ，縫い物，編み物 |
| 2〜3 METs | 自動車修理，ラジオ・テレビ修理，守衛，手動タイプを打つ，バーテンダー | 平地歩行(3.2 km/h)，平地サイクリング(8.0 km/h)，芝刈り機運転，ビリヤード，ボーリング，スケート，円板突き，木工(軽い)，モーターボート運転，ゴルフ(電動カート)，カヌー(4 km/h)，乗馬，ピアノおよび多くの楽器 |
| 3〜4 METs | 煉瓦工，左官，手押し一輪車(45 kg荷重)，機械組み立て，トレーラー・トラック運転，溶接(中等度負荷)，窓掃除 | 歩行(4.8 km/h)，サイクリング(9.7 km/h)，馬蹄投げ，バレーボール(6人制，非競技)，ゴルフ(バックカートを引く)，アーチェリー，帆走(小ボート操作)，蚊針釣(防水長靴で立つ)，乗馬(速歩のための乗馬)，バドミントン(ダブルス)，軽い電動芝刈り機を押す，精力的音楽家 |
| 4〜5 METs | ペンキ工，石工職，壁紙はり，軽い大工職 | 歩行(5.6 km/h)，サイクリング(12.9 km/h)，卓球，ゴルフ(クラブを運ぶ)，ダンス(フォックストロット)，バドミントン(シングルス)，テニス(ダブルス)，葉を熊手で集める，鍬を使う，多くの柔軟体操 |
| 5〜6 METs | 庭を掘る，軽い土をシャベルで掘る | 歩行(6.4 km/h)，サイクリング(16.1 km/h)，カヌー(6.4 km/h)，乗馬(速歩のための"早馬")，流れのなかの魚釣り(防水長靴で軽い流れのなかに立つ)，アイススケートまたはローラースケート(14.5 km/h) |
| 6〜7 METs | 10回/minシャベルで掘る(4.5 kg) | 歩行(8.0 km/h)，サイクリング(17.7 km/h)，バドミントン(競技)，テニス(シングルス)，木を割る，雪かき，手動芝刈り，フォーク(スクエア)ダンス，軽いスキー滑降，スキーツアー(4.0 km/h，粗い雪)，水上スキー |
| 7〜8 METs | 溝掘り，36.3 kgの運搬，固い木を挽く | ジョギング(8.0 km/h)，サイクリング(19.3 km/h)，乗馬(奔馬)，激しいスキー滑降，バスケットボール，登山，アイスホッケー，カヌー(8.0 km/h)，タッチフットボール，パドルボール |
| 8〜9 METs | 10回/minシャベルで掘る(6.4 kg) | 歩行(8.9 km/h)，サイクリング(20.9 km/h)，スキーツアー(6.4 km/h，粗い雪)，スカッシュ・ラケット(非競技)，ハンドボール(非競技)，フェンシング，バスケットボール(激しい) |
| 10 METs以上 | 10回/minシャベルで掘る(7.3 kg) | 走行： 9.7 km/h＝10 METs<br>　　　11.3 km/h＝11.5 METs<br>　　　12.9 km/h＝13.5 METs<br>　　　14.5 km/h＝15 METs<br>　　　16.1 km/h＝17 METs<br>スキーツアー(8 km/h以上，粗い雪)，スカッシュ(競技) |

安静時代謝量を含む． (1マイルを1.609 kmで換算)

1 METは，安静時のエネルギー消費であり，約3.5 ml・kg$^{-1}$・min$^{-1}$の酸素消費と等価である．
主な過剰代謝増加は，これらの活動のあるものにおける興奮，不安，または短気により起こり得るので，医師は患者の心理学的反応性を査定しなければならない． (アメリカ心臓学会運動委員会1976，一部改変)

表 2-49 運動時の総酸素摂取量（gross $\dot{V}O_2$, m/・$kg^{-1}$・$min^{-1}$）の推定式

| 運動様式 | 安静成分 | 水平成分 | 垂直／抵抗成分 | 最も正確に推定できる範囲 |
|---|---|---|---|---|
| 歩行 | 3.5 | 0.1×S | 1.8×S×G | S：50～100 m/min |
| ランニング | 3.5 | 0.2×S | 0.9×S×G | S：>134 m/min |
| ステッピング | 3.5 | 0.2×f | 1.33×(1.8×H×f) | f：12～30 steps/min |
| 下肢エルゴメータ | 3.5 | 3.5 | (1.8×W)/M | W：50～200 W |
| 上肢エルゴメータ | 3.5 | － | (3×W)/M | W：25～125 W |

S：速度（m/min），G：角度（%），M：体重（kg），W：パワー（watt, W），f：昇降数（steps/min），H：高さ（m）

ここでは安静時の酸素摂取量を含めた総酸素摂取量（gross $\dot{V}O_2$, m/・$kg^{-1}$・$min^{-1}$）を表している．3成分の和として求め，MET に換算する際には，3.5 m/・$kg^{-1}$・$min^{-1}$ で除す．

(ACSM 2022)

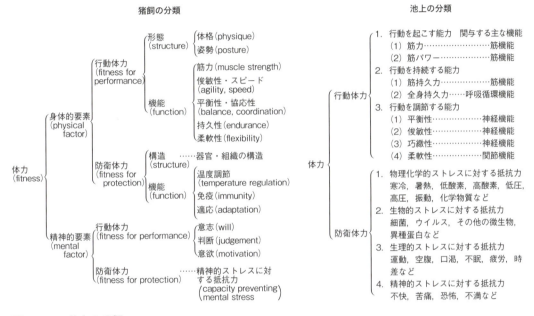

図 2-141 体力の分類

慮の緊急事態にも対応できる活力を備えている状態である．

　一方，日本において「体力」という用語が登場したのは，嘉納治五郎が書いた日本体育協会設立趣意書（1911 年）がはじめとされる（飯塚 1984）．設立趣意書には「国の盛衰は，国民の精神が充実しているか否かによる．国民の精神の充実度は国民の体力に大きく関係する」とあり，精神的な側面を含んでいることを示している．その影響もあってか，猪飼（1979）は体力を身体的要素と精神的要素に分けて定義している．その後，池上（1990）は「体力は人間の活動や生存の基礎となる身体的能力である」とし，精神的要素を除外している．ただし，池上は精神的ストレスに対する抵抗力*を体力の要素に含めており，その点では猪飼と共通している（図 2-141）．

　猪飼と池上と体力の定義を俯瞰すれば，行動体力と防衛体力に分けられる．行動体力を決定す

---

\* 心理学においては困難な課題，危機的な状況，ストレスに対する回復力やしなやかさに対して「レジリエンス（resilience）」という用語をあてている．

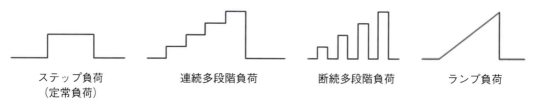

図 2-142　運動負荷の系統

る機能として，筋力，敏捷性，持久性，柔軟性などがある．

保健医療では心肺フィットネス（cardiopulmonary fitness）が重視され，特に健康における身体的側面を強調する用語として"健康関連体力（health-related physical fitness）"がある．以下，本項では心肺フィットネスに着目して説明する．

### 2）運動負荷の系統

心肺への代表的な運動負荷様式を図 2-142 に示す．一定の強度を与えるものをステップ負荷（定常負荷），段階的に強度を上げるものを漸増負荷という．さらに，漸増負荷には，連続多段階負荷，断続多段階負荷があり，連続多段階負荷の増加率を滑らかにしたものをランプ負荷と呼ぶ．医療診断のために実施されるテストを，心肺運動負荷試験（cardiopulmonary exercise testing，CPX）と呼ぶ．

### 3）心肺フィットネス（運動時の呼吸循環応答）

#### （1）呼吸と循環の連関

筋運動によって酸素需要が増し，それに応答するように酸素供給を増加させる．外呼吸によって体内に酸素を取り込み，循環器系によって酸素を必要としている筋細胞へ輸送する．血液中において酸素は赤血球にあるヘモグロビンと結合し，筋細胞膜を拡散によって通過したのち，細胞内にあるミオグロビンに受け渡される（内呼吸）．

単位時間当たりの酸素摂取量（oxygen consumption，$\dot{V}O_2$）を増加させるためには，肺での換気量と肺動脈血流量（＝心拍出量）を適切に増加させる必要がある．実際のガス交換に関与する分時肺胞換気量（alveolar ventilation，$\dot{V}_A$）と心拍出量（cardiac output，$\dot{Q}$）の比を換気血流比（ventilation-perfusion ratio，$\dot{V}_A/\dot{Q}$）と呼び，ガス交換の重要な指標となる．この他，不要となった代謝産物を排泄する腎機能，必要な栄養を取り込む肝機能が正常に作用することが，運動遂行にとって必要不可欠なものとなる（図 2-143）．運動に伴う呼吸循環応答を安静時と最大運動時で比較したデータを表 2-50 に示す．

単位時間当たりの酸素摂取量（ml/min）は次式で表される．すなわち，心拍出量（l/min）に単位血液量当たりの動静脈酸素含有量較差（ml/l）を乗じて求められる．

$$\dot{V}O_2 = \dot{Q} \times (CaO_2 - CvO_2)$$

この式は，呼吸と循環の連関そのものである．酸素摂取量の増加は，心拍出量または動静脈酸素含有量較差の増加のいずれかによってもたらされる．また，動静脈酸素含有量較差を大きくするには，肺でのガス交換が正常に行われ，筋細胞で酸素の取り込みが促進される必要がある．運動時には心拍出量および動静脈酸素含有量較差のいずれも増加する．

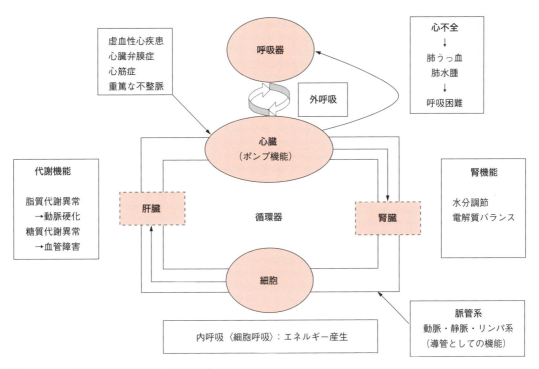

**図 2-143** 呼吸循環系の連関と機能不全

(藤澤 2015, 一部改変)

**表 2-50** 健常者における安静から最大運動時への典型的な呼吸循環応答の変化

| 指標 | | 安静時 | 運動時 | 比 |
|---|---|---|---|---|
| 分時換気量 | l/min | 7.2 | 126 | 17.5 |
| 1回換気量 | ml | 450 | 3,150 | 7.0 |
| 呼吸数 | $min^{-1}$ | 12 | 40 | 3.3 |
| 心拍出量 | l/min | 6 | 25 | 4.2 |
| 1回拍出量 | ml | 83 | 132 | 1.6 |
| 肺胞換気血流比 | | 0.9 | 4.8 | 5.3 |
| 動脈血酸素分圧 | mmHg (torr) | 93 | 90 | 0.97 |
| 動脈血二酸化炭素分圧 | mmHg (torr) | 40 | 34 | 0.85 |
| 混合静脈血酸素分圧 | mmHg (torr) | 40 | 20 | 0.5 |
| 混合静脈血二酸化炭素分圧 | mmHg (torr) | 45 | 70 | 1.6 |
| 肺胞動脈血酸素分圧較差 | mmHg (torr) | 9 | 28 | 3.1 |
| 死腔換気率(VD/VT) | % | 27 | 18 | 0.7 |
| 酸素摂取量 | ml/min | 300 | 3,600 | 12.0 |
| 二酸化炭素排泄量 | ml/min | 240 | 4,000 | 16.7 |
| 呼吸商 | | 0.8 | 1.11 | 1.4 |

(Wagner 1992)

## (2) 換気

分時換気量は以下の式で表すことができる.すなわち,1回換気量に1分間当たりの呼吸数を乗じたものである.

$$\dot{V}_E = V_T \times f$$

1回換気量または呼吸数を増加させることで,分時換気量を増加できることがわかる.ただし,

ヒトの呼吸器においてはガス交換に関与しない死腔があるため，浅呼吸と深呼吸では分時肺胞換気量が異なり，深呼吸がガス交換には有利となる．死腔量は体重1ポンド（約0.45 kg）につき約1 m$l$の死腔があり，45 kgのヒトであれば約100 m$l$，65 kgのヒトでは約150 m$l$となる．したがって，同じ5 $l$/minの分時換気量でも，呼吸数が多ければ浅呼吸となり，呼吸数が少なければ深呼吸となるため，分時肺胞換気量は次のような差が生じる．

分時換気量5,400 m$l$，呼吸死腔150 m$l$，呼吸数12回/分・22回/分

呼吸数12回/分：5,400 m$l$/min−150 m$l$×12/min＝3,600 m$l$/min

呼吸数22回/分：5,400 m$l$/min−150 m$l$×22/min＝2,200 m$l$/min

漸増運動時には換気に有利なように，一般的には一回換気量の増加が先行し，次に呼吸数の増加が生じる．

### (3) 心拍出量

心拍出量（$l$）は一般的に単位時間当たりで示され，次式で求められる．すなわち，1回拍出量（m$l$）に心拍数（beats/min，bpm）を乗じたものである．

$$\dot{Q}=SV\times HR$$

1回拍出量または心拍数を増加させることで心拍出量を増加させることができる．心臓は胸腔において肺に挟まれた空間にあるため，1回拍出量は最大でも1.5倍程度である．一方，最大心拍数は220−年齢（AHA）とされ，漸増運動負荷において運動強度に比例して増加する．

### (4) 1回拍出量

1回拍出量（m$l$）は心室の拡張終期容積（end-diastolic volume, EDV）と収縮終期容積（end-systolic volume, ESV）の差で求められる．このことから，心室が十分に拡張または収縮できることが1回拍出量の増加につながることがわかる．

$$SV=EDV-ESV$$

また，体循環でみた場合，大動脈の血管抵抗をRとすると，1回拍出量と収縮期血圧（systolic blood pressure, SBP）と拡張期血圧（diastolic blood pressure, DBP）の差である脈圧（pulse pressure, PP）の関係から，次式で表すことができる．

$$SV=PP/R=(SBP-DBP)/R$$

これは，心臓のポンプ機能としての駆動圧として脈圧が重要であることを示している．心臓には逆流を防ぐ弁が存在することから，収縮期血圧（左室圧）が大動脈圧より大きくなければ大動脈弁を開放して心室から大動脈に血液を送り出せないことを意味しているのと同時に，脈圧が大きくなれば1回拍出量が増加することを表している．そのため，漸増運動時には収縮期血圧の増加がみられるものの，拡張期血圧は微増である．なお，大動脈に送り出された血液の駆動圧は平均血圧（近似式：1/3×PP+DBP）と考えてよい．

### (5) 心拍数

心拍数は心臓の刺激伝導系によって制御されている．ペースメーカー細胞である洞房結節は自動能を有しており，固有心拍数（intrinsic rate）は約100 bpmである．一方，刺激伝導系には自律神経が豊富に分布しており，安静時には主に副交感神経活動によって心拍数が60 bpm程度に抑制されている．運動に対する自律神経活動は交感神経と副交感神経の活動バランスによって調整されており，漸増運動時には中等度強度以降に顕著に交感神経活動が高まる．

### (6) 運動昇圧反射

運動時には心臓のポンプ機能を果たすために，血圧が上昇する．人体においては内部環境を保

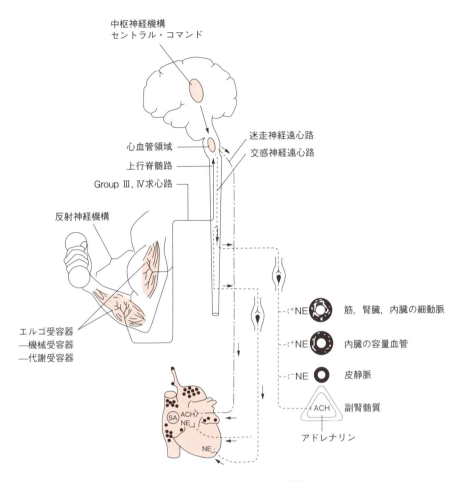

**図 2-144** 運動時の循環調節（中枢指令と運動昇圧反射）
ACH：アセチルコリン
NE：ノルアドレナリン
SA：洞房結節

(Mitchell 1985)

つために，血圧についても圧受容体反射などが作用し恒常性（homeostasis）がみられる．運動時にはこの反射系を変調し，血圧を増加させる必要がある．循環中枢は延髄孤束核にあり，運動を企図した時点から中枢指令（central command）が孤束核を通して自律神経系に作用し，心拍数と心筋収縮力を増加させ，末梢血管に作用する（フィードフォワード制御）．運動開始後には筋にある機械受容器と化学受容器からのフィードバック情報により自律神経活動が調整される．これを運動昇圧反射（exercise pressor response，図 2-144）と呼び，圧受容体反射は中枢指令と末梢からの情報によって作動するセットポイントが変化すると考えられている（Rowell 1993）．

## 4）身体運動のエネルギー代謝

### (1) エネルギー供給

身体運動は，筋収縮によって行われる．筋の収縮と弛緩にかかわる直接のエネルギーはATP

であるが，筋に保有されているATPはわずかである．そのため，ATPの分解と同じ速度でATPが再合成されないと，筋活動の継続は不能になる．筋におけるATPの再合成には，クレアチンリン酸（creatine phosphate, CP）が利用される．CPは，筋にアデノシン三リン酸（adenosine 5'-triphosphate, ATP）の約3倍量が含まれている．しかし，長時間に及ぶ筋活動には，酸素の存在のもとに起こるATPの再合成，グリコーゲンの分解（糖原分解：glycogenolysis）によるATPの供給が不可欠である．ATPやCPの分解およびグリコーゲンの解糖によるものを無酸素性過程（anaerobic process）と呼び，そのエネルギーを無酸素性エネルギー（anaerobic energy）という．

　CPはエネルギー貯蔵の役割の他に，ミトコンドリアから必要な場所へのエネルギー輸送を担っていると考えられている（クレアチン・クレアチンリン酸シャトル）（Bessman 1981, 1985）．特に神経細胞ではその機能が重要であることが報告されている（Fukumitsu 2015）．

### (2) ATPの再合成と無酸素性閾値（嫌気性代謝閾値）

　エネルギー供給を糖代謝からみた場合，細胞質内でブドウ糖（グルコース，glucose）から解糖系（glycolisis）を経てピルビン酸に至り，その後，ミトコンドリア内でアセチルCoAを経てTCA回路（tricarboxylic acid cycle）に入る．分解の過程で遊離された水素原子またはエレクトロン（$e^-$）が，$NAD^+$あるいはFADに捕捉されてNADHまたは$FADH_2$になる．それらが電子伝達系による酸化的リン酸化によってATPを再生産する．1分子のブドウ糖から，解糖系で2 ATP，TCA回路で36 ATP，計38 ATPが産生され，TCA回路での産生分には解糖系からの2 NADH（→6 ATP）が含まれる．ここで，解糖系で産生されたNADHをミトコンドリアへ輸送する系をアスパラギン酸リンゴ酸シャトルという．ピルビン酸からアセチルCoAとTCA回路の過程で$CO_2$が産生され，一方，酸素は電子伝達系で使われて$H_2O$となる．解糖系によるエネルギー産生は嫌気性代謝，TCA回路によるものを好気性代謝と呼ぶ．

　Wasserman（1973）は漸増運動負荷において酸素供給が不足した際，解糖系が促進されてピルビン酸から乳酸が産生されるようになると仮説を立てた．乳酸は血中に入り，電離した水素イオンと重炭酸イオンが反応して，$CO_2$が増加する（Beaver 1986）．このように，漸増運動負荷において，酸素摂取量と二酸化炭素排泄量の比（呼吸商：respiratory quotient）が増加するポイントを無酸素性閾値*または嫌気性代謝閾値（anaerobic threshold, AT）と定義した．心疾患などの運動療法において適切な運動負荷強度の指標として活用されているが，乳酸の産生と生体における機能については異論もある．また，呼吸性代償開始点（respiratory compensation point, RCP）が，ATより高いレベルでみられる．これは，代謝性アシドーシスを$CO_2$排泄増加で，呼吸性に代償しようとする開始点で，運動負荷強度が生理学的に最大に近いところまで達していることを示す（図2-145）．

### (3) 乳酸シャトル

　乳酸は解糖系においてピルビン酸から産生されることから，運動の酸素需要に対して供給が不足している状態と捉えられてきた．すなわち，乳酸は疲労物質として位置づけられ，筋収縮力の低下とも関連づけられてきた．しかし，安静時でも乳酸が産生されること，心臓などではエネルギー基質として利用されることから，運動時のエネルギー代謝に必要な物質として考えられるよ

---

*無酸素運動という用語には批判も多い．本来，解糖系によるエネルギー供給が亢進する強度の運動という意味であるが，すべてのエネルギー産生で酸素を用いていないという印象を与えやすい点が批判の対象となっている．

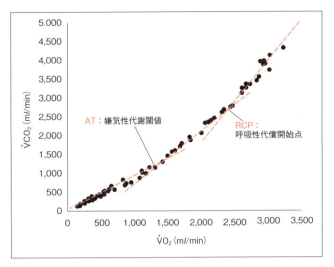

図 2-145　嫌気性代謝閾値の推定（V-slope 法）

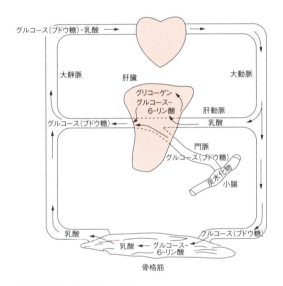

図 2-146　乳酸シャトル

(Brooks 1986)

うになってきている（図 2-146）．筋細胞で産生された乳酸が，必要とする臓器へ運搬されることを乳酸シャトル*と呼ぶ（Brooks 1986）．乳酸はピルビン酸に容易に変換でき，利用しやすいエネルギー基質であり，近年では脳においても利用されていることが明らかになっている．

### （4）静的運動におけるエネルギー供給

等尺性収縮力は，その持続時間に比例して低下する（Hettinger 1970）．最大随意収縮力は，6〜

---

*乳酸シャトルには，細胞間〔cell–cell（extra-cellular）lactate shuttle〕と，細胞内（intra-cellular lactate shuttle）の2つの意味が包含されている．細胞内乳酸シャトルは乳酸がミトコンドリア内膜にある輸送担体 MCT（monocarboxylate transporter）によって直接ミトコンドリアへ取り込まれることを指す．

7 s しか維持できない．その 75% では 30〜35 s，50% では 1 min，25% では 3.5 h も収縮が可能になる．等尺性収縮を長時間にわたり継続できる収縮力をクリティカルフォース（critical force）と呼び，30% MVC（maximum voluntary contraction）付近にある（永田 1984）．この相違は，筋収縮による筋への血流の低下あるいは遮断の程度を反映している．膝関節伸展等尺性収縮において，50% MVC での内側広筋の筋内圧（皮下 5 cm 程度）は 200 mmHg になることが報告されている（Sejersted 1984）．静的運動が動的運動よりも収縮期血圧が高くなる一因とされる．

### (5) 持続的運動時のエネルギー供給

持続的運動を行った場合のエネルギー供給を栄養素からみると，運動の持続時間が長くなれば脂質の利用が高くなることが知られている．運動開始から 30 分経過すると，糖質よりも脂質の利用が大きくなり，脂質では遊離脂肪酸（free fata acid，FFA）が用いられる．

### (6) ホルモンによる調整

エネルギー代謝は，自律神経系とホルモン系の働きで調節される．間脳下垂体系もホルモン調節を通して働く．運動時には，交感神経系の機能は高まり，副腎髄質からエピネフリン，ノルエピネフリンが分泌される．エピネフリンは，脂肪酸，グリコーゲン，ブドウ糖を動員して，エネルギー源として備える．エピネフリンは，ホスホリラーゼ（phosphorylase：無機リン酸基をある有機受容体に転換する酵素）を刺激する一連の生化学的反応を開始させる．ホスホリラーゼによって，グリコーゲンはブドウ糖に分解される．脂肪組織では，リパーゼによる脂肪の分解が促進される．

血中ブドウ糖が低下すると，膵臓からグルカゴン（glucagon）が分泌される．グルカゴンもホスホリラーゼを刺激して肝グリコーゲンの分解を促進し，リパーゼにも作用して脂肪分解を起こす．インスリン（insulin）も膵臓から分泌されるホルモンであり，血中のブドウ糖が増加すると放出される．インスリンは，筋のブドウ糖摂取を促進し，エピネフリンとグルカゴンの脂肪細胞への働きを抑制する．運動時には，インスリン分泌は低下し，グルカゴン分泌は増える．

## 5) 心肺フィットネスの指標

### (1) 最大酸素摂取量（$\dot{V}O_2$ max）

単位時間当たりの最大酸素摂取量（maximal oxygen consumption, maximal oxygen uptake, $\dot{V}O_2$ max）は，最も重要な心肺フィットネスの指標である（**表 2-51**）．漸増運動負荷によって疲労困憊まで追い込んだ際に得られる数値である．最大であることの判断は，酸素摂取量が運動負荷に対して頭打ちになった時点，推定される最高心拍数に到達していることなどが条件として挙げられる．最大下のいくつかの運動負荷における酸素摂取量と心拍数との関係から回帰直線を算出し，外挿法にて最大心拍数の酸素摂取量を最大酸素摂取量とする場合もある．また，症候限界で運動負荷を終了した場合には最高酸素摂取量（$\dot{V}O_2$ peak）と表現する．酸素摂取量は体重で基準化されることも多く，単位は $ml \cdot kg^{-1} \cdot min^{-1}$ となる．酸素 1 $l$ につき，約 5 kcal のエネルギーが供給されるため，酸素摂取量から有酸素系のエネルギー供給量を測定できる．

### (2) 身体作業能力（PWC）

身体作業能力（physical working capacity，PWC）は特定の心拍数における仕事率 ワット（W，$kg \cdot m^2 \cdot s^{-3}$）で表す（Sjöstrand 1947；Wahlund 1948）．最大酸素摂取量と相関が高く，疲労困憊まで追い込む必要のないことから汎用性がある．心拍数 170 bpm 以下のいくつかの運動強度で運動負荷をかけ，回帰直線の外挿で心拍数 170 bpm の仕事率を求める．心拍数がおよそ 170

### 表 2-51 日本人の最大酸素摂取量の基準値

#### 最大酸素摂取量（$\dot{V}O_2$ max）の基準値

【男性】（ml・kg$^{-1}$・min$^{-1}$） トレッドミル（n=265）

| 年齢（歳：以上－未満） | 20-25 | 25-30 | 30-35 | 35-40 | 40-45 | 45-50 | 50-55 | 55-60 | 60-65 | 65-70 | 70- |
|---|---|---|---|---|---|---|---|---|---|---|---|
| 基準域上限値 $\bar{X}$+1.96 SD | 76.3 | 72.4 | 68.6 | 64.8 | 61.0 | 57.2 | 53.3 | 49.5 | 45.7 | 41.9 | 38.0 |
| 基準値 | 57.9 | 55.0 | 52.1 | 49.2 | 46.3 | 43.4 | 40.5 | 37.6 | 34.7 | 31.8 | 28.9 |
| 基準域下限値 $\bar{X}$−1.96 SD | 39.1 | 37.4 | 35.4 | 33.5 | 31.5 | 29.5 | 27.5 | 25.6 | 23.6 | 21.6 | 19.6 |

【女性】（ml・kg$^{-1}$・min$^{-1}$） （n=344）

| 年齢（歳：以上－未満） | 20-25 | 25-30 | 30-35 | 35-40 | 40-45 | 45-50 | 50-55 | 55-60 | 60-65 | 65-70 | 70- |
|---|---|---|---|---|---|---|---|---|---|---|---|
| 基準域上限値 $\bar{X}$+1.96 SD | 63.2 | 60.1 | 57.0 | 53.8 | 50.7 | 47.6 | 44.5 | 41.3 | 38.2 | 35.1 | 32.0 |
| 基準値 | 46.3 | 44.0 | 41.7 | 39.4 | 37.1 | 34.9 | 32.6 | 30.3 | 28.0 | 25.7 | 23.4 |
| 基準域下限値 $\bar{X}$−1.96 SD | 29.4 | 28.0 | 26.5 | 25.1 | 23.6 | 22.2 | 20.7 | 19.3 | 17.8 | 16.3 | 15.0 |

#### 最大酸素摂取量（$\dot{V}O_2$ max）の基準値

【男性】（ml・kg$^{-1}$・min$^{-1}$） 自転車エルゴメータ（n=1,062）

| 年齢（歳：以上－未満） | 20-25 | 25-30 | 30-35 | 35-40 | 40-45 | 45-50 | 50-55 | 55-60 | 60-65 | 65-70 | 70- |
|---|---|---|---|---|---|---|---|---|---|---|---|
| 基準域上限値 $\bar{X}$+1.96 SD | 58.5 | 56.0 | 53.5 | 51.0 | 48.5 | 46.1 | 43.6 | 41.1 | 38.6 | 36.1 | 33.6 |
| 基準値 | 43.8 | 42.0 | 40.1 | 38.2 | 36.4 | 34.5 | 32.6 | 30.8 | 28.9 | 27.1 | 25.2 |
| 基準域下限値 $\bar{X}$−1.96 SD | 29.8 | 28.5 | 27.3 | 26.0 | 24.7 | 23.5 | 22.2 | 20.9 | 19.7 | 18.4 | 17.1 |

【女性】（ml・kg$^{-1}$・min$^{-1}$） （n=2,012）

| 年齢（歳：以上－未満） | 20-25 | 25-30 | 30-35 | 35-40 | 40-45 | 45-50 | 50-55 | 55-60 | 60-65 | 65-70 | 70- |
|---|---|---|---|---|---|---|---|---|---|---|---|
| 基準域上限値 $\bar{X}$+1.96 SD | 44.8 | 43.2 | 41.5 | 39.8 | 38.2 | 36.5 | 34.8 | 33.2 | 31.5 | 29.8 | 28.2 |
| 基準値 | 34.3 | 33.0 | 31.8 | 30.5 | 29.2 | 27.9 | 26.6 | 25.4 | 24.1 | 22.8 | 21.5 |
| 基準域下限値 $\bar{X}$−1.96 SD | 24.1 | 23.2 | 22.3 | 21.4 | 20.5 | 19.6 | 18.7 | 17.8 | 16.9 | 16.0 | 15.0 |

#### メタボリックシンドローム判別のための最大酸素摂取量（$\dot{V}O_2$ max）のカットオフ値（自転車エルゴメータ）

【男性】（ml・kg$^{-1}$・min$^{-1}$）

| 年齢（歳：以上－未満） | 20-25 | 25-30 | 30-35 | 35-40 | 40-45 | 45-50 | 50-55 | 55-60 | 60-65 | 65-70 | 70- |
|---|---|---|---|---|---|---|---|---|---|---|---|
| 基準値 | 43.8 | 42.0 | 40.1 | 38.2 | 36.4 | 34.5 | 32.6 | 30.8 | 28.9 | 27.1 | 25.2 |
| 基準域下限値 | 29.8 | 28.5 | 27.3 | 26.0 | 24.7 | 23.5 | 22.2 | 20.9 | 19.7 | 18.4 | 17.1 |
| カットオフ値 | 39.2 | 37.9 | 36.6 | 35.2 | 33.9 | 32.6 | 31.2 | 29.9 | 28.6 | 27.2 | 25.9 |

【女性】（ml・kg$^{-1}$・min$^{-1}$）

| 年齢（歳：以上－未満） | 20-25 | 25-30 | 30-35 | 35-40 | 40-45 | 45-50 | 50-55 | 55-60 | 60-65 | 65-70 | 70- |
|---|---|---|---|---|---|---|---|---|---|---|---|
| 基準値 | 34.3 | 33.0 | 31.8 | 30.5 | 29.2 | 27.9 | 26.6 | 25.4 | 24.1 | 22.8 | 21.5 |
| 基準域下限値 | 24.1 | 23.2 | 22.3 | 21.4 | 20.5 | 19.6 | 18.7 | 17.8 | 16.9 | 16.0 | 15.0 |
| カットオフ値 | 31.6 | 30.5 | 29.3 | 28.2 | 27.1 | 25.9 | 24.8 | 23.7 | 22.5 | 21.4 | 20.3 |

男性：感度 0.693，特異度 0.728
女性：感度 0.679，特異度 0.725

（鈴木・他 2009）

bpm で定常状態（steady state：心拍数が 1 min に ±10 以上の変動がないこと）に達したときの負荷量を用いることもある．また，PWC 75% HR max は最大心拍数（=220−年齢）の 75%での仕事率である．

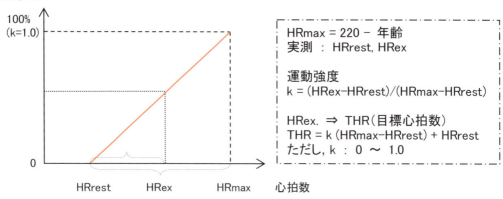

図 2-147　Karvonen 法

### (3) 嫌気性代謝閾値（AT）

一般的にはランプ負荷運動時の酸素摂取量と二酸化炭素排泄量の関係から V-slope 法を用いて決定する（図 2-145）．健常成人では，最大酸素摂取量の 50～55％付近に AT がある．換気量を利用して決定する場合に換気性閾値（ventilatory threshold, VT）と呼ぶことがある．

### (4) 血中乳酸蓄積開始点（OBLA）

運動強度に対して血中乳酸値が急に上昇する境界を乳酸性作業閾値（lactate threshold, LT）と呼ぶ．閾値を決定する際に，乳酸の上昇の程度は多様であるので，基準をもとに決定することが多い．4 mmol/l を基準とする場合に，OBLA（onset of blood lactate accumulation）と呼ばれる（Sjödin et al. 1981）．

## 6）運動強度

### (1) Karvonen 法

心拍数を用いて運動強度を設定または測定することは多い．心拍数が心拍出量の決定因であること，さらには心拍出量が酸素摂取量の決定因であることから，酸素摂取量と心拍数は比例関係にある（図 2-147）．この関係を利用して，目標心拍数（target heart rate, THR）を設定，または実際に運動中の運動強度を求める（Karvonen 1957）．

### (2) 主観的運動強度

主観的運動強度（rating of perceived exertion, RPE）は，Borg（1962）によって開発された．自覚的運動強度，Borg scale とも呼ばれている．オリジナルは 6 から 20 の 15 段階であり（表 2-52），数値と心拍数に関係がある．呼吸リハビリテーション領域では修正 Borg scale（10 段階）が用いられている．

## 7）一定負荷に対する呼吸循環応答

ヒトの呼吸循環システムをブラックボックスモデルで捉え，運動負荷を入力，呼吸循環応答を出力とすると，入力に対する出力の遅れが生じることはシステム論からも明確である．中等度の運動，特に AT 以下の強度であれば，酸素摂取量は指数関数的に増加したのち，定常状態（stedy state）に至る．定常状態に至るまでの間を過渡応答と呼び，システムの特性を反映する．また，

表 2-52　Borg scale

| Borg RPE Scale 1970年版 | | Borg PRE Scale 1985年版 | | 修正 Borg Scale 1998年版 | | |
|---|---|---|---|---|---|---|
| 6 |  | 6 | 何も感じない<br>No exertion at all | 0 | 感じない<br>Nothing at all, | "No P" |
| 7 | 非常に楽である<br>Very, very light | 7 | 非常に楽である<br>Extremely light | 0.3 |  | |
| 8 |  | 8 | | 0.5 | 非常に弱い<br>Extremely weak, | Just noticeable |
| 9 | かなり楽である<br>Very light | 9 | かなり楽である<br>Very light | 1 | やや弱い<br>Very weak | |
| 10 |  | 10 |  | 1.5 |  | |
| 11 | 楽である<br>Fairly light | 11 | 楽である<br>light | 2 | 弱い<br>Weak, | Light |
| 12 |  | 12 |  | 2.5 |  | |
| 13 | ややきつい<br>Somewhat hard | 13 | ややきつい<br>Somewhat hard | 3 | 中等度<br>Moderate | |
| 14 |  | 14 |  | 4 |  | |
| 15 | きつい<br>Hard | 15 | きつい<br>Hard（heavy） | 5 | 強い<br>Strong, | Heavy |
| 16 |  | 16 |  | 6 |  | |
| 17 | かなりきつい<br>Very hard | 17 | かなりきつい<br>Very hard | 7 | 非常に強い<br>Very strong | |
| 18 |  | 18 |  | 8 |  | |
| 19 | 非常にきつい<br>Very, very hard | 19 | 非常にきつい<br>Extremely hard | 9 |  | |
| 20 |  | 20 | 最高にきつい<br>Maximal exertion | 10 | とても強い<br>Extremely strong, | "Max P" |
|  |  |  |  | ● | 絶対的最大<br>Absolute maximum, Highest possible | |

(Borg 1998)

定常状態での酸素摂取量が細胞における需要量だとすれば，供給不足が生じているとも考えられ，これを酸素負債（oxygen debt）と呼ぶ（図 2-148）．運動終了後には酸素負債を返還すると考えられており，酸素摂取量は緩やかに減少する．一方で，運動開始直後には筋に貯蔵されている ATP や CP の動員もあり，すべてが酸素負債というわけではないことには注意を要する．また，AT 以上の高い運動強度になると，酸素摂取量は定常状態にならない．

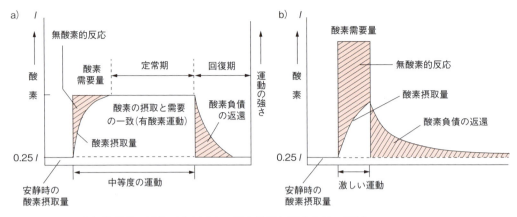

**図 2-148** 一定負荷運動に対する酸素需要,酸素供給と酸素負債の関係
a) 中等度の接続的な運動では酸素需要と酸素供給がバランスし,運動後にわずかな酸素負債が残るのみである(有酸素運動).
b) これに対し,短時間の激しい運動では酸素需要に対して酸素供給が追いつかず,運動後に大きな酸素負債が残る(無酸素運動後).

(齊藤 1988)

# 3 生体力学の基礎

## 1 身体運動と力学

### 1) 生体力学的アプローチ

物体が時間の経過とともに位置を変えることを運動という．運動を研究する物理学の分野が力学（mechanics）である．身体も物体であるかぎり，身体の運動は力学の手法を用いて解明することができる．これを身体運動研究の生体力学的アプローチ（biomechanical approach）という．

### 2) 運動学と運動力学

身体に働く種々の力の作用によって，身体は運動の状態を変化させる．身体運動に関与する力は，

- 重力（gravity），
- 身体に直接加えられる外部抵抗力（external resistance），
- 筋収縮が生み出す張力（筋張力：muscle tension），
- 摩擦力（friction），
- 慣性力（inertial force）

である．これらの身体に働く力を無視して，身体の位置変化の特徴を記述し，分析することを運動学（kinematics）という．運動学的分析から明らかにされる運動の変化の原因を，力学法則を用いて，力の原理から解明することを運動力学（kinetics）＊という．運動力学のうち，力の作用がつり合って，物体が平衡状態にある場合を扱うのが静力学（statics）である．静力学は，身体の姿勢保持の機構を解明するときの基礎になる．

---

＊運動学と運動力学の関係を理解するには，力学の誕生時のエピソードを念頭に置くとよい．17世紀には，惑星，ことに火星の運動の観測がよい精度（4/60度以内）で行われるようになった．この観測データを用いて，Keplerは惑星の運動軌道の特徴を次の3つの法則にまとめた．①各惑星は，太陽をひとつの焦点とする楕円軌道を運動する．②太陽から惑星に向かって引いた線分は，等しい時間内に等しい面積を描く．③惑星の軌道半径の3乗と公転周期の2乗との比は，すべての惑星について等しい．Keplerの3法則は，惑星の運動についての運動学的分析の見事な例である．惑星がこのように運動するのは，惑星にどのような力が働くためだろうか．これがNewtonに与えられた課題であり，Newtonは力学法則と万有引力を仮定して，Keplerの3法則を説明することができた．ここから近代の物理学が誕生した．

## 2 時間と空間

　運動は，物体の位置の時間的変化のことである．運動を観察し，記述・分析するには，時間と空間とをあらかじめ定義しておかなければならない．

### 1）時　間

　時間は簡単に時計で測ることとして，身体運動では基準の単位を国際単位系（SI 単位系，付録）の秒（second；s と略記）にとる．これより長い時間には，分（minute；min）や時間（hour；h）を用いる（SI 併用単位）．秒より短い時間単位は，SI 接頭語 prefix であるミリを用いてミリ秒（1/1,000 秒；ms）で表す．

### 2）空　間

　空間内の 2 点間の距離を単位メートル（meter；m）で表す．メートルの 1,000 倍がキロメートル（km），1,000 分の 1 がミリメートル（mm）である．

#### （1）位置の直交座標表示

　物体の注目する点の位置は，一般に空間座標系の 1 点で指定できる．原点を適当に定めて直交座標を定義し，空間の 1 点を座標（$x, y, z$）で表す．運動が平面上に限られるなら平面座標（$x, y$），直線上の運動なら直線座標（$x$）によって，物体上の点の位置を指定できる．

#### （2）極座標表示

　平面内の 1 点は，原点からこの点までの距離 r と，点と原点を結んだ直線が基線（たとえば $x$ 軸）となす角度 $\theta$ によっても指定できる．これを極座標表示という．平面内の円運動であれば，r は一定であり，位置変数は $\theta$ だけとなる．極座標表示は，身体運動では関節の回転運動を記述するのにしばしば用いられる．角度は度（degree；°）あるいはラジアン（radian；rad）で表す．度（°）が円を 360 分割した値であるのに対して，ラジアン（rad）は円周の長さをもとにした単位であり，半径 1 の円の円周が $2\pi$（rad）である．1 rad は $180/\pi$ 度であり，1 度は $\pi/180$ rad である．

### 3）身体運動の面と軸

　身体運動は，物理的空間内で記述されるとともに，身体を中心とした独自の座標系をもとに表されることがある．

#### （1）基本肢位

　立位姿勢で，顔面は正面を向き，両上肢は体幹に沿って下垂し，前腕の橈骨縁は前方を向き，下肢は平行して，足指が前方を向いた直立位を，基本的立位肢位（fundamental standing position）という．基本的立位肢位で，前腕を回外位にして，手掌を前方へ向けた直立位を，解剖学的立位肢位（anatomical standing position）という（図 3-1）．

　基本的立位肢位で，四肢が同一前額面に位置している肢位を中間位（中立位：neutral position）といい，関節可動域表示の開始肢位として用いられている．ゼロ肢位（zero position）あるいは中間ゼロ肢位（neutral zero position）ともいう．1995 年に日本

基本的立位肢位　　解剖学的立位肢位

**図 3-1**　基本肢位

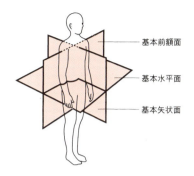

図 3-2　身体の基本面

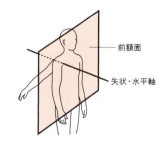

図 3-3　運動の面と軸
上肢を横に上げる運動（肩関節外転）は前額面，矢状-水平軸（肩関節を通る）で行われる．

整形外科学会と日本リハビリテーション医学会が制定した「関節可動域表示ならびに測定法」では，一部の例外もあるが，中間位を基本肢位（fundamental position, neutral zero starting position）と呼んでいる（p.526，付録 6 参照）．

身体運動を記載する場合の開始肢位として，用語に共通性をもたせるために，解剖学的立位肢位を用いることも多い．個々の運動を記載するときには，どのような肢位の表記を利用しているかを明記しておく．

### (2) 運動の面と軸

身体内部に想定される重心を通る相互に直交する 3 つの面を，身体の基本面（cardinal plane）という（図 3-2）．

**1　矢状面（sagittal plane）**　　正中矢状面（median plane, midsagittal plane）ともいい，身体の正中を通る垂直な平面で，身体を左右の半分に分ける．矢状面という用語は，正中矢状面（基本矢状面）に平行な平面に対しても用いられる．

**2　前額面\*（frontal plane）**　　身体を前部と後部に分ける垂直平面であり，前頭面あるいは冠状面（coronal plane）ともいう．

**3　水平面（horizontal plane）**　　身体を上下に二分にする平面であり，横断面（transverse plane）ともいう．

特に基本面を表すときは，基本矢状面，基本前額面あるいは基本水平面として，基本面以外のときには，単に矢状面，前額面，水平面として記載する．

身体運動の大部分は，関節を運動軸とした体節の回転運動である．運動軸とは，回転運動がそれを支点として，あるいは中心として回る軸である．運動軸は，運動の面に対して，常に直角である（図 3-3）．

**4　垂直軸（vertical axis）**　　垂直方向の軸で，運動の面は水平面である（顔を横に向ける運動，下垂した上肢の前腕回内・回外運動など）．

**5　矢状-水平軸（sagittal-horizontal axis）**　　前後方向の軸で，運動面は前額面である（上肢を側方に挙上する運動，頸部を側屈する運動など）．

**6　前額-水平軸（frontal-horizontal axis）**　　左右方向の軸で，運動の面は矢状面である（頭の前後屈運動，上肢を前方に挙上する運動など）．

---

\* 日本解剖学会では「前頭面」を採用している（『解剖学用語 改訂 13 版』医学書院，2007）．

**表 3-1　運動の観測表**

| 時間 | 位置 | | | | |
|---|---|---|---|---|---|
| | 直線運動 | 円運動 | 平面運動 | 極座標 | 空間運動 |
| $t_0$ | $x_0$ | $\theta_0$ | $x_0, y_0$ | $r_0, \theta_0$ | $x_0, y_0, z_0$ |
| $t_1$ | $x_1$ | $\theta_1$ | $x_1, y_1$ | $r_1, \theta_1$ | $x_1, y_1, z_1$ |
| $t_2$ | $x_2$ | $\theta_2$ | $x_2, y_2$ | $r_2, \theta_2$ | $x_2, y_2, z_2$ |
| ⋮ | ⋮ | ⋮ | ⋮ | ⋮ | ⋮ |

## 3 運動の観測

### 1）観　測

すべての科学と同じように，身体の生体力学も観測（観察）に基づいている．身体運動の科学的観察は，運動する身体を連続写真に記録することから始まった（p.9，図 1-8 参照）．連続写真以外に，今日では身体位置の時間的変化を継時的に観測するさまざまな計測機器が用いられている（p.14，表 1-2 参照）．

#### （1）アナログとデジタル

身体の位置の計測には，時間経過に伴う位置変化を連続的に測定するアナログ（analogue）方式と，一定の時間間隔ごとに測定するデジタル（digital）方式とがある．関節角度の変化を電気角度計の電圧変化として記録するのがアナログ計測の例であり，連続写真計測はデジタル方式の例になる．データ処理が便利なため，アナログ方式で得た位置データも，アナログ/デジタル変換器（A/D コンバータ）を用いて，デジタル化して扱うことが多い．

#### （2）観測表

物体（身体）の 1 点の位置をデジタル方式により計測した結果，時間と位置の一覧表が得られる（表 3-1）．これを観測表という．このような観測表を得ることをデータのデジタル・サンプリングといい，運動学的分析（kinematics）の出発点になる．観測時間は等間隔にとり，観測開始から $t_0, t_1, t_2$ ……であるとする．それぞれの観測時間における物体の 1 点の位置が，$x_0, x_1, x_2,$ ……などで表される．$t_1-t_0=t_2-t_1=$ ……$=\Delta t$ をサンプリングの時間間隔，その逆数（$1/\Delta t$ s）をサンプリング頻度（周波数）という．$\Delta$ は差をとること（差分）を示す記号である．周波数の単位が Hz（ヘルツ）である．0.01 s 間隔のサンプリング頻度は，$1/0.01=100/s$ であり，100 ヘルツ（Hz）になる．サンプリング頻度が高いほど，細かな観測になるが，データの個数が多くなり，処理の手間がかかるだけでなく，不必要な雑音まで記録することにもなる．目的に応じて，適切なサンプリング頻度を選択することが観測の第一歩である．

#### （3）観測表の例

例題 1（表 3-2，最初の 2 列）は，物理学（力学）からの例である．鉛直（重力の方向）上方に小さな金属球を投げ上げ，その位置を連続写真を用いて計測した結果である．球が手を離れた位置を原点にして，鉛直上方に $x$ 軸をとり，球の中心位置を 0.25 s ごとに計測した．サンプリング頻度は 4 Hz である．時間とともに球は上昇して，時刻 1 s ころにピークに達して，以降は下降に転じ，2 s を過ぎるころに原点に戻ることが，観測表から読み取れる．

例題 2（表 3-3，最初の 2 列）は，身体運動の例である．右上肢の肩関節外転 90° 水平屈曲 80°

表 3-2　鉛直上方に投げ上げられた金属球の運動

| 観測表 | | 運動学的分析 | | |
|---|---|---|---|---|
| 時間 (s) | 高さ (m) | 変位 (m) | 速度 (m/s) | 加速度 (m/s²) |
| 0.00 | 0.00 | / | / | / |
| 0.25 | 2.19 | 2.19 | 8.76 | / |
| 0.50 | 3.78 | 1.59 | 6.36 | −9.60 |
| 0.75 | 4.74 | 0.96 | 3.84 | −10.08 |
| 1.00 | 5.10 | 0.36 | 1.44 | −9.60 |
| 1.25 | 4.84 | −0.26 | −1.04 | −9.92 |
| 1.50 | 3.98 | −0.86 | −3.44 | −9.60 |
| 1.75 | 2.49 | −1.49 | −5.96 | −10.08 |
| 2.00 | 0.40 | −2.09 | −8.36 | −9.60 |

表 3-3　水平面内での肘屈曲運動

| 観測表 | | 運動学的分析 | | |
|---|---|---|---|---|
| 時間 (s) | 角度 (°) | 変位 (°) | 角速度 (°/s) | 角加速度 (°/s²) |
| 0.0 | 20.1 | / | / | / |
| 0.1 | 20.4 | 0.3 | 3 | / |
| 0.2 | 24.6 | 4.2 | 42 | 390 |
| 0.3 | 37.1 | 12.5 | 125 | 830 |
| 0.4 | 53.7 | 16.6 | 166 | 410 |
| 0.5 | 68.5 | 14.8 | 148 | −180 |
| 0.6 | 78.1 | 9.6 | 96 | −520 |
| 0.7 | 82.1 | 4.0 | 40 | −560 |
| 0.8 | 82.5 | 0.4 | 4 | −360 |

観測表の角度は肘関節の屈曲角度

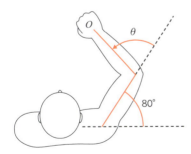

図 3-4　水平面内での肘関節の屈曲運動
右肩関節外転 90°水平屈曲 80°の肢位で肘関節を屈曲する．肘関節の屈曲角度を $\theta$ とする．

の肢位から，前腕を水平面内で屈曲（体幹に向かって肘関節を軸に回転）した（図 3-4）．前腕の屈曲角度を $\theta$ とすれば，運動中の前腕の位置は $\theta$ だけで決まる．$\theta$ の変化を 0.1 秒ごとに電気角度計を用いて計測した結果が表 3-3 の観測表である．$\theta = 20.1$ 度から屈曲運動が始まり，0.8 秒後に運動は停止し，前腕の角度は 82.5 度に達している．

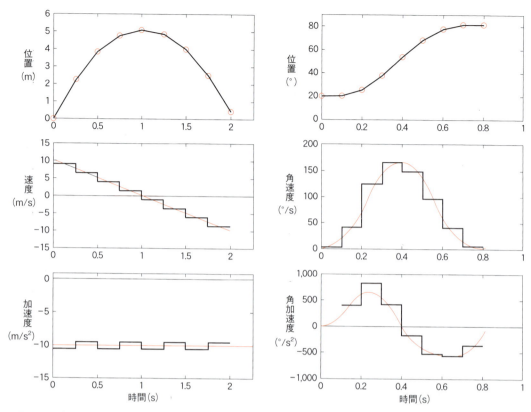

**図3-5** 金属球を投げ上げた場合の運動軌道（上），速度（中），加速度（下）
観測表（表3-2）をもとに計算した平均速度と平均加速度を階段状のグラフで示し，これを滑らかな直線で近似してある．

**図3-6** 肘関節屈曲運動の軌道（上），角速度（中），角加速度（下）
観測表（表3-3）をもとに計算した平均角速度と平均角加速度を階段状のグラフで示し，これを滑らかな曲線で近似してある．

## 2）運動軌道とそのグラフ表示

### （1）運動軌道

観測表から得られる位置の時間的変化を，運動の軌道（軌跡：trajectory, path）という．運動軌道は，グラフで表すと，その特徴が見やすい．グラフは位置を時間に対して示し，これを位置-時間グラフという．平面運動の場合には，時間を消去して，位置座標 ($x, y$) を直接 $xy$ 座標に表示する仕方もある（惑星の軌道が楕円だという場合は，この表示による例である）．

### （2）位置-時間グラフ

図3-5 および 図3-6 の上段は，それぞれ表3-2と表3-3の観測表から，運動軌道を位置-時間グラフとして示したものである．運動軌道のグラフ表示によって，球の高さあるいは肘関節角度が，時間経過とともに，どのように変化するかがわかりやすくなる．なお，観測時間以外にはデータが得られていないため，厳密にはこの間に何が起こっているかはわからない．図3-5と図3-6のグラフでは，運動が連続的であることを考慮して，観測点の間を滑らかな曲線で結んで位置変化を見やすくしてある．

表 3-4 観測表のデータから計算した変位，平均速度および平均加速度

| 観測表 | | 運動学的分析 | | |
| --- | --- | --- | --- | --- |
| 時間 | 位置（角度） | 変位 | 平均速度 | 平均加速度 |
| $t_0$ | $x_0$ | / | / | / |
| $t_1$ | $x_1$ | $x_1 - x_0$ | $(x_1 - x_0)/\Delta t$ | / |
| $t_2$ | $x_2$ | $x_2 - x_1$ | $(x_2 - x_1)/\Delta t$ | $(v_2 - v_1)/\Delta t$ |
| $t_3$ | $x_3$ | $x_3 - x_2$ | $(x_3 - x_2)/\Delta t$ | $(v_3 - v_2)/\Delta t$ |
| ⋮ | ⋮ | ⋮ | ⋮ | ⋮ |

註：$v_1$, $v_2$, ……はそれぞれ $t_0$-$t_1$，$t_1$-$t_2$，……間の平均速度を表す．

# 4 運動学的分析

観測によって得られた位置データを処理して，運動軌道の特徴を定量的に読み取ることを運動学的分析という．データ処理の基本は，位置データから変位，速度および加速度を計算することである．ここでは位置を表す変数が1つの場合，すなわち直線上の運動（$x$）あるいは円運動（$\theta$）の場合について記す．位置変数が2つ以上の場合には，観測されたそれぞれの変数について，同じ処理を行う．

## 1）変 位

隣り合う2つの観測時刻間の位置変化量を，その間の変位（displacement）という．観測表に基づいて，$t_0$-$t_1$ 間の変位 $x_1$-$x_0$，$t_1$-$t_2$ 間の変位 $x_2$-$x_1$……を計算して，これを観測表の列に加えて観測表を拡張する（表3-4）．

表3-2と表3-3には，観測データから変位を計算して，運動学的分析の欄に示してある．変位は，位置座標が時間とともに増加する方向をプラスとすれば，減少する方向の変位はマイナスで表す．小さな金属球を投げ上げた例（表3-2）では，上昇過程（時刻1.00秒まで）の変位はプラス，下降過程（1.00秒以降）はマイナスになる．肘関節屈曲の例（表3-3）では，全過程を通して屈曲運動が続き，変位はプラスである．

## 2）速 度

### （1）平均速度と瞬間速度

観測時間が等間隔でも，その間に変位の量は一般に変化する．この変化の程度を見積もるために，時間当たりの変位量，すなわち速度（velocity，$v$）を定義する．観測時間の間隔を $\Delta t$，この間の変位量を位置の差分 $\Delta x$ として，この間の平均速度 $v$ は，

$$v = \frac{\Delta x}{\Delta t}$$

である．$\Delta x = v \Delta t$ がこの間の変位になる．平均速度は，観測の時間間隔ごとに，表3-4のように計算する．運動が平面運動であれば，位置 $x$, $y$ ごとに変位と平均速度を計算し，これをそれぞれ $x$ 方向，$y$ 方向の平均速度，あるいは速度の $x$ 成分，$y$ 成分という．

#### (2) 速度の単位

速度は変位を時間間隔で除した量であり，単位は（m/s）などで表す．これは1s間当たりの変位をメートル（m）で表した秒速（m/s）である．分速（m/min）や時速（km/h）なども使う．角度に関する速度を，特に角速度（angular velocity）と呼び，単位は°/sあるいはrad/sである．速度は，変位の符号と同じく，プラスあるいはマイナスの符号をとる．運動の進行方向をプラスとすれば，速度マイナスは逆方向の運動を表す．

#### (3) 運動時間

例題，表3-2と表3-3には，観測表をもとにした平均速度が速度欄に書き込まれている．金属球を投げ上げる例では，速度は与えられた初速度から次第に減少して，1.25 s以降は符号がマイナスに転じている．ボールが頂点に達してから落下に転じることに対応している．肘の屈曲運動の例では，角速度がゼロから次第に増加して最大になり，以降は減少してゼロに戻る．運動の開始と停止の時刻は，それぞれ角速度ゼロの時刻に対応し，両者の時間間隔を運動時間（movement time）という．

#### (4) 速度–時間グラフ

運動軌道の場合と同様に，平均速度の時間的変化をグラフで表したものを，速度–時間グラフという．速度–時間グラフは，位置–時間グラフと時間軸をそろえて上下に並べて表示する．時間ごとに位置の変化と速度との対応関係がよく理解できる．

図3-5（中）には，小さな金属球を投げ上げた場合について，速度–時間グラフが描かれている．速度は，観測点間の平均値として計算されたため，この間は一定値をとり，グラフは階段状になる．しかし，実際の運動において，速度が階段状に変化するわけではない．観測時間の間隔を短くしていけば，速度–時間グラフは滑らかな曲線に近づいていくはずである．このように仮定して，図3-5では，階段状の速度変化を近似して滑らかな曲線（直線）が重ね書きしてある．速度は直線的に減少し，これを位置–時間グラフと対応させてみると，金属球が頂点に達して下降し始める時間は，速度がプラスからマイナスに転じる時間に一致していることが読み取れる．図3-6（中）に肘関節屈曲運動の角速度–時間グラフを示す．運動時間の中間点付近で角速度が最大に達することがわかる．

#### (5) 瞬間速度

上の例題のように，平均速度の時間変化から実際の滑らかな速度–時間グラフを描く．この滑らかな速度–時間グラフでは，任意の時刻における速度が推測できる．これを瞬間速度という．図3-5と図3-6からも予想できるように，瞬間速度は，その時間における（滑らかな）位置–時間グラフの接線の勾配（傾き）に等しい．逆に，時間間隔$\Delta t$における変位は，速度–時間グラフがこの間に時間軸との間につくる面積に等しい．

### 3）加速度

#### (1) 平均加速度

観測表からの平均速度の計算に続いて，さらに運動軌道の特徴分析を進めるために，平均加速度（acceleration, $a$）を計算する．平均加速度は，隣り合う観測時間の間での速度変化を時間間隔$\Delta t$で除した量，すなわち時間当たりの速度変化である．時間$\Delta t$の速度変化を$\Delta v$として，その間の平均加速度$a$は，

$$a = \frac{\Delta v}{\Delta t}$$

で定義される．速度変化は，$\Delta v = a \Delta t$ である．平均加速度は，平均速度の変化をもとに表3-4のように計算して，運動学的分析の加速度欄に書き込む．

### (2) 加速度の単位

加速度は，速度変化を時間間隔で除した量であり，その単位は $m \cdot s^{-1} \cdot s^{-1}$，すなわち $m \cdot s^{-2}$ などで表される．角度変化の場合は角加速度といい，単位は $°/s^2$ あるいは $rad/s^2$ で表す．

加速度の向き，すなわち符号には注意を要する．速度の向きは運動方向に一致していたが，加速度の向きは速度の変化の方向であり，運動方向とは必ずしも一致しない．直線道路を走る自動車のブレーキを踏むと減速する．減速であるから，加速度はマイナスになるが，この間にも自動車は（減速しながら）一定距離を前進する．加速度の向きは，自動車の進行方向と逆になる．

### (3) 加速度-時間グラフ

例題1と例題2について，それぞれ平均加速度を計算する（表3-2，表3-3）．この結果から加速度の変化の様子を加速度-時間グラフに表すことができる（図3-5，図3-6の下段）．例題1では，加速度はどの時間でも一定であり，その値は平均すれば，およそ $-9.8\,m/s^2$ になる．投げ上げられた金属球には，上昇過程でも下降過程でも，いつも鉛直下向きに一定の加速度が生じている．金属球は，上昇過程では減速し，落下過程では逆に下向きの速度が時間とともに増大する．例題1の滑らかな速度-時間グラフと対応させるなら，速度が時間とともに直線的に減少し，この直線の勾配が一定の加速度，すなわち $-9.8\,m/s^2$ に相当する．

例題2では，運動時間の前半で角加速度はプラス（運動は加速）であり，ゼロから増加して再びゼロに戻る（図3-6）．運動時間の後半では，角速度は減速し始め（角加速度はマイナス），運動とは逆方向の加速度がピークに達した後にゼロに戻る．開始された屈曲運動は，こうして停止する．

### (4) 瞬間加速度

平均加速度-時間グラフも，観測時間をさらに細かくとったと仮定して，滑らかな曲線で近似できる．この滑らかな加速度-時間グラフを滑らかな速度-時間グラフと対応させてみると，任意の時刻における速度-時間グラフの接線の勾配が，その時点での加速度に当たる．任意の時点における，この加速度を瞬間加速度という．例題2では，角速度が最大になる時点で，角加速度はゼロになり，加速から減速に運動が切り替わる．時間間隔 $\Delta t$ に，加速度-時間グラフが時間軸との間につくる面積が，この間の速度の変化量に等しい．

## 4) 変位，速度，加速度の関係

加速度-時間グラフは，時間軸をそろえて，位置-時間グラフと速度-時間グラフとを上下に並べて描く．こうすれば，変位，速度および加速度の時間的変化は，どのように対応するのかがわかる．これら3組のグラフの1つから，他の2つのグラフの概略を描くこともできる．3組のグラフの相互関係を図3-7にまとめた．

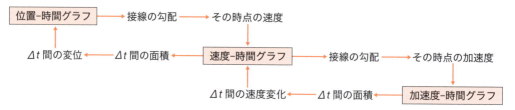

図 3-7 位置，速度，加速度の相互関係

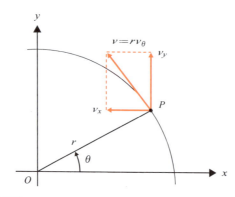

図 3-8 円運動
円運動の軌道（円周）の1点Pに，その点の速度vとそのx成分$v_x$，y成分$v_y$を矢印（ベクトル）で表示してある．角度の単位はrad．

# 5 回転運動

## 1) 並進運動と回転運動

　身体運動の多くは，関節を軸とした体節の回転（円運動）から成り立っている．たとえば，歩行における下肢の運動は，股関節，膝関節，足関節を運動軸とした，大腿，下腿，足部の回転運動の組み合わせから成り立っている．その結果，身体全体は空間内を移動する．後者の運動を床面に対する並進運動という．

### （1）関節運動の極座標表示

　関節の回りのひとつの体節の回転運動を，図3-8をもとに考える．たとえば，肘関節の屈曲運動がこれに当たる（観測表：表3-3）．関節を原点にして極座標と基準線（x軸）を定めて，回転の角度を基準線から反時計回りにとり，これを$\theta$とする．関節位置が固定されている場合，任意の時点での体節の位置は$\theta$だけで定まる．観測時刻間の角度の変化量を角変位（angular displacement）という．体節上の1点（たとえば前腕の屈曲運動における手関節の位置）が原点O（関節軸）から距離$r$にあるとすれば，この点は原点の回りに半径$r$の円運動を行う．この点の位置$P(x, y)$は，角度$\theta$が与えられれば，$x = r\cos\theta$，$y = r\sin\theta$によって決定される．

## 2) 角速度と角加速度

　並進運動における速度と加速度と同様にして，回転運動では角速度（angular velocity）と角加速度（angular acceleration）を計算し，観測表に加える（表3-3）．観測時間の間隔を$\Delta t$，そ

の間の角変位の変化量を$\Delta\theta$とすれば，平均角速度$v_\theta$は，

$$v_\theta = \frac{\Delta\theta}{\Delta t}$$

であり，単位は（°/s）あるいは（rad/s）などで表す．さらに観測時刻間の角速度の変化量を$\Delta v_\theta$とすれば，平均角加速度$a_\theta$は，

$$a_\theta = \frac{\Delta v_\theta}{\Delta t}$$

であり，単位は（°/s$^2$）あるいは（rad/s$^2$）などで表す．

### 3）接線速度と接線加速度

　回転運動を行う体節上の1点$P$（$x$, $y$）の円周に沿った瞬間速度を接線速度あるいは線速度（linear velocity）という．接線速度$v$の大きさは，その時点での（rad単位で測った）角速度を$v_\theta$とすれば，$v = rv_\theta$となる．速度$v$の方向は，その点での円の接線の方向になり，向きは円運動の向きである．速度$v$の大きさは，観測表から計算したその点での速度の$x$成分$v_x$と$y$成分$v_y$とから，$v^2 = v_x^2 + v_y^2$によっても計算できる．

　さらに，その瞬間の角加速度（rad単位）を$a_\theta$とすれば，円周に沿った加速度$a$は$a = ra_\theta$となり，単位は（m/s$^2$）である．この加速度の方向はその点での接線の方向のため接線加速度（linear acceleration）という．この点が円周上で運動を続けるためには，接線加速度の他に，運動軌道を絶えず内側に曲げるための，円の中心に向かう加速度が必要であり，これを求心加速度（centripetal acceleration）という．

### 4）スティック・ダイアグラム

　例題2（表3-3，図3-6）では，肘関節の屈曲運動を扱った．肘関節を原点，前額面と矢状面に平行にそれぞれ$x$，$y$軸をとる．肘関節から手の位置までの距離を0.4 mとして，観測から得られた前腕の角度$\theta$をもとに，屈曲運動に伴う手の位置の変化を図示すると図3-9になる．手の位置と肘関節を直線で結べば，この直線の移動の様子から前腕の位置の変化を想像することができる．角速度-時間グラフ（図3-6）と対応させると，前腕が等しい時間に回転する量がゼロから次第に増加して，運動時間の中間で最大となり，それ以降は減少してゼロに戻る．関節運動のこのようなグラフ表示を，スティック・ダイアグラム（stick diagram）という．

### 5）周期運動と振動

　図3-8に示した原点$O$から距離$r$にある点$P$の直交座標系での位置（$x$, $y$）は，角度$\theta$が与えられれば，$x = r\cos\theta$，$y = r\sin\theta$によって決定される．たとえば，点$P$が一定の角速度$v_\theta$（rad/s）で円周上を回転するとき，任意の時刻$t$における点$P$の座標（$x$, $y$）は，$x = r\cos(v_\theta t)$および$y = r\sin(v_\theta t)$によって時間$t$の正弦関数で表され，点$P$をそれぞれの座標軸上に投影した点は，振幅$r$で（$-r$から$r$まで）周期的に往復する（図3-10）．このような往復運動を単振動という．振り子運動も単振動の例である．時間経過とともに振幅が減弱するときは減衰振動という．振動の速さは振幅とは独立に角振動数$\omega$（rad/s，上記の例では角速度$v_\theta$）により決まる．1往復の変位に要する時間を周期Tといい，$\omega T = 2\pi$の関係になる．周期の逆数$1/T = \omega/2\pi$を振動数といい，単位はヘルツ（Hz）で表す．周期運動をデジタル・サンプリングする際には，角

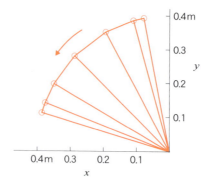

**図 3-9 肘関節屈曲による前腕の運動のスティック・ダイアグラム**
観測表（表3-4）をもとに前腕の長さを 0.4 m として，各観測時刻における前腕の位置を示す．

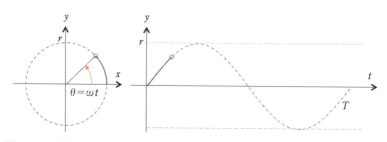

**図 3-10 周期運動と振動**
振幅 $r$，角振動数 $\omega$（rad/s），周期 $T$（s）の正弦波形で示される単振動．

周波数の 2 倍以上のサンプリング頻度が必要になる．これを標本化定理という．

### 6) 振幅-周波数ダイアグラム

　振動を特徴づける重要な変数は，振幅と周波数（振動数）である．この 2 つの関係から振動の特性を調べるグラフ表示を，振幅-周波数ダイアグラムという．歩行など周期的な身体運動の特徴を調べるために用いられる．図 3-11 は歩行における振幅（歩幅）と周波数（歩行率）の関係を示したものであり，2 つの変数間にある関連を見出し運動の特徴を理解することができる（第 8 章，p.367 参照）．

### 7) 角度空間と運動協調性

　図 3-12 a のように，肩関節と肘関節を同時に動かし，手掌を前方に置かれた目標に届かせる到達運動（リーチ）を考える．肩関節角度 $\theta_1$ と肘関節角度 $\theta_2$ の時間変化を同時に計測し，今度は時間を消去して肘関節と肩関節の角度同士の関係に注目する．図 3-12 b の横軸は肩関節角度，縦軸は肘関節角度であり，このような角度の変数からなる座標空間を角度空間と呼ぶ．角度空間において両角度変化のパターンを検討することができる．複数の関節が関与する運動では，関節運動間の関係をみることが重要であり，この関係のパターンを運動協調性（coordination）という．両関節角度の測定値からリーチ時の手掌の位置座標 ($x, y$) の変化を計算するとき，これを順運動学（forward kinematics）という．逆に，手掌の位置を計測して，両関節の変化を求めることを逆運動学（inverse kinematics）という．

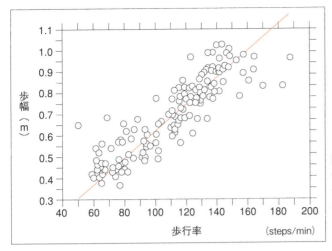

**図 3-11** 振幅・周波数ダイアグラムの例（歩幅-歩行率ダイアグラム）
健常成人の自由歩行における歩幅（縦軸）と歩行率（横軸）の関係を示した散布図と回帰直線が示されている．
（中村・他 2002）

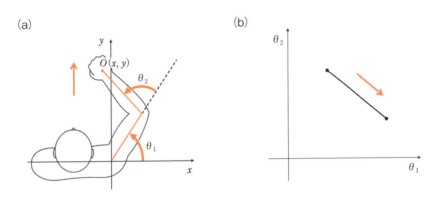

**図 3-12** 水平面内での到達運動
(a) 右上肢で前方に到達運動（リーチ）をしているところ．肩関節の水平屈曲角度を $\theta_1$，肘関節の屈曲角度を $\theta_2$ とする．手先位置 $O$ の座標は $(x, y)$ である．
(b) 角度空間でリーチ中の両角度の関係を表す．両者の関係にあるパターン（運動協調性）が観察できる．

## 6 筋力と重力

　これまでは，物体の運動を物体の形や質量，さらに物体に働く力を度外視して，物体の1点の運動軌道だけに注目して，その特徴を分析した．これを運動学的分析（kinematics）という．これに対して，本節以降では，力について学んだ後に，運動法則を介して，運動軌道の特徴を運動の原因としての力に結びつけて理解する（運動力学的分析：kinetics）．

### 1）筋の活動張力と重力

#### （1）筋の静止張力と活動張力

　力（force）は，物を押すときや引くときの筋の力の感覚や努力感に由来する言葉である．物を押したり，持ち上げたりする身体運動に，筋力が必要であることは，直感的に理解できる．活動していない状態でも，筋長を他動的に長くすれば，弾性により筋に張力が生じる（静止張力）．

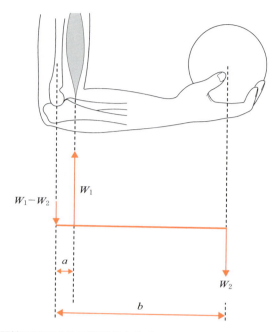

**図 3-13 肘関節 90°屈曲位で荷重を支える**
模式図（上）と力のつり合い線図（下）．$W_1$：筋張力，$W_2$：荷重，$W_1-W_2$：関節反力．$a$：筋の停止部から関節までの距離，$b$：荷重の中心から関節までの距離．

これに対して，筋は自ら収縮することによって，総体として短縮する力を生み出す．筋は自ら伸展することがないから，筋収縮は1次元1方向の力とみなすことができる．これを活動張力という（p.53, 図2-40参照）．以下，活動張力を単に筋張力（muscle tension）とする．

**(2) 重力**

他方，地上の物体には地球の中心（鉛直下方）に向かう重力（gravity）が働いており，重力に引かれて，物は鉛直下方に落下する．この重力は，物の重さ（重量）として感じられる．重量を力の単位キログラム重（kgw）で測る．ある人が体重60 kgというのは，この人にかかる地球の重力が60 kgwであることを意味する．重力以外の力も，この単位kgwを用いて測るものとする．力の一般的な定義と単位は後述する．

**(3) 筋力と重力の働き**

図3-13は，立位で肘関節90°屈曲位に保持して，手掌（手のひら）で物を持った状態を簡略化して描いたものである．物体には，鉛直下向きに重力 $W_2$（kgw）が働くため（前腕そのものに働く重力は無視する），このままでは，前腕は肘関節で下向きに回転（伸展）してしまう．そこで，反対に肘関節を屈曲する筋（主に上腕二頭筋，上腕筋）が収縮して張力 $W_1$（kgw）を生み出し，これが物体に働く重力（荷重）に対抗して前腕を支える．荷重が筋力の働きに勝れば，前腕は肘関節の回りに伸展する．逆の場合，肘関節は屈曲運動を起こす．両者の働きがつり合うときに，前腕は物を支えて静止する．図3-13の下段には，荷重と筋力の働く向きとその大きさを矢印で示し，前腕のつり合い線図が模式的に示してある．

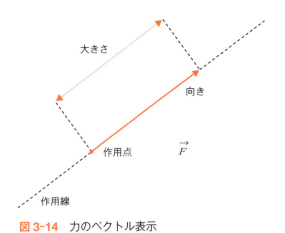

**図 3-14** 力のベクトル表示

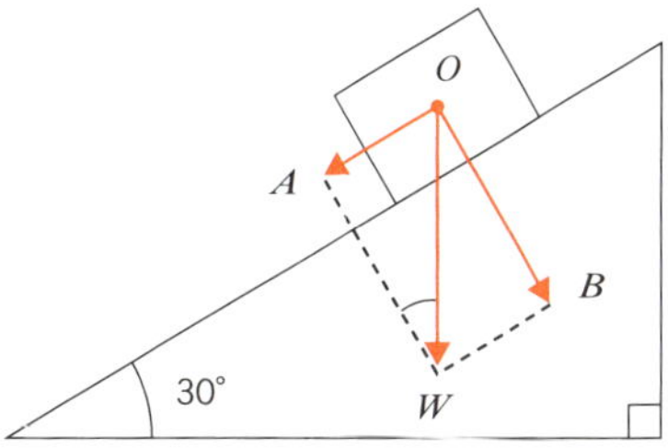

**図 3-15** 斜面を滑落する物体にかかる重力とその分力
斜面の傾きを 30° として，物体と斜面の間に摩擦はないものとする．$\vec{OW}$：物体の中心 O にかかる重力，$\vec{OA}$：重力 $\vec{OW}$ の斜面方向の分力，$\vec{OB}$：同じく斜面に直角方向の分力．

### 2) ベクトル

#### (1) ベクトルとスカラー

　重力と筋力の例が示すように，力にはその働く方向と向き，および大きさがある．このような量を矢印で表すとわかりやすい．矢印の付け根を力の作用点，作用点から測った矢印の長さを力の大きさとする（図 3-14）．矢印を含む直線を力の作用線といい，作用線が力の方向，矢印の向きが力の向きを表す（方向と向きを区別しないで，単に力の方向ということもある）．力の矢印を作用線に沿って移動させても，その働きは変わらない．このように矢印で表せるような量をベクトル（vector）と呼ぶ．ベクトル量は，$\vec{F}$ のように文字の上に矢印をつけて表し，矢印なしの F はベクトルの大きさを表す．これに対して，時間や温度など，大きさだけを指定すれば定まる量をスカラー（scaler）という．重力は鉛直下向きのベクトルであり，筋力はその収縮方向のベクトルで表される．前節まではプラスとマイナス（正方向と逆方向）を区別しただけであるが，変位，速度，加速度もベクトル量である．

#### (2) ベクトルの合成と分解

　力ベクトルは，平行四辺形の法則を用いて分力に分解する，あるいは 2 つ以上の力を合力に合成することができる．たとえば，角度 30° の摩擦のない斜面を滑り落ちる物体を考える（図 3-15）．物体に働く重力 $\vec{OW}$ は，斜面に平行な分力 $\vec{OA}$ と垂直な分力 $\vec{OB}$ とに分解できる．斜面に平行な分力 $\vec{OA}$ の大きさは，もとの重力の 1/2 であり，これが物体を斜面に沿って滑落させる力である．他方，斜面に垂直な分力 $\vec{OB}$ は，重力の $\sqrt{3}/2$ 倍であり，これが物体を斜面に押しつける力である．円運動する物体の接線方向の速度を，その $x$ 成分および $y$ 成分から合成する（図 3-8）ことも，ベクトルの合成の例である．

## 7 モーメント

### 1) 剛体と回転運動

　物体の状態は，固体，液体（流体）および気体に区別できる．外から力を加えても任意の 2 点間の距離が変わらない（変形しない）固体を，剛体（rigid body）と呼ぶ．骨は，筋肉や内臓に比べれば，近似的に剛体である．身体運動を扱うときに，骨格系を体節（剛体）が関節によって

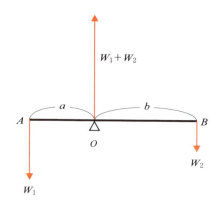

**図 3-16** てこのつり合い線図
$W_1$, $W_2$：荷重の重量，$a$：荷重 $W_1$ と支点 O との距離，$b$：同じく荷重 $W_2$ と支点との距離．

連結した剛体系とみなすのが，人体の剛体モデルである．

1 点の運動とは異なり，剛体の運動では，並進運動に加えて回転運動が起こる．運動学的分析の例題 2（図 3-4），水平面内での肘関節の屈曲運動も，固定軸（肘関節）の回りの剛体の回転運動とみなして扱った剛体モデルである．身体運動の多くは，関節を軸とした体節の回転運動から成り立っている．前腕で荷重を支える例（図 3-13）でも，筋張力や重力の作用は，骨と関節の機構を介して前腕の回転運動に変換される．体節を関節の回りに回転させる筋力や重力の作用を測る尺度が，モーメント (moment) である．

## 2) モーメント

### (1) 力の回転作用

力の回転作用を理解するために，てこの例を取り上げる．重さのない棒（剛体）の両端 A，B に，それぞれ重量 $W_1$ と $W_2$（kgw）の荷重があり，棒は支点 O で水平に支えられている（**図 3-16**）．距離 $OA=a$，$OB=b$ とする．荷重 $W_1$ の支点 O の回りの回転作用は，力 $W_1$ の大きさだけでなく，支点 O までの距離 $a$ にも関係する．また，図 3-16 で $W_1$ の回転作用は，支点の回りに反時計回りに働いている．一方，$W_2$ の回転作用は距離 $b$ に関係し，この回転作用は $W_1$ とは逆に時計回りに働く．

図 3-16 のてこがつり合うのは，$aW_1=bW_2$ の関係が成立するときである．左辺が $W_1$ による反時計回りの回転作用であり，右辺が $W_2$ による時計回りの回転作用である．両者の大きさが等しいときに回転作用が相殺して，てこはつり合う．力の回転作用は，大きさに加えて，その向きを決めなければならない．これもベクトル量である．

### (2) モーメント，トルク

てこの例を参照して，平面内に働く力 $\vec{F}$ が点 O の回りにつくる回転作用を，次の大きさのベクトル $\vec{M}$ で定義して，これを力 $\vec{F}$ のモーメント (moment) あるいはトルク (torque) と呼ぶ．

$$M = dF$$

ここで $d$ は点 O から力 $\vec{F}$ の作用線に下ろした垂線の長さである（**図 3-17**）．モーメントの大きさは $dF$ であり，力を kgw，距離を m で表せば，モーメントの単位は kgwm となる．後に定義するように，力の単位をニュートン N にとれば，モーメントの単位は Nm である．

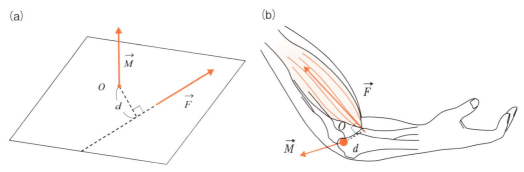

**図 3-17** 力 $\vec{F}$ の点 O の回りのモーメント $\vec{M}$ とその方向
(a) 点 O から力の作用線に下ろした垂線の長さ（モーメントアーム）が d のときモーメントの大きさは $M=dF$. 方向は平面に垂直である．図でモーメントの向きは，O に対する $\vec{F}$ の回転作用が反時計回りのときを示す．$\vec{F}$ の回転作用が時計回りのときはモーメントの向きは図と逆になる．
(b) 右肘関節中心 O から上腕二頭筋の張力 F までのモーメントアーム d との関係．肘屈曲をもたらす力のモーメント $\vec{M}$ は O の位置で F と d がつくる面に直角，橈側に向いている．

### (3) モーメントの向き

モーメントの方向は，$\vec{F}$ と O を含む平面に垂直であり，その向きは回転作用の方向が反時計回りと時計回りの場合とで区別すればよい．図 3-17a の点 O に平面（紙面）の裏側からねじ回しで右ねじをねじ込むことを考えると，ねじ回しの回転方向が反時計回りなら，ねじは進み，時計回りなら，ねじは抜ける．図 3-17a の場合では，$\vec{F}$ の作用は O に対して反時計回りであるから，モーメントの向きはねじの進行方向，すなわち平面（紙面）の上面に向いている．ねじの進行方向をモーメントの向きとして，ねじの進む方向をプラス，後退する方向をマイナスの符号で区別する．同一作用線上に働き，大きさが同じで向きが反対の 2 つの力のモーメントは，大きさが同じであるが，向きは反対である．また，力の作用線上にある点の回りのモーメントは，$d=0$ であるから，ゼロになる．

## 3）剛体の平衡条件

### (1) 回転平衡条件

剛体に 2 つ以上の力が作用するとき，各力のモーメントのベクトル和をとることによって，合モーメントを知ることができる．平面に働く力を $\vec{F_1}, \vec{F_2}, \vec{F_3}, \cdots\cdots$ として，固定点 O の回りの力のモーメントをそれぞれ $\vec{M_1}, \vec{M_2}, \vec{M_3}, \cdots\cdots$ とする．合モーメントの大きさ M は，各モーメントの向きを考慮して，$M=M_1+M_2+M_3+\cdots\cdots$ である．反時計回りのモーメントをプラス，時計回りのモーメントはマイナスとして，和を計算する．その結果，M がプラスになれば合モーメントの向きも反時計回り，マイナスなら時計回りと判断する．$M=0$ のときは，この剛体に回転運動は起こらない．

例として図 3-16 のてこを考える．支点 O の回りの合モーメントは，$M=aW_1-bW_2$ となる．$M>0$ なら，てこは反時計回りに回転し，$M<0$ なら，時計回りに回転する．$M=0$ のときに回転は起こらない．これがてこのつり合いであり，$aW_1-bW_2=0$，すなわち $aW_1=bW_2$ という，てこのつり合いの条件が成り立つ．

### (2) 並進平衡条件

モーメントのつり合いの条件に加えて，平面内に働く力，$\vec{F_1}, \vec{F_2}, \vec{F_3}, \cdots\cdots$ の合力がゼロなら

ば，この剛体には並進運動（移動）も起こらず，全体として静止する．この状態を，剛体が平衡状態にあるという．剛体の平衡条件をまとめると，次のようになる．

並進平衡条件　　$\vec{F}=\vec{F_1}+\vec{F_2}+\vec{F_3}+\cdots\cdots=0$
回転平衡条件　　$\vec{M}=\vec{M_1}+\vec{M_2}+\vec{M_3}+\cdots\cdots=0$

### （3）てこの平衡

図3-16のてこでは，つり合いの条件に加えて，支点$O$に鉛直上向きの反力$W_1+W_2$が働くことによって，てこは静止する．立位姿勢，肘関節90°屈曲位で前腕が荷重$W_2$を支える場合（図3-13）では，筋張力を鉛直上向きに$W_1$，肘関節から筋の停止部（上腕二頭筋が橈骨に付着する部分）および荷重の中心部までの距離をそれぞれ$a$，$b$とすれば，回転平衡条件は$aW_1-bW_2=0$であり，$W_1-W_2$の力が肘関節に鉛直下向きに働いて関節を支える．この力を関節反力という．回転平衡条件が成り立たず，図3-13で$aW_1>bW_2$なら，前腕は肘関節で屈曲し，逆の場合は伸展運動が起こる．

剛体の回転平衡条件は，身体の姿勢平衡を考えるときの力学的基礎になる．

## 4）重　心

### （1）剛体の重心

剛体のすべての部分に働く重力の点$O$の回りにつくるモーメントの和がゼロであるとき，点$O$をこの剛体の重心（center of gravity）という．重心の1点において剛体のバランス（balance）をとることができるため，剛体に働く重力はすべて重心に集中していると考えてよい．水平に置いた密度が一様な円筒があるとする．この円筒を等しい体積に分割したとして，各部分にかかる重力の回転平衡条件を考えれば，円筒の重心が円筒の幾何学的中心にあることがわかる．密度が一様な剛体の球の重心は，その中心である．つり合ったてこの場合は，その重心は支点の位置にある．

### （2）バランスの安定性

剛体の重心位置は，剛体の平衡を考えるうえで重要である．水平な床の上に直方体があるとする（図3-18）．重心位置は直方体の幾何学的中心の1点$O$にあり，この点に直方体の重量のすべてがかかっているとみなせるため，鉛直下向きのベクトルによって，これを表示する．直方体をその底面の1辺$R$に沿って傾けると（床は滑らないものとする），直方体の重心にかかる重力は，この1辺の回りにモーメントをつくる．重力の作用線が底面の内側に落ちれば，直方体は傾きを戻して，安定な位置を取り返す（図3-18 a）．作用線が底面の外側にはずれれば，モーメントは傾きを増大させる方向に働き，直方体は転倒する．底面を直方体の支持基底面（base of support）という．

重心の高さが同じなら，直方体は，支持基底面が広いほど安定を取り戻しやすく（図3-18 b），支持基底面が同じなら，重心が高いほうが不安定になる（図3-18 c）．

### （3）体節の重心と体重心

身体の体節の重心位置は，古くは死体から切断した体節をつり合わせて求めた．今日では，生体計測データから計算で求める方法が開発されている．重心位置の値は，体節の長さ（長軸長）に対する割合として，文献にある．たとえば，大腿の重心は近位端から0.42のところにある（図3-19，表3-5）．身体全体の重心位置を体重心と呼ぶ．体重心の測定には直接法と間接法がある．

■ **直接法**　　身体を複数の体節からなる1個の剛体とみなして，剛体の回転平衡条件から求

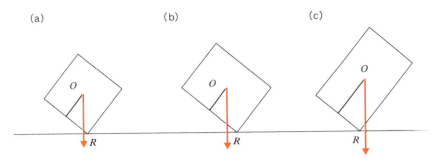

**図 3-18** バランスの安定性と支持基底面および重心の高さとの関係
(a) 重力と底面の一辺 $R$ の間にモーメントが生じる．
(b) a 図に比べて重心の高さが同じで，支持基底面がより広い物体のバランス．
(c) a 図に比べて支持基底面の広さが同じで，重心の高さがより高い物体のバランス．

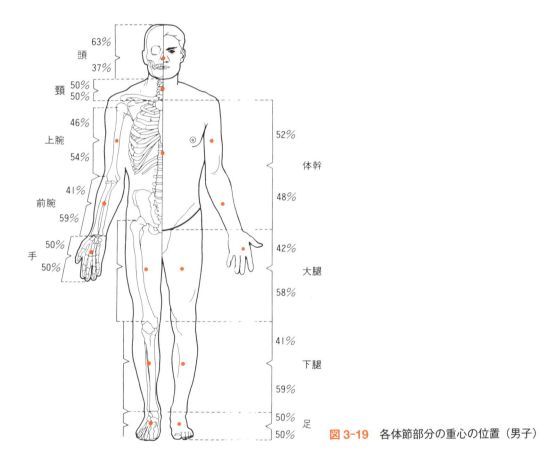

**図 3-19** 各体節部分の重心の位置（男子）

める．立位あるいは背臥位で測定する（**図 3-20**）．板の一端を支持台の上にのせ，他端の近くを体重計の上にのせる．この板の上で，対象者が背臥位あるいは立位になる．支持台の位置を $A$，体重計の位置を $B$，求める重心の位置を $G$ として，体重計の目盛りを $W_1$，体重を $W_0$ とすると，

$$AB \times W_1 = AG \times W_0 \quad \therefore AG = AB \times (W_1/W_0)$$

が成り立つ．$AG$ は足底から重心までの距離である．身長で $AG$ を除すれば，重心の高さの比率を求めることができる．立位でも同じようにして，身体の前後方向，左右方向の重心の位置を求

表 3-5 身体各部の質量比および重心の位置

男 子

| 部位＼項目 | 質量比<br>（平均値） | 重心の位置<br>（平均値） |
| --- | --- | --- |
| 頭 | 0.044 | 0.63 |
| 頸 | 0.033 | 0.50 |
| 体　幹 | 0.479 | 0.52 |
| 上　腕 | 0.053 | 0.46 |
| 前　腕 | 0.030 | 0.41 |
| 手 | 0.018 | 0.50 |
| 大　腿 | 0.200 | 0.42 |
| 下　腿 | 0.107 | 0.41 |
| 足 | 0.038 | 0.50 |

女 子

| 部位＼項目 | 質量比<br>（平均値） | 重心の位置<br>（平均値） |
| --- | --- | --- |
| 頭 | 0.037 | 0.63 |
| 頸 | 0.026 | 0.50 |
| 体　幹 | 0.487 | 0.52 |
| 上　腕 | 0.051 | 0.46 |
| 前　腕 | 0.026 | 0.42 |
| 手 | 0.012 | 0.50 |
| 大　腿 | 0.223 | 0.42 |
| 下　腿 | 0.107 | 0.42 |
| 足 | 0.030 | 0.50 |

重量比は体重に対する各部分の質量の割合であり，四肢の値は左右を含む．重心の位置は頭，頸，体幹は頭頂端から，四肢は各分節の中枢端から重心までの距離の長軸長に対する割合である． （松井 1958）

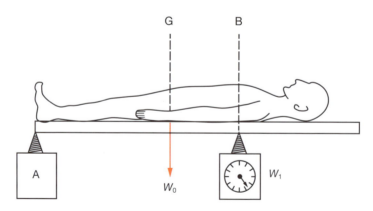

図 3-20　重心の測定法
Borelli が motu animalium（1651）に記した方法であり，この方法は 19 世紀末まで利用されていた（Fukuda 1984）．

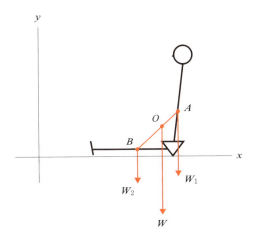

**図 3-21** 体節が連結する場合の重心位置
頭・上肢・体幹（重量 $W_1$）の重心 $A$ と下肢（重量 $W_2$）の重心 $B$ を合成して体重心の重心位置 $O$ を求める．$W=W_1+W_2$：体重．

めることができる．

**2 間接法** 体節の位置が移動するときの重心の変化を求める場合，間接的な作図法が用いられる．各体節の質量と重心の位置を求め，隣接する2つの体節の重心を直線で結ぶ．その距離の両体節の質量に逆比例する内分点を求めれば，それが両体節の合成重心となる．これを繰り返して，全身の重心位置を合成して求める．例題として，2つの球 $A$ と $B$ の重量を，それぞれ 2 kgw，3 kgw として，$A$ と $B$ を重さのない棒で連結した剛体があるとする．球の重心間の距離を 1 m，剛体の重心 $O$ が $A$ の中心から $x$ (m) の距離にあるとすれば，回転平衡条件から，$2x-3(1-x)=0$，すなわち $x=3/5$ m となる．$1-x=2/5$ m であり，$AB$ 間の距離を 3：2 に分割した点，つまり両質量に逆比例する内分点がこの剛体系の重心である．一般に，各部位の質量 $m_i$ と位置 $x_i$ が明らかであれば，系の合成重心 $M=\Sigma_i m_i$ の位置 $X$ は，$X=(\Sigma_i m_i)/M$ で求めることができる．

例題として，長座位で体幹をやや後傾した姿勢を保持する場合を考える（**図 3-21**）．殿部と両下肢の輪郭で囲まれた面が，この姿勢の支持基底面である．この状態の身体を，頭部・上肢・体幹（head, arm & trunk：HAT）と両下肢からなる2つの剛体が股関節で連結したものとする．HATと下肢の重量および重心位置を，それぞれ $W_1$ と $A$，$W_2$ と $B$ とすれば，全体の重心位置 $O$ は，$A$ と $B$ を結んだ線分を $W_2：W_1$ に分割した点にある．図 3-21 のように，体節系の重心はどちらの体節内に位置するとは限らず，何もない空間にある場合がある．体節間の角度が変われば，合成された重心の位置も変化する．

### (4) 外力と内力

長座位で後傾の姿勢（図 3-21）において，もし股関節が単なる機械的蝶番でしかなければ，この姿勢は，$W_1$ がつくるモーメントによって，直ちに後方に崩れてしまう．股関節をこの角度に固定する筋張力の働きによって，HATと下肢が1個の剛体として固定され，全体の重心 $O$ の投影線が支持基底面内に入ることによって，この姿勢ははじめて保持可能になる．逆にみれば，身体を剛体の連結系とみなして，その平衡を重力のモーメントの平衡から考えることを通して，骨格系をこの位置に支える筋とその働きを推定することができる．重力などの外力に抗して，一定の姿勢を保持するのに働く筋力を内力という．同じ筋力でも，身体部分に運動を起こす筋力

は，骨格系に対して外力として働く．

# 8 運動法則

## 1）Newtonの運動法則

### （1）運動の第2法則
これまでに，運動軌道の運動学的分析によって，運動する物体の速度の変化，すなわち加速度について記した．速度の変化を運動の変化という．Newtonの運動の第2法則によれば，運動が変化するのは，加速度に比例する力が物体に働いた結果である．力が運動変化の原因である．力を$\vec{F}$，加速度を$\vec{a}$，比例定数を$m$として，

$$\vec{F} = m\vec{a}$$

という関係が成り立つ．

### （2）運動の第1法則
運動の第2法則によれば，加速度がゼロ，すなわち静止あるいは等速度で運動する物体には，外からの力は働いていない．物体に外力が働かなければ，物体は静止を続けるか，等速度で運動を続ける．これをNewtonの運動の第1法則（Galileoの慣性の法則）という．日常生活では，一定速度で物を動かすにも，外から力を加えなければならない．これは物体に摩擦力が働くからである．摩擦のない場合，たとえば近似的には滑らかな氷の平面上では，一度力を加えれば，物体は等速度運動をいつまでも続けるだろう．

### （3）運動の第3法則
床上の物体には重力が働いているのに，物は静止している．これは重力と同一の作用線上に，大きさが同じで向きが反対の床反力が働いているからである．このように，ある物体Aから他の物体Bに力が作用するとき，その作用点にはBからAに大きさと方向が同じで，向きが反対の力が同時に作用している．これを運動の第3法則（作用–反作用の法則）という．

## 2）質量と力の単位

### （1）質量と質量中心
運動法則$\vec{F} = m\vec{a}$の比例定数$m$を物体の質量（mass）という．運動法則は，物体の質量が大きいほど，それに一定の速度変化を起こすには，大きな力が必要であることを意味する．床面との摩擦を度外視しても，質量の大きなものほど，動かすのに力が必要である．

質量とは，物体に固有な物質量のことであり，操作的には天秤を用いて基準質量物質とのつり合いから測る．質量は，同じ物質なら物質の量に比例し，地上でも宇宙空間でも一定であり，また混合や化学変化によっても変化しない（質量不滅の法則）．物質の質量は，物質内の微小質量の総和である．もし物体を構成する微小質量と位置が明らかであれば，物質内のある点を起点として微小質量の各部位で質量モーメント（mass moment）が定義できる．この量の分布が対称になるような起点を選ぶとき，これを質量中心（center of mass, COM）という．質量中心は物質の質量分布から決まるため3次元の位置情報をもつ量である．物質内の微小質量部分に等しい重力が並行に加わるとすれば，物質のCOMは重心（COG）と等しくなる．生体では身体各部位の質量分布を正確に測定することは難しいため，通常は，肢節の質量中心位置の推定値を用いている．このように，質量は，もともと運動とは関係のない量であった．それがNewtonの運動

法則により，運動における力と加速度を結ぶ比例定数（運動変化に対する抵抗性）と同じものであるとされたのである．両者とも，単に質量と呼び，共通の単位 kg を基準に測るものとする．

(2) 力の単位：ニュートン

運動法則によれば，力 $F=$ 質量 $m$ (kg) × 加速度 $a$ (m·s$^{-2}$)，力の単位は kg·m·s$^{-2}$ であり，この単位をニュートン（N）という．質量 1 kg の物質に 1 m·s$^{-2}$ の加速度を起こす力が 1 N である（質量 $m$ と距離 m を混同しないように注意）．

## 3) 重心の運動

(1) 重力加速度

剛体の重心の運動を考える．第3節の例題1（p.162）では，投げ上げた金属球の中心の運動軌道を分析した．その結果，投げ上げられた球は一定の割合で減速し，加速度は鉛直下向きに一定の値，約 9.8（m/s$^2$）の大きさであった．この事実を運動の第2法則と照らし合わせるなら，投げ上げられた球の重心には，一定の力が鉛直下向きに働いていることを意味する．これが重力に他ならない．

球の重心はその中心にあり，この点に全質量 $m$ (kg) が集中しているとみてもよいため，重力の大きさは $m \times 9.8$ (N) である．地球上で場所が同じなら，加速度 9.8 は，物質にかかわりなく一定であり，場所が変わってもこの値の変化はごく小さい（北極で 9.832，東京で 9.798，パナマで 9.782 m/s$^2$）．これを重力加速度と呼び，$g$ で表す．質量 $m$ (kg) の物体の重心には，重力 $mg$ (N) が働く．

(2) 重心の運動

この例のように，運動学的分析によって，重心の加速度を計算し，運動の第2法則に基づいて重心に加わる外力を求める．この力の性質を吟味することによって，重心の運動がわかる．逆に，重心に働く外力の性質が既知であれば，第2法則によって重心の加速度がわかる．ここから重心の運動軌道を決定することができる．体重心の運動も，運動法則に基づいて理解できる．身体を構成する各体節の運動がどのようなものであれ，体重心の加速度の変化から，運動中の体重心に加わる重力と並進運動の力とを求めることができる．

(3) 重量

物体の質量は，場所によらず一定である．しかし，重力加速度は，地上ではほぼ一定でも，月面上では約 1/6 に減少する．無重力空間では，もちろんゼロである．これに伴い重力の大きさも変化する．地上では，質量 $m$ (kg) の物体に加わる重力 $mg$ (N) が，この物体の重さとして感じられる．日常生活で物の重さや体重などと呼ぶ重量（weight）は，この重力の大きさのことである．$g$ は地球上でほぼ一定であるから，これを省略して，重量を単に kg 単位で呼ぶのが習慣である[*]．重量の単位を kg 重（kgw あるいは kgf）という（重量の単位は，質量でなく，力の単位であることに注意）．1 kgw は，約 9.8 N に当たる．地球上で体重 60 kgw の人は，月面では 10 kgw になるが，この人の質量（60 kg）は不変である．

---

[*] 体重計をはじめとするはかりの目盛りの多くは kg 単位となっている．これは重量から質量を知るためである．

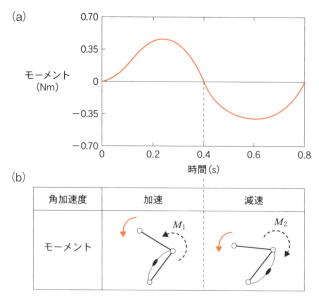

**図 3-22** 前腕の屈曲運動において肘関節に働く筋張力のモーメント
(a) 観測表（表3-3）の角加速度をもとに，前腕の慣性能率を 0.04 kg·m² としてモーメントを計算した．
(b) 運動の加速期，減速期ごとにそれぞれ前腕に働く上腕二頭筋と上腕筋，および上腕三頭筋を線画で示す．

### 4）剛体の回転運動

#### (1) 剛体の運動法則

　剛体の重心の運動は，運動の第2法則に従う．しかし，剛体の回転運動を力に結びつけて理解するには，第2法則はそのままの形では使えない．剛体の回転中心に働く力のモーメントを $\vec{M}$ とすれば，これは回転の角加速度 $\vec{a}_\theta$ に比例する．比例定数を $I$ として，

$$\vec{M} = I\vec{a}_\theta$$

が成立する．モーメントは剛体を回転させる力の作用であり，これが原因となって，回転運動の変化（角速度の変化）を引き起こす．比例定数 $I$ を，この剛体の（回転軸の回りの）慣性能率 (moment of inertia) といい，剛体の形と質量分布が決まれば，定まる定数である（単位：kgm²）．慣性能率は，回転運動に対する剛体の抵抗性を意味する．

　観測表の例題2（表3-3）では，水平面内での前腕の屈曲運動を運動学的に分析して，角加速度の時間的変化を計算した（角加速度-時間グラフ，図3-6）．前腕を固定軸（肘関節）の回りに回転する剛体とみなすなら，回転の原因となるモーメントは，角加速度-時間グラフに前腕の慣性能率を乗じた形で変化する（阿江・他 1995，Winter 1984）．すなわち，運動開始時点ではゼロ，運動時間の前半ではプラスの値をとり，回転運動を加速する．運動時間の後半では，モーメントはマイナスであり，回転運動は減速し，運動停止とともにモーメントはゼロに戻る（図3-22）．このように，角加速度-時間グラフから，モーメントの変化の様子を予想できる．

#### (2) 身体運動の原因としての筋張力

　このようなモーメントの変化をつくり出す力とは何であり，前腕のどこに，どのように働くものであろうか．水平面内の運動であるため，重力の水平分力はゼロであり，運動の変化に重力は

無関係である．静止している前腕を回転させるには，屈曲方向にモーメントをつくる筋張力がなければならない．この働きをするのが肘関節屈筋群と呼ばれる複数の筋であり，図3-22には，その代表として，上腕二頭筋が模式的に書き込まれている．この筋の収縮によって張力が発生して，この力のモーメント $\vec{M_1}$ によって，前腕は肘関節で屈曲を始める．

次に，屈曲運動の後半ではマイナスのモーメント，すなわち伸展方向のモーメント $\vec{M_2}$ が働いてブレーキをかけて，運動は停止に至る．この減速の力は，屈筋とは反対の作用をする肘関節伸筋の収縮による．図3-22では，その代表として上腕三頭筋が書き込まれている．この場合には，上腕三頭筋は，収縮しながら，筋長が伸長する．これを遠心性収縮という．これに対して，運動前半に働く上腕二頭筋や上腕筋のように，筋張力を産出して短縮する収縮様式を求心性収縮という．

### (3) 身体運動の原因としての重力

図3-13では，肘関節90°屈曲位の状態で前腕が荷重を保持する場合を取り上げた．肘関節を伸展させる方向のモーメントは，荷重（加えて前腕の重心に働く重力）である．逆に上腕二頭筋の収縮張力は，屈曲方向のモーメントをつくる．いま，この状態から前腕が伸展を始め，一定の角度まで伸展して，静止する運動を考える．前半では角速度は加速し，後半では減速して，運動は停止しなければならない．前半の加速は，重力が肘関節の回りにつくるモーメントによっている．荷重があまり重くない範囲では，上腕二頭筋が運動にブレーキをかける必要はなく，重力の働きに任せて，肘関節を伸展すればよい．運動の後半では，重力のモーメントに抗して上腕二頭筋が遠心性に収縮し，そのモーメントが屈曲方向に作用して，運動は減速して停止する．このように，関節運動には，一般に重力と筋張力のモーメントがともに関与している．

### (4) 連結した剛体の回転とトルク成分

剛体が連結（link）した系をつくるとき，ひとつの剛体の回転は隣接する剛体に影響を与える．平面内で回転運動する剛体の連結について，系に重力以外の外力が加わらない場合の運動方程式は次のようになる*．

$$I(\theta)\ddot{\theta} = T(\theta) + V(\theta, \dot{\theta}) + G(\theta)$$

ここで $\theta, \dot{\theta}, \ddot{\theta}$ はそれぞれ角度と角速度，角加速度であり，$I(\theta)$ は姿勢に依存する慣性能率，$T(\theta)$ は関節に与えられる力のモーメント（トルク），$V(\theta, \dot{\theta})$ は遠心力とコリオリの力によるトルク，$G(\theta)$ は重力トルクである．

左辺で示されるトルクの大きさは，当該関節の角加速度のみから決まるため正味のトルク（net torque）という．右辺第1項の $T(\theta)$ は，身体では筋活動によって関節に与えられる成分のため筋トルク（muscle torque）という．遠心力とコリオリの力に由来する成分は，隣接関節の運動に影響されるため運動依存性トルク（movement dependent torque）あるいは相互作用トルク（interaction torque）と呼ばれる．

## 5）床反力

たとえば，床上で立位を保持しているとき，ニュートンの第3法則（作用–反作用の法則）に従って，足底が地面を圧する力と同等の力が，地面から反力として作用する．これを床反力（floor reaction）あるいは地面反応（ground reaction force）という（図3-23a）．ニュートンの第2法則によれば，床反力は，体重心に働く加速度の変化を反映するものであり，加速度の積分

---

\* 解析力学におけるラグランジュの運動方程式を解くことにより導かれる．

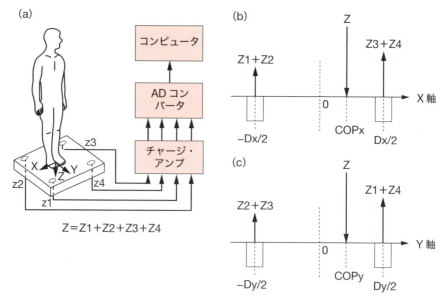

**図 3-23　床反力計の概略図と圧力中心**
(a) 身体が床面を圧する力（Z）と同等の大きさの力が床反力として身体に作用する．四隅の圧トランスデューサで測定する（Z1～Z4）．
(b) 左右（X軸），(c) 前後（Y軸）での圧力中心（COP）位置の算出に用いるトランスデューサ間距離（$D_x$, $D_y$）と測定値（Z1～Z4）（詳細は本文参照）．

から，体重心の移動速度や変位を推定することができる．足底面の各部分に加わる反力のうち，床面に垂直な成分のみに注目して，これを合成した一つの力の作用線が床面と交差する点を圧力中心（center of pressure，COP）と呼ぶ．垂直成分の合力がCOP周りにつくるモーメントはゼロになることを利用して，圧力中心の位置を求めることができる（図3-23 b, c）．図3-23で4つのトランスデューサで測定される垂直成分の力を，それぞれZ1, Z2, Z3, Z4とし，トランスデューサ間の左右方向（X軸）の距離を$D_x$，前後方向（Y軸）の距離を$D_y$とし，原点は中央にあるとする．まずX軸に注目し（図3-23B），$COP_x$周りの力のモーメントがつりあうため，

$$\left\{\left(-\frac{D_x}{2}\right) - COP_x\right\} \times (Z1+Z2) + \left(\frac{D_x}{2} - COP_x\right) \times (Z3+Z4) = 0$$

これを整理すると，

$$COP_x = \frac{D_x}{2Z}\{(Z3+Z4) - (Z1+Z2)\}$$

ただし $Z=Z1+Z2+Z3+Z4$ である．Y軸方向も同様にして，

$$COP_y = \frac{D_y}{2Z}\{(Z1+Z4) - (Z2+Z3)\}$$

としてCOP位置を求めることができる．

# 9 仕事とエネルギー

## 1) 仕 事

### (1) エネルギーと仕事

身体は，食物をエネルギー源として運動し，作業（仕事）を行う．同じように，石炭を燃焼すれば，そのエネルギーによって蒸気機関に仕事をさせることができる．産業革命は，身体による作業を機械の仕事に移すことによって可能になった．エネルギーを食物や燃料から身体や機械に移動して，身体や機械は，仕事を行うことができる．エネルギーは，仕事をする能力であり，仕事はエネルギーの移動の目安になる．

物体に力 $F$ (N) が働いて，物体は力の方向に $s$ (m) だけ移動（変位）したとする．このとき力 $F$ がなした仕事量 $W$ を，

$$W = Fs$$

によって定義する．力の方向と物体の変位の方向が一致しないときは，力の変位方向への分力に変位を乗じた量が仕事である．人間がロープをかけて荷物を引く場面では，荷物には重量に比例した摩擦力が働き，これ以上の力を人体が物体に及ぼして荷物を移動させる．古典的な仕事（肉体労働）のイメージである．

### (2) 仕事率（パワー）

仕事の単位は，その定義から Nm であり，1 N の力による物体の 1 m の移動を 1 ジュール（J）[*1]の仕事という．単位時間になされた仕事量を仕事率（power）といい，1 s に 1 J の仕事をするときの仕事率が 1 ワット（W）[*2]である．仕事率は，力とその方向の物体の移動速度との積に等しい．

## 2) 力学的エネルギー

エネルギーには，力学的，熱的，電気的，化学的エネルギーなどのさまざまな形がある．ここでは，力学的エネルギー（運動および位置のエネルギー）を取り上げる．

### (1) 運動エネルギー

質量 $m$ の静止物体に一定の力 $F$ を加えて，力の方向に $s$ だけ移動させたときの仕事は $Fs$ である．この間，時間 $t$ の間に，物体の速度がはじめの 0 から $v$ に増加したとする．力は一定であるから移動の加速度 $a$ も一定であり，$v=at$, $F=ma$ である．この間の変位 $s$ は，速度-時間グラフが時間軸との間につくる面積に等しいから $s = t \cdot \dfrac{at}{2} = \dfrac{v^2}{2a}$ （$\because t = \dfrac{v}{a}$）となる．よって，仕事は，

$$Fs = mas = \frac{mv^2}{2}$$

となる．

この結果は，次のように解釈できる．物体に力を加えた結果，物体にエネルギーが移動して，

---

[*1] ジュール (joule, J)：エネルギーの単位．1 オームの抵抗に対して，1 秒間に流れる 1 アンペアの電流によって発生する熱または消費されるエネルギー（1 cal = 4.184 J）である．$10^7$ エルグに等しい．ジュールはエルグの国際単位として認められており，カロリー単位（1 cal = 4.184 J）に取って代わろうとしている．

[*2] ワット (watt, W)：電気工学上の単位．1 ワット（W）は，1 ボルト（V）の電位差を有する 2 点間を 1 アンペア（A）の電流が流れるときに費やされる仕事率である．

仕事 $Fs$ をした．仕事を目安にしたエネルギーの移動は $\dfrac{mv^2}{2}$ である．この物体に，時間 $t$ に今度は逆向きの力 $-F$ を加えたとすれば，物体はさらに $s$ だけ移動して停止する．すなわち，速度 $v$ で運動する物体は，速度をゼロに減らすことによって，仕事 $Fs=\dfrac{mv^2}{2}$ をする能力をもっている．これを運動エネルギー（kinetic energy）と呼ぶ．

### （2）位置エネルギー

高さ $h$ のところに静止する質量 $m$ の物体が高さゼロまで落下したとする．重力 $mg$ がこの間にした仕事は $mgh$ である．高さゼロでのこの物体の速度を $v$ とすれば，仕事 $mgh$ は運動エネルギー $\dfrac{mv^2}{2}$ に等しい．地球上の物体は，落下して仕事をする能力を有しており，地上からの高さを $h$ とすれば，その量は $mgh$ である．これを位置エネルギー（potential energy）という．

### （3）力学的エネルギーの保存法則

高さ $h$ とゼロの間の任意の高さにおいても，高さに関係なく位置エネルギーと運動エネルギーの和は一定であり，これを力学的エネルギーの保存法則という．

金属球を投げ上げる例題（表3-2）において，球の質量を $m$，高さ $x$ での速度を $v$ とすれば，運動エネルギーは $\dfrac{mv^2}{2}$，位置エネルギーは $mgx$ であり，力学的エネルギーの保存法則から，

$$\dfrac{mv^2}{2}+mgx=一定=c$$

が任意の $x$ について成り立つ．球がはじめに与えられた速度を $v_0$ として，$x=0$ をこの式に代入すれば $c=\dfrac{mv_0^2}{2}$ となるため，

$$\dfrac{mv^2}{2}+mgx=\dfrac{mv_0^2}{2}$$

$v=v_0-gt$ を，この式に代入して整理すれば，

$$x=v_0t-\dfrac{gt^2}{2}$$

が得られる．高さ $x$ は，時刻 $t=\dfrac{v_0}{g}$ で頂点に達し，$t=2\dfrac{v_0}{g}$ で元の高さに戻る．

エネルギーの単位は，仕事と同じく J を使う．熱エネルギー1 cal［15℃］は，4.184 J に相当する．

## 10 身体とてこ

身体運動の多くは，筋収縮によって発生する張力が骨格に働き，関節運動として起こる．これを機械としてみると，関節という蝶番（hinge）で連結された骨格は連結桿（link）である．てこ（lever）とは，回転軸の回りに自由に回転できる棒（剛体）である．

### 1）てこの種類（図3-24）

#### （1）第1のてこ

支点が力点と荷重点の間にある形のてこで，その特徴は安定性である．はさみ，シーソーなどがその例である．人体では，立位における頭部の定位が当てはまり，支点は環椎後頭関節，力点は後頭骨の筋付着部，荷重点は頭部の重心からの垂線を延長した部分となる（図3-25）．肘屈曲を起こすような外力に対抗して肘伸展位を保持しようとするときの上腕三頭筋と肘関節の関係

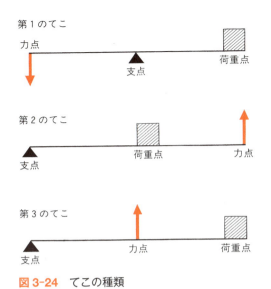

図 3-24 てこの種類

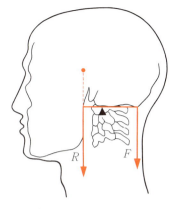

図 3-25 第 1 のてこ
支点を環椎後頭関節として，頭部全体の荷重（$R$），これに対抗する頭部伸筋群の筋張力（$F$）の関係．
●印は頭部全体の重心の位置．

も，第 1 のてこの例である．

### (2) 第 2 のてこ

荷重点が支点と力点との間にある形のてこで，力の腕のほうが荷重の腕よりも長い．一輪車の手押し車，棒をてこにして大きな岩を動かそうとする状態などが第 2 のてこに当てはまる．その特徴は，力の有利性にある．身体運動における第 2 のてこの効用として，下顎骨の開口運動（支点：顎関節，力点：下顎骨下面舌骨上筋群付着部，荷重点：咀嚼筋付着部），肘屈曲位保持（支点：肘関節，力点：橈骨遠位端の腕橈骨筋付着部，荷重点：前腕の質量中心，図 3-26），つま先立ちのときの足の状態は，支点：中足指節関節部，力点：アキレス腱付着部，荷重点：足関節として第 2 のてことみなす場合と，支点：足関節部，力点：アキレス腱付着部，荷重点：中足指節関節部として第 1 のてことみなす場合がある．身体運動では，第 2 のてこの効用例は少ない．

### (3) 第 3 のてこ

力点が支点と荷重点との間にある形のてこであり，荷重の腕が力の腕よりも長い．第 3 のてこは，力に対しては不利であるが，運動の速さに対して有利な構造になっている．人体のてこの効用の大部分は，第 3 のてこである．力点となる筋の付着部は，支点となる関節に接近した位置にある．肘関節を外力や前腕の自重に逆らって屈曲しようとするとき，支点が肘関節，力点が上腕二頭筋の付着部，荷重点が前腕の重心である第 3 のてこの例となる（図 3-27）．

## 2）てこの力学的有利性

てこの支点を $A$，力点を $F$（力の腕 $AF$），荷重点を $R$（荷重の腕：$AR$），$F$ にかかる力を $f$，$R$ にかかる力を $r$ としたとき，$AF \cdot f = AR \cdot r$ が成り立っていれば，このてこはつり合いの状態にある．

### (1) 力学的有利性

機械としてのてこの利点である力学的有利性（mechanical advantage，MA）は，力に対する荷重の比率として次式で与えられる．

$$MA = r/f = AF/AR$$

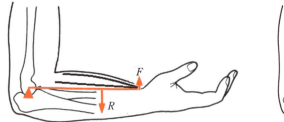

図 3-26 第2のてこ
支点を肘関節として，前腕の荷重（R）に対抗する，腕橈骨筋の筋張力（F）との関係．

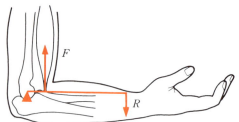

図 3-27 第3のてこ
支点を肘関節として，肘関節を伸展させる外力（R）と対抗する上腕二頭筋の筋張力（F）との関係．

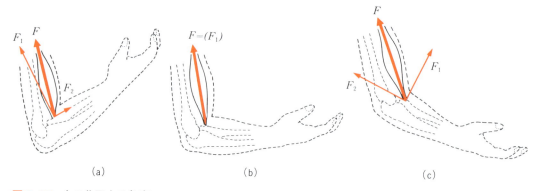

図 3-28 力の作用する角度
肘関節屈曲に働く上腕二頭筋などの筋張力（F）のうち，実際に屈曲に作用する分力（$F_1$）は，関節角度がほぼ90°の場合（b）が最も大きく，90°以下の場合（a）や90°以上の場合（c）は一部が分力（$F_2$）として他の作用に働く．

MA>1の場合を力学的に有利な系という．第1のてこと第2のてこではAF>ARの状態が起こり得るが，第3のてこではAF<ARとなる．人体の筋収縮による関節運動の大部分は，第3のてこであることから，力学的有利性からみると不利である．代わりに，力点の小さな変位によって，荷重点の大きな変位と速度とを生み出すことができる．

### (2) 力の作用する角度

人体において，筋が骨に対して直角にその収縮力を及ぼすことはまれであり，作用する角度は関節の動きによって刻々と変化する．荷重の力が働く角度も多様である．

力がてこに対して直角に作用した場合，その力は最も有効に働く．図 3-28 は，上腕二頭筋など*の収縮による張力によって，肘関節が屈曲する場合である．橈骨に対して上腕二頭筋の作用線が直角のとき，理論的には筋張力がすべて屈曲に使われる．橈骨と力の作用線が直角ではなく，鋭角となる場合，筋の筋張力は肘関節屈曲のために働く直角成分の分力と橈骨を肘関節から

---

*ここでは立位で肘関節を屈曲位に保持している．肘関節の屈曲に関係する筋は，上腕二頭筋と上腕筋の他に，腕橈骨筋や長橈側手根伸筋などがある．負荷の条件によって，共同して作用する筋や筋線維の数は相違する．このような量的概念（quantitative idea）を筋の集合作用（mass action of muscles）という．一方，筋群が相互に活動を補助あるいは妨害する状態を筋の群作用（group action of muscles）という．これは質的概念（qualitative idea）である（MacConaill 1965）．

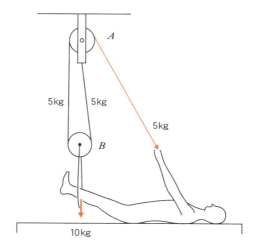

**図 3-29　滑車**
A：定滑車，B：動滑車．
複数滑車を組み合わせると，動滑車が1個増えるごとに必要な力は荷重の1/2ずつ減る．

引き離す分力とに分けられ，筋張力の一部は肘屈曲には使われない（図 3-28 a）．橈骨に対する上腕二頭筋の作用線が鈍角のとき，上腕二頭筋の筋張力は肘屈曲の分力と橈骨を肘関節に押しつける分力とに分けられる（図 3-28 c）．関節を軸として骨を回転させようとする筋張力の力学的効率は，付着する筋の走行と骨とが直角のときに最大となり，90°以上あるいは以下でも，効率は低下する．筋張力は，作用する方向が絶えず変化するため，有効な力の腕は，関節から筋付着部までとするよりも，関節から力の作用線への垂線距離としたほうが考えやすい．この垂線距離が最も長いのは，筋が骨に対して90°に作用するときである．

### 3）滑車と輪軸

　小さな力を与えて大きな荷重の物体に運動を起こそうとする機械系は，てこの他に滑車や輪軸，斜面などの利用がある．しかし，与えた仕事よりも大きな仕事をこれらの系から物体に加わるようにすることはできない．これを仕事の原理という．

　滑車（pulley）は，固定された軸の回りを回転する溝のついた車とロープとを組み合わせて，力の方向を変えたり，力学的有利性を得るための単一機械である．滑車は，固定されているか否かによって，定滑車と動滑車とに区分される．いくつかの滑車を組み合わせたものを複滑車という．

　定滑車は，力の方向を変換させるだけの働きをする．摩擦を無視すれば，加えられる力と荷重の大きさは等しい．第1のてこと同じ原理で，支点は中心の軸，力の腕と荷重の腕の長さは滑車の半径と等しい値となり，力学的有利性はMA＝1である．

　人体では，腱が骨や腱鞘を通過する部分，たとえば長腓骨筋腱と外果部，顎二腹筋と舌骨からの線維性係蹄，内閉鎖筋と小坐骨孔縁に定滑車に似た構造がある．

　動滑車は，力の方向を変換するとともに，必要な力を荷重の半分の力にする．力学的有利性はMA＝2となる．いくつかの動滑車と定滑車を組み合わせた系では，動滑車が1個増えるごとに必要な力は荷重の1/2ずつ減少する（図 3-29）．

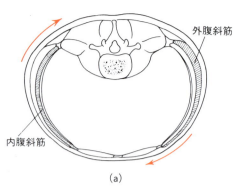
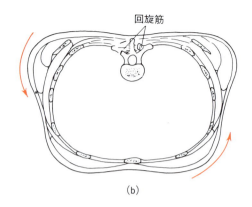

**図 3-30　体幹運動にみられる輪軸の原理**
(a) 車輪に作用する例：脊柱の軸に対して腹斜筋が胸郭という車輪に作用する．
(b) 車軸に作用する例：脊椎という軸に深部後脊椎諸筋，半棘筋などが作用する．

　輪軸（wheel and axle）は，中心の車軸とそれを中心にして回転する車輪で構成される．力の働く部分で 2 つの場合がある．ひとつは力を車輪のほうにかけて軸が仕事をするもの，自動車のハンドルがその例である．もうひとつは力を車軸のほうにかけて車輪が仕事をするもの，自動車の駆動輪がその例である．前者は $AF>AR$ で，力学的有利性は大きい．後者は $AF<AR$ で力学的には不利である．

　人体で輪軸の原理の類似例は，体幹の横断面と体幹筋との関係にある．力を車輪に加える例は，内・外腹斜筋，腸腰筋などが胸郭に働き，中心軸としての脊柱を回転させる場合である（図 3-30 a）．力を車軸に加える例は，脊椎周囲の多裂筋，回旋筋，半棘筋などの深部筋が，車軸に相当する脊柱に作用して，体幹に回旋運動を行わせる場合である（図 3-30 b）．

## 11　骨と関節の運動

　前節では，身体運動は関節を介して連結する骨運動学（osteokinematics）として，基礎的事項を記した．そこでは簡略化して，体節（body segment）は直線軸であって，関節は固定した回転軸として扱った．しかし，骨の形状は多様であり，1 つの体節が 1 個の骨で構成されているとは限らない．さらに，多くの関節も，その内部で複雑な運動をするものが多い．そのため，伝統的な運動学では，骨格系の解剖学に基づいて，骨と関節の運動について独自の見方と記載法を用いている．その詳細は，「第 4 章 四肢と体幹の運動」に記されている．ここでは，骨と関節の運動について基本的な見方を取り上げる．

### 1）骨の運動の基本形

　力学では，空間における体節（剛体）の運動は，関節を原点とする身体の基本面（図 3-2）を基準にして，体節上の 1 点の位置座標を用いて記載することができる（空間座標表示）．また，体節の長軸が 3 つの基本面に対してなす角度によって，骨の運動を表すこともできる（極座標表示）．一方，身体運動学（kinesiology）では，体節の運動は，それを構成する骨の関節に対する運動で代表される．

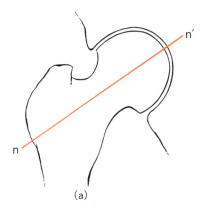
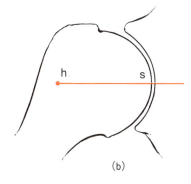

**図 3-31** 股関節および肩関節の前額面
(a) 股関節：大腿骨頸部の長軸（n-n'）が股関節の屈曲/伸展運動における真の機械的軸である．屈曲/伸展と呼ばれている関節運動は，実際はスピン（回転：spin）であり，振り（swing）ではない．
(b) 肩関節：肩関節における上腕骨の骨頭の回転軸（h-s）は，肩甲骨の関節窩に対して垂直になっている．上腕骨体が回転軸ではない．

(MacConaill et al. 1969)

　モデルとして，長幹骨による関節が蝶番と同じ機能/構造であって，骨はこれに連結した柄であるとみなしておく．この場合，骨は1平面を回転することしかできない．これが骨の"振り（swing）"である．蝶番関節（hinge joint）の回転軸を矢状–水平軸（図 3-3）とすれば，骨の運動は前額面上の回転となる．基本的立位姿勢における上肢の側方挙上の運動を当てはめれば，上腕骨の運動は前額面内における外転となる．挙上位から基本肢位に戻る下方へ向かう運動は，内転となる．また，蝶番の回転軸が前額–水平軸にあれば，上腕骨の運動は，矢状面における振り（屈曲/伸展）となる．

　大腿骨と上腕骨は，それぞれ体幹に対して屈曲/伸展の運動を行っているが，股関節および肩関節におけるそれぞれの骨頭の運動は，"スピン（spin：回転）"である．これらの関節は，球関節（ball and socket joint）であり，骨頭を通るスピンの回転軸は，大腿骨では大腿骨頸を介して，上腕骨では解剖頸を介して，大腿骨体および上腕骨体の近位端に斜めに位置している．そのため，屈曲/伸展と呼ばれている関節運動は，実際には関節窩における骨頭のスピンである（**図 3-31**）．

　球関節は，他方の骨に対する接合部が厚さゼロの潤滑膜を介して球面で接し，また運動時に接合面に緩みや歪みが生じないような関節である．この場合には，関節に対して，解剖頸や大腿骨頸は平面に束縛されずに，3次元空間を運動することができる．ひとつは上下肢（長幹骨）の前後への"振り（swing）"であり，解剖頸や大腿骨頸は関節中心の回りを空間内で回転している．基本肢位における上肢の回旋（rotation）は，肩甲骨の関節窩における上腕骨頭の回旋運動である．上腕骨体は振れることはなく，あたかも長軸に沿って回旋（内旋/外旋）するようにみえる．上肢の外転/内転も上腕骨頭の回旋運動によって行われている．股関節における運動も同じである．

　球関節における遠位部の骨格の運動は，限定された範囲内の3次元空間で自由に行われる．その結果として，骨の上の固定点の運動は，空間に弧状の軌道を描くことになる．この軌道を空間

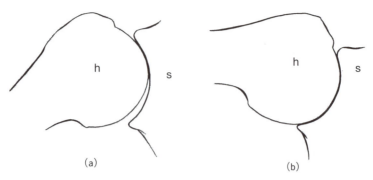

**図3-32** 肩関節における上腕骨（h）と肩甲骨（s）との接合
(a) 上腕がわずかに外転位にあるとき，両者の接合面は密着せず（loose-packed position）．(b) 上腕が外転すると上腕骨は下方に移動するとともに密着した接合となる（close-packed position）．

(MacConaill et al. 1969)

座標あるいは極座標で表すことが力学の記載法である．

## 2）関節内の運動

　人体の運動では，関節を純粋に機械的な蝶番あるいは球面の接合とみなせることは，ほとんどない．また，骨を関節に対して直線状の柄とみなすのは，単純化である．ここでは肩関節を例にして，その事情を簡単に記しておく．

　図3-32は，肩関節を前額面に投影したものである．立位姿勢でわずかに上肢が外転位のとき（図3-32a）は，上腕骨の骨頭と肩甲骨の関節面とは密着しないで，上腕骨の骨頭の一部が肩甲骨の凹面に接する位置になっている（loose-packed position, open-packed position）．これに対して，上腕がかなりの外転位（図3-32b）になると，両者の接触面は，下方に滑り落ちるとともに，密着した接合面を形成する（close-packed position）．このように，関節の接合面に隙間がある関節は多い．そのような関節では，骨頭は接合する他方の関節面に対して"滑り運動（sliding）"をするとともに，接触点の回りに"転がり運動（rolling）"も行う．上腕骨の外転角は，滑り運動と転がり運動とを加算したものとなる．これに対して密着した関節面では，骨の運動は滑り運動だけになる．

　上腕骨の骨頭は，上腕骨体（長軸）の延長線上にはなく，体幹側に傾斜した位置に解剖頸を介して付着した形になっている．そのため，上腕骨の屈曲/伸展における上腕骨の運動は，骨幹部の振り（swing）ではなく，骨頭中心の延長線を軸としたスピン運動であることに注意が必要である．

# 4 四肢と体幹の運動

## 1 機能解剖学―筋学を中心に

　身体の運動は，関節で起こる．中枢神経系からの運動指令は，末梢神経を経て筋群に達して，筋収縮を起こす．その結果，筋張力が骨に伝えられる．地球上では，重力をはじめとして，さまざまな外力が身体に作用しているため，筋収縮によって，常に筋の短縮を生じるとは限らない．また，人間が意識的に動かすことのできるのは身体部位であり，個々の筋ではない．簡単な運動でも，多数の筋の活動によって行われている．人間は，単純な運動から複雑な運動まで，かなり自由にできるが，どの筋が活動しているのかは知らずに行っている．

　身体機能との関連において研究する解剖学の領域を機能解剖学（functional anatomy）あるいは生理解剖学（physiologic anatomy）という．四肢および体幹の運動に関連する機能解剖学では，末梢神経を含めて，運動器としての骨，関節，靱帯および筋の働きを取り上げる．その中心に位置しているのが筋学（myology）*である．

　筋の働きに関連する知識は，主に3つの資料から得られている（Duvall 1959）．

- 人体解剖において，筋の位置，起始（origin, fixed end）および停止（insertion, mobile end）を研究する．なお，筋が関節をまたいで骨格に付着する2点のうち，筋の収縮（短縮）によって骨が動かないほうを起始，骨が動くほうを停止とする．

　　個々の筋を取り上げて，筋を引くことで生じる身体の動きから，その筋による運動および運動の可能性を検討する．この手法の欠点は，生体で筋がどのような運動に働いているのかを必ずしも示していないことである．生体の運動のような筋の働きを，死体で再現することは不可能である．しかし，ひとつの筋の短縮がどのような運動を生じさせるのかは，明らかになる．また，生体では観察できない深部筋群の働きを調べることもできる．こうして得られた情報は，その他の方法で得られた情報と一緒に利用することで，かなり妥当性のあるものとなる．

- ある筋あるいは一部の筋群が麻痺した患者の運動を，臨床観察によって研究する．特定の運動の消失が麻痺筋と関連している．針電極による筋電図を用いることによって，いっそう正

---

*筋学は，筋とその付属器の腱，腱膜，滑液包および筋膜について，主として解剖学の見地から分析，検討する領域であり，各筋を身体部位別に次のように分類している（日本解剖学会，2007）．頭部の筋（muscles of head），頸部の筋（muscles of neck），背部の筋（muscles of back），胸部の筋（muscles of thorax），腹部の筋（muscles of abdomen），上肢の筋（muscles of upper limb），下肢の筋（muscles of lower limb）．

確な情報が得られる．
- 健常者が特定の運動を行っているとき，体表面からの視察や触察，あるいは筋電図（針電極あるいは表面電極）を利用した観察を通して，働いている筋群を研究する．表面筋電図の欠点は，深部の筋からの正確な情報が得られないことである．

これらの方法は，相互に補完している．はじめの2つでは，ひとつの筋によって遂行される運動が明らかにされる．第3の方法では，ひとつの筋が活動に加わる，さまざまな運動が明らかになる．

第4の方法として，19世紀にDuchenne（1859）によって始められた筋の電気刺激がある．当時は，これも深部筋群には適用できない手法であった．現在では，つり針電極（wire electrode）の使用によって，深部筋群の刺激も可能になっている．

機能解剖学では，死体を用い，個々の筋が収縮（短縮）したときに生じる運動を明らかにする．その際，筋の作用とは，起始と停止が近づくように骨や皮膚を動かすことである．ここでは，筋の作用は，重力や外力，あるいは拮抗筋の活動などによる影響はないこととして，当該筋だけによる求心性収縮で起こる運動として記載する．筋の起始および停止を知ることが，その筋の作用を理解する前提となっている．

運動の開始肢位は，原則として解剖学的立位肢位である．上肢の解剖学的立位肢位は，立位姿勢で上肢を伸展して下垂し，手掌を前方へ向けた肢位である．手の関節\*（joints of hand）および手指の運動では，橈側方向の運動（橈屈）は外転，尺側方向の運動（尺屈）は内転と記載される．日本整形外科学会と日本リハビリテーション医学会が制定した"関節可動域表示ならびに測定法"は，解剖学的立位肢位を基本肢位としているが，一部にそれとは異なる肢位がある（p.526，付録6参照）．

筋の作用は，運動の開始肢位によって，異なることがある．たとえば，上腕二頭筋は，肘関節伸展位では主として肘関節屈曲に働き，肘関節屈曲位・前腕中間位では肘関節屈曲と同時に前腕回外に働く．

## 2 上肢帯と上肢の運動

**1　上肢帯と上肢の骨格**（図4-1～3）　上肢帯（pectoral girdle, shoulder girdle）は，左右の鎖骨（clavicle）と肩甲骨（scapula）で構成され，後方（背側）は開いている．これに自由上肢（free part of upper limb）が付着する．鎖骨の近位端は，胸骨柄（manubrium of sternum）との間に胸鎖関節（sternoclavicular joint）を形成している．遠位端は，肩鎖関節（acromioclavicular joint）となる．

上肢帯：肩甲骨，鎖骨
自由上肢
　上腕：上腕骨（humerus）
　前腕：尺骨（ulna），橈骨（radius）
　手（hand）

---

\* 手関節という用語は，日本解剖学会監修『解剖学用語 改訂13版』では"手の関節（joints of hand）"として，橈骨手根関節から手の指節間関節までを含めた上位概念である．その際の手関節は，橈骨手根関節と手根中央関節を併せたものを指している．

2 上肢帯と上肢の運動

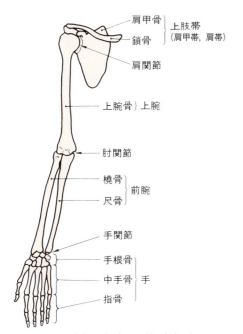

図 4-1 上肢帯と上肢の骨格（前面）

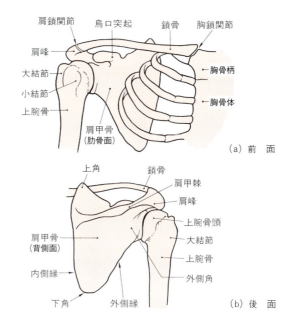

図 4-2 上肢帯の骨格

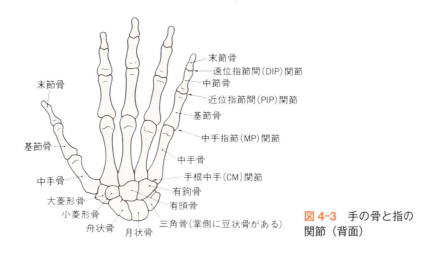

図 4-3 手の骨と指の関節（背面）

　手根骨（carpal bs.[*1]）（有鉤骨：hamate，有頭骨：capitate，大菱形骨：trapezium，小菱形骨：trapezoid，豆状骨：pisiform，三角骨：triquetrum，月状骨：lunate，[手の]舟状骨：scaphoid），中手骨（metacarpals），指骨；指節骨（phalanges）[基節骨：proximal phalanx，中節骨：middle phalanx，末節骨：distal phalanx]

**2　上肢の血管（図 4-4）**　鎖骨下動脈（subclavian a.[*2]）が腋窩動脈（axillary a.），上腕動脈（brachial a.）と名を変えて，筋への栄養血管を出しながら，肘関節屈側の上腕二頭筋腱膜下で橈骨動脈（radial a.）と尺骨動脈（ulnar a.）とに分岐する．両動脈は，手関節部で，それぞれ掌側枝と背側枝とに分かれる．その後，手掌と手背で，相互に連結して動脈弓を形成し，ここから分枝する固有指動脈に終わる．静脈系も，多くは動脈と同名のものが同じ走行で分布している．

[*1] b.：bone（骨：os），bs.：bone, os の複数（bones, ossa）
[*2] a.：artery（動脈：arteria）

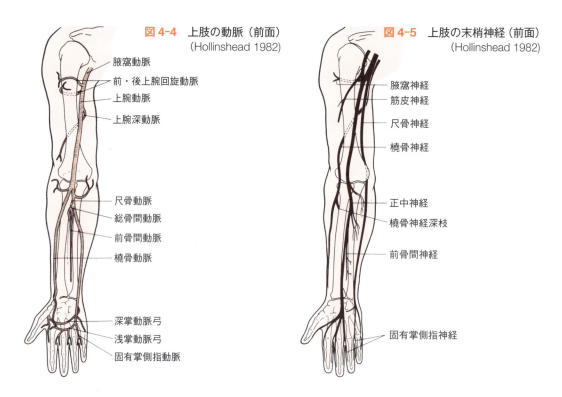

図 4-4　上肢の動脈（前面）(Hollinshead 1982)

図 4-5　上肢の末梢神経（前面）(Hollinshead 1982)

**3**　上肢の神経（図 4-5, pp.520〜522, 付録 4 参照）　上肢の末梢神経は，第 5 頸神経〜第 1 胸神経に由来する．これらの脊髄神経は，腕神経叢（brachial plexus）を形成し，筋枝を出しながら，腋窩神経（axillary n.[*1], C5〜7），筋皮神経（musculocutaneous n., C5〜7），尺骨神経（ulnar n., C7〜T1），橈骨神経（radial n., C5〜T1），正中神経（median n., C5〜T1）に分枝して，支配領域の筋，感覚器などに至る．

**4**　体表面から触知できる上肢の筋（図 4-6〜8）

## 1）上肢帯と肩関節での上腕の運動

　上肢帯（肩甲帯，肩帯）とは，肩関節周辺の機構の総称である．手の巧緻性の高い運動機能が最大限に発揮できるように，上肢帯は可動域の大きい構造になっている．体幹と上肢は，胸鎖関節，肩鎖関節，肩関節の 3 関節および肩甲骨と胸郭との間の筋群によって連結されている．上肢帯と体幹を結合する骨性構造は，胸鎖関節だけである．上肢帯の構造の支持は，多くの靱帯および筋によって保たれている．

### （1）関節と靱帯

**1**　胸鎖関節（sternoclavicular j.[*2]）（図 4-9）　胸鎖関節は，鎖骨と胸骨を結び，形状は鞍関節であり，関節円板の介在によって，球関節の機能をもつ運動自由度 3 の関節である．鎖骨が胸骨と第 1 肋骨とに連結する二重関節で，上肢帯と体幹を結ぶ唯一の関節である．関節包は緩く，前胸鎖靱帯（anterior sternoclavicular lig.[*3]），後胸鎖靱帯（posterior sternoclavicular lig.），鎖骨間靱帯（interclavicular lig.），肋鎖靱帯（costoclavicular lig.）で補強されている．

---

[*1] n.：nerve（神経：nervus）
[*2] j.：joint（関節：articulatio）
[*3] lig.：ligament（靱帯：ligamentum）．

## 2 上肢帯と上肢の運動

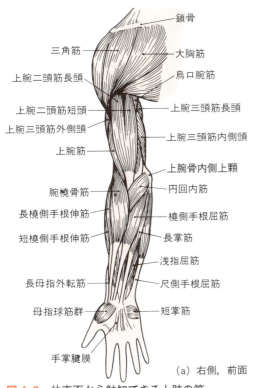
(a) 右側，前面

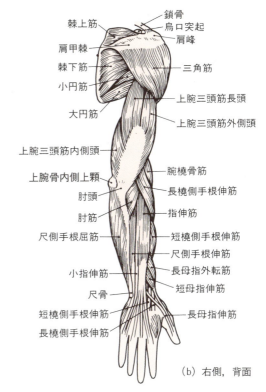
(b) 右側，背面

図 4-6　体表面から触知できる上肢の筋

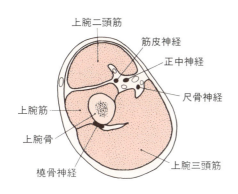

図 4-7　上腕の横断面（中 1/3）

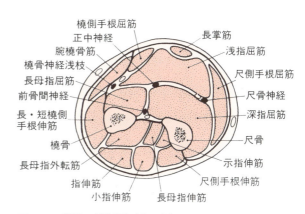

図 4-8　前腕の横断面（上 1/3）

　鎖骨は，緩やかなS字の形状をしている．胸鎖関節を支点として，鎖骨の遠位端は前額面*の投射ではやや上方に傾き，水平面の投射では約20°後方に向いている．

　胸鎖関節を運動軸として，前額面での基本肢位からの鎖骨遠位部の上方への運動では約45°，下方への運動では約10°の可動域がある．水平面での鎖骨遠位部の前方運動と後方運動は，それぞれの方向へ少なくとも15〜30°の可動域がある．肩関節の運動に伴う鎖骨の軸旋（長軸回旋）には，40〜50°の可動域がある．胸鎖関節部における鎖骨の可動域制限の要因は，下方は第1肋骨，前後方向は靱帯の緊張である．

---

* 日本解剖学会では「前頭面」を採用している（『解剖学用語　改訂13版』医学書院, 2007）.

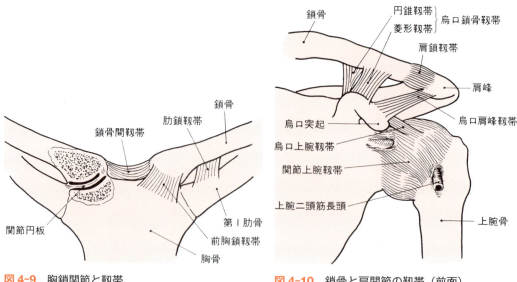

図 4-9　胸鎖関節と靱帯

図 4-10　鎖骨と肩関節の靱帯（前面）

**2　肩鎖関節**（acromioclavicular j.）（図4-10）　肩鎖関節は，肩甲骨と鎖骨の間にできる平面関節で，内部には不完全な関節円板がある運動自由度3の関節である．肩鎖関節は，肩鎖靱帯（acromioclavicular lig.）で補強され，さらに鎖骨の下面と烏口突起とを結ぶ烏口鎖骨靱帯（coracoclavicular lig.）によって，強化されている．烏口鎖骨靱帯は，前外側部の菱形靱帯（trapezoid lig.）および後内側部の円錐靱帯（conoid lig.）からなる．

　肩鎖関節の可動性は，胸鎖関節に比べると，極端に狭められている．肩鎖関節を運動軸として，肩甲骨の関節窩が上向きになる上方回旋には，約30°の可動域がある（図4-12）．上方回旋した位置から基本肢位に戻る運動が下方回旋である．上肢の挙上に伴って，肩甲骨は，肩鎖関節を運動軸として，水平面上あるいは前額面上でそれぞれ10～30°の可動域がある．実際に，これらを体表面から確認することは，困難である．肩鎖関節の運動制限因子は，烏口鎖骨靱帯の緊張である．

**3　肩関節**（shoulder j., 肩甲上腕関節：glenohumeral j.）　肩関節は，肩甲骨関節窩と上腕骨頭とで形成される多軸性の球関節である．骨頭の大きさに比べて，関節窩は小さく（約3：1），関節包も緩く，可動性を主体とした構造になっている．関節窩の深さを補うための線維軟骨性の関節唇，さらに靱帯，筋や腱がその力学的弱点を補強している．

　靱帯には，烏口上腕靱帯（coracohumeral lig.），関節上腕靱帯（glenohumeral ligs.），烏口肩峰靱帯（coraco-acromial lig.）がある．烏口上腕靱帯が力学的に最も重要な働きをする．関節上腕靱帯は，上・中・下の部分に分かれてZ字状となり，関節前面を補強する．

　関節の上面を，三角筋，棘上筋，上腕二頭筋長頭，下面を上腕三頭筋長頭，前面を三角筋，大胸筋，烏口腕筋，大円筋，肩甲下筋，上腕二頭筋短頭，後面を三角筋，棘下筋，小円筋が覆っている．これらの筋のうち，肩甲下筋，棘上筋，棘下筋，小円筋の4筋は，上腕骨の大・小結節の周辺にまとまって付着し，ひとつの腱板（肩回旋筋腱板：rotator cuff）を形成している．これは肩関節を補強している．

**(2) 上肢帯と肩関節での上腕の動き**

　肩甲骨は，胸郭背面上で，上端が第2肋骨，下端が第7肋骨に位置する．肩甲棘内側縁は第3

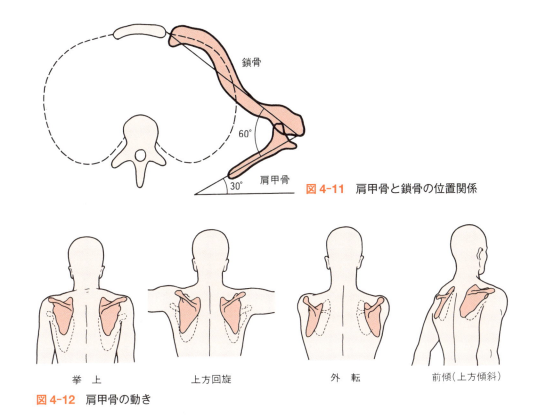

図 4-11 肩甲骨と鎖骨の位置関係

図 4-12 肩甲骨の動き

挙上　　上方回旋　　外転　　前傾（上方傾斜）

胸椎棘突起，下角は第7～8胸椎棘突起の高さに一致する．肩甲骨は，前額面に対して約30°傾斜している．肩甲骨と鎖骨との間の角度は，約60°である（図4-11）．

　胸郭上における肩甲骨の動きには，挙上・下制（上下），内転・外転，上方回旋・下方回旋（関節窩が上方あるいは下方を向く），前傾（上方傾斜）・後傾（下方傾斜）がある（図4-12）．

　肩関節は，人体で最も広範な可動性をもつ関節であり，上腕は，屈曲（前方挙上），伸展（後方挙上），内転，外転（側方挙上），水平屈曲（水平内転），水平伸展（水平外転），内旋，外旋，分回し運動のすべてが可能である．

**1 肩関節での上腕の屈曲と伸展**　肩関節で上腕を屈曲するとき，上腕骨はわずかに内旋する（Palmer，1986）．この動きは微細で，体表面から観察することは困難である．肩関節における上腕の屈曲には肩甲骨の上方回旋，伸展には下方回旋が伴う．

**2 肩関節での上腕の外転と内転**　肩関節で上腕を外転していくと，約120°で上腕骨の大結節が肩峰に対面し，それ以上の外転が妨げられる．外転90°以上になると，上腕骨は外旋し，大結節は肩峰下面の後縁をすり抜けて，小結節が肩峰に対面し，さらに外転を継続して180°に達する．

　基本肢位から上腕を外転するとき，肩関節固有の運動に，肩甲骨の上方回旋運動が伴う．この両者の角度変化の関係を肩甲上腕リズム（scapulohumeral rhythm）という．上腕骨の外転3°のうち，肩関節で2°外転，肩甲骨が1°上方回旋する，2：1の比率で外転運動が行われる（Inman，1944）．かつては，上腕の外転運動の初期には，肩甲骨の運動は起こらず，肩関節固有の運動だけが起こるなど，種々の意見があった．現在では，機能的X線像の測定によって，外転初期から肩甲骨の運動を伴っていることが明らかにされている．

表 4-1　上肢帯の筋

| 筋 | 起始 | 停止 | 神経* | 運動 |
|---|---|---|---|---|
| 鎖骨下筋 Subclavius | 第1肋骨と第1肋軟骨 | 鎖骨の中央1/3の下面（鎖骨下筋溝） | 鎖骨下筋神経 C5，(6) | 鎖骨を前下方に引く |
| 小胸筋 Pectoralis minor | 第2(3)～5肋骨 | 肩甲骨烏口突起 | 内側・外側胸筋神経 C7～T1 | 肩甲骨を前下方に引く．肩甲骨を固定すると第2～5肋骨を引き上げる（吸息の補助） |
| 前鋸筋 Serratus anterior | 第1～9肋骨の外面 | 肩甲骨内側縁・上角・下角 | 長胸神経 C5～7 | 肩甲骨を前方へ引く．肩甲骨を上方回旋し肩関節の屈曲と外転を助ける．肩甲骨を固定すると肋骨を外側上方へ引く |
| 僧帽筋 Trapezius | 後頭骨上項線，外後頭隆起，項靱帯，第7頸椎・全胸椎の棘突起および棘上靱帯 | 鎖骨外側1/3，肩峰，肩甲棘 | 副神経の外枝，頸神経叢の筋枝 C2～4 | 肩甲骨を挙上，内転，肩甲骨を上方回旋し肩関節の屈曲を助ける |
| 肩甲挙筋 Levator scapulae | 第1～4頸椎の横突起後結節 | 肩甲骨上角，内側縁上部 | 肩甲背神経，頸神経叢の枝 C2～5 | 肩甲骨の挙上，下方回旋 |
| 大菱形筋 Rhomboid major | 第1～5胸椎の棘突起，棘上靱帯 | 肩甲骨内側縁の下2/3 | 肩甲背神経 C(4)，5，(6) | 肩甲骨内転・挙上・下方回旋 |
| 小菱形筋 Rhomboid minor | 第5，(6)，7頸椎の棘突起，項靱帯下部 | 肩甲骨内側縁 | 肩甲背神経 C(4)，5，(6) | 肩甲骨内転・挙上・下方回旋 |

*表 4-1，3，5，8，11，14，16，17，20，22，24 は森 於菟，小川鼎三，大内 弘，森 富，村上宅郎：分担解剖学　第 1 巻．筋学．金原出版，1982 および金子丑之助，金子勝治，穐田真澄：日本人体解剖学　上巻．改訂 19 版．南山堂，2000 を参考とした．

**3　肩関節での上腕の内旋と外旋**　基本肢位では，内旋は 80°，外旋は約 60° の可動域がある．肢位の変化に伴って，可動域は変化する．上腕の外転 90° の肢位では，外旋の可動域は約 90° まで増加する．

### (3) 上肢帯の筋

主に肩甲骨と鎖骨の運動に関与する筋の起始と停止，支配神経，作用を**表 4-1** に，上肢帯の筋の収縮（短縮）と上肢帯の運動を**表 4-2** に示す．体幹の前面にある筋は，鎖骨下筋，小胸筋，前鋸筋である．後面にある筋は，僧帽筋，肩甲挙筋，菱形筋である．

僧帽筋は，上背部の皮下に触知できる大きな筋で，機能面から，上部，中部，下部の線維に区分される．上部線維は，上肢帯（肩甲帯）を引き上げる．上肢帯を固定したとき，片側の上部線維の短縮で，頭部を同側に傾け，顔面を反対側に向ける．両側が同時に働くと，頸部は伸展する．中部線維は，肩甲骨を脊柱に引き寄せる．下部線維は，肩甲骨を引き下げる．僧帽筋全体では，肩甲骨を脊柱に引き寄せながら，上方に回旋させる．解剖学では，菱形筋を大菱形筋（下部）と小菱形筋（上部）に区分するが，機能的には同じである．

**1　肩甲骨の挙上**　僧帽筋上部，肩甲挙筋，菱形筋（図 4-13，14）

表 4-2　上肢帯の筋の収縮（短縮）と上肢帯の運動*

| 筋＼運動 | 挙上 | 下制 | 外転(屈曲) | 内転(伸展) | 上方回旋 | 下方回旋 |
|---|---|---|---|---|---|---|
| 鎖骨下筋 |  | ○ |  |  |  |  |
| 小　胸　筋 |  | ○ | ○ |  |  | ○ |
| 前　鋸　筋 |  |  | ○ |  | ○ |  |
| 僧帽筋上部 | ○ |  |  | △ | ○ |  |
| 僧帽筋中部 |  |  |  | ○ |  |  |
| 僧帽筋下部 |  | ○ |  | △ | ○ |  |
| 肩甲挙筋 | ○ |  |  |  |  | △ |
| (大小)菱形筋 | ○ |  |  | ○ |  | ○ |

○：主に働く筋（動筋：prime mover），△：補助的に働く筋（補助動筋：assistant mover）

*表 4-2，4，6，9，12，15，18，21，23，25 は，重力などの外力を無視した状態で，筋が収縮（短縮）したときに起こる関節の動きや体幹の動きとの関係を示す．Rasch PJ, Burke RK：Kinesiology and Applied Anatomy. The Science of Human Movement. 4th ed. Lea & Febiger, Philadelphia, 1971, による（一部改変）．

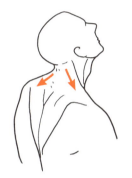
(a) 僧帽筋上部が左右同時に働くと頭部を後方へ引く．

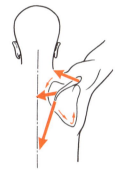
(b) 僧帽筋が全体として働くと肩甲骨を上方回旋させる．

図 4-13　僧帽筋の働き

**2**　肩甲骨の下制　　鎖骨下筋，小胸筋，僧帽筋下部（図 4-15）

**3**　肩甲骨の外転　　前鋸筋，小胸筋（図 4-16）．前鋸筋は大きな筋で，上部線維は肩甲骨における上腕の外転，下部線維は上方回旋に働く．

**4**　肩甲骨の内転　　僧帽筋中部，菱形筋．補助動筋は僧帽筋上部，僧帽筋下部

**5**　肩甲骨の上方回旋　　僧帽筋上部，僧帽筋下部，前鋸筋

**6**　肩甲骨の下方回旋　　菱形筋，小胸筋．補助動筋は肩甲挙筋

### (4) 肩関節の筋

肩関節の運動に関与する筋を**表 4-3**，筋の収縮（短縮）と上腕骨の運動を**表 4-4**に示す*．上腕にある上腕二頭筋，上腕三頭筋も肩関節の運動に関与する．筋を関節に対する位置で区分すると，

上：三角筋中部線維，棘上筋，上腕二頭筋長頭

下：上腕三頭筋長頭

前：三角筋前部線維，大胸筋，烏口腕筋，大円筋，肩甲下筋，上腕二頭筋短頭

---

* これらの筋は，肩甲骨と上腕骨とを結ぶ内在筋（intrinsic muscle）と，胸郭と上腕骨を結ぶ外在筋（extrinsic muscle）とに分けられる．前者の筋力低下は肩関節亜脱臼の要因になり，後者の筋力低下は肩関節における上肢の自動的可動域の減少をもたらす．

4 四肢と体幹の運動

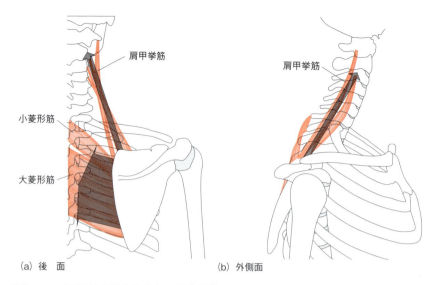

図 4-14　肩甲骨の挙上と内転，下方回旋

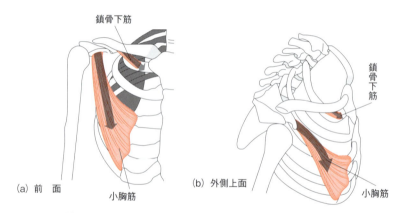

図 4-15　鎖骨と肩甲骨の下制

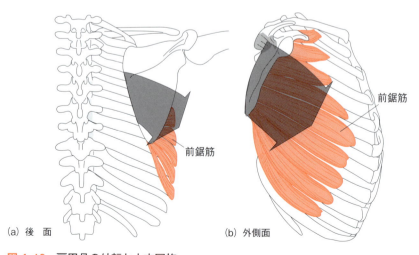

図 4-16　肩甲骨の外転と上方回旋

表 4-3 肩関節の筋

| 筋 | 起始 | 停止 | 神経 | 運動 |
|---|---|---|---|---|
| 三角筋 Deltoid | 鎖骨外側 1/3, 肩峰, 肩甲棘 | 上腕骨三角筋粗面 | 腋窩神経 C(4), 5, 6 | 肩関節の外転・屈曲・伸展・内旋 |
| 棘上筋 Supraspinatus | 肩甲骨棘上窩 | 上腕骨大結節 | 肩甲上神経 C5 | 肩関節の外転 |
| 大胸筋 Pectoralis major | 鎖骨内側 1/2〜2/3, 胸骨前面, 第 2〜7 肋軟骨, 腹直筋鞘前葉 | 上腕骨大結節稜 | 内側・外側胸筋神経 C5〜T1 | 肩関節の内転・屈曲・内旋 |
| 烏口腕筋 Coracobrachialis | 肩甲骨烏口突起 | 上腕骨内側面中央部 | 筋皮神経 C5〜7 | 肩関節の屈曲・内転 |
| 肩甲下筋 Subscapularis | 肩甲下窩 | 上腕骨小結節・小結節稜 | 肩甲下神経 C5, 6 | 肩関節の内旋・内転 |
| 広背筋 Latissimus dorsi | 下部胸椎・腰椎・仙椎棘突起, 腸骨稜, 下部肋骨, 肩甲骨下角, 胸腰筋膜 | 上腕骨小結節稜 | 胸背神経 C6〜8 | 肩関節の内転・伸展・内旋 |
| 大円筋 Teres major | 肩甲骨下角 | 上腕骨小結節稜 | 肩甲下神経 C5, 6, (7) | 肩関節の内転・伸展・内旋 |
| 棘下筋 Infraspinatus | 肩甲骨棘下窩 | 上腕骨大結節 | 肩甲上神経 C5, 6 | 肩関節の外転(上部)・内転(下部)・外旋 |
| 小円筋 Teres minor | 肩甲骨後面の外側縁 | 上腕骨大結節・大結節稜 | 腋窩神経 C5, 6 | 肩関節の内転・外旋 |

表 4-4 肩関節の筋の収縮（短縮）と上腕骨の運動

| 筋＼運動 | 屈曲 | 伸展 | 外転 | 内転 | 外旋 | 内旋 | 水平屈曲 | 水平伸展 |
|---|---|---|---|---|---|---|---|---|
| 三角筋前部 | ○ | | | | | △ | ○ | |
| 三角筋中部 | | | ○ | | | | | ○ |
| 三角筋後部 | | ○ | | | △ | | | ○ |
| 棘上筋 | | | ○ | | | | | |
| 大胸筋鎖骨部 | ○ | | | △ | | △ | ○ | |
| 大胸筋胸腹部 | | | | ○ | | △ | ○ | |
| 烏口腕筋 | △ | | | ○ | | | ○ | |
| 肩甲下筋 | | | | △ | | ○ | ○ | |
| 広背筋 | | ○ | | ○ | | △ | | △ |
| 大円筋 | | ○ | | ○ | | ○ | | △ |
| 棘下筋 | | | | | ○ | | | ○ |
| 小円筋 | | | | | ○ | | | ○ |
| 上腕二頭筋長頭 | | | △ | | | | | |
| 上腕二頭筋短頭 | △ | | | △ | | | | |
| 上腕三頭筋長頭 | | △ | | △ | | | | |

○：動筋, △：補助動筋

後：三角筋後部線維, 棘下筋, 小円筋

となる．

　筋の付着部で区分すると，

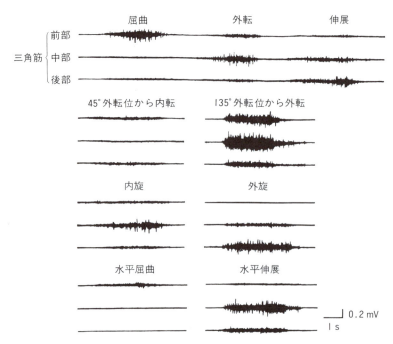

**図 4-17　上腕の肩関節における運動時の三角筋の各肢位での筋活動（表面筋電図）**
45°外転位から内転運動を軽く抵抗に抗して行った場合には，前部と後部に弱い放電がある．また135°外転位から，さらに外転運動を行った場合にも，前部と後部から放電がある．このように同一の筋が肢位によって内転と外転という相反する機能をもつことを，"筋の習慣的機能の逆転（reverse of customary function：内転作用を指す）"という（Wells 1971）．これは関節がある位置をとったとき，筋の走行と関節の運動軸との関係が逆転して起こる現象である．

胸郭と上腕骨：大胸筋，広背筋

肩甲骨と上腕骨：棘上筋，棘下筋，肩甲下筋，小円筋，大円筋，烏口腕筋，三角筋

肩甲骨と前腕骨：上腕二頭筋，上腕三頭筋

となる．

腋窩（axillary fossa）を形成する筋は，前方が大胸筋，後方が大円筋，広背筋，上腕三頭筋長頭である．

三角筋は，肩のまるみを形成する筋で，機能面では前部，中部および後部の線維に区分される．三角筋は，肩関節のすべての運動に多少とも関与する（図 4-17）．三角筋と肩関節との間には，三角筋下包という滑液包がある．肩関節における上腕の外転で，下包の一部が肩鎖関節の下に引き込まれ，ひだができて，上腕骨頭を関節腔に押し込む働きをする（図 4-18）．

大胸筋は，鎖骨部線維と胸腹部線維とに区分される．鎖骨部線維は，三角筋前部線維と走行が近似する．肩関節における上腕の屈曲，内転，内旋に働く．

**1　肩関節の屈曲（前方挙上）**　三角筋前部線維，大胸筋鎖骨部．補助動筋は，烏口腕筋，上腕二頭筋

**2　肩関節の伸展（後方挙上）**　三角筋後部線維，大円筋，広背筋．補助動筋は，上腕三頭筋長頭（図 4-19）

**3　肩関節の外転（側方挙上）**　三角筋中部線維，棘上筋．補助動筋は，上腕二頭筋長頭（図 4-20）

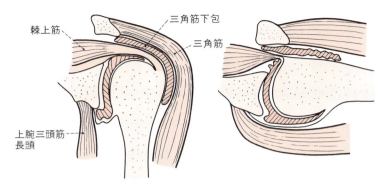

**図 4-18　肩関節の断面**
左図は基本肢位，右図は肩関節外転位である．

(Kapandji 1974)

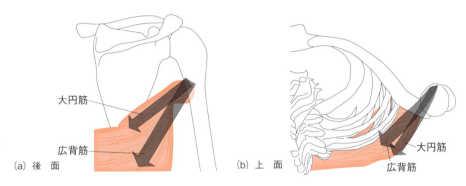

**図 4-19　肩関節の伸展と内転，内旋**

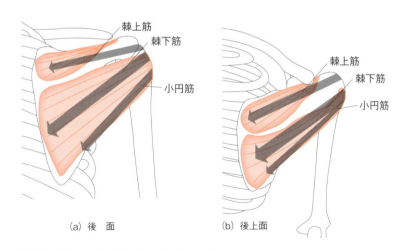

**図 4-20　肩関節の外転(棘上筋)と外旋**

4　肩関節の内転　　大胸筋胸腹部線維，大円筋，広背筋．補助動筋は，大胸筋鎖骨部，肩甲下筋，烏口腕筋，上腕二頭筋短頭，上腕三頭筋長頭（図 4-19）
5　肩関節の外旋　　棘下筋，小円筋．補助動筋は，三角筋後部（図 4-20）
6　肩関節の内旋　　肩甲下筋，大円筋．補助動筋は，三角筋前部線維，大胸筋，広背筋（図

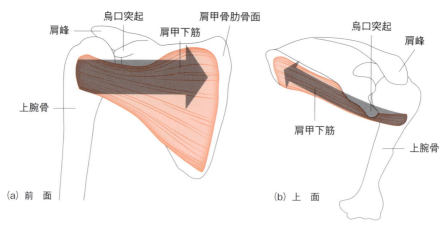

図 4-21　上腕骨頭の関節窩への引きつけと内旋（肩甲下筋）

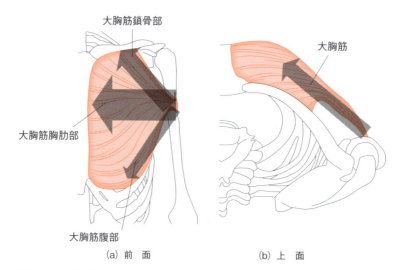

図 4-22　肩関節の肢位と大胸筋の働き
　大胸筋鎖骨部は肩関節の屈曲と水平屈曲，内転，内旋を行う．ただし腕が水平よりも高く上がっているときには，外転を行う（習慣的機能の逆転）．

4-21）

**7**　**肩関節の水平屈曲（水平内転）**　外転 90°までは外転筋の働きによる．この位置から前方へ水平屈曲する運動は，三角筋前部線維，大胸筋，烏口腕筋，肩甲下筋の働きによる（図 4-22）．

**8**　**肩関節の水平伸展（水平外転）**　外転位からの水平伸展は，三角筋中部・後部線維，棘下筋，小円筋による．補助動筋は，広背筋，大円筋

## 2）肘関節と前腕の運動

　肘関節（elbow j.）は，上腕骨下端と橈骨上端，上腕骨下端と尺骨上端，橈骨上端と尺骨上端の 3 関節からなる複関節（complex joint）である．肘関節における前腕の固有の運動は，屈曲と伸展だけである．橈骨および尺骨の遠位の下橈尺関節との共同作用で前腕の回外および回内の運動にも関係する．

2 上肢帯と上肢の運動

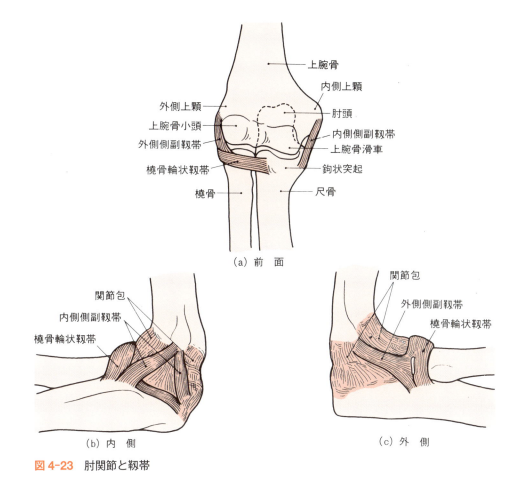

図 4-23 肘関節と靱帯

## (1) 関節と靱帯

**1 腕尺関節**（humero-ulnar j.） 　上腕骨滑車と尺骨滑車切痕からなる蝶番関節で，屈曲と伸展を行う．

**2 腕橈関節**（humeroradial j.） 　上腕骨小頭と橈骨頭窩の間の球関節であるが，実際に起こる動きは，屈曲と伸展である．前腕の回外および回内の運動では，軸旋運動が起こる．

**3 上橈尺関節**（prox. radio-ulnar j.）* 　橈骨頭の関節環状面と尺骨の橈骨切痕とで形成される車軸関節である．下橈尺関節とともに，前腕の回外と回内の運動に関係する．

　関節全体を包む関節包は，前腕の屈曲や伸展が十分に行えるように，前後面は比較的緩やかである．内側・外側は，内転や外転の動きを抑えて，安定性を保持するように強固になっている．これを補うように，内側側副靱帯（ulnar collateral lig.：内側上顆-尺骨滑車切痕と一部鉤状突起）と外側側副靱帯（radial collateral lig.：外側上顆-鉤状突起下縁と尺骨の橈骨切痕後縁）の2靱帯がある．上橈尺関節には，尺骨の橈骨切痕前縁から橈骨頭を取り巻き，切痕後縁に付着する橈骨輪状靱帯（anular lig. of radius）がある（図4-23）．

　橈骨体と尺骨体とは，線維性結合組織からなる前腕骨間膜（interosseous membrane of forearm）で結合され，骨間膜の両面は広く，筋の付着部となっている．

---

\* prox.：proximal（近位の）．上橈尺関節は superior radio-ulnar joint の訳である．proximal radio-ulnar articulation ともいう．

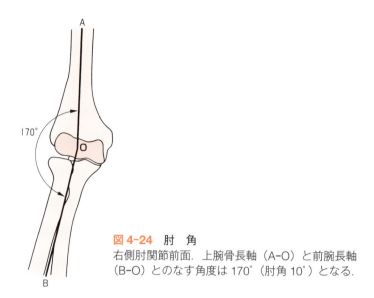

**図4-24 肘 角**
右側肘関節前面．上腕骨長軸（A-O）と前腕長軸
（B-O）とのなす角度は170°（肘角10°）となる．

**4 下橈尺関節（dist. radio-ulnar j.）*** 　手関節近位，尺骨頭の関節環状面と橈骨の尺骨切痕とで形成される関節で，上橈尺関節とともに前腕の回外と回内の運動に関係する．橈骨の尺骨切痕と尺骨の茎状突起との間に関節円板があり，下橈尺関節腔と橈骨手根関節腔とを隔てている．

### (2) 肘関節における前腕の動き

**1 前腕の屈曲と伸展** 　肘関節における前腕の自動運動域は，0～145°である．女性や小児では，伸展時に約10°の過伸展になることもある．伸展運動の制限因子は，肘頭が肘頭窩にはまり込む骨性制限，側副靱帯の緊張，屈筋群の抵抗である．屈曲運動の制限因子は，屈筋群収縮による屈側の軟部組織の量的増加である．

**2 前腕の回外と回内** 　肘関節90°屈曲位での回外と回内の運動は，それぞれ90°である．肘伸展位では，肩関節の回旋が伴うため，正確には測定できない．回外や回内の運動で，尺骨は回旋しない．回旋運動では，橈骨上端は輪状靱帯内を回り，下端は尺骨頭の周囲を回る．橈骨の長軸は常に上腕骨小頭の中央を通過する．この関係は関節の屈伸，回旋に無関係で一定している．

**3 肘角**（図4-24）　肘関節で前腕を伸展し，さらに前腕を回外すると，前腕は上腕に対して少し橈側に外反する．これは生理的外反肘（肘角：cubital angle）である．物を手にさげて運ぶときに明らかになることから，運搬角（carrying angle）ともいう．成人男子では約10°，小児や女性では15°以上のこともある．

### (3) 肘関節の筋

肘関節と前腕の運動に関与する筋を表4-5，筋の収縮（短縮）と運動を表4-6に示す．上腕にある筋は4筋で，前面に上腕二頭筋と上腕筋，後面に上腕三頭筋と肘筋がある．前腕の筋は，外側に腕橈骨筋と回外筋，内側に円回内筋，前面に方形回内筋の4筋がある．その他に前腕には，次の筋群がある．

手関節屈筋群：上腕骨内側上顆に起始部がある橈側手根屈筋，長掌筋，尺側手根屈筋，浅指屈筋．肘関節屈曲に補助的に働く．

手関節伸筋群：上腕骨外側上顆に起始部がある長橈側手根伸筋，短橈側手根伸筋，指伸筋，小

---

* dist.：distal（遠位の）．下橈尺関節は inferior radio-ulnar joint の訳である．distal radio-ulnar articulation ともいう．

表 4-5 肘関節の筋

| 筋 | 起始 | 停止 | 神経 | 運動 |
|---|---|---|---|---|
| 上腕二頭筋<br>Biceps brachii | 長頭：肩甲骨関節上結節<br>短頭：肩甲骨烏口突起 | 橈骨粗面，前腕筋膜 | 筋皮神経<br>C5，6 | 肘関節の屈曲<br>前腕の回外<br>肩関節の屈曲<br>肩関節の外転（長頭）<br>肩関節の内転（短頭） |
| 上腕筋<br>Brachialis | 上腕骨遠位 1/2 の前面 | 尺骨粗面<br>鈎状突起 | 筋皮神経（外側の一部は橈骨神経）<br>C5〜7 | 肘関節の屈曲 |
| 上腕三頭筋<br>Triceps brachii | 長頭：肩甲骨関節下結節<br>外側頭：上腕骨後面（橈骨神経溝より近位）<br>内側頭：上腕骨後面（橈骨神経溝より遠位） | 肘頭 | 橈骨神経<br>C6〜8 | 肘関節の伸展<br>肩関節の内転・伸展（長頭） |
| 肘筋<br>Anconeus | 上腕骨外側上顆後面 | 肘頭，尺骨後面 | 橈骨神経<br>C6〜8 | 肘関節の伸展 |
| 腕橈骨筋<br>Brachioradialis | 上腕骨外側縁の下部，外側上腕筋間中隔 | 橈骨茎状突起の上方 | 橈骨神経<br>C(5)，6，7 | 肘関節の屈曲<br>前腕の回内・回外 |
| 円回内筋<br>Pronator teres | 上腕頭：上腕骨内側上顆，内側上腕筋間中隔<br>尺骨頭：尺骨鈎状突起 | 橈骨外側面（回内筋粗面） | 正中神経<br>C6，7 | 肘関節の屈曲<br>前腕の回内 |
| 方形回内筋<br>Pronator quadratus | 尺骨前面の遠位 1/4 | 橈骨前面の遠位 1/4 | 正中神経（前[前腕]骨間神経）<br>C(6)，7〜T1 | 前腕の回内 |
| 回外筋<br>Supinator | 上腕骨外側上顆，尺骨回外筋稜，橈側側副靱帯 | 橈骨頭側面・前面の近位 1/2 | 橈骨神経（深枝）<br>C5〜7，(8) | 前腕の回外 |

表 4-6 肘関節および前腕の運動と筋収縮（短縮）

| 筋 \ 運動 | 屈曲 | 伸展 | 回内 | 回外 |
|---|---|---|---|---|
| 上 腕 二 頭 筋 | ○ | | | △ |
| 上 腕 筋 | ○ | | | |
| 腕 橈 骨 筋 | ○ | | △ | △ |
| 円 回 内 筋 | △ | | ○ | |
| 上 腕 三 頭 筋 | | ○ | | |
| 肘 筋 | | △ | △ | |
| 方 形 回 内 筋 | | | ○ | |
| 回 外 筋 | | | | ○ |
| 手関節屈筋群 | △ | | △ | |
| 手関節伸筋群 | | △ | | |
| 長母指外転筋 | | | | △ |

○：動筋，△：補助動筋

　指伸筋，尺側手根伸筋，肘関節伸展に補助的に働く．
　長母指外転筋：橈骨，尺骨および骨間膜に起始部がある．前腕回外に補助的に働く．
　上腕二頭筋は，肩関節と肘関節の運動に関与する 2 関節筋であり，肩関節の外転には長頭，屈曲や内転には短頭が作用する．肘関節には屈曲，前腕には回外の作用がある．肘屈曲に対する上

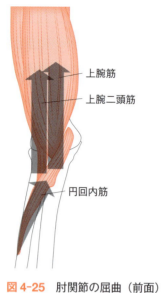
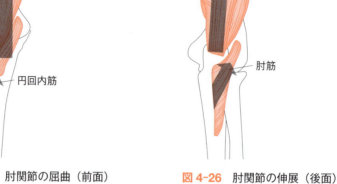

図 4-25　肘関節の屈曲（前面）　　図 4-26　肘関節の伸展（後面）

腕二頭筋の筋力は，前腕回外位における屈曲で，最も強い．

　肘関節の屈曲と伸展を筋収縮力で比較すると，屈筋群は伸筋群の約 1.5 倍である．屈筋群のうち，上腕二頭筋と上腕筋は上腕骨と平行に走行し，前腕骨への付着部は肘関節の近くにあり，わずかな筋短縮でも大きな可動域が得られるため，運動の速さに有利な筋（spurt muscle）として働く．腕橈骨筋は，前腕骨と平行に走行し，前腕骨への付着部が遠位端に近く，肘関節屈曲に関してはトルクの発生に有利な筋（shunt muscle）として働く．負荷の少ない状態での肘関節屈曲では，上腕二頭筋と上腕筋が働いて，腕橈骨筋はほとんど活動していない．前腕に負荷をかけると，腕橈骨筋の積極的な活動が起こる．通常の運動では活動せず，大きな負荷や可動域を必要とする運動で，緊急に活動に参加する筋を"緊急時の筋（emergency muscle）"という．

　**1** 肘関節の屈曲　　上腕二頭筋，上腕筋，腕橈骨筋．補助動筋は，円回内筋，手関節屈筋群（図 4-25）
　**2** 肘関節の伸展　　上腕三頭筋．補助動筋は，肘筋，手関節伸筋群（図 4-26）
　**3** 前腕の回内　　方形回内筋，円回内筋．補助動筋は，肘筋，腕橈骨筋，手関節屈筋群
　**4** 前腕の回外　　回外筋．補助動筋は，上腕二頭筋，長母指外転筋，腕橈骨筋
腕橈骨筋は，前腕回外位では回内運動，前腕回内位では回外運動に働く．
各筋と運動との関係を表 4-6 に示す．

## 3）手関節と手の運動

　手と指の運動の基本となるのは，つかみ（握り）動作（grasp）とつまみ動作（pinch）である．巧みな動作を可能とするのは，指先の鋭敏な感覚機能である．手の運動を分析するには，個々の構造を知ると同時に，手全体がひとつの機能単位であることを理解しなければならない．

### （1）手の皮膚

　手掌面の皮膚は，物品を把握したり，保持しやすいように，表皮が厚く，移動性に乏しい．皮膚の真皮層が長掌筋から移行する手掌腱膜（palmar aponeurosis）と密に結合し，腱膜が深層の

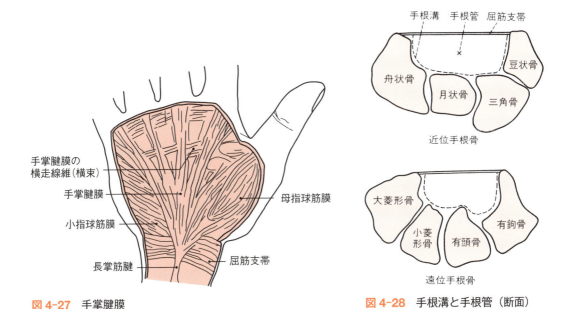

図4-27 手掌腱膜

図4-28 手根溝と手根管（断面）

中手骨骨膜や靱帯に移行しているためである（図4-27）．手掌には，手や指の運動に対応して，皮線（crease）が形成されている．手背面の皮膚は，薄く柔軟で移動性に富む．手の皮膚の感覚は，正中神経，尺骨神経，橈骨神経の感覚枝で支配されている．

### (2) 手の骨

橈骨の下端は，大きく，月状骨と舟状骨に対面している．尺骨は，下端が小さく，尺骨と手根骨との間に関節円板がある．手の骨は，8個の手根骨，5個の中手骨，14個の指節骨（母指は基節骨と末節骨，他の4指は基節骨，中節骨，末節骨）といくつかの種子骨とからなる（p.195，図4-3参照）．

手根骨は，2列に並び，近位手根骨列（舟状骨，月状骨，三角骨，豆状骨）および遠位手根骨列（大菱形骨，小菱形骨，有頭骨，有鉤骨）で構成されている（図4-28）．

**1 手根管（carpal tunnel）** 手根骨部の横断面をみると，掌側に凹みをつくって横列する手根骨と，その天井を梁のように張る屈筋支帯（flexor retinaculum）とによって，管腔が形成されている．これを手根管（carpal tunnel）という．手根管内を通過するのは，正中神経，長母指屈筋腱，4本ずつの浅指屈筋腱と深指屈筋腱，橈側手根屈筋腱であり，滑液性の腱鞘に包まれている（図4-29）．

**2 尺骨神経管** 尺骨神経管は，屈筋支帯の尺側の延長である豆鉤靱帯，豆中手靱帯と豆状骨，有鉤骨および掌側尺骨手根靱帯に囲まれた管腔で，ここを尺骨神経と尺骨動脈が通過している．

### (3) 手の関節と靱帯（図4-30）

**1 橈骨手根関節（radiocarpal j.）** 手関節（wrist j., carpal j.）ともいう．橈骨と舟状骨，月状骨，三角骨とで構成される楕円関節である．尺骨と手根骨の間には関節円板があり，直接に関節はつくらない．関節包は薄く，背側および掌側橈骨手根靱帯で補強されている．

**2 手根間関節（intercarpal js.）** 豆状骨を除く手根骨のうち，外側部（舟状骨と大菱形骨・小菱形骨との間）は，近位手根骨列の舟状骨が関節頭となっている，変形した平面関節である．内側部（舟状骨，月状骨，三角骨と有頭骨，有鉤骨との間）は，有頭骨と有鉤骨が関節頭となっ

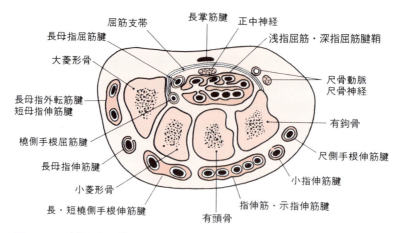

図 4-29　手根骨部の横断面

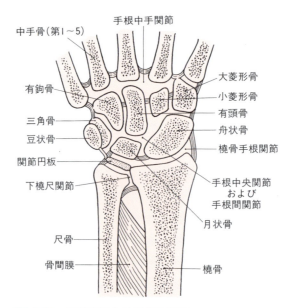

図 4-30　切断面による手根の関節

ている，変形した顆状関節である．両者を合わせて手根中央関節（midcarpal j.）という．関節腔は狭く，相互に連結し，関節包は共通である．近位手根骨間および遠位手根骨間の各関節は，すべてが半関節である．手根間関節は，骨間・背側・掌側手根間靱帯，放射状手根靱帯などによって補強されている．豆状骨は，三角骨と豆状骨関節（pisiform j.）を形成している．

　橈骨手根関節の運動は2軸性で，運動自由度2である．掌屈（屈曲）と背屈（伸展），橈屈（外転）と尺屈（内転），それらを総合した分回し運動が可能である．自動的には，掌屈および背屈は，直角よりもやや小さい85°くらい（他動的には90°以上）の可動域がある．掌屈では，橈骨手根関節が50°，手根中央関節が35°を受けもち，背屈では，橈骨手根関節が35°，手根中央関節が50°の可動域を占める（図4-31）．橈屈は25°で，そのうちの50%を橈骨手根関節が受けもつ．尺屈は55°，そのうち60%を橈骨手根関節が受けもつ．橈屈は，橈骨茎状突起と舟状骨とが接触することで，骨性に可動域が制限される．回内位よりも回外位のほうが，橈屈の可動域は

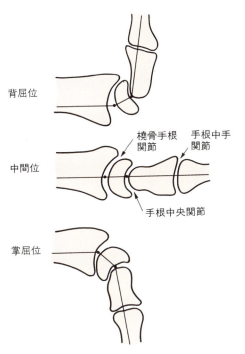

図 4-31　手関節の背屈・掌屈時の橈骨手根関節と手根中央関節の可動域

大きい．掌屈位，背屈位での橈屈や尺屈は，靱帯の緊張で制限される．

**３　手根中手関節**（carpometacarpal js.：CM 関節）　中手骨は，橈側から尺側へ，順に第１〜５中手骨と呼ばれ，遠位手根骨列との関節を手根中手関節という．母指だけに，第１中手骨と大菱形骨の間に，独立した関節包をもつ鞍関節を形成する．第２中手骨は大菱形骨と小菱形骨と有頭骨，第３中手骨は有頭骨，第４中手骨は有頭骨と有鉤骨，第５中手骨は有鉤骨と連結し，関節包と関節腔は共通である．靱帯には，背側・掌側手根中手靱帯，豆中手靱帯がある．第２中手骨と第３中手骨の CM 関節には，可動域がほとんどない．第４中手骨と第５中手骨の CM 関節には，若干の可動域があり，母指との対立（対向）運動（opposition）における横アーチの増減に関与する．

　母指の CM 関節には，運動自由度２の可動性がある．橈側外転，尺側内転，掌側外転，掌側内転の４通りの運動と，これらを総合した分回し運動とが可能である（図 4-32）．

・橈側外転：母指が示指から離れ，外側への運動で 60° まで
・尺側内転：橈側外転位から基本肢位に戻る運動
・掌側外転：手掌に直角で，母指の前方への運動で 90° まで
・掌側内転：掌側外転位から基本肢位に戻る運動

　尺側内転で，示指を越えて掌面上を尺側に行く運動は尺側過内転で，transpalmar adduction ということがある．

**４　中手指節関節**（metacarpophalangeal js.：MP 関節）　中手骨と基節骨とは，中手指節関節を形成する．２軸性関節の顆状関節に分類されるが，伸筋腱や靱帯によって，可動性は大幅に制限され，機能的には蝶番関節に近い．靱帯には，内側側副靱帯，外側側副靱帯，掌側靱帯，

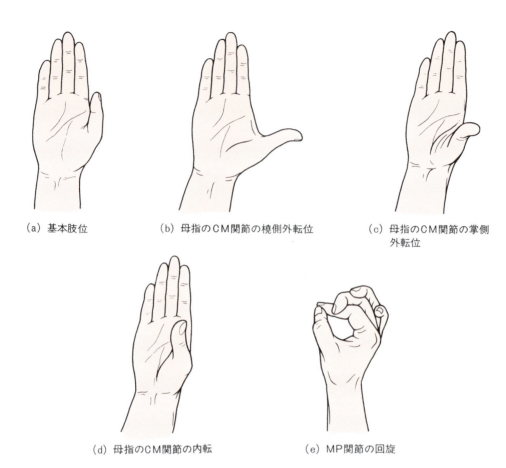

(a) 基本肢位　　(b) 母指のCM関節の橈側外転位　　(c) 母指のCM関節の掌側外転位

(d) 母指のCM関節の内転　　(e) MP関節の回旋

図 4-32　母指の運動

深横中手靱帯がある．

　第2～5指のMP関節の屈曲は，90°である．自動的伸展は，わずかであるが，他動的には45°まで可能である．指が中指から離れる運動は外転，近づく運動は内転である．第2指と第4指は45°，第5指は50°外転する．他動的には，わずかに回旋運動ができる（図4-32 e）．母指のMP関節は，屈曲60°，伸展10°の可動域があるが，内転や外転はできない．

　**5**　**手の指節間関節**（interphalangeal js. of hand：IP関節）　臨床では，第2～5指の基節骨と中節骨との関節を近位指節間関節（prox. interphalangeal j.：PIP関節），中節骨と末節骨との関節を遠位指節間関節（dist. interphalangeal j.：DIP関節）としている．母指は，基節骨と末節骨とで指節間関節を形成する．いずれも蝶番関節である．内側側副靱帯，外側側副靱帯および掌側靱帯がある．

　第2～5指のPIP関節は100°，DIP関節は80°の屈曲が可能である．母指のIP関節は屈曲80°，伸展10°の可動域がある．指の可動域には，個人差が大きい．特に他動的伸展では，著しい過伸展が起こることもある．

**(4) 腱鞘**

　上腕や前腕に起始部があり，手の運動に関与する筋は，すべて腱となって手関節部を通過する．手指が大きな可動域での運動を遂行するには，筋の収縮や弛緩の幅に一致した長さの腱の滑走が必要である．深指屈筋は7 cm，浅指屈筋は6.4 cm，指伸筋は5 cm滑走する（**表4-7**）．腱

表 4-7 手（含：前腕）の作用筋の筋線維の長さ，筋の短縮距離，筋力比

| 運動 | | 主要な筋 | | 筋線維の長さ(cm) | 筋の短縮距離(mm) | 筋力比(%)* |
|---|---|---|---|---|---|---|
| 前腕の回内・回外 | | 腕橈骨筋 | (BR) | 16.1 | | 2.4 |
| 前腕回内 | | 円回内筋 | (PT) | 5.1 | 30 | 5.5 |
| | | 方形回内筋 | (PQ) | 3.0 | | 3.0 |
| 前腕回外 | | 回外筋 | (supin) | 2.7 | | 7.1 |
| | | 上腕二頭筋 | (BB) | | | |
| 手関節屈曲 | | 橈側手根屈筋 | (FCR) | 5.2 | 40 | 4.1 |
| | | 長掌筋 | (PL) | 5.0 | 40 | 1.2 |
| | | 尺側手根屈筋 | (FCU) | 4.2 | 33 | 6.7 |
| 手関節伸展 | | 長橈側手根伸筋 | (ECRL) | 9.3 | 37 | 3.5 |
| | | 短橈側手根伸筋 | (ECRB) | 6.1 | 37 | 4.2 |
| | | 尺側手根伸筋 | (ECU) | 4.5 | 18 | 4.5 |
| 指屈曲 | MP 関節 | 骨間筋 および 虫様筋 | (DI) (PI) (lumb) | 1.5〜2.5 1.5〜1.7 4.9〜6.6 | | 9.4 〔3.5 0.6〕 |
| | PIP 関節 | 浅指屈筋 II III IV V | (FDS) | 7.2 7.0 7.3 7.0 | 64 64 64 64 | 2.0 3.4 2.0 0.9 〕計 8.3 |
| | DIP 関節 | 深指屈筋 II III IV V | (FDP) | 6.6 6.6 6.8 6.2 | 70 70 70 70 | 2.7 3.4 3.0 2.8 〕計 11.9 |
| 指伸展 | MP 関節 | 指伸筋 | (EDC) | 5.5〜6.0 | 50 | 5.5 |
| | PIP 関節 および DIP 関節 | 骨間筋 および 虫様筋 | (DI) (PI) (lumb) | 1.5〜2.5 1.5〜1.7 4.9〜6.6 | 20〜40 | 9.4 〔3.5 0.6〕 |
| 母指屈曲 | MP 関節 | 短母指屈筋 | (FPB) | 3.6 | 10 | 1.3 |
| | IP 関節 | 長母指屈筋 | (FPL) | 5.9 | 52 | 2.7 |
| 母指伸展 | MP 関節 | 短母指伸筋 | (EPB) | 4.3 | 28 | 0.8 |
| | IP 関節 | 長母指伸筋 | (EPL) | 5.7 | 58 | 1.3 |
| 母指外転 | | 長母指外転筋 | (APL) | 4.6 | 28 | 3.1 |
| | | 短母指外転筋 | (APB) | 3.7 | 10 | 1.1 |
| 母指内転 | | 母指内転筋 | (AP) | 3.6 | 15 | 3.0 |

* 全体を 100％としたときの割合である．ただし〔　〕を除く．

の滑走を円滑にする機構が腱鞘（tendon sheath）であり，靱帯性腱鞘（ligamentous sheath）と滑膜性腱鞘（synovial sheath）との 2 種類がある．

　靱帯性腱鞘は，指の屈筋腱周囲にだけ認められる線維性組織であり，筋が短縮して，指が屈曲したとき，腱が指骨から浮き上がる現象（bow stringing）を抑制する（図 4-33）．

　滑膜性腱鞘は，腱を取り巻く 2 層の滑膜からなり，閉鎖腔を形成する．閉鎖腔は滑液で満たされ，腱の滑走を容易にしている．掌側には，総指屈筋腱腱鞘，長母指屈筋腱腱鞘，指腱鞘の 3 つがある（図 4-34 a）．背側には，伸筋支帯（extensor retinaculum）と橈骨および尺骨の背面と

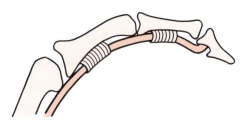

図 4-33 指屈筋腱の靱帯性腱鞘

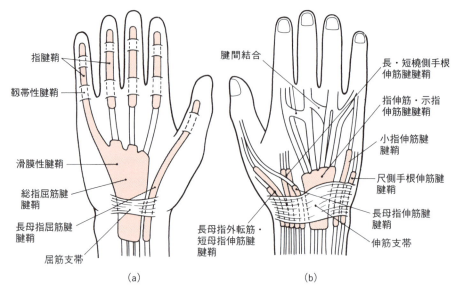

図 4-34 手掌（a）と手背（b）の腱鞘

の間に伸筋腱を通す6区画に区分された線維性のトンネルがある．母指側から，①長母指外転筋・短母指伸筋，②長・短橈側手根伸筋，③長母指伸筋，④指伸筋・示指伸筋，⑤小指伸筋，⑥尺側手根伸筋，の腱が通り，各腱はそれぞれ滑膜性腱鞘に包まれている（図 4-34 b）．

### (5) 指背腱膜

指（第2～5指）の伸展運動は，単一の筋腱の作用によるものではなく，複数の筋腱とこれを支持，固定する複数の補助組織が複雑に交錯し，癒合して形成される特殊な指伸筋腱機構（extensor mechanism）の働きで行われる．関与する筋腱の線維が指背の皮下で交錯して形成する薄い腱膜を指背腱膜（dorsal aponeurosis）という．指背腱膜の主要部分は，3つの筋腱と多くの補助組織からなる（図 4-35）．

**1** 筋腱：指伸筋腱，骨間筋腱，虫様筋腱
**2** 補助組織：矢状索，骨間筋腱膜，三角状靱帯，支靱帯，側索など

#### a．指伸筋腱

示指では示指伸筋腱，小指では小指伸筋腱が指伸筋腱に伴走する．指伸筋腱は，MP関節部で一部線維が基節骨基部背側に付着する．さらに中手骨頸部と深横中手靱帯（deep transverse metacarpal lig.）から出て，ドーム状に指伸筋腱を抑える矢状索（sagittal band）と癒合する．この構造によって，指伸筋腱はMP関節を伸展させる．

指伸筋腱の遠位端は，中央索（central band）に移行する．中央索は，PIP関節を越えて，中

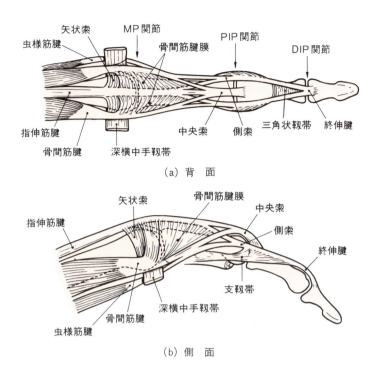

図 4-35 指背腱膜の構造

節骨基部背側に付着し，その作用によって PIP 関節を伸展させる．

指伸筋腱は，中節骨基部背側に付着する前に，両側から側索 (lateral band) を分岐する．指伸筋腱の側索は，骨間筋の側索と合流し，中節骨背側で三角状靱帯 (triangular lig.) で固定され，さらに DIP 関節の付近で両側の側索が合流して，終伸腱となり，末節骨基部背側に付着する．指伸筋腱は，DIP 関節の伸展にも関与することになる．

b．骨間筋腱

示指と環指は背側骨間筋と掌側骨間筋，中指は背側骨間筋，小指は掌側骨間筋と小指外転筋および短小指屈筋の一部線維が，それぞれ合流して遠位腱を形成する．これは MP 関節の回転軸の掌側を通過するが，この際に背側に斜走する骨間筋腱膜（腱帽：expansion hood）によって指伸筋腱と連結して，固定されている．骨間筋腱膜は，左右両側にあり，基節骨背面をフード状に覆っている．中枢端は矢状索と接するが，その境界は必ずしも明らかではない．骨間筋腱膜は，指背中央で指伸筋腱を固定し，同時に基節骨側面で骨間筋腱を固定して，これらの相対的位置の保持に重要な働きをしている．

骨間筋腱は，さらに遠位に延長して，PIP 関節の背側で指伸筋腱に由来する中央索に合流する．一部線維は，側索となり，指伸筋腱の側索を連結して，終伸腱となる．

c．虫様筋腱

虫様筋は，深指屈筋腱を起始として，深横中手靱帯の掌側を通って，末梢側に出る．ここで骨間筋腱と合流して，骨間筋腱膜の形成に関与する．さらに末梢では，PIP 関節の回転軸の背側を通って，指背腱膜に合流する．

指伸筋の主作用は，MP 関節の伸展であるが，MP 関節が屈曲位にあれば，PIP 関節と DIP 関節の伸展に作用する．骨間筋は，MP 関節には屈筋として作用するが，MP 関節固定位では PIP

関節と DIP 関節の伸展に作用する．虫様筋は，MP 関節には屈筋として働き，MP 関節の肢位にかかわらず PIP 関節と DIP 関節の伸展に作用する．

　MP 関節の屈筋は，骨間筋と虫様筋である．浅指屈筋や深指屈筋も補助的に作用する．MP 関節の伸筋は，指伸筋（示指伸筋，小指伸筋を含む）だけである．PIP 関節の屈筋は，主として浅指屈筋であるが，深指屈筋も補助的に作用する．PIP 関節の伸筋は，骨間筋と虫様筋が主であり，指伸筋は補助的である．DIP 関節の屈筋は，深指屈筋だけである．DIP 関節の伸筋は，骨間筋と虫様筋である．指伸筋は，指背腱膜の緊張にかかわり，伸展に関与する．

　指背腱膜によって，指伸筋，骨間筋，虫様筋の 3 筋の腱が密接に連携して，指運動の微妙なバランスを保持することができる．それによって，MP 関節，PIP 関節，DIP 関節が，側副靱帯や関節包の緊張による可動域制限の範囲内で，種々の肢位をとることが可能になっている．

### (6) 手関節と手の筋 (表 4-8)

　手関節と手の運動に関与する筋は，上腕骨あるいは前腕骨に起始があって，手の骨に停止がある前腕筋群（外来筋群：extrinsic m.）と，手の骨に起始と停止がある比較的小さな手内在筋群（intrinsic m.）との 2 群に区分される．

　前腕筋群は，機能的には屈筋群と伸筋群に分けられる．屈筋群は，前腕の尺側および掌側に，伸筋群は，前腕の橈側および背側に位置している．

　橈側手根屈筋は手関節の掌屈と橈屈を，尺側手根屈筋は手関節の掌屈と尺屈を行う．長掌筋の主な働きは，手掌腱膜に緊張を与えることであるが，手関節の掌屈にも働く．浅指屈筋と深指屈筋は指関節の屈曲，長母指屈筋は母指の IP 関節を屈曲する．

　長橈側手根伸筋と短橈側手根伸筋は手関節の背屈と橈屈を，尺側手根伸筋は手関節の背屈と尺屈を行う．指伸筋および示指，母指，小指の伸筋は，それぞれの指を伸展し，長母指外転筋は母指を外転する．

　手内在筋群は，前腕筋群の粗大力を巧みに制御して，手の複雑かつ精巧な機能を発揮させる働きをする．掌側の手内在筋は，いずれも手掌腱膜の下にあり，母指球を形成する母指球筋（thenar m.）と小指球を形成する小指球筋（hypothenar m.），この両群間に存在する中手の筋（骨間筋，虫様筋）の 3 群に区分される．手背の手内在筋は，背側骨間筋だけである．母指と小指の屈筋，外転筋，内転筋には，その名称の通りの作用がある．母指と小指の対立筋は，共同して母指と小指を近づける対立（対向）運動（opposition）を行う．骨間筋と虫様筋は，指背腱膜を構成し，第 2〜5 指の MP 関節屈曲，PIP・DIP 関節伸展に関与する．骨間筋には，第 3 指を中心にして，手指を外転や内転する作用もある．

**1** 　**手関節の屈筋群**　　橈側手根屈筋，尺側手根屈筋，長掌筋（図 4-36）
**2** 　**手関節の伸筋群**　　長橈側手根伸筋，短橈側手根伸筋，尺側手根伸筋（図 4-37）

　手関節の掌屈では，橈側手根屈筋の橈屈成分と尺側手根屈筋の尺屈成分とが相互に中和され，掌屈だけを有効に行う．背屈でも，橈屈と尺屈の拮抗成分が中和されて，目的とする運動が行われる．手関節の運動は，構造上，背屈には橈屈，掌屈には尺屈が伴いやすい．伸筋では橈側手根伸筋，屈筋では尺側手根屈筋が，手の機能にとって重要である．手を強く握って掌屈すると，手首の掌側皮下にいくつかの腱を触知できる．橈側から，腕橈骨筋腱（触知しにくい）-橈側手根屈筋腱-長掌筋腱（中央で最も顕著）-浅指屈筋腱-尺側手根屈筋腱の順に並んでいる（図 4-38）．

**3** 　**手指の屈筋群**　　浅指屈筋，深指屈筋（図 4-39）

　両筋とも，前腕中央部で 4 腱に分離して，手根管を通過する．浅指屈筋は，基節骨の掌側面で

## 表 4-8 手の筋（1）

| 筋 | 起始 | 停止 | 神経 | 運動* |
|---|---|---|---|---|
| 橈側手根屈筋<br>Flexor carpi radialis | 上腕骨内側上顆 | 第 2・3 中手骨底の掌側面 | 正中神経<br>C6, 7, (8) | 手関節の掌屈・橈屈<br>前腕の回内 |
| 長掌筋<br>Palmaris longus | 上腕骨内側上顆 | 手掌腱膜 | 正中神経<br>C7〜T1 | 手関節の掌屈<br>手掌腱膜を緊張させる |
| 尺側手根屈筋<br>Flexor carpi ulnaris | 上腕頭：上腕骨内側上顆<br>尺骨頭：肘頭, 尺骨後縁 | 豆状骨, 有鉤骨鉤, 第 5 中手骨底 | 尺骨神経<br>C(7), 8, T1 | 手関節の掌屈・尺屈 |
| 長橈側手根伸筋<br>Extensor carpi radialis longus | 上腕骨外側上顆 | 第 2 中手骨底の背側面 | 橈骨神経<br>C(5), 6, 7 | 手関節の背屈・橈屈 |
| 短橈側手根伸筋<br>Extensor carpi radialis brevis | 上腕骨外側上顆 | 第 2・3 中手骨底の背側面 | 橈骨神経深枝<br>C(5), 6, 7, (8) | 手関節の背屈・橈屈 |
| 尺側手根伸筋<br>Extensor carpi ulnaris | 上腕頭：上腕骨外側上顆<br>尺骨頭：尺骨後縁 | 第 5 中手骨底の背側面 | 橈骨神経深枝<br>C6〜8 | 手関節の背屈・尺屈 |
| 浅指屈筋<br>Flexor digitorum superficialis | 上腕尺骨頭：上腕骨内側上顆, 尺骨粗面の内側部<br>橈骨頭：橈骨前面 | 第 2〜5 指中節骨底の掌側面 | 正中神経<br>C7〜T1 | 第 2〜5 指の MP と PIP 屈曲 |
| 深指屈筋<br>Flexor digitorum profundus | 尺骨内側面と前面, 前腕骨間膜 | 第 2〜5 指末節骨底の掌側面 | 正中神経（橈側部）, 尺骨神経（尺側部）<br>C7〜T1 | 第 2〜5 指の MP, PIP, DIP 屈曲 |
| 総指伸筋；指伸筋<br>Extensor digitorum | 上腕骨外側上顆 | 第 2〜5 指の指背腱膜を通して中節骨と末節骨底 | 橈骨神経深枝<br>C6〜8 | 第 2〜5 指の伸展<br>手関節の背屈 |
| 示指伸筋<br>Extensor indicis | 尺骨後面下部, 前腕骨間膜後側面 | 第 2 指の指背腱膜 | 橈骨神経深枝<br>C6〜8 | 第 2 指の伸展 |
| 小指伸筋<br>Extensor digiti minimi | 上腕骨外側上顆 | 第 5 指の指背腱膜 | 橈骨神経深枝<br>C6〜8 | 第 5 指の伸展 |
| 長母指屈筋<br>Flexor pollicis longus | 橈骨前面, 前腕骨間膜 | 母指末節骨底 | 正中神経<br>C6, 7, (8) | 母指 MP と IP の屈曲 |
| 長母指伸筋<br>Extensor pollicis longus | 尺骨中部後面, 前腕骨間膜後面 | 母指末節骨底の背側面 | 橈骨神経深枝<br>C6〜8 | 母指の伸展・内転 |
| 短母指伸筋<br>Extensor pollicis brevis | 橈骨後面, 前腕骨間膜 | 母指基節骨底の背側面 | 橈骨神経深枝<br>C6〜8 | 母指の MP 伸展・外転 |
| 長母指外転筋<br>Abductor pollicis longus | 前腕骨間膜, 橈骨・尺骨の中部後面 | 第 1 中手骨底の背橈側面 | 橈骨神経深枝<br>C6〜8 | 母指の外転 |
| [手の] 虫様筋（4 筋）<br>Lumbricals | 深指屈筋腱 | 第 2〜5 指の指背腱膜 | 正中神経（第 1, 2 筋）, 尺骨神経（第 3, 4 筋）<br>C8〜T1 | 第 2〜5 指の MP 屈曲, IP 伸展 |
| 掌側骨間筋（3 筋）<br>Palmar interossei | 第 2 中手骨尺側面<br>第 4・5 中手骨橈側面 | 第 2・4・5 指の指背腱膜 | 尺骨神経<br>C8〜T1 | 第 3 指を中軸に第 2・4・5 指を寄せて閉じる. 第 2・4・5 指の MP 屈曲, PIP・DIP 伸展 |

## 表 4-8　手の筋（2）

| 筋 | 起始 | 停止 | 神経 | 運動* |
|---|---|---|---|---|
| ［手の］背側骨間筋（4筋）<br>Dorsal interossei | 各2頭をもって，第1～5中手骨の対向する面から起こる | 第2～4指の指背腱膜を介して基節骨底，中節骨底，末節骨底 | 尺骨神経<br>C8，T1 | 第3指を中軸に第2・4指を開く<br>第2・4指のMP屈曲，IP伸展<br>第3指のMP内転・外転・屈曲，IP伸展<br>母指の内転 |
| 小指外転筋<br>Abductor digiti minimi | 豆状骨，［手の］屈筋支帯 | 小指の基節骨底の尺側，指背腱膜 | 尺骨神経<br>C(7)，8，T1 | 小指の外転・屈曲 |
| 短小指屈筋<br>Flexor digiti minimi brevis | 有鉤骨鉤，［手の］屈筋支帯 | 小指基節骨底の尺側 | 尺骨神経<br>C(7)，8，T1 | 小指のMP屈曲 |
| 小指対立筋<br>Opponens digiti minimi | 有鉤骨鉤，［手の］屈筋支帯 | 第5中手骨の尺側縁 | 尺骨神経<br>C(7)，8，T1 | 小指の対立 |
| 短掌筋<br>Palmaris brevis | 手掌腱膜の尺側縁 | 手掌尺側縁の皮膚 | 尺骨神経<br>C(7)，8，T1 | 手掌の窪みを深める |
| 短母指屈筋<br>Flexor pollicis brevis | 深頭：大・小菱形骨，有頭骨，第2中手骨底<br>浅頭：［手の］屈筋支帯の橈側部 | 種子骨，母指基節骨底 | 正中神経（浅頭），尺骨神経（深頭）<br>C6，7 | 母指の屈曲 |
| 短母指外転筋<br>Abductor pollicis brevis | 舟状骨結節，［手の］屈筋支帯の橈側前面 | 橈側種子骨，母指基節骨底の橈側 | 正中神経<br>C6，7 | 母指の橈側外転・掌側外転・屈曲 |
| 母指対立筋<br>Opponens pollicis | 大菱形骨結節，［手の］屈筋支帯 | 第1中手骨の橈側縁 | 正中神経<br>C6，7 | 母指の対立 |
| 母指内転筋<br>Adductor pollicis | 斜頭：有頭骨を中心とした手根骨，第2・3中手骨の掌側面<br>横頭：第3中手骨の掌側面 | 尺側種子骨，母指基節骨底の尺側 | 尺骨神経<br>C8，T1 | 母指の内転・屈曲 |

\* 主動筋の活動（短縮）による運動では，手関節の掌屈は屈曲，背屈は伸展，尺屈は内転，橈屈は外転を意味する．MPは中手指節関節，IPは手の指節間関節，PIPは手の近位指節間関節，DIPは手の遠位指節間関節を表す．

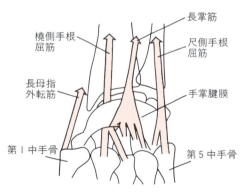

図 4-36　手関節の屈曲（手掌側）

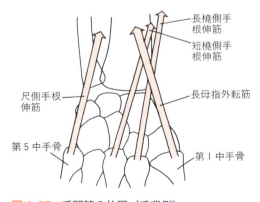

図 4-37　手関節の伸展（手背側）

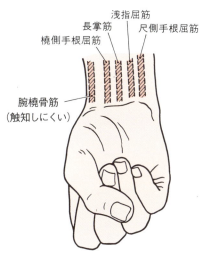

図 4-38 手関節掌側で体表から触知できる腱

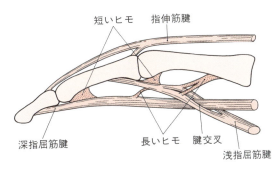

図 4-39 指伸筋腱，浅指屈筋腱，深指屈筋腱の構造

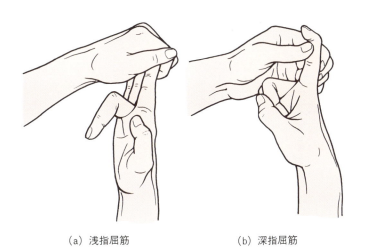

(a) 浅指屈筋　　　(b) 深指屈筋

図 4-40 浅指屈筋と深指屈筋の検査
指を固定して，(a) では PIP 関節，(b) では DIP 関節を屈曲するように指示する．

二分して，深指屈筋腱を通す腱交叉（tendinous chiasm）をつくり，再び合してから，中節骨底につく．深指屈筋は，末節骨底に終わる．両筋とも，ひとつの筋腹から 4 腱に分かれるが，各腱に作用する筋線維が機能的に分離しているため，4 指全体の屈曲も，1 指ずつの独立した屈曲も可能である．両筋の機能を個別に検査するには，図 4-40 のように操作する．手関節背屈位では十分に屈曲力を発揮することができるが，手関節掌屈位では動筋の起始と停止が近づくため，不十分である．

**4 手指の伸筋群**　　指伸筋，示指伸筋，小指伸筋

指伸筋は 4 腱に分離して第 2～5 指に至り，示指伸筋は第 2 指，小指伸筋は第 5 指の指背腱膜に至る．腱の末端は，基節，中節，末節骨底につく．指伸筋の 4 腱と小指伸筋腱の間は，腱間結合という連絡腱で相互につながっている．第 2 指と第 5 指は，固有の伸筋が作用するため，単

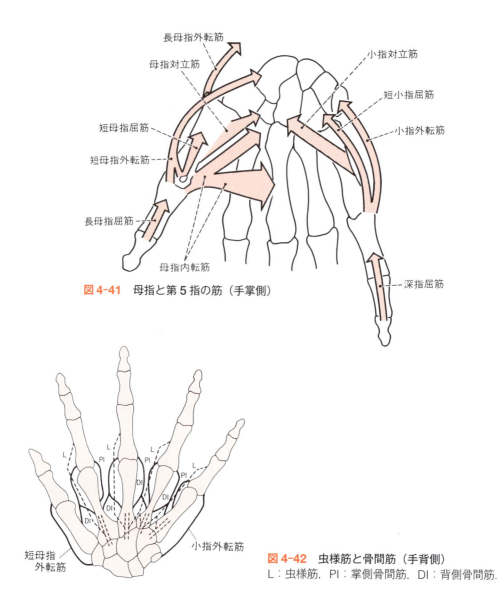

図 4-41 母指と第 5 指の筋（手掌側）

図 4-42 虫様筋と骨間筋（手背側）
L：虫様筋，PI：掌側骨間筋，DI：背側骨間筋．

独に伸展が可能であるが，第 3 指と第 4 指は単独の伸展運動は不完全である．MP 関節伸展位での指伸展は，十分に力を発揮することができない．

**5 母指の筋**

外来筋：長母指屈筋，長母指伸筋，短母指伸筋，長母指外転筋
母指球筋：短母指屈筋，短母指外転筋，母指対立筋，母指内転筋（図 4-41）

**6 小指球筋** 小指外転筋，短小指屈筋，小指対立筋，短掌筋（図 4-41）

**7 中手筋** 背側骨間筋，掌側骨間筋，虫様筋（図 4-42）

手関節および手指の筋の収縮（短縮）と関節の運動を表 4-9 に示す．

(7) 手のアーチ（図 4-43）

手は，把握動作に適応するように，縦や横，斜方向にアーチが形成され，掌側に凹状の曲面をつくっている．

**1 縦方向のアーチ** MP 関節をかなめ石（keystone）として，手根骨－中手骨－指骨で形成

### 表 4-9 手関節および手指の筋の収縮（短縮）と関節の運動

| 関節＼運動＼筋 | 手関節 屈曲（掌屈） | 手関節 伸展（背屈） | 手関節 外転（橈屈） | 手関節 内転（尺屈） | MP関節 屈曲 | MP関節 伸展 | MP関節 外転 | MP関節 内転 | PIP関節 屈曲 | PIP関節 伸展 | DIP関節 屈曲 | DIP関節 伸展 | 母指CM関節 橈側外転 | 母指CM関節 尺側内転 | 母指CM関節 掌側外転 | 母指CM関節 掌側内転 | 母指CM関節 対立 |
|---|---|---|---|---|---|---|---|---|---|---|---|---|---|---|---|---|---|
| 橈側手根屈筋 | ○ | | △ | | | | | | | | | | | | | | |
| 長 掌 筋 | ○ | | | | | | | | | | | | | | | | |
| 尺側手根屈筋 | ○ | | | ○ | | | | | | | | | | | | | |
| 長橈側手根伸筋 | | ○ | ○ | | | | | | | | | | | | | | |
| 短橈側手根伸筋 | | ○ | ○ | | | | | | | | | | | | | | |
| 尺側手根伸筋 | | ○ | | ○ | | | | | | | | | | | | | |
| 浅 指 屈 筋 | △ | | | | △ | | | | ○ | | | | | | | | |
| 深 指 屈 筋 | △ | | | | △ | | | | △ | | ○ | | | | | | |
| 指 伸 筋 | | △ | | | | ○ | | | | ○ | | ○ | | | | | |
| 示 指 伸 筋 | | △ | | | | ○ | | | | ○ | | ○ | | | | | |
| 小 指 伸 筋 | | △ | | | | ○ | | | | ○ | | ○ | | | | | |
| 虫 様 筋 | | | | | ○ | | | | ○ | | ○ | | | | | | |
| 掌側骨間筋 | | | | | △*1 | | | ○*1 | △*1 | | △*1 | | | | | | |
| 背側骨間筋 | | | | | △*2 | | ○*3 | | △*2 | | △*2 | | | | | | |
| 小 指 外 転 筋 | | | | | △ | | ○ | | △ | | △ | | | | | | |
| 短 小 指 屈 筋 | | | | | ○ | | | | | | | | | | | | |
| 小 指 対 立 筋 | | | | | △ | | | | | | | | | | | | ○*4 |
| 長 母 指 屈 筋 | △ | | | | ○ | | | | ○ | | | | | | | △ | |
| 長 母 指 伸 筋 | | △ | △ | | | ○ | | | | ○ | | | △ | | △ | | |
| 短 母 指 伸 筋 | | | △ | | | ○ | | | | | | | △ | | △ | | |
| 長母指外転筋 | △ | | △ | | | | | | | | | | ○ | | ○ | | |
| 短母指外転筋 | | | | | △ | | | | | | | | | ○ | | | |
| 短 母 指 屈 筋 | | | | | ○ | | | | | | | | | | ○ | | |
| 母 指 対 立 筋 | | | | | | | | | | | | | | | | | ○ |
| 母 指 内 転 筋 | | | | | △ | | | | | | | | | ○ | | ○ | △ |

○：動筋，△：補助動筋
*1：第2・4・5指，*2：第2〜4指，*3：第2・4指（背側骨間筋は，第3指に関しては，橈屈と尺屈の作用をする），*4：第5指．

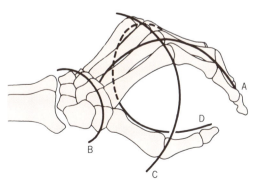

**図 4-43　手のアーチ**
A：縦方向のアーチ，B：横方向のアーチ（手根骨アーチ），
C：横方向のアーチ（中手骨アーチ），D：斜方向のアーチ

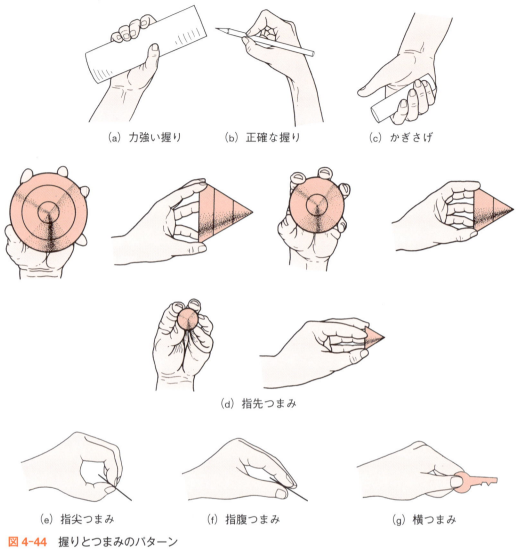

図 4-44 握りとつまみのパターン

(Fess et al. 1981, 改変)

される．機能的には，示指と中指のアーチが重要である．

 **2** 横方向のアーチ　　遠位手根骨列で形成される固定性の手根骨アーチと，中手骨頭で形成される可動性の中手骨アーチとがある．

 **3** 斜方向のアーチ　　母指と他の4指とで形成され，把握動作にとって，最も重要なアーチである．

(8) 手の把持動作パターン（図4-44）

　手掌と指は，持つ，握る，ひっかく，なでる，拍手する，つまむ，つねる，ひねる，むしるなどの種々の動作が可能である．その基本となるのは，"つかみ（grasp）" と "つまみ（pinch）" である．"つかみ" に類似した言葉に，"握り（grip）" がある．"つかみ" は，5本の指を放して瞬間的に物を捉える動作であり，"握り" は指をそろえて持続的に捉えている動作である．しかし，両者はあまり区別しないで用いられている．指を主に用いる場合を "つまみ" という．

　"握り" のうちで，"力強い握り（power grip）" は，母指と他の4指が対立位となって，棒を

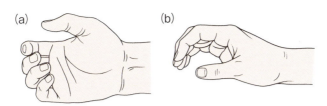

図 4-45　手の安静肢位（a）と機能肢位（b）

しっかりと把持するような動作をいう．このとき発揮される力は対象物の大きさで変わる．最も力強いのは，母指と示指の先端がふれるくらいの肢位である．筋は，手指屈筋群，なかでも MP 関節を屈曲させる虫様筋，骨間筋が重要となる．母指では，すべての母指球筋，なかでも母指内転筋が重要である．

鉛筆やペンを母指と示指とを対立位にして把持する"正確な握り（precision grip）"では，PIP 関節は屈曲し，DIP 関節は伸展する．主要な筋は，第 2 指の深指屈筋，短母指屈筋，短母指外転筋，母指内転筋である．

母指の関与しない"握り"としての"かぎさげ（hook prehension）"は，"握り"の不完全型であり，完全屈曲位にならない指と手掌との間で把持する．支持力はあまり強くない．

"つまみ（摘み）"は，"指尖つまみ（tip pinch）"，"指腹つまみ（pulp pinch）"，"横つまみ（lateral pinch）"，"3 指つまみ（3 digit pinch, chuck pinch）"，"5 指つまみ（5 digit pinch）"などに分けられる．

### （9）手の機能肢位（図 4-45）

手の基本的肢位には，安静肢位（resting position）と機能肢位（functional position）とがある．前者は，手関節が軽度掌屈位，母指は軽度外転屈曲位で第 2 指の指先側面に対立し，第 2〜5 指は軽度屈曲位で，各指の長軸を延長すると舟状骨結節部に収斂する．後者は，手関節が中等度背屈位，軽度尺屈位，母指は掌側外転・屈曲位，第 2〜5 指は軽度屈曲位で，母指と他の指の先端がほぼ等距離にあり，各指の長軸はやはり舟状骨に収斂する．安静肢位は，睡眠時や麻酔下でみられる．機能肢位は，手の各種動作を起こしやすい肢位である．

### （10）手の変形

**1 指の伸展機構の機能障害による変形（図 4-46）**　　指の伸展機構は，指伸筋腱，骨間筋腱，虫様筋腱と，その他の補助組織からなる指背腱膜との微妙な平衡のうえに成り立っている．これらの筋腱の間で均衡が乱れると，特有の変形が起こる．

- 手内在筋優位の手（intrinsic plus hand）：指伸筋よりも相対的に骨間筋，虫様筋の緊張が高いときに起こり，MP 関節は，屈曲位，PIP 関節および DIP 関節は伸展位となる．指伸筋の損傷や麻痺，関節リウマチ，テタニー，パーキンソン症候群などの錐体外路系疾患（視床手：thalamic hand，図 4-47）などでみられる．
- 手内在筋劣位の手（intrinsic minus hand）：骨間筋，虫様筋よりも相対的に指伸筋の緊張が高いときに起こり，MP 関節は，伸展位，PIP 関節および DIP 関節は屈曲位となる．尺骨神経麻痺によるわし手は，この変形に含まれる．
- 白鳥の首変形（swan neck deformity）：手内在筋の拘縮や過緊張，MP 関節の屈曲拘縮，PIP 関節の不安定性などで起こり，MP 関節は屈曲位，PIP 関節は過伸展位，DIP 関節は屈曲位となる．

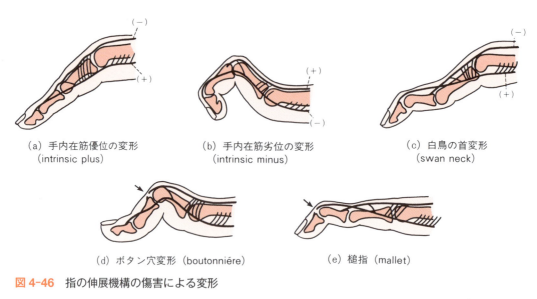

図 4-46　指の伸展機構の傷害による変形

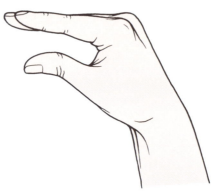

図 4-47　視床手（thalamic hand）

- ボタン穴変形（boutonnière deformity）：中央索の伸張や断裂で，MP関節は過伸展位，PIP関節は屈曲位，DIP関節は過伸展位の変形となる．
- 槌指（mallet finger, baseball finger）：突き指などで終伸腱が断裂したときに起こり，PIP関節は伸展位，DIP関節は屈曲位となる．

**2** **上肢の末梢神経麻痺による変形**（図4-48）　脊髄の前角細胞から筋に至る末梢神経伝導路のどこかに機能障害（病変）があると，その支配筋群に弛緩性麻痺が生ずる．冒された上肢の末梢神経の種類によって，手は特有の変形を示す．

- 下垂手（drop hand）：橈骨神経麻痺の典型的な形は，長橈側手根伸筋以下の橈骨神経支配筋が麻痺する場合を近位麻痺（高位麻痺）といい，手関節の背屈，MP関節の伸展が不能となる．感覚障害は，前腕や手背の橈側に起こる．前腕遠位1/3よりも末梢での機能障害を遠位麻痺（低位麻痺）といい，運動麻痺は起こらない．
- さる（猿）手（ape hand）＊：正中神経麻痺で円回内筋以下が麻痺（近位麻痺）したときに起こり，母指球の萎縮が著明である．感覚は，手掌橈側が冒される．手関節部の傷害（遠位

---

＊猿（狭義には類人猿）は，母指対立運動ができないことに由来する名称である．

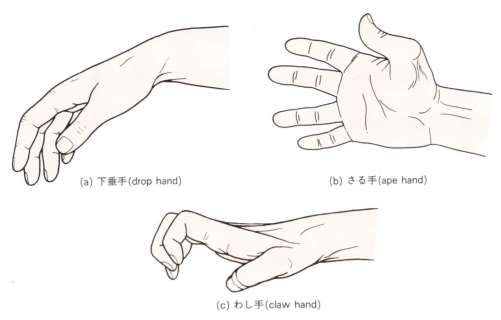

図 4-48　上肢の末梢神経麻痺による手の変形

麻痺）では，母指球筋の麻痺や萎縮はあるが，さる手は出現しないことがある．
- わし（鷲）手（claw hand）：尺骨神経麻痺で起こる．肘関節よりも中枢での麻痺（近位麻痺）では前腕筋を含むが，手関節よりも末梢での機能障害（遠位麻痺）では，手内在筋だけの麻痺が起こる．感覚障害は手の尺側に認められる．尺骨神経麻痺で母指内転筋や第1背側骨間筋の麻痺があるとき，母指と示指の間に紙を挟んで引かせると，母指内転が不能でMP関節が不安定となり，代償的に長母指屈筋が働いて保持しようとするため，IP関節の屈曲が起こる．この現象をフロマン徴候（Froment's sign）という．

# 3　下肢帯と下肢の運動

**1　下肢帯と下肢の骨格**（図 4-49）　　下肢帯（骨盤帯：pelvic girdle）は，仙骨と左右の寛骨（腸骨，坐骨，恥骨からなる）で構成されている．これに下肢が付着する．
① 下肢帯：寛骨（hip〈coxal, pelvic〉b.）（腸骨：ilium，坐骨：ischium，恥骨：pubis）
② 骨盤：左右寛骨，仙骨（sacrum），尾骨（coccyx）
③ 大腿：大腿骨（femur；thigh b.），膝蓋骨（patella）
④ 下腿：脛骨（tibia），腓骨（fibula）
⑤ 足：足根骨（tarsal bs.）（距骨：talus，踵骨：calcaneum，［足の］舟状骨：navicular，立方骨：cuboid，内側・中間・外側楔状骨：med.・intermed.・lat. cuneiform）[*1]，中足骨（metatarsals），趾（指）骨[*2]（基節骨：prox. phalanx，中節骨：mid. phalanx[*1]，末節骨：

---
[*1] med.：medial（内側の），intermed.：intermediate（中間の），lat.：lateral（外側の），mid.：middle（中央の）．
[*2] 日本解剖学会（2002年3月）は，「足の指」を「趾」と記載し，当面は趾（指）と併記して，どちらを使用してもよいとしている．本書では「足の指」は「趾（指）」という記載にした．

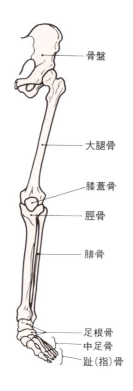

図 4-49　下肢の骨格

dist. phalanx）

**2 下肢の血管**（図 4-50）　外腸骨動脈（external iliac a.）が鼠径靱帯の下を通って大腿動脈（femoral a.）と名称を変え，内側大腿回旋動脈と外側大腿回旋動脈，大腿深動脈を出して，膝窩動脈（popliteal a.）になる．それから前脛骨動脈（anterior tibial a.），後脛骨動脈（posterior tibial a.），腓骨動脈（fibular〈peroneal〉a.）に分岐する．足背には前脛骨動脈，足底には後脛骨動脈の分枝が走行する．静脈は，外腸骨静脈から大腿静脈となり，動脈と同名のものがほぼ同じ走行で分布する．他に，皮静脈として，大伏在静脈（great〈long〉saphenous v.）や小伏在静脈（small〈short〉saphenous v.）がある．

**3 下肢の神経**（図 4-50，付録 4：pp.522〜524 参照）　下肢の末梢神経は，第 12 胸神経〜第 3 仙骨神経由来の腰神経叢（lumbar plexus）と仙骨神経叢（sacral plexus）から，大腿神経（femoral n., L1〜4），閉鎖神経（obturator n., L2〜4），坐骨神経（sciatic n., L4〜S3）となり，下肢に至る．坐骨神経は，膝窩上部で総腓骨神経（common fibular〈peroneal〉n.）と脛骨神経（tibial n.）とに分かれる．

**4 体表面から触知できる下肢の筋**（図 4-51〜53）

## 1）下肢帯と股関節の運動

上肢帯における肩関節は，自由上肢骨の運動を最大限に可能とさせるために，支持性を犠牲にしているのに対して，下肢帯は体重の支持と歩行運動の 2 つの機能のために，可動域よりも支持性を保つ構造になっている．

### (1) 関節と靱帯

**1 骨盤**　骨盤（pelvis）は，腸骨，坐骨，恥骨で構成される左右の寛骨，仙骨および尾骨からなる．骨盤を構成する各骨の連結には，寛骨を構成する 3 つの骨の結合，恥骨結合（pubic

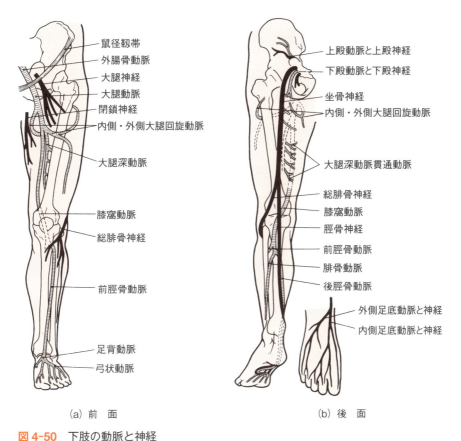

(a) 前　面　　　　　　　　　　(b) 後　面

**図 4-50**　下肢の動脈と神経

(Hollinshead 1982)

symphysis）および仙腸関節（sacro-iliac j.）の3つがある．寛骨の骨結合は，小児期には軟骨結合（synchondrosis）であるが，成人になると骨化して骨結合（synostosis）となり，可動性はなくなる．恥骨結合は，線維軟骨性の恥骨間円板（interpubic disc）を含んでいる．仙腸関節は，半関節であり，関節面は線維軟骨で覆われ，関節包は骨膜と密着し，前仙腸靱帯と後仙腸靱帯で補強されて，可動域はほとんどない．

　体表から腰椎の位置を確認するには，左右腸骨稜を結んだ線（ヤコビー線：Jacoby line）が第4腰椎と第5腰椎の間に一致することを利用する．成人では，鼠径靱帯（inguinal lig.）と大腿動脈の交点直下から，下方および外側におよそ3 cm ずつずらした部分にふれる骨性抵抗が大腿骨頭である．大転子は，股関節45°屈曲位で，上前腸骨棘と坐骨結節を結ぶ線（ローザー・ネラトン線：Roser-Nélaton line，ネラトン線ともいう）の上にふれる（図 4-54）．

■**2**　**股関節**（hip j.）（**図 4-54～56**）　　寛骨臼（acetabulum）と大腿骨頭との間につくられる臼状関節（球関節の一種）である．運動軸は，多軸性であり，屈曲，伸展，内転，外転，内旋，外旋，分回し運動が可能である．関節窩は，骨頭の2/3を入れ，深さを補うために関節窩周囲に関節唇（acetabular labrum）および寛骨臼横靱帯（transverse acetabular lig.）がある．関節包は，強靱で関節唇のすぐ外側から起こり，下方前面では大転子の根部から転子間線の全体に付着し，後面では転子間稜のやや上方で大腿骨頸につく．股関節の靱帯には，寛骨臼横靱帯，大腿骨頭靱帯，輪帯，腸骨大腿靱帯，恥骨大腿靱帯，坐骨大腿靱帯がある（図 4-56）．股関節の運動

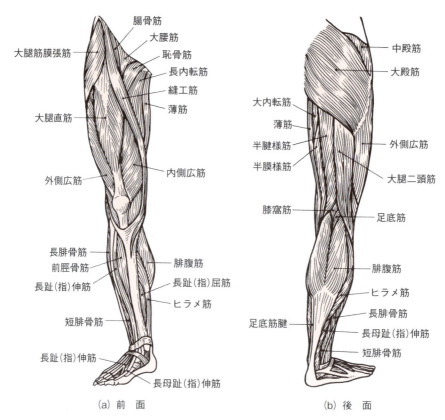

図 4-51 体表面から触知できる下肢の筋
(a) 前 面
(b) 後 面

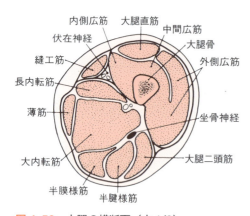

図 4-52 大腿の横断面（中 1/3）

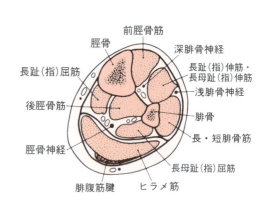

図 4-53 下腿の横断面（下 1/3）

と各靱帯の緊張の程度との関係を表 4-10 に示す．

　大腿骨頭靱帯（lig. of head of femur）は，寛骨臼窩と大腿骨頭窩とを結ぶ約 3 cm の強靱な靱帯であり，45 kg の張力にも耐える．この靱帯は，股関節の内転時だけに緊張し，骨頭固定の力学的機能はほとんどない．主な働きは，大腿骨頭への血液供給の経路である．輪帯（orbicular zone）は，関節包内面に密着する靱帯で，関節窩上縁から二分して大腿骨頭を取り巻き，関節包の過度の伸展を制限する働きがある．腸骨大腿靱帯（iliofemoral lig.）は，人体で最強の靱帯

3 下肢帯と下肢の運動

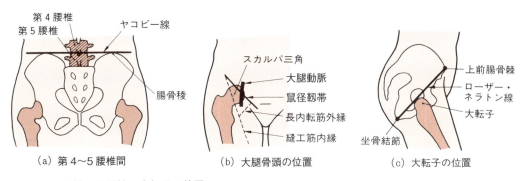

(a) 第4～5腰椎間　　(b) 大腿骨頭の位置　　(c) 大転子の位置

図4-54　腰椎，股関節，大転子の位置
スカルパ（Scarpa）三角：鼠径靱帯，縫工筋内縁，長内転筋外縁で囲まれた三角．

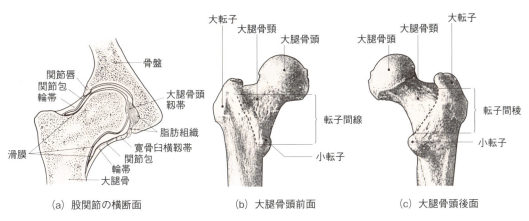

(a) 股関節の横断面　　(b) 大腿骨頭前面　　(c) 大腿骨頭後面

図4-55　股関節と大腿骨頭

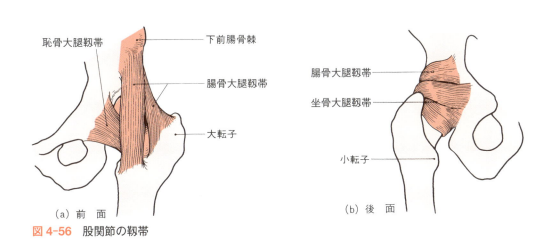

(a) 前　面　　(b) 後　面

図4-56　股関節の靱帯

であり，下前腸骨棘から扇状に広がり，転子間につく．中央部分は薄く，比較的弱いが，上部と下部は強い．その形が逆Y字型をしていることから，Y靱帯ともいう．恥骨大腿靱帯（pubofemoral lig.）は，股関節前下方にあり，恥骨と小転子を結び，関節の前面を補強している．坐骨大腿靱帯（ischiofemoral lig.）は，股関節後面にあり，関節窩縁の坐骨部から起こり，一部は輪

### 表 4-10　股関節の運動と靱帯の緊張

| 靱帯＼運動 | 屈曲 | 伸展 | 外転 | 内転 | 外旋 | 内旋 |
|---|---|---|---|---|---|---|
| 腸骨大腿靱帯(上) | − | ＋ | − | ♯ | ＋ | − |
| 腸骨大腿靱帯(下) | − | ♯ | ＋ | ＋ | ＋ | − |
| 恥骨大腿靱帯 | − | ＋ | ♯ | − | ＋ | − |
| 坐骨大腿靱帯 | − | ＋ | − | ＋ | − | ＋ |
| 大腿骨頭靱帯 | − | − | − | ＋ | − | − |

♯〜−：靱帯の緊張の程度を示す．

(Lanz et al. 1959, 一部改変)

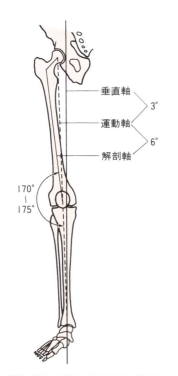

図 4-57　下肢の解剖軸と運動軸

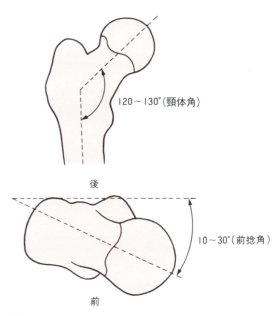

図 4-58　大腿骨の頸体角と前捻角

帯に，一部は大転子内側に付着する．

**(2) 股関節の動き**

　基本的立位肢位では，大腿骨の解剖軸は垂直軸に対して 9〜10°の傾きがある．股関節の運動は，骨頭と膝関節中心とを結んだ運動軸に沿って行われる．運動軸は垂直軸に対して約 3°傾いている（**図 4-57**）．これは大腿骨頭頸部と骨幹部とが頸体角（collodiaphyseal angle）として 120〜130°の角度を形成し，骨頭が上内前方を向いているからである．大腿骨頭を上方からみると，骨頭はやや前方に向いている．これを前捻（antetorsion）といい，10〜30°である．小児では約 35°である（**図 4-58**）．

**① 屈曲と伸展**　　股関節屈曲の可動域は，膝関節の肢位に依存する．膝関節伸展位では，ハムストリングスの緊張によって，自動的には 90°，他動的には 120°である．膝関節屈曲位では，ハムストリングスが弛緩しているために，自動的に 120°，他動的に 140°まで可能となる（2 関節筋の制約作用，p.56 参照）．両側股関節を同時に屈曲すると，腰椎が後弯して，骨盤の運動が

生じ，大腿の前面が体幹にふれるほどに屈曲したようにみえる．

　股関節伸展の可動域も膝関節の肢位によって異なる．膝関節屈曲位では，ハムストリングスの仕事能のうち膝関節屈曲に費やされる部分が大きいため，股関節自動的伸展は約10°である．膝関節伸展位では，約20°が可能となる．体操競技などで過度の伸展がみられるのは，骨盤回旋と大腿骨の外旋を伴っているためである*．

　股関節屈曲の制限因子は，膝関節屈曲位では大腿前面の腹部体幹への接触，膝関節伸展位ではハムストリングスの緊張である．伸展の制限因子は，腸骨大腿靱帯および股関節屈筋群の緊張である．

　**2 外転と内転**　骨盤を固定しないで片側の股関節を外転すると，骨盤の傾きが加わって反対側の股関節も自動的に外転する．この現象は30°以上の外転で起こり，外転90°では両側の股関節がそれぞれ45°ずつ外転していることになる．外転の制限因子は靱帯と内転筋群である．

　基本肢位から内転するためには，屈曲が加わらなければならない．椅子に座って膝を組んだ状態は，股関節の屈曲と内転が組み合わさった肢位である．股関節屈曲位では，靱帯がすべて弛緩する（表4-10）．内転が加わると，骨頭には外向きの力が働き，関節における骨の接合状態（coaptation）は最も弱くなる．

　股関節外転の制限因子は，腸骨大腿靱帯，恥骨大腿靱帯および内転筋群の緊張である．基本肢位における内転の制限因子は対側下肢の接触，股関節屈曲位では坐骨大腿靱帯の緊張である．

　**3 外旋と内旋**　股関節伸展位では，外旋45°，内旋45°の可動域がある．股関節屈曲位では，靱帯の緊張による制限が除かれるため，可動域は大きくなる．

　股関節外旋の制限因子は，腸骨大腿靱帯および内旋筋群の緊張である．内旋の制限因子は，外旋筋群の緊張，股関節屈曲位では坐骨大腿靱帯，股関節伸展位では腸骨大腿靱帯の緊張である．

## （3）股関節の筋（表4-11）

　股関節の運動に関与する筋のうち，いくつかの筋は，2関節筋として，膝関節の運動にも関与している．筋の股関節に対する部位による区分は，

- 前部：腸腰筋，縫工筋，恥骨筋，大腿筋膜張筋，大腿直筋
- 後部：大殿筋，大腿二頭筋，半腱様筋，半膜様筋，深層外旋6筋
- 外側：中殿筋，小殿筋
- 内側：薄筋，大内転筋，長内転筋，短内転筋

となる．

　股関節の筋の収縮（短縮）と大腿骨の運動を**表4-12**に示す．

　**1 股関節の屈曲**　腸腰筋，大腿筋膜張筋，大腿直筋，恥骨筋．補助動筋は縫工筋，中殿筋，小殿筋，内転筋群，薄筋（**図4-59**）

　腸腰筋は，腸骨筋，大腰筋，小腰筋の3筋からなる．小腰筋は腸骨筋膜に分散し，最終的には3筋が合一した腱となって，大腿骨の小転子に付着する．

　縫工筋は，人体で最も長い筋である．椅子に座って膝を組むために大腿を持ち上げるとき，起始部が膨隆する．

　大腿直筋は，2関節筋であり，膝の伸展運動にも関与する．股関節屈曲に強力な力を発揮する

---

*股関節の自動的屈曲では，屈曲8°以内に骨盤回旋が起こり，全運動の1/3〜1/4は骨盤回旋によっている．被験者を背臥位として行う他動的な膝伸展下肢挙上試験（straight-leg raising test）では，股関節屈曲9°から骨盤回旋が起こる．

## 表 4-11　股関節の筋（1）

| 筋 | 起始 | 停止 | 神経 | 運動* |
|---|---|---|---|---|
| 腸腰筋<br>Iliopsoas | 腸骨筋，大腰筋，小腰筋の3筋からなる | | | |
| 腸骨筋<br>Iliacus | 腸骨窩 | 大腿骨小転子 | 腰神経叢，大腿神経<br>L2〜4 | 股関節の屈曲・外旋 |
| 大腰筋<br>Psoas major | 第12胸椎〜第4腰椎の椎体と椎間円板，肋骨突起，第12肋骨 | 大腿骨小転子 | 腰神経叢<br>L1〜3 | 股関節の屈曲・外旋，腰椎を前下方に引く |
| 小腰筋<br>Psoas minor | 第12胸椎体および第1腰椎の椎体外側面 | 寛骨の腸恥隆起，腸骨筋膜 | 腰神経叢<br>L1 | 腰椎を外測方に曲げる |
| 縫工筋<br>Sartorius | 上前腸骨棘 | 脛骨粗面の内側（鵞足） | 大腿神経<br>L2, 3 | 股関節の屈曲・外転・外旋<br>膝関節の屈曲・内旋 |
| 大腿直筋<br>Rectus femoris | [表4-14参照]<br>下前腸骨棘，寛骨臼上縁 | 膝蓋骨底，脛骨粗面 | 大腿神経<br>L2〜4 | 股関節の屈曲<br>膝関節の伸展 |
| 恥骨筋<br>Pectineus | 恥骨櫛 | 大腿骨恥骨筋線 | 大腿神経，閉鎖神経（前枝）<br>L2, 3 | 股関節の屈曲・内転 |
| 大腿筋膜張筋<br>Tensor fasciae latae | 上前腸骨棘 | 腸脛靱帯を経て脛骨外側顆 | 上殿神経<br>L4, 5 | 股関節の屈曲・外転・内旋<br>膝関節の伸展 |
| 大殿筋<br>Gluteus maximus | 腸骨翼の外面で後殿筋線の後方・仙骨および尾骨の外側縁，仙結節靱帯，腰背筋膜 | 腸脛靱帯，大腿骨殿筋粗面 | 下殿神経<br>L（4），5，S1，(2) | 股関節の伸展・外旋・外転（上部線維）・内転（下部線維） |
| 大腿二頭筋<br>Biceps femoris | 長頭：坐骨結節<br>短頭：大腿骨粗線外側唇の遠位1/2 | 腓骨頭，下腿筋膜 | 坐骨神経<br>長頭：脛骨神経<br>L5〜S2<br>短頭：総腓骨神経<br>L4〜S1 | 股関節の伸展・外旋<br>膝関節の屈曲・外旋 |
| 半腱様筋<br>Semitendinosus | 坐骨結節 | 脛骨粗面内側（鵞足） | 坐骨（脛骨）神経<br>L4, 5, S1, 2 | 股関節の伸展・内旋・内転<br>膝関節の屈曲・内旋 |
| 半膜様筋<br>Semimembranosus | 坐骨結節 | 脛骨内側顆，斜膝窩靱帯，膝窩筋筋膜 | 坐骨（脛骨）神経<br>L4〜S2 | 股関節の伸展・内旋<br>膝関節の屈曲・内旋 |
| 中殿筋<br>Gluteus medius | 腸骨翼の外面で前殿筋線と後殿筋線の間，腸骨稜外唇，殿筋筋膜 | 大腿骨大転子の外側面 | 上殿神経<br>L4〜S1 | 股関節の外転・屈曲<br>屈曲・内旋（前部線維）<br>伸展・外旋（後部線維） |
| 小殿筋<br>Gluteus minimus | 腸骨翼の外面で前殿筋線と下殿筋線の間 | 大腿骨大転子の前面 | 上殿神経<br>L4〜S1 | 股関節の外転・内旋・屈曲 |
| 薄筋<br>Gracilis | 恥骨結合の外側 | 脛骨粗面内側（鵞足） | 閉鎖神経<br>L2〜4 | 股関節の内転<br>膝関節の屈曲・内旋 |
| 長内転筋<br>Adductor longus | 恥骨結節の下方 | 大腿骨粗線内側唇中央1/3 | 閉鎖神経<br>L2〜4 | 股関節の内転・屈曲 |
| 短内転筋<br>Adductor brevis | 恥骨下枝の下部 | 大腿骨粗線内側唇近位1/3，恥骨筋線の遠位1/2 | 閉鎖神経<br>L2〜4 | 股関節の内転・屈曲 |
| 大内転筋<br>Adductor magnus | 深層：恥骨下枝，坐骨枝<br>表層：坐骨結節 | 深層：大腿骨粗線内側唇<br>表層：内転筋結節 | 深層：閉鎖神経<br>表層：坐骨神経<br>L2〜4 | 深層：股関節の内転<br>表層：股関節の伸展 |
| 外閉鎖筋<br>Obturator externus | （恥骨，坐骨），閉鎖膜外面 | 大腿骨転子窩 | 閉鎖神経<br>L3, 4 | 股関節の外旋・内転 |

### 表 4-11　股関節の筋（2）

| 筋 | 起始 | 停止 | 神経 | 運動* |
|---|---|---|---|---|
| 内閉鎖筋<br>Obturator internus | （恥骨，坐骨），閉鎖膜内面 | 大腿骨転子窩 | 仙骨神経叢<br>L5～S2 | 股関節の外旋 |
| 上双子筋<br>Superior gemellus | 坐骨棘 | 大腿骨転子窩，内閉鎖筋の腱 | 仙骨神経叢<br>L4～S2 | 股関節の外旋 |
| 下双子筋<br>Inferior gemellus | 坐骨結節 | 大腿骨転子窩，内閉鎖筋の腱 | 仙骨神経叢<br>L4～S2 | 股関節の外旋 |
| 大腿方形筋<br>Quadratus femoris | 坐骨結節の外面の前部 | 大腿骨大転子の下部，転子間稜 | 仙骨神経叢<br>L4～S1 | 股関節の外旋・内転 |
| 梨状筋<br>Piriformis | 仙骨の前面で第2～4前仙骨孔の周囲 | 大腿骨大転子 | 仙骨神経叢<br>L5～S2 | 股関節の外旋・外転 |

* 伸展/屈曲，内旋/外旋，内転/外転は，肢位などの変化による運動を表す．

### 表 4-12　股関節の筋の収縮（短縮）と大腿骨の運動

| 筋＼運動 | 屈曲 | 伸展 | 外転 | 内転 | 外旋 | 内旋 |
|---|---|---|---|---|---|---|
| 腸腰筋 | ○ | | | | △ | |
| 縫工筋 | △ | | △ | | △ | |
| 大腿直筋 | ○ | | △ | | | |
| 恥骨筋 | ○ | | | ○ | △ | |
| 大腿筋膜張筋 | ○ | | ○ | | | |
| 大殿筋 | | ○ | △ | | ○ | |
| 大腿二頭筋 | | ○ | | | △ | |
| 半腱様筋 | | ○ | | | | △ |
| 半膜様筋 | | ○ | | | | △ |
| 中殿筋 | △ | △ | ○ | | △ | △ |
| 小殿筋 | △ | △ | △ | | △ | ○ |
| 薄筋 | △ | △ | | ○ | | |
| 長内転筋 | △ | | | ○ | △ | |
| 短内転筋 | △ | | | ○ | △ | |
| 大内転筋 | △ | △ | | ○ | | |
| 深層外旋6筋 | | | | | ○ | |

○：動筋，△：補助動筋

には，膝関節屈曲位のほうがよい．逆に，膝関節伸展に強い力を働かせるには，股関節伸展位のほうがよい．

　大腿筋膜張筋は，股関節の前外側にある小さな筋である．その腱は，脛骨粗面につく腸脛靱帯に移行し，広く大腿筋膜に緊張を与える．

**2　股関節の伸展**　　大殿筋，大腿二頭筋（長頭），半膜様筋，半腱様筋．補助動筋は，大内転筋，中殿筋，小殿筋（図 4-60）

　大殿筋は，股関節後面を覆う大きな筋である．股関節の強力な伸筋であり，外旋筋でもある．運動の軸となる股関節の中心よりも上1/3の上部線維は股関節外転に働き，下2/3に当たる下部線維は股関節内転に働く．

　大腿二頭筋の長頭は，2関節筋であり，股関節伸展および膝関節屈曲に関与する．股関節伸展力を有効に発揮するには，膝関節伸展位のほうがよい．

　大腿二頭筋，半膜様筋，半腱様筋の3筋を総称して，ハムストリングス（hamstrings）とい

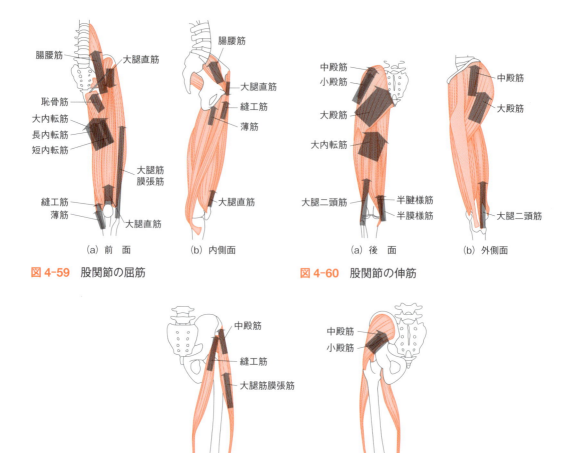

図 4-59 股関節の屈筋

図 4-60 股関節の伸筋

図 4-61 股関節の外転筋

う．大腿二頭筋を外側ハムストリングス，半膜様筋と半腱様筋を内側ハムストリングスと呼ぶ．半膜様筋，半腱様筋，縫工筋，薄筋の腱は，脛骨粗面に付着する．縫工筋，半腱様筋，薄筋の停止部が前下方に放散する形から，鵞足（pes anserinus）という．

**3** 股関節の外転　　大腿筋膜張筋，中殿筋．補助動筋は，縫工筋，大腿直筋，大殿筋，小殿筋（図 4-61）

中殿筋を主とする外転筋群に弱化があると，その下肢だけでの起立時に大腿骨を骨盤に固定できないため，非支持脚側の骨盤が下方へ傾く．これをトレンデレンブルク徴候（Trendelenburg sign）という．そのために起こる異常歩行を中殿筋歩行あるいはトレンデレンブルク歩行という．

**4** 股関節の内転　　大内転筋，長内転筋，短内転筋，薄筋，恥骨筋（図 4-62）

**5** 股関節の外旋　　深層外旋 6 筋，大殿筋．補助動筋は，縫工筋，恥骨筋，大腿二頭筋，中殿筋，小殿筋，内転筋群（図 4-63）．深層外旋 6 筋とは，股関節後面の深部にある，外閉鎖筋，内閉鎖筋，上双子筋，下双子筋，大腿方形筋，梨状筋である．

**6** 股関節の内旋　　小殿筋．補助動筋は，半膜様筋，半腱様筋，中殿筋

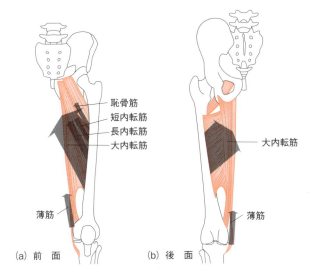

図 4-62　股関節の内転筋

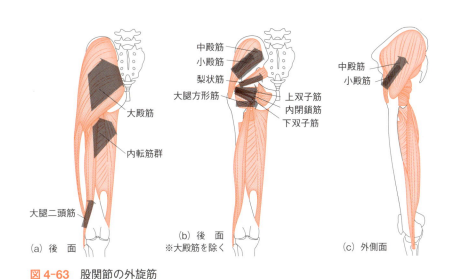

図 4-63　股関節の外旋筋

## 2）膝関節の運動

　膝関節（knee j.）は，大腿骨の内側顆と外側顆，脛骨の内側顆と外側顆，膝蓋骨の関節面の3つの関節面で構成される．関節包の前面は薄く，伸縮性に富み，後面は強靱で，弾力性に乏しい靱帯組織で補強されている．屈曲の可動域は大きく，過伸展や側方動揺は抑制される構造になっている．膝関節には，体重支持のときの安定性保持，歩行や走行に必要な大きな可動域が要求される．

### （1）関節と靱帯

　膝関節は，脛骨と大腿骨，膝蓋骨と大腿骨の2つの関節の複合体である．腓骨は，膝関節には直接関与していない．大腿骨の関節面が2つの半球状であるのに対して，脛骨の関節面は浅い凹みのある平坦な構造である．膝関節は，骨自体の適合が著しく不安定である．これを補うように，内側半月と外側半月，前十字靱帯と後十字靱帯，内側側副靱帯と外側側副靱帯がある．関節前面

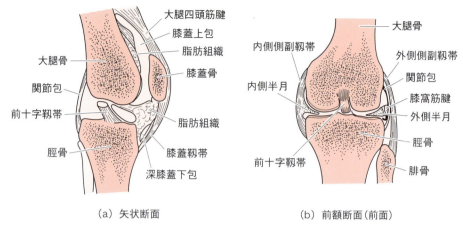

(a) 矢状断面　　　　(b) 前額断面（前面）

図 4-64　膝関節

には，大腿四頭筋腱，膝蓋骨，膝蓋靱帯（patellar lig.）がある．関節包内面の滑液膜は，関節腔内でひだを形成し，そのなかに脂肪組織がある．関節腔と交通する滑液包には，膝蓋上包（suprapatellar bursa），深膝蓋下包，膝窩筋包があり，膝蓋骨や腱の滑走を円滑にする（図 4-64）．

**1** **内側半月と外側半月**（medial meniscus, lateral meniscus）（図 4-65）　膝関節には内側半月と外側半月があり，大腿骨顆と脛骨顆の間を埋めている．断面が三角形の線維軟骨で，外縁は厚く関節包に付着し，内縁は薄く遊離している．内側半月は上からみると細い C 字状，外側半月は O 字状に近い形である．半月は，関節唇，関節円板と同じように，関節軟骨が特殊化したものである．その機能は，関節の適合性を良好にする，緩衝作用をもつ，可動域を適正に保つ，関節内圧を均等化する，滑液を分散させる，ことである．

**2** **内側側副靱帯と外側側副靱帯**（tibial collateral lig., fibular collateral lig.）　内側側副靱帯は，大腿骨内側上顆から脛骨内側顆につき，外側側副靱帯に比べて幅が広く，内側半月と結合している．外側側副靱帯は，大腿骨外側上顆から腓骨頭につき，細い紐状で，半月との結合はない．側副靱帯は，膝関節伸展時に緊張し，屈曲時に弛緩する（表 4-13）．

**3** **前十字靱帯と後十字靱帯**（anterior cruciate lig., posterior cruciate lig.）（図 4-66）　2 つの十字靱帯は，関節内で大腿骨と脛骨とを連結する．前十字靱帯は，大腿骨外側顆の後内面から斜め前内方に走り，脛骨前顆間区につく．後十字靱帯は，大腿骨の顆間窩前内側から斜め後外方に走り，脛骨後顆間区の外側につく．前十字靱帯は，後十字靱帯よりも長い（5：3）．前十字靱帯は脛骨の前方への滑り出しを防ぎ，後十字靱帯は後方への逸脱を防いでいる．膝関節の運動と十字靱帯の緊張の関係を表 4-13 に示す．

その他に，膝関節には内側半月と外側半月とを結ぶ膝横靱帯（transverse lig. of knee），関節包後面を補強する斜膝窩靱帯（oblique popliteal lig.），内側・外側膝蓋支帯（medial patellar retinaculum, lateral patellar retinaculum），弓状膝窩靱帯（arcuate popliteal lig.）がある．

**(2) 膝関節の動き**

大腿骨と脛骨の長軸は，直線ではなく，前額面でみて，外側で 170～175° の角度となっている（図 4-57）．これを膝関節の生理的外反という．大腿骨の内側顆と外側顆の関節面は非対称形で，曲率半径も異なる．形態的には，外側顆のほうが大きいが，関節面は内側顆のほうが広い．大腿骨の関節面は，脛骨の関節面の前後方向の距離にして，約 2 倍の長さがある．膝関節は，らせん

3　下肢帯と下肢の運動

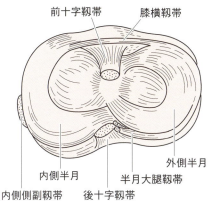

図 4-65　膝の半月
大腿骨を除去して，右膝関節の内部を上方からみたもの．

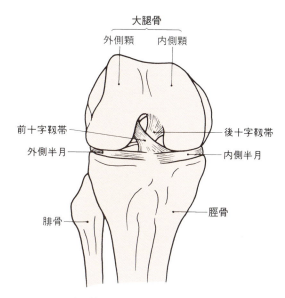

図 4-66　膝関節
屈曲位の右膝関節を前方からみたもの．

表 4-13　膝関節の動きと靱帯の緊張

| 運動＼靱帯 | 外側側副靱帯 | 内側側副靱帯 | 前十字靱帯 | 後十字靱帯 |
|---|---|---|---|---|
| 伸展 | ＋ | ＋ | ＋ | △ |
| 屈曲 |  |  |  | ＋ |
| 外転（外反） |  | ＋ | ＋ | △ |
| 内転（内反） | ＋ |  | ＋ | △ |
| 外旋 | ＋ | ＋ | ＋ | △ |
| 内旋 | ＋ | ＋ | ＋ | △ |

＋：靱帯の緊張が運動の制動となる．
△：一部の線維が緊張する．
（Neumann 2005，改変）

関節であり，屈伸運動と回旋運動とを行う（p.37，1軸性関節参照）．膝関節の屈伸運動は，大腿骨の脛骨上の転がり運動（rolling）と滑り運動（sliding）との複合運動である．完全伸展位からの屈曲初期には，転がり運動だけであるが，徐々に滑り運動の要素が加わり，屈曲の最終段階には，滑り運動だけになる．大腿骨の関節面は，外側顆のほうが内側顆よりも短い．その距離を補うために，転がり運動の要素は，外側顆部のほうが大きくなっている．

**1　屈曲と伸展**　　可動域は，伸展は10°，屈曲は約135°である．屈曲角度は，股関節屈曲位では大きく，伸展位では小さくなる．他動的には160°くらいまで屈曲可能で，踵部を殿部につけることができる．膝関節屈曲の制限因子は，膝伸筋の緊張，下腿後面と大腿後面の接触である．伸展の制限因子は，膝屈筋の緊張，斜膝窩靱帯，前十字靱帯，内側側副靱帯や外側側副靱帯の緊張である．

**2　外旋と内旋**　　膝関節を伸展して，完全伸展位になる直前あるいは完全伸展位から屈曲を始める最初の時期に，大腿骨と脛骨の間に，わずかな回旋運動が起こる．完全伸展位からの屈曲初期に，脛骨は大腿骨に対して内旋し，屈曲位から伸展していくときには外旋する．完全伸展位に近づくと，外旋運動は大きくなる．これを終末強制回旋運動（screw-home movement）ある

表 4-14 膝関節の筋

| 筋 | 起始 | 停止 | 神経 | 運動 |
|---|---|---|---|---|
| 大腿四頭筋<br>Quadriceps femoris | 大腿直筋，外側広筋，内側広筋，中間広筋の四筋からなる | 4筋は合して強靱な終腱となり，膝蓋骨底，さらにこれを越えて膝蓋靱帯となり，脛骨粗面につく | | |
| 大腿直筋<br>Rectus femoris | 下前腸骨棘，寛骨臼上縁[表4-11参照] | 4筋は合して強靱な終腱となり，膝蓋骨の上縁と両側縁とに停止する．膝蓋骨からは，再度，強厚な膝蓋靱帯が起こって，脛骨粗面につく | 大腿神経<br>L2～4 | 股関節の屈曲<br>膝関節の伸展 |
| 外側広筋<br>Vastus lateralis | 大腿骨大転子，大腿骨外側面 | | 大腿神経<br>L3，4 | 膝関節の伸展 |
| 中間広筋<br>Vastus intermedius | 大腿骨前面・外側面 | | 大腿神経<br>L2～4 | 膝関節の伸展 |
| 内側広筋<br>Vastus medialis | 大腿骨内側面 | | 大腿神経<br>L2，3 | 膝関節の伸展 |
| 下腿三頭筋<br>Triceps surae | 腓腹筋とヒラメ筋を合して下腿三頭筋という[表4-16参照] | | | |
| 腓腹筋<br>Gastrocnemius | 内側頭：大腿骨内側上顆<br>外側頭：大腿骨外側上顆 | ヒラメ筋腱と合してアキレス腱となり，踵骨隆起につく | 脛骨神経<br>L(4)，5～S2 | 膝関節の屈曲<br>足の底屈 |
| 膝窩筋<br>Popliteus | 大腿骨外側上顆 | 脛骨上部後面（ヒラメ筋線より近位） | 脛骨神経<br>L4～S1 | 膝関節の伸展・内旋 |
| 足底筋<br>Plantaris | 大腿骨外側上顆 | アキレス腱あるいは踵骨隆起 | 脛骨神経<br>L4～S1 | 膝関節の屈曲<br>足の底屈 |
| 膝関節筋<br>Articularis genus | 大腿骨前面下部 | 膝関節包の膝蓋上包 | 大腿神経<br>L3，4 | 膝関節包の緊張 |

いは"膝をしめる（locking mechanism）"といい，不随意に起こる自動的な動きである．

随意的な外旋や内旋の運動は，膝関節が完全伸展位では不可能であり，屈曲位で靱帯に緊張がないときに起こる．椅子に腰掛けて大腿を固定し，下腿を回旋すると外旋20°，内旋10°が可能である．

(3) 膝関節の筋（表4-14）

膝関節の運動に関与する筋は，大部分が2関節筋であり，股関節や足関節の運動にも関係する．膝関節固有の筋は，膝窩筋だけである．筋を大腿骨の前後で区分すると，

- 前面：大腿四頭筋（大腿直筋，中間広筋，内側広筋，外側広筋），大腿筋膜張筋（腸脛靱帯として前外側に），縫工筋
- 後面：大腿二頭筋，半膜様筋，半腱様筋，薄筋，膝窩筋，腓腹筋，足底筋

となる．

**1 膝関節の伸展**（図4-67）　　大腿四頭筋，大腿筋膜張筋

大腿四頭筋のうち，大腿直筋だけが2関節筋であり，股関節屈曲および膝関節伸展の作用がある．中間広筋，外側広筋および内側広筋は，大腿骨に起始部があり，膝関節伸展だけを行う．大腿四頭筋の膝関節伸展力は強力で，膝屈筋群の約3倍の力がある．大腿四頭筋は合一し，共同腱

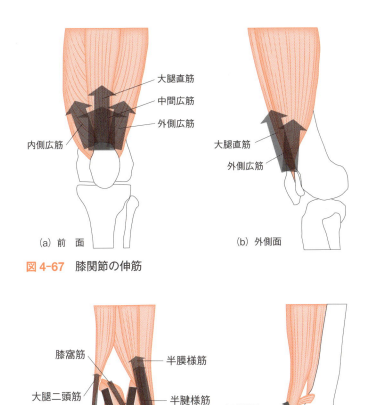

図 4-67 膝関節の伸筋

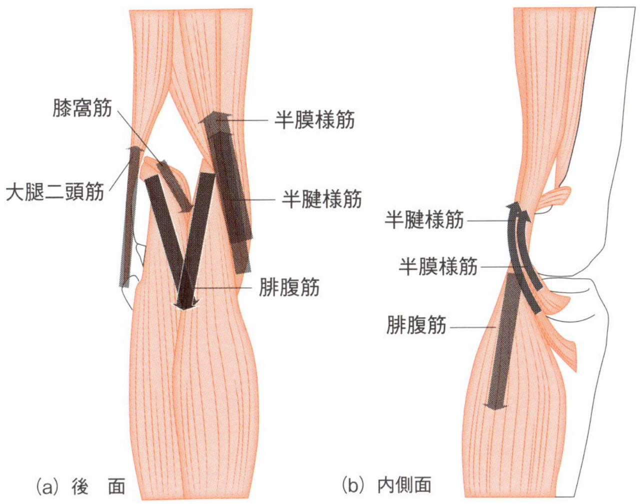

図 4-68 膝関節の屈筋

として膝蓋骨上極と両側縁につくが，一部は膝蓋骨の前面を越えて膝蓋靱帯となり，脛骨粗面につく．大腿四頭筋-膝蓋骨-膝蓋靱帯-脛骨粗面は，膝関節伸展機構として，ひとつのまとまった力の伝達機能がある．膝蓋骨は，膝関節前面を骨性に保護するとともに，伸展機構のなかで，伸筋群が最も効率よく作動するために働く滑車の機能を果たしている．

大腿筋膜張筋は，腸脛靱帯を介して膝関節の運動に関与する．膝関節の肢位によって，作用は異なり，膝伸展位では伸展，膝屈曲位では屈曲および外旋に働く．

**2 膝関節の屈曲**（図 4-68）　大腿二頭筋，半膜様筋，半腱様筋．補助動筋は，膝窩筋，腓腹筋，足底筋，縫工筋，薄筋，大腿筋膜張筋

**3 膝関節の外旋**　大腿二頭筋．補助動筋は，大腿筋膜張筋

**4 膝関節の内旋**　半膜様筋，半腱様筋．補助動筋は，縫工筋，薄筋

膝関節の筋の収縮（短縮）と脛骨の運動を**表 4-15** に示す．

## 4 四肢と体幹の運動

表 4-15 膝関節の筋の収縮（短縮）と脛骨の運動

| 筋＼運動 | 屈曲 | 伸展 | 外旋 | 内旋 |
|---|---|---|---|---|
| 半腱様筋 | ○ | | | ○ |
| 半膜様筋 | ○ | | | ○ |
| 大腿二頭筋 | ○ | | ○ | |
| 大腿四頭筋 | | ○ | | |
| 大腿筋膜張筋 | △ | ○ | △ | |
| 縫工筋 | △ | | | △ |
| 薄筋 | △ | | | △ |
| 腓腹筋 | △ | | | |
| 膝窩筋 | △ | | | |
| 足底筋 | △ | | | |

○：動筋，△：補助動筋

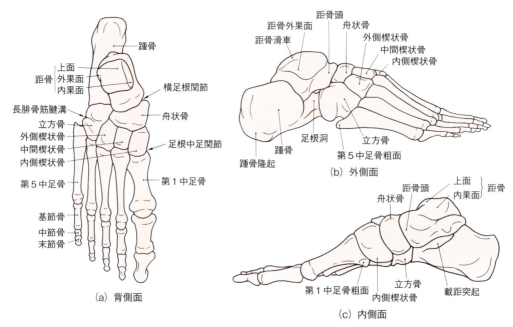

図 4-69　足部の骨格

### 3）足の関節*と足の運動

#### （1）関節と靱帯（図 4-69〜71）

　足（foot）は，7つの足根骨，5つの中足骨，14の指骨の合計26個の骨からなり，全体重を支持する単位合成体である．足部の関節には，距腿関節，足根間関節（距骨下関節，踵立方関節，楔立方関節，距踵舟関節，楔舟関節），足根中足関節，中足間関節，中足趾（指）節関節，趾（指）節間関節がある．

**１ 距腿関節*（ankle j.）**　脛骨の下関節面と内果および腓骨外果を関節窩，距骨上面の滑車を関節頭とする，らせん関節（蝶番関節）である．付属する靱帯には，内側（三角）靱帯（med.

---

\* 足関節という用語は，解剖学用語（日本解剖学会監修『解剖学用語 改訂13版』医学書院，2007）にはないが，臨床医学や日常生活では汎用されている．その際の足関節は，距腿関節を指すことが多い．"足の関節（joints of foot）"は，距腿関節から趾（指）節間関節まで，足にある関節すべてを包含する用語である．

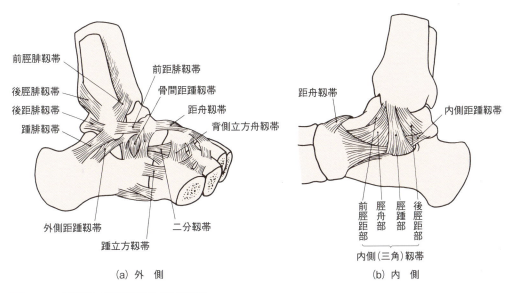

(a) 外側　(b) 内側

**図 4-70** 足関節（距腿関節）部の靱帯

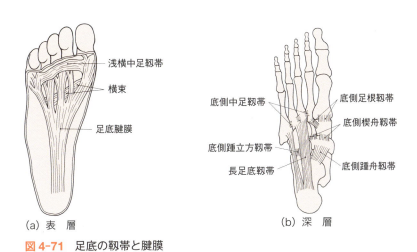

(a) 表層　(b) 深層

**図 4-71** 足底の靱帯と腱膜

〈deltoid〉lig.：脛舟部，脛踵部，前脛距部，後脛距部の4部からなる），外側側副靱帯（lateral colat. lig.：前距腓靱帯，後距腓靱帯，踵腓靱帯）がある．

距腿関節は，背屈と底屈が可能であり，運動の自由度1の関節である．距骨滑車の幅は，後方よりも前方が約5 mm広い．そのため，底屈位では関節の遊び（joint laxity）があり，わずかに内転と外転の運動が可能となる．背屈位では，関節窩が関節頭を固く挟みこむため，内転や外転の運動はできない．

足では，踵から第2趾（指）に抜ける線を形態上の基準線とする．この基準線に対して，距骨の長軸は前内側，距骨滑車の長軸は前外側に向いている．外果は内果よりも少し後方にあり，距腿関節の底屈や背屈の運動軸は，完全な水平-前額軸とはならない．そのため，背屈時には足底はやや外側に向き，底屈時には内側を向く．

**2 距骨下関節**（subtalar〈talocalcaneal〉j.）　距骨の下面と踵骨上前面との間の関節で，前距踵関節，中距踵関節，後距踵関節の3つの部分で接合する顆状関節である．付属する靱帯

は，骨間距踵靱帯（足根洞の内部にある），内側距踵靱帯，外側距踵靱帯である．

**3** **横足根関節**（transverse tarsal j.）　外側の踵立方関節，内側の距舟関節の2つからなる．この関節は，外科的切断部位として，ショパール関節（Chopart's joint）ともいう．付属する靱帯には，距舟靱帯，二分靱帯，踵立方靱帯，踵舟靱帯，長足底靱帯がある．

長足底靱帯は，踵骨隆起のすぐ前部から立方骨および第2～5中足骨底に至る．強い靱帯であり，さらに表層にあって踵骨隆起から中節骨に至る厚い腱性の足底腱膜（plantar aponeurosis）とともに，足の縦方向のアーチを形成する．

**4** **足根中足関節**（tarsometatarsal js.）　内側楔状骨と第1中足骨，中間楔状骨と第2中足骨，外側楔状骨と第3中足骨，立方骨と第4中足骨および第5中足骨との間にある関節を総称して，足根中足関節という．外科的切断部位として，リスフラン関節（Lisfranc's joint）ともいう．靱帯には，背側足根中足靱帯，底側足根中足靱帯および骨間足根中足靱帯があり，合わせて足根靱帯という．この関節は，滑り運動が主で，わずかの底屈と背屈，内転と外転が可能である．

**5** **中足間関節**（intermetatarsal js.）　中足骨相互の半関節で，背側中足靱帯，底側中足靱帯および骨間中足靱帯が補強する．足の横アーチが形成される部分である．

**6** **中足趾（指）節関節**（metatarsophalangeal js.）　中足骨と趾（指）基節骨の間の球関節で，内側側副靱帯や外側側副靱帯，底側靱帯，深横中足靱帯で補強されている．

**7** **趾（指）節間関節**（interphalangeal js. of foot）　手指と同じようにPIP関節，DIP関節がある．内側側副靱帯と外側側副靱帯によって補強された蝶番関節であり，屈曲と伸展が可能である．

### (2) 足の筋

足の筋は，下腿に起始部があるものを下腿筋，足部に起始部と停止部があるものを足筋（足の内在筋）という．

下腿筋を，部位によって3群に区分すると（**表4-16**），
① 前面：前脛骨筋，長母趾（指）伸筋，長趾（指）伸筋，第三腓骨筋
② 側面：長腓骨筋，短腓骨筋
③ 後面：浅層；腓腹筋，ヒラメ筋，足底筋，深層；後脛骨筋，長趾（指）屈筋，長母趾（指）屈筋

となる．

足筋を，部位によって足背と足底に区分すると（**表4-17，図4-72**），
・足背：短母趾（指）伸筋，短趾（指）伸筋
・足底：母指球筋〔母趾（指）外転筋，短母趾（指）屈筋，母趾（指）内転筋〕，小指球筋〔小趾（指）外転筋，短小趾（指）屈筋，小趾（指）対立筋〕，中足筋〔短趾（指）屈筋，足底方形筋，虫様筋，底側骨間筋，背側骨間筋〕

となる．

「関節可動域表示ならびに測定法」が2022年4月に改訂された．主な変更点は次の3点である．
1．足関節・足部における「外がえしと内がえし」および「回外と回内」の定義
**外がえしと内がえし**：足関節・足部に関する前額面の運動で，足底が外方を向く動きが外がえし（eversion），足底が内方を向く動きが内がえし（inversion）である．
**回外と回内**：底屈，内転，内がえしからなる複合運動が回外，背屈，外転，外がえしからなる複合運動が回内である．母趾・趾に関しては，前額面における運動で，母趾・趾の軸を

## 表 4-16 足関節の筋

| 筋 | 起始 | 停止 | 神経 | 運動* |
|---|---|---|---|---|
| 前脛骨筋<br>Tibialis anterior | 脛骨近位 1/2 の外側面，下腿骨間膜，下腿筋膜 | 内側楔状骨，第 1 中足骨底 | 深腓骨神経<br>L4〜S1 | 足の背屈・内がえし |
| 長母趾(指)伸筋<br>Extensor hallucis longus | 腓骨中央部骨間縁，下腿骨間膜 | 母趾(指)末節骨底，一部は基節骨底 | 深腓骨神経<br>L4〜S1 | 母趾(指)の背屈<br>足の背屈・内がえし |
| 長趾(指)伸筋<br>Extensor digitorum longus | 腓骨の近位外側面，脛骨の近位 2/3，下腿骨間膜，下腿筋膜 | 第 2〜5 趾(指)の指背腱膜，中節骨底，末節骨底 | 深腓骨神経<br>L4〜S1 | 第 2〜5 趾(指)の背屈<br>足の背屈・外がえし |
| 第三腓骨筋<br>Fibularis〈Peroneus〉tertius | 腓骨遠位 1/3 の前縁，下腿骨間膜 | 第 5 中足骨底・体の背側 | 深腓骨神経<br>L4〜S1 | 足の背屈・外がえし |
| 長腓骨筋<br>Fibularis〈Peroneus〉longus | 脛骨外側顆，腓骨頭，腓骨外側縁近位 1/2，下腿筋膜 | 内側楔状骨，第 1・2 中足骨底 | 浅腓骨神経<br>L4〜S1 | 足の底屈・外がえし |
| 短腓骨筋<br>Fibularis〈Peroneus〉brevis | 腓骨外側面遠位 2/3 | 第 5 中足骨粗面 | 浅腓骨神経<br>L4〜S1 | 足の底屈・外がえし |
| 腓腹筋<br>Gastrocnemius | [表 4-14 参照] | | | 膝関節の屈曲<br>足の底屈 |
| ヒラメ筋<br>Soleus | 腓骨頭，脛骨後面のヒラメ筋線と内側縁，ヒラメ筋腱弓 | 腓腹筋腱と合してアキレス腱となり，踵骨隆起につく | 脛骨神経<br>L4〜S2 | 足の底屈 |
| 足底筋<br>Plantaris | [表 4-14 参照] | | | 膝関節の屈曲<br>足の底屈 |
| 後脛骨筋<br>Tibialis posterior | 脛骨の後面，腓骨の内側面，下腿骨間膜の後面近位 1/2 | 第 2〜3 中足骨底，舟状骨粗面，内側・中間・外側楔状骨，立方骨 | 脛骨神経<br>L5〜S2 | 足の底屈・内がえし |
| 長趾(指)屈筋<br>Flexor digitorum longus | 脛骨後面 | 第 2〜5 趾(指)末節骨底 | 脛骨神経<br>L5〜S2 | 第 2〜5 趾(指)の底屈<br>足の底屈 |
| 長母趾(指)屈筋<br>Flexor hallucis longus | 腓骨後面の遠位 2/3 | 第 1〜3 趾(指)末節骨底 | 脛骨神経<br>L5〜S2 | 第 1〜3 趾(指)の屈曲<br>足の底屈 |

* 足関節・足部の矢状面での運動は，足背への動きを背屈，足底への動きを底屈とし，屈曲と伸展は使用しない．ただし，母趾・趾に関しては，足底への動きが屈曲，足背への動きが伸展である．足底が外方を向く動きが外がえし，足底が内方を向く動きが内がえしである．
足部の外反・内反という用語は，足部の変形を意味しており，外がえしの状態になったものを外反変形，内がえしの状態になったものを内反変形という．

中心にして趾腹が内方を向く動きが回外，趾腹が外方を向く動きが回内である．
2. 足関節・足部に関する矢状面の運動の用語
　背屈と底屈：足背への動きを背屈，足底への動きを底屈とし，屈曲と伸展は使用しないこととする．ただし，母趾・趾に関しては，足底への動きが屈曲，足背への動きが伸展である．
3. 足関節・足部の内転・外転運動の基本軸と移動軸
　基本軸：第 2 中足骨長軸
■1 **足関節の背屈**　　動筋は，前脛骨筋，長趾(指)伸筋，第三腓骨筋．補助動筋は，長母趾(指)伸筋（図 4-73）

## 表 4-17 足の筋

| 筋 | 起始 | 停止 | 神経 | 運動[*1] |
|---|---|---|---|---|
| 短母趾(指)伸筋<br>Extensor hallucis brevis | 踵骨体前部の背面 | 母趾(指)基節骨底 | 深腓骨神経<br>L4〜S1 | 母趾(指)の背屈 |
| 短趾(指)伸筋<br>Extensor digitorum brevis | 踵骨体前部の背面から外側面 | 第2〜4趾(指)中節骨,末節骨,指背腱膜 | 深腓骨神経<br>L4〜S1 | 第2〜4趾(指)の背屈 |
| 母趾(指)外転筋<br>Abductor hallucis | 踵骨隆起内側部,舟状骨粗面,屈筋支帯,足底腱膜 | 母趾(指)基節骨底内側 | 内側足底神経<br>L5〜S1 | 母趾(指)の外転・底屈 |
| 短母趾(指)屈筋<br>Flexor hallucis brevis | 内側楔状骨,長足底靱帯 | 母趾(指)基節骨底,第1中足骨頭の内側・外側種子骨 | 内側足底神経<br>L5, S1<br>外側足底神経<br>S1, 2 | 母趾(指)の底屈 |
| 母趾(指)内転筋<br>Adductor hallucis | 斜頭：第2〜4中足骨,外側楔状骨,立方骨<br>横頭：第3〜5中足骨頭・中足趾(指)節関節関節包 | 母趾(指)基節骨底外側面,第1中足骨頭の外側種子骨 | 外側足底神経<br>S1, 2 | 母趾(指)の底屈・内転,横方向の足弓を形成 |
| 小趾(指)外転筋<br>Abductor digiti minimi | 踵骨隆起の外側部,足底腱膜 | 小趾(指)基節骨底,第5中足骨底 | 外側足底神経<br>S1, 2 | 小趾(指)の底屈・外転 |
| 短小趾(指)屈筋[*2]<br>Flexor digiti minimi brevis | 第5中足骨底,長足底靱帯 | 小趾(指)基節骨底 | 外側足底神経<br>S1, 2 | 小趾(指)の底屈 |
| 短趾(指)屈筋<br>Flexor digitorum brevis | 踵骨隆起の内側突起,足底腱膜 | 第2〜5趾(指)中節骨底 | 内側足底神経<br>L5, S1 | 第2〜5趾(指)の底屈 |
| 足底方形筋<br>Quadratus plantae | 踵骨隆起の内側突起・外側突起 | 長趾(指)屈筋腱の外側縁 | 外側足底神経<br>S1, 2 | 第2〜5趾(指)の底屈(長趾(指)屈筋の働きを助ける) |
| [足の]虫様筋<br>Lumbricals | 長趾(指)屈筋腱 | 第2〜5趾(指)基節骨の内側面,指背腱膜 | 内側足底神経<br>L5, S1<br>外側足底神経<br>S1, 2 | 第2〜5趾(指)MPの底屈,IPの背屈 |
| 底側骨間筋(3筋)<br>Plantar interossei | 第3〜5中足骨内側 | 第3〜5趾(指)基節骨底内側面 | 外側足底神経<br>S1, 2 | 第2趾(指)を中軸に背側骨間筋は他の趾(指)を離し,底側骨間筋は近づける.同時に作用すればMPを底屈,IPを背屈する |
| [足の]背側骨間筋(4筋)<br>Dorsal interossei | 各2頭をもって,第1〜5中足骨の対向面 | 第2〜4趾(指)基節骨底 | 外側足底神経<br>S1, 2 | |

[*1] 解剖学用語では,足関節および趾(指)の運動で,背屈は伸展,底屈は屈曲,足指の内転は第2趾(指)に他の趾(指)が近づく運動,外転は第2趾(指)から遠ざかる運動を意味する.
[*2] 短小趾(指)屈筋の深層一部を,旧学名では,小指対立筋と記していた.

　この4筋は,いずれも足関節前面を走行する.これらの腱を押さえるように上伸筋支帯(superior extensor retinaculum)と下伸筋支帯(inferior extensor retinaculum)がある.上伸筋支帯は,内果や外果の上方で内側から外側に向かって,前脛骨筋,長母趾(指)伸筋,長趾(指)伸筋,第三腓骨筋の順に配列する4腱を,輪状に取り巻いている.下伸筋支帯は,XあるいはY字状で,足根部背側の踵立方関節の上に位置する.これらの筋の多くは,足部の背屈にも働く.

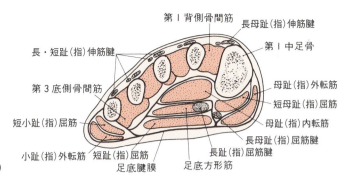

図 4-72 足部の横断面（中央）

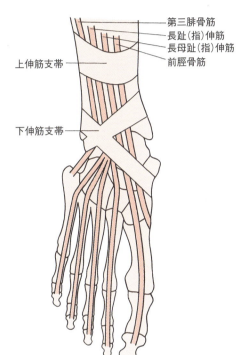

図 4-73 足関節と足部の背屈筋（背側）

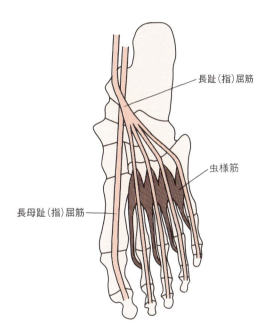

図 4-74 足関節，足部，趾（指）の底屈筋（底側）
虫様筋は基節底屈，中節・末節伸展に働く．

**2　足関節の底屈**　　動筋は，長腓骨筋，腓腹筋，ヒラメ筋，足底筋．補助動筋は，短腓骨筋，後脛骨筋，長趾（指）屈筋，長母趾（指）屈筋（図 4-74，75）．

長腓骨筋と短腓骨筋は，外果後側を通って足底に回り込み，外側縦アーチの形成に重要な働きをする．足関節の底屈の他に，足部の外がえし運動にも関与する．

腓腹筋の内側頭，外側頭およびヒラメ筋をまとめて，下腿三頭筋という．腱は合一して踵骨腱（calcaneal tendon，アキレス腱：Achilles tendon）となり，踵骨隆起に付着する．大殿筋，大腿四頭筋に続く，強力な筋である．腓腹筋は最大収縮で約 4 cm，ヒラメ筋は約 4.5 cm 短縮する．腓腹筋は 2 関節筋であり，膝関節屈曲の作用もある．膝関節の完全伸展位では，腓腹筋は受動的に伸張され，この肢位では，足関節の底屈力が最も強く発揮される．膝屈曲位では，腓腹筋は受動的に短縮され，足関節の底屈力は弱い．足関節の底屈に働く筋の多くは，足部の屈曲（底屈）にも働いている．

**3　足の内がえし**　　動筋は，後脛骨筋，長趾（指）屈筋．補助動筋は，前脛骨筋，長母趾

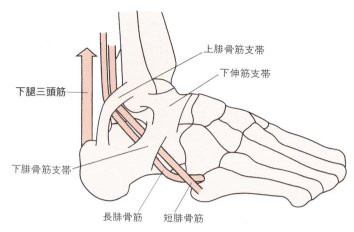

**図 4-75** 足関節の底屈筋および足部の底屈・外がえし筋（下腿三頭筋を除く）（外側）

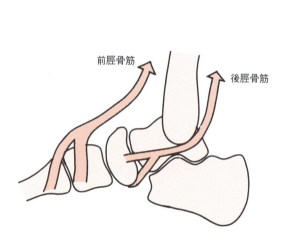

**図 4-76** 足部の内がえし筋（内側）
前脛骨筋は同時に背屈筋として，後脛骨筋は底屈筋として働く．

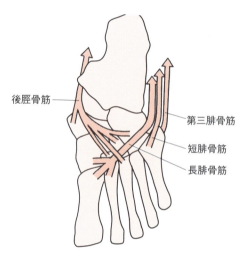

**図 4-77** 足部の内がえし筋と外がえし筋（底側）
後脛骨筋は足部底屈と内がえしに，長・短腓骨筋は足部底屈と外がえしに働く．

（指）屈筋，長母趾（指）伸筋（図 4-76，77）

　前脛骨筋と後脛骨筋は，内果を挟んで前後に位置する．底屈と背屈では拮抗筋になるが，内がえしでは共同筋になる．後脛骨筋は，内がえし運動では，前脛骨筋よりも強力に働く．また，内側縦アーチの形成に重要な働きをしている．

　**4　足の外がえし**　　動筋は，長腓骨筋，短腓骨筋．補助動筋は，第三腓骨筋，長趾（指）伸筋

　距骨上面の高さで足関節部を横断すると，下腿筋腱の位置関係がわかる（図 4-78，腓腹筋，ヒラメ筋，足底筋は示してない）．足関節の運動の中心点に関して，水平-前額軸（X-X'），水平-矢状軸（Z-Z'）を描くと，前脛骨筋，長母趾（指）伸筋（背屈，内がえし），長腓骨筋，短腓骨筋（底屈，外がえし），長趾（指）伸筋，第三腓骨筋（背屈，外がえし），後脛骨筋，長趾（指）屈筋，長母趾（指）屈筋（底屈，内がえし）となり，相互の拮抗や共同の関係が明らかになる．

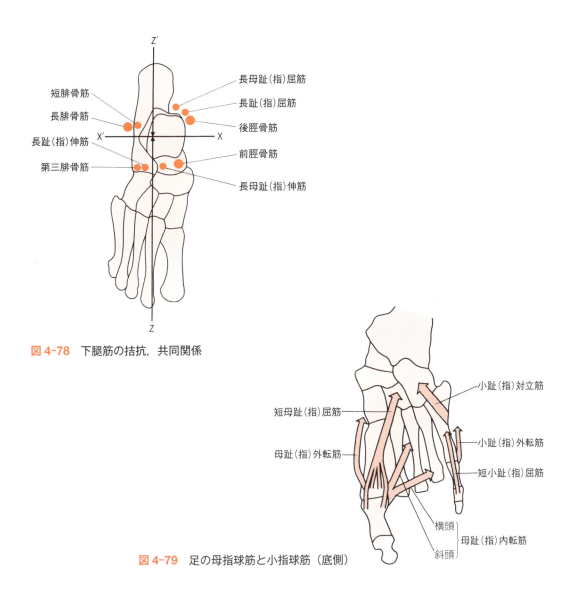

図 4-78　下腿筋の拮抗，共同関係

図 4-79　足の母指球筋と小指球筋（底側）

**5** 趾（指）の屈曲　　長趾（指）屈筋，長母趾（指）屈筋
**6** 趾（指）の伸展　　長趾（指）伸筋，長母趾（指）伸筋

　足筋（図 4-79，80）には，手の内在筋と同名，同作用の筋が多い．しかし，足では対立運動や指先の精巧な運動は退化して，筋名の示す機能を果たしていない筋が多い．足筋の多くはアーチの形成に働き，母指球筋は内側縦アーチ，小指球筋は外側縦アーチと関連している．

　表 4-18 に，足関節，足部および趾（指）の筋の収縮（短縮）と運動を示す．

### （3）足のアーチ

　足部骨格の全体の配列は，上方に隆起した軽い弯曲を示し，外観からは"土踏まず（arch of foot）"として認められる．これを足のアーチ（足弓：plantar arch）といい，力学的に合理的な荷重支持に役立っている．足のアーチは，骨，関節，靱帯および筋の要素が組み合わさって構成されている．内側縦アーチ，外側縦アーチ，横アーチの 3 種類がある（図 4-81）．

**1** 内側縦アーチ（medial arch）　　内側縦足弓は，"土踏まず"を形成し，歩行運動と密接な関係がある（図 4-81 A-B）．

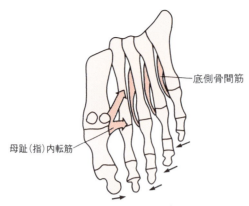
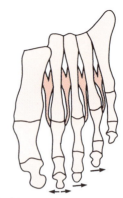

(a) 底側骨間筋と母趾(指)内転筋は趾(指)を第2趾(指)に近づける働きをする.

(b) 背側骨間筋は趾(指)を開く〔第1趾(指)は開閉とも〕働きをする.

図 4-80　母趾（指）の内転筋と骨間筋

表 4-18　足関節，足部および趾(指)の筋の収縮（短縮）と運動

| 部位<br>筋　　　　　　運動 | 足関節 伸展 | 足関節 屈曲 | 足部 伸展 | 足部 屈曲 | 足部 内がえし | 足部 外がえし | 趾(指) 伸展 | 趾(指) 屈曲 |
|---|---|---|---|---|---|---|---|---|
| 前 脛 骨 筋 | ○ |  | ○ |  | △ |  |  |  |
| 長母趾(指)伸筋 | △ |  | ○ |  | △ |  | ○*2 |  |
| 長 趾(指)伸 筋 | ○ |  | ○ |  |  | △ | ○*1 |  |
| 第 三 腓 骨 筋 | ○ |  | ○ |  |  | △ |  |  |
| 長 腓 骨 筋 |  | ○ |  | ○ |  | ○ |  |  |
| 短 腓 骨 筋 |  | △ |  | ○ |  | ○ |  |  |
| 腓 腹 筋 |  | ○ |  |  |  |  |  |  |
| ヒ ラ メ 筋 |  | ○ |  |  |  |  |  |  |
| 足 底 筋 |  | ○ |  |  |  |  |  |  |
| 後 脛 骨 筋 |  | △ |  | ○ | ○ |  |  |  |
| 長 趾(指)屈 筋 |  | △ |  | ○ | ○ |  |  | ○*1 |
| 長母趾(指)屈筋 |  | △ |  | ○ |  |  |  | ○*2 |

○：動筋，△：補助動筋
*1：第2〜5趾(指)，*2：母趾(指).

① 骨：踵骨-距骨-舟状骨-内側楔状骨-第1中足骨

　　皮膚を通して接地している部分は，後方の踵骨隆起底側部（A），前方の第1中足骨の種子骨（B）である．この足弓のかなめ石（keystone）となっているのは，舟状骨である．

② 靱帯：底側踵舟靱帯，距踵靱帯，楔舟靱帯，足根中足靱帯など

③ 筋：後脛骨筋（舟状骨を引く），前脛骨筋（第1中足骨底を引く），長母趾（指）屈筋および長趾（指）屈筋〔第1〜5趾を引くと同時に距骨と踵骨を安定させる〕，母趾（指）外転筋（第1中足骨と距骨を引く）

**2** 外側縦アーチ（lateral arch）　　外側縦足弓は，足のバランスと密接な関係がある（図4-81 A–C）．

① 骨：踵骨-立方骨-第5中足骨

　　内側縦アーチに比べると，アーチの高さは低く，長さも短い．皮膚を含めた軟部組織で，全長にわたって接地している．要となるのは，踵立方関節部である．

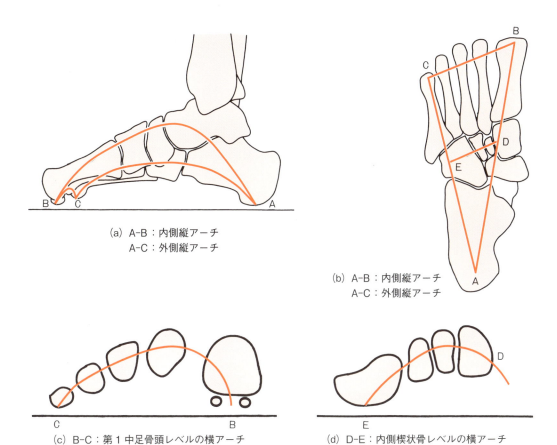

(a) A-B：内側縦アーチ
　　A-C：外側縦アーチ

(b) A-B：内側縦アーチ
　　A-C：外側縦アーチ

(c) B-C：第1中足骨頭レベルの横アーチ

(d) D-E：内側楔状骨レベルの横アーチ

図 4-81　足のアーチ

② 靱帯：長足底靱帯，踵立方靱帯，足根中足靱帯
③ 筋：長腓骨筋と短腓骨筋（前者は踵骨を持ち上げ，後者は同時に第5中足骨頭を引く），小趾（指）外転筋

**3** **横アーチ**（transverse arch）　横アーチは，内側縦アーチと外側縦アーチの間にできるもので，部位によって構成する要素が異なる．図4-81 B-Cは，第1中足骨頭（種子骨）-第2〜5中足骨頭からなり，このアーチの頂点は第2中足骨頭である．靱帯は深横中足靱帯，筋は母趾（指）内転筋横頭が構成要素となる．図4-81 D-Eの部分は，内側楔状骨-中間楔状骨-外側楔状骨-立方骨からなり，頂点は中間楔状骨である．靱帯は楔間靱帯，楔立方靱帯，筋は長腓骨筋が関与する．

　足のアーチは，出生時には低く未完成である．成長とともに活発な筋活動と体重増加に対する抗重力作用として，高さを増して完成する．アーチ形成によって，足底にかかる体重は，分散されて床に伝達される．安静立位では，体重の50％ずつが等しく両足の距骨にかかる．距骨は，これを踵骨に25％，母指球と小指球に25％の比率で分配する．

**(4) 足の変形**（図4-82）

　主な足の変形には，内反足，外反足，凹足，扁平足，踵足，尖足がある．趾（指）には，手指と同じような変形がある．主なものを挙げる．

・尖足（pes equinus, drop foot）：最も多くみられる変形であり，先天性あるいは前脛骨筋や

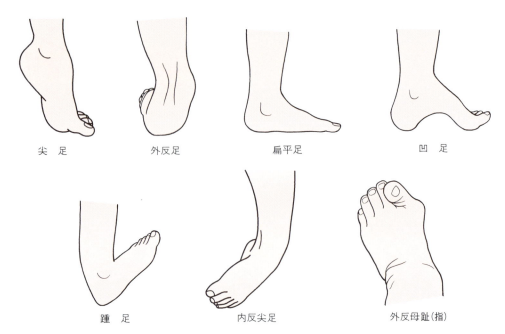

図 4-82 足と足趾（指）の変形（左足）

その他の足関節の背屈筋群の筋力低下，あるいは逆に腓腹筋やヒラメ筋の過緊張によって起こる．立位では，母指球だけで地面につくようになる．内反傾向を伴い，内反尖足となることが多い．

- 外反足（pes valgus, valgus foot）：後脛骨筋や足筋の麻痺，長腓骨筋の拘縮によって生じる．足は外がえし位に固定し，足のアーチは崩れ，足底内側部だけで地面につく．
- 扁平足（pes planus, flat foot）：後脛骨筋や足筋の筋緊張低下，靭帯の緊張低下によって，下腿は内旋する．内側縦アーチが扁平化したものを扁平足，前足部横アーチが扁平化したものを横扁平足というが，両者はしばしば合併する．足底全体が地面につく．
- 凹足（pes cavus, hollow foot）：足の縦アーチが極端に増強して，高くなった状態である．原因は，腓腹筋あるいはヒラメ筋の弱化による筋力の不均衡，ハイヒールの常用，職業的ダンサーのように足を過度に使う職業，先天性素因などである．趾（指）の伸展拘縮を伴うことが多い．
- 踵足（pes calcaneus, talipes calcaneus）：腓腹筋，ヒラメ筋あるいは長腓骨筋の筋力低下のため，拮抗筋の作用が相対的に強くなり，踵骨の軸が地面に対して垂直方向に向き，足関節背屈位となった変形である．多くの場合，外反を伴って外反踵足となる．
- 内反足（pes varus, club foot）：胎内肢位の異常による先天性のもの，腓骨筋麻痺によるものなどがある．尖足を合併することが多く，これを内反尖足（pes equinovarus）という．凹足の合併もある．
- 外反母趾（指）（hallux valgus）：母趾（指）の主軸が足の外側に向かって偏位し，第1中足骨頭が内側に偏位した変形である．先天性素因，靴（先の細いハイヒール），関節リウマチやパーキンソン病，扁平足などが発症の要因となる．

## 4 体幹の運動

### 1 脊柱の骨格（図4-83, 84）

胴骨は，人体の体幹に属する骨であり，椎骨（vertebrae），肋骨（ribs），胸骨（sternum）からなる．椎骨は，全体として脊柱（vertebral column）を形成している．胸椎は，肋骨および胸骨とともに胸郭（thorax）を形成する．脊柱は32～35個の椎骨からなる．これを各部分に分けると，

頸椎：第1頸椎C1～第7頸椎C7
胸椎：第1胸椎T1～第12胸椎T12
腰椎：第1腰椎L1～第5腰椎L5
仙椎：第1仙椎S1～第5仙椎S5（全体として1個の仙骨をつくる）
尾椎：第1尾椎Co1～第3～6尾椎Co3～6（全体として尾骨という）

となる．

脊柱は，前額面ではほとんど直線であるが，矢状面では頸椎前弯，胸椎後弯，腰椎前弯，仙椎と尾椎の後弯の4つの生理的弯曲（脊柱弯曲：spinal curvature）がある．後弯要素は，胎児期より存在し，第1次弯曲という．前弯要素のうち，頸椎前弯は，首がすわり，座位が可能となっ

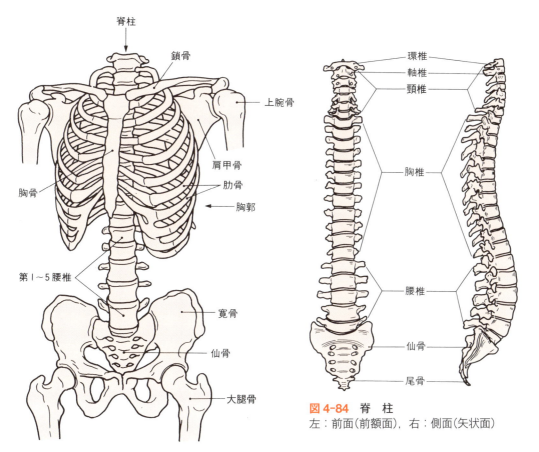

図4-83 体幹の骨格

図4-84 脊柱
左：前面（前額面），右：側面（矢状面）

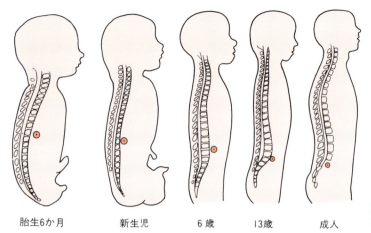

図 4-85　脊柱弯曲の年齢推移
●印は重心の位置を示す．

胎生6か月　　新生児　　6歳　　13歳　　成人

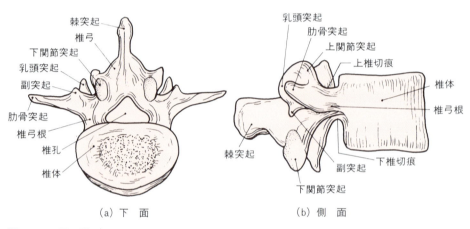

図 4-86　腰椎

てから形成される．腰椎前弯は，立位が可能になって増強される．これらを第2次弯曲という（図 4-85）．

- 椎骨の一般的な形状（図 4-86）：椎骨は，部位によって，その構造が著しく異なるが，通常は，前後の椎体（vertebral body）と椎弓（vertebral arch）とに分けられる．その間に椎孔〔vertebral foramen：全体として脊柱管（vertebral canal）〕を囲み，脊髄を収めている．椎孔は，頸椎と腰椎では大きく三角形で，胸椎では小さな円形である．

 椎骨の前部分を形成する椎体は円柱形であり，上面と下面は扁平で，椎間円板を介して隣接する椎骨に面している．椎骨の後部分の椎弓は，椎弓根で椎体と連なり，上関節突起，下関節突起，棘突起，横突起（頸椎，胸椎），肋骨突起（腰椎）で構成されている．関節突起は，上下に隣接する椎骨の関節突起と平面関節を形成して連結する．椎弓根の上縁と下縁を，それぞれ上椎切痕，下椎切痕という．上下で椎間孔（intervertebral foramen）を形成し，脊髄から出る神経根の通路となる．椎間孔を通る神経根の面積は20〜30％で，残りは血管，脂肪，リンパ管で占められる．

- 脊柱の靱帯（図 4-87）：椎骨を連結する靱帯には，上下の椎骨を結ぶものと，全椎骨を通して結ぶものとの2種類がある．前者は黄色靱帯（lig. flava, yellow lig.），棘間靱帯（inter-

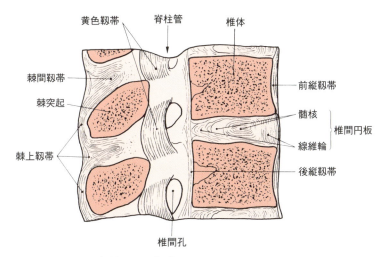

**図 4-87　脊柱の矢状断面と靱帯**

spinous ligs.），横突間靱帯（intertransverse ligs.），後者は前縦靱帯（anterior longitudinal lig.：椎体前面を後頭骨底から仙骨前面まで，椎間円板とは緩く結合する），後縦靱帯（posterior longitudinal lig.：椎体後面を後頭骨から仙骨まで，椎間円板とは強固に結合する），項靱帯（nuchal lig.：後頭骨と第7頸椎棘突起を結ぶ），棘上靱帯（supraspinous lig.：項靱帯の続きとみなされるもので，第7頸椎棘突起から仙骨後面まで）である．

- 椎間円板：椎間円板（intervertebral disc）は，椎体間にあって，線維輪（anulus fibrosus）と髄核（nucleus pulposus）からなる．線維輪は，交互に異なる方向に斜走するコラーゲン線維を多く含む結合組織性線維層で，上下の椎体と強固に結合している．髄核は，線維輪の中心にあって，ゼラチン様物質の半液状塊からなり，そのなかに胎生期の残遺物である脊索を含んでいる．髄核の成分の80％は水分であり，残りは蛋白，ムコ多糖類，コンドロイチン硫酸，ヒアルロン酸などである．

  椎間円板の機能は，上下の椎体の連結，脊柱の動き，体重圧などの機械的負荷の緩衝作用である．垂直荷重の3/4を髄核が受け，残りの1/4を線維輪が負担している．運動時に，椎間円板の変形に対しては，髄核が線維輪内をわずかに移動し，圧力に対しては髄核による水分の出納現象が起こる．安静臥位時に比較して，成人の立位姿勢では全脊柱で約2 cmの短縮が起こる．椎間円板のうちで，最も荷重が加わり，大きな可動域があるのは，L5～S1間の椎間円板である．ここに傷害や比較的早期（20歳代）からの変性が起こりやすい．

- 脊柱の動き：脊柱は，屈曲（前屈），伸展（後屈），側屈および回旋が可能で，運動自由度3である．脊柱の運動には，股関節の動きを伴うことが多く，個人差も大きい．個々の椎骨間の屈伸，側屈，回旋の可動域を**表4-19**に示す．

**2　脊髄神経**（**図4-88, 89**）　脊柱管内を縦走する脊髄の長さと脊柱の長さとの著しい差異のため，脊髄から出る末梢神経である脊髄神経（spinal nerve）は，下部になるほど脊柱管の中を下方に走行してから，それぞれ相当する椎間孔に達して，脊柱管の外に出てくる．成人では，ほぼ第2腰椎の高さ以下には脊髄はなく，脊髄神経の前根と後根が走行する馬尾（cauda equina）がある．

脊髄横断面でみると，前側面から遠心性（運動性）の前根が，後側面からは求心性（感覚性）

表 4-19 椎骨間の可動域

| 部位 | 屈伸 | 側屈 | 回旋 |
|---|---|---|---|
| Oc.–C1 | 4〜33°（13°） | 4〜14°（ 8°） | 0° |
| C1–C2 | 2〜21 （10） | 0 | 22〜58 （47） |
| C2–C3 | 5〜23 （ 8） | 11〜20 （10） | 6〜28 （ 9） |
| C3–C4 | 7〜38 （13） | 9〜15 （11） | 10〜28 （11） |
| C4–C5 | 8〜39 （12） | 0〜16 （11） | 10〜26 （12） |
| C5–C6 | 4〜34 （17） | 0〜16 （ 8） | 8〜34 （10） |
| C6–C7 | 1〜29 （16） | 0〜17 （ 7） | 6〜15 （ 9） |
| C7–T1 | 4〜17 （ 9） | 0〜17 （ 4） | 5〜13 （ 8） |
| T1–T2 | 3〜 5 （ 4） | 6 （ 6） | 14 （ 9） |
| T2–T3 | 3〜 5 （ 4） | 5〜 7 （ 6） | 4〜12 （ 8） |
| T3–T4 | 2〜 5 （ 4） | 3〜 7 （ 6） | 5〜11 （ 8） |
| T4–T5 | 2〜 5 （ 4） | 5〜 6 （ 6） | 4〜11 （ 8） |
| T5–T6 | 3〜 5 （ 4） | 5〜 6 （ 6） | 5〜11 （ 8） |
| T6–T7 | 2〜 7 （ 5） | 6 （ 6） | 4〜11 （ 8） |
| T7–T8 | 3〜 8 （ 6） | 3〜 8 （ 6） | 4〜11 （ 8） |
| T8–T9 | 3〜 8 （ 6） | 4〜 7 （ 6） | 6〜 7 （ 7） |
| T9–T10 | 3〜 8 （ 6） | 4〜 7 （ 6） | 3〜 5 （ 4） |
| T10–T11 | 4〜14 （ 9） | 3〜10 （ 7） | 2〜 3 （ 2） |
| T11–T12 | 6〜20 （12） | 4〜13 （ 9） | 2〜 3 （ 2） |
| T12–L1 | 6〜20 （12） | 5〜10 （ 8） | 2〜 3 （ 2） |
| L1–L2 | 9〜16 （12） | 3〜 8 （ 6） | < 3 （ 2） |
| L2–L3 | 11〜18 （14） | 3〜 9 （ 6） | < 3 （ 2） |
| L3–L4 | 12〜18 （15） | 5〜10 （ 8） | < 3 （ 2） |
| L4–L5 | 14〜21 （17） | 5〜 7 （ 6） | < 3 （ 2） |
| L5–S1 | 18〜22 （20） | 2〜 3 （ 3） | < 3 （ 5） |

（ ）は代表的数値

(White et al. 1978)

の後根が左右対称に出ている．前根が運動神経，後根が感覚神経の線維であることをベル・マジャンディの法則（Bell–Magendie law）という．前根と後根は，合一して混合神経（mixed nerve）となり，椎間孔を通過し，混合神経のまま前枝（anterior〈ventral〉rami）と後枝（posterior〈dorsal〉rami）に分かれて，体節構造に一致して走行する．これを髄節（myelomere）という．人間の脊髄神経は，31 髄節からなる．

　頸神経 8 対（C1〜8）
　胸神経 12 対（T1〜12）
　腰神経 5 対（L1〜5）
　仙骨神経 5 対（S1〜5）
　尾骨神経 1 対（Co1）

前枝は，上肢や下肢に分布する前に，複雑な神経叢を形成する．末梢神経は，皮膚に分布する皮膚神経と，筋に分布する筋神経とに区分される．前者は感覚神経，後者は混合神経である．

**3** 体表面から触知できる体幹の筋（図 4-90）

## 1）頸椎の運動

　頸椎（cervical vertebrae）は，1,300〜1,400 g の重量の脳を支持し，重い上肢を懸垂させている．脊柱のうちで，最も大きな運動の可動域がある．

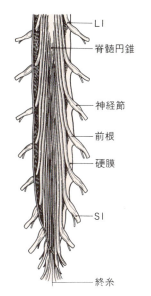

図 4-88 硬膜を除去した馬尾

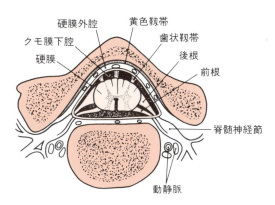

図 4-89 脊柱の横断面

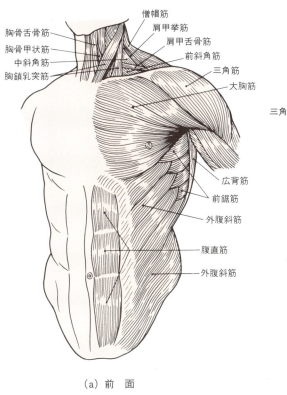

(a) 前　面　　　　　　　　　　(b) 後　面
　　　　　　　　　　　　　右側は表層の筋を一部除去したもの

図 4-90 体表面から触知できる体幹の筋

## (1) 頸椎（図 4-91〜93）

　前弯を示す 7 個の頸椎のうち，上位の 2 椎（環椎 C1 と軸椎 C2）は，下位頸椎と著しく異なった形態となっている．

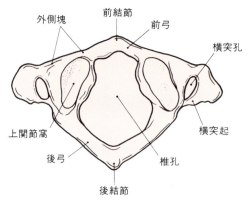

図 4-91　環椎（上面）

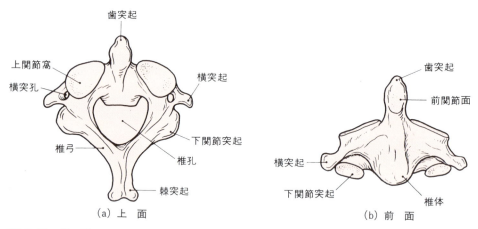

(a) 上　面　　　　　　　　　　(b) 前　面

図 4-92　軸　椎

　環椎（atlas）は，全体で輪状となり，外側塊の上関節窩が頭蓋の後頭結節と関節を形成する．下関節窩は，軸椎と椎間関節を形成する．この椎間関節は，脊椎のなかで最も大きく，関節面は水平に近い（約30°）．軸椎（axis）は，前上面から垂直に歯突起（dens）が突出し，環椎前弓内にはまり込む．歯突起の後方は，強力な環椎横靱帯（transverse lig. of atlas）で支えられている．頸椎の回旋運動の多くの部分は，この環軸関節で行われる．

**1　頭蓋骨-環椎-軸椎の連結**　頭蓋骨と環椎は，環椎後頭関節（顆状関節）で連結し，前・後環椎後頭膜が靱帯様の機能を果たしている．軸椎の歯突起尖端と後頭骨は，歯尖靱帯（apical lig. of dens），翼状靱帯（alar ligs.）で結ばれている．歯突起を後面から覆う環椎十字靱帯は，環椎横靱帯と縦束からなり，縦束は後頭骨と軸椎をつないでいる．蓋膜は，後縦靱帯の上端が広い膜となって環椎十字靱帯の後方を覆い，後頭骨の斜台（clivus）についている．

**2　環椎-軸椎の連結**　正中環軸関節（車軸関節）と外側環軸関節（椎間関節）があり，種々の靱帯が補強している．

**3　軸椎-第3頸椎以下の連結**（図4-94）　通常の脊椎と同じように椎間関節で連結し，椎間円板がある．成人では，椎体の後外側面にルシュカ突起あるいは鉤状突起と呼ばれる突起があり，上下で小さな関節を形成する（ルシュカ関節：Luscka's joints）．

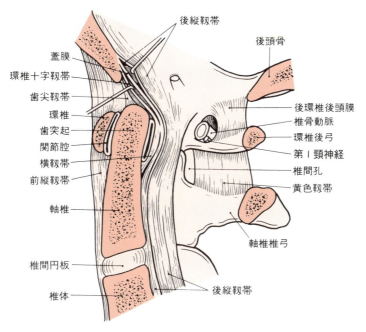

図 4-93　上位頸椎の横断面

(広畑・他 1984)

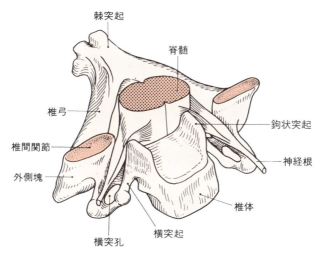

図 4-94　下位頸椎

## (2) 椎骨動脈（図 4-95）

　第1頸椎（環椎）から第6頸椎までの横突起には横突孔（foramen transversarium）があり，椎骨動脈（vertebral a.）と椎骨静脈とを通している．椎骨動脈は，鎖骨下動脈（subclavian a.）から出て，脳底動脈（basilar a.）に至る．椎骨動脈は解剖学的に，鎖骨下動脈から第6頸椎横突孔まで（part I），第6頸椎横突孔から第2頸椎横突孔まで（part II），環椎を経て大後頭孔に侵入するまで（part III），大後頭孔（foramen magnum）通過後に反対側の椎骨動脈と合して脳底動脈を形成するまで（part IV）の4部分に分けられる．

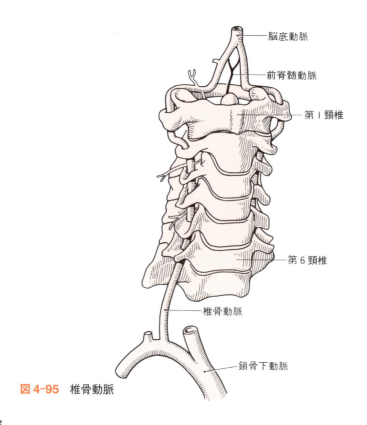

図 4-95　椎骨動脈

### (3) 頸神経

頸神経（cervical nerves）には，第1頸神経から第8頸神経までがある．第1頸神経は後頭骨と第1頸椎の間から，第2頸神経は第2頸椎の上から出ている．第7頸神経までは，同番号の頸椎の上から出る．第8頸神経だけは，第7頸椎と第1胸椎の間から出る．第1～5頸神経の前枝は頸神経叢（cervical plexus）を，第5頸神経～第1胸神経は腕神経叢（brachial plexus）を形成する．

### (4) 頸部の筋

頸部の運動に関与する筋は，大別すると頸部の筋と背部の筋に区分される．

- 頸部の筋

　外側頸筋：胸鎖乳突筋

　前頸筋群：舌骨上筋〔顎二腹筋，茎突舌骨筋，顎舌骨筋，オトガイ（頤）舌骨筋〕

　　　　　　舌骨下筋（胸骨舌骨筋，肩甲舌骨筋，胸骨甲状筋，甲状舌骨筋）

　後頸筋群：椎前筋群（頸長筋，頭長筋，前頭直筋，外側頭直筋）

　　　　　　斜角筋群（前斜角筋，中斜角筋，後斜角筋）

- 背部の筋（固有背筋）

　長背筋群：板状筋（頭板状筋，頸板状筋）

　　　　　　脊柱起立筋群（腸肋筋，最長筋，棘筋）

　短背筋群：横突棘筋群（半棘筋，多裂筋，回旋筋）

　　　　　　棘（突）間筋

　　　　　　横突間筋

　　　　　　後頭下筋群（大後頭直筋，小後頭直筋，上頭斜筋，下頭斜筋）

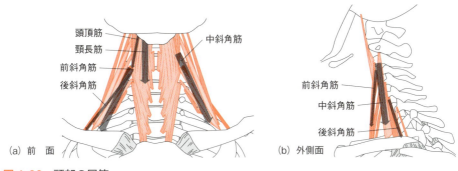

図 4-96 頸部の屈筋

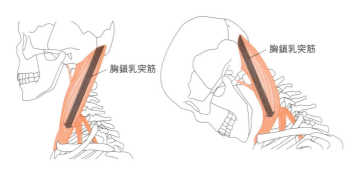

図 4-97 頸部の肢位と胸鎖乳突筋（外側面）
肢位によって頭部の屈曲，伸展いずれにも働く．

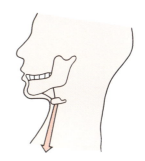

図 4-98 上・下舌骨筋群

　頸部筋を含めて，体幹筋の多くは，左右 1 対となって存在する．左右の同名筋が同時に作用した場合には，矢状面での屈曲や伸展の運動となる．片側だけの短縮は，側屈や回旋の運動を伴う．

**1　頸部の屈曲**　　胸鎖乳突筋，椎前筋群．補助動筋は，舌骨筋群と斜角筋群（図 4-96～98）

　胸鎖乳突筋は，その走行から，肢位によって頸部の屈曲あるいは伸展のいずれにも作用するが，相対的には屈曲が強い．片側だけの短縮では頸部を反対側に回旋し，同側に側屈し，その位置で伸展させる．その結果，顔面は反対側のやや上方を向く．胸鎖乳突筋と斜角筋群は，頸部の運動の他に，努力吸気時に胸郭拡大に補助的な働きをする．舌骨筋群の本来の機能は，咀嚼運動である．

**2　頸部の伸展**　　板状筋群，脊柱起立筋群，後頭下筋群，短背筋群．補助動筋は，胸鎖乳突筋（図 4-99～102）

　体幹の背部に位置している脊柱起立筋は，腸肋筋〔頸腸肋筋，腰腸肋筋（胸部）および腰腸肋筋（腰部）〕，最長筋（頭最長筋，頸最長筋および胸最長筋），棘筋（頭棘筋，頸棘筋および胸棘筋）の 3 筋からなり，後頭骨から仙骨に及ぶ広い範囲に分布する．脊柱の直立位保持に作用する抗重力筋である．両側が同時に働けば，頸部と脊柱全体を伸展させる．片側だけ短縮すると同側に側屈し，同時に体幹を回旋させる．

**3　頸部の側屈と回旋**　　頸部や背部の筋で左右 1 対のものは，運動の種類や強度によって何らかの関与をする．

　各筋と頸部の運動との関係を表 4-20, 21 に示す．

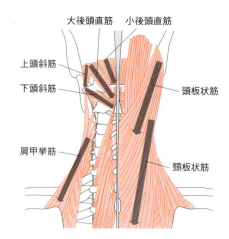

図 4-99　頸部の伸筋（後面）

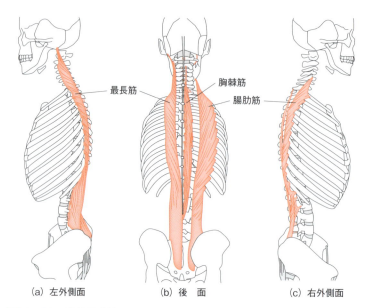

(a) 左外側面　　(b) 後　面　　(c) 右外側面

図 4-100　脊柱起立筋

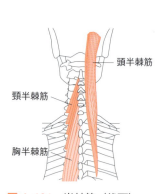

図 4-101　半棘筋（後面）

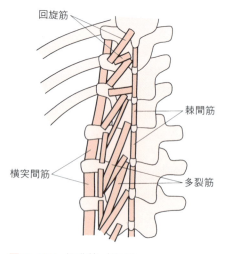

図 4-102　短背筋（後面）

## 表 4-20 頭部，頸部および体幹の筋（1）

| 筋 | 起始 | 停止 | 神経 | 運動[*1] |
|---|---|---|---|---|
| 胸鎖乳突筋<br>Sternocleidomastoid | 胸骨頭：胸骨柄の前面と上縁<br>鎖骨頭：鎖骨内側 1/3 | 乳様突起，後頭骨の上項線 | 副神経，頸神経叢<br>C2，3 | 両側が同時に働くと頸をすくめて顎を突き出す<br>片側が働くと対側へ頭部回旋<br>胸郭を上げ吸息を助ける |
| 舌骨上筋群<br>Suprahyoid ms.[*2] | 舌骨の上方にある筋群（顎二腹筋，茎突舌骨筋，顎舌骨筋，オトガイ舌骨筋）からなる ||||
| 顎二腹筋<br>Digastric | 側頭骨の乳突切痕 | 下顎骨二腹筋窩 | 前腹（下顎骨～中間腱）：顎舌骨筋神経<br>後腹（乳様突起～中間腱）：顔面神経 | 舌骨を引き上げる<br>下顎骨を引き下げる |
| 茎突舌骨筋<br>Stylohyoid | 茎状突起の基部後面 | 舌骨大角の基部 | 顔面神経 | 舌骨を後上方へ引く |
| 顎舌骨筋<br>Mylohyoid | 下顎骨体の顎舌骨筋線 | 舌骨体，縫線 | 顎舌骨筋神経 | 舌骨を引き上げ，舌骨を固定すれば下顎骨を引き下げる |
| オトガイ舌骨筋<br>Geniohyoid | 下顎骨オトガイ棘 | 舌骨体の前面 | 舌下神経<br>C1 | 舌骨を前上方へ引き上げ，舌骨を固定すると下顎骨を引き下げる |
| 舌骨下筋群<br>Infrahyoid ms.[*2] | 舌骨の下方にある筋群（胸骨舌骨筋，胸骨甲状筋，肩甲舌骨筋，甲状舌骨筋）からなる ||||
| 胸骨舌骨筋<br>Sternohyoid | 胸骨柄，胸鎖関節包，鎖骨後面 | 舌骨体下縁の内側部 | 頸神経ワナ<br>C1，2 | 舌骨を下方へ引く |
| 胸骨甲状筋<br>Sternothyroid | 胸骨柄の後面，第1肋軟骨 | 甲状軟骨斜線 | 頸神経ワナ<br>C1，2 | 喉頭（甲状軟骨）を下方へ引く |
| 肩甲舌骨筋<br>Omohyoid | 肩甲骨上縁，上肩甲横靭帯 | 舌骨体 | 頸神経ワナ<br>C1～4 | 舌骨を後下方へ引く |
| 甲状舌骨筋<br>Thyrohyoid | 甲状軟骨斜線 | 舌骨体と大角の後面 | 頸神経ワナの甲状舌骨筋枝<br>C1 | 舌骨を下方へ引く<br>喉頭（甲状軟骨）を挙上する |
| 椎前筋群<br>Prevertebral ms.[*2] | 前頭直筋，外側頭直筋，頭長筋，頸長筋からなる ||||
| 前頭直筋<br>Rectus capitis anterior | 環椎の外側塊の前部 | 後頭骨の底部で大後頭孔の前方 | 頸神経前枝<br>C1，2 | 両側が働くと頭部屈曲，一側が働くと同側に側屈 |
| 外側頭直筋<br>Rectus capitis lateralis | 環椎の横突起の前部 | 後頭骨の頸静脈突起の下面 | 頸神経前枝<br>C1，2 | 両側が働くと頭部屈曲，一側が働くと同側に側屈 |
| 頭長筋<br>Longus capitis | 第3～6頸椎横突起の前結節 | 後頭骨の底部下面の咽頭結節の外 | 頸神経前枝<br>C1～5 | 両側が働くと頭頸部屈曲，一側が働くと同側に側屈 |
| 頸長筋<br>Longus colli | 垂直部：第5頸椎～第3胸椎の椎体<br>上斜部：第3～6頸椎の横突起<br>下斜部：第1から(2)3胸椎の椎体 | 垂直部：第2～4頸椎の椎体<br>上斜部：環椎の前結節<br>下斜部：第5～7頸椎の横突起 | 頸神経前枝<br>C2～6 | 両側が働くと頸部屈曲，一側が働くと同側に側屈 |

[*1] 頭部，体幹では，前屈は屈曲を，後屈（背屈ともいう）は伸展を意味する．
[*2] ms.：muscle の複数

## 表4-20 頭部，頸部および体幹の筋（2）

| 筋 | 起始 | 停止 | 神経 | 運動*1 |
|---|---|---|---|---|
| 斜角筋群<br>Scalenus ms.*2 | 前斜角筋，中斜角筋，後斜角筋からなる<br>前斜角筋の一部が分離したものを最小斜角筋という | | | |
| 前斜角筋<br>Scalenus anterior | 第3(4)～6(7)頸椎横突起の前結節 | 第1肋骨の前斜角筋結節 | 頸神経前枝<br>C5～7 | 第1肋骨の挙上<br>肋骨を固定すれば頸部屈曲し，一側だけ働くと同側に側屈 |
| 中斜角筋<br>Scalenus medius | 第2～7頸椎横突起の後結節 | 第1肋骨の鎖骨下動脈溝の後ろ | 頸神経前枝<br>C2～8 | 第1肋骨の挙上<br>肋骨を固定すれば頸部屈曲し，一側だけ働くと同側に側屈 |
| 後斜角筋<br>Scalenus posterior | 第4～6頸椎横突起の後結節 | 第2肋骨の外側面 | 頸神経前枝<br>C7，8 | 第2肋骨の挙上<br>肋骨を固定すれば頸部屈曲し，一側だけ働くと同側に側屈 |
| 頭板状筋<br>Splenius capitis | 項靱帯，第3～7頸椎・第1～3胸椎棘突起 | 側頭骨乳様突起，後頭骨上項線の外側部 | 頸神経後枝<br>C2～5 | 両側が働くと頭頸部伸展，一側が働くと同側に側屈・回旋 |
| 頸板状筋<br>Splenius cervicis | 第3～6胸椎棘突起 | 第1～3頸椎横突起後結節 | 頸神経後枝<br>C2～5 | 両側が働くと頸部伸展，一側が働くと同側に側屈・回旋 |
| 脊柱起立筋<br>Erector spinae | 腸肋筋，最長筋，棘筋の総称．共通の起始として仙椎，腰椎，第11～12胸椎棘突起，腸骨稜から起こり，3筋に分かれて停止する | | | |
| 腸肋筋<br>Iliocostalis | 腰腸肋筋（腰部，胸部）と頸腸肋筋からなる | | すべて脊髄神経後枝 | |
| a）腰腸肋筋（腰部）<br>Iliocostalis lumborum (lumbar part) | 腸骨稜，仙骨後面 | 第4～12肋骨の肋骨角 | | 体幹の伸展・側屈 |
| b）腰腸肋筋（胸部）<br>Iliocostalis lumborum (thoracic part) | 第7～12肋骨の上縁 | 第1～7肋骨の肋骨角，第7頸椎の横突起 | | 胸部の伸展・側屈 |
| c）頸腸肋筋<br>Iliocostalis cervicis | 第3～7肋骨の上縁 | 第4～6頸椎の横突起 | | 頸部の伸展・側屈 |
| 最長筋<br>Longissimus | 胸・頸・頭最長筋からなる．脊柱起立筋中部 | | すべて脊髄神経後枝 | |
| a）胸最長筋<br>Longissimus thoracis | 腸骨稜，第2～5腰椎棘突起，仙骨の後面 | 外側腱列は全腰椎肋骨突起，第3～12肋骨<br>内側腱列は全腰椎の副突起と全胸椎の横突起 | | 体幹の側屈・伸展 |
| b）頸最長筋<br>Longissimus cervicis | 第1～6胸椎横突起 | 第6～2頸椎横突起 | | 頸部の伸展・側屈 |
| c）頭最長筋<br>Longissimus capitis | 第1～3胸椎と第3～7頸椎の横突起 | 側頭骨の乳様突起 | | 頭部の側屈・伸展・回旋（顔面を同側へ向ける） |
| 棘筋<br>Spinalis | 胸・頸・頭棘筋からなる | | すべて脊髄神経後枝 | |
| a）胸棘筋<br>Spinalis thoracis | 第2～1腰椎と第12～11胸椎の棘突起 | 第9～2胸椎棘突起 | | 体幹の伸展 |
| b）頸棘筋<br>Spinalis cervicis | 第6～7頸椎と第1～2胸椎の棘突起 | 第4～2頸椎棘突起 | | 頸部の伸展 |
| c）頭棘筋<br>Spinalis capitis | 上位胸椎と下位頸椎の棘突起 | 後頭骨 | | 頭頸部の伸展 |

## 表 4-20 頭部，頸部および体幹の筋（3）

| 筋 | 起始 | 停止 | 神経 | 運動[*1] |
|---|---|---|---|---|
| 横突棘筋 Transversospinales | 半棘筋，多裂筋，回旋筋の総称 | | | |
| 半棘筋 Semispinalis | 胸・頸・頭半棘筋からなる | | すべて脊髄神経後枝 | |
| a）胸半棘筋 Semispinalis thoracis | 第12～6胸椎横突起 | 第6～1胸椎と第7～6頸椎の棘突起 | | 体幹の伸展，一側が働くと対側に回旋 |
| b）頸半棘筋 Semispinalis cervicis | 第6～1胸椎横突起 | 第6～2頸椎棘突起 | | 頭頸部の伸展，一側が働くと対側に回旋 |
| c）頭半棘筋 Semispinalis capitis | 第6～1胸椎と第7～4頸椎の横突起 | 上・下項線間の後頭骨部 | | 頭頸部の伸展，一側が働くと対側に回旋 |
| 多裂筋 Multifidus | 部位に応じて頸・胸・腰多裂筋に分かれる 仙骨後面，仙腸靱帯，全腰椎乳頭突起，全胸椎横突起，第4～7頸椎の関節突起 | 第5腰椎から第2頸椎の隣接する（2～4椎骨をとびこえる）椎体の棘突起 | 脊髄神経後枝 | 体幹の伸展・わずかの回旋 |
| 回旋筋 Rotatores | 頸・胸・腰回旋筋からなる | | すべて脊髄神経後枝 | |
| a）頸回旋筋 Rotatores cervicis | 頸椎下関節突起 | 隣接する椎骨の椎弓あるいは棘突起根部 | | 頸部の強い回旋 |
| b）胸回旋筋 Rotatores thoracis | 胸椎横突起 | 隣接する椎骨の棘突起根部 | | 胸部の強い回旋 |
| c）腰回旋筋 Rotatores lumborum | 腰椎乳頭突起 | 隣接する椎体の棘突起根部 | | 腰部の強い回旋 |
| 棘間筋 Interspinales | 隣接する棘突起間を結ぶ 部位に応じて頸・胸・腰棘間筋に分かれる | | すべて脊髄神経後枝 | 体幹の伸展 |
| 横突間筋 Intertransversarii | 隣接する横突起間を結ぶ 部位に応じて腰外側・腰内側・胸・頸後・頸前横突間筋に分かれる | | 脊髄神経後枝・前枝 | 体幹の側屈 |
| 大後頭直筋 Rectus capitis posterior major | 軸椎の棘突起 | 下項線の中央部 | 後頭下神経（C1の後枝） | 頭部の伸展，一側が働くと同側に側屈・回旋 |
| 小後頭直筋 Rectus capitis posterior minor | 環椎後突起 | 下項線の内側部 | 後頭下神経（C1の後枝） | 頭部の伸展，一側が働くと同側に側屈 |
| 上頭斜筋 Obliquus capitis superior | 環椎横突起前部 | 下項線の外側部の上方 | 後頭下神経（C1の後枝） | 頭部の伸展，一側が働くと同側に側屈 |
| 下頭斜筋 Obliquus capitis inferior | 軸椎棘突起 | 環椎横突起の後部 | 後頭下神経（C1の後枝） | 頭部の伸展，一側が働くと同側に側屈・回旋 |

表 4-21 頭部および頸部の筋の収縮（短縮）と頸部の運動

| 筋＼運動 | 屈曲 | 伸展 | 側屈 | 同側回旋 | 対側回旋 |
|---|---|---|---|---|---|
| 椎前筋群 | ○ |  | ○ |  |  |
| 舌骨筋群 | △ |  |  |  |  |
| 斜角筋群 | △ |  | ○ |  |  |
| 胸鎖乳突筋 | ○ | △ | ○ |  | ○ |
| 肩甲挙筋 |  |  | △ |  |  |
| 板状筋群 |  | ○ | ○ | ○ |  |
| 後頭下筋群 |  | ○ | ○ | ○ |  |
| 脊柱起立筋群 |  | ○ | ○ | ○ |  |
| 短背筋群 |  | ○ | ○ |  | ○ |

○：動筋，△：補助動筋

## 2）胸椎と胸郭の運動

胸郭（thorax）は，12個の胸椎（thoracic vertebrae），12対の肋骨（ribs）および1個の胸骨（sternum）からなる．胸腔（thoracic cavity）は，心臓，肺臓などの重要な器官を収める保護容器となっている．胸郭は，ひとつの単位構造となって，主として呼吸運動に関与する．頸椎や腰椎と比較すると，胸椎は固有の動きが著しく制限されている．

### （1）胸郭

胸椎の形態は，椎骨の一般的な形状とおよそ一致している．椎間関節は，前額面に近い角度で上下の胸椎が連結しているため，屈伸運動は著しく制限されるが，回旋運動には有利な構造となっている（p.272，図4-110）．

肋骨は，後方で胸椎と，前方で胸骨と連結し，胸郭の側壁をつくる扁平長骨である．軟骨が骨化したものであるが，前方に肋軟骨の一部が残っている．12対の肋骨のうち，上位7対は肋軟骨を介して胸骨に直接連結する．これを真肋（true ribs）という．下位5対は，胸骨に直接は連結しないで，すぐ上の肋骨に接続する．これを仮肋（false ribs）という．仮肋のうち，第11肋骨と第12肋骨は，末端が遊離した状態にあり，浮遊肋（floating ribs）とも呼ばれる．

胸骨（sternum）は，胸郭前面にある扁平骨で，鎖骨および肋骨と関節を形成する．上端は第3胸椎，下端は第9胸椎の高さに位置する．胸骨は，上から胸骨柄（manubrium of sternum），胸骨体（body of sternum）および剣状突起（xiphoid proc.）の3部分の軟骨結合からなる．成人になると，その大部分が骨化して単一骨となる．

### （2）関節

**1** 肋椎関節（costovertebral js.）　胸椎と肋骨の間の関節で，2種類がある（図4-103）．

- 肋骨頭関節（j. of head of rib）：第1肋骨頭，第11肋骨頭および第12肋骨頭は同番号の胸椎椎体の単一の肋骨窩と，第2〜10肋骨頭は第1〜10胸椎の上下肋骨窩との間にできる半関節で結合し，放線状肋骨頭靱帯がこれを補強している．
- 肋横突関節（costotransverse j.）：肋骨結節と同番号の胸椎横突起との間の関節で，肋横突靱帯（costotransverse lig.）が補強している．

**2** 胸肋結合　胸肋領域には，3種類の関節や結合がある．

- 胸肋関節（sternocostal js.）：第2〜7肋軟骨と胸骨の間にある半関節である．第1肋骨と胸骨の間は，関節ではなく，軟骨結合である．
- 軟骨間関節（interchondral js.）：第5〜10肋軟骨相互のもので，半関節である．

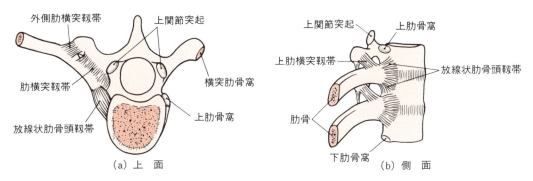

図 4-103 肋椎関節と靱帯

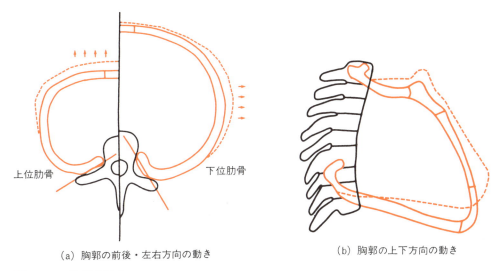

図 4-104 胸郭の動き

・胸骨軟骨結合：胸骨の3つの部分の結合である．

### (3) 胸郭の動き（図 4-104）

呼吸運動（respiratory movement）の吸気における胸腔の拡大の仕方には，3つの方向がある．

**1 左右方向の拡大** 　下位肋骨では，肋骨頭関節と肋横突関節を結んだ運動軸が矢状面に近いために，下位肋骨の挙上で胸郭の横径が増大する（バケツの柄の動き：backet-handle movement）．胸郭下部が広がり，横隔膜（diaphragm）を伸張し，その収縮力を増大させる．

**2 前後方向の拡大** 　上位肋骨では，運動軸が前額面に近くなるために，その挙上は胸郭の縦径を増大する（ポンプの柄の動き：pump-handle movement）．同時に胸骨を前上方に挙上して，胸郭を拡大する．

**3 上下方向の拡大** 　上下方向の拡大は，第1肋骨と第2肋骨の挙上および横隔膜の収縮で起こる下方移動がもたらす胸郭拡大による．

呼吸運動の形式には，腹式呼吸と胸式呼吸とがある．腹式呼吸（abdominal respiration）は，横隔膜呼吸（diaphragmatic respiration）とも呼ばれ，横隔膜の活動が大きく，呼吸運動による腹部の動きが著明な呼吸である．男性の呼吸型とされているが，女性でも横隔膜が全く働かないわけではない．胸式呼吸（chest respiration）は，肋骨呼吸（costal respiration）とも呼ばれ，

表 4-22 胸郭の筋

| 筋 | 起始 | 停止 | 神経 | 運動 |
|---|---|---|---|---|
| 外肋間筋<br>External intercostal m.[*1] | 上位肋骨の下縁 | 下位肋骨の上縁 | 肋間神経<br>T1〜11 | 肋骨の挙上（吸息） |
| 内肋間筋[*2]<br>Internal intercostal m.[*1] | 下位肋骨の上縁と内面 | すぐ上位肋骨の下縁および内面 | 肋間神経<br>T1〜11 | 肋骨の下制（呼息） |
| 最内肋間筋<br>Innermost intercostal m.[*1] | 内肋間筋の内面に重なり，これと同じ走行の筋束からなる．両者の間を肋間神経，動・静脈が走ることで区分される | | 肋間神経<br>（内肋間筋と同じ） | 内肋間筋の補助的作用 |
| 肋骨挙筋<br>Levatores costarum | 第7頸椎および第1〜11胸椎の横突起 | 肋骨の上縁で肋骨結節および肋骨角 | 脊髄神経後枝<br>C8〜T11 | 肋骨の挙上（吸息） |
| 肋下筋<br>Subcostales | 肋骨下縁 | 2〜3下位の肋骨上縁 | 肋間神経<br>T1〜11 | 肋骨の下制（呼息） |
| 胸横筋<br>Transversus thoracis | 胸骨後面および剣状突起 | 第2〜6肋軟骨 | 肋間神経<br>T2〜6 | 肋骨の下制（呼息） |
| 下後鋸筋<br>Serratus posterior inferior | 第10〜12胸椎および第1〜2腰椎の棘突起 | 第9〜12肋骨の外側部下縁 | 肋間神経<br>T9〜12 | 肋骨を内側方に引く（呼息） |
| 上後鋸筋<br>Serratus posterior superior | 第6〜7頸椎および第1〜2胸椎の棘突起，項靱帯 | 第2〜5肋骨の肋骨角外側 | 肋間神経<br>T1〜4 | 第2〜5肋骨の挙上（吸息） |
| 横隔膜<br>Diaphragm | 胸郭下口の全周から起こる．起始となる部位から腰椎部，肋骨部，胸骨部に分かれる | 3部の筋線維が集合して腱中心につく | 横隔神経<br>C3〜5 | 収縮により横隔膜が下がり，胸腔が拡大して吸息に作用する |

[*1] m.：muscle（筋）
[*2] 内肋間筋で肋軟骨間に張る部分は，特に肋軟骨間筋と呼ばれる．内肋間筋前部は，肋骨を挙上して吸気の作用を行う．

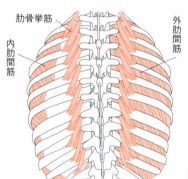

図 4-105 肋骨挙筋（後面）

肋間筋による胸部の動きが大きい呼吸である．一般に，女性に胸式呼吸の傾向が強く，衣服による腹部の締めつけ，妊娠時に特に著明となる．

### （4）胸郭の筋（表4-22，図4-105〜107）

ここでは呼吸筋を中心にして扱い，胸椎固有の運動に関する筋は腰椎の項でふれる．胸部の筋は，浅胸筋群，深胸筋群および横隔膜の3つに区分される．

- 浅胸筋：大胸筋，小胸筋，鎖骨下筋，前鋸筋（すべて胸郭から起こって，上肢帯あるいは上腕骨に停止する）
- 深胸筋：肋骨挙筋，外肋間筋，内肋間筋，肋下筋，最内肋間筋，胸横筋

4 体幹の運動

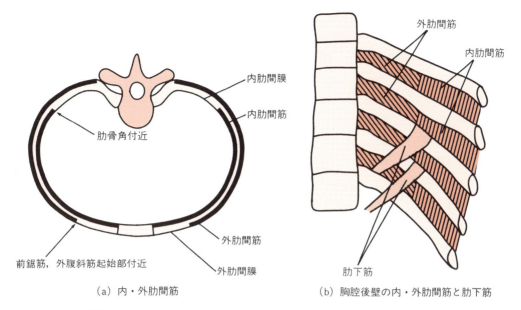

(a) 内・外肋間筋
(b) 胸腔後壁の内・外肋間筋と肋下筋

図 4-106 肋間筋

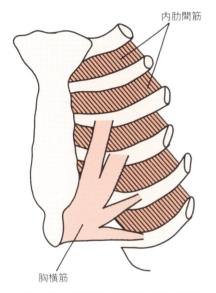

図 4-107 胸横筋（胸腔前壁を内側からみる）

表 4-23 呼吸に関する筋の収縮（短縮）と呼吸運動

| 筋 \ 呼吸運動 | 安静吸気 | 努力吸気 | 努力呼気 |
|---|---|---|---|
| 横隔膜 | ○ | ○ | |
| 外肋間筋 | ○ | ○ | |
| 内肋間筋前部 | ○ | ○ | |
| 肋骨挙筋 | | △ | |
| 上後鋸筋 | | △ | |
| 胸鎖乳突筋 | | △ | |
| 斜角筋群 | | △ | |
| 大・小胸筋 | | △ | |
| 僧帽筋 | | △ | |
| 肩甲挙筋 | | △ | |
| 脊柱起立筋 | | △ | |
| 肋下筋 | | | △ |
| 内肋間筋横・後部 | | | ○ |
| 腹筋群 | | | ○ |
| 腹横筋 | | | △ |
| 胸横筋 | | | △ |
| 下後鋸筋 | | | △ |

○：動筋，△：補助動筋

・横隔膜：腰部，肋骨部，胸骨部

■ 1 呼吸の種類と筋活動（表 4-23）

・安静吸気：安静吸気には，主として横隔膜と外肋間筋が働く．内肋間筋は，主に呼気時に活動する．ただし，前方の傍胸骨部の筋線維は，その走行から胸骨下方の挙上に働き，吸気筋の作用をする．

横隔膜は，胸腔と腹腔の境となる筋・腱性の隔壁であり，胸腔の底を形成している．その

起始部は，腰椎部，肋骨部および胸骨部の3つに区分される．全体として，円天井型に胸腔内に盛り上がって集まり，中央に腱性の部分がある．これを腱中心（central tendon）という．横隔膜が収縮（短縮）すると，腱中心が下降して，胸腔は拡大し，腹腔内圧が上昇する．横隔膜の面積は，約270 cm$^2$ である．安静吸気時には腱中心が下降して，胸郭は約 1.5 cm 垂直方向に拡大し，胸郭の容積は約 400 m$l$ 増加する．これは一回換気量（500 m$l$）の70〜80％を占め，残りは他の筋活動による胸郭拡大である．

横隔膜の位置は，体位によって変化する．背臥位では最も高位となり，呼吸運動における横隔膜の振幅が最も大きくなる．立位では横隔膜の円蓋の頂点が下がって，振幅は小さくなる．座位では頂点がさらに下降して，呼吸運動での振幅が最も小さくなる．そのため，強い呼吸困難があるときは，上半身を起こし，ものに寄りかかる起座呼吸（orthopnea）を行うと呼吸がしやすくなる．

外肋間筋は，肋骨結節付近から，前端は前鋸筋，外腹斜筋の起始部付近まで存在する．それより前部は，外肋間膜となって胸骨に達する．外肋間筋は，肋骨を上外方へ引き上げ，胸郭の前後径，左右径を拡大する．安静時には，ほとんど横隔膜呼吸に依存しているが，全身運動などで換気が亢進すると，外肋間筋が活動に参加する．

- 安静呼気：安静呼気では，呼吸筋の関与はない．吸気のときに収縮した横隔膜や他の筋が弛緩すると，胸郭は元の大きさに戻る．肺も弾性によって縮小し，肺胞内の空気は，気道を経て呼出される．
- 努力吸気：努力して吸気が行われるときは，安静吸気時に活動した横隔膜，外肋間筋などの他に，呼吸運動の補助動筋として，複数の筋が活動に参加し，胸郭を拡大する．

補助動筋には，胸鎖乳突筋（胸骨・鎖骨の挙上），斜角筋群（第1肋骨と第2肋骨の挙上），大・小胸筋（肋骨の挙上，胸郭の拡大），肋骨挙筋（肋骨の挙上），僧帽筋と肩甲挙筋（上肢帯の引き上げで結果として胸郭の拡大）などがある．脊柱起立筋は，脊柱を背屈させることによって，胸郭の拡大に作用する．

- 努力呼気：努力呼気で重要な働きをするのは，内肋間筋と腹筋群である．その他に，補助動筋として胸横筋などがある．

内肋間筋は，外肋間筋の内側にあって，前端は胸骨縁から，後端は肋骨角付近に終わる．これより後部は，内肋間膜となって胸椎に至る．内肋間筋は，その筋線維の走行から，外肋間筋と拮抗する作用をもつ．内肋間筋の収縮で，胸郭の前後径，左右径は短縮し，肺を圧縮して肺内の空気を呼出させる．最内肋間筋も内肋間筋と同じ働きをする．

腹筋群には，腹直筋，内腹斜筋，外腹斜筋，腹横筋が含まれる．腹壁の筋が収縮して内臓を圧迫し，横隔膜を押し上げる．また，腹筋の収縮は，脊柱の前屈に働いて，肋間腔を狭小させて，胸郭内容を減少させる．腹筋群は，急激に強力な腹腔内圧の上昇をもたらすことができるため，息んだり，せき，嘔吐などのために重要な筋でもある．腹筋群は，呼気筋であると同時に，一方では横隔膜の緊張を助け，吸気にも重要な役割を果たしている．

**2　肋間筋の作用**　外肋間筋の短縮が肋骨の挙上，内肋間筋の短縮が肋骨の引き下げに働くことを模式的に示す（図4-108）．

外肋間筋の場合：肋骨 $AB$ 間，肋骨 $BC$ 間の外肋間筋の張力を $F$ とし，肋骨 $AB$ の外肋間筋の停止と脊柱との距離 $f_1$，肋骨 $BC$ 間の外肋間筋の起始と脊柱との距離 $f_2$，外肋間筋の走行と肋骨とのなす角を $\theta$ とすると，肋骨 $B$ に加わるモーメントは以下となる．

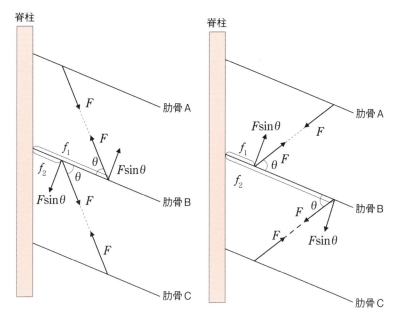

図 4-108　呼吸運動における外肋間筋（左）と内肋間筋（右）の作用

$$F\sin\theta \times f_1 - F\sin\theta \times f_2$$
$$f_1 > f_2$$

よって肋骨 $B$ には上方向のモーメントが加わる．
そのため，外肋間筋が収縮すると肋骨は引き上げられる．

　内肋間筋の場合：肋骨 $AB$ 間，肋骨 $BC$ 間の内肋間筋の張力を $F$ とし，肋骨 $AB$ の内肋間筋の停止と脊柱との距離 $f_1$，肋骨 $BC$ 間の内肋間筋の起始と脊柱との距離 $f_2$，内肋間筋の走行と肋骨とのなす角を $\theta$ とすると，肋骨 $B$ に加わるモーメントは以下となる．

$$F\sin\theta \times f_1 - F\sin\theta \times f_2$$
$$f_1 < f_2$$

よって，肋骨 $B$ には下方向のモーメントが加わる．そのため，内肋間筋が収縮すると肋骨は引き下げられる．

## 3）腰椎の運動

### （1）腰椎

　頸椎，胸椎，腰椎と次第に容量を増し，第5腰椎は脊椎のなかでも最も大きい．腰椎（lumbar vertebrae）は，上半身の体重負荷，重量物の運搬に加えて，大きな可動域が要求されるため，強固な力学的構造が必要である．第3腰椎と第4腰椎との間の椎間円板にかかる圧力は，立位時には体重の2倍となる．腰椎にかかる負荷量は，体位によって異なる（図 4-109）．

　椎間関節の向きは，脊柱の部位で異なり，運動の許容範囲も異なる（図 4-110）．頸椎は，屈曲，伸展，側屈，回旋が可能である．胸椎は，側屈，回旋，ある程度の屈曲と伸展が可能であるが，胸郭という単一構造としての運動であるため，その可動域は小さい．腰椎の椎間関節面は，計測方法で差異があるものの，図に示すような「前額面に対して45°傾く」よりはむしろ矢状面に近い．したがって，運動は，屈曲，伸展，側屈が可能であるが，軸回旋はほとんどできない．

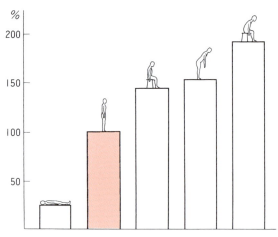

**図 4-109** 生体の種々な姿勢における第3腰椎の負荷
起立位での負荷を 100%とする.
(Nachemson et al. 1968)

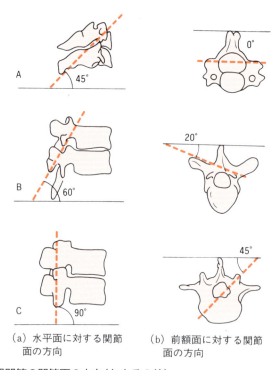

(a) 水平面に対する関節面の方向
(b) 前額面に対する関節面の方向

**図 4-110** 椎間関節の関節面の方向(およその値)
A:下部頸椎.関節面は水平面に対して 45°傾き,前額面に対して平行である.
B:胸椎.関節面は水平面に対して 60°傾き,前額面に対して 20°傾く.
C:腰椎.関節面は水平面に対して 90°傾き,前額面に対して 45°傾く(注:本文参照).
(White et al. 1978)

### (2) 関節と靱帯

腰椎間,腰椎・仙椎間は,普通の脊椎間の結合である.寛骨各部の結合は,成人では骨結合となる.恥骨結合は,恥骨間円板による線維軟骨性結合である.

仙腸関節(sacro-iliac j.)は,仙骨と腸骨の耳状面との間にある半関節で,可動域は極めて小

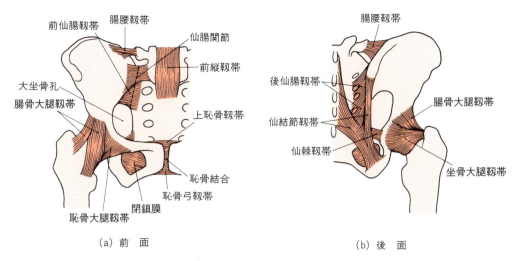

(a) 前面　　　　　　　　　(b) 後面

図 4-111　骨盤の靱帯

表 4-24　腰部（腹部）の筋

| 筋 | 起始 | 停止 | 神経 | 運動 |
|---|---|---|---|---|
| 腹直筋*<br>Rectus abdominis | 恥骨結節，恥骨結合の前面 | 第 5〜7 肋軟骨，剣状突起の前面 | 肋間神経<br>T7〜12 | 体幹の前屈 |
| 錐体筋<br>Pyramidalis | 恥骨結節，恥骨結合の前面 | 白線（腹筋腱膜） | 肋下神経<br>T12 | 体幹の前屈（腹直筋の作用を助ける） |
| 外腹斜筋<br>External oblique | 第 5〜12 肋骨の外面 | 腹直筋鞘と白線，腸骨稜，鼠径靱帯 | 肋間神経<br>T5〜12 | 胸郭を引き下げる，体幹の前屈・回旋・側屈<br>胸郭を固定すると骨盤を引き上げる |
| 内腹斜筋<br>Internal oblique | 胸腰筋膜，腸骨稜，鼠径靱帯 | 第 10〜12 肋骨の下縁，腹直筋鞘と白線 | 肋間神経<br>T8〜12<br>腸骨鼠径神経<br>腸骨下腹神経 | 体幹の前屈・側屈・回旋 |
| 腰方形筋<br>Quadratus lumborum | 腸骨稜，腸腰靱帯，腰椎の肋骨突起 | 第 12 肋骨の下縁，第 1〜4 腰椎の肋骨突起 | 腰神経叢の枝<br>T12〜L3 | 両側：第 12 肋骨引き下げ<br>片側：同側側屈 |
| 腹横筋<br>Transversus abdominis | 第 7〜12 肋骨の内面，胸腰筋膜，腸骨稜の内唇，鼠径靱帯の外側 | 腹直筋鞘 | 肋間神経<br>T7〜12<br>腸骨鼠径神経<br>腸骨下腹神経<br>陰部大腿神経 | 第 6〜12 肋骨を引き下げる，内・外腹斜筋とともに腹圧を上昇させる |

\* 体幹筋では起始・停止の区別が明確でないことがあり，腹直筋の両者を逆に記載した解剖書もある．

さい．関節包は密で，骨膜と強固に密着している．関節を補強する靱帯には，前・後仙腸靱帯（anterior・posterior sacro-iliac lig.），骨間仙腸靱帯（interosseous sacro-iliac lig.），仙結節靱帯（sacrotuberous lig.），腸腰靱帯（iliolumbar lig.）がある（図 4-111）．

(3) 筋（表 4-24）

胸・腰椎部の運動に関与する筋は，部位によって 3 つに区分される．

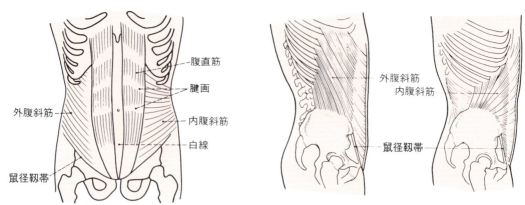

図 4-112 腹直筋（前面）

図 4-113 外腹斜筋と内腹斜筋（外側面）

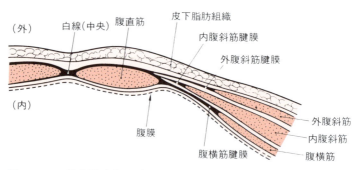

図 4-114 前腹壁（臍の下）の横断図

・後面：長背筋群（脊柱起立筋）；腸肋筋，最長筋，棘筋
　　　　短背筋群；横突棘筋群（半棘筋，多裂筋，回旋筋），棘（突）間筋，横突間筋
・側面：腰方形筋，腸腰筋
・前面（腹部の筋）：腹直筋，外腹斜筋，内腹斜筋，腹横筋（図 4-112〜114）

**1** 腰部の屈曲　　腹直筋，外腹斜筋，内腹斜筋

　前腹壁の中央には，剣状突起から恥骨結合まで白線（linea alba，ハンター線：Hunter's line）という腱組織が縦走し，その両側に左右の腹直筋がある．腹直筋には3〜4個の腱画（tendinous intersections）という線維組織があり，筋腹を4〜5節に分けている．上下に長い筋で，上部線維と下部線維は個別に収縮をする．全体が両側同時に働くと，体幹を屈曲させる．

　外腹斜筋は，腹直筋と広背筋との間にある．筋線維は，ほとんど平行して，後上方から斜め前下方に走行するが，後部線維はほぼ垂直に走る．外腹斜筋は，両側同時の短縮で体幹の屈曲に，片側だけの短縮では同側側屈と反対側回旋に作用する．

　内腹斜筋は，外腹斜筋の内側にある．筋線維の走行は，大部分が下外方から上内方へ向かい，後部は上前方に，前部は水平ないしは前下方に向かう．側腹部では，外腹斜筋と直角に交差する．両側同時に働けば，体幹は屈曲，片側では同側側屈，同側回旋する．

**2** 腰部の伸展　　長背筋群，短背筋群

**3** 腰部の側屈と回旋　　左右両側にある筋が片側だけ働くとき，種々の組み合わせで起こる．体幹の筋の収縮（短縮）と運動を表 4-25 に示す．

表 4-25 体幹の筋の収縮（短縮）と運動

| 筋＼運動 | 屈曲 | 伸展 | 側屈 | 同側回旋 | 対側回旋 |
|---|---|---|---|---|---|
| 腹直筋 | ○ | | △ | | |
| 外腹斜筋 | ○ | | ○ | | ○ |
| 内腹斜筋 | ○ | | ○ | ○ | |
| 腰方形筋 | | | ○ | | |
| 脊柱起立筋 | | ○ | ○ | ○ | |
| 短背筋群 | | ○ | △ | | ○ |

○：動筋，△：補助動筋

# 5 顔面および頭部の運動

　顔面の表情にかかわる筋は，顔面や頭蓋の表面にある皮筋である．咀嚼筋以外の顔面筋は，関節運動には関係しない．

## （1）頭蓋骨

　頭蓋骨（bones of cranium）は，脳髄を包む脳頭蓋（neurocranium）と，感覚器や消化器，呼吸器を保護する顔面頭蓋（viscerocranium）からなる．

　脳頭蓋：後頭骨（occipital b.）（1），前頭骨（frontal b.）（1），頭頂骨（parietal b.）（2），蝶形骨（sphenoidal b.）（1），側頭骨（temporal b.）（2）の5種7個の骨

　顔面頭蓋：篩骨（ethmoidal b.）（1），下鼻甲介（inferior nasal concha）（2），涙骨（lacrimal b.）（2），鼻骨（nasal b.）（2），鋤骨（vomer）（1），上顎骨（maxilla）（2），口蓋骨（palatine b.）（2），頬骨（zygomatic b.）（2），下顎骨（mandible）（1），舌骨（hyoid b.）（1）の10種16個の骨

　頭蓋骨の連結は，大部分が縫合で，一部に軟骨結合と骨結合がある．

　顎関節（temporomandibular j.）は，頭蓋における唯一の可動関節である．下顎骨の下顎頭と側頭骨の下顎窩およびその前部の関節結節との間の楕円関節で，関節円板がある．関節包は緩く，これを補強する靱帯には，外側靱帯，蝶下顎靱帯，茎突下顎靱帯の3つがある．顎関節の動きは，左右同時に働いて蝶番運動を行うが，わずかに側屈も可能である．蝶番運動は関節円板と下顎頭の間で，回転および前後の水平運動は下顎窩と関節円板の間で起こる．

## （2）頭部の筋

　頭部の筋は，解剖学的には咀嚼筋（masticatory muscles）と顔面筋（表情筋：facial muscles）とに区分される．表在する筋を図 4-115 に示す．

**1 咀嚼筋（深頭筋）**　すべて頭蓋から起こって下顎骨に停止する．主に下顎骨の挙上（口を閉じ，かみしめる）を行い，下顎神経（三叉神経第3枝）の支配を受けている．下顎を下に引き，開口させるのは，顎二腹筋やオトガイ舌骨筋である．

・側頭筋（Temporalis）：側頭部から下顎骨の筋突起に至る筋で，下顎骨を引き上げて歯をかみ合わせ，一部は下顎骨を後方へ引く．

・咬筋（Masseter）：頬骨弓から下顎骨に至る四角形の筋で，下顎骨を挙上する．咀嚼筋のうちで最も強力である．内側・外側翼突筋との共同運動により，下顎骨を側方移動させ，咀嚼運動を行う．

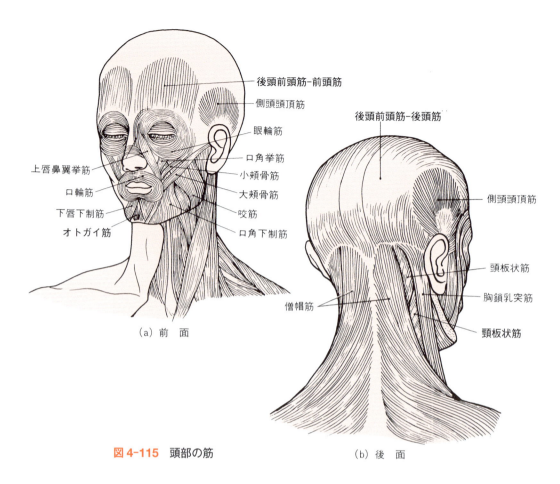

図 4-115　頭部の筋

- 外側翼突筋（Lateral pterygoid）：側頭下窩から水平に後外方に向かって，下顎骨の関節突起に停止する．両側同時に働けば，下顎骨を前に突き出して口を開く．片側のときは，下顎骨を反対側に動かす．
- 内側翼突筋（Medial pterygoid）：翼突窩および上顎骨から下顎角内面に至り，両側同時に働けば，下顎を挙上して口を閉じる．片側のときは，下顎骨を反対側に動かす．

**2　顔面筋**　主として顔面の皮下にあり，骨から起こって皮膚に停止する皮筋である．眼，耳，鼻，口などの開口部の開閉のために発達したもので，言葉を話し，豊かな表情を表すように，機能が分化している．顔面筋は，顔面神経の支配を受けている．顔面筋（表情筋）の模式図は，図 4-116 であり，（A）から（Z）は図の表示に一致する．

- 頭蓋表面と耳介の筋
  - （A）後頭前頭筋-前頭筋（Occipitofrontalis-frontal belly）：額の皮膚に横のひだをつくり，眉を上げる．
  - （B）後頭前頭筋-後頭筋（Occipitofrontalis-occipital belly）：帽状腱膜（Epicranial aponeurosis）を後方に引き，額を滑らかにする．
  - （C）側頭頭頂筋（Temporoparietalis）：帽状腱膜を横に張る．
  - （D）後耳介筋（Auricularis posterior）：耳介を後方に引く．
  - （E）前耳介筋（Auricularis anterior）：耳介を前方に引く．
  - （F）上耳介筋（Auricularis superior）：耳介を上方に引く．

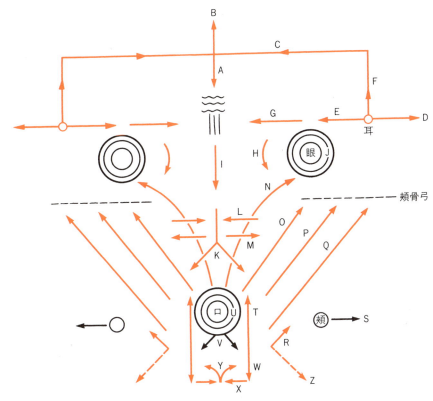

**図4-116** 顔面筋（表情筋）の模式図（本文参照）

後・前・上耳介筋とも，人間では退化して，ほとんど耳介を動かすことはできない．
- 眼裂周囲の筋
  (G) 皺眉筋（Corrugator supercilii）：眉を内下方に引き，左右眉間の縦のひだをつくる．
  (H) 眉毛下制筋（Depressor supercilii）：眉毛を下に引く．
  (I) 鼻根筋（Procerus）：眉間の皮膚を引き下げ，鼻根にひだをつくる．
  (J) 眼輪筋（Orbicularis oculi）：眼瞼部；眼裂を閉じる．眼窩部；眼裂を強く閉じる．涙腺部；涙嚢を広げて涙を吸い込ませる．
- 鼻部の筋〔下記の（L）（M）の筋は日本解剖学会監修『解剖学用語 改訂13版』には収録されていない〕
  (K) 鼻中隔下制筋（Depressor septi nasi）：鼻中隔を引き下げ，鼻孔を広げる．
  (L) 鼻孔圧迫筋（Compressor naris）：鼻孔を圧迫し狭くする．
  (M) 鼻孔拡大筋（Dilatator naris）：鼻孔を外下方に引き鼻孔を広げる．鼻孔圧迫筋と鼻孔拡大筋は鼻筋（Nasalis）に属し，前者を鼻筋の横部（transverse part），後者を鼻筋の翼部（alar part）という．
- 口裂周囲の筋
  (N) 上唇鼻翼挙筋（Levator labii superioris alaeque nasi）
  (O) 上唇挙筋（Levator labii superioris）
  (P) 小頰骨筋（Zygomaticus minor）
  以上の3筋は上唇を引き上げ，鼻翼を引き上げる．鼻唇溝を形成する．

(Q) 大頬骨筋 (Zygomaticus major):口角を引き上げる.
(R) 笑筋 (Risorius):口角を外方に引き,えくぼをつくる.
(S) 頬筋 (Buccinator):頬壁を形成し,これを歯列に押しつける.風船を膨らませるような強く空気を吹き出すときに働く.また歯と頬壁の間に挟まった食物を追い出すときにも作用する.
(T) 口角挙筋 (Levator anguli oris):口角を引き上げる.
(U) 口輪筋 (Orbicularis oris):中心部の線維は口を軽く閉じ,周辺部は強く閉じるときに働く.また口笛などを吹くときの口を尖らせる動作でも働く.
(V) 下唇下制筋 (Depressor labii inferioris):下唇を外下方に引く.
(W) 口角下制筋 (Depressor anguli oris):口角を引き下げる.
(X) オトガイ横筋 (Transversus menti):二重顎をつくる.
(Y) オトガイ筋 (Mentalis):オトガイ部の皮膚を引き上げて,下唇をつき出し,小さなくぼみをつくる.

・広頸筋の顔面部

(Z) 広頸筋 (Platysma):下顎骨縁から第2肋骨付近の皮膚につく.頸部および鎖骨下方の皮膚を上に引き,筋膜を緊張させる.

# 5 運動の制御機構

## 1 運動制御の概念

### 1）随意運動と運動制御

　随意運動（voluntary movement）は，意志（volition）の働きによって起こる運動である．時間的に運動の発現に先行して，行為（action）の結果についての心像（image）があり，それが随意運動を引き起こす刺激になる（James 1890/1950）．心像とは，現在の瞬間には知覚していない事象について，心に描いている像である．心像として意識されている行為の結果が行為に先立ち，その行為を可能にする．古典的心理学では，心像は感覚と運動との連合形成によるものと想定され，随意運動は学習の結果とみなされていた．心理学では，乳幼児の運動発達，反射運動から随意運動への移行，運動技能の獲得過程，および意識的な運動から無意識的で自動的な運動への移行も，このようなモデルで説明されてきた．

　随意運動における中心的な関心事のひとつは，運動制御（motor control）であり，主として運動の計画（planning）および実行（execution）の過程を扱う．この過程には行為者の意図（intention）や場面の知覚内容が含まれている．意図に従った行為の計画は，運動プラン（motor plan）として決定されているはずである．随意運動の発現では，この運動プランが無意識的に運動プログラム（motor program）へと変換され，実行される．行為や動作が意図した通りに実行されるためには，運動の最中にも調整が必要になる．その多くは感覚フィードバック（sensory feedback）を利用して行われている．

### 2）フィードバック制御とフィードフォワード制御

　行為や動作を意図した通りに行うために，次の2通りの運動制御が利用されている（図5-1）．
- 目標に向かって動いている身体部位からの感覚入力の連続的フィードバックを受けたり，あるいは視覚入力による間欠的フィードバックを受けて行われるフィードバック制御（feedback control，閉ループ制御：closed loop control）による緩徐運動（ランプ運動：ramp movement）
- 運動は，あらかじめ定められていて，開始したら何の変更もなく終わりまで遂行されるフィードフォワード制御（feedforward control，開ループ制御：open loop control）

　前者は，緩徐運動であり，運動開始時に運動過程の詳細を決めておく必要はない．後者は，運動が速く，発射された弾丸との類比からバリスティック運動（ballistic movement）と呼ばれ，

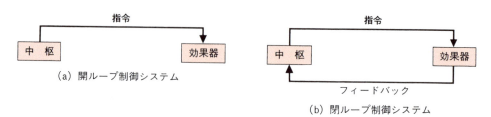

**図 5-1　2通りの運動制御**
（a）では，中枢は意思決定，指令を出す．効果器は指令を実行する．（b）では，実行結果が中枢に伝えられる．

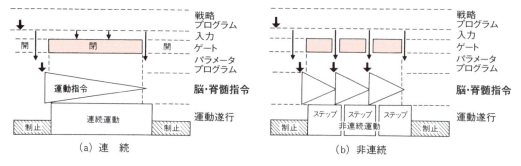

**図 5-2　運動制御の概念図**
（a）は開ループ制御である．（b）は短い開ループ制御が区切られて，一種の閉ループ制御に近い．

(Brooks 1974)

運動開始前に運動過程の詳細が決められている．しかし，バリスティック運動とランプ運動との区別が明確にあるわけではない．

　人間の運動制御では，視覚による運動の誤差検出から運動の修正までに 200 ms 前後の時間の遅れがある．そのため，短い時間で終了する運動では，視覚フィードバック情報を利用した運動制御はできない．ただし，やや時間のかかる運動であっても，フィードフォワード制御が利用されることはある．

　日常動作の過程では，フィードフォワード制御とフィードバック制御との両者が併用されている．手を伸ばしてテーブル上の対象物をつかむとき，はじめは大きくすばやい動きで対象物に手を近づける（フィードフォワード制御）．手が対象物の近くにくると視覚情報を利用して，小さくゆっくりとした動きで空間的な位置の正確さを高めている（フィードバック制御）．ひとつの運動の区切りでフィードバック情報を利用して，運動を修正する間欠的フィードバック制御（intermittent feedback control）もある（図 5-2）．

　運動プログラムを用いたフィードフォワード制御では，滑らかな連続運動（continuous movement）が観察される．感覚フィードバックを利用するフィードバック制御では，運動は短い連続運動がつながれたかのようなステップ状の不連続運動（discontinuous movement）になる．不連続運動を構成している要素的運動は，運動要素（movement element, movement unit）と呼ばれている（Arbib 1985 : Fetters et al. 1987）．健常者のリーチは，多くの研究者によって分析され，標的が十分に大きければ，起点から標的までの距離の大部分が連続運動で行われているという点で，結果は一致している（Georgopoulos 1990）．

### 3）表象と運動行動

　運動制御の過程は，行為の計画から動作と運動の実行に至る異なる階層レベルにおける変換が含まれる．各階層における異なる活動には，行為実現のための運動が表象されていることになる．MacKay（1987）は，行為にかかわる階層的表象（hierarchical representation）の概念が運動制御の理論にどのように応用されるのかを，パーティで淑女からダンスを申し込まれた紳士にたとえて説明している．階層の上位レベルでは，申し込みを受けようという目標を立てる．次のレベルでは，この目標が手を差し出す，言葉で答える，あるいはウインクするなどの複数の動作のうちからひとつを定めて，明確に定まった複数の基本動作（fundamental motion）で構成されるシステムへと変換しなければならない．この変換は辞書的レベル（lexical level）と表現されるもので，一連の動作を通して社会的に一般的な意味が伝えられるようにすることである．階層の下位レベルでは，系列化された基本動作群が筋活動パターンへと変換され，身体運動となる．このレベルでは目標は特定の筋活動パターンとして表象されている．たとえば，相手に向かって手を差し伸べるとすれば，腕や指は同時に滑らかな伸展運動を行わなければならない．

　このモデルの各レベルは，その行為を表象するための異なった形式に対応している．行為は，達成すべき目標との関連で記述される．このレベルは，実行すべき特定の形式と結びついている必要はない．紳士は，身振りで応じるあるいは会話で答えるなど，複数の応答形式を同じ表象で共有しているはずである．上位レベルでは，行為の目標は抽象的な表象になっている．続いて，手を差し伸べる運動行為が選択されたとする．手先の運動軌跡のような，運動の空間的な達成目標を選択することによって，運動のプランが立てられる．これらの目標の達成に必要な複数の基本動作を系列化（シーケンシング：sequencing）することも必要になる．最後に，それらは筋群への空間・時間的な指令（muscle command）を設定する運動プログラム（motor program）へと変換される（Gazzaniga et al. 2002；Willingham 1998）．

　リーチのような運動課題を処理するとき，運動制御の論点からみると，中枢神経系は，応答選択の基礎となる認知的事象，運動要素の連続する系列，多関節運動の協調性，感覚運動変換（sensori-motor transformation），自由度の問題，逆変換の問題などを処理しなければならない．標的へのリーチは，

- 応答の選択（課題空間の変数を定めて運動計画を特化する），
- 応答の実行（運動計画を効果器空間の変数へ変換），

の2段階に分けて考える（図 5-3）．理論には多くのモデルがあり，それらは3つの表象レベルを取り上げている．

- 空間における手先の移動のような外在的運動学（extrinsic kinematics），
- 肘関節の屈伸運動のような内在的運動学（intrinsic kinematics），
- 運動を起こす原因となる力などの運動力学（kinetics），

である．中枢神経系は，このような異なる参照枠のなかにある複数の連続するリーチの表象を含んでいるらしい（Kalaska 1995）．別の見方をするなら，リーチのための空間情報は，脳内でどのように符号化されているのかの問題となる．脳は，標的の場所（where）およびどのようにして行うのか（how）を知らなければならない．運動は，個人にとっての外在的空間（where to go）および関節や筋群に対応する内在的空間（how to go）において，同時に展開していく．脳は，両者の空間的情報を表象しているはずである（Lacquaniti et al. 1995）．これらの表象を利用

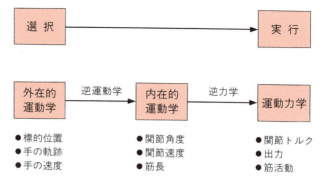

図 5-3 力学の論理的形式に基づいたリーチ運動制御の 3 段階層（推定）
矢印は座標変換を表している．下段の用語は，対応する座標構成において，可能な運動パラメータである．

(Kalaska 1995，一部改変)

表 5-1 入力・出力レベルの対応

| 入力様式 | レベル | 出力様式 |
|---|---|---|
| 認知（社会文化的） | VI 行為 | |
| 知覚（心理的） | V 動作<br>IV 運動 | 多様・全般的 |
| 感覚（物理的） | III 反射<br>II 筋<br>I 運動単位 | 特殊・局所的 |

して，脳は運動計画を立てている．

## 4）運動行動からみた階層構造

　Gallistel（1980）は，多様な運動行動を成り立たせている基本的構成要素として反射（reflex），発振器（oscillator：反復運動を生じるニューロン回路）および自動制御機能（servomechanism：フィードバックによって制御を行うニューロン回路）を挙げている．これら構成要素の組み合わせによって，基本的な運動パターンが構成されている．運動の発現には，

・筋や筋群の収縮が起こる，
・筋や筋群へ秩序のある神経インパルス（刺激への応答および自発的なもの）を送る，

ことが必要である．中枢神経系は，さまざまなニューロン回路を用いて神経インパルスを形成している．基本的構成要素を統合する機序，および状況に応じて秩序を保つように反射活動の空間時間的配列を決定する機序を説明するのに，中枢神経系の階層構造の概念が用いられる（表5-1）．この理論は，運動制御の反射階層理論（reflex–hierarchical theory）と呼ばれ，反射理論と階層構造理論とをひとつに結合したものである．運動制御は，中枢神経系で階層的に組織化された各レベルの諸反射から，進化の過程で創発的に出現したと仮定する（Shumway-Cook et al. 1995）．

　ひとつの反射は，種々の中枢プログラム（central program）によって支配され，促通や抑制を受け，状況に応じた生物学的目的を果たしている．上位中枢が必要とする反射回路の強化や促

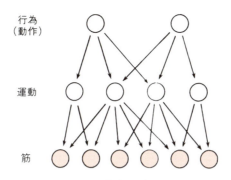

図 5-4　格子階層構造モデル

通を行い，そこに外的刺激が加わると，特定の運動パターンが出現する．反対に，反射回路が抑制されていれば，その反射は出現しない．このような反射の促通や抑制は，感覚入力の変化によっても生じる．

　運動に必要な最下位レベルの構成要素は運動単位（motor unit）で，その集合がひとつの筋である．筋張力の発生は運動単位の活動で起こり，その程度は参加する運動単位数とそれらの発射頻度とで決定する．感覚入力も中枢神経系を介して運動単位に情報を伝え，興奮や抑制をもたらす．脊髄反射では，体性感覚入力に対応して局在的で機械的な応答パターンが定まっている．この応答パターンも，他の感覚入力や上位中枢からの指令によって変化する．たとえば，交差性反射では，同じ刺激に対して，応答肢が伸展位のときには屈曲運動，屈曲位のときには伸展運動が起こる（反射逆転：reflex reversal）．歩行中に足底を刺激すると，遊脚相には下肢の屈曲が強くなり，立脚相には下肢の強い伸展に続いて直ちに屈曲が起こる．反射逆転は，静止時の肢位に依存するだけでなく，歩行周期の相にも依存している．発振器（oscillator）によって，歩行周期に一致した反射路の切り換えが行われている可能性が示唆されている．反射における運動パターンは，末梢刺激だけでなく，中枢におけるパターンの決定の影響も受けている．さらに上位中枢では，一連の運動パターンが決定され，基本動作の系列化がなされている．

　運動出力系の階層レベルに対応して，感覚入力も，知覚，さらに認知として有意味になる．運動出力も，反射のように身体局部に限定されず，さまざまな身体部位が利用できるものになる．社会文化的意味や解釈を含めて，環境の知覚として上位中枢に入力される情報は，直接に運動出力へと結びつくわけではなく，下位中枢に対して方向性をもたせる促通や抑制の効果をもたらしている．随意運動の階層モデルでは，中枢は格子階層構造であると仮定している（図 5-4）．上位中枢で行為が決定されれば，それが下位中枢の複数の運動パターンへ促通効果を及ぼし，さらに運動パターンは下位レベルに加わっている刺激に応じた形で筋活動を選択する（Gallistel 1980）．

　Bernstein（1967）は，身体を制御すべき自由度の大きい力学的システムとみなして，運動協調性を余剰な自由度を支配する過程であるとした．個体は，自由度の制御を簡単にするため，階層的制御を行っていると仮定する．中枢神経系の上位レベルは下位レベルを作動させ，下位レベルはひとつの単位として活動する筋群（協調構造：coordinative structure，共同筋群：synergies）を作動させる．このような協調構造による共同筋群は，複数筋がひとつの単位となることを通して，運動自由度の問題解決に重要な役割を果たすことになる．また，共同筋群の数は限られていても，それらの組み合わせは多様な運動を可能にする．起立姿勢時のバランス保持や歩行運動などに，そのような共同活動が観察されている（Shumway-Cook et al. 1995）．

延髄動物でも，全身的運動の統合（姿勢反射など）は可能であるが，目的のある運動は不可能である．中脳動物になると，刺激があれば歩行運動も起こる．視床動物には目的運動も認められる．上位中枢があれば，動物の行動は複雑になり，有機体として統合された運動機能を示すようになる．

Jacksonによれば，中枢神経系は3レベルの階層から成り立っている（Taylor 1958）．下位から上位に向かって，機能は全般から特殊へ，構造は単純から複雑へと変化する．下位レベルは身体部位に対応して，その機能は全般的である．上位レベルは全身に対応して，その機能は特殊分化している．さらに機能は，

- 組織化したもの（極めて密な連携を保ち，固定したもの：反射的）から組織化していないものへ，
- 単純から複雑へ，
- 自動的（反射的）から非自動的（随意的）へ，

と変化する（表5-1）．

## 2 運動の計画と実行

### 1）運動計画

運動計画（運動プラン：motor plan）の理解に資するため，簡単な運動課題を例示する．被験者は，肩関節を外転位として，水平面における肘関節の屈曲運動によって，回転するバー（bar：肘関節とバーの回転軸とは，一致している）を動かす．短時間，明かり（light）によって標的が提示され，明かりが消えた後，明かりのあった位置（標的）までバーをすばやく動かす課題である．標的の位置は，各試行ごとに変化させる．課題の実践を繰り返すと，被験者は動いているバーからの視覚フィードバックなしでも，標的に正確に到達するようになる．パフォーマンスの改善は，運動の表象（representation）が変化したことを意味している．この運動を計画するのに，利用される表象には2つの可能性がある．望ましい運動の距離に基づく表象（distance-based representation of the desired movement）では，望ましい距離まで前腕を動かすための筋活動パターンの表象が改善したと仮定する．最終点の位置に基づく表象（location-based representation of the final position）では，実践によって標的位置に合致するような前腕の最終点の配置についての表象が改善したと仮定する．求心路遮断（deafferentation）を受けたサルを用いた実験から，Bizzi et al.（1984）は，中枢神経系における表象が位置符号（location code）に基づいているという仮説に有利な証拠を提出している．しかし，人間は運動の変数を距離やフォーム（form）で制御することもできる．テーブル上のコップを取るのに，上肢を伸ばすだけで行う，あるいは体幹を前屈して行うこともある．同じ目的の行為にも，複数の運動計画（motor plan）の利用が可能である．最終点に基づく運動制御が基本であるが，移動距離や運動軌道の運動計画は，制御過程に順応性を付加することになる（Gazzaniga et al. 2002）．

運動系の階層モデル（hierarchical model）では，はじめに目標は［位置］として特化され，それが運動の［軌跡］へ，さらに筋群の［活動パターン］へと翻訳される．代替仮説として，独立制御モデル（independent control model）がある．このモデルでは，［位置］および［軌跡］の計画は，筋群の活動パターンを決定する2つの異なる表象であると仮定している．標的に向かうバリスティック運動は，距離表象によって行われ，運動制御にあまり注意を要しない．標的付

近でのランプ運動は，位置表象によって行われる意識的制御の過程となる．

人間の脳は，運動の計画に異なる2つの様式（mode）を発達させたらしい．位置に基づく運動プランは古く，原始的なシステムである．その表象は，行為の目標あるいは標的の位置を特化するだけであり，最終目標の位置に達する運動を生成するが，その運動にはあまり順応性はない．第2のシステムは，距離に基づく計画が可能であり，達成されるべき行為の正確な形式を特化する．運動は順応性に富んでいるが，計画立案への負担が大きい．

## 2）運動プログラム

運動プログラム（motor program）のはじめの定義は，心理学領域でKeele（1968）が提案したもので，"運動開始前に構成される筋への指令のセット（set）であり，運動プログラムによる運動は末梢フィードバックに影響されない"であった．その後，コンピュータとの類比によって，運動プログラムは，運動の開始，遂行，停止の指示を含むものと想定されるようになった．執行者（executive）から運動の指令があれば，プログラムは実行され，意図した運動が発現するような系列とタイミングで筋群に指令が伝わる．神経生理学領域では，Brooks（1979）によって，"運動プログラムは過去の経験に基づき，姿勢調節と運動を生じさせる中枢神経系内部の通信"と定義された．

運動プログラムの内容としては，さまざまな変数が掲げられている．上肢を伸ばすとき，運動肢の選択，移動距離や方向，速さ，適切な効果器単位（協調的に働く一群の筋）の活動の系列やタイミング，力-時間関係などの媒介変数（parameter）はプログラムされる．意図的運動に伴う姿勢変化に必要な共同筋活動もプログラムすることが必要である．運動プログラムがこのような内容を含むとすれば，運動計画（motor planning）との重複は避けられない．最近の認知神経科学あるいは神経心理学のモデルでは，もっぱら運動計画の概念を使用して，運動プログラムの概念はあまり用いられていない．

## 3）運動準備状態

随意運動の出現の前に，その運動が効果的に実行されるように，行為の意図や外部環境の情報に基づいて上位中枢で構成された運動プランは，下位レベルに伝えられて，脊髄運動ニューロンの興奮性に変化が生じる．この過程を調整（tuning）という．心理学的には，準備（preparation），注意（attention）あるいは期待（expectancy）と呼ばれる状態である．そこに運動開始の指令が加われば，すぐに意図した運動が起こる．

この過程は，主として反応時間研究で分析されている．応答信号に先行する予告信号は，筋活動レベルを高め，反応時間を短縮させる．このような変化は，応答運動を行う筋群だけでなく，全身の筋群に現れる．一方，運動準備状態では，脊髄の単シナプス反射の抑制も観察され，運動ニューロンの興奮性の高まりと脊髄反射弓の抑制とが同時に生じていることになる．運動ニューロンに対して，末梢からの入力よりも，上位中枢からの指令が優位になっている状態である．運動準備状態では，運動ニューロンへの末梢性入力は，意図した運動の正確さを低下させる可能性がある．

運動準備状態で筋活動レベルが高まると，反応時間は短縮する．これは中枢覚醒とも関連した現象である．予告信号による調整の中枢過程には，網様体や大脳皮質が関与している．上位中枢は，運動プログラムを脊髄にセットして，運動発現前の状態にする．網様体は，覚醒機構を通し

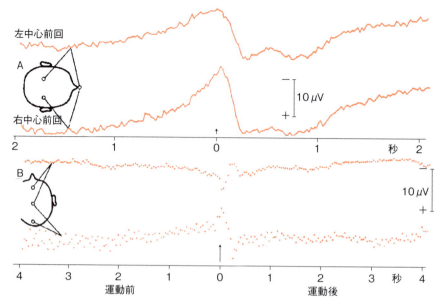

**図 5-5　運動準備電位**
A：左手随意運動における脳電位の変化．矢印はいずれも運動の開始を示す．対側（右）半球において，運動前に負の方向，運動後に正の方向に電位の振幅が大きくなる．鼻に対する中心前回領域の単極誘導の測定．512 回の運動の平均値．上方向が負の電位．0 は筋電図発生時のタイミング．
B：右手随意運動を矢状の電極配置で双極誘導した測定では，中心前部電極付近で位相が逆転している：中心前部領域において，運動前に負の方向，運動後に正の方向の振幅が最も大きい．前頭葉-中心前部の測定では，中心前部の電極の負の電位は下方向，中心前部-後頭葉の測定では上方向になる．400 回の運動の平均．

(Kornhuber et al. 2016)

て，中枢神経系の活動レベルを調整する*．この状態で応答信号があれば，皮質からの指令によって，脊髄は直ちに運動を起こす．網様体を通して，姿勢調整機構も準備されている．ただし，脊髄レベルでの準備状態は，運動発現の必要条件ではなく，運動の協調性や合目的性を達成させるための任意条件である．それによって，意図的運動が実行され，事前の心像と運動の目標が合致する．

運動の準備状態にある脳活動は，頭皮上脳波の緩徐な電位変化（最大の振幅が 10〜15 μV 程度）として運動の実行に先立って観察することができる．この脳波の電位変化を運動準備電位（bereitschafts potential, または readiness potential）といい（Kornhuber & Deecke 1964, 1965），Kornhuber と Deecke によって名づけられた．随意運動の開始（筋電図の出現）に 1〜1.5 秒程度先立って，陰性電位が最大に向かって徐々に変化する（Kornhuber & Deecke 2016）（図 5-5）．脳内の神経回路が運動の準備にかかわっていることは，サルの前頭葉や前頭前野におけるニューロンの発射頻度が変化することで観察された．大脳皮質と同様の活動変化が，被殻，淡蒼球内節，黒質網様部の運動領域でもみられる．このような活動は運動準備中に起こり，運動準備活動（motor set）と呼ばれる．

---

* 網様体賦活系（reticular activating system）の脳幹部分の活動変化は，全般的な注意の調整に関連している．網様体賦活系の視床部分は，大脳皮質全体の活性化を起こすと同時に，特定皮質領域を選択的に活性化する．これが個別の精神活動を高めている

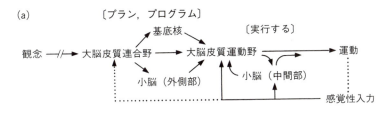

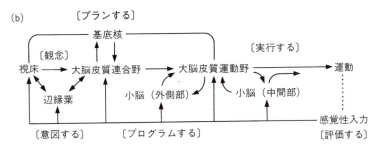

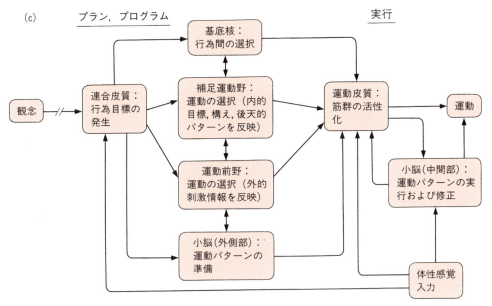

**図 5-6 運動系の機能的構造**
(a) 1974 年，当時の知識に基づいて構築されたアレン・塚原のモデル(Allen et al. 1974).
(b) 1987 年，およそ 10 年間の知見を取り込んで描かれたモデル(大嶋, 1987).
(c) これらの構造が行為にどのように寄与するかに関する機能的仮説(Gazzaniga et al. 2002).
矢印は神経情報の流れの方向である.

## 4) 運動計画と実行の中枢神経機構

　人間の自発的な行動が発現するとき，はじめに欲求および意図があり，これが具体的な動作や運動プラン，さらに運動プログラムになり，実行へと移される（図 5-6）．欲求や意図は，外界からの刺激あるいは飢えや渇きのような生体内からの刺激で生じる．意図からプランへの段階では，環境や外界状況の知覚や判断が必要になる．刺激によって，網様体賦活系の活動は高まり，中枢覚醒の状態となる．刺激内容は，大脳皮質に伝達されて，知覚，認知される．大脳辺縁系，特に扁桃体や視床とその関連領域は，知覚の情動的性質（快や不快など）に関係して，特定の動

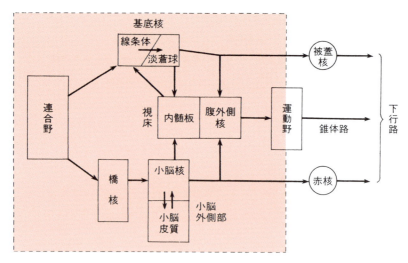

図5-7　運動プログラム中枢の構成

（大島 1976）

機を生じさせる．それによって，大脳皮質が駆動され，認知と判断による行動様式が決定する．次に皮質連合野から，3つの経路で情報が運動野へ伝達され，この過程で運動プランが決定される．さらに運動性下行路からの情報が脊髄の運動ニューロンや介在ニューロンに伝えられ，運動プログラムが完成する．皮質脊髄路は，主として皮質運動野から脊髄の運動ニューロンへ直接達している．錐体外路は，皮質から線条体，黒質，赤核，脳幹網様体などを経て，脊髄に達する．図5-7では，皮質間の直接線維連絡を省略して，皮質連合野から運動野への経路を運動プランや運動プログラムの場としてある．基底核は遅い運動，小脳は速い運動の発現に関与すると仮定する説もあるが，運動プログラミングの神経機構の詳細は，解明されていない．

末梢の感覚受容器は，運動によって生じる変化を中枢に伝えている．この情報は，

- 脊髄では反射調節に利用される，
- 脊髄介在ニューロンからの情報とともに小脳へ伝達され，先行する運動指令のエフェレンス写（遠心コピー：efference copy）と照合され，誤差を検出してから，小脳核を経由して，視床へ伝えられる，
- さらに皮質感覚野へ伝達される．この過程で進行中の運動の補正も行われる．

Wing（1984）は，アレン・塚原のモデル（図5-6a）に準拠して，次の要約を掲げている．

- 左頭頂葉皮質が蓄えられている活動記憶（action-memory trace）を用いて活動を特化することにより，目標を達成する手段（活動：action）を決定する．ただし具体的な身体運動が特化されたわけではない．
- 具体的な運動行動のパターンを決定するのは左前頭葉である．
- 動筋や拮抗筋の活動するタイミング（運動プログラム）の設定には，小脳が関与する．
- 運動の強度にかかわるプログラムには，基底核が関係する．

## 5）運動計画と実行の情報処理過程

近年，ポジトロン断層撮影（positron emission tomography, PET）や磁気共鳴画像（magnetic resonance imaging, MRI），コンピュータなどの利用によって，随意運動の諸相に関連する脳領

域の機能が明らかにされた．脳領域の活動に伴う局所血流量の変化を検出して，認知過程と解剖学的な脳領域との相関関係を調べている．認知神経科学では，精神活動を情報処理過程として扱い，知覚や思考，行為を変換や計算の結果とみなしている（Gazzaniga et al. 2002）．

ここでは，
・情報処理は心的表象に依存している（例：ボールは2次元空間ではなく，3次元空間で表象される），
・心的表象は変換を受ける（動作が目的を達するためには，知覚表象は行為表象へと翻訳されなければならない），

という2つの概念が認知的アプローチの基礎にある．

神経心理学領域では，運動制御に関する3つの原理が提案されている（Willingham 1998）．現在，多くの研究は，空間的位置の正確さにかかわる運動制御を中心にして扱っている．運動制御のうえでは，タイミングも重視されるが，不明な点が多い．

・神経分離可能性の原理（neural separability principle）：運動制御における異なる認知的構成要素は，解剖学的には脳の異なる部位で処理されている．
・異種表象の原理（disparate representation principle）：異なる認知的構成要素は，異なる表象の形式（form）を用いている．
・二重様式の原理（dual mode principle）：運動行為は，意識的で努力を要する様式，あるいは無意識的で自動的な様式のどちらかで実行することができる．

**1 神経分離可能性の原理** 運動行動は，たとえばテーブル上の雑誌を椅子の上に移そうとするように，行為者が環境の何かを変えようという目標を抱いたときに始まる．はじめに戦略的過程があり，環境を変えるための目標が選択される．運動制御の問題への解答は，抱かれた目標と身体運動をもたらす筋活動との間に介入する過程を明らかにすることにある（Hollerbach 1982）．この目標の設定は，問題解決や意志決定が関与する意識的な過程であり，運動制御とは別である．行為者は，目標を言語的に記述することもできる．しかし，それを実現するための運動制御を支えている表象は，意識には閉ざされている．背外側前頭皮質が運動の目標の符号化あるいは運動の計画の符号化を行う（Luria 1980）．動物実験では，背外側前頭葉の活動は，刺激や運動よりも，行為が報酬をもたらすか否かに関係している．人間の画像研究の結果では，運動の高次レベルの計画に関係している．

次に，運動のための標的（target）が選択される．これは知覚運動統合過程であり，後頭頂葉が標的を運動の終点（endpoint）とした表象を形成する．標的は空間的位置であり，そこへ効果器（手）が動いていく．この終点が運動制御の手引きとなる．ただし，運動の全軌道が計算されているわけではない（Bizzi et al. 1992）．後頭頂皮質は個々の空間的標的を選択し，運動前皮質がそれらの標的に向かう運動に寄与する．補足運動野は，皮質—基底核—皮質回路の部分として，これら標的に向かう運動の系列化（sequencing）の過程を支えている．たとえば，母指で示指から小指まで順番に触れることを反復するような課題である．系列運動には，補足運動野と基底核の機能が重視されている．運動は，それに関与しているのが内部情報であるのか，あるいは外部情報であるのかによって変化する．外部回路（external loop）は，小脳，頭頂葉，外側運動前野を含み，視覚誘導運動などに働く．内部回路（internal loop）は，基底核と補足運動野を含み，十分に学習した自己誘導運動などに働く（Gazzaniga et al. 2002）．一次運動野は，空間に置き換えて運動を符号化しているらしい（力学的過程：筋群の神経支配）．脊髄を支配する皮質

領域（一次運動皮質，運動前野，補足運動野）は，運動を空間的な意味で符号化している．これらが脊髄を介して，筋活動パターンへと変換される．その結果，効果器（手）は，空間的位置に到達できる．［小脳─赤核─脊髄系］が運動の力や速さを符号化しているといわれている（Keifer et al. 1994）．

**2 異種表象の原理**　運動制御には，3種の異なる表象が関与している．
- 戦略過程では，目標選択のために他者中心的空間（allocentric space），
- 知覚運動統合過程と運動系列過程では，標的選択のための自己中心的空間（egocentric space），
- 力学的過程では，筋群の神経支配，

である．

　運動計画の多くは空間座標のなかで生じるが，脳は2つに分けられる座標系を利用している．他者中心的座標では，種々の対象物の位置は，それらの相対的位置関係によって符号化されている．他方，自己中心的座標では，対象物の位置は，自己の身体部位のどこか（例：手，頭部など）との相対的位置関係で符号化されている．すなわち，意識的知覚に利用されている空間的表象（他者中心的）と運動のための空間的表象（自己中心的で知覚されない）との区別が必要である．後頭葉の一次・二次視覚皮質からの2つの解剖学的線維結合のうち，ひとつは腹側の側頭葉に向かい，他者中心的空間を表象する．他方は背側の頭頂葉へ至り，自己中心的空間を表象している．前者は意識的な知覚に関与し，後者は運動行動に役立っている（Jeannerod 1994）．環境の目標は，他者中心的空間で符号化されているが，これは効果器に関しては特化することはなく，環境における運動の望ましい結果を記述している（例：テーブル上の雑誌を動かす．それを行う身体部位は定めていない）．自己中心的空間は，対象物と効果器との関係で定義される．そのため，表象をつくる前に効果器を選択しておく必要がある．また，他者中心的空間では，対象物の場所自体が固定され，符号化されている．自己中心的空間では，身体が動けば，対象物の位置も移動する．意識的な運動制御では，身体部位を他者中心的空間枠組みとすることもある．自己中心的空間は，身体のいずれかの部分を中心とした座標系に依存する．頭部や体幹を中心とする空間座標系の報告もある（Bard et al. 1990；Yardley 1990）．運動皮質における符号化は自己中心的空間について行われている．なお，筋群の神経支配に関する符号化の部位は明らかになっていない．脊髄運動ニューロンは，筋力を表象している．

**3 二重様式の原理**　すべての随意的行為は，意識的な環境の目標によって開始される．その後，知覚運動統合，運動系列過程および力学的過程を経て，実際に運動が行われれば，そのときの表象は意識されずに，無意識的様式（unconscious mode）で実行される．行為が意識的様式（conscious mode）で実行されれば，環境の目標を選択した戦略的過程が運動の標的を示し，それらを系列化して，さらに知覚運動統合過程へと置き換える．すべてが意識的様式で行われれば，無意識的様式は利用されない．

## 3 運動制御モデル

　運動行動では，変化する感覚入力，内的目標あるいは運動の誤差に対して，運動系が多くの基本的な問題を解決しなければならない．
- 適切な行為を選択する，

- 制御信号を感覚系の座標枠組みから運動系の座標枠組みへと変換する，
- 選択した運動を姿勢の変化や進行中の運動と協調させる，
- 運動が正確に行われるように監視する，

ことである．これらの問題解決に果たしている中枢神経系の機能については，工学領域における複数のモデルを利用した説明がなされている（Miall 1995）．

## 1）Mass-spring model

筋長がどのようにして制御されているのかについての仮説に，mass-spring model がある．筋力（弾性体で近似させておく）と外力（$F$）との間で平衡がとれていれば，

$$F=-K(1-l_0)$$

が成り立つ．ここで，$K$ は筋硬度（muscle stiffness），$l$ は筋長，$l_0$ は負荷がないときの筋長である．この等式によると筋硬度を変えれば外力とつり合うまで筋長は変化するため，関節の変位，運動の速度や加速度などの特性は，外力と筋硬度，負荷がないときの筋長によって決定することができる（図 5-8）．1つの関節の運動に関与する拮抗筋の間にも，このモデルは成立する（図 5-9）．運動プログラムが各筋の筋硬度を制御の変数とすることによって，望ましい筋長と関節角度および運動を得ることができる（平衡点仮説）．しかし，第8章（p.352，日常動作参照）で示すような矢状面リーチで観察される肩および肘の2関節運動における協調性（covariation of joint angles）は，mass-spring model のような平衡点理論では説明できない（Lacquaniti et al. 1995）．そのため，運動計画の段階で，目標点の空間座標を各関節の角度で表す座標へと変換する中間処理過程を導入した理論もある．

## 2）Impulse-timing model

バリスティック運動も，その多くの部分は運動プログラムによって制御されている．被験者が肘関節の屈曲運動でレバーを操作することによって，ディスプレイ上の標的線（刺激線）にレバー操作で動く線（応答線）を一致させる視標追跡運動（visually guided tracking movement）では，典型的な筋活動パターンが報告されている（図 5-10）．まず動筋である上腕二頭筋が活動し，沈黙期が現れ，続いて拮抗筋である上腕三頭筋の活動と沈黙期，再び上腕二頭筋が活動するという3相性パターンである．このような筋活動パターンは，上肢の全感覚喪失の患者でも観察されることから，中枢でプログラムされるものと推定された（Hallett et al. 1975a）．バリスティック運動における運動学的定型および筋電図的定型を説明するため，impulse-timing model は運動プログラムが筋群へのインパルスやそのタイミングを定めると仮定している*．しかし，筋活動の持続時間や活動量などは，標的の位置や外部負荷量によっても変化し，末梢からのフィードバック制御も同時に受けていることになる．

---

* この種のバリスティック運動の筋活動とその病的異常について，Sahrmann et al.（1977）は，痙性麻痺（上位運動ニューロンの機能障害）の患者は，"動筋（上腕二頭筋）と拮抗筋（上腕三頭筋）との切り換えが困難（適切な筋群の選択が困難）"，Hallett et al.（1975a, b, 1977）は，小脳障害の患者では"運動プログラムの構成要素のうち，タイミングの設定に欠陥がある"，基底核障害（パーキンソン病）の患者では"運動域が大きい場合に，筋活動が不十分である（量的不足）"と結論づけている．

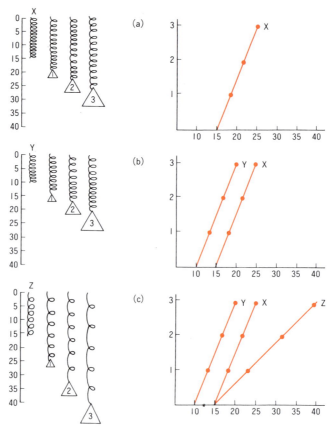

**図 5-8** mass-spring model
(a) はバネ X に種々の負荷を加えたときの筋長の変化を示す．グラフの縦軸は負荷量，横軸は筋長である．(b) ではバネ Y の負荷なしのときの長さが X とは異なる．(c) ではバネ Z の固さがバネ X, Y とは異なる．同じ外部負荷量に対して負荷なしのときの筋長と固さが変わることで，種々の筋長になり得る．
(Davis 1986)

## 3) 内部モデル

運動制御系（中枢神経系）は，制御対象（効果器：筋群）に運動指令を送り，身体運動によって環境に働きかけている（図5-11）．制御器は，必要とされる活動を決定する際に，環境や効果器からの感覚情報を利用することもできる．また指示入力も受けている．効果器からの感覚入力は，効果器の状態に関する情報を提供している．

制御器が効果器の出力による影響を受けない信号に従って活動している場合がフィードフォワード制御（feedforward control）である（図5-11 a）．これには，直接制御（direct control）と内部モデル（internal model）を用いる間接制御（indirect control）との2種類がある．ここで内部モデルというのは，運動学習の結果，中枢神経系（おそらく小脳）に蓄えられた運動制御のためのモデルであり，これを使って運動指令が出される．直接制御では，効果器の行動を知ることなしに制御がなされている．mass-spring model のように，拮抗筋間の筋硬度を設定すれば，関節角度が定まるという平衡点制御（equilibrium point control）は，その例である（Bizzi et al. 1991）．impulse-timing model のように，筋トルクおよびそのタイミングだけを定めればよいと

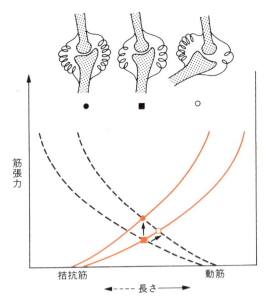

**図 5-9　動筋，拮抗筋の長さと筋張力の関係**
■と●では関節角度は同じでも，各筋の発生している張力は異なる．■の状態で拮抗筋の張力が低くなれば，筋長は変わり，関節角度は○になる．
(Brooks 1986)

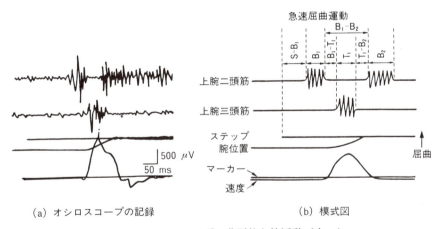

(a) オシロスコープの記録　　　　(b) 模式図

**図 5-10　肘屈曲運動によるトラッキングの典型的な筋活動パターン**
まず上腕二頭筋($B_1$)が活動し，沈黙期が現れ，続いて上腕三頭筋($T_1$)，沈黙期，上腕二頭筋($B_2$)が活動する．拮抗筋間の3相性の活動パターンが特徴的である．
(Hallett et al. 1975a)

するのも直接制御である．フィードフォワード制御の利点は，理想的に行われた場合には，指示変数と制御された変数との間に誤差がなく，完全なパフォーマンスになることである．しかし，フィードフォワード制御では，予期しない乱れを修正することができない．また，それほど正確な制御器は，生物系にはない．そのため，生物系におけるフィードフォワード制御には，フィードバック制御器が備わっていることが多い．
　制御器が指示入力と制御された変数との比較（比較器による）に基づいて活動する場合がフィー

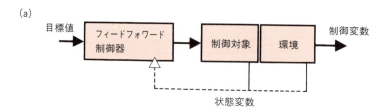

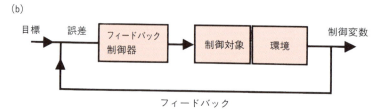

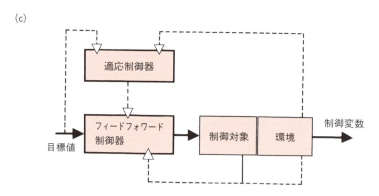

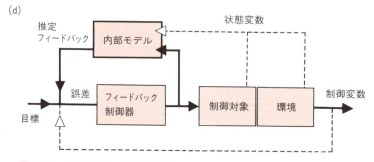

**図 5-11 運動制御系の諸モデル**
(a)フィードフォワード制御．(b)ネガティブ・フィードバック制御．(c)適応制御器を備えたフィードフォワード制御．オフラインのフィードバックを利用して，適応制御器はフィードフォワード制御器のパラメータを調整できる．(d)制御対象の内部モデルは，急速フィードバックの推定値を用いて，フィードバック回路に置き換えることができる．

(Miall 1995)

ドバック制御（feedback control）である（図 5-11 b）．制御器は，比較器から送られたフィードバック誤差を消去するように，効果器に信号を送っている．生物系では，入出力系におけるフィードバック情報の遅れもあり，誤差が完全に修正されるということはない．さらに，制御の不安定性を防止するためには，フィードバック回路の時間遅れよりも，応答の速さは遅くなっていなければならない．

適応制御（adaptive control）では，フィードバック制御で利用されるよりも長い時間尺度でパフォーマンスを監視して，制御が行われる（図5-11 c）．パフォーマンスの平均値を利用して，フィードフォワード制御器を調整することで応答を調節する．この制御方式によって，効果器のパフォーマンスが徐々に変化するのを代償することができる．図5-11 dは，フィードフォワード制御の内部モデルである．内部モデルには，効果器に送られる運動指令のコピーおよび効果器の現状態（current state）に関する情報が入力され，効果器の次の状態（next state）あるいは制御変数の予測値を出力する．予測値は，フィードバック制御器によって，実際のフィードバックよりも早く利用される．外部フィードバック回路を内部回路に置き換えることで，遅れをかなり避けることができる．しかし，実際のフィードバックが無視されているため，誤りの修正はできない．

　人間の随意運動の制御では，内部モデルが利用されている．内部モデルは，運動の目標あるいは運動指令（motor command）のエフェレンス写（efference copy）を入力として受け，身体の現状態を固有感覚情報として受けている．このモデルには，四肢の運動を正確に予測することを学習する能力が求められる（p.455, 第10章運動学習参照）．その出力は，運動指令あるいは行為の結果についての感覚の予測を形成することができなければならない．そのような学習に関与する候補は，小脳である（Ito 1984；Miall et al. 1993）．その他に，運動皮質や頭頂皮質，脊髄も検討されている（Bizzi et al. 1991；Kalaska et al. 1989, 1992；Miall 1995）．外側小脳から後頭頂葉へ，さらに運動前野や運動野へと強力な結合があり，内部モデルとの関連が示唆されている（Miall 1995）．

## 4）スキーマ・モデル

　椅子に座って机上にある対象物を取り上げようとするとき，人間は2つの異なった動作で行っている．ひとつの動作は，手を机上の対象物の位置へ運ぶことである．他方は，対象物の大きさ，形態や向きに対応した手や指の形態を整えることであり，把持（prehension）と呼ばれる動作である．この種の動作は，"リーチ（reach，運ぶ：transport）"と"つかみ（grasp）"とで構成されている．"リーチ"と"つかみ"の動作が滑らかに行われることを"眼と手の協応（eye-hand coordination）"がよいという．運動心理学では，知覚スキーマおよび運動スキーマと呼ばれる2つの一般化スキーマ（generalized schema）を用いたモデルが仮定されている．

　"リーチ"と"つかみ"という2つの基本動作は，異なる視覚運動変換（visuomotor transformation）によって行われている（Rizzolatti et al. 1995）．"リーチ"には，身体との関係で空間内の対象物の位置を確立する必要があり，眼球や頭部の位置からは独立している安定した参照枠（frame of reference）を形成して，身体を中心とした座標系（coordinate）における視覚情報の符号化が行われている．その後，視覚情報は上肢近位部（肩と肘）の筋活動パターンへと変換され，バリスティック運動によって，手は対象物に触れることができるようになる．対照的に，"つかみ"は，形態や大きさのような対象物固有の性質に関係する．"つかみ"動作が生成される座標系は，これら対象物の性質に依存する．対象物の性質が適切に符号化され，それが上肢遠位部（手と指）の筋活動パターンへと変換され，近位部のバリスティック運動中に"つかみ"に必要な動作の準備が完成する．手掌が対象物に触れると，実際の"にぎり"動作が起こる．触覚からのフィードバックの微妙な空間的パターンに基づいて，"にぎり"動作における手指の形は修正される．Arbib（1981）が提出したモデルを図5-12に掲げる．

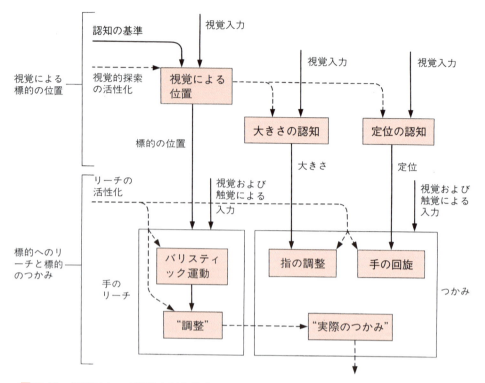

**図 5-12** 視覚によって認めた対象物をつかむためのリーチにおける制御モデル
対象物を把握するためのリーチを考える．腕のバリスティック運動で手先が対象物に向かう間に，手指は対象物の大きさに合わせた構えになる．手は回旋して，正しく定位する．手が対象物に近づいたとき，手の位置に関して微細なフィードバック調整が行われる．視覚入力によって対象物の位置や把握のスキーマが形成され，それに基づいて運動スキーマが生成される．

(Arbib 1981)

　この種の動作をはじめて行うときには，それぞれの基本動作は別個に制御される．個々の基本動作の結合はぎこちなく行われ，時間を要する．動作を反復することによって，それぞれの基本動作に必要な運動の知覚スキーマや運動スキーマが確立し，視覚運動変換は円滑に，意識されずに行われるようになる．

### 5）最適軌道生成モデル

　目標とする運動軌道がどのように決定されているかについて，運動の評価関数（コスト）の最適化による説明がある．たとえば平面内でのリーチで観察される運動学的特徴すなわち手先の直線軌道，釣り鐘型の速度プロファイルの定型性は，運動の滑らかさを最大にするような最適化の結果として説明される．そのひとつに，躍度最小モデル（minimum jerk model）がある（Flash et al. 1985）．躍度とは加速度の変化率であり，運動中の躍度が小さいほど滑らかな運動であることを意味する．たとえば，手先の変位 x について運動中の躍度の二乗和 $C = \frac{1}{2} \int \dddot{x}^2 dt$ を評価関数として，これを最小化する x の軌道は次の多項式で与えられる*．

---

\* ポントリャーギンの最大原理に基づく変分問題．軌道両端の境界条件を設定して最適化計算を行う．

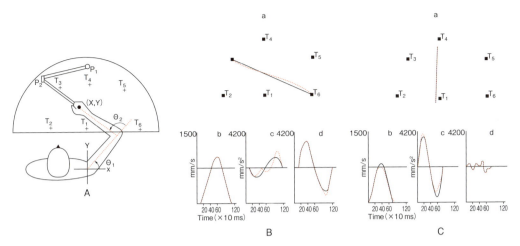

**図 5-13　躍度最小モデルによる運動軌道予測**
A：水平面リーチの標的設定．
標的 T3 から T6（B）および T1 から T4（C）へのリーチにおける手先軌道（a），手先速度（b），加速度 x 軸成分（c），加速度 y 軸成分（d）．モデルによる予測軌道（実線）と実測軌道（点線）．
(Flash et al. 1985)

$$x(t) = x_0 + (x_0 - x_f)(15\tau^4 - 6\tau^5 - 10\tau^3)$$

ここで τ は運動時間で正規化した時間（$0 \leq \tau \leq 1$）であり，$x_0$ と $x_f$ は運動の始点と終点の位置である．この多項式が表す運動の特徴は，平面リーチ時の実際の手先の運動学的特徴をよく再現する（図 5-13）．運動の滑らかさを最大にするという規範（criterion）によって，無数にある運動軌道のうちから特定の軌道が選択されると想定されている．一般に，このような運動学的定型性をもたらす評価関数を直接に調べることは難しいため，生態学的に妥当な評価関数を仮定した最適化手法を用いて，実際の運動軌道の特徴を説明する規範が調べられている．関節トルクや筋張力などの運動力学を考慮したトルク変化最小モデル，筋張力変化最小モデルなども提案されており，最適軌道生成の規範とされている（川人 1996）．

## 6）HKB モデル

自然現象にはさまざまなリズムや運動パターンが観察される．これを無秩序から秩序が形成された結果とみて，さまざまな領域でその生成原理が研究されている．シナジェティクスや自己組織化の理論では，個々の要素が集まりシステムをなすとき，全体はゆらぎを経て秩序立った振る舞い（協調）が創発すると説明する．生物での筋協調における変動は，ある決まった運動を指令する運動プログラムの概念で説明できず，筋やニューロンも自己組織化するシステムを構成すると想定している（Kelso 2021）．この理論を発表した研究者名の頭文字から HKB モデルと呼ばれている（Haken et al. 1985）．

# 6 バランス制御

## 1 姿勢の定義

### 1）体位と構え

　身体運動学では，姿勢を"体位（position）"および"構え（attitude）"の2つの側面に大別して記載する（図6-1）．"体位"は，身体が重力の方向とどのような関係にあるのかを表す用語であり，立位，背臥位，側臥位などと記述される．"体位"は，身体の面や軸と重力方向との関係を通して，表示することができる．人間の立位姿勢は，重力が上下（頭尾）方向に作用している状態である．背臥位では，重力は前後（腹背）方向に作用している．

　"構え"は，頭部，体幹，四肢の各体節の相対的な位置関係を表す用語であり，上肢外転位，体幹前屈位（屈曲位）というように記述される．"構え"は，体節相互の位置関係を関節角度の測定を通して，表示することができる．この場合，立位であるのか，背臥位であるのかは取り上げていない．

### 2）アライメント

　骨指標など身体部位の配列による姿勢の表現を，アライメント（alignment）と呼ぶ．Alignは整列させることであり，alignmentは正しい配列に整えられた状態を指す．特に，変形を伴う

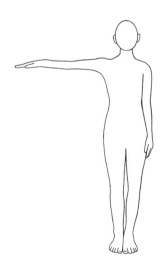

**図6-1　体位と構え**
体位は立位，構えは頭部，体幹，下肢，左上肢は基本肢位，右上肢は肩関節90°外転位と記載される姿勢．

# 6 バランス制御

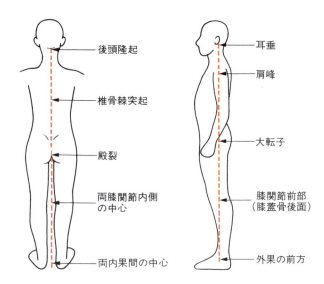

**図 6-2** 基本的立位姿勢の理想的アライメント
Braune と Fischer によって正常姿勢（Normalstellung）と名付けられた立位姿勢であり，頭部，体幹および下肢の重心が直線上に位置している（Fukuda 1984）．

ような場合には，構えによる正常な関節運動の肢位で表現することが難しく，アライメントが医療において活用されている．

　安静立位（quiet stance）における姿勢の特徴として，自発的な身体動揺はわずかであり，直立姿勢を乱すように働く重力の影響を最小にして，かつ保持するのに要する筋活動やエネルギー消費も最小とすることが挙げられる．そのような基本的立位姿勢の理想的なアライメントを図6-2に掲げる．このときのアライメントは，ほぼ重心線に一致している．側方および後方から観察して，頭部，体幹，四肢の各分節の解剖学的な指標（landmark）を確認する．

**1　左右方向のアライメント**　背面をみて，次の5つの指標が矢状面にあって，垂直であるとき，左右方向のアライメントがよいという（Basmajian et al. 1985）．

- 後頭隆起
- 椎骨棘突起
- 殿裂
- 両膝関節内側の間の中心
- 両内果の間の中心

**2　前後方向のアライメント**　側面をみて，次の5つの指標が前額面において垂直線上にあるとき，前後方向のアライメントがよいという（成人男性について）．

- 乳様突起（耳垂のやや後方）
- 肩峰（肩関節前方）
- 大転子（ときにやや後方）
- 膝関節中心のやや前方（膝蓋骨後面，膝前後径の前1/3）
- 外果の前方（足関節のやや前方，外果の5～6 cm 前方）

　わが国の成人男性の安静立位姿勢では，重心線は［乳様突起のやや前方―肩峰―大転子―膝関節中心のやや前方―足関節のやや前方］を通っている（中村・他 2002）．安静立位姿勢であっても，脊柱起立筋，腹筋，腸腰筋，大腿筋膜張筋，大腿二頭筋，腓腹筋，ヒラメ筋，前脛骨筋など，多くの筋に持続的な筋活動が観察されている（Basmajian et al. 1985）．姿勢保持に必要なエネルギー消費を最小にするため，重心線が理想的アライメントからはずれたら，直ちに元に戻す

ような代償的姿勢戦略（compensatory postural strategy）が働いている．医療においては，Kendall（1952）が姿勢と運動機能の関係性の評価に利用している．

### 3）静的姿勢と動的姿勢

　機能的な視点から，姿勢は静的姿勢（static posture）と動的姿勢（dynamic posture）とに分けられる．ここでの運動とは，構えを意味する姿勢が空間時間的に連続して変化することである．運動は，体位および構えの変化として捉えられる．

　動的姿勢は，ある動作の起始となる準備状態，あるいは一連の動作の時間軸上の1点を観察したものである．動的姿勢を時間的に持続する静止した身体像としてみれば，著しく不安定な姿勢となる．それに対して，静的姿勢は，安定性がよい身体像である．

　動作と姿勢の関連について，時間軸における制限を加えて，動作のある瞬間を捉えたものは姿勢とはいえない．ある程度の時間は，不動の状態で維持される身体像と重力方向との関係，および身体各部の相互の位置関係を示すものが姿勢であるとする考え方もある．

　静的姿勢および動的姿勢についての解釈は，多様であり，一定していない．立位姿勢を保持しているとき，外観からは静止状態を維持しているようにみえるが，わずかな重心の移動が常に起こっている．身体が厳密に単一の姿勢を長時間にわたって維持することはない．

### 4）体　格

　体格（physique）は骨格，筋，皮下脂肪などを指標とした身体の外観的状態であり，身長，体重，胸囲などの計測値で表すことができる．また，体格の相互関係による形態学的特徴づけを体型（somatotype）＊と呼び，気質・性格，疾病などとの関係性が研究されてきた（somatotype theory）．

　Kretchmer（1925）は，やせ型（asthenic type），闘士型（athletic type），肥満型（pyknic type）に分類し，性格的な気質と関連づけて説明した．また，Sheldon（1942）は内胚葉型（肥満型：endomorphy），中胚葉型（筋肉型：mesomorph），外胚葉型（やせ型：ectomorph）に分類し，その判定法としてHeath–Carter（1967）による方法が知られている．体型は姿勢や美的印象と関係している．

## 2　姿勢とその分類

### 1）基本的立位姿勢

　よい姿勢，悪い姿勢を判断する基準は，どのような視点でみるのかによって異なる．力学的には，姿勢の安定性，力の効率などが問題になる．形態学的には，脊柱，四肢の骨格，関節や筋の構造など，神経学的には神経筋の活動など，運動生理学的には，疲労，循環やエネルギー代謝など，心理学的には，性格，心理的状態などが取り上げられる．美学からは，プロポーションや表現様式などが中心になる．同じ姿勢であっても，それぞれの視点によって，姿勢には異なる意義があり，それに従って理解され，評価される．

---

＊ somato– は身体を意味する接頭辞であり，somatosensory（体性感覚），somatometry（人体測定），somatoscopy（生体観察）などの用語がある．

**1　力学的視点**　力学的に安定していること：静止姿勢では，頭部，体幹および四肢の各体節の重心を統合した重心線が支持基底のなかに位置していること，その位置が支持基底の中心に近いほど安定性はよい．辺縁になるほど，重力による回転トルクが生じやすくなり，バランスを維持するための筋活動や靱帯の緊張が必要になる．

**2　生理学的視点**　生理的に疲労しにくいこと：同じ姿勢を長時間にわたって保持すると，筋の血液循環量が低下して，筋疲労が生じる．わずかずつであっても，姿勢を変化させることが筋疲労の軽減に有効である．過緊張による筋の強い収縮も，血液循環の停滞を起こす．なお，循環器，呼吸器，消化器，泌尿器などの内臓器官に過剰な圧迫や負担が加わらない状態であって，正常に機能する姿勢がよい．

心拍数は，姿勢の変化によって変動する．背臥位は，循環静力学的には最も負荷が少なく，心拍数も少ない．立位姿勢では，身体下部の静脈系や毛細血管内圧が上昇し，循環系はそれに適応するように，心拍数が増加する．心拍数は，臥位，椅子座位，立位の順序で多くなる．血圧も，臥位，椅子座位，立位の順序で高くなるが，その差は著しいものではない．

運動生理学的には，消費エネルギーが少ないことがよく，最小の筋活動による姿勢や動作がエネルギー消費を最小に抑えて，作業効率がよいことになる．

**3　心理学的視点**　心理的に安定していること：姿勢は，骨格の構造や神経筋の働きだけで定まるのではなく，個人のパーソナリティや情動の影響を強く受けて，その時々の心理状態を反映する．

Gardiner（1964）は，よい姿勢を保持し，調整するための基本的条件として，
・安定した心理的条件，
・良好な健康状態，
・自然で自由な運動を行う機会が多いこと，
を掲げている．

感情や心のもち方は，神経系全体の機能に強く影響し，個人の姿勢に表れる．喜び，幸福感，自信などは，伸展位が支配的な姿勢となって表れる．不幸や劣等感は，屈曲位が顕著な姿勢となって表れる．

**4　作業能率的視点**　作業能率からみて効率がよいこと：作業姿勢は，作業を遂行しているときの身体各部の相対的な位置関係および空間を占めている位置である．姿勢は静的であるが，作業能率をみるときには，同時に動的要素も考慮しなければならない．姿勢によって，作業を遂行するときの空間的範囲が規制される．これを作業空間（work space）という．作業効率の検討では，実際の作業場面において動作分析や動作・時間分析を行い，その作業に最も適した姿勢や動作を求める（Barnes 1968）．

**5　美学的視点**　美的にみて美しいこと：人間の姿勢や運動の美しさを論じるときの判定基準は，客観的計測だけではなく，芸術的視野からも検討される．人間の運動の形式美を構成する要素として，つり合い，均整，プロポーション，律動，躍動感などがある．このうち，姿勢の形式美にかかわる視点を掲げておく．

・バランスと対称性：バランス（balance）は，つり合いや均整を意味する．力学的にバランスのとれた姿勢は，安定を表す美として視覚に映じる．片足立ちの姿勢よりも基本的立位姿勢，さらに両足を軽く開いた立位姿勢のほうが形式的には安定感がある．対称性（symmetry）は，中央の基準線に対して，両側に同一物を置いた状態である．人体は，正中矢状面に対し

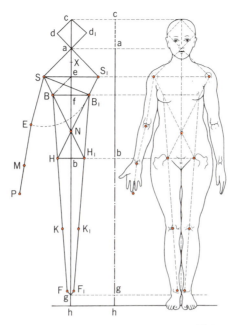

**図 6-3** シュミットの人体各部の比率模式図
(松田 1968)

て左右対称的（bilateral symmetrical）な構造となっている．
- プロポーション：プロポーション（proportion）は，物体の各部分の距離，量などの相対的比率である．人体のプロポーションでは，各分節，部分の占める比率から，理想的な美しさの基準（canon）を定める．人間の体格や体型は，個人差が著しい．美しい体型についての議論は，古代ギリシャ時代から現在に至るまで，芸術家や美学者の間で行われ，その主張するところによって，さまざまな形式や基準が決められている．ミロ島から発見されたビーナス像は，そのプロポーションから人体美の典型とされている．

人間の形態美は，最良の健康に一致する．美しい理想的な体型は，すべての欠陥を除き，発育，栄養，生活様式，疾病，衣服などにも配慮がなされて，はじめて理解される．身長は，頭部・顔面の長さの 8 倍，手掌・指の長さの 9 倍，足底の長さの 7 倍であることが望ましく，いわゆる 8 等身が理想となっている．

**6 体型計測** 人類における体型計測には，Schmidt の人体各部の比率模式図法が用いられている（**図 6-3**）．直立姿勢で，鼻の下端から恥骨結合までの長さを脊柱と等しいものとみなして基準としている．その 4 等分を 1 単位（module）としたとき，身体各部の比率が一定の基準に一致していれば，調和のとれた，よい体型である．

## 2）姿勢の分類

人間は，さまざまな姿勢をとることができる．それらをすべて包含した分類体系を作成することは不可能であろう．姿勢は影のように運動を追うものであり，すべての運動は姿勢に始まり，姿勢に終わる．運動を始めようとするときの姿勢を開始姿勢（starting posture）という．この姿勢は，構え（定位）と体位との両者を意味している．

これまでにも，多くの研究者が種々の姿勢の分類を試みている．日本人の姿勢に着目した分類

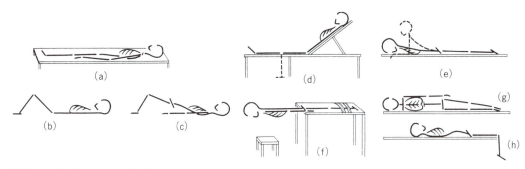

**図 6-4** 臥位とその応用姿勢

(Gardiner 1964)

も提案されている（藤澤 2013）．基本体位を頭部・体幹と重力方向の関係および支持基底面の構成要素で分類し，背臥位，側臥位，腹臥位，四つばい位，座位，立位，懸垂位，倒立位の 8 種類とした．膝立ち位は欧米諸国においては立位からの変化で祈りの姿勢であるが，日本においては座位からの変化である．また，欧米での座位の基本は椅座位であるが，日本においては正座，胡座（こざ，あぐら）が基本である．姿勢の分類と名称には生活様式などの文化的背景を考慮する必要がある．

欧米においては，Gardiner（1964）が，体位として，臥位，座位，膝立ち位，立位，懸垂位の 5 つを挙げ，これに構えの要素を加えた姿勢の分類として，次のものを掲げている（それぞれ姿勢についての用語は，原文である）．

1. lying（臥位）から（図 6-4）
   (a) lying
   (b) crook lying
   (c) crook lying with pelvis lifted
   (d) half lying
   (e) prone lying
   (f) leg prone lying
   (g) side lying
   (h) sit lying

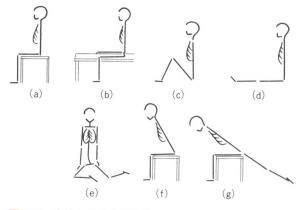

**図 6-5** 座位とその応用姿勢

(Gardiner 1964)

2. sitting（座位）から（図 6-5）
   (a) sitting
   (b) ride sitting
   (c) crook sitting
   (d) long sitting
   (e) side sitting
   (f) stoop sitting
   (g) fallout sitting

3. kneeling（膝立ち位）から（図 6-6）
   (a) kneeling

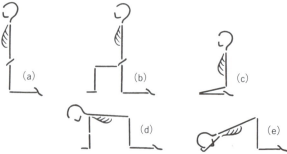

**図 6-6** 膝立ち位とその応用姿勢

(Gardiner 1964)

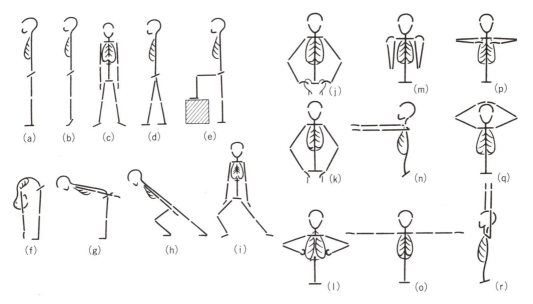

**図 6-7** 立位とその応用姿勢

(Gardiner 1964)

　　（b）half kneeling
　　（c）kneel sitting
　　（d）prone kneeling
　　（e）inclinated prone kneeling
■4　standing（立位）から（**図 6-7**）
　　（a）standing
　　（b）toe standing
　　（c）stride standing
　　（d）walk standing
　　（e）half standing
　　（f）lax stoop standing
　　（g）stoop standing
　　（h）fallout standing
　　（i）lunge sideways standing
　立位では，特に上肢の構えについての分類として，図6-7（j）〜（r）を掲げている．これは，他の体位とも組み合わせることができる．
　　（j）wing standing
　　（k）low wing standing
　　（l）under bend standing
　　（m）bend standing
　　（n）reach standing
　　（o）yard standing
　　（p）across bend standing

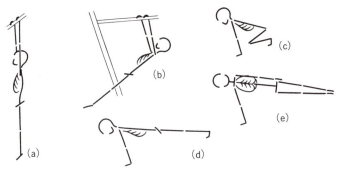

図 6-8 懸垂位とその応用姿勢

(Gardiner 1964)

(q) head rest standing
(r) stretch standing

**5** hanging（懸垂位）から（図 6-8）
(a) hanging
(b) fall hanging
(c) crouch sitting
(d) prone falling
(e) side falling

　これらの基本姿勢およびその応用姿勢は，主として運動療法（exercise therapy）における姿勢の記載に使用される分類である．さらに体幹と四肢との相互の位置関係の変化を加えれば，複雑で膨大な分類になる．

　理学療法（physical therapy）における開始姿勢には，5つの基本姿勢がある（Hollis 1981）．

**1** lying（Ly.）あるいは supine（Sup.）　臥位あるいは背臥位で，上肢は体幹側に置き，下肢は伸展位をとり，支持基底が広く，重心位置が低く，安定した姿勢である．臥位を基本にして派生する姿勢は，6通りである．

- side lying（S. Ly.）：側臥位である．上肢を体幹側に置き，下肢を伸展位とした姿勢は，支持基底が狭く，安定した体位を保持するのが困難であるため，通常は床面側の上下肢を軽い屈曲位とする．身体の向きによって，右側臥位（R. Ly.）および左側臥位（L. Ly.）の2つがある．
- prone lying（Pr. Ly.）あるいは prone（Pr.）：腹臥位である．上肢は体幹側に置き，下肢は伸展位とする．前額部を枕で支えるか，あるいは顔面を左右いずれかに向けておく．
- across prone lying（Acr. Pr. Ly.）：上前腸骨棘を台の角で支えた姿勢である（図 6-9）．頭部と上肢は床に置くか，あるいは下肢と一直線になる．足は介助者あるいは壁などで支えておく．
- quarter turn（1/4 Tn.）：背臥位，腹臥位あるいは側臥位から45°傾いた姿勢であり，半背臥位と半腹臥位と呼ばれている姿勢である．身体の向きによって左右の区別をする．
- half lying（1/2 Ly.）：ファウラー体位（Fowler's position）ともいう姿勢であり，背臥位で上半身を斜めに起こし（頭部を床面から60〜75 cm上げた傾斜位），膝関節を軽い屈曲位にする．患者のベッド上安静に，しばしば利用される姿勢である〔はじめは腹部手術後，重力

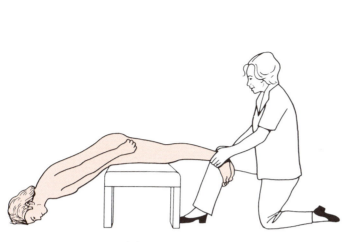

図 6-9　across prone lying
(Hollis 1981)

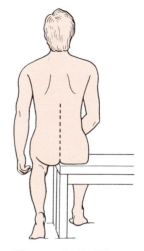

図 6-10　half sitting
(Hollis 1981)

を利用したドレナージ（drainage：排液・排膿）に使用された〕．
  - side half lying（S. 1/2 Ly.）：half lying で側臥位となった姿勢である．

**2** sitting（Sitt.）　座位あるいは椅子座位で，上半身を直立位として，上肢は体幹側に置き，殿部と大腿後面で体幹を支持する．股関節と膝関節は 90°屈曲位，足関節は 0°とする．重心の位置は低いが，重心線の落ちる位置は支持基底の後縁に片寄っている．座位から派生する姿勢には，次の 3 通りがある．

  - forward lean sitting（Fwd. Ln. Sitt.）：座位で上半身を前傾して，前額部を前に置いた机の上の枕で支えた姿勢である．
  - half sitting（1/2 Sitt.）：台の縁に半分腰掛けた姿勢であり，はみ出した側の下肢の膝関節は屈曲する（図 6-10）．股関節屈曲拘縮のときや，膝上切断の断端訓練のときに用いられる姿勢である．
  - long sitting（Long Sitt.）：長座位で上半身は直立位であり，下肢は膝伸展位で前方に伸ばしている姿勢である．

**3** kneeling（Kn.）　膝立ち位と呼ばれている姿勢であり，膝関節 90°屈曲位，上半身直立位で，上肢を体幹側につけた姿勢である．支持基底は両下腿前面で形成されているが，重心の位置は高く，重心線の落ちる位置が支持基底の前縁に近いため，バランスは不安定であり，この姿勢を長時間にわたって保持することは困難である．膝立ち位を基本にして派生する姿勢には，次の 4 通りがある．

  - kneel sitting（Kn. Sitt.）：正座に当たる姿勢であり，膝立ち位から，さらに膝を屈曲して，踵の上に腰を下ろした姿勢である．安定した姿勢であり，バランスの維持が容易である．
  - side sitting（S. Sitt.）：横座りの姿勢であり，正座から腰を横にずらして，殿部をじかに床につけた姿勢である．
  - half kneeling（1/2 Kn.）：膝立ち位から片側下肢を前方へ出し，股関節と膝関節を 90°屈曲位，足関節 0°の姿勢である．片膝立ち位と呼ばれている．膝立ち位から立ち上がるとき，床から椅子に座るときに用いる．
  - prone kneeling（Pr. Kn.）：四つばい位（all fours）とも呼ばれている姿勢であり，膝立ち位

から股関節を90°位に屈曲して，両手掌を床についた姿勢である．膝関節は90°屈曲位，足関節は底屈位，肘関節は伸展位，手掌は肩から下ろした垂直線の部分で床についている．

なお，両足底と両手掌を床について身体を支えている姿勢を高ばい位（plantigrade）という．

**4** standing（St.）　立位で上肢は体幹側につけ，つま先はわずかに離した姿勢である．支持基底は狭く，重心は高いが，下肢に力があれば，膝立ち位よりも姿勢の保持は容易である．立位から派生する姿勢には，次の5通りがある．

- high standing（High St.）：台上における立位であり，通常は片手で手すりにつかまり，片足を自由に動かせるようにして，安定性の向上を図るための訓練に利用する．
- step standing（Step St.）：片側の足を対側の足よりも高い所に置いた姿勢であり，階段昇降時の体重移動の訓練に用いられる．
- half standing（1/2 St.）：片足立ち位であり，両下肢は伸展位のまま体幹を側方へ傾け，片側下肢を床から離す，あるいは片側下肢を屈曲して床から離した姿勢である．
- close standing（Cl. St.）：ロンベルク肢位（Romberg position）と呼ばれ，両足の内側を密着させた立位である．つま先を開いた立位姿勢より，支持基底は狭くなる．つま先を開いた立位姿勢では，ある角度で交差していた両足関節の運動軸は，ほとんど一直線上に並ぶようになる．前後方向のバランスをとるために筋群の同時収縮も増加し，安定性は低下した姿勢である．
- toe standing（T. St.）：つま先立ち位であり，支持基底は最も狭くなる．

**5** hanging（Hang.）　懸垂位と呼ばれ，両手で梁や鉄棒，肋木などにつかまり，ぶら下がった姿勢である．両手は肩幅よりも広い間隔をとり，強く把握して，全体重を支持している．懸垂位から派生する姿勢は，次の2つに分けられる．

- arch hanging（Arch Hang.）：懸垂位で身体を前後に振るとき，また鉄棒で宙返りをするときの開始肢位である．
- half hanging（1/2 Hang.）：片手で行っている懸垂位である．

## 3）日常的な姿勢

　無数にある姿勢の型を有限の枠のなかに分類あるいは記載することは，基本となる体位については可能である．他方，体節間の相互の位置関係の多様性については，有限の枠を設けることは困難であろう．

　しかし，人間の日常的な限られた行動のなかで示される姿勢は，ある程度は分類が可能である．立位，座位，臥位のように，広く利用されている姿勢の分類の他に，人々の行動観察の結果から，人間がとり得る姿勢を記録した研究がある．たとえば，睡眠中の休息姿勢について，8時間の睡眠を16 mmメモモーションカメラで30 sごとに撮影し，カットごとに睡眠姿勢を分析した結果では，体動は1時間当たり平均3.6回，66通りの姿勢が記録されている（大島・他 1971）．日常生活のなかで観察される人間の行動を，ある側面で切り取ってみたときには，多様な姿勢も有限なものとして扱うことができる．

　Prost（1974）は，刊行された書籍や雑誌から全身を撮った写真を無作為に集め，そのなかから写されていることを知らない，あるいは意識していないと思われる590人について，肩，肘，手，股，膝，足の6関節の角度を測定した．その結果では，人々が日常生活行動でとり得る無数の姿勢にも，各関節可動域の範囲内で，いくつか出現頻度の高い関節角度が得られている．

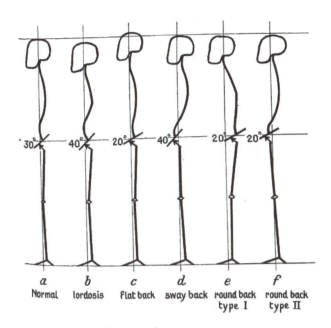

図 6-11　不良姿勢のタイプ

(Wiles 1937)

ひとつの姿勢を一定時間にわたって保持した後，他の姿勢に移行するとき，全く無作為に選択されるわけではなく，前にとっていた姿勢に影響されたものとなっている．ただし，個々の姿勢を取り上げた場合には，不連続な変換となる．

姿勢 $P_1$, $P_2$, $P_3$, ……$P_n$ を，ある範囲内での変異を含めて扱えば，無数の姿勢も有限になる．人間がとり得る姿勢を，合目的という視点からみると，

- 生体力学的にバランスが安定していること，
- 生理学的にエネルギー消費を最小限に抑え，疲労を防止していること，
- 社会文化的に日常生活様式に適合したものであること，

によって規定されている．これらに，個人の体型，体格などの解剖学的要因，習慣などが加わり，$P_n$ の n が決まる．無秩序で，無限であるように思える人間の姿勢を，ある行動の側面に限定して捉えることにより，限られた数の姿勢に分類することができる．

## 4) 不良姿勢と分類

不良姿勢は faulty posture, bad posture, poor posture と呼ばれ，脊柱の形態と重心線との関係をもとに分類されてきた．Wiles（1937）は恥骨結節と上後腸骨棘を結んだ線と水平線とのなす骨盤傾斜角を測定し，11歳以降では約30°で一定となることを報告した．また，それを基準として脊柱の彎曲などとの関係から変形のタイプを分類した（図6-11）．その後，McMorris（1961）が Wiles の分類をもとに，小児における不良姿勢を5つに分類し（図6-12），それらは現在も参考にされている．不良姿勢は，脊柱前彎症（lordosis），脊柱後彎症（kyphosis），スウェイバック（sway-back），平背（flat-back），円背（round back），側彎（scoliosis）に大別され，側彎の測定法として Cobb 角（Cobb 1960）が知られている．また，高齢者に多くみられる，頭部が前方へ出ている特徴的な姿勢を Poking chin と呼ぶ（Burt 1950）．環椎後頭関節によ

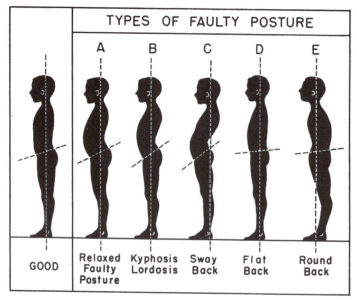

図 6-12　小児における不良姿勢のタイプ

(McMorris 1961)

る頭部の後傾を代償するために頸部前弯が減少し，オトガイを突き出した構えをとる．

## 3 バランス制御

### 1) バランス制御の理論的背景

　人間は，直立位で二足歩行を行うようになったときから，重力に抗する努力が必要になった．人間がある姿勢/肢位となって，その姿勢/肢位を保持する働きを姿勢制御（postural control）という．1970年代になって，姿勢とバランス制御，それらの異常についての研究が急速に進展した．バランス制御（balance control）という用語は力学としての平衡を扱う場合に用いられることが多く，姿勢制御はバランスを保つための一つの制御因子としてみることもできる．

　理論では，古典的な反射階層理論（reflex-hierarchical theory）をもとに外乱に対する姿勢制御の研究が進み，その後に企図運動時の姿勢制御へと展開，最近では力学的平衡の概念を組み込んだシステム理論（systems theory）が導入されている．

### 2) 反射階層理論─除脳動物による理論構築

　反射階層理論では，相互に独立している諸感覚系によって駆動され，階層的に組織化された反射（応答）が姿勢やバランスを定めると想定している．発達過程において，姿勢制御機構には，原始的な脊髄反射から上位中枢で統合された姿勢反射への移行が起こり，最終的に大脳皮質の制御を受ける応答が支配的になる（Monnier 1970）．

　意図的運動に伴う姿勢変化は，自動的，無意識に起こる．姿勢保持には，四肢と体幹の固有感覚系，前庭迷路系および視覚系からの情報は，中枢で統合されることが必要である．姿勢保持の構成要素となる運動パターンは，下位中枢で統合されている．

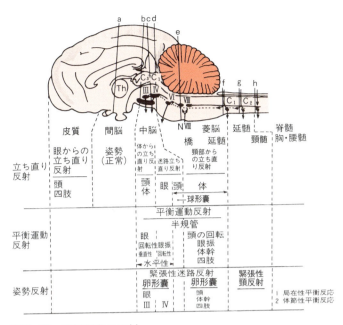

**図 6-13** 姿勢制御の反射

(Monnier 1970)

　運動機能の統合は，系統発生，個体発生の研究，中枢神経系の破壊実験や病的状態の観察を通して検討されてきた．上位中枢を切断除去すると，下位中枢の機能が解放されて著しくなる．たとえば，脳幹と脊髄との間を切断すると，脊髄にある防御機構，すなわち屈筋反射が強くなる．

　除脳動物に起こる局所や全身の姿勢保持の反応を，姿勢反射（postural reflex，体位反射：attitudinal reflex）という．動物が重力と体幹，四肢間の関係の一定した姿勢（静的姿勢：static posture）をとることから，平衡反応（static reaction）ともいう．刺激と応答との部位の関係から3型の平衡反応に分けられている．

**1**　**局在性平衡反応**（local static reactions）：刺激を加えた片側後肢に現れる反射など，身体の一部分に起こる反応である．

**2**　**体節性平衡反応**（segmental static reactions）：両側後肢に現れる反射など，体節全体，両側に起こる反応である．

**3**　**汎在性平衡反応**（general static reactions）：前後肢に現れる反射など，多くの体節に起こる反応であり，緊張性頸反射（tonic neck reflex）や緊張性迷路反射（tonic labyrinthine reflex）がある．

　中枢神経系における各姿勢反射の統合レベルは異なっている（**図 6-13**）．

### (1) 除脳固縮

　ネコの脳幹を上丘と下丘の間で切断すると，四肢は伸展して脊椎は腹側凸の弓状になる（弓なり反張：opisthotonus，**図 6-14**）．この現象を除脳固縮（decerebrate rigidity）という\*．抗重力筋の緊張が強く，これはγ系を介したα運動ニューロンの興奮性の高まりである．

---

\* ヒトを含めて霊長類では，両下肢は伸展・内旋し，尖足となる．上肢は，高位除脳による除皮質硬直（decorticate rigidity）では，肩内旋・肘屈曲・前腕回内位，手指屈曲位となる．低位除脳による除脳硬直（decerebrate rigidity）では，肩内旋・肘伸展・手指屈曲位になる．

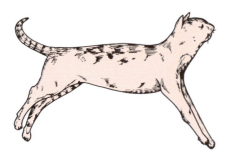

図 6-14　除脳固縮ネコの姿勢

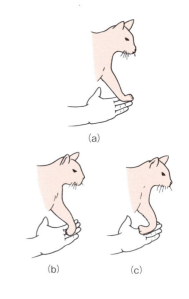

図 6-15　陽性支持反応と陰性支持反応
(a) 足指の他動的背屈と外転によって起こる陽性支持反応.
(b, c) 足指の底屈による陰性支持反応.
（Monnier 1970）

　伸展位の四肢を他動的に曲げると，伸筋の抵抗はあるが，筋を伸ばした位置で外力を除くと，筋は伸ばされたままの長さにとどまる（伸び反応：lengthening reaction）．筋長を他動的に縮めると，筋は短縮位にとどまる（縮まり反応：shortening reaction）．
　筋を伸ばし，抵抗があっても伸展を続けると，急に抵抗がなくなる（折りたたみナイフ現象：clasp-knife phenomenon）．過度の伸展で腱紡錘が刺激され，Ⅰb 群線維に情報を送り，これが α 運動ニューロンを抑制するためである．

### (2) 脊髄動物

　脊髄を脳から切り離した脊髄動物（spinal animal）には，局在性平衡反応および体節性平衡反応がある．伸張反射は局在性平衡反応の基礎であり，交差性伸展反射は体節性平衡反応のひとつである．

### (3) 低位除脳動物

　低位除脳動物（low decerebrate animal）には，延髄と脊髄が残存し，延髄動物（bulbospinal preparation）ともいう．これには 3 型の平衡反応のすべてがある．

　**1** 局在性平衡反応：延髄動物の 1 肢の足底を床につけると，肢は柱のように固くなる（陽性支持反応：positive supporting reaction，図 6-15）．足底皮膚の刺激あるいは足骨間筋の他動的伸展によって起こる．この反応は，正常では弱く，除脳で強くなる．刺激がなくなると，筋は弛緩する（陰性支持反応：negative supporting reaction）．この現象は，痙性麻痺患者の手指や足指の他動的伸展によって，上肢や下肢の伸展が起こる現象（伸展共同運動：extension synergy）と同じである．また，足指の他動的屈曲によって，下肢には屈曲運動が起こる（屈曲共同運動：flexion synergy）．これを Marie-Foix の手技という．

　**2** 体節性平衡反応：交差性反射は，体節性反射である．
　四足動物の右後肢を他動的に屈曲してから体幹を右方へ押すと，屈曲していた後肢が伸展して体重を支える（かたより反応：shifting reaction）．これは体幹が押されて，左後肢の内転筋が伸展されることで起こる．跳び直り反応（跳躍反応：hopping reaction）は，これに類似し，片足で立っている動物を押すと，足の跳び直りが起こる．
　動物が前肢あるいは後肢で体を支えているとき，横へ押すと，1 歩跳び直してバランスをとる

（足踏み反応：stepping reaction）．人間では，これらの一連の反応は，大脳皮質の損傷によって消失する．

**3** 汎在性平衡反応：種々の静止姿勢を保つように，四肢や体幹の筋緊張は変化する．

・緊張性頸反射：この反射は，除脳動物では迷路破壊あるいはⅧ脳神経切断を加えて検査する．他動的に頭部を体幹に対して，左あるいは右に回転すると，顔面側の上下肢は伸展，後頭部側の上下肢は屈曲する（フェンシング姿勢：fencer's posture）．これを非対称性緊張性頸反射（asymmetric tonic neck reflex, ATNR）という．頭部を側屈しても，同じような反応が起こる（右へ側屈すると右上下肢が伸展する）．

　他動的に頭部を伸展（後屈）すると，前肢は伸展，後肢は屈曲する．頭部を屈曲（前屈）すると，前肢は屈曲，後肢は伸展する．これを対称性緊張性頸反射（symmetric tonic neck reflex, STNR）という．

　人間では，これらの反射は，乳幼児期に現れ，成長するにつれて，次第に消失する．成人でも努力を伴う身体運動やスポーツの場面で，この反射に支配された姿勢が頭部や上肢帯に現れる．

　この反射は，頸部の動きが刺激となっている．反射中枢は，頸髄上部（C1，C2，ときにC3）にあり，頸髄後根の切断によって，反射は消失する．

・緊張性迷路反射：空間における頭部の位置変化で起こる反射であり，応答部位によって，四肢への反射，頭部・体幹への反射，眼球への反射，に分けられる．

　この反射は，除脳動物では頭部と体幹をギプス固定する，あるいは頸髄後根を切断してから検査する．

　背臥位で口蓋裂が水平面に対して45°上方に傾いたとき，四肢は伸展する．腹臥位で口蓋裂が水平面に対して45°下方に傾いたとき，四肢は屈曲する．

　刺激の受容器は，球形嚢と卵形嚢である．反射中枢は，Ⅷ脳神経が脳幹に入る部位にある．遠心性出力は，ダイテルス核から前庭脊髄路を経て，運動ニューロンに伝達される．この系を破壊すると，除脳固縮は消失して，同側の四肢は屈曲，対側の四肢は伸展する．

図6-16に緊張性頸反射と緊張性迷路反射（tonic labyrinthine reflex）の四肢への総合的作用を示す．動物が正常の位置（e）にいるとき，頭部は重力に水平，頸部は中間位となり，体重は四肢に均等に分布する．（a）では，鼻先が上を向き，緊張性迷路反射は頭部を水平に戻すように，前肢屈曲，後肢伸展に作用する．頭部伸展による緊張性頸反射は，前肢伸展，後肢屈曲に作用する．両反射の作用は逆になり，四肢は変化しない．（i）は，（a）の反対である．（b），（e），（h）では，頭部は水平位にあり，頸反射だけ作用する．（c）では，鼻先が下を向き，緊張性迷路反射，緊張性頸反射はともに前肢伸展，後肢屈曲に作用する．（g）は（c）の逆である．人間の直立位は（d），幼児の四つばい位は（e）に該当する．

### （4）高位除脳動物

高位除脳動物（high decerebrate animal）は，中脳動物（midbrain animal），視床動物（thalamic animal）とも呼ばれる．前者は，赤核上方で除脳した場合であり，視床の一部を含む．後者は，皮質除去の状態である．高位除脳動物には，低位除脳動物にある姿勢反射は残存し，新たに立ち直り反射（righting reflex，立ち直り反応：righting reaction）が現れる．立ち直り反射は，動物が体位を正しい位置にとり直し，正しい体位を保つときの一連の反射群である．ここでは，人間の正しい姿勢は，頭頂部を天に向けて，顔面が重力方向と並行している直立姿勢と定義され

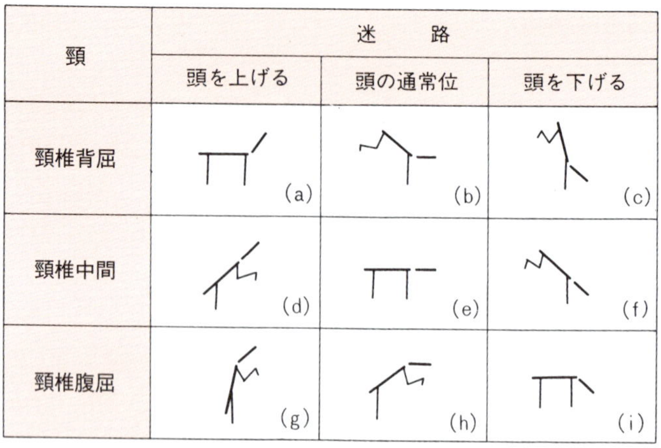

|     | 迷　　路 |||
| --- | --- | --- | --- |
| 頸 | 頭を上げる | 頭の通常位 | 頭を下げる |
| 頸椎背屈 | (a) | (b) | (c) |
| 頸椎中間 | (d) | (e) | (f) |
| 頸椎腹屈 | (g) | (h) | (i) |

図 6-16　緊張性頸反射と緊張性迷路反射の四肢への総合的効果の右側面よりみた模式図

(Roberts 1967)

ている．

立ち直り反射は，4群に分けられる（図 6-17）．
- 眼から起こり，頭部に働くもの（optical righting reflex acting on head）
- 体表面（に加わる刺激）から起こり，頭部と体幹，四肢に働くもの（body righting reflex 〈from tactile stimulation〉 acting on head, body and limbs）
- 迷路から起こり，頭部に働くもの（labyrinthine righting reflex acting on head）
- 頸部から起こり，体幹に働くもの（neck righting reflex acting on body）

背中を下にして，ネコを高所から落とすと，足を地につけて立つ（図 6-18）．これには一連の立ち直り反射が関与する．迷路の働きで頭部を回転して重力に対して正しい位置にする——頭部と体幹の位置変化によって，体幹を回転して上半身と下半身のねじれを正す——落下の加速（重力）で迷路が刺激され，着地の準備に四肢を伸展する（平衡速動反射）．

この一連の運動のように，ひとつの反射運動が次の反射運動の刺激となり，反射が連続することを連鎖反射（chain reflex，連鎖反応：chain reaction）という．

**1** **眼からの立ち直り反射**：動物は，両側迷路を破壊されても，頭部を正しい位置にする．視覚によって起こる立ち直り反射で，目隠しをすると頭部を正しい位置にすることはできない．人間では，重要な反射である．サルでは，運動野と運動前野を除去しても，反射は残っている．

**2** **体からの立ち直り反射**：動物の迷路を破壊し，目隠しをして，床に横向き（側臥位）に置くと，頭を上げて頭部を水平にする．体表面に加わる刺激が非対称のために起こる反射であり，床についている体側面の反対側の体側面に板を当てると，頭部は元の位置に戻る．頭部を動かないように固定して横向きに置くと，下半身が水平位になる．

体幹皮膚への刺激の非対称によって，視床動物は床についた側の四肢伸展，対側四肢の屈曲した姿勢をとる．

**3** **迷路からの立ち直り反射**：動物は体幹の位置に関係なく，常に頭部を正しい位置に保つ．目隠しをして，頸髄後根を切断しても，迷路が正常であれば，頭部は正しい位置にくる．迷路からの反射が頸部に働いて頭部の位置を直す．

**4** **頸部からの立ち直り反射**：迷路からの立ち直り反射で頭部が水平になると，頸部のねじれ

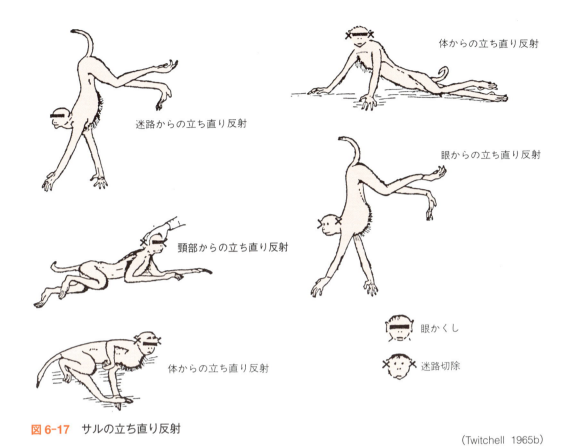

**図6-17** サルの立ち直り反射

(Twitchell 1965b)

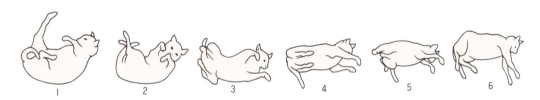

**図6-18** マーレイが記録したネコの落下の連続写真
1：落下，2：頭部の回転，前肢は体に引きつけられ，後肢は伸展している．3, 4, 5：体の回転は続き，次第に前肢は伸展する．6：完全に回転を終わる．

(Monnier 1970)

によって頸部筋が刺激され，頭部に続いて体幹も水平になる．これは一連の動きであり，頸部，胸部，腰部の順に体幹全体に及ぶ．

### (5) 大脳皮質の関与する反応

運動野で統合されている反射に，踏み直り反応（placing reaction）および跳び直り反応（hopping reaction）がある．これらは皮質性反射（cortical reflex）と呼ばれ，皮質損傷で消失する．

- 踏み直り反応：動物に見えるようにして，動物の体を床に他動的に近づけると，四肢を伸展して体を支える準備をする．これは視覚刺激による踏み直り反応（visual placing reaction）である．眼を覆って他動的に手背部や足背部をテーブルの角にふれさせるとテーブル上に手や足を置く．皮膚刺激による踏み直り反応（tactile placing reaction）である．

- 足踏み反応と跳び直り反応（跳躍反応）：動物の体を急に側方へ押して重心位置をずらすと，動物はずらされた側の四肢を踏み出してバランスを保つ．これを足踏み反応（stepping reaction）という．この反射には延髄レベルの統合が重要であるが，皮質による制御も関与する．動物を支えて1肢で立たせ，重心がずれるように側方へ動かすと，新しい重心まで1歩跳ぶ．これを跳び直り反応（hopping reaction：跳躍反応）という．
- 長経路反応（long-loop response）：人間に一定の肢位を保つように指示して，そこに外乱を加えると，脊髄性の筋伸張反射に続いて，潜時の長い応答が起こる．外力に抵抗しないよう指示すると，この応答は消失する．この反射は，運動の意図に影響される反応であり，大脳皮質が関与している．長経路反応（long-loop reflex, long-loop response），長潜時反射（long-latency reflex）あるいは機能的伸張反射（functional stretch reflex）ともいう．この応答運動は，意図した運動や姿勢を，外乱に抗して維持するのに役立っている．

## 3）ヒトの姿勢保持と平衡運動反射

　種々の姿勢の保持，多様な運動の遂行は，重力との関係で容易あるいは困難になる．自己の姿勢や運動を感知する固有感覚，触覚や視覚の情報が中枢神経系で統合され，四肢と体幹の相互関係が重力とバランスをとるように，全身の筋緊張を調整する指令が出される．静止（静的）姿勢（static posture），随意運動に伴う動的姿勢（dynamic posture）は，重力に抗する自動的な筋活動で行われている（抗重力機構：antigravity mechanism）．

　姿勢保持には，種々の調整機構が関与する．直立位で体幹が前方に傾くと，下腿三頭筋は伸展されて収縮（伸張反射）し，体幹を元の位置に戻す．前傾が大きいと別の機構が働き，下肢屈筋の促通，伸筋の抑制が起こり，下肢を1歩踏み出す（跳び直り反応）．類似した外乱でも，その強さや身体状況によって，種々の反射や反応が働いてバランスを保つ．これらの反射・反応の機構は，無意識に統合されている．

### （1）静止姿勢保持の反射

　四肢伸筋（抗重力筋：antigravity muscle）の伸張反射は，姿勢保持の基本となる．筋長の微小な変化に対しては，脊髄反射を介して，筋緊張を調節している．大きな身体の揺れは，平衡感覚や長経路反射によって調整される．

　上位中枢から脊髄への抑制性制御が消失すると，伸筋の筋緊張亢進，痙縮（spasticity）が起こる．この現象は，抗重力機構の機能亢進であるが，バランス保持には役立たない．他の姿勢保持機構が正しく働くためには，抗重力機構も正常に機能することが必要である．除脳動物や痙性麻痺患者では，抗重力機構の陽性支持反応が強く，重力に対して関節を固定することは起こるが，重心の位置をずらすような外力が働くと転倒する．重心の位置を元に戻して姿勢バランスを保つ機能は，失われている．外力に対する姿勢バランスの保持は，立ち直り反射や平衡運動反射，長経路反射で行われる．

### （2）平衡運動反射

　身体運動時のバランス保持には，静止姿勢時のバランス保持よりも複雑な反応が必要である．立位では，支持基底面が狭くなり，身体運動で重心線は簡単に支持基底面の外に出る．この場合，静止姿勢を保つ姿勢反射の働きでは，バランスはとれずに転倒する．姿勢のバランス安定性を維持する反応は，平衡運動反射（平衡速動反射：statokinetic reflex），迷路加速反応（labyrinthine accelerating reaction），動的反射（kinetic reflex）あるいは加速反射（accelerating reflex）であ

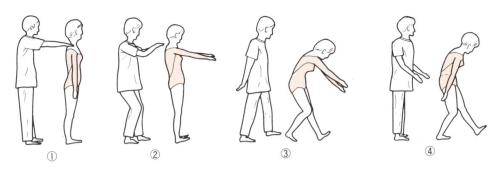

**図 6-19 よろめき反応**
直立位で上肢帯を後方へ引かれたときの防御反応．後半には跳び直り反応が起きている．

る．バランス反応（balance reaction）とも呼ばれている．身体の運動時にみられる姿勢と平衡の保持の反射とされている．

　この反射は，頭部位置の急激な変化で起こり，相動的運動で外力に対する代償を行う．直線方向の加速度（主に卵形嚢と球形嚢）や回転方向の角加速度が前庭器（vestibular organ：主に三半規管）への刺激になり，眼球運動や頭部と体幹，四肢の運動を起こす．反射中枢は延髄にあるが，上位中枢の制御を受けている．小脳（主に正中帯）の機能障害は，体幹バランスを不安定にする．間脳や基底核，大脳皮質も，この反射が正常に機能するのに重要である．

**1　パラシュート反応**：人間（主に乳幼児）を頭部を上方に，足部を下方にして，空中に支え，垂直位にしてから急に下方へ動かすと，両下肢を外転，伸展，足指を開排して，着床面が広くなるような準備をする．これをパラシュート反応（parachute reaction）あるいは jumping readiness（ready to jump reaction, Sprungbereitschaft）という．昇降器反応（lift reaction）は，体を急に上方に動かしたときに起こる反応であり，上肢と頭部が屈曲する．昇降器反応で下方へ動かすことは，パラシュート反応と同じ操作であるが，運動停止時に四肢が屈曲する反応を含む（逆反応：reverse reaction）．小児を背部を上にして水平に支え，急に頭部を床に近づけると，上肢を前方に伸ばす．これもパラシュート反応と呼ぶが，この操作には視覚刺激が混入している．

**2　防御反応**：身体が水平方向に急に動かされたときの応答を防御反応（protective reaction, staggering reaction：よろめき反応）という．直立位で後方へ押されると足関節と足指の背屈，上肢の前方挙上が起こる（図 6-19）．外力が弱いと足の背屈に加えて，肩関節の屈曲が生じる．また股関節も軽く屈曲するようになる．いずれの運動も重心を前方へ移す機能を果たしている．外力が強ければ片足を後方へ踏み出す（図 6-19，足踏み反応，ステッピング反応：stepping reaction），新たな支持基底面を形成して転倒を防いでいる．片足で立っているときには，支持脚でジャンプして転倒を防ぐこともある（跳び直り反応：hopping reaction）．また，右側方へ押されると，左上下肢外転が起こる．床面における座位では，横に倒れ掛かった側の上肢を伸展して手掌を床につき，転倒を防ぐ（図 6-20，上肢パラシュート反応：arm parachute reaction，上肢の保護伸展：protective extension of arm）．

**3　傾斜反応**：傾斜反応（tilting reaction）では，被験者に板上で種々の姿勢をとらせ，板を傾けたときの応答を検査する．背臥位で板を左右に傾けると，体幹の側屈が起こる．四つばい位で前後左右に板を傾けると，頭部や上下肢の屈伸が起こる．板の前方を下げると，頭部と上肢は伸展，下肢は屈曲する．乗用車の後席に乗っていて，急にカーブしたときに起こる体幹のねじれ

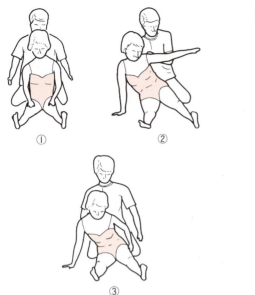

**図 6-20　上肢パラシュート反応**
右後方へ押すと，後半で上肢を伸展して床につき，転倒を防いでいる．前半の上肢外転・伸展をパラシュートといい，後半の体重支持を含めて上肢の防御伸展（protective extension of arm）と呼ぶ．

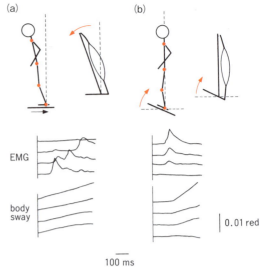

**図 6-21　立位保持で台が突然に動いた際の姿勢保持応答の適応性**
（a）では台が後方に移動，（b）では足関節を中心に台が回転運動を行う．下腿三頭筋の伸張反射（EMG）と身体の揺れ（body sway）に注意．上から順に 1～4 回目の試行である．被験者は，試行につれて，（a）では応答を促通し，（b）では抑制して安定性を維持するようになる．
（Nashner 1976，一部改変）

と傾きは，この反応である．

**4** 眼球運動と頭部の動き：頭部の回転運動によって，眼振（nystagmus：1 方向へ動き，急に元の位置に戻る不随意な眼球の反復運動）が起こる．身体が水平左方へ回転されると，頭部は右方を向き（perrotatory cephalic reaction），回転運動が停止すると左方を向く（post-rotatory cephalic reaction）．

### (3) 姿勢保持にかかわる応答の適応性

姿勢保持にかかわる各種の反射は，刺激と応答との関係が固定的ではなく，反射が誘発されるときに被験者が何を行っていたのかによって変化する．応答運動は，立位姿勢保持や歩行中というような状態（state），あるいは歩行周期における立脚相や遊脚相のような相（phase）にも影響される．

図 6-21 に，台の上に立っている被験者に，姿勢を保持するように指示した後，突然に台を後方へ移動させる，あるいはつま先が上がるように台を回転させたときの下腿三頭筋の活動と身体の動揺を示す．台が後方へ移動すると，被験者は前方へ傾斜して，足関節は他動的に背屈される．下腿三頭筋は伸張され，伸張反射が起こる．下腿三頭筋の収縮は，身体を垂直位に戻すように作用して，姿勢の安定性が保たれる．4 回の試行につれて，伸張反射は早く起こるようになり，筋活動も大きくなっている．それと対応して，身体の揺れは減少してくる．つま先が上がるような台の回転運動でも，下腿三頭筋が伸張される．しかし，被験者は垂直位にとどまっている．他動運動が身体の揺れを誘発しないため，伸張反射による矯正は不要である．伸張反射は，身体を後

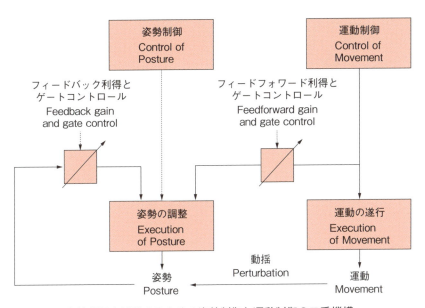

図 6-22　姿勢動揺を補償するための姿勢制御と運動制御の二重機構
（Dufossé 1988）

方へ倒すように作用する．被験者は 4 回の試行で応答を減少させるようになり，安定性を取り戻す．

### 4）姿勢保持機構と意図的運動

　意図的運動に伴う姿勢の変化は，無意識に起こる．このような姿勢の変化は，予測される重心位置の移動，外力の影響に対して合目的である．この種の姿勢制御の特徴は，
- ・自動的である，
- ・物理的力–腕の重みなど–に対する反応である，
- ・平衡の必要に応じて起こる，
- ・自分では自覚しない，
- ・立位では絶えず動揺し，常に調節されている，

ことである．他方，意図的運動の特徴は，
- ・意志による，
- ・精神的刺激への反応である，
- ・平衡には関係なく，それ自体の目的がある，
- ・自分がそれを十分に自覚している，
- ・連続的ではない，

ことである（Martin 1967）．

　中枢神経系には，独自の姿勢保持機構があり，意図的運動の機構とは別であると仮定されている（図 6-22，Dufossé 1988）．

　意図的運動が効率よく目的を達するためには，運動開始時に独自な姿勢が必要である．運動中にバランスを保つには，主な筋活動で起こる動きに対する補償的な筋活動も必要になる．運動開始時の姿勢（postural set）が定まることを動的支持（dynamic support）の状態にあるといい，その後に運動が開始される．目的に向かう身体部位の運動を目的運動性（teleokinetic, teleos＝

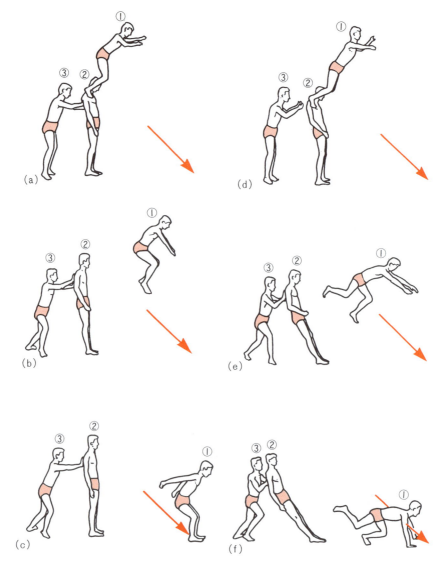

図 6-23　目的運動性および支持運動性機構のモデル

(Jung et al. 1960)

aim：目的）あるいは特殊運動性（idiokinetic, idio＝peculiar：特殊）という．それを支える身体部位の運動を支持運動性（ereismatic, ereisma＝support：支持）あるいは全体運動性（holokinetic, holo＝whole：全体）という．図 6-23 は，この機構のモデルである（Hess 1943, Jung et al 1960）．①が矢印方向へ跳躍する（目的運動性機構：teleokinetic mechanism）．②は①を支え，跳躍に対する準備（carrier：運搬人）を行い，③は跳躍時の反動を補償（support：支援）する（支持運動性機構：ereismatic mechanism）．(a)～(c) では支持機構が働いて，正しい跳躍が起こる．(d)～(f) では支持運動性機構が働かず，跳躍の反動で②は後方へ倒れ，①も目的を達成しない．(a)～(c) の②，③は①の体重を感じ取り，跳躍のタイミングも知り，連続した姿勢変化をする．それには反射も必要となるが，それだけでは予期しない運動への応答が遅れる．上位中枢による予期的姿勢制御（anticipatory postural control）が不可欠である（Belen'kii 1967）．

姿勢制御に関与する共同筋活動（postural synergy）は，姿勢（postural set）と体性感覚フィー

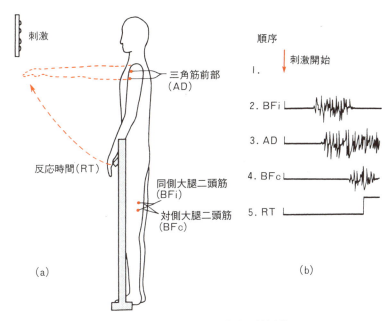

**図 6-24 片側上肢の急速な前方挙上(肩屈曲)運動時の筋活動**
(a) 実験の模式図.光刺激に反応して肩屈曲を行う.三角筋前部と両側大腿二頭筋から筋電図を記録する.前腕が支持棒から離れるときに反応時間が計測されている.
(b) 記録の時間的順序.同側大腿二頭筋(BFi),三角筋前部(AD),対側大腿二頭筋(BFc),反応時間(RT,腕の動き始め)である.姿勢保持のための下肢筋の活動は実際の身体運動より前に起きている.これは身体運動によって生じた反射活動ではなく,共同筋活動である.

(Lee 1980)

ドバック(somatosensory feedback),意図的運動のプログラム(focal motor program)で決定される(図6-24).

　立位で片側上肢を外転すると,重心は対側へ移動して立位バランスをとる(図6-25).上肢の外転に伴って,対側の腹斜筋の活動が起こり,体幹は側屈する(図6-26).両側上肢の外転では,つり合いがとれて重心移動はなく,腹斜筋の活動もない.左片麻痺患者では,左上肢外転が不能でも,姿勢調節機構は働き,右腹斜筋の活動で体幹が右に大きく傾く.左上肢外転が起こらないため,バランス保持に重心移動は必要ないが,体幹の側屈で重心は移動し,バランスが崩れる.健側の右上肢外転では,麻痺側の左腹斜筋の活動が不十分で,バランスが失われる.円滑な運動には,目的運動性機構と支持運動性機構がともに正常に機能することが必要である.

### 5) システム理論

　システム理論では,運動制御は,個体と課題(task)および環境(environment)との相互作用から生じるとして,次のような前提を立てている(Shumway-Cook et al. 1995).

- 通常の運動は,運動制御の異なる側面に寄与している複数のシステム間の相互作用の結果である.
- 運動行動は,その目標を巡って,組織化されている.すなわち,複数のシステムが,課題に固有の必要性に従って,組織的に活動する.
- 運動に寄与する諸要素の組織化は,環境の諸側面によって決定される.動き(moving),そ

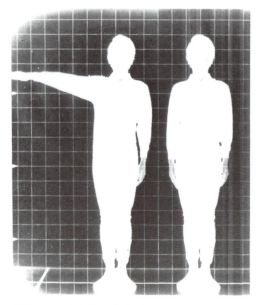

**図 6-25** 直立位で右上肢 90°外転したときの重心移動（1 区画は 10 cm）

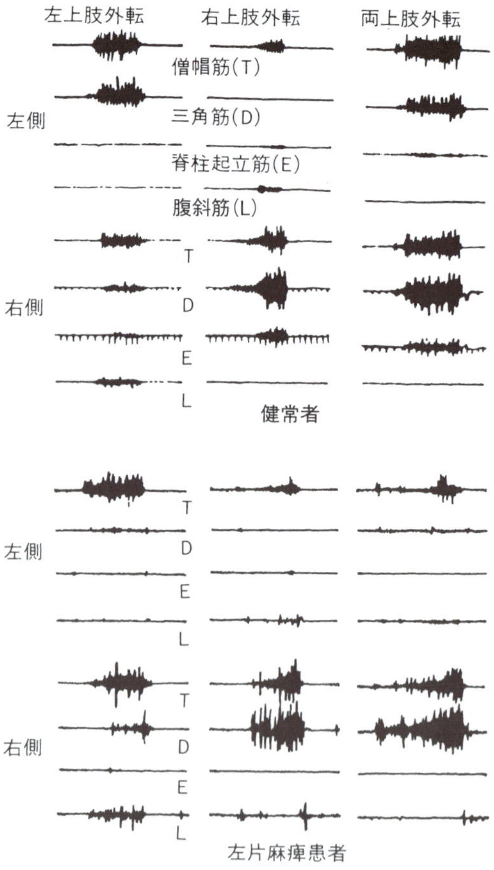

**図 6-26** 立位で上肢を外転したときの筋電図
上は健常者．下は左片麻痺患者．片側上肢外転時にはその側の三角筋と同時に対側の腹斜筋が活動する．

して感じる（sensing）ための戦略（strategy）は，機能的課題を完成するように，環境と個体との相互作用から現れる．機能的目標と環境からの拘束条件とが，体幹や四肢の運動パターンを決定するのに本質的な役割を果たしている．

- 通常の運動における感覚（sensation）の役割は，刺激-応答の形式で表される反射に限定されていない．感覚は，運動の予期的および適応的な制御にも寄与している．

姿勢制御の課題は，空間における身体の位置を制御すること，姿勢の安定性（stability）および定位（orientation：身体の位置や姿勢を能動的に定めること）にかかわることである．安定性は，バランス（balance）あるいは平衡（equilibrium）の意味にも用いられる言葉であり，空間における身体の位置（特に重心の位置）を安定性限界（limits of stability）の枠内，およそ支持基底面（base of support）の内部にとどめる能力である．定位は，体節の相互関係および身体と環境との間に，適正な状態を維持する能力である．安定性と定位とは，姿勢制御システムの 2 つの別個の目的を表している．

ある種の運動行動では，安定性を犠牲にして，適正な定位を維持することもある．野球で外野手が飛球を追うときや，テニスのラリーなどでは，プレーヤーは立位姿勢の安定性を失っても，ボールと身体との位置関係を正して，維持するように努めている．

被験者がプラットフォーム（台：platform）の上で立位姿勢を保持しているとき，プラットフォームを前後方向に動かしたり，傾けたりすると，下肢の関節に応答運動が起こる（図 6-27）．

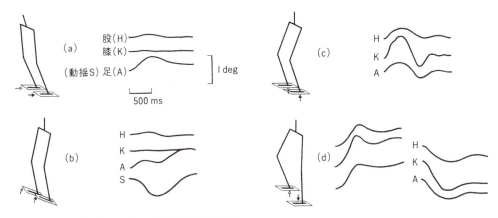

**図 6-27　外乱によって起こる下肢の関節運動**
(a) 前後動揺．主に足関節に回転運動が起こる．
(b) プラットフォームの傾斜．足関節回転運動と身体運動の方向の組み合わせは A とは逆になる．
(c) プラットフォームの上昇では 3 関節に運動が起こる．
(d) 左右のプラットフォームの動きが相反すると，下肢の屈曲と伸展が起こる．
(Nashner et al. 1979)

　この運動は定型的であり，運動の大きさに応じて関節運動も変動する．プラットフォームが前後方向に動くと，膝関節には運動がなく，足関節あるいは股関節に屈伸運動が起こる．その際，下腿三頭筋とハムストリングス，前脛骨筋と大腿四頭筋がそれぞれ共同筋となって活動する（**図 6-28**）．これらの応答運動は，防御反応と同じである．システム理論では，足関節の運動によって重心を支持基底面内にとどめることを足関節戦略（ankle strategy），股関節の運動によることを股関節戦略（hip strategy），片足を踏み出す運動によることを足踏み戦略（stepping strategy）と呼んでいる（Shumway-Cook et al. 1995）．

　システム理論では，このような姿勢制御は，筋骨格系と神経系との複雑な相互作用に基づくと説明されている（**図 6-29**）．筋骨格系の構成要素は，
・関節可動域や体幹の柔軟性，
・筋の性質，
・体節の生体力学的関係，
などである．神経系の構成要素は，
・共同筋活動を含む運動過程，
・視覚系，前庭系，体性感覚系を含む感覚過程，
・複数の感覚入力を組織化する感覚戦略，
・感覚を行動へと写像するために重要な内部表象，
・姿勢制御の適応的および予期的側面に不可欠な高次レベルの過程，
である（Shumway-Cook et al. 1995）．「戦略（strategy）」は，行動の計画を意味する用語であり，システム内の個々の要素を集合的構造へと組織化するためのアプローチである．

　姿勢制御の運動戦略（motor strategy）は，空間における身体の位置を制御するのに適正な運動の組織化である．感覚戦略（sensory strategy）は，視覚系，前庭系，体性感覚系からの感覚入力を姿勢制御のために組織化することである．
　また，感覚運動戦略（sensory-motor strategy）は，姿勢制御の感覚面と運動面とを協調させ

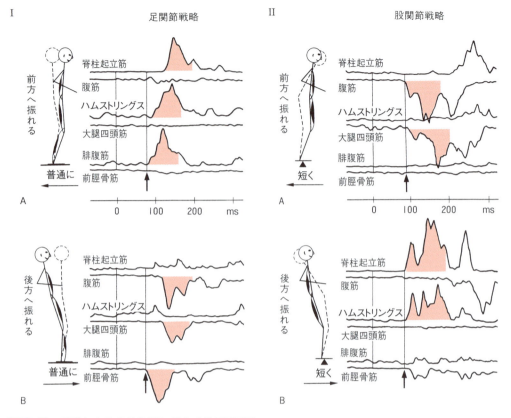

**図6-28 外乱による身体動揺に対する共同筋活動**
A：床面が後方へ動き，身体は前方へ振れる．B：床面が前方へ動き，身体は後方へ振れる．
I. 足関節戦略
　Aでは，床面の後方移動が起きてから，90〜100 ms後に腓腹筋の活動が生じている．さらに20〜30 ms後にハムストリングスが活動を開始し，最後に脊柱起立筋が活動している．共同筋活動は遠位筋から始まり，近位筋に及んでいる．腓腹筋は足関節を底屈させて前方へ振れた身体を戻す．ハムストリングスと脊柱起立筋は，股関節と膝関節を伸展位に保っている．Bでは，床面の前方移動後，前脛骨筋，大腿四頭筋，腹筋の順に活動が生じている．この種の共同筋活動はバランスに対する外乱が小さく，床面が固い場合に起こる．
II. 股関節戦略
　外乱が大きいとき，あるいは梁上に立っている（足底より支持基底が短い）ときにバランスを取り戻す応答運動である．Aでは，床面の後方移動が起きてから，90〜100 ms後に腹筋が活動する．その後，大腿四頭筋の活動が生じる．Bでは，脊柱起立筋，ハムストリングスの順になっている．

(Horak et al. 1986，一部改変)

るための諸規則を表している（Shumway-Cook et al. 1995）．姿勢制御に際して，複数の感覚入力は定位のための感覚戦略へと組織化されるが，この過程で環境や課題に適合した感覚系が選択されると想定する．たとえば，立位姿勢を保持している健常者では，主要な感覚入力は，床面と接している足底部の体性感覚である（Nashner 1982）．

　中枢神経系の姿勢制御機能には適応性があり，ある感覚系による定位の機能が低下すれば，他の感覚系を利用する．たとえば，長い間正座をして，足がしびれたときには，体性感覚系に代わって前庭系が定位の機能を果たすようになる．

　立位姿勢における身体動揺に対する下肢共同筋群の活動は，プラットフォームの水平移動への

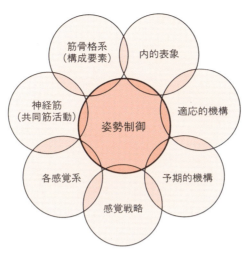

図 6-29　姿勢制御に関与する諸システムを表す概念的モデル

(Shumway-Cook et al. 1995)

応答であっても，自発的な身体運動による身体動揺であっても同じである（図6-30）．意図した上肢の運動にかかわる主動筋の活動よりも先に，下肢の共同筋群が活動する．この現象を予期的姿勢調節（anticipatory postural adjustment）という．

　筋群の共同筋としての関係を保ったまま，筋活動の振幅（筋活動の量的側面）を変化させるのが基底核の機能であり，共同筋活動のパターン（筋活動の時間的側面）を保持しているのが小脳の機能と想定されている．これらの共同筋活動の応答潜時は，100〜120 ms とやや長く，長経路応答（long-loop response）あるいは機能的伸張反射（functional stretch reflex）と呼ばれている．足関節を固定しておくと，応答開始が遅れる（180〜250 ms の潜時で前庭系への刺激による応答運動が起こる）．この種の外乱による刺激としては，足関節の他動運動が重視されている．Nashner et al.（1979）は，外乱に対する下肢筋活動の制御モデルを提案していた（図6-31）．

## 6）バランス制御における力学的平衡

### （1）並進平衡と回転平衡

　身体運動は，並進運動（translational movement）と回転運動（rotary movement）の組み合わせによって実現されている．並進平衡（translational equilibrium）は力のつり合い，回転平衡（rotational equilibrium）はトルク（モーメント）のつり合いを意味する．身体は複数の体節から構成されており，体節の運動は関節を介して回転運動と並進運動を伴う．すなわち，身体が静止している場合には，並進平衡と回転平衡が成り立っている．

### （2）体重心と圧中心の関係

　身体は複数の体節から構成され，剛体であると仮定すると，各々に重心を求めることができる（図3-19，表3-5）．さらにそれらを合成して身体としての重心を定めることができ，それを体重心（whole body center of gravity）と呼ぶ．体重心には身体の重量（重力）がその一点にかかっているとしてよい（作用点）．また，重心を通る鉛直線を重心線（line of center of gravity, centroidal line）と呼ぶ．

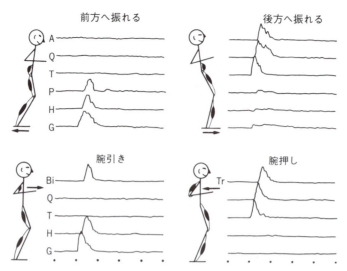

**図 6-30　身体動揺と筋活動パターン**
身体動揺に対する運動プログラムは，プラットフォーム移動（上）への反応でも，自発運動（下，棒につかまった腕を引く・押す）でも同じである．左では身体が前方に振れ，右では後方に振れる．筋活動は遠位から起きている．
　G：下腿三頭筋，H：ハムストリングス，P：脊柱起立筋，T：前脛骨筋，Q：大腿四頭筋，A：腹筋，Bi：上腕二頭筋，Tr：上腕三頭筋．

(Brooks 1986)

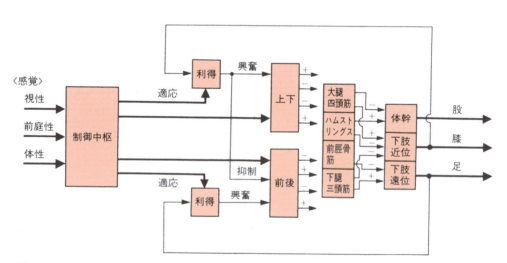

**図 6-31　外乱に対する下肢筋活動の制御モデル**
筋活動による関節運動は，（＋）伸筋，（－）屈筋で示してある．プラットフォームが前後あるいは上下方向に動くことで筋活動パターンが決まる．体性感覚入力が共同筋活動を定める．足関節回転（筋・関節受容器刺激）は［利得］回路を経て［前後］活動に伝わる．膝回転は［上下］系に連なる．両者の共同筋活動が誘発されないように［上下］系から［前後］系に抑制が加わっている．これだけのシステムで前後・上下方向の外乱に対応する個別パターンが組める．

(Nashner et al. 1979)

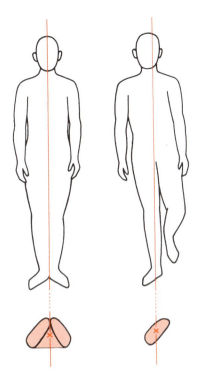

**図 6-32　左下肢を上げたときの重心移動**

　一方，ヒトがある姿勢をとったとき，床面と接触している部分の外縁を最短距離で結んだ線で構成される面を支持基底面（base of support）と呼ぶ．また，接触面を介して，床面を押すことにより反力（床反力：floor force reaction）を得て，平衡を実現することができる．床反力は連続的に接触面から生じているが，力はベクトルであるので合成することができ，合成した床反力の作用点を圧中心（center of pressure，COP）という．圧中心は支持基底面にあることから，平衡を実現するためには重心線が支持基底面内を通る必要がある（**図 6-32**）．理論的には支持基底面内において圧中心を自由に移動することができるが，現実には限界がある．圧中心を重心線に合わせることができなければ平衡が成り立たないことから，圧中心（または重心線）を移動できる範囲を安定性限界（limits of stability）と呼ぶ．King（1994）は自身で圧中心を移動できる範囲を機能的支持基底面（functional base of support）としたが，物理的には同様の意味であり，前後方向の安定性限界は 60 歳を超えると減少することを報告した．

### (3) 安定性

　安定性（stability）とは，"平衡状態からの変位に対する物体の抵抗"である．方向が正反対の 2 つの等しい力が物体に同時に作用していると，力のつり合いがとれ，物体の位置の変化や運動は起こらない．平衡状態を維持しようとする性質が安定性である．重力の影響下で人間が立位姿勢を保持するとき，複数の要因が安定性に影響している．

**1　重心の高さ**　　重心の位置が低いほど，安定性はよい．立位よりも座位のほうが重心の位置が低いため，安定性はよくなる．立位でも，上肢を挙上すると重心の位置が高くなるため，安定性は低下する（**図 6-33**）．ヒトは成長に伴い足底から重心までの高さは増加するが，身長に対する足底から重心までの距離の比率は低下する（**表 6-1**，**図 6-34**）．重心は，成人男性は身長の

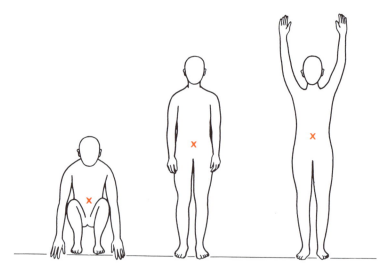

図 6-33　姿勢の相違による重心の高さの変化

約 56％，女性では約 55％の高さに位置する．

**2　支持基底面の広さ**　支持基底面とは，両足で立位を保持しているときに，両足底およびその間の部分を合計した面積である．支持基底面が広いほど，安定性はよいため，両足を密着させた立位よりも，両足を離した立位のほうが安定性はよい．松葉杖を使用した立位では，支持基底面が広くなり，安定性が高まる（図 6-35）．

**3　支持基底面と重心線との関係**　支持基底面内の重心線の位置が支持基底の中心に近いほど，安定性はよい．重心線の位置が辺縁に近くなると，わずかな外力によって重心線が支持基底面（安定性限界）から逸脱し，転倒してしまう．両足立位から片足立位になると，支持基底面の減少と同時に，重心線の位置が相対的に辺縁に偏在するため，不安定な状態になる（図 6-32）．

**4　質量**　物体は，質量が大きいほど，安定性はよい．ただし，体重あるいは質量が安定性に影響するのは，運動時と重力以外の外力が作用しているときだけである．ニュートンの第 2 法則（$F=ma$）により，運動を変化させるのに必要な力は，物体の質量に比例する．

**5　摩擦**　床との接触面の摩擦抵抗が大きいほど，安定性はよい．摩擦が安定性に影響するのは，運動時および外力が作用しているときである．

**6　分節構造物**　分節構造物よりも単一構造物のほうが安定性はよい．分節構造物が平衡を保持するためには，

・上位の分節の重心線が下位分節との接触面内にあること，
・全体の重心線が最下位分節の支持基底内にあること，

が必要である．各分節の重心線が一致していると，構造物全体の安定性はよくなる．人体は，頭部，体幹，四肢で構成される複雑な体節構造であり，各体節の重心線も一致していないため，運動時に安定性が低下する．

**7　心理的要因**　視線を遮断したり，高所から見下ろしたりすると，身体動揺が増強して，安定性は低下し，バランスを失うことを経験する．

**8　生理的要因**　重力に抗して立位姿勢を保持する働きを抗重力機構（antigravity mechanism）と呼び，そのときに活動する筋群を抗重力筋（antigravity muscle）という．

表6-1 年齢別の重心の高さ

男　性

| 年齢（歳） | 人数 | 絶対値（cm）（足底から重心の位置まで） | 背臥位身長に対する重心高の%（足底から） |
|---|---|---|---|
| 3～4 | 1 | 52.4 | 56.7 |
| 6～7 | 23 | 64.3 | 56.8 |
| 7～8 | 42 | 65.7 | 56.4 |
| 8～9 | 38 | 69.3 | 56.3 |
| 9～10 | 40 | 72.1 | 55.8 |
| 10～11 | 31 | 74.8 | 55.9 |
| 11～12 | 39 | 75.8 | 56.1 |
| 12～13 | 39 | 77.8 | 55.6 |
| 13～14 | 40 | 80.3 | 56.2 |
| 22～55 | 125 | 92.0 | 56.0 |

女　性

| 年齢（歳） | 人数 | 絶対値（cm）（足底から重心の位置まで） | 背臥位身長に対する重心高の%（足底から） |
|---|---|---|---|
| 5～6 |  | 59.4 |  |
| 6～7 | 30 | 63.0 | 57.0 |
| 7～8 | 40 | 64.7 | 56.5 |
| 8～9 | 43 | 68.1 | 56.2 |
| 9～10 | 38 | 69.4 | 56.3 |
| 10～11 | 41 | 71.9 | 55.9 |
| 11～12 | 49 | 74.3 | 55.7 |
| 12～13 | 43 | 77.1 | 55.6 |
| 13～14 | 40 | 79.9 | 55.4 |
| 16～22 | 140 | 84.5 | 55.3 |

（宮畑・他 1976）

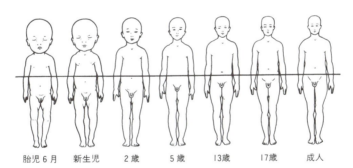

図6-34　胎児から成人までのプロポーションの変化
身長を等しくして，重心を横線で示してある．

（Palmer 1944）

### （4）静的バランスと動的バランス

　静的バランスは体重心を空間の一点に保持するときの安定性のことであり，静的姿勢に対応する．一方，動的バランスは体重心を目的の場所に移動するときの安定性のことであり，動的姿勢に対応する．ただし，静的・動的バランスの定義は議論が分かれており，支持基底面の変化がないものを静的バランス，変化するものを動的バランスとしている場合もある（Shumway-Cook et al. 1995）．

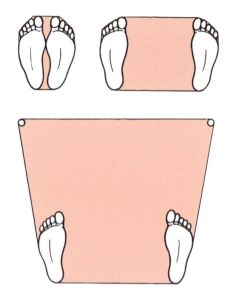

**図 6-35 支持基底面の広さ**
両足を密着した場合（左上）よりも，両足を開いた場合（右上）や松葉杖を使用した場合（下）のほうが支持基底は拡大する．

　本来，静的バランスと動的バランスは体重心の移動の有無という目的で区分されるものであって，制御については体重心と圧中心の関係性で説明できるため特別な差異がない．すなわち，静的バランスにおいては圧中心の制御を基本として体重心を一定の位置に保持することを目的とし，動的バランスにおいては動き始めに COG–COP モーメント・アームの拡大によって回転運動を引き起こし，制動では反対方向に COG–COP モーメント・アームを拡大して，予定調和的に静止させている．

### 7）立位姿勢保持

#### （1）安静立位姿勢と筋活動

　人間の日常生活の課題の多くは，立位姿勢あるいはそれから派生する姿勢で行われている．そのため，立位姿勢の定位と安定性は，姿勢制御の主要な関心事となっている．

　基本的立位姿勢を維持するため，身体の体節構造と重心線との関係から，複数の筋群が持続的収縮を行っている．脊柱とこれを支えている筋活動を，帆柱と張り綱との関係に置き換えてみると，人間の立位姿勢は，両張り綱で支えられているのではなく，1方向からの片張り綱で支えられている状態に類似している．安静立位時に，脊柱を後方から支えている筋群は，脊柱起立筋である．ただし，立位姿勢の保持には，胸腔と腹腔の内圧によって前方から加わる脊柱への支持も重要な役割を果たしている．大腿部では，大腿二頭筋および大腿四頭筋に非持続的な筋活動が生じている．下腿部では，腓腹筋やヒラメ筋の持続的活動がある．安静立位姿勢を保持するための抗重力筋のうち，頸部筋，脊柱起立筋，大腿二頭筋およびヒラメ筋を主要姿勢筋（prime postural muscle）と呼んでいる．

　体幹筋の活動は，基本的立位姿勢では脊柱起立筋が優位であるが，楽な立位姿勢になると腹筋

群の活動が増加する．休めの姿勢では，休足側の体幹筋と下肢筋はほとんど活動しないが，支持足側の腓腹筋と前脛骨筋は活動している．両足を軽く開いて，両手を腰部で組んだ姿勢では，大腿二頭筋，腓腹筋，ヒラメ筋の他に，大腿四頭筋，前脛骨筋の活動も生じている．

立位姿勢における筋活動には，発達的な変化もある．幼児期には，脊柱起立筋とその拮抗筋である腹直筋にも，持続的活動が観察される．主動筋の働きは不完全であり，さらに不要な筋群の活動を抑制する機構が未熟なためである．

### (2) 立位姿勢保持の制御

立位姿勢では，はじめに支持基底と足部や関節との関係が定まる．身体は，足関節を支点として，逆振子のような運動を行っている．また立位では，頭部や重心は，いつも動揺している．重心動揺は，床反力計*（force plate）を利用して測定されている．呼吸運動に伴う重心移動は，呼吸のリズムとその大きさに対応して，体幹や股関節の逆相運動が代償的に起こるため，実際にはわずかである．

立位姿勢では，重心線が足関節の前方に位置しているため，重力は体幹を前に倒すように作用する．これを下腿三頭筋などの背側にある筋群の活動によって調整しているため，重心の前後動揺が生じる．成人（20〜49歳）の平均では，頭部や重心の動揺速度は 0.7〜0.9 cm/s である．重心動揺の面積は，幼児期から10歳代後半までは年齢増加につれて減少し，20歳代には最小になる．その後は増加して，70歳代以降は著しく大きくなる．

閉眼によって，身体動揺は増強される．移動量は，重心よりも頭部が大きい．閉眼では，重心はやや前方へ移動するが，これは眼からの立ち直り反射の欠如によると解釈されている．視覚による姿勢制御のひとつは，1 Hz以下の遅い身体動揺を抑制することにある．

両側迷路の機能喪失によって，重心の前後動揺が増大する．迷路からの立ち直り反射では，頭部の動揺（直線運動）の周波数が高くなるほど，立ち直り運動の範囲は大きくなる（頻度依存の利得増強：frequency dependent gain enhancement）．

下肢の伸筋群や足底皮膚からの感覚入力が減少すると，重心の変位と身体動揺の増加が起こる．

姿勢制御にかかわる一連の感覚運動機能では，視覚が重視されている．視覚障害児は，平均台上に立っているのが困難であり，健常児よりもかなりバランス安定性が低下している．視覚で得られる手掛かりは，他の感覚系では代償されにくいことも原因になっている．視覚による手掛かりの除去で生じるバランス安定性の低下は，静的バランス（static balance）および動的バランス（dynamic balance）の両者に共通している．

立位姿勢の不安定性について，動的バランスを調べる手法に重心可動域テスト（center of pressure excursion test，COPE test）がある（Murray et al. 1975）．被験者は，両足を離した楽な立位，あるいは両足内側をつけた立位で床反力計の上に立ち，体重を前・後・左・右の4方向へできるだけ移し，傾いたままの姿勢を 15 s にわたって保持する（図6-36）．健常者では，支持基底面内の安定性限界は，かなり広い．脳卒中片麻痺患者では，重心動揺が大きくなり，安定性限界も狭い．高齢者の安定性限界も，狭くなっている．

---

* 床反力計によって測定される反力の中心の位置は，重心線と一致すると想定されている．実際には，計測された両足圧中心位置を重心として扱っている．両足圧中心の累積移動距離（sway path, SP）は，測定方式や機器によって異なる．成人男性（平均年齢33歳）を被験者として，コンピュータの取り込み周期10 ms，両足間隔を10 cm で測定すると，キスラー社製フォースプレートでは 2.1 ∓ 0.2 cm/s（平均∓標準偏差），アニマ製では 1.9 ∓ 0.2 cm/s となる（小山・他 1997）．キスラー社製フォースプレートで測定した健常成人の基準値は，30 cm/10 s 以下である．脳卒中片麻痺や運動失調の患者では，SP が大きい患者ほど，歩行速度は遅い．

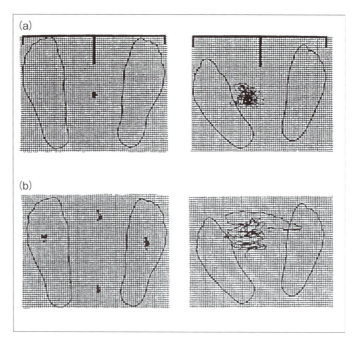

**図 6-36** 重心可動域テストの記録（支持基底面と両足圧中心位置の関係）
健常者（左）および右不全片麻痺患者（右）の両足位置（支持基底）および重心の軌跡を示す．
(a) 安静立位姿勢（1 min）．
(b) 体重を前後左右に移し，その位置に立位姿勢を保持（15 s）．
(Murray et al. 1975)

　立位における姿勢制御において，股関節，膝関節，足関節の協調は欠かせない．Alexandrov（2001）は立位における動的姿勢制御を eigenmovement と呼び，特に矢状面における股関節，膝関節，足関節の運動協調についてモデルを用いて説明している．立位で体幹を前傾する際に，体重心の前後位置を変化させないためには，股関節屈曲による体重心の前方移動量と足関節底屈による後方移動量が相殺されることで実現される．また，運動力学的には足関節での圧中心の制御がバランス保持には重要であることが示されている．

# 7 運動と動作の分析

## 1 運動行動の分析の枠組み

　人間の運動行動（motor behavior）は，運動（movement），動作（motion），行為（act, action, conduct）の3側面から分析され，記述される．それぞれに対応して，運動行動を分析する枠組みおよび関連する諸要因は異なっている．

　運動は，時間の経過とともに姿勢（体位と構え）が変化することであり，身体軸と重力との関係（体位：position），身体の動きの方向，身体の各部分の相対的な位置関係（構え：attitude）の変化として記述される（kinematics）．特定された個々の関節運動を成り立たせている要因を，重力を含めた外力の影響と筋力の作用から調べ（kinetics），筋の収縮様態を含めて検討することを運動分析（movement analysis）あるいは身体運動学的分析（kinesiological analysis）という．

　一方，動作は具体的に行われた仕事（work），課題（task）との関係で行動を記載し，分析するときの単位となる．道具の使用や操作を伴う身体活動を工程（process，作業）という．工程に含まれる人間の身体運動の系列（sequence）の分析を動作分析（motion analysis）という．動作分析では，対象の動作を観察して記録することが基本であり，これをモトスコピー（motoscopy）という．他方，ビデオなどの機器を用いて動作を記録することをモトグラフィー（motography）という．近年では，デジタル動画撮影と画像処理が簡便に行えるようになっている．動作課題の遂行時間や回数など，パフォーマンスを記録することをモトメトリー（motometry）と呼ぶ．特に，ストップウォッチを用いて時間を尺度として工程を単位作業（あるいは単位動作）に分けることを時間研究（time study）という．

　行動（behavior）を，それが示す社会文化的な意味や意図との関連で捉えるときには，行為が単位となる．狭義には，明らかな目的観念あるいは動機を有し，思慮・選択・決心を経て，意識的に行われる意志的動作であり，善悪の判断の対象となるものとされる．たとえば，眼球の動きについて，"水平方向に右へ5°動く"は運動，"視線の移動"は動作，"Aが話の終わりにいつもBを見る．これはAが話を終わり，Bが話を始める合図である"は行為である．

## 2 分析の尺度水準（レベル）と測定技法の特徴

　実際に分析する際には分析の焦点を，動作あるいは運動のどのレベルに合わせるかを明確にすることが重要である．Bussmann et al.（1998）は，身体の移動性（mobility）を記述し分析する

表7-1 測定技法と尺度（レベル）との関係

| 技法 | 尺度レベル | | | |
|---|---|---|---|---|
| | 機能 | 単純活動 | 複雑活動 | 役割遂行 |
| 物理学的技法 | ＋ | ＋ | － | － |
| 臨床測定法 | ＋ | ＋ | － | － |
| 観察法 | － | － | ＋ | ＋ |
| 日記（自己申告） | － | － | ＋ | － |
| 質問紙 | － | － | ＋ | ＋ |
| 活動記録装置 | － | ＋ | － | － |
| 生理学的技法 | － | ＋ | － | － |
| 歩行活動監視装置 | － | ＋ | － | － |

＋：測定可能　　－：測定不能

(Bussmann et al. 1998)

尺度水準を，機能レベル，活動レベル（単純および複雑），役割遂行レベルに分け，それぞれのレベルで可能な測定技法を論じている（表7-1）．移動性とは，自己を動かし，姿勢を変えたり，保持する過程と定義されている（van Bennekom et al. 1995）．機能レベルは，運動にかかわる構造や機能であり関節運動や筋収縮が含まれる．単純活動レベルは目的をもった身体活動の基礎となる歩行や階段昇降，リーチや立ち上がりである．複雑活動レベルには日常生活における課題となる着衣，食事，掃除などがある．役割遂行レベルは，社会的文化的価値を伴う行為を扱う．

- 物理学的技法（physical science technique）：生体力学の応用であり，多くは実験室や研究室で機器を使用して行う測定である．データは，運動軌跡，速度，加速度，床反力，関節モーメントなどの力学的変数で示される．
- 臨床測定法（clinimetry）：簡単な測定用具を利用することもある．検者の主観や技能が影響する．設定された方法による姿勢保持や歩行などの判定である．徒手筋力検査，歩行の観察，10 m 歩行テスト（10 meter timed walk test，10 MTW），6分間歩行テスト（6 minute walk test，6 MWT）などがある．
- 観察法（observational techniques）：身体運動や動作の肉眼的観察あるいはビデオ記録などによる判定である．自然な状態における観察であり，臨床測定法とは異なる．
- 日記（自己申告：diaries）：自分の活動を一定の時間間隔で記録する．生活時間調査の記録などがある．
- 質問紙（questionnaire）：日々の生活における各種の身体活動の有無について，回答を得る．活動状況調査などがある．
- 活動記録装置（actigraphy）：身体活動によるエネルギー消費の間接的な測定である．万歩計などを利用する．
- 生理学的技法（physiological techniques）：生理学的変数（心拍数，酸素消費量など）からエネルギー消費量を求める．
- 歩行活動監視装置（ambulatory activity monitors）：歩行が関係する活動を測定するシステムである．

これらの測定法については，実践的基準による評価がある（表7-2）．臨床における日常的な使用には，臨床測定法が推奨される．物理学的技法は，利用に当たって基礎的知識および機器の

表 7-2 実践的基準による測定法の評価

| 技法 | 実践的基準 | | | |
|---|---|---|---|---|
| | 研究者(便利) | 患者(便利) | 費用(用具) | 費用(測定) |
| 物理学的技法 | − | ± | − | ± |
| 臨床測定法 | ＋ | ＋ | ＋ | ＋ |
| 観察法 | − | ± | ＋ | − |
| 日記(自己申告) | ＋ | − | ＋ | ＋ |
| 質問紙 | ＋ | ＋ | ＋ | ＋ |
| 活動記録装置 | ＋ | ＋ | ± | ＋ |
| 生理学的技法 | ＋ | ＋ | − | − |
| 歩行活動監視装置 | ＋ | ± | − | ＋ |

＋：適　　±：疑問　　−：不適

(Bussmann et al. 1998，一部改変)

操作技術が必要であり，利用する機器も高価である．観察法は，かなりの時間を必要とするため，対象は一部の活動に限定される．日記（自己申告）は，被験者の受け入れ，知的能力などに依存する面がある．日常生活の実態調査には，質問紙を利用することが多い．

# 3 運動分析（身体運動学的分析）

運動分析は，運動機能を評価するための基本的な部分である．関節運動と関連する筋活動の作用が分析される．手法のひとつに Rasch et al.（1978）による身体運動学的分析がある．この手法は，肉眼観察を中心にしたものであり，機器を利用した身体運動の分析にも共通する原則と手順に従っている．

## 1）分析の原則と手順

### （1）分析の原則

身体運動学的分析の基本的原則を掲げる．
- 分析する運動課題を正しく記載する．必要とあれば，一連の運動をいくつかの部分（part）あるいは相（phase）に区分する．
- 運動の各相は，関節運動および筋活動の分析によって決定する．
- 運動は，分析のための基準で評価する．

実際に分析するときの注意には，次の事項がある（Duvall 1959）．
- 運動課題を決定して，同定する．
- 運動に関与する関節や骨格を確認する．
- 運動中に固定されている，隣接する骨格部分を見極める．
- 骨格構造，靱帯，腱，筋張力などの運動の拘束条件を理解しておく．
- 動いている身体部分に加わる重力の変化に注意する．
- 動いている部分（骨，関節）の「てこ」としての働きの変化に注意する．
- 多関節筋の収縮による運動では，靱帯や腱，その他の拘束条件を考慮しておく．
- 動筋，拮抗筋を明らかにしておく．

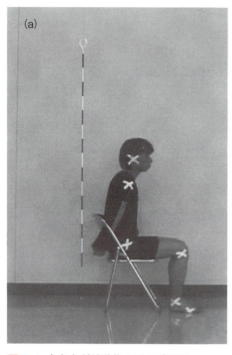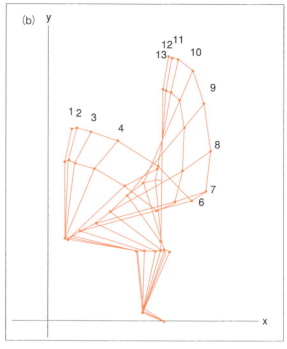

**図 7-1 立ち上がり動作のモトグラフィー**
(a) 側面から動画(30 Hz, 0.17 秒間隔)を撮影する．背後の縦縞は 10 cm 間隔．
(b) 身体標点の変位を表すスティックダイアグラム．

- ある筋の収縮が起こし得る，すべての運動を理解しておく．特に中和筋，固定筋としての作用に注意する．
- 関節の固定や安定化，1 方向への円滑な運動を行うのに必要な筋を同定する．
- 運動に関与する筋群の相対的な大きさや生理的な力を考慮しておく．

(2) 分析手順

身体運動学的分析は，大きく 3 段階に分けられる．

■ 第 1 段階(step I)：運動の記載と細区分
- 任意の運動課題(名)を記載する．
- 身体運動を連続写真あるいは略図を書いて記録する(図 7-1)．
- 身体運動の範囲(関節の運動方向や可動域)を記録する．
- 筋電図(主に表面電極による)を用いて活動している筋を決定する．筋の触察によって，活動の程度を推察することもある．
- 連続した運動を 2 つ以上の部分あるいは相に区分する．運動の開始および終了の肢位と姿勢も記録する．各相の区分は，関節運動および筋活動の記載によって行われる．複雑な運動の各相は，個別の運動であるかのようにして，分析することが可能になる．
- できるだけ解剖学用語を用いて記載する．

■ 第 2 段階(step II)：関節運動と筋活動の分析

運動の各相における関節運動を明らかにする．関節運動の記載には，解剖学や運動学の用語を使用する．姿勢によって意味が変わり得る「腕を前方へ上げる」のような記載ではなく，「肩関

節を屈曲する」と記録する．肉眼観察では解剖学的基本肢位を0°として，そこからの変位をおおよその角度で記載する．たとえば，椅子に座っているときには，足関節は0°，膝関節と股関節は90°屈曲位となる．椅子から立ち上がったときには，膝関節と股関節は，それぞれ90°伸展して0°となる．外力の影響や筋の収縮様態，収縮力，伸展される筋群などの情報も収集する．これらを記載するために，記号（略語）を使用する（**表7-3**）．

**3** 第3段階（step Ⅲ）：運動観察のまとめと評価

分析結果の意味づけであり，分析の目的や利用した基準によって，多少の相違がある．

## 2）関節運動，筋活動の分析用語

身体運動の各相で分析される代表的項目を示す．

### (1) 観察された関節運動 (observed joint action)

設定された運動課題を遂行する関節運動の範囲（角度変化）と方向の記録から，開始時から終了時までの姿勢や構え（attitude）とその変化を分析する．複数の関節運動の組み合わせ（運動パターン：movement pattern）を調べる．この段階では，いずれの筋あるいは筋群が活動したのかは問題としない．

### (2) 外力の関節運動への影響 (joint action tendency of outside forces)

外部から身体に加わっている力およびその方向に注意する．重力との関係を考慮して，関節に生じる力のモーメントや反力の向きを推察する．身体部分の重さだけでなく，手荷物を持っているとき，落下物を受け取るときなど，外力は身体部位を下方へ押す．姿勢を保持しているときには，わずかな肢位の変動を無視し，静的な力のつり合いを仮定して，外力の影響を打ち消すための筋モーメントの向きを分析する（姿勢平衡の静力学的分析）．多関節運動の運動中には関節相互に作用するモーメント成分（運動依存性トルク，相互作用トルク）の影響を考慮する（動力学的分析）．

### (3) 活動している筋群 (muscle group active)

筋群とは，主動筋を含めて，運動に参加する複数の筋をいう．手指屈筋群（finger flexors）と記した場合には，浅指屈筋と深指屈筋との区分は行っていない．表面筋電図や触察によって，運動中に活動している筋や筋群を区別する．

### (4) 特定の筋活動 (specific muscles active)

運動の主動筋に注目して観察する．補助動筋は，外部から抵抗が加えられなければ活動しないことが多く，ときには好ましくない運動をもたらす．

### (5) 筋収縮の種類 (kinds of contraction)

筋収縮には，種々の区分がある．少なくとも遠心性収縮（eccentric contraction），求心性収縮（concentric contraction），静止性収縮（static contraction），弛緩（relaxation）の区別は必要である．

### (6) 身体運動の種類 (kinds of body movement)

これは観察，被験者の感じ，筋電図所見などによって区分する．

・持続的自動運動（sustained force movement）：持続的自動運動には，速い，遅い，強い，弱いなどの区分がある．いずれの場合にも，抵抗に対して動筋や共同筋が持続的に張力を発生している．外力と筋張力との関係から，求心性収縮，静止性収縮，遠心性収縮に分けられる．

・他動運動（passive movement）：筋収縮を伴わない身体の動きをいう．慣性運動（inertial

表7-3 運動分析に用いる慣用語

### 関節の名称

- SH. G：shoulder girdle joint　上肢帯関節
- SH. J：shoulder joint　肩関節
- E & RU：elbow & radio-ulnar joints　肘と橈尺関節
- WRIST：wrist joint　手関節
- I-C：intercarpal joint　手根間関節
- C-M：carpo-metacarpal joint　手根中手関節
- M-P：metacarpo-phalangeal joint　中手指節関節
- CERV：cervical intervertebral joints　頸椎関節
- THOR：thoracic intervertebral joints　胸椎関節
- LUMB：lumbar intervertebral joints　腰椎関節
- SPINE：intervertebral joints　脊椎関節
- HIP：hip joint　股関節
- KNEE：knee joint　膝関節
- A & F：ankle and foot joints　足関節と足の関節
- I-T：intertarsal joint　足根間関節
- T-M：tarso-metatarsal joint　足根中足関節
- ANK：ankle joint　足関節

### 体運動の種類

- SF：sustained force movement　持続的自動運動
- SF−：SF with eccentric contraction　遠心性収縮を伴うSF
- SF0：SF with static contraction　静止性収縮を伴うSF
- SF+：SF with concentric contraction　求心性収縮を伴うSF
- PAS：passive movement　他動運動
- MAN：manipulation by outside force　外力によるマニピュレーション（操作）
- INER：inertial coasting movement　慣性運動
- GRAV：gravitational falling movement　重力による落下運動
- BAL：ballistic movement　バリスティック運動
- GUI：guided movement, tracking　追跡運動，トラッキング
- DB：dynamic balance movement　動的平衡運動
- OSC：oscillating movement　振動運動

### その他の用語

- Syn：synergic, synergy, synergist　共同筋
- HSyn：helping synergy or synergist　支援共同筋
- TSyn：true synergy or synergist　真性共同筋
- Neu：neutralization or neutralizer　中和筋
- PM：prime mover　主動筋
- AM：assistant mover　補助動筋

- (?)：questionable, in doubt　疑い，不確か
- Rep：repetition, replication　繰り返し，反復

### 関節運動の名称　（（ ）内は筋群）

- Flex：flexion　屈曲〔—ors〕
- Ext：extension　伸展〔—ors〕
- Abd：abduction　外転〔—ors〕
- Add：adduction　内転〔—ors〕
- Sup：supination　回外〔—ors〕
- Pron：pronation　回内〔—ors〕
- InRot：inward rotation　内旋〔—ors〕
- OutRot：outward rotation　外旋〔—ors〕
- RtRot：right rotation　右回旋〔—ors〕
- LtRot：left rotation　左回旋〔—ors〕
- UpwRot：upward rotation　上方回旋〔—ors〕
- DownRot：downward rotation　下方回旋〔—ors〕
- Elev：elevation　挙上〔—ors〕
- Depr：depression　下制（引き下げ）〔—ors〕
- Opp：opposition　対立〔opposers〕
- Rep：reposition　整復〔repositioners〕
- DFlex：dorsiflexion　背屈〔—ors〕
- PFlex：plantar flexion　底屈〔—ors〕
- RFlex：radial flexion　橈屈〔—ors〕
- UFlex：ulnar flexion　尺屈〔—ors〕
- HorFlex：horizontal flexion　水平屈曲〔—ors〕
- HorExt：horizontal extension　水平伸展〔—ors〕
- Hyp：prefix for "hyper"　"過"の接頭辞
- HypExt：hyper-extension　過伸展〔—ors〕
- LatFlex：lateral flexion　側屈〔—ors〕
- LatExt：lateral extension　側伸〔—ors〕
- Rt：prefix for "right"　"右"の接頭辞
- Lt：prefix for "left"　"左"の接頭辞

### 筋収縮の種類

- Con：concentric contraction　求心性収縮
- Ecc：eccentric contraction　遠心性収縮
- Stat：static contraction　静止性収縮
- Rel：relaxation, no contraction　弛緩，収縮なし
- CoC：co-contraction　同時収縮

### 筋収縮力の程度

- 0：none, no contraction　なし，収縮なし
- Sl：slight force　軽度
- Mod−：moderate force or less　中等度（−）
- Mod：moderate force　中等度
- Mod+：moderate force or greater　中等度（+）
- Max：great or maximum force　最大

(Rasch et al. 1978，一部改変)

coasting movement）は，以前の運動に引き続いて身体が動いている状態であり，筋収縮はない運動である（例：野球の滑り込み）．マニピュレーション（manipulation）は，他人の手で行われる他動運動である．重力による自由落下（gravitational movement, free fall）も他動運動である．

- バリスティック運動（ballistic movement）：すばやい運動である．身体部分が拮抗筋の収縮を伴わずに，主動筋の求心性収縮によって動き始め，次に筋活動は停止して慣性運動となり，終わりに拮抗筋の遠心性収縮，靱帯や伸展された筋の抵抗によって運動が停止する．野球やテニスでボールを打つ動作は，バリスティック運動（バリスム運動）である．
- 追跡運動（guided movement，トラッキング：tracking）：正確さや安定性を要求される動作では，主動筋だけでなく，拮抗筋も活動する．運動には，視覚や固有感覚系のフィードバックを必要とする．運動は，目標を追うもので，バリスティック運動と比較すると，遅い運動となる．
- 動的平衡運動（dynamic balance movement）：立位バランスを保ったままの運動あるいは歩行，走行のように固有感覚系フィードバックによる制御を受けている運動をいう．
- 振動運動（oscillating movement）：拮抗筋間で優位側が急速に交互に変わることで生じる運動であり，タッピング（tapping），物を振る（shaking），振戦（tremor）などがある．

（7）好ましくない活動（undesired side actions）

多くの筋は，2関節以上にわたる筋であり，抵抗運動では，好ましくない関節運動をもたらすことがある．これを防ぐために，他の筋や筋群が収縮することもある．

## 3）運動分析の例──腕立て伏せ

腕立て伏せ（floor push-up）には，いろいろな仕方や姿勢，運動パターンがある．ここでは開始肢位として，手は肩関節の直下にあり，手指先が上方（頭の方向）に向き，体幹は頭から踵まで一直線であるものとする．運動を通じて，この位置関係は変化しない（**図7-2**）．**表7-4**は運動の記載と細区分の例（Step I），**表7-5**は，2相の関節運動，筋活動の分析例（Step II）である．**表7-6**は，必要とする部分を取り上げて簡略化したものである．

## 4）分析の難易度

身体運動を分析対象としてみると，それには容易なものと困難なものとがある．運動が四肢や体幹の一部だけに起こるのか，左右対称か否か，1平面か1軸性か，あるいは3次元になるか，体幹は固定した（回旋，屈曲や伸展はない）ものとして扱えるか，運動全体を通して身体には固定した部分はあるか，外力は重力を含めてどの方向に加わるかなどの要因によって，分析の難易度が決まる．分析が容易から困難への順に具体例を示す（Plagenhoff 1971）．

- 運動はない（静止姿勢の分析）：直立位，立位で両上肢の肩関節90°屈曲（前方挙上）位
- 1軸の回転運動：手首と肩を動かさずに，肘を屈曲あるいは伸展
- 左右非対称，1面での運動：立位姿勢で体幹を側屈
- 1体節の多面での運動：手首と肘を動かさずに上肢を斜め前方に挙上
- 左右対称，多面での運動：水泳のバタフライ，平泳ぎ
- 左右対称，1面での運動：歩行（側方からの観察）
- 左右非対称，多面での運動：(i) 固定点がある．背臥位から片肘立ち位へ（片側の前腕と

7 運動と動作の分析

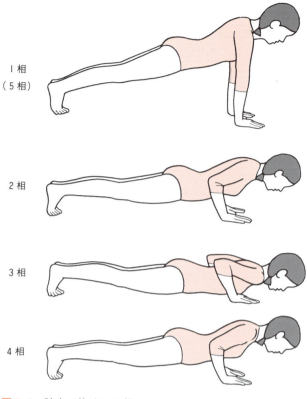

1相
(5相)

2相

3相

4相

図 7-2　腕立て伏せの 5 相

表 7-4　運動の記載と細区分の例（step I）

1 　運動課題　動作名：腕立て伏せ
2 　運動の部分，相の確認　1相：開始姿位（前傾支持）——2相：下方への運動——3相：床上での停止——4相：上方への運動——5相：1相と同じ
3 　一般的記録
　・1相（開始姿位）：前傾支持．両手掌は肩幅だけ離して，それぞれ肩関節の直下で床につく．手指先は頭側に向く．肩 60°屈曲位，肘 0°，上腕と前腕は床面に垂直，上肢帯は外転（屈曲）して，"能動的支持"の位置にある．脊柱と下肢は，頭から踵までが一直線である．足関節は基本姿位，足指は過伸展，中足骨遠位端で体重を支持する．
　・2相（下方への運動）：体幹と下肢を固く棒状に保ち，矢状面で肩伸展，肘屈曲を行い，体幹と下肢前面が床面すれすれになるまで下がる．
　・3相（床上での停止）：上肢は床に垂直な矢状面に静止し，顔面は床上数 cm にとどまる．
　・4相（上方への運動）：開始姿位へ戻る．このときも体幹と下肢は一直線である．
4 　筋電図記録　上肢帯および上肢を中心として，表面電極による筋電図を示す（図 7-3）．1相では，三角筋（前部）および上腕三頭筋に中等度の持続的活動がある．2相に入ると，大胸筋，三角筋，上腕三頭筋は活動が高まる．これらの筋群の活動は，遠心性収縮である．筋電図上は，これらの筋活動は，3相（静止性収縮），4相（求心性収縮）にも認められる．

表 7-5 運動分析：腕立て伏せ 2相（下方運動）

| 関節名 | 観察された関節運動 | 外力の関節運動への影響 | 活動している筋群 | 特定の筋活動，主動筋と（補助動筋） | 筋収縮の種類 | 運動の種類 | 筋収縮力 | 伸展される筋群 | 好ましからぬ筋活動 | コメント |
|---|---|---|---|---|---|---|---|---|---|---|
| 上肢帯 | Add | Add | Abd | 前鋸筋<br>小胸筋 | Ecc<br>Ecc | SF−<br>SF− | Mod+<br>Mod+ | Abd | UpwRot<br>DownRot | 好ましからぬ運動は中和される． |
| 肩関節 | Ext | Ext | Flex；Hor—Flex? | 三角筋前部<br>大胸筋鎖骨部<br>（烏口腕筋）<br>（大胸筋胸骨部） | Ecc<br>Ecc<br>Ecc<br>Ecc | SF−<br>SF−<br>SF−<br>SF− | Mod+<br>Mod+<br>Mod<br>Mod+ | None | Abd；InRot<br>InRot<br>None?<br>Ext；Add；InRot | 床に固定した手が好ましからぬ運動を抑制する． |
| 肘・橈尺関節 | Flex | Flex | Ext | 上腕三頭筋<br>（肘筋） | Ecc<br>Ecc | SF−<br>SF− | Mod+<br>Mod | Ext；Flex | SH. J. Ext?<br>Pron | 固定が回内を抑制する． |
| 頸椎 | None | Flex | Ext | 頸板状筋<br>脊柱起立筋<br>半棘筋<br>後部深筋群 | Stat<br>Stat<br>Stat<br>Stat | SF0<br>SF0<br>SF0<br>SF0 | Sl<br>Sl<br>Sl<br>Sl | None | RtLatFlex；LtLatFlex；RtRot；LtRot | 両側の対活動がそれぞれの好ましからぬ運動を抑制する． |
| 胸椎・腰椎 | None | HypExt | Flex | 腹直筋<br>外腹斜筋<br>内腹斜筋 | Stat<br>Stat<br>Stat | SF0<br>SF0<br>SF0 | Sl<br>Sl<br>Sl | None | RtLatFlex<br>LtLatFlex<br>Rt&LtRot | 両側の対活動が好ましからぬ運動を抑制する． |
| 股 | None | HypExt | Flex | 腸腰筋<br>大腿直筋<br>恥骨筋 | Stat<br>Stat<br>Stat | SF0<br>SF0<br>SF0 | Sl<br>Sl<br>Sl | None | None<br>Abd<br>Add；Out-Rot | 足の固定が好ましからぬ運動を抑制する． |
| 膝 | None | Flex | Ext | 大腿直筋<br>外側広筋<br>中間広筋<br>内側広筋 | Stat<br>Stat<br>Stat<br>Stat | SF0<br>SF0<br>SF0<br>SF0 | Sl<br>Sl<br>Sl<br>Sl | Flex | None<br>None<br>None<br>None | |
| 踵・足 | None | DFlex | PFlex | ヒラメ筋 | Stat | SF0 | Sl | None | None | 活動していない腓腹筋が膝を屈曲させようとする． |

(Rasch et al. 1978，一部改変)

肘および両側の下肢帯以下は床面に固定している）．(ii) 固定点がない．寝返り（体幹の回旋もある）．(iii) 外力が加わる．サッカーのヘッディング（これは空中での運動となり，固定点もない）．

# 4 作業・動作の分析

　人間によって行われる課題（task），仕事（work）との関連から身体運動を捉えると，課題遂行の過程は作業あるいは活動（activity）となり，身体運動は動作（motion）となる．動作の研究には，さまざまな領域および方法があり，①エネルギー消費，②疲労，③動作分析，④肉体的・精神的負担，⑤仕事の能率，⑥動作経済の法則，⑦筋電図，⑧時間研究，⑨動作範囲，などに区分されている．

　ひとつの課題（task）は，工程（process）で構成され，工程は一連の作業（operation）に細

表7-6 運動分析（簡易型）：腕立て伏せ

| | 関節名 | 観察された関節運動 | 活動している筋群 | 筋収縮の種類 | 運動の種類 | 筋収縮力 | 伸展される筋群 |
|---|---|---|---|---|---|---|---|
| 2相（下方運動） | 上肢帯 | Adduction | Abductors | Ecc | SF− | Mod+ | Abductors |
| | 肩関節 | Extension | { Flexors<br>Horizontal<br>Flexors? | Ecc<br>Ecc<br>Ecc | SF−<br>SF−<br>SF− | Mod+<br>Mod<br>Mod+ | None<br>None<br>None |
| | 肘・橈尺関節 | Flexion | Extensors | Ecc | SF− | Mod+ | { Flexors &<br>Extensors |
| | 頸椎 | None | Extensors | Stat | SF0 | Sl | None |
| | 胸椎・腰椎 | None | Flexors | Stat | SF0 | Sl | None |
| | 股 | None | Flexors | Stat | SF0 | Sl | None |
| | 膝 | None | Extensors | Stat | SF0 | Sl | Flexors |
| | 踵・足 | None | { Plantar<br>Flexors | Stat | SF0 | Sl | None |
| 4相（上方運動） | 肩甲帯 | Abduction | Abductors | Con | SF+ | Mod+ | Adductors |
| | 肩関節 | Flexion | { Flexors<br>Horizontal<br>Flexors? | Con<br>Con<br>Con | SF+<br>SF+<br>SF+ | Mod+<br>Mod<br>Mod | None<br>None<br>None |
| | 肘・橈尺関節 | Extension | Extensors | Con | SF+ | Mod+ | { Flexors &<br>Extensors |
| | 他の関節は2相と同じ | | | | | | |

(Rasch et al. 1978)

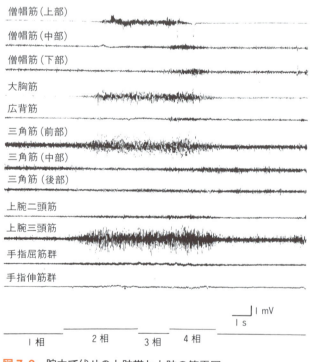

図7-3 腕立て伏せの上肢帯と上肢の筋電図

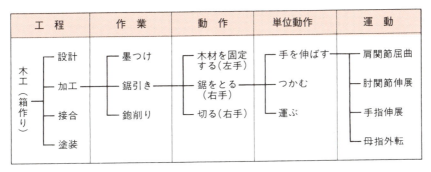

図 7-4　課題の構成

分化され，作業は動作（motion），動作は単位動作，そして単位動作は運動（movement）へと分割される．小さい分割単位ほど短時間である．工程や作業は，その系列が固定しているもの，一部の系列は変更が可能なもの，さらに一部は他のもので代替できるものなどに分けられる．図 7-4 は，"箱作り（木工）"の課題であり，5 段階の階層に分けられている．階層の数は，課題の複雑さの程度によって定まり，単純な課題では少なくなる．たとえば，運動分析に利用した課題"腕立て伏せ"では，課題自体が動作であり，各相に分けられた運動の系列によって構成されている．課題と工程の分析は運動分析と階層的に結びついている．

作業や動作の分析は，IE（industrial engineering）の分野で多くの手法が開発されている．基本的には，方法研究（work method study）と作業測定（work measurement）あるいは時間研究（time study）に含まれる．前者は，作業方法の研究であり，作業の仕方を分析する工程分析（作業分析）と，身体の動きを分析する動作分析がある．後者は，作業を測定して，それらの改善や標準化に応用される．

### 1）作業分析[*]

作業（工程）とは，ある目的を達成するための身体活動の系列である．本来は独立している要素的な身体活動（動作）が，有機的および段階的に結合されたものであり，作業が分析単位となる．

#### （1）作業分析の方法

特定の課題を完成するまでの工程の作業を，加工（操作），運搬，検査，滞留などの ASME 記号（図 7-5）で表すことができる．所要時間，移動距離なども記録する．これを図表で示したものを工程表（process chart）という．

#### （2）作業分析の例：庭散水

図 7-6 は，庭に水をまくときの流れ図（flow diagram）である．その工程表は，図 7-7 である．①ガレージまで歩き，②戸を開け，③道具箱まで歩き，④ホースを取り，⑤これを持ってガレージ後方の裏口へ行き，⑥戸を開け，⑦ガレージのそばにある蛇口にホースをつなぎ，⑧栓を開き，⑨散水を始める．工程表は 9 記号によって，工程のすべてが説明されている．移動距離や所要時間の変動に影響する要因として，作業の数や順序が視覚的に捉えられる．

---

[*] ここでの作業分析は，工程分析（process analysis）の一部である．Process は，"工程"あるいは"作業"と訳される．工程分析には，作業者工程分析および製品工程分析（素材が加工される過程）がある．

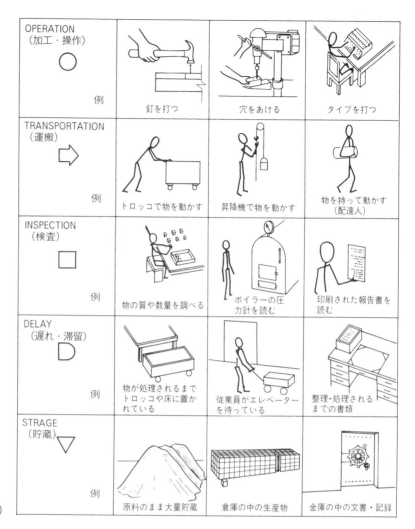

図 7-5 ASME 記号
(Barnes 1968, を改変)

## 2) 動作分析

動作分析（motion analysis）では，作業に含まれる人間の身体運動と眼の動きが分析対象の中心になる．それ以上分解すると課題遂行として意味を失うような動作の構成単位は，単位動作として分析単位になる．主な分析方法に，両手作業分析，微動作分析，同時動作分析などがある．両手作業分析とは，作業者の両手動作（時に両足の動作を含む）の関連性を分析して，それを改善する方法である．微動作分析では，動作を数十ミリ～1秒程度の時間枠をもつ基本動作（動素，サーブリグ）に分割して，それらの基本動作を個別にあるいは他の基本動作と関連づけながら分析する．

**1 基本動作** 動作の際に，身体のさまざまな部分が同時にあるいは連続して基本動作を行うことも多い．動作時間測定（motion-time measurement）では，リーチ（reach），つかむ（grasp），腰掛ける（sit），立ち上がる（stand）などの動作は，基本動作（basic motion, fundamental motion）と呼ばれている（Karger et al. 1966）．それ以上に分解すると動作として意味をなさなくなる最小の運動系列を単位動作という．なお，動作は単なる運動ではなく，物理的な作用としての目的を有する（表 1-1 参照）．

# 4 作業・動作の分析

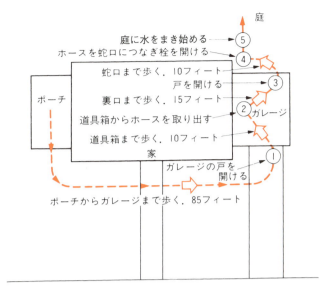

**図7-6** 庭散水の流れ図

(Barnes 1968)

| 移動距離<br>(フィート) | シンボル | 記　載 | 説　明 |
|---|---|---|---|
| 85 | ⇨ | ガレージの戸口へ | ジョーン・スミス氏はポーチに座っていたが，庭に水をまくことにした．<br>彼はポーチを出て，ガレージの戸まで85フィート歩く．<br>彼が別の場所へ動いたので運搬． |
|  | ① | 戸を開ける | ガレージの戸を開けることは作業 |
| 10 | ⇨ | ガレージのなかの道具箱へ | 彼はホースを取るため道具箱まで10フィート歩く．運搬 |
|  | ② | 道具箱からホースを取り出す | 作業 |
| 15 | ⇨ | 裏口へ | 彼は裏口までホースを持って行く．運搬 |
|  | ③ | 戸を開ける | 作業 |
| 10 | ⇨ | ガレージの後ろの蛇口へ | 運搬 |
|  | ④ | ホースを蛇口につなぎ栓を開ける | これはひとつの作業とみなす． |
|  | ⑤ | 庭に水をまく | 彼は庭に水をまく主たる作業を始める． |

仕事のまとめ

| 作業の数 | ○ | 5 |
|---|---|---|
| 運搬の数 | ⇨ | 4 |
| 総歩行距離(フィート) |  | 120 |

**図7-7** 庭散水の工程表

(Barnes 1968)

**2 動作の連合**　基本動作は，いくつかの身体部位（body member）で行われる．基本動作の組み合わせを，"動作の連合（motion combination）"という．これには，連続動作（consecutive motion），結合動作（combined motion），同時動作（simultaneous motion），複合動作（compound motion）がある．

- 連続動作：単独の基本動作が切れ目なしに次々に行われる．
- 結合動作：同一の身体部位で，同時に2つ以上の基本動作が行われる．
- 同時動作：異なる身体部位で，同時に2つ以上の基本動作が行われる．
- 複合動作：結合動作と同時動作とが一緒になって，ひとつになる．

### (1) 動作分析の方法

動作分析の原則は，次の順序に従っている．

- 分析の対象にした課題の遂行を，数回，観察する．
- ひとつの課題をいくつかの相に区分する．すなわち基本動作（あるいは必要に応じて単位動作を設定して）に分ける．
- 各区分に名称をつける．
- 各区分ごとに，定められた記号で，基本動作を記入する．
- 分析結果と課題とを比較して確認する．

分析記号には，ASME記号やサーブリグ（Therblig）記号（図7-8）が利用される．手操作の記録には，オペレーション・チャート（operation chart）を用いることもある．そのときは，大小の円が記号となる．大円は「つかむ」や「放す」などの動作を，小円は手の移動を表している．

### (2) 動作分析の例——ペンで文字を書く

図7-9は，「ペンで文字を書くときの右手の動作」を表したオペレーション・チャートである．この動作を構成する単位動作（動素）は7種あり，その順序は，

- ペンに向かって手を伸ばす（TE：transport empty，から手），
- ペンをつかむ（G：grasp，つかむ），
- ペンを紙へ持ってくる（TL：transport loaded，運ぶ），
- 書くためにペン先を特定の位置に置く（P：position，位置決め），
- 文字を書く（U：use，使う），
- ペンを元の位置へ持っていく（TL：運ぶ），
- ペンを元の位置に置く（PP：pre-position，前置き），
- ペンを放す（RL：release load，放す），
- 手を元の位置へ持ってくる（TE：から手），

である（図7-10）．

## 3）時間研究

時間研究（time study）*は，ある作業あるいは動作を単位（要素作業，単位動作など）に分けて，その時間を測定する分析方法である．種々の方法のうち，ストップウォッチを利用するのが基本である．IEでは，ストップウォッチを用いるものを狭義に時間研究と呼び，その他の方法

---

\* 時間研究に使用されるストップウォッチは1 minを100等分した1/100 min計（decimal stop watch）である．時計の目盛りは1 DM（decimal minute）であり，0.6 sとなる．普通の1 minを60等分したストップウォッチは，あまり用いられていない．sをminに換算するのに不便なためである．

## 4 作業・動作の分析

| 番号 | 名称 | 文字記号 | サーブリグ記号 記号 | サーブリグ記号 説明 | 例 |
|---|---|---|---|---|---|
| 1 | 探す (search) | SH | 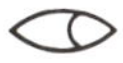 👁 | 眼で物を探す形 | 鉛筆がどこにあるか探す |
| 2 | 選ぶ (select) | ST | 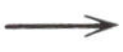 → | 選んだ物を指示した形 | 数本の中から1本の鉛筆を選ぶ |
| 3 | つかむ (grasp) | G | 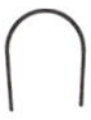 ∩ | 物をつかむ手の形 | 鉛筆をつかむ |
| 4 | 運ぶ (transport loaded) | TL | 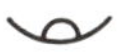 ‿ | 手に物をのせた形 | 鉛筆を持ってくる |
| 5 | 位置決め (position) | P | 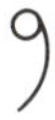 9 | 物を指の先端に置いた形 | 鉛筆の先を特定の位置に置く |
| 6 | 組み合わせ (assemble) | A | 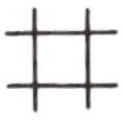 井 | 井桁の形 | 鉛筆にキャップをはめる |
| 7 | から手 (transport empty) | TE | 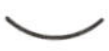 ⌣ | から手の形 | 鉛筆へ手を伸ばす |
| 8 | 使う (use) | U | U | use の U | 字を書く |
| 9 | 分解 (disassemble) | DA | 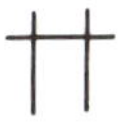 ╫ | 井桁から1本はずした形 | キャップをはずす |
| 10 | 放す (release load) | RL | 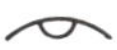 ⌒ | 手のひらを逆にした形 | 鉛筆を置く |
| 11 | 調べる (inspect) | I | 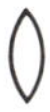 ◯ | レンズの形 | 字のできばえを調べる |
| 12 | 前置き (pre-position) | PP | 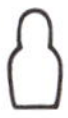 ⍾ | ボーリングの棒 | 使いやすいように鉛筆を持ち直す |
| 13 | 保持 (holding) | H | 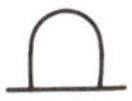 ⌓ | 磁石に物を吸いつけた形 | 鉛筆を持ったままでいる |
| 14 | 避けえぬ遅れ (unavoidable delay) | UD | 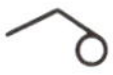 ⌒⚬ | 人がつまずいて倒れた形 | 停電で字が書けないので手待ちする |
| 15 | 休む (rest) | RE | 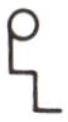 ዒ | 人が椅子に腰掛けて休む形 | 疲れたので休む |
| 16 | 避けうる遅れ (avoidable delay) | AD | 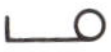 ⌐⚬ | 人が寝ている形 | よそ見をして字を書かずにいる |
| 17 | 考える (plan) | PL | 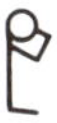 ያ | 頭に手を当てて考えている形 | どんな文を書くか考える |

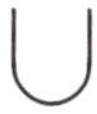

**図 7-8** サーブリグ (Therblig) 記号
例) 机の上に置いてある鉛筆で字を書く.

(藤田 1969)

## 7 運動と動作の分析

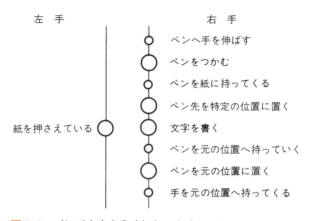

図7-9 ペンで文字を書くときのオペレーション・チャート
(Barnes 1968)

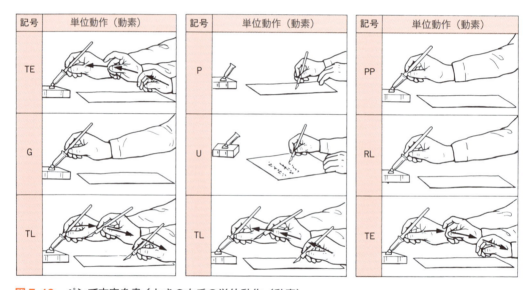

図7-10 ペンで文字を書くときの右手の単位動作（動素）

(Barnes 1968，一部改変)

も含めるときは作業測定という．

### (1) 時間研究の方法

作業や動作を要素に分割するときの原則は，

- 各要素間の区分が明らかなこと，
- 正確な測定の可能な範囲で時間が短いこと．4 DM（2.4 s）～33 DM（20 s）くらいがよい，
- 恒常的要素と，その他の要素とを分けておくこと，
- 各要素を記号で表し，図表に記入すること，

である．

ストップウォッチによる時間測定法には，2通りの代表的方法がある．

**1 継続法（continuous timing）** 観測者は，最初の要素の始点でストップウォッチを動か

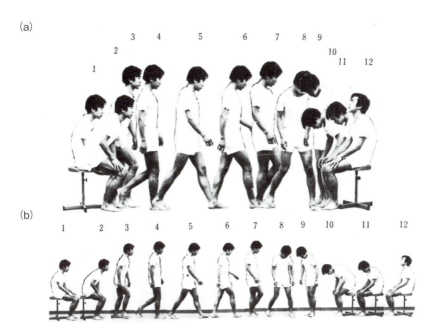

図 7-11　健常成人の椅子間移動

し，その時間の測定中は時計を止めない．各要素の終わりで時計の読みを記録する．個々の要素時間は，観測が終わってから，減算して求める．

**2**　反復法（repetitive timing）　各要素が終わるたびに0秒から測定を開始し，直接，所要時間を求める．

その他に，累積法（accumulative timing），循環法（cycle timing）などがある．

(2) 時間研究の例――椅子間移動

3 m の間隔をおいて，椅子を2脚，向かい合わせて置き，普通の速さで，一方の椅子から立ち上がり，他方の椅子まで歩き，方向を変えて，椅子に座る課題がある（中村・他 1975）．この課題は，次の4つの基本動作の系列から構成されている．

・腰掛け姿勢から立ち上がる（STD：stand from sitting position），
・歩行する（W：walk），
・体の向きを変える（TB：turn body），
・腰掛ける（SIT：sit），

という基本動作の系列（sequence）で構成されている．

図 7-11 a は，3 m 移動の姿勢変化（この写真では空間位置変化が時間的推移に対応している），図 7-11 b は，これを任意に横方向に拡大したものである．被験者は，1〜3で立ち上がり，3で歩行開始，4〜6 は歩行の継続（この間の位置移動は等間隔である），7〜9 では各姿勢の間隔が狭くなり，移動速度の減少があり，8〜10 で体の向きを変えて，9〜11 で腰掛ける動作となっている．これらの所要時間を測定すればよい．ただし，3 では立ち上がり（STD）の終了と歩行（W）の開始とが同時動作になり，8〜9 では歩行（W）と体の向きを変える（TB），9〜10 では体の向きを変える（TB）と腰掛ける（SIT）とが，それぞれ同時動作になっている．そのため，全体の所要時間は各基本動作の所要時間合計よりも短くなる．

表 7-7　フレームレートの選択

| フレームレート | 目的 |
|---|---|
| 超高速　200〜3,000 frames/s | 運動学的分析 |
| 高速　4,000 frames/min | 動作分析 |
| 普通　900〜960 frames/min | 通常の動画撮影 |
| 微速　50〜100 frames/min | メモモーション・スタディー* |

*メモモーション・スタディー（memo-motion study）：生活活動などのサイクル時間の長い活動の分析に用いられる．

　例示した"椅子間移動"は，動作の連合の種類，余剰な動作の有無，および所要時間（平均値±標準偏差：少なくとも5試行）を指標として，運動技能の判定に利用される（中村・他 1975，2002）．

### (3) 作業測定の方法

　時間を測定するには，ストップウォッチ法の他に，テープレコーダ法，フィルム分析（映画），ビデオ録画（VTR）法，普通時計法などがある．統計処理を利用するワークサンプリング法なども利用される．近年の画像認識処理や機械学習によりフィルム法やVTR法の手続きを自動化する方法が開発されている．

**1　テープレコーダ法**　観察時に必要事項をテープレコーダ（ボイスメモ）に入れておき，後でストップウォッチを用いて録音間隔を測定する．観察時に記入の必要がなくなり，暗いところや書字不能の場合にも使用できる．ストップウォッチ法よりも細かい時間の計測が可能である．

**2　ビデオ録画（VTR）法**　ビデオ画像（動画）に時計を同時に撮るか，画像の frame 数から所要時間を算出する．フレームレートは使用目的によって異なる（表 7-7）．

**3　普通時計法**　被験者1名に観察者1名がついて，その行動を記録するもので，腕時計などを用いて一定時間ごとに記録する．

**4　ワークサンプリング（work sampling）法**　瞬時観測（snap reading）のデータから統計的な裏づけを行って用いられるようになった手法である．動作を瞬間的に観測して，これらの積み重ねにより各観測項目の時間構成，推移状況を統計的に推定する．観測数が大きいほど，データの信頼度が高くなる．観測時刻の決定には，乱数表を利用する．

# 8 日常動作

## 1 日常生活活動と基本動作

　日常生活活動（activity of daily life）とは，日常生活に不可欠で習慣的かつ普遍的に遂行される身体活動を包含する概念である．日常生活活動における運動行動を，課題遂行の観点から，それ以上分解すると動作として意味をなさなくなる最小限の運動系列まで細分化したとき，これを単位動作という．基本動作は単位動作あるいは単位動作の連合により構成され，日常における運動行動の基礎をなしている．本章で扱う日常動作とは，日常生活活動を構成する基本動作群を意味している．

　たとえば歩行（移動）の様式のように，動作がいつも特定の運動パターンで遂行されることを動作の定型性（stereotype）という．一方，課題や環境の条件によって運動パターンを切り替えることを動作の柔軟性（flexibility）という．発達や学習を通して動作を構成する運動の組み合わせは変化する．日常の動作で観察されているのは，環境や課題の条件のもとで選択され，実行された運動パターンである．動作を組み立てる制御システムを想定すれば，これは条件による運動戦略（motor strategy）の選択である．身体運動学的分析（kinesiological analysis）を通して，基本動作が構成される要因や特徴を調べることができる．

## 2 リーチ動作と把持動作

　リーチ（reaching）あるいは指示（pointing）の動作は，標的に向かって上肢を伸ばす運動であり，基本的な腕や手の動作である（Karger et al. 1966）．椅子に座って机上にある対象物を取り上げようとするとき，人間は2つの異なった動作を行っている．ひとつの動作は，手を机上の対象物の位置へ到達させることであり，リーチの動作である．他方は，対象物の大きさ，形態や向きに対応して手や指の形態を整えることであり，把持（つかみ：grasp, prehension）と呼ばれる動作である．

### 1）運動学的分析

　図8-1 は，椅子座位の被験者が前方の標的に向かって矢状面内で腕を伸ばしたときの手関節部の運動学的分析である．速い，普通，遅い運動速度のいずれでも，運動軌跡は滑らかで直線的である（図8-1 c）．速度プロフィールは頂点が一つの釣り鐘型（bell shape）を示し，加速と減速

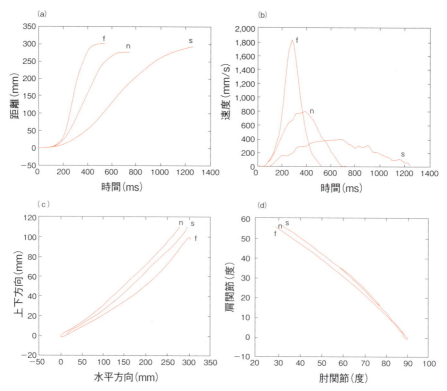

**図 8-1 リーチ動作の運動学的分析**
被験者は椅子座位で体幹を垂直に保持して,右上肢を肩関節基本肢位,肘関節90°屈曲位,前腕中間位の肢位にする.右上肢の矢状面,前方に1 cm×1.5 cm(高さ×幅)の白色標的がある.右上肢を伸ばしたリーチによって中指先端が標的を指すと,肩関節は75°屈曲位になる.検者の指示によって,被験者は"遅い(s)","普通(n)","速い(f)"の3通りの速度条件でリーチを行った.手関節部の運動を記録している.
(a) 矢状面で前方に向かう運動の時間と距離の関係である.
(b) いずれの速度条件でも,時間と速度の関係は釣鐘型になる.
(c) 矢状面における水平方向と上下方向の運動軌跡の関係である.前上方へ向かう手の運動軌跡は直線的であり,速度が変わっても一定である.
(d) リーチにおける肘関節と肩関節の角度の関係は,標的の位置が同じであれば,運動速度によらず一定である.

(Nagasaki 1989)

は滑らかに生じている.運動開始から速度がピークとなるまでの前半を加速相,ピークから運動が停止するまでの後半を減速相として相分けする.また,速度がある閾値(たとえばピーク値の5%の値)を超えている区間を運動時間(movement time)と定義する.最高速度は,運動開始から運動時間の30〜60%の範囲で起こる(Bullock et al. 1988, Nagasaki 1989).さらに肩関節と肘関節との角度変化の関係も,同一の標的に対しては,運動速度に関係なく一定である(図8-1 d).これらの特徴は,リーチを構成する運動があらかじめプログラムされていることの証拠とされ,その戦略は乳幼児期から徐々に発達したものと想定されている.

　つかみの動作は母指および手指の対向運動からなる.対象物の大きさやリーチの速さによって,指先の開き(aperture)の程度は影響を受ける.開きは,リーチの速度が増すと大きくなり(Wing et al. 1986),対象物が大きいほど大きくなる(Marteniuk et al. 1990).図8-2に,手関節部の速度と,母指と示指の先端の距離の変化との関係を示す.母指と示指との距離は運動開始時

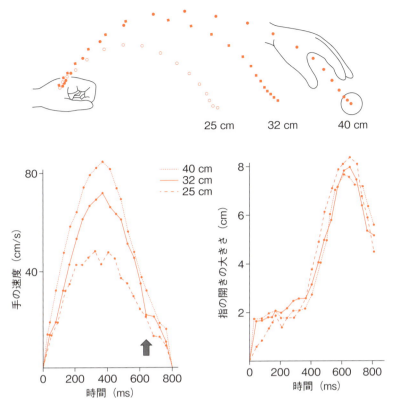

**図 8-2　リーチ成分とつかみ成分**
異なる距離（25 cm，32 cm，40 cm）に置かれた標的へ手を伸ばし（リーチ），つかむ運動．被験者1名の例．リーチ成分の指標として手関節部の速度，つかみ成分の指標として母指と示指先端との距離を選ぶ．リーチ後半の70～80％の時点で，手の速度プロフィールに段が見える（矢印部分）．標的までの距離にかかわらず，このタイミングで指の開きが最大となる（運動時間の74～81％）．

(Jeannerod 1984，一部改変)

にゼロであり，対象物へのリーチの開始とともに増大し，運動時間の後半にピークをとり，リーチの終了時に対象物を把持するために減少する．異なる標的へのリーチにおいても，手関節部の運動が減速相となるタイミングで指先の開きが最大となる傾向が観察されている（Jeannerod 1984）．これはリーチとつかみの2つの成分の時間的な側面が，空間的側面とは独立に計画されている証拠と解釈されてきた．この運動は視覚情報に基づいて計画されているため，動作が滑らかに実現されるとき，"眼と手の協応（eye-hand coordination）"がよいという．これはリーチとつかみの同時動作を分析する視点のひとつである．

## 2）運動力学的分析

　肩関節と肘関節の運動によって矢状面上でのリーチが行われるとき，上腕と前腕をもつ平面内での剛体リンクモデル（linked rigid body model）が想定される．各関節の力のモーメント（トルク：torque）は，各セグメントの長さと質量，慣性能率を含んだ運動方程式を用いて逆運動力学計算から求める．肩下垂位，肘90°屈曲位を開始姿勢として，肩の高さに置かれた標的に向け

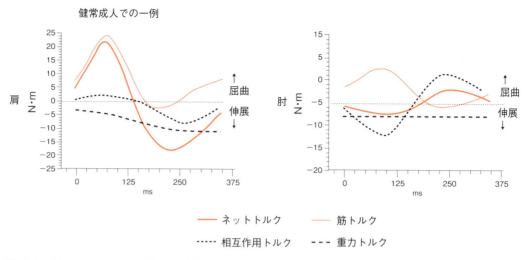

**図 8-3** リーチ動作時の関節トルク成分

(Bastian et al. 1996)

て矢状面上で速いリーチ動作を行ったとき，肩関節は屈曲し，肘関節は伸展運動を行い，手先が標的に到達する．このときのトルク成分を図 8-3 に示す（Bastian et al. 1996）．

ネットトルクは，各関節の角加速度に比例する正味の成分である．肩関節の運動前半は屈曲（加速）に，後半は伸展（減速）に作用している．一方，肘関節では前半に伸展（加速）させ，後半では屈曲（減速）させている．ネットトルクに寄与する成分は，筋トルク，相互作用トルク，重力トルクである．運動速度は，ネットトルクと筋トルクおよび相互作用トルクの大きさに影響し，重力トルクは速度に依存しない．運動前半の肩関節を屈曲させるネットトルクは，主に筋トルクが担っている．一方，運動前半に肘関節を伸展させるネットトルクを担っているのは伸展に作用している相互作用トルクである．このとき肘の筋トルクは運動とは逆向きの屈曲に作用している．相互作用トルクの運動への寄与は，運動速度が遅い場合にも生じる（Hollerbach et al. 1982，Yamasaki et al. 2008）．リーチの方向は肩と肘の運動方向の組み合わせを決める．したがって相互作用トルクの寄与が運動にとってプラス（加算的）かマイナス（相殺的）かはリーチの方向による（Galloway et al. 2002）．筋トルクは，運動生成にとって過剰あるいは不足の相互作用トルクの影響を補償（compensate）していることになる．

### 3）筋活動

リーチの標的を，手先の出発点を中心として円形に 12 方向（30°ごと）に配置し，手関節を固定せず肩と肘を使って水平面内でリーチを行うときの，各関節の屈筋と伸筋群の筋活動の記録がある（Koshaland et al. 2000）．図 8-4 は，前方へのリーチ（左）と肘を曲げて手前にリーチするときの筋電図とトルク成分を示している．手先の運動速度が最大となる点（最下段の横軸の上向き矢印で示されている）より前の加速相では，どちらの条件でも手関節の筋トルクと相互作用トルクは相反している．リーチを行うための肘関節の屈曲あるいは伸展の加速相には，主動筋である上腕三頭筋（TRI）あるいは上腕二頭筋（BIC）の活動が観察される．また，前方へのリーチの加速相では前腕の手関節背屈筋および手指伸筋群（EWF）が活動し，手前へのリーチでは手関節掌屈および手指屈筋群（FWF）の活動が観察されている．この前腕の筋活動の作用は相互

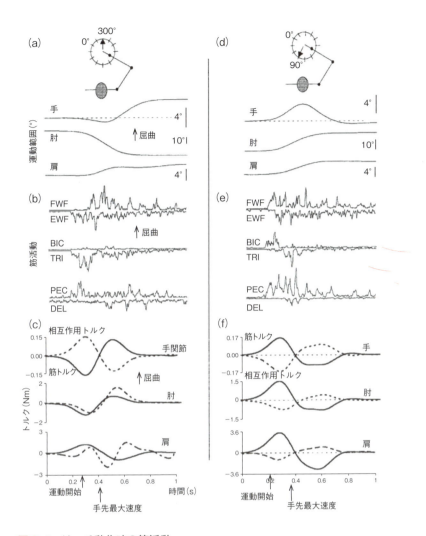

**図 8-4 リーチ動作時の筋活動**
前方へのリーチ（左）と手前へのリーチ（右）．関節の運動範囲（a, d），筋活動（b, e），トルク成分（c, f）．大胸筋（PEC），三角筋後部（DEL），上腕二頭筋（BIC），上腕三頭筋（TRI），手関節掌屈および手指屈筋群（FWF），手関節背屈および手指伸筋群（EWF）．運動開始時の相互作用トルクの向きに拮抗する手関節の筋活動が観察されている．
(Koshaland et al. 2000)

作用トルクに拮抗する向きに一致しており，運動中の姿勢保持に役立っている．

# 3 起き上がり動作と立ち上がり動作

### 1）背臥位からの立ち上がり動作の動作分析

　臥位から座位を経て立位に至る動作は，重力に抗して身体を起こす一連の身体運動の系列から成り立っている（p.453, 図9-20内参照）．一般に，臥位から座位までの動作を起き上がり（rising, sitting up），座位から立位までの動作を立ち上がりあるいは起立（standing up）という．実際に観察される運動パターンは，運動発達の過程や加齢など，身体的状況や環境などの種々の影響を

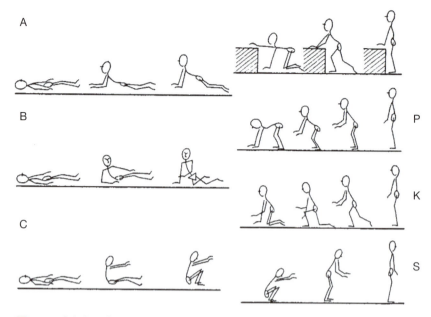

**図 8-5** 床からの立ち上がり動作の発達順序
A-Pパターン：1歳児．B-Kパターン：3歳半児．C-Sパターン：6歳児．
(中村 1977)

受ける．

　背臥位から座位までの起き上がりでは，身体を回旋させる程度により大きく3つの型に分類される（図8-5）．完全に回旋して腹臥位を経由する型（A）は，部分的に回旋させる型（B）や回旋のない型（C）よりも，座位となるまでに多くの運動系列が含まれる．座位から立位までの立ち上がりでは，高ばいを経由する型（P），膝立ちを経由する型（K），蹲踞を経由する型（S）の3つに分類される．A-Pの組み合わせは1歳児でよくみられ，B-Kは3歳から4歳児，C-Sは6歳児でみられる（中村 1977）．

## 2）椅子からの立ち上がり動作の運動分析

### （1）運動学的分析

　通常，椅子座位から立位となる運動は途中で止まることなく行われるためひとつの単位動作として扱われている．この動作を構成する運動を分析するため，運動条件として座面の性質や高さ，足の位置，手の使用の有無などを設定する．たとえば滑らかな座面の椅子上で体幹を垂直にした椅子座位を開始姿勢とし，足元を動かさずに終了姿勢の直立位となるまで手を使わずに立ち上がる．このような条件のもとで，動作中の関節運動が左右対称かつ矢状面上での運動のみで代表できると仮定される．観察する体節（segment）は身体標点（landmark）を用いて定義される．図8-6 に Nuzik et al.（1986）らの分析を示す．運動時間（1.3〜2.5秒，平均1.8±0.3秒）の20％までの角変位のうち頭部（フランクフルト平面：眼瞼下縁と外耳孔上縁からなる平面）の変位が最大であったのは55名の被験者のうち23名であり，運動を開始するパターンは一定していない．股関節の屈曲運動が伸展に切り替わるタイミングは運動時間のおよそ40％の時点，足関節背屈運動が底屈に切り替わるのは45％の時点である．体幹はおよそ45％の時点で前傾が

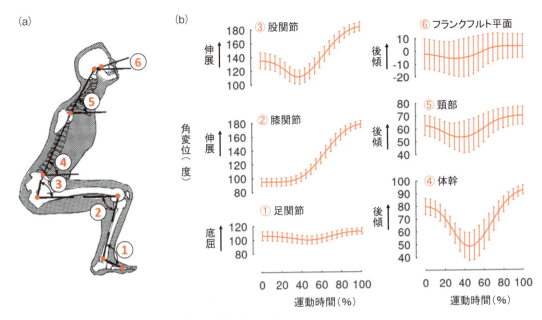

**図 8-6** 椅子からの立ち上がり動作中の関節角度変化
(a) 身体標点と角度の定義．①足，②膝，③股関節は体節間の角度，④体幹，⑤頸部，⑥頭部（フランクフルト平面）は水平線から時計回りにプラス．
(b) 角変位データ．健常者 55 名の平均と標準偏差．データは Nuzik et al. 1986 を使用してグラフ化したもの．20～40 歳代の健常成人が 46 cm の高さの椅子から快適速度で立ち上がる際の耳孔，肩峰，腸骨稜中央，大転子，大腿骨外側上顆，外果の変位（32 fpm）から角度を求めている．

(Nuzik et al. 1986, 一部改変)

最大になる．体幹の最大傾斜までを屈曲相，それ以降は伸展相に区分している．殿部離床（seat-off*）までに生じる運動は，骨盤と体幹の前傾が中心である（Schenkmann et al. 1990）．

重心の運動は，矢状面上では前方へ弯曲した軌道となる（**図 8-7 a**）．重心速度は水平前向き成分のピークの後に，鉛直方向のピークが現れる（図 8-7 b）．水平成分のピークから鉛直速度成分のピークまでの期間を移行相（transition phase）と呼ぶこともある．この期間に重心運動の向きは前下方から上方に変わり，殿部離床が行われている（Roebroeck et al. 1994）．

運動相の比率構成には発達的変化がある．星ら（1995）は股関節角度が屈曲を開始し膝の伸展が開始するまでの区間を第 1 相，膝の伸展から股関節最大屈曲角度までを第 2 相，それ以降の股関節と膝関節が伸展する区間を第 3 相とした区分を用いて，幼児を対象として運動時間に占める運動相の割合を分析している．1 歳から 4 歳にかけて体幹が前傾する第 1 相の比率が 54.2% から 28.0% まで減少し，第 3 相（伸展相）の比率が 34.7% から 62.6% まで増加している（**表 8-1**）．一方，65 歳から 80 歳代の健常高齢者では第 1 相は平均して 32%，第 3 相は約 56% であり，3 歳児に相当する運動相比率に近づいている（星，1995）．

### (2) 運動力学的分析

立ち上がり動作は通常の速度ではバリスティック運動であり，運動初期の重心運動あるいは体幹前傾運動の勢いが維持され殿部離床以降の伸展運動が滑らかに行われている．運動力学的分析

---

* 椅子から立ち上がる際に殿部が座面から離れる事象（event）であり，lift-off, seat separation, seat unloading などとも呼ばれる．研究によりタイミングを決定する方法には多少の違いがある（Etnyre et al. 2007）．

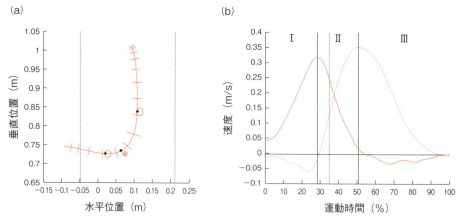

**図 8-7** 立ち上がり動作時の重心軌道の例
（a）重心の変位．10人分の平均と標準誤差．縦点線は足長．座標原点は足関節部．●は運動相の切り替わり時点．アスタリスクは殿部離床時の位置．
（b）重心速度の水平成分（実線）と垂直成分（点線）．10人分の平均．縦線は運動相の切り替わり時点．縦点線は殿部離床時．（Ⅰ）加速相，（Ⅱ）移行相，（Ⅲ）減速相．

(Roebroeck et al. 1994)

**表 8-1** 健常児の椅子からの立ち上がり動作中の運動相比率

| 年齢群 | 対象数 | 体幹最大傾斜角度(°) | 第1相比率(%) | 第2相比率(%) | 第3相比率(%) |
|---|---|---|---|---|---|
| 1歳群 | 12 | 34.2(5.0) | 54.2(9.4) | 11.1(5.2) | 34.7(10.3) |
| 2歳群 | 16 | 28.3(4.5) | 43.1(11.7) | 11.4(3.7) | 45.4(13.5) |
| 3歳群 | 21 | 23.5(1.8) | 30.0(10.0) | 14.2(4.8) | 55.8(9.7) |
| 4歳群 | 12 | 20.2(4.0) | 28.0(7.7) | 9.4(3.1) | 62.6(8.3) |

平均（標準偏差）

（星 1996, 一部改変）

では，床反力の記録や重心の運動量（momentum）の変化，関節モーメントの推定などから，身体各部位が協調して体重を前上方へと持ち上げる機構が調べられている．

　Kralj et al.（1990）は20名の健常者が快適速度で椅子から立ち上がる際の床反力の変化を分析し運動相の区分を行っている（表8-2）．安定した座位姿勢から動き始めるには，前方への速度を生成するために体幹を前傾させる以外に手段はない．最初に変化するのは床反力水平成分であり，座面を後方に押す力が発生する（t0）．これは身体を前方へ加速させ，前向きの運動量を生成する力となる．その後，床反力垂直上向き成分が増加し（t1）上方への加速が開始される．座面で支持されていた体重はすべて下肢へと移動（transfer）し*，殿部が座面から離れる（t2）．上昇相の途中で加速から減速に転じ（t3）垂直成分の大きさは体重を下回る．運動終了時の膝関節の伸展運動の静止（t4）の後，床反力垂直成分の大きさは体重の値をわずかに上下しながら，

---

＊ transfer の意味に注意．座位から立位への姿勢の変換（transfer）として用いることもある．運動制御の観点からは，前方への運動量が殿部離床後に上方への運動量に変換（transfer）される運動量変換戦略（momentum transfer strategy）として用いられることがある（Schenkman et al. 1990）．また，殿部離床以前に生成された上体（Head, Arm and Torso, HAT．頭部と体幹および上肢を一つの体節とみなす）の重心の運動量が殿部離床以降の全身の前方移動の力源に変換（transfer）されているという意味で用いることもある（Papa et al. 1999）．

表 8-2 床反力を用いた運動相の区分

| 名称 | 内容 | 基準 | 平均(%)<br>平均(標準偏差) |
|---|---|---|---|
| 開始相<br>(initiation) | 前方への運動量生成 | 床反力の水平成分変化率が振幅の 2.5% 以上となった時点 (t0) 以降 | t0 : 0% |
| 離殿相<br>(seat unloading) | 上方への加速期開始 | 床反力の垂直成分変化率が安静時振幅の 10% 以上の増加となった時点 (t1) 以降 | t1 : 26.5%(6.1) |
| 上昇相<br>(ascending) | 上方への加速期終了と減速期 | 座面スイッチが開放される時点 (t2) 以降（殿部離床） | t2 : 33.2%(5.7) |
| | | 床反力の垂直成分変化率が最小となった時点 (t3) を加速期終了とする | t3 : 45.3%(5.3) |
| 固定相<br>(stabilization) | バランスの調整 | 立位時の膝伸展角度から 2 度以内となる (t4) | t4 : 72.7%(4.1) |
| 静止立位<br>(quiet standing) | | 垂直成分の変化が安静立位時の 1% 以内となる (t5) | t5 : 100% |

(Kralj et al. 1990, 一部改変)

次第に落ち着き立位が安定する (t5)．これらの事象を含めた運動時間は 2.58〜5.12（平均 3.3±0.56）秒である．健常者が膝の高さの椅子から自然な速度で立ち上がるとき，股関節および膝関節を伸展させるモーメント（筋トルク）のピークのタイミングは殿部離床時である (Coghlin et al. 1994)．これは体幹が最も前傾し床反力垂直成分が最大となるタイミングと概ね一致する (Schultz et al. 1992)．

　一般に，事象が運動条件によらない性質は不変特性 (invariant characteristics) と呼ばれている．殿部が離床し座面の床反力がゼロとなるタイミングは健常若年成人（22〜34歳）では運動速度条件による差は有意ではない（普通：48.0±4.0%，速く：50.6±4.0%）(Papa et al. 1999)．健常高齢者（61〜78歳）でも殿部離床および床反力最大となるタイミングは速度条件による影響は認められない．これらの時間的 (temporal) な不変特性は，立ち上がり動作を構成する運動系列があらかじめ計画されているとする根拠となっている (Vander Linden et al. 1994)．

　一方，開始相での体幹前傾の大きさの程度は，関節間での関節モーメントの大きさの違い，すなわち空間的 (spatial) な分布に影響する．体重で正規化した各関節モーメントのピーク値でみると，体幹を大きく前傾させて立つ場合は伸展モーメントが最も大きい部位は腰や股関節であり，逆に体幹の前傾が小さいとき伸展モーメントが最大となる部位は膝関節である（表 8-3, Coghlin et al. 1994）．体幹を傾ける程度や手の使用は筋トルクの分配（空間的分布）に影響し，運動戦略を反映すると考えられている．Alexander et al. (1991) は，アームレストに手をついて椅子から立ち上がる際の運動を分析している（表 8-4）．手を使用したときの手すりに加わる合力が最大となるのは殿部離床の時期である．合力の大きさはおよそ 150 (N)〔平均 144.0〜158.9 (N)〕であり，向きは水平から上向きに 49.1〜56.9° の狭い範囲にある．膝や股関節の伸展トルクを減ずるには合力の向きはより上向きのほうがよいはずである．この角度が選ばれる理由は床反力の位置を前方にとどめておくことに関係している．慣性の影響を除外して準静的に推定した殿部離床時の関節トルク（筋トルク）の大きさを表 8-5 に示す．健常高齢者は，手すりを用いると体幹の前傾の増大を伴い，股と膝関節の伸展トルクが小さくなるが，虚弱高齢者の股・膝伸展トルクより大きい．つまり，手すりの使用は起立に要する下肢への負担を減らすことに加えて姿

表 8-3　立ち上がり時の体幹角度と筋トルクの空間的分布

|  | 膝を使う運動戦略<br>Knee strategy(n=3) | 股と体幹を使う運動戦略<br>Hip-trunk strategy(n=2) |
|---|---|---|
| 最大体幹屈曲角度(°) | 41.4(10.4) | 55.9(2.3) |
| 最大モーメント(Nm/kg) |  |  |
| 　足関節 | 0.352(0.08) | 0.529(0.21) |
| 　膝関節 | 0.834(0.10) | 0.419(0.16) |
| 　股関節 | 0.446(0.12) | 0.833(0.04) |
| 　骨盤—体幹 | 0.293(0.09) | 0.705(0.05) |

平均値(SD):

(Coghlin et al. 1994，一部抜粋改変)

表 8-4　手を使用して立ち上がる際の手すりに加わる合力ベクトルの大きさと向き

| 群 | 人数 | 合力(N) | 角度(°) | 体重比 |
|---|---|---|---|---|
| 健常成人(平均23.2歳) |  |  |  |  |
| 　男性 | 7 | 174.1(76.3) | 45.0(32.0) | 0.25(0.11) |
| 　女性 | 10 | 139.2(48.3) | 56.1(23.9) | 0.23(0.08) |
| 　合計 | 17 | 153.6(61.7) | 51.5(27.2) | 0.24(0.09) |
| 手を使用せず起立可能な健常高齢(平均72.1歳) |  |  |  |  |
| 　男性 | 9 | 198.4(88.5) | 49.7(23.5) | 0.25(0.11) |
| 　女性 | 14 | 109.1(33.0)* | 48.8(17.5) | 0.18(0.06)† |
| 　合計 | 23 | 144.0(74.0) | 49.1(19.6) | 0.21(0.09) |
| 手を使用しないと起立できない虚弱高齢者(平均84.4歳) |  |  |  |  |
| 　女性 | 11 | 158.9(44.0) | 56.9(15.8) | 0.29(0.08)‡ |

平均値(SD):
ANOVA(テューキー・クレーマー法)による有意水準5%.
* 健常高齢女性と健常高齢男性との差，† 健常高齢女性と若年高齢者との差，‡ 虚弱高齢者と健常高齢平均値との差．

(Alexander et al. 1991)

表 8-5　手を使用した起立時の床反力と筋トルクの空間分布

| 群 | 床反力位置* | 殿部離床に要する筋トルク(絶対値 Nm)** | | | |
|---|---|---|---|---|---|
|  |  | 足関節 | 膝関節 | 股関節 | 肩関節 |
| 手使用なし |  |  |  |  |  |
| 　若年 | −1.5(3.2) | −8(21) | 119(20) | 82(24) | 8(2) |
| 　健常高齢 | 1.9(2.9)‡ | 14(22)† | 112(32) | 96(32) | 9(3) |
| 手使用あり |  |  |  |  |  |
| 　若年 | 4.4(5.9)*§ | 21(33)*‡ | 99(20)§ | 53(19)¶ | 32(25)*¶ |
| 　健常高齢 | 7.1(6.9)*§ | 36(41)*† | 99(33) | 61(25)¶ | 37(34)*¶ |
| 　虚弱高齢 | 10.7(6.1) | 39(19) | 54(15)*** | 46(20) | 17(26) |

平均値(SD):
*足関節より前方，**左右の合計．足底屈，膝伸展，股伸展，肩屈曲がプラス，***虚弱高齢＜健常高齢，p＜0.001，†健常高齢＞若年，p＜0.005，‡健常高齢＞若年，p＜0.002，§手使用あり＜手使用なし，p＜0.01，¶手使用あり＜手使用なし，p＜0.001，*†手使用あり＞手使用なし，p＜0.05，*‡手使用あり＞手使用なし，p＜0.01，*§手使用あり＞手使用なし，p＜0.002，*¶手使用あり＞手使用なし，p＜0.001.

(Schultz et al. 1992，一部抜粋)

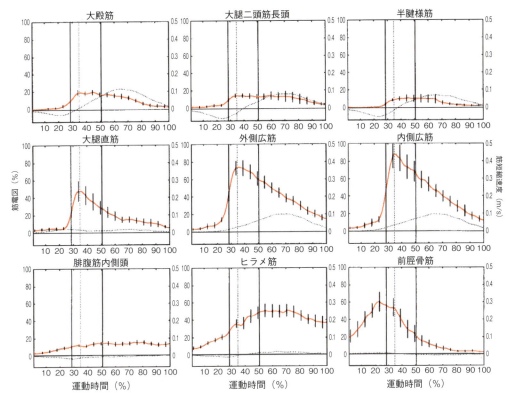

**図 8-8　立ち上がり動作時の筋活動**
実線：整流筋電図．10 人の平均値と標準誤差〔左縦軸：最大随意収縮に対する割合（%）〕．90 ms の電気力学的遅延が考慮されている．
点線：起始部と停止部の速度差から求めた筋短縮速度．プラスが短縮（右縦軸）．縦線は運動相の切り替わり時点〔図 8-7(b) と同様〕．破線は殿部離床時．横軸：運動時間（%）．

(Roebroeck et al. 1994)

勢バランスを保持するための戦略であると想定されている（Schultz et al. 1992）．

### (3) 筋活動

　運動中の筋活動の分析では，主に表面筋電図が用いられ，筋活動が観察される時期，その大きさ，組み合わせなどが調べられている．立ち上がり動作は全身運動であり多くの筋が活動する．そのうちいくつかの筋群では対象者により一貫して観察されないものもある（Vander Linden et al. 1994）．複数の対象者の立ち上がり動作を分析すると，筋電図パターンの変動は運動力学的変数（関節モーメント）の変動よりもやや大きいとされている（Roebroeck et al. 1994）．健常成人（23～35 歳）の立ち上がり動作中の筋電図の記録例を図 8-8 に掲げる．運動条件は，膝の高さの椅子で体幹垂直位，膝関節屈曲 105°の姿勢から，メトロノーム（69 beats/min）に合わせて 3 拍で立位となる速度である．筋電図は，右側の大殿筋，大腿二頭筋長頭，半腱様筋，大腿直筋，外側広筋，内側広筋，腓腹筋内側頭，ヒラメ筋，そして前脛骨筋である．どの筋も，運動中の活動レベルが 100% を超えるものはなく，最大随意収縮よりも低い活動量であることが示されている．前脛骨筋は殿部離床前から活動を開始している．股関節伸展に作用する大殿筋，大腿二頭筋長頭，半腱様筋は，殿部離床時に中等度の活動増加を示し，その後持続的な活動となり，運動終了時に活動は低下する．膝伸展筋は殿部離床時の活動が最大であり最大随意収縮の 50～80% に

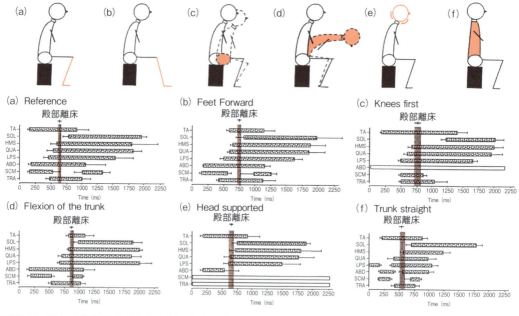

**図 8-9** 異なる姿勢条件で立ち上がるときの筋活動
(a) 基準条件（Reference）．椅子高さ 43 cm，足位置は膝よりやや後方，腕は胸の前で組み，前方を向いた姿勢から，足を動かさず，開始信号の後，すぐに立ち上がる．
(b) 足前方条件（Feet forward）．足を膝より前方に出した姿勢，それ以外は基準条件と同様．
(c) 膝から動き始める条件（Knees first）．基準条件と同様の開始姿勢から，体幹の前傾を可能な限り防ぎ，膝を前方に動かして立ち始める．
(d) 体幹屈曲条件（Flexion of the trunk）．基準条件と同様の開始姿勢から，殿部を浮かせる以前に，体幹を前方に屈曲してから立ち上がる．
(e) 頭部支持条件（Head supported）．基準条件と同様の開始姿勢から，検者が後頭部と顎を支持して立ち上がる．
(f) 体幹直立条件（Trunk straight）．基準条件と同様の開始姿勢から，体幹を中間位（直立位）として立ち上がる．
各運動条件での筋活動開始と終了の平均値と標準偏差
棒グラフの左端は筋活動開始，右端が終了時間．
前脛骨筋（TA），ヒラメ筋（SOL），ハムストリングス（HMS），大腿四頭筋（QUA），腰部傍脊柱起立筋（LPS），腹直筋（ABD），胸鎖乳突筋（SCM），僧帽筋（TRA）．

(Goulart et al. 1999，一部改変)

達する．下腿三頭筋は運動開始時から活動を開始し，運動終了時も活動を続けている．殿部離床後に注目すると，大腿部の筋群は短縮しながら活動（求心性収縮）するが，二関節筋の短縮速度は低い．足関節周りの単関節筋はおよそ等尺性収縮である．二関節筋は腱作用によって股関節から膝関節へのトルク伝達を行っていると想定されている（Roebroeck et al. 1994）．

運動条件による筋活動の変化は，さまざまな側面から調べられている．Goulart et al. (1999) は，異なる開始条件での立ち上がり動作の筋活動の変化から，動作中の筋活動の機能的な区別を行っている（図 8-9）．前脛骨筋，ヒラメ筋，腹筋群，胸鎖乳突筋は自然な条件で最も早期から活動するが，他の条件では活動が減弱ないし消失する．これは主に運動の準備と姿勢調節に寄与するためである．一方，腰部脊柱起立筋，大腿四頭筋，ハムストリングスの活動順序は運動条件によらずに固定されており，起立を実行する筋群とみなされる．運動にかかわる筋群は，運動の各相で異なる運動力学的要求に対応するような組み合わせを構成していると考えられている．

# 4 歩行と走行

## 1）歩行と運動学

　動物が位置を移すための運動を移動（ロコモーション：locomotion）という．サカナの泳ぎ方，トリの飛び方も移動の様式である．四肢を用いる場合には，四足移動や二足移動になる．二足動物の移動には，歩行（walking），走行（running）および跳躍（jumping）の3様式がある．gaitをしばしば"歩行"と訳しているが，正しくは"歩様"（人間では"歩容"ともいう）であり，姿勢と四肢の運動形態を意味している．歩容は，歩行と走行とに分けられる．

　歩行についての人々の関心は古く，ギリシャ時代にAristotelesは，"動物の前進運動"の問題を扱っている．19世紀になって，Weber兄弟による歩行の機械的側面の研究，Carletのキモグラフによる1歩の長さや所要時間の研究，Muybridgeによる走行中のウマの連続写真の撮影，Mareyによるトリの飛行の写真撮影などが行われ，写真技術の進歩とともに歩行のシネマトグラフによる研究が発展した．BrauneやFisherは，足圧測定を行って，歩行の力学的側面について研究を進めた．19世紀後半以降，歩行分析の研究は，歩行を連続した姿勢（構え）の変化として，客観的に捉える方法の確立に始まり，20世紀になって力学的解析，歩行に関与する中枢神経機構の解明，心理的過程の研究が進められた．

　Bernstein（1967）は，歩行や移動動作の研究が多方面から取り上げられる理由として，次の理由を掲げている．

- 移動，特に歩行は，最も高度に自動化（automatized）した運動である．それは細部にわたるまで決定した一定のパターンが次々に反復，連続したものによって構成されている．この事実に注目すれば，規則性からの逸脱がわかり，その基準も設定できる．
- 移動は，全身の筋骨格系の共同した働きによって行われ，それには中枢神経系が協調的に作用している．それゆえ，末梢で起こっている現象を通して，中枢における過程を知ることが可能となる．
- 移動の様式は，同一動物種においては，普遍性のある共通パターンを示している．健常者であれば，誰でも同じパターンを示し，特別に訓練された技能を要する運動ではない．しかも，そのパターンの年齢による変化は，個体の成長に伴った発達過程をたどる．
- 移動は，古くから存在した行動のひとつである．系統発生的に大脳皮質の出現以前の動物にも認められる．パターンの変化は，系統発生的な運動の進化と中枢神経系の階層構造との対応として，捉えられる．
- 移動のパターンは，個体差がほとんどなく，非常に安定して，その機能は十分に構造のなかに取り込まれているとみなせる．人間が新しく学習して身につけた行動様式は，不安定であり，そのパターンは構造に取り込まれず，容易に崩壊する．歩行の個人差は，移動のリズムや振幅に現れるだけである．歩行は，重力に抗して立位姿勢を保持しながら，全身を移動させる複雑な動作であり，下肢の支持力，モーメントおよび慣性力によって，動的バランスの安定性が巧みに維持されている．それには，随意的要素の他に，さまざまな反射的要素が加わっている．

　歩行は，足底と地面との摩擦を支えとして，身体を前進させる運動である．左右の下肢が交互に支点となり，体重心は上下左右に移動する．特に体重心の上下移動は，重力に抗する仕事であ

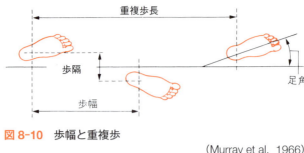

図 8-10　歩幅と重複歩

(Murray et al. 1966)

り，歩行のエネルギー消費のかなりの部分を占めている．自然の歩行では，エネルギー消費のうち，前方への推進に利用されている部分は少ない．人間が長距離を歩けるのは，体重心の上下移動を最小限にするように，足・膝・股関節の運動協調性を維持する能力に依存している．

二足歩行による移動は，力学的にはバランスが失われ，再び元に戻ることが規則的に反復する現象であり，両下肢が交互に，その機能を遂行している．片側下肢を前方へ運び出す動因となるのは，身体を前方へ傾け，体重心を前方へ移動させ，バランスを崩すことである．これには視覚系や体性感覚系が関与している．重心が前方へ移ると，身体は前に倒れようとする．これを防ぐため，片側下肢が前に踏み出される．踏み出される下肢の力は，身体を前方へ出そうとする推進力と地面を押しつけようとする力（これは地面からの反作用として，身体を垂直に保つ力になる）との2つに分けられる．片側下肢が地面から離れて前進しているときのバランスは，支持脚と骨盤の傾斜によって，巧みに維持されている．元の状態に戻ることは，前進している下肢の踵が地面につき，体重心が両足底によってつくられる新しい支持基底面に落ちることで達せられる．

歩行は，目的に応じて速さを調整しながら，自動的に遂行されている．歩行を測定するとき，速さを一定に保つ以外は，被験者が自由に行う歩行を自由歩行（free walk）と呼んでいる．そのうち，好みの速さによる歩行（preferred walk），したがって普段の歩行を自然歩行（natural walk）あるいは通常速度歩行という．速さ以外に，検者が歩幅あるいは歩行率を統制する歩行を，強制歩行（forced walk）という．たとえば，トレッドミル（treadmill）の速さを一定にして，歩行率をメトロノームのテンポに合わせた歩行である．

### 2) 歩行周期

歩行の周期性は，下肢の運動を基準にして記述される．

- 1歩：たとえば，右踵が接地して，次に左踵が接地するまでの動作を1歩（step）という．その距離が歩幅（step length）である．このときの両踵間の横幅を歩隔（stride width）という（図 8-10）．
- 重複歩：片側の踵が接地して，次に同側の踵が再び接地するまでの動作を重複歩（stride）という．この一連の動作を歩行周期（walking cycle, gait cycle）と呼んでいる．

　身長の高い者ほど，重複歩の距離は長い．この関係は，速く歩いたときに著しい．重複歩長または重複歩距離（stride length）は，自由な速さの歩行では，平均して身長のおよそ80〜90％，速い歩行では100〜110％になる．小児や高齢者は，若者よりも歩行速度が遅い．これは重複歩長が短いためである（図 8-11，表 8-6）．

- 歩行率：単位時間内の歩数を歩行率（walking rate）あるいはケイデンス（cadence）とい

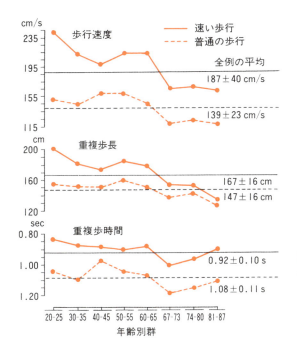

**図 8-11** 歩行速度，重複歩距離と時間
各年齢群とも類似した身長の健常男性 8 名の平均．実線は速い歩行，破線は普通の歩行．右側の数字は 20〜87 歳の 64 名の平均と標準偏差．

(Murray et al. 1966)

**表 8-6** 健常者の歩行周期変数（1）

参照値として利用すべく，健常者 233 名を被験者（米国のバークレイ，スウェーデンのウプサラの研究室にて）として，10 m 歩行路の中間の 5.5 m における測定値から得られたデータである．病的歩行の結果と比較する場合，同じ条件の歩行路で歩行周期を分析する必要がある．

男性

| 年齢(歳) | 人数 | 速度(cm/s) | 歩行率(steps/s) | 歩幅(cm) |
|---|---|---|---|---|
| 10〜14 | 12 | 132.3(19.6) | 2.14(0.19) | 61.5(3.9) |
| 15〜19 | 15 | 135.1(13.3) | 2.02(0.20) | 66.0(4.8) |
| 20〜29 | 15 | 122.7(11.1) | 1.98(0.13) | 61.6(3.5) |
| 30〜39 | 15 | 131.6(15.0) | 2.00(0.14) | 64.9(4.6) |
| 40〜49 | 15 | 132.8( 9.8) | 2.01(0.11) | 64.7(3.7) |
| 50〜59 | 15 | 125.2(17.7) | 1.96(0.18) | 63.5(6.0) |
| 60〜69 | 15 | 127.7(12.4) | 1.95(0.14) | 65.0(3.6) |
| 70〜79 | 14 | 118.2(15.4) | 1.91(0.14) | 61.5(5.1) |

女性

| 年齢(歳) | 人数 | 速度(cm/s) | 歩行率(steps/s) | 歩幅(cm) |
|---|---|---|---|---|
| 10〜14 | 12 | 108.6(11.2) | 1.97(0.17) | 54.2(2.9) |
| 15〜19 | 15 | 123.9(17.5) | 2.09(0.18) | 59.3(4.3) |
| 20〜29 | 15 | 124.1(17.1) | 2.08(0.15) | 59.1(6.3) |
| 30〜39 | 15 | 128.5(19.1) | 2.13(0.17) | 59.7(5.3) |
| 40〜49 | 15 | 124.7(14.4) | 2.16(0.16) | 57.1(3.7) |
| 50〜59 | 15 | 110.5( 9.7) | 2.03(0.13) | 53.5(2.6) |
| 60〜69 | 15 | 115.7(16.7) | 2.06(0.18) | 55.3(4.2) |
| 70〜79 | 15 | 111.3(12.5) | 2.03(0.14) | 54.2(3.7) |

(Öberg et al. 1993, 一部改変)

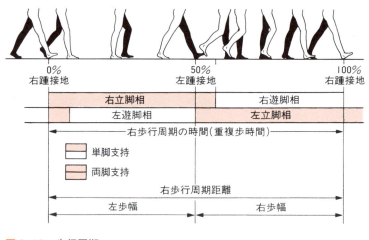

図8-12　歩行周期

(Murray 1967)

う．歩/分（steps/min）や歩/秒（steps/s）で表す．歩行率は，身長（下肢長），年齢，性別によって異なっている．

- 歩行周期：歩行周期は，立脚相（stance phase）と遊脚相（swing phase）とに分けられ，各相は，複数の期に分けられている（図8-12）．
- 立脚相：足が地面についている側の下肢であり，抑制期と推進期とに分けられる．

　　踵接地（heel strike, heel contact）　　　　抑制期：立脚相の前半は遊脚相で失われた
　　足底接地（foot flat）　　　　　　　　　　　　　体幹のバランスを戻そうとする時
　　立脚中期（mid-stance）　　　　　　　　　　　期である．
　　踵離地（heel off）　　　　　　　　　　　推進期：立脚中期以降は足指が地面を蹴っ
　　つま先離地（足指離地：toe off）　　　　　　　て推進力が加わる時期である．

自然歩行では，立脚相は，歩行周期のうち，およそ60％の時間を占めている．踵接地0％を起点にして，足底接地は15％，踵離地は30％，つま先離地は60％の時点で起こる．

- 遊脚相：つま先が地面を離れて振り出されている側の下肢であり，次の3期に分けられる．
　　加速期（acceleration）：下肢が体幹の後方にある．
　　遊脚中期（mid-swing）：下肢が体幹の直下にある．
　　減速期（deceleration）：下肢が体幹の前方へ振り出されている．

なお，Rancho Los Amigos Center は，歩行（歩容）要素について，これとは異なる定義を提案している（表8-7）（Aisen 1995）．

自然歩行では，遊脚相は歩行周期の40％に当たる．遊脚相よりも立脚相のほうが時間は長い．

足底が地面について体重を支持するとき，片足で支持する時期（単脚支持期：single supporting period）と両足で支持する時期（両脚支持期：double supporting period）とがある．この用語は，主として運動力学的分析（床反力データなど）に利用される．両足で支持する時期は，立脚相と遊脚相との移行期にある．運動学的分析では，歩容からみて，これを同時定着時期（double stance phase）ともいう．同時定着時期は，普通の歩行速度では歩行周期に10％ずつ2回あり，合計で20％になっている．歩行速度が速くなると，歩行周期における立脚相と同時定着時期の占める比率が減少して，遊脚相の比率が増加する．

### 表8-7 歩行（歩容）要素の定義

| 伝統的な定義 | ランチョ・ロス・アミゴスの定義 |
|---|---|
| 踵接地 | 着床初期（initial contact） |
| 踵接地から足底接地まで | 荷重反応期（loading response） |
| 足底接地から立脚中期まで | 立脚中期（midstance） |
| 立脚中期から踵離地まで | 立脚終期（terminal stance） |
| つま先離地 | 遊脚前期（preswing） |
| つま先離地から加速期まで | 遊脚初期（initial swing） |
| 加速期から遊脚中期まで | 遊脚中期（midswing） |
| 遊脚中期から減速期まで | 遊脚終期（terminal swing） |

### 表8-8 健常者の歩行周期変数（2）

19〜38歳の健常な男性30名，平均年齢26.3（標準偏差：4.6）歳，平均身長171.2（6.1）cm，女性34名，平均年齢21.6（3.8）歳，平均身長157.4（4.5）cmを被験者として，種々の歩行の速さを指示したときのデータである．

| 指示した速さ | 歩幅（男性）(m) | 歩行率 (steps/min) | 速さ (m/min) | 歩幅（女性）(m) | 歩行率 (steps/min) | 速さ (m/min) |
|---|---|---|---|---|---|---|
| できるだけ遅く | 0.488 | 67.4 | 32.7 | 0.520 | 60.4 | 31.0 |
|  | (0.061) | (8.8) | (4.8) | (0.073) | (11.0) | (4.8) |
| 遅く | 0.598 | 88.6 | 53.0 | 0.611 | 85.3 | 52.0 |
|  | (0.072) | (12.2) | (9.4) | (0.076) | (13.0) | (9.3) |
| 好み | 0.737 | 112.9 | 83.5 | 0.711 | 114.6 | 81.5 |
|  | (0.096) | (9.6) | (15.4) | (0.054) | (9.2) | (10.0) |
| 速く | 0.864 | 126.2 | 109.8 | 0.797 | 132.6 | 105.9 |
|  | (0.099) | (12.1) | (20.6) | (0.067) | (9.9) | (12.7) |
| できるだけ速く | 0.950 | 143.7 | 137.1 | 0.872 | 154.0 | 134.3 |
|  | (0.098) | (15.5) | (23.1) | (0.073) | (13.2) | (16.2) |

（ ）：標準偏差

(Sekiya et al. 1996，一部改変)

　歩行周期の測定には，速度を一定に保つ以外は制限のない自由歩行（free walk），普段の好みの速度による自然歩行（natural walk, preferred walk），トレッドミルやメトロノームを利用して，速度以外に歩幅あるいは歩行率を検者が統制する強制歩行（forced walk）などを用いる（中村・他 2002）．臨床場面では，距離10 mをできるだけ速く歩く10 m歩行テスト（10-meter walk test，10M WT）が広く利用されている（Cohen et al. 1984；Nakamura et al. 1985；Schenkman et al. 1997）．高齢患者を対象とした3 m歩行テスト（three-meter walking test，WALK 3 m）もあり，所要時間あるいは歩数を変数として利用する（Simpson et al. 2002）

　わが国の20歳代を中心とした健常成人64名から得られた種々の歩行速度における歩行周期変数を表8-8に掲げる．歩幅と歩行比には比例関係が見出される（p.171，図3-11）．男女とも好みの自然歩行では，速さは80〜85 m/minになっているが，加齢につれて低下する．歩幅を歩行率で除した歩行比（walk ratio）は，自然歩行や速い歩行（男性：84〜137 m/min，女性：82〜134 m/min）では，個体内における変化はあまりなく，およそ0.006 m/step/minであり，個体間の差も少ない．遅い歩行では，歩行比は大きくなり，変動も著しくなる（Sekiya et al. 1996）．

　日常生活における歩行周期について，Finley et al.（1970）は，都市のショッピング地区，居住地区，商業地区，ビジネス地区で男性534名，女性572名の自然歩行を観察して，検討を加

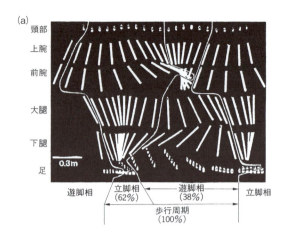
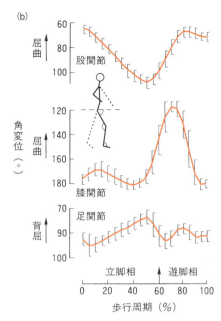

**図 8-13** 正常歩行のクロノフォトグラフ(a)とその解析によって得られた股,膝,足の関節の角変位(b)
(a) 自由な速さによる正常歩行のクロノフォトグラフ（記録の頻度は 15 Hz）．左に身体部位を記す．左方から右方への移動を身体の右側から記録．下は歩行周期．
(b) 歩行周期における股,膝,足の関節の角変位．正常者 10 例の平均と 2 標準偏差．矢印は立脚相から遊脚相への移行点を示す．

(Knutsson et al. 1979)

えている．分析資料は，性差，移動の方向，およそ 15 m（50 ft）の距離の歩数と所要時間である．その結果，歩行率は 67〜148 steps/min，平均すると男性は 110 steps/min，女性は 116 steps/min であり，女性のほうが歩行率は高くなっている．歩行の速さは 2.2〜7.5 km/h であり，平均すると男性は 4.8 km/h，女性は 4.5 km/h になり，男性が速い．歩幅は全体で 43.2〜96.5 cm，平均では男性が 74.2 cm，女性が 63.5 cm であり，男女差が大きい．これらの数値は，測定した地区で異なり，ビジネス地区では歩行速度と歩幅が他の 3 地区よりも著しく大きな値であった．これは仕事で急いでいるのか，ゆっくりとショッピングを楽しんでいるのかなどの要因によると推測されている．

## 5 運動学的分析

歩行研究では，3 次元空間における身体の移動や回旋，外力およびこれらに対応して身体に発生する力などについて，それぞれの大きさや方向，速度の変化などを測定して，記録する（表 1-2）．ひとつの方法で，これらすべてを満足させるものはない．

移動現象を分析する方法には，運動学的分析および運動力学的分析の 2 つがある．

運動学的分析は，移動現象を力の概念から離れて，動きのパターンを中心にして，動きそのものを解析する．身体全体がある地点から別の地点へ移動（直線運動）するとき，さまざまな体節が関節を軸として回旋（回転運動）する．体節の動きを時間的にサンプリングして，移動時間の測定を行い，各関節の角度変化から体節の動いた距離や方向を知る（図 8-13）．

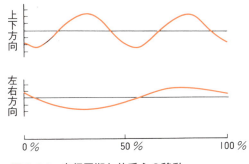

図 8-14　歩行周期と体重心の移動

## 1）体重心移動と体節回旋

### （1）体重心の軌跡

歩行は，身体の各部分の運動が3次元空間で同時に重なり合う複雑な現象である．その分析は，何らかの原則に基づかないかぎり，不可能に近い．基本的には，歩行は空間における重心の移動であり，それに必要なエネルギー消費が最小になるような体重心移動のパターンになると仮定されている．

身体をひとつの剛体とみなすと，成人の体重心は，基本的立位姿勢では，足底を基準にしたとき，下から身長の55〜56％の高さ，仙骨の前面に位置している．歩行によって生じる体重心移動の軌跡は，上下方向および左右方向に正弦曲線を描いている（図8-14）．

- 上下移動：体重心の上下移動の軌跡は，立脚中期に最高となり，踵接地で最低となる正弦曲線である．その振幅は，およそ4.5 cmである．頭部の上下方向の動きを測定すると，自然歩行では4.8±1.1 cm，速い歩行では6.0±1.3 cmになる．
- 左右移動：体重心の側方移動は，立脚中期が限界となり，振幅がおよそ3 cmの正弦曲線となる．頭部の左右方向の動きは，自然歩行では5.8±2.0 cm，速い歩行では5.0±2.1 cmになる．

重心は，上下方向および左右方向の移動による2つの正弦曲線が組み合わさった軌跡を描く．エネルギー消費からみると，この2方向の振幅を最適にして，滑らかに直線方向に進むのが，最も経済的な歩行となる．

### （2）体節の回旋

自然歩行では，各体節は，その長軸に関して，ある角度の回旋運動を行っている．体幹上部と下部とは，逆方向の回旋運動となる（図8-15）．

骨盤の回旋はおよそ8°，大腿骨と骨盤との相対的回旋は8°，脛骨と大腿骨との相対的回旋はおよそ9°であり，これらの3体節の回旋角度

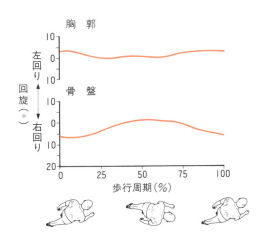

図 8-15　胸郭と骨盤の水平面における回旋
健常男性30例の平均．左踵接地から始まる歩行周期を示す．
縦軸の0°は先行する右踵接地時の胸郭と骨盤の位置である．
（Murray 1967，一部改変）

の合計は約25°となる．

　大腿骨や脛骨の内旋運動は，体重負荷のない遊脚相から始まり，立脚相の初期に体重が負荷されるまで続いている．最も内旋位になるのは，この時期である．外旋運動への変化は，立脚相の初期に体重が負荷されるときに起こり，遊脚相のはじめまで続く．外旋運動は，足部および足関節から始まり，脛骨から大腿骨へと近位側に及んでいく．

### 2）下肢関節の角度変化

　股・膝・足の関節は，歩行周期の各相で，それぞれ屈曲と伸展の運動を行っている．その組み合わせは，かなり複雑である．しかし，健常者の歩行は，規則性のある定型的なパターンとなっている（図8-16）．

- 股関節：1回の歩行周期に，伸展と屈曲がそれぞれ1回起こる．踵接地後，支持脚の股関節は伸展を続けて，体幹が前方へ移動する（Fl–Ex）．対側脚が接地して支持脚になると，遊脚相への準備として屈曲を始める．遊脚相に入ると，急速に屈曲して，下肢は前方へ振り出される（Ex–Fl）．
- 膝関節：1回の歩行周期に，2回の屈曲と伸展を行う（$Fl_1$，$Fl_2$，$Ex_1$，$Ex_2$）．支持脚は踵接地後，すぐに軽く屈曲する（$Fl_1$）．立脚相後半になり，体幹が支持脚よりも前方へ移動すると，膝関節は伸展する（$Ex_1$）．対側脚が接地すると，再び膝関節は屈曲し，その後は屈曲の速さを増して，遊脚相へ移行する（$Ex_1$–$Fl_2$）．遊脚相の後半になると，膝関節は急速に伸展を始める（$Fl_2$–$Ex_2$）．このときの膝関節屈曲（$Fl_2$）が遊脚相の初期に足部を地面から引き離す（足クリアランス：foot clearance）のに役立ち，伸展（$Ex_2$）は次の1歩を踏み出すのに役立っている．
- 足関節：1回の歩行周期に2回の背屈と底屈を行う．踵接地のとき，足関節は軽く背屈しているが，次には底屈して足底接地となる（$Ex_1$）．その後，すぐに底屈から背屈へと変化する．この背屈は，体幹が支持脚の前方へ移動するまで続いている（$Fl_1$）．その後，再び足関節は底屈して踵離地となり（$Fl_1$–$Ex_2$），つま先離地後は急速に背屈へと変わる（$Ex_2$–$Fl_2$）．遊脚相の足クリアランスでは，比較的長く背屈位にとどまっている（$Fl_2$）．

### 3）歩行の決定因

　エネルギー消費の視点では，効率のよい歩行は，重心の上下左右の移動が低振幅であって，重心の軌跡が地面に平行な直線に近くなっている．効率のよい歩行パターンを産出するための体節の動きを，Saunders et al.（1953）は5つの要素に分けている．

- 骨盤回旋：自然歩行では，骨盤は垂直軸・水平面において回旋運動を行っている．運動は股関節で起こり，内旋は立脚相初期，外旋は遊脚相初期に最大になる．片側で4°，両側で合計8°の回旋がある．骨盤回旋によって，重心の上下方向の振幅の下降部分が少なくなっている．大腿骨，脛骨も長軸に関して回旋する．内旋および外旋が最大になる時期は，骨盤のそれらと一致している．角度変化の大きいのは，脛骨である．

　骨盤は，水平前額軸・矢状面においても，若干の回旋運動を行っている．後方回旋（恥骨結合が上方・後方へ向かう回旋）は踵接地のとき，前方回旋（恥骨結合が下方・前方へ向かう回旋）は立脚中期に最大になる．

- 骨盤傾斜：遊脚側の骨盤は，水平の位置からおよそ5°下方に傾斜する．傾斜が最大になる

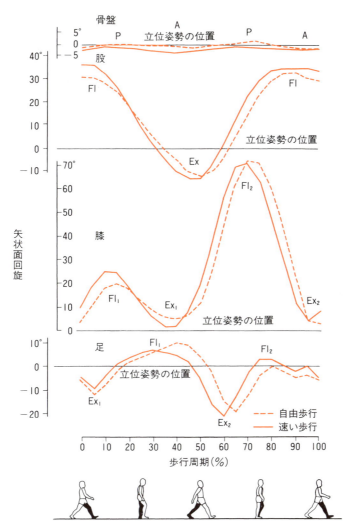

**図 8-16 歩行時の骨盤傾斜および股・膝・足関節の矢状面における運動(左下肢)**
自由歩行(破線)と速い歩行(実線)の記録である．健常男性 30 名のそれぞれ 2 試行から求めた平均値である．矢状面回旋の 0° は，立位姿勢における各関節角度を表す基準線である．各関節の運動は，Fl(屈曲)，Ex(伸展)を表す．骨盤の運動は，後方回旋(P：骨盤前部が上方・後方へ向かう回旋運動であり，グラフでは上方への偏位)および前方回旋(A：骨盤前部が下方・前方へ向かう回旋運動であり，グラフでは下方への偏位)で表示されている．

(Murray et al. 1966)

のは，立脚中期である．この傾斜によって，立脚側の股関節は相対的に内転し，遊脚側の股関節は外転する．体幹が支持脚の直上を通過するとき，この骨盤傾斜が起こるため，遊脚側は下肢を前方へ振り出すのに膝関節を屈曲しなければならない．骨盤傾斜によって，重心の上下方向への移動の振幅は減少する．

・立脚相における膝関節屈曲：支持脚は，膝関節を完全伸展位で踵接地して立脚相になり，その後に膝関節は屈曲して，足底接地まで屈曲を続けている．立脚中期の後，体重が支持脚に完全に加わる時期に，膝関節は再び伸展し，踵が地面から離れると同時に，屈曲を始める．このような膝関節の "伸展―屈曲―伸展―屈曲" の運動を二重膝作用（double knee action）

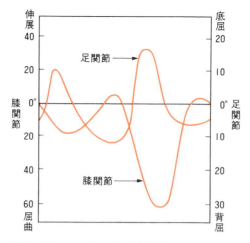

図 8-17 膝関節と足関節の関係
膝関節が完全伸展したとき 0°の線を超えているのは過伸展の状態を示している.

といい，踵接地時の衝撃の軽減および重心の上下移動の振幅の減少に役立っている．
- 足関節および膝関節の機構：足関節と膝関節の動きには，密接な関係がある（図8-17）．踵接地のときには，膝関節は完全に伸展し，足関節は背屈している．逆に，膝関節が屈曲しているとき，足関節は底屈している．この両者の関係も重心の上下方向への移動を少なくしている．
- 骨盤の側方移動：骨盤の支持脚側への側方移動は，立脚側の股関節の内転によって生じる．もしも両下肢が前額面上で完全に平行であって，両股関節間がおよそ15 cmとすれば，自然歩行の場合，立脚側に体重を完全にのせてバランスをとるには，7.5 cmの側方移動が必要となる．しかし，股関節が垂直軸に対して内転位であること，および大腿骨や脛骨が生理的外反肢位にあることから，側方移動は実際には3 cmくらいしか起こらない．人体構造からみて，体重心の側方移動の振幅は，少なくて済むようになっている．

ただし，通常の歩行で生じる体重心変位量よりも体重心変位が少なくなるように歩容を選ぶと代謝エネルギー消費は増加する（Kuo, 2007）．これは下肢関節の筋活動が通常の歩行時より高まるためである．

### 4）歩行時の上肢の運動

人間は歩行時に腕を振っている．これは体幹の回旋運動に対抗するのに役立っている．この働きは，腕が他動的に振られても，自動的に振られても同じである．1950年代まで，歩行時の腕の振りを他動的な振子運動とする説と積極的な筋活動で起こるとする説とがあった．Ballesteros et al.（1965）は，健常者3名がおよそ70 cm/s，50 steps/minでトレッドミル上を歩行したときの上腕および肩の筋群の活動を分析している（図8-18）．腕の振りは，前方（肩屈曲）がおよそ20°，後方（肩伸展）が9°である．腕の前方から後方への振りでは，肩関節の伸筋（広背筋上部，大円筋，三角筋後部）および外転筋（三角筋中部）に筋活動がある．後方から前方への振りでは，肩関節の屈筋に筋活動はない．腕の前後方向への交互振りでは，三角筋中部および棘上筋が腕の外転に役立っている．また，僧帽筋も肩の挙上に働いている．これらの筋群は持続的に活

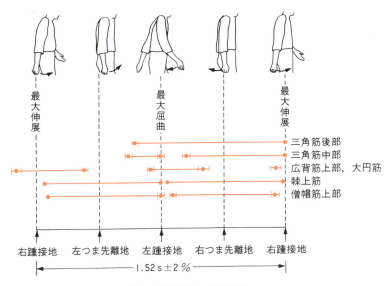

**図 8-18** 歩行時の肩甲帯と上肢筋群の筋電活動
上はシネマトグラフによる腕の位置.
(Ballesteros et al. 1965)

動し，腕の振りが方向を変えるときだけに沈黙期が現れている．なお，筋活動電位の振幅は，最大随意収縮の 5〜10％である．腕を他動的に振って振子運動を起こすと，運動域が 30°以内のときに筋活動があるのは三角筋後部だけであり，歩行時に観察される腕の振りは，単なる他動運動によるものではない．腕を体幹にしばりつけて固定しても，広背筋上部や大円筋に歩行周期と関連した筋活動がある．腕を振ることの機能は，体幹の回旋に対抗する回転モーメントを生み出すことである．その運動は，中枢神経系に組み込まれた機能によって起こると想定されている．

## 6 運動力学的分析

　運動力学的分析では，動きを生じさせる要因である力との関連において，歩行運動を分析する．歩行による移動は，立位姿勢を保持したまま，重心が水平移動することである．力学的には，バランスの安定と不安定との連続である．歩行に作用する力を分析する方法には，床反力測定，足底圧痕測定，加速度測定，積分筋電図解析などがある．積分筋電図（integrated electromyogram, iEMG）では，筋の電気的活動量と発生する筋張力との間に，近似的な関数関係が成り立つと仮定して，相対的な力の変化を求めている．

### 1）床反力

　歩行運動のとき，下肢に作用する力は，筋力，重力，下肢の運動による慣性力および足底に加わる床反力である．ニュートンの第 3 法則（作用・反作用の法則）に従って，立脚相で足底が地面についているとき，体重および下肢の推進力として足底が地面を圧する力と同等の力が，地面から反力として作用する．これを床反力（floor reaction）あるいは地面反応（ground reaction）という．

　**1** 測定方法：床反力の測定には，ストレイン（歪み）ゲージ（strain gauge）やその他の変

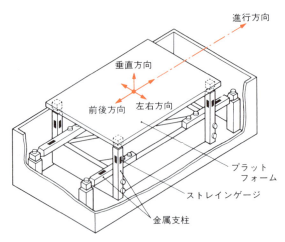

図 8-19 ストレインゲージを用いたフォースプレートの構造

換器（transducer）を用いて，足底からプラットフォーム（platform）に加わる力を，前後，左右，上下方向への分力として導出するフォースプレート（force plate）を利用する．ストレインゲージを用いたフォースプレートの原型は，プラットフォームをのせた支柱に生じる歪みを検出していた（図 8-19）．現在では，抵抗線歪計，ピエゾ素子，差動変圧器などのトランスデューサーを利用した電気式床反力計が利用されている．

歩行運動で足底がプラットフォームについたとき，身体からプラットフォームに作用力が働く（図 8-20）．それに対するプラットフォームからの反作用として，同じ大きさで向きが反対になる力が働く．これを床反力（floor foot reaction）と呼んでいる．床反力は，前後分力（X 軸），側方分力（Y 軸），垂直分力（Z 軸）に分けられる．垂直分力は，常に上向きである．図 8-20 a では，前後分力は後ろ向き，左右分力は内向きになっている．図 8-20 b は，右踵接地（RHC）を 0% とした歩行周期の床反力分力の変化を示している．左踵接地（LHC）から右つま先離地（RTO）までの二重支持期に前後分力は前向きから後ろ向きに変化している．

床反力は，体重心に働く慣性力の加速度の変化を反映するものであり，加速度を時間について積分すると速度が，さらに積分すると変位が求められ，床反力の特性から体重心の移動速度や変位を推定できる．

**2　身体の上下運動による床反力の変化**：図 8-21 a は「しゃがみ－立ち上がり」動作の床反力（垂直成分）の模式図である．体重心には，重力の加速度（g）が一定の大きさで下向き（＋）に作用している．動作による慣性力の加速度（a）は「立ち上がり」動作のはじめは（＋）方向に生じ，次いで（－）方向に変わる．動作中，垂直方向には＋g と ±a とが加算され，破線で示す合成加速度が生じる．下向きに増加した加速度に対する床反力は，体重（W）よりも大きくなる．下向きに減少した加速度に対する床反力は，体重（W）よりも減少する．その結果，床反力は，体重（W）に対して慣性力の加速度（±a）に基づく ±Q となる．「しゃがみ」動作（down）では，「立ち上がり」動作（up）と逆の波形になる．

歩行中，体重心が連続的に上下する運動は，単脚支持期に支持脚が足関節を軸として回転するときに生じる．図 8-21 b は，単脚支持期のスティック・ピクチャーと垂直分力である．スティック・ピクチャーの位相 9 において，股関節（H）や肩峰（A）が最高位に達し，それに対応して

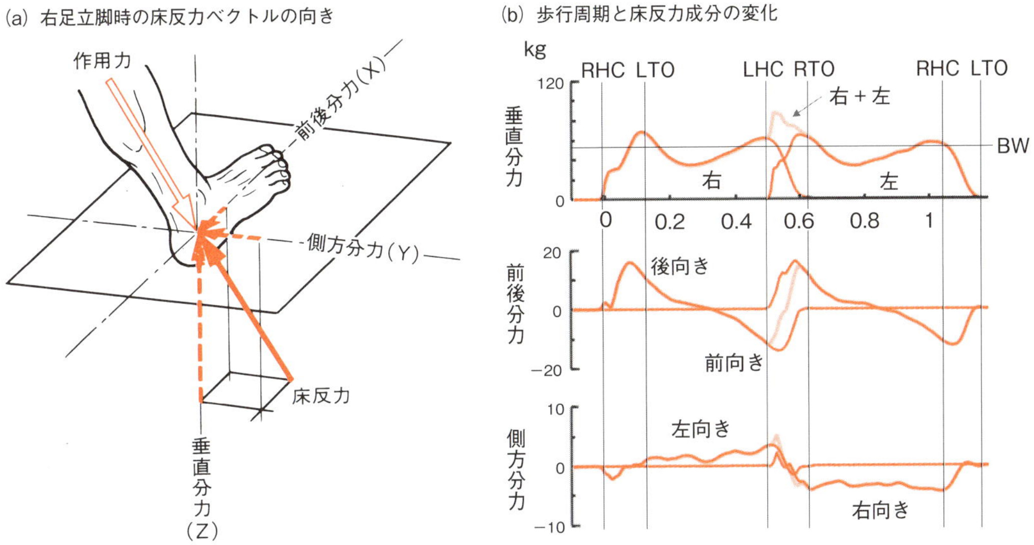

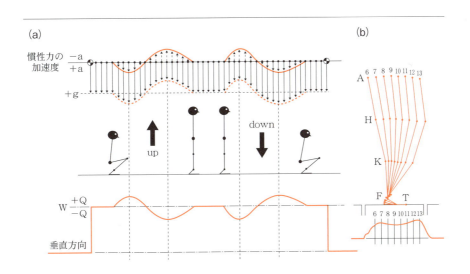

**図 8-20　床反力の3方向の分力**
RHC: 右踵接地，RTO：右つま先離地，LHC：左踵接地，LTO: 左つま先離地，BW：体重.

**図 8-21　身体の上下運動による床反力の変化**
(a) しゃがみ－立ち上がり動作時の床反力（垂直分力）
(b) 歩行（単脚支持期）の身体スティック・ピクチャーと床反力（垂直分力）
　　A：肩峰，H：股関節，K：膝関節，F：足関節，T：足（母趾）のマーカーである．
（盛合・他　1980）

垂直分力には浅い谷（trough）が現れている．

**3　正常歩行の床反力**：図 8-22 は，被験者が歩行速度を変えて歩いたときの床反力である．側方分力は，最初の両脚支持期で外向きから内向きに変わり，単脚支持期の間は内向きに作用している．前後分力は，踵接地で制動力として後ろ向きに作用し，単脚支持期に移行する直前に低下する．その後，単脚支持期の中ごろを変換点として，後ろ向き（制動力）から前向き（推進力）に変わる．この推進力は，単脚支持期から両脚支持期への移行期に最大となる．歩行速度が高い

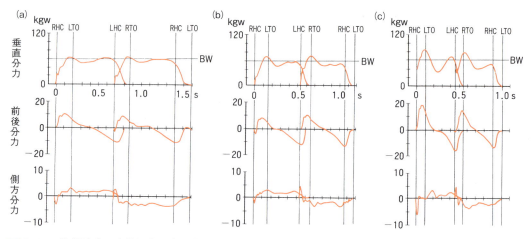

**図 8-22** 歩行速度の変化による床反力パターンの相違
(a) 歩幅 60 cm，歩行率 84 steps/min，速度 50.4 m/min
(b) 歩幅 70 cm，歩行率 116 steps/min，速度 81.2 m/min
(c) 歩幅 80 cm，歩行率 132 steps/min，速度 105.6 m/min
RHC：右踵接地，RTO：右つま先離地，LHC：左踵接地，LTO：左つま先離地，
BW：体重．

ほど，制動力および推進力は大きくなる．垂直分力には，初期と終期に2つの峰（peak）があり，その間に谷（trough）がある．初期の峰は体重心が上方へ移動するときに，後期の峰は下方への運動が減速するときに現れる．谷は，体重心の加速度が上向きに減速され，次いで下向きに加速されたとき，すなわち体重心が最高位に上昇した時期に対応する（図 8-21 b）．体重心が最も高いときに，位置エネルギーは最大になる．体重心の下方移動につれて，位置エネルギーは運動エネルギーに変換される．その結果，前方への推進のエネルギーが大きくなり歩行速度は増加する．対側の踵接地後，体重心の上方への移動によって前進の速度は低下し，運動エネルギーは位置エネルギーに変換される．歩行速度が速くなり，歩幅や歩行率が大きくなるほど，初期の峰の値は大きくなり，谷と後期の峰の値は小さくなる．なお，両脚が2台のフォースプレートに触れている両脚支持期には，床反力は各フォースプレートごとに記録され，片方の脚から他方の脚への体重移動に対応して増減する．この時期の体重心の加速度は，両脚の分力の合力で表される．

・力線図：床反力の3分力の軌跡を直交座標（x, y）にリサジュー図形（Lissajus figure：点pが互いに直角な方向に2つの単振動を同時に行う場合，点pの軌道は曲線で表される）で描くことができる（図 8-23）．前後－垂直分力の組み合わせをα力線図，側方－垂直分力の組み合わせをβ力線図，側方－前後分力の組み合わせをγ力線図という．図形は，1歩行周期で閉じた形となる．x軸とy軸が同じスケールであれば，この図形を利用して原点と各時刻における力線図上の点を結び，床反力の傾斜角を求めることもできる．α力線図では，矢状面に表示された支持期のベクトルが得られる．

## 2）足底圧

歩行時に足底に加わる圧力分布を測定するには，フィルム状のセンサシート（タクタイルセンサ）を用いた計測装置が主流になっている．歴史的には，ガラス歩行板上に圧力によって変形するゴムマットを敷いた足圧痕測定装置，液晶を利用して等圧画像を表示する装置，特殊な圧感光

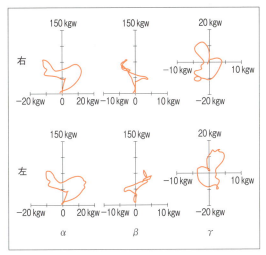

**図 8-23** α, β, γ 力線図
歩幅 70 cm, 歩行率 116 steps/min, 速度 50.4 m/min である.

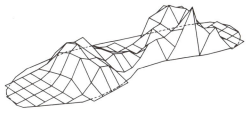

**図 8-24** 立脚相における足底圧の分布
圧力の高い部分は立体像で高く示してある.
(Cooper et al. 1982)

紙などを利用してきた．図 8-24 に踵接地からつま先離地までの立脚相における足底圧の分布を立体的に示す．踵末端からやや前方の部分にひとつの大きな頂点があり，土踏まずの部分は低く，中足指節関節から母指球にかけて，再び大きな頂点となり，強い力で地面を蹴って，遊脚相に移行していく．最も足底圧の高い点を結ぶ線は，踵部中央から出発して，足底のやや外側に片寄って小指球に達し，ここから内側に向かって母指球を通り，母指に抜ける軌跡を描いている．

### 3) 歩行時の筋モーメント

　床反力のデータと運動学的計測とをもとにして，歩行時の筋張力による正味のモーメント（筋モーメント，muscle moment：関節モーメントとも呼ぶ）や筋パワー（muscle power）を計算することができる．この場合，人体を剛体からなる体節が連結したものとみなして，各体節の重心位置，質量および慣性能率は，別に求められているものとする（p.329，表 6-1 参照）．そのうえで，各体節の重心の並進運動および回転に関してニュートンの運動法則を使う．

　例として，歩行の立脚中期を矢状面で考える．図 8-25 a は，剛体連結モデルである（大腿と下腿は直線で，足部は三角形で表現してある）．足・膝・股関節の位置が計測されているものとする．これらを用いて，この瞬間における関節角度や角速度が計算できる．他方，各体節の重心の相対位置は既知であり，関節の位置と角度とから重心の位置とその加速度が計算できる．図 8-25 a の例では，床面水平方向に x 軸（進行方向をプラス），垂直方向に y 軸を取り，運動学的データとして（時間：s，位置：m），

　　　足部の重心位置 $G_1$ $(x_1, y_1)$
　　　足関節の位置 A $(x_A, y_A)$
　　　足関節角度 $\theta_1$，角速度 $\dot{\theta}_1$
　　　下腿の重心位置 $G_2$ $(x_2, y_2)$，加速度 $(\ddot{x}_2, \ddot{y}_2)$
　　　膝関節の位置 K $(x_k, y_k)$
　　　膝関節角度 $\theta_2$，角速度 $\dot{\theta}_2$

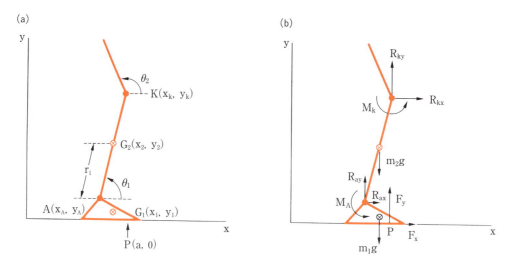

**図 8-25** 立脚中期の歩行の剛体モデル（矢状面）
(a) 足関節 A と重心位置 $G_1$，足圧中心 P，下腿の角度 $\theta_1$ と重心位置 $G_2$，膝関節 K，大腿の角度 $\theta_2$．
(b) (a) のモデルで働く力と筋モーメント．
床反力 ($F_x$, $F_y$)，足関節反力 ($R_{ax}$, $R_{ay}$)，膝関節反力 ($R_{kx}$, $R_{ky}$)，足関節の筋モーメント $M_A$，膝関節の筋モーメント $M_k$．

とする（記号の上に点を1個および2個つけたものは，その記号が表す変数の速度および加速度である）．足関節および膝関節の角度は，それぞれ床面（水平面）と下腿および大腿とがなす角度である．

これらの運動学的データに加えて，足の質量を $m_1$ (kg)，下腿の質量を $m_2$ (kg)，下腿の重心の回りの慣性能率を $I_2$ (kg・m$^2$) とする．

図 8-25 b は，この場合のベクトル線図である．足圧中心 P (a, 0) に，床反力 $F_x$, $F_y$ が作用している．これらは床反力計のデータから与えられる．以上から，足関節の関節反力 $R_{ax}$, $R_{ay}$ および足関節の筋モーメント $M_A$，さらに膝関節の関節反力 $R_{kx}$, $R_{ky}$，膝関節の筋モーメント $M_k$ を求める．

足関節の重心について，力の x，y 成分についての Newton の運動方程式（p.180, 第3章8節-1）から（g は重力加速度），

$$R_{ax} + F_x = m_1 \ddot{x}_1 = 0 \tag{1}$$
$$R_{ay} + F_y - m_1 g = m_1 \ddot{y}_1 = 0 \tag{2}$$

重心の回りの足の回転に関する平衡条件（p.175, 第3章7節-3）から，

$$M_A + F_x y_1 + F_y(a - x_1) - R_{ax}(y_A - y_1) - R_{ay}(x_1 - x_A) = 0 \tag{3}$$

式 (1) と (2) から，足関節の関節反力 $R_{ax}$ と $R_{ay}$ が求められる．これを式 (3) に代入すれば，足関節の回りの筋モーメント $M_A$（反時計回りをプラスに取る）が得られる．

同じように，下腿について，運動方程式（p.182, 第3章8節-4）から

$$R_{kx} - R_{ax} = m_2 \ddot{x}_2 \tag{4}$$
$$R_{ky} - R_{ay} - m_2 g = m_2 \ddot{y}_2 \tag{5}$$
$$M_k - M_A - R_{kx}(y_k - y_2) + R_{ky}(x_k - x_2) - R_{ax}(y_2 - y_A) + R_{ay}(y_2 - y_A) = I_2 \ddot{\theta}_1 \tag{6}$$

式 (4)–(6) において，$R_{ax}$, $R_{ay}$ および $M_A$ は，式 (1)–(3) から知られている．ただし，方向（符号）を逆にして用いられていることに注意する．Newton の作用反作用の法則により，関

節を挟んで作用の方向が逆になるからである．こうして，式（6）に，式（4），（5）を代入して，$M_k$ が求められる．

筋パワー（単位w）は，筋モーメントにその関節の角速度を乗じたものである．足関節では $M_A \dot{\theta}_1$，膝関節では $M_k \dot{\theta}_2$ が筋パワーであり，筋モーメントの向きと角速度の向きが同じならプラス，逆ならマイナスの符号を取る．

同じ手順を大腿にも適用して，順次近位の体節について計算を繰り返す．足部の質量は全体の 1.4％程度であり，式（2）では無視して，足関節反力を床反力として計算を始めてもよい（この点は，足底の一部が着床している場合でも同じである）．最近は便利な計算ソフトを利用できる．

計算結果については，次の点に注意する．

- 拮抗筋も含めて，筋モーメントは，その関節運動に関与する張力による正味の回転作用であり，特定の筋によるモーメントと必ずしも同じではない．また，関節の摩擦の効果なども含まれるが，これを分離して求めることはできない．
- 図 8-25 a の関節角度の定義は，解剖学的定義と同一でなく，筋パワーについては換算して表示される．
- 筋パワーは，モーメントと角速度の積であり，運動学的情報と運動力学的情報とを結合したものとして有用である．筋パワーがある時間帯でプラスであれば，関節がモーメントの方向に回転し，筋長は正味で短縮して，求心性収縮を行っていることを示す．マイナスであれば，遠心性収縮である．ただし，パワーを個々の筋活動に結びつけるには，筋電図を同時に測定して，詳細に検討する必要がある．逆に，筋電図では区別できない筋の収縮様態について，パワーの符号が情報を与えてくれる．
- 関節位置についての3次元計測の結果を用いれば，上記の計算は矢状面以外に3次元に拡張することができる．

図 8-26 に，例として，若年成人男女の歩行における関節運動，筋モーメントおよび筋パワーを示す．たとえば，立脚後期では，足関節は底屈運動を行い，この間の筋モーメントは足部を底屈する向きに作用している．角速度と筋モーメントとの積である筋パワーは，大きなプラスの値となる．足関節の底屈筋群が求心性収縮を行って，大きなパワーを産出し，これが蹴り出しの仕事に使われていると解釈できる．このように，関節運動と筋パワーとの計算結果を，時間帯ごとに対応させて検討すれば，筋活動について有用な情報が得られる．

## 7 筋電図ポリグラフ

動的筋電図（dynamic EMG）による自然歩行の分析は，数多く行われてきた．基本的には，歩行周期と筋群の空間・時間的活動との対応を検討するものである．現在では，テレメータの使用，コンピュータ解析を利用するものが多い．歩行周期の分析には，目的に応じて，運動学的分析，運動力学的分析あるいは両者が用いられる．立脚相と遊脚相だけの区別であれば，フットスイッチを利用する．

歩行時の筋活動には，歩容，歩行の速さ，履物，年齢，性別，歩きぐせなどによる個人差がある．しかし，自然歩行における諸筋群の活動する時期，活動量には類似性が認められる．図 8-27 に歩行時の下肢筋群の筋電図を掲げる．それぞれの筋が立脚相，遊脚相のどの時期に活動しているのか，また最大随意収縮に対する活動の比率を知ることができる．下腿筋群は，大別すると，

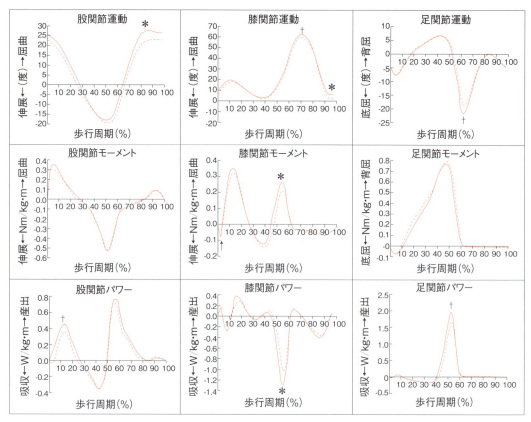

**図 8-26** 歩行時の股関節，膝関節と足関節の角度変化，筋モーメントおよび筋パワー（矢状面）
若年の男性 50 名(点線)と女性 49 名(実線)の平均値である．＊および†は 5％と 1％水準で男女間に有意差があるピーク値である．歩行周期は踵接地を開始時点とする．モーメントの方向は，当該関節のひとつ近位部に位置する体節（たとえば，足関節に対して下腿）の，水平軸を基準にした回転方向を示す（屈曲あるいは背屈方向がプラス．図 8-25 参照）．

(Kerrigan et al. 1998)

遊脚相に活動する筋群と立脚相に活動する筋群とに分けられる．たとえば，足関節の背屈筋群は遊脚相に，底屈筋群は立脚相に活動する．大腿四頭筋は立脚相初期に活動するが，ハムストリングスは主に遊脚相に活動している．

　歩行時の筋活動を筋電図ポリグラフで記録すると，下肢のすべての筋が常に活動しているのではなく，各相において一部の筋群しか活動していないことが明らかになる．それも実際に活動するのは，歩行周期のうちでも，限られた時期である．歩行周期と各筋の活動する時期との関係は，被験者間でかなり類似しているが，個人差も観察される．Battye et al. (1966) は，健常者 14 名 (男性：8 名，女性：6 名，年齢：18～48 歳，身長：150～185 cm，体重：47.5～81.5 kg) の歩行時の筋活動パターンを分析している．歩行周期の分析には，連続写真（1 frame/0.05 s）を用いている．歩行周期は 23 frames（1.15 s：歩行率は 104.3 steps/min）である．筋活動の記録は，表面筋電図とテレメータを利用している．右踵接地を 0 frame とすると，右立脚相は 0～14 frame，遊脚相は 15～22 frame となる．データ処理では，連続写真のフレーム（frame）番号と筋活動の有無との対応を検討する（図 8-28）．

　表 8-9 は，筋活動の開始および停止の frame 番号である．たとえば，ヒラメ筋は立脚相（0～

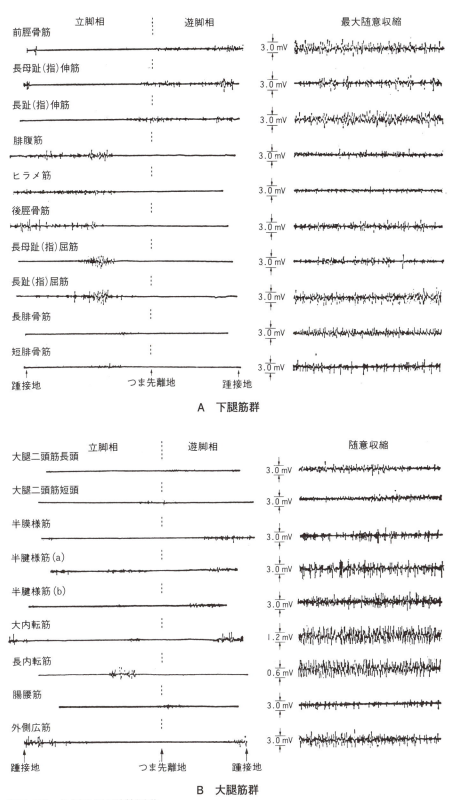

図8-27 歩行時の下肢筋活動
半腱様筋には(a),(b)2通りのパターンがある.

(Close 1964)

## 8 日常動作

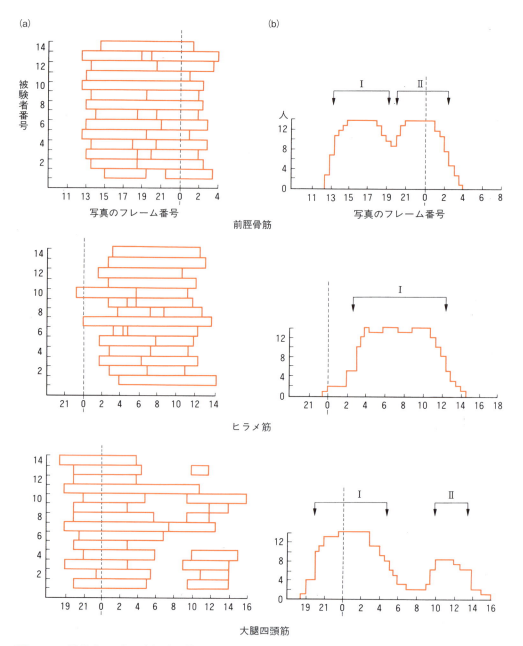

**図 8-28** 健常者 14 名の歩行時の筋活動パターン
(a) 筋活動の開始と停止のタイミング.
(b) 筋活動の観察された写真フレーム番号のヒストグラム.
フレーム番号 0〜14 は立脚相, 15〜22 は遊脚相である.
破線は踵接地のタイミング, 矢印は筋活動の開始と停止のフレーム番号の平均値である.

(Battye et al. 1966, 一部改変)

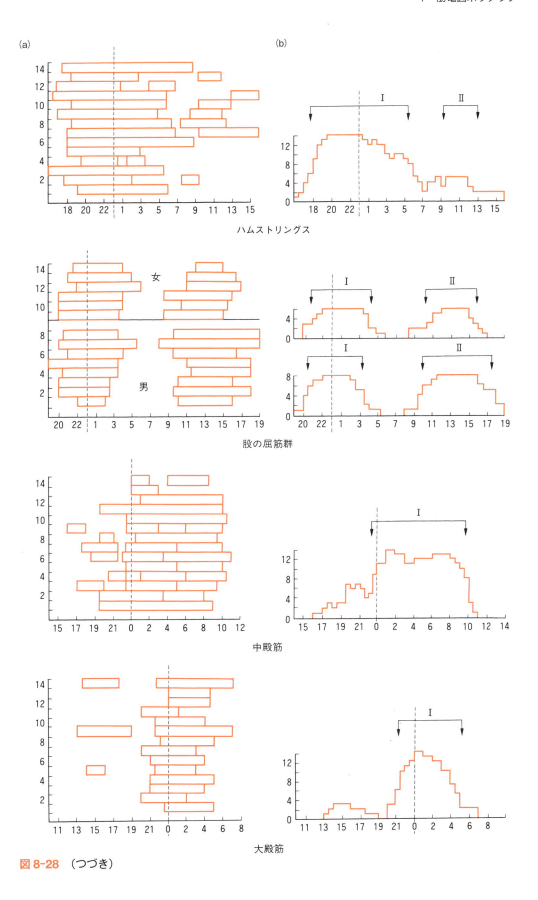

図 8-28 （つづき）

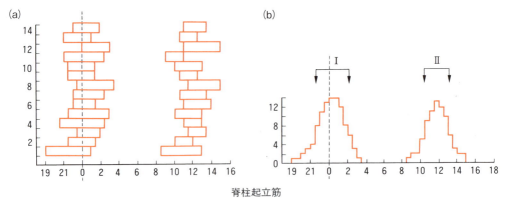

脊柱起立筋

図 8-28 (つづき)

表 8-9 健常者 14 名の歩行時の筋活動開始と停止のタイミング

| 筋肉 | 1 相 | | 2 相 | |
|---|---|---|---|---|
| | 開始 | 停止 | 開始 | 停止 |
| 前脛骨筋 | 13.36±0.19 | 19.25±0.30 | 20.10±0.29 | 2.43±0.24 |
| ヒラメ筋 | 2.61±0.32 | 12.46±0.29 | — | — |
| 大腿四頭筋 | 20.04±0.26 | 4.88±0.42 | 9.78±0.41 | 13.45±0.48 |
| ハムストリングス | 17.82±0.26 | 5.61±0.57 | 9.29±0.70 | 13.00±1.17 |
| 股関節屈筋(男) | 20.40±0.13 | 3.38±0.39 | 9.88±0.36 | 17.56±0.35 |
| 股関節屈筋(女) | 20.80±0.51 | 4.42±0.37 | 10.25±0.59 | 15.83±0.35 |
| 中殿筋 | 0.18±0.42 | 10.25±0.53 | — | — |
| 大殿筋 | 21.32±0.29 | 5.21±0.48 | — | — |
| 脊柱起立筋 | 21.53±0.28 | 2.07±0.23 | 10.43±0.23 | 13.11±0.25 |

数字は筋活動開始と停止の写真フレーム番号に対応した平均値と標準偏差,フレーム番号の間隔は 0.05 s である.

(Battye et al. 1966)

14 frame) の初期 (2.61 frame) から終期 (12.46 frame) まで活動している.前脛骨筋の活動開始は,大部分の被験者では,立脚相の終期 (13〜14 frame) である.一部の被験者では,遊脚相 (15 frame) に入ってから,筋活動が認められている.股関節屈筋 (腸腰筋を中心として股関節屈曲に関与する筋群) では,筋活動の開始や停止のタイミングに男女差がある.また,股関節屈筋や脊柱起立筋のように,歩行周期で 2 相に分かれて活動する筋,ヒラメ筋のように 1 相しか活動しない筋,前脛骨筋のように被験者によって 1 相あるいは 2 相の活動を示す筋がある.筋活動パターンには,かなりの個人差が見出されている.図 8-29 は,歩行周期と筋活動量との関係である.これは一種の理想型 (ideal type) として描かれたものであり,実際の被験者から得られた測定結果が,これと完全に一致するというわけではない.

歩行における下肢の筋活動は,機能面からみて,安定性,加速,減速の 3 つの様態を反映している.股関節の内転筋群と外転筋群は,立脚相の初期と終期に活動して,骨盤の安定性に役立っている.大腿四頭筋とハムストリングスは,いずれも遊脚相から立脚相への変換期に働き,遊脚相における下肢の振子運動を減速して,運動の向きを変えている.また,同時に活動することによって,股関節や膝関節の安定性を保持している.前脛骨筋は,遊脚相に尖足とならないように

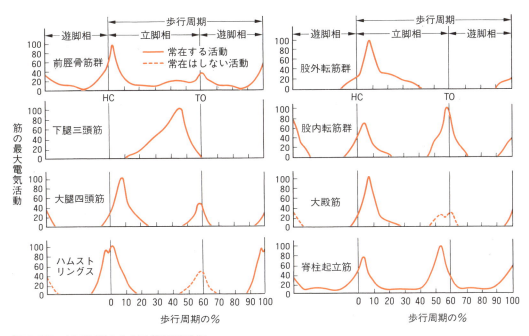

**図 8-29　主要筋群の歩行時筋活動時期**
HC：踵接地，TO：つま先離地．

(Eberhart et al. 1954)

足関節を背屈位に保持し，遊脚相から立脚相への変換期に強く働いて，足関節の過度の底屈を防止し，踵接地のために足関節を固定している．下腿三頭筋は，立脚相全般，特に終期に強く活動している．これは足関節の背屈を防止し，左中心の通る位置を踵から足先へ移動させ，さらに地面からの反作用によって，強く蹴り出して，下肢が遊脚相に移動するのに役立っている．二重膝作用による膝関節の屈曲にも関係しているが，下腿三頭筋の本来の働きは，前進のための加速作用である．脊柱起立筋は，歩行周期全般にわたって活動し，慣性と重力によって体幹が前方へ屈曲するのを防止して，同時に左右への動揺も抑制している．

# 8　歩行時のエネルギー代謝

## 1）エネルギー消費の測定

歩行時のエネルギー消費は，単位距離当たりのキロカロリー（kcal/m, Cal/m）で表される．運動生理学や栄養学では，キロカロリー（kcal）を大カロリーと呼び，略語としてCalを用いている．身体の移動をもたらす歩行は，力学的には，仕事を行ったことになる．力学における仕事は，

　　仕事（work）＝力（force）×距離（distance）
　　仕事率（power）＝力×（距離/時間）

である．仕事と歩行時のエネルギー消費とは一致しないため，この仕事率を歩行研究に用いることはない．

身体運動におけるエネルギー代謝で扱われるのは，化学的エネルギーである．その発生源は，アデノシン三リン酸（ATP），クレアチンリン酸（CP），グリコーゲンの分解過程で発生するエ

ネルギーである．しかし，それらのエネルギーの量は，極めて限られたものであり，短時間の運動で多くが消費されてしまう．必要なエネルギーの大部分は，食物として摂取された栄養物が呼吸で取り入れられた酸素と酸化反応を起こすときに発生するエネルギーである．平均的な食物摂取を行っている場合，酸素消費1$l$当たり約4.83 kcalのエネルギーが発生するため，一定時間内に，ある仕事を行ったときの酸素消費量を測定して，間接的にエネルギー消費を知ることができる．

酸素消費量は，呼気を集めて，その容量と酸素濃度とを測定し，吸気の酸素濃度（大気では20.93％）との差から計算する．運動中の呼気は，古くはダグラスバッグ（Douglas bag）に集められ，呼吸計で測定されていた．炭酸ガス測定も呼吸商によりエネルギー消費推定に利用できるが，摂取している食物による変動が大きいこと，その他の変動要因も多いため，あまり利用されていない．現在では呼気ガス分析装置が普及し，運動中の酸素接取量の測定も容易となっている．また，携帯型呼気ガス分析装置もあり，移動を伴う運動においても測定が可能となっている．

安静状態で生体維持に必要な最低限のエネルギーを基礎代謝（basal metabolism），歩行などの運動時のエネルギー消費を運動代謝量という．基礎代謝量と運動代謝量との相対比を求めると，安静臥位と比べて，自然歩行ではおよそ4倍のエネルギーが消費されることになる．

## 2）歩行速度とエネルギー消費

歩行時のエネルギー消費は，年齢や身長，体重，性差，衣服，履物，心理状態，歩行速度，疾病の有無などの相違，また地面あるいは床面の状態，傾斜，段差，風速などの環境要因の相違によって変動する．平地における自然歩行に関する多くの研究結果では，一定条件の範囲に含まれる結果は，よく一致している．

一定距離を移動するのに，歩行速度を速くすれば，所要時間は短縮されるが，作業強度は大きくなり，消費されるエネルギーは増加する．速度を遅くすれば，所要時間は延長し，全体として，姿勢保持などに費やされるエネルギーが増加してしまう．その中間にエネルギー要求量（energy requirement）が最小になる歩行速度があり，至適速度（経済速度）と呼ばれている．

McDonald（1961）は，1912～1958年の歩行研究の文献から，多数例の歩行時のエネルギー消費の資料を分析している．60～80 m/minの歩行速度では，エネルギー消費は，あまり変化がなく，およそ80 m/minで最小になっている．Fisher et al.（1978）は，当時の文献を概説して，平地歩行における健常者のエネルギー消費（normal energy expenditure, Ee）の平均値は，0.063 kcal/min/kg，0.764 kcal×$10^{-3}$/m/kgであると報告している．さらに，健常者の至適速度における平地歩行のエネルギー消費について，複数の報告を要約している（**表8-10**）．わが国の資料では，健常者の至適速度は70～75 m/minである．走行では170～180 m/minであるが，運動選手では200～230 m/minになる（勝木・他1987）．**図8-30**は，多くの平地歩行についての調査結果を同じ座標に記したものである．歩行速度が3～6.5 km/hでは，エネルギー消費と歩行速度とは直線的な関係を示し，

$$C=0.8V+0.5$$

　　　　C：消費カロリー（kcal/min）　　V：歩行速度（km/h）

が成り立つ．ただし，この式は，年齢，体重，性差などは考慮に入れていない．

歩行速度が6 km/h（100 m/min）を超えると，エネルギー消費は急激に増加する．

体重を考慮した平地歩行における速度とエネルギー消費との関係は，次の式で表されている．

表 8-10 平地歩行のエネルギー消費

| 報告者 | 発表年 | 人数 | 被験者 | 速度 m/min | エネルギー消費 kcal/min/kg | エネルギー消費 kcal×10⁻³/m/kg |
|---|---|---|---|---|---|---|
| McDonald | (1961) | 583 | 女 | 80 | 0.067[b] | 0.83 |
|  |  |  | 男 | 80 | 0.061[b] | 0.76 |
| Ralston | (1958) | 19 | 男,女 | 74[c] | 0.058[b] | 0.78 |
| Corcoran | (1970) | 32 | 男,女 | 83[c,d] | 0.063[b] | 0.76 |
| Waters | (1976) | 25 | 男,女 | 82[d] | 0.063[b] | 0.77 |
| Ganguli | (1973) | 16 | 男 | 50[e] | 0.044 | 0.88[a] |
| Bobbert | (1960) | 2 | 男 | 81[e] | 0.063[f] | 0.79[a] |
| Peizer | (1969) | ? | ? | 80[g] | 0.043[g] | 0.57 |

a:kcal/min と m/min から計算,b:kcal/m と m/min から計算,c:最も効率のよい歩行速度,d:被験者の選んだ歩行速度,e:報告者の決めた歩行速度,f:著者の式あるいは百分率の図表から計算,g:図表から近似.

(Fisher et al. 1978, 一部改変)

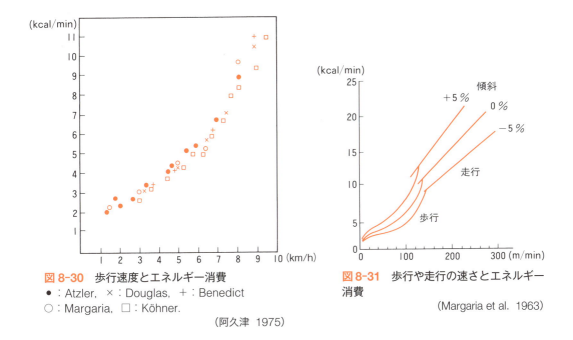

図 8-30 歩行速度とエネルギー消費
● : Atzler, × : Douglas, + : Benedict
○ : Margaria, □ : Köhner.
(阿久津 1975)

図 8-31 歩行や走行の速さとエネルギー消費
(Margaria et al. 1963)

$$E = W(0.03 + 0.0035 V^2)$$

E:エネルギー消費(kcal/min),W:体重(kg),V:歩行速度(miles/h)
(1 mile = 1.60931 km)

**図 8-31** は,歩行や走行の速度とエネルギー消費との関係である.同じ速度であっても,上り坂ではエネルギー消費は増加し,下り坂では減少する.速度とエネルギー消費との関係は,歩行では曲線で表されるが,走行では直線関係になる.歩行速度が 120〜130 m/min 以上になると,歩行よりも走行のほうが距離当たりのエネルギー消費は少なくなる.個人差はあるが,成人では 70〜80 m/min の速さが最も経済効率のよい歩行となる.体重 70 kg の男性の 1 時間当たりのエネルギー消費は,睡眠中は 65 kcal,安静臥床は 77 kcal,歩行(4.2 km/h)は 200 kcal,走行

(8.5 km/h)は570 kcalである．階段を上るのには1,100 kcalを必要として，これは睡眠中のおよそ17倍になる（Guyton 1976）．

硬いアスファルト道路に比べて，柔らかい土の上では，歩行のエネルギー消費は30～40%も増加する．ハイヒール（約7.5 cm）を履くと，10～15%の増加が起こる．1/10の斜面を下るときは，平地歩行よりもエネルギー消費が25%減少する．急な下り坂をゆっくりと下りるときには，エネルギー消費は多くなる．

歩行速度によって，METsも変化する（p.146，表2-48参照）．トレッドミルの勾配を10%として，3 minごとに速度を0.8 km/hだけ高める場合，2.4 km/h（4 METs），3.2 km/h（5 METs），4.0 km/h（6 METs），4.8 km/h（7 METs），5.6 km/h（8 METs），6.4 km/h（9 METs）になる（Flores et al. 1993）．

### 3）生理的コスト指数と6分間歩行テスト

エネルギー消費の指標として，単位時間当たりの心拍数が酸素消費量と直線相関を示すことを利用して，歩行の生理的コスト指数（physiological cost index，PCI）がMacGregor（1979）によって提唱されている．被験者は，約30 mの8字型歩行路を，自分の好みの速さで，速く，あるいは遅く歩く．検者は，200 m歩くのに要した時間と歩数を記録する．他の方法では，被験者が3 min，四角の歩行路を歩いたときの移動距離と歩数を計測している．いずれも歩行速度を算出して，歩行前の安静時および歩行終了時に心拍数（beats/min）を測定し，

PCI＝[歩行終了時心拍数－安静時心拍数]/歩行速度（beats/m）

を求める．PCIは歩行速度によって変化し，健常者では自然歩行で最小値になる．Stevens et al.（1983）も，同じようにして歩行時のエネルギー消費の指標を得て，それを歩行の生理的コスト（physiological cost of gait，PCG）と命名している．いずれにせよ，健常成人から得られた基準値は0.2～0.4 beats/mである．速い歩行あるいは遅い歩行では，PCI（PCG）は，0.4 beats/mよりも大きくなる．MacGregor（1979）は下肢に不全麻痺があるポリオ患者に対する膝装具の効果判定に，Stevens et al.（1983）は関節リウマチ患者に対する薬効検定に，Butler et al.（1984）は肢体不自由児の装具や杖の効果判定にPCIを利用している．

呼吸循環器系の機能低下に対する治療的介入の効果判定や日常生活における機能障害の重症度の評価に，6分間歩行テスト（six-minute walk test，6 MWT）が利用されている．検査目的は，被験者が6分間に，できるだけ長く歩ける距離を測定することである．必要であれば，立ち止まりや壁にもたれかかって休むことも許している．30 mの直線コース（方向交換点に円錐形の標識を2個据える）を往復，6分間の移動距離を測定する．日本呼吸管理学会・日本呼吸器学会・日本理学療法士協会（2003）から，具体的なマニュアルが提示されている．ただし，基準値はない．

## 9 小児の歩行

### 1）小児の起立と歩行の発達

小児の運動発達のうち，起立と歩行の要素にかかわる発達過程を月齢順に掲げる．

1～2月：初期起立（体幹を支えて足底を床につけると，足底への刺激が支持反応を誘発して，立位を保持するかのように両下肢が伸展する）や自律歩行（automatic stepping：初期

起立の姿勢で体幹をやや前傾させると，歩いているかのように交互に下肢を踏み出す）
　　　がある．
　3月：初期起立および自律歩行は消失して，起立不能（astasia），歩行不能（abasia）の段
　　　階に至る．
　5月：体幹を支えて立位を保持すると，全体重をほとんど足底で支持する．
　6月：体幹を支えて立位を保持すると，その場で足踏みをするかのように跳ねる．
　8月：ものにつかまって立ち上がる．
　11月：ものにつかまって立ったり，座ったりする．つかまり歩き，両手支持で歩く．
　12月：座位から立ち上がり，片手支持なしで独り歩き（処女歩行）ができるようになる．
　18月：あまり転倒しないで，速く歩ける．
　2歳：転倒しないで走る．
　3歳：片足立ちができる．
　6歳：成人型の歩行になる．
　これらの発達過程には個人差があり，処女歩行の開始が2歳以降のこともある．発達過程において，それぞれの動作遂行が可能となる系列（順序）には個人差があまりなく，一定している．

## 2）小児歩行の特徴

　歩行運動の成熟過程は，中枢神経系の成熟および運動学習と関係している．中枢神経系の制御によって運動発達が完成していく過程は，中枢から末梢へ，頭部から尾部へ，粗大運動から微細運動へと展開する．末梢の体節である下肢の運動制御は，中枢の体節である体幹運動の制御の完成以降になる．寝返り，起き上がりなどの体幹運動は，比較的一定の運動パターンを示すが，下肢では多様な運動パターンが出現する．

　支えなしの独り歩きが可能になる時期は，1歳から1歳半である．この時期の歩行パターンを図8-32 に示す．成人の歩行にみられる踵からの接地ではなく，足底全体で接地している．遊脚相に股関節を外転して下肢を斜め前方へ運び，そのまま接地する．両踵間距離（歩隔）が広く，両脚支持期に広く安定した支持基底を形成している．小児は，身体の重心の位置が相対的に高く，バランスが不安定であるため，支持基底の拡大は安定性に役立っている．支持基底は横に広く，前額面に関しては比較的安定性が保たれるが，矢状面では不安定であり，前後に転倒しやすい．上肢は外転し，肘関節屈曲位で，下肢の運動に相反して，左右交互に振るような運動はない．歩き始めの小児の上肢は，あたかも万歳をしているように，著しく挙上されている（high guard）．それが次第に下がって中等度の挙上（medium guard）になり，さらに下がった位置（no guard）となる（図8-33）．このような上肢の肢位変化は，歩行が始まってから比較的短期間に推移する．

　表8-11 に歩行周期の年齢推移を掲げる．1歳児では，単脚支持期が短く，歩行率は高い．歩幅は下肢長に比例するため，短い下肢長で速さを増すには，歩行率を高くしなければならない．

　2歳児になると，踵からの接地が現れる．股関節の外転は減少して，歩隔も狭くなり，支持基底は小さくなる．立脚中期以後およびつま先離地直前に膝関節屈曲が出現して，歩行における成熟した膝関節の機能が完成していく．

　3歳児の歩行パターンには，踵接地や各関節の動き，上肢の交互振り運動など，成人に近い運動パターンが備わり，滑らかな歩行になる．その後は7歳まで，わずかながら歩行パターンは改

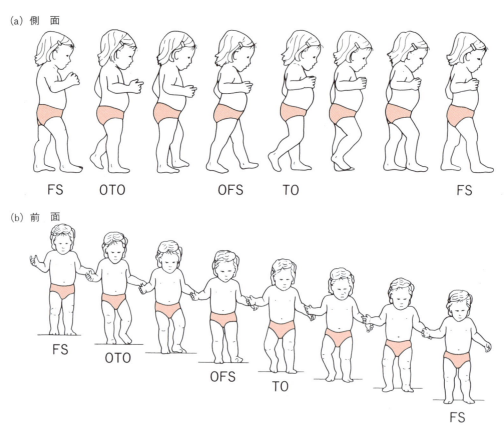

図 8-32　1 歳児の歩行パターンのスケッチ
FS：右足底接地，OTO：左つま先離地，OFS：左足底接地，TO：右つま先離地.
(Sutherland 1984)

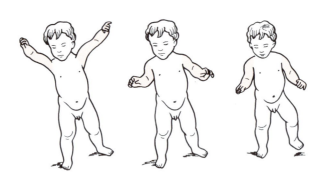

図 8-33　歩行開始直後の上肢の肢位
左から high guard，medium guard，no guard と移行する．
(Sutherland 1984)

善を続ける（Sutherland et al. 1980）.

表 8-12 に，処女歩行から成熟歩行までの歩行周期に観察される変化の要約を掲げる．

歩行時の筋活動は，成人に比べると，活動量が多い．立脚相では，安定性保持のために多くの筋が活動し，歩行における推進と抑制の筋群の機能分化が明らかではない．発達に伴って筋活動パターンも変化し，主動筋の活動が促され，他の筋群の活動は抑制されるようになる．運動に先

表 8-11 種々の歩行周期変数の年齢推移

| 対象数 | 51 | 45 | 47 | 46 | 15 |
|---|---|---|---|---|---|
| 年　齢 | 1 | 2 | 3 | 7 | 19 |
| 単脚支持期(%) | 32.1 | 33.5 | 34.8 | 37.6 | 36.7 |
| 歩幅(cm) | 21.6 | 27.5 | 32.9 | 47.9 | 65.5 |
| 歩行周期(s) | 0.68 | 0.78 | 0.77 | 0.83 | 1.06 |
| 歩行率(steps/min) | 175.7 | 155.8 | 153.5 | 143.5 | 114.0 |
| 歩行速度(cm/s) | 63.5 | 71.8 | 85.5 | 114.3 | 121.6 |

(Sutherland 1984，改変)

表 8-12 歩行の発達段階
- A．初期段階（initial stage）
  1. 直立姿勢の保持が困難である
  2. 転倒を予測できない
  3. 固く，ためらうように下肢を動かす
  4. 歩幅が短い
  5. 足底で接地する
  6. 足指が外側へ向いている
  7. 支持基底面が広い
  8. 膝関節は屈曲位で，足底接地するが，直後に伸展する
- B．初等段階（elementary stage）
  1. 初期パターンから離れて，次第に滑らかになる
  2. 歩幅が長くなる
  3. 踵接地が始まる
  4. 腕は体幹に沿い，わずかながら振る
  5. 支持基底面が体幹の片側に移るようになる
  6. 足指の外向きが減少し，消失する
  7. 骨盤傾斜が増強する
  8. 歩行中，身体の上下移動が明らかである
- C．成熟段階（mature stage）
  1. 反射であるかのように腕を振る
  2. 支持基底面が狭い
  3. 楽にして，のびのびと歩く
  4. 歩行中，身体の上下移動がわずかである
  5. 踵接地が明らかである

(Gallahue 1989，一部改変)

表 8-13 高齢者の歩行の特徴
- 歩行周期変数（空間・時間的要素）
  - 歩行速度の低下
  - 歩幅の減少
  - 歩行率の低下
  - 重複歩長の減少
  - 歩隔の拡大
  - 立脚期の延長
  - 二重支持期の延長
  - 遊脚期の短縮
- 運動学的変化
  - 重心の上下移動の減少
  - 腕振りの減少
  - 股・膝・足関節の屈曲域の減少
  - 足底で接地
  - 股・膝関節の協調性の低下
  - 立脚相における動的安定性の低下
- 運動力学的変化
  - つま先離地における蹴り出し力の減少
  - 踵接地における衝撃吸収力の低下

(Shumway-Cook et al. 1995)

行した抑制現象である筋放電の休止期（silent period）も現れる．歩行に必要な筋群だけが選択的に活動するようになる過程は，動作の発達や運動技能の獲得に共通する現象である．

# 10 高齢者の歩行

　高齢者は，若者よりも歩くのが遅い．特に 65 歳以降では，自然歩行の速さは急速に低下する．その傾向は，女性で著しい（Spirduso 1995）．高齢者が速く歩けないのではなく，遅い速度で歩くのを好んでいるようにみえる．高齢者の歩行では，重複歩長が短くなり，歩隔が広がり，足関節の動きが少なく，二重支持期が延長するという特徴は，多くの報告で一致している．表 8-13 に高齢者の歩行の特徴を掲げる．

　歩行の特徴についての年齢差は，歩行速度が遅いことと関連している（Ferrandes et al.

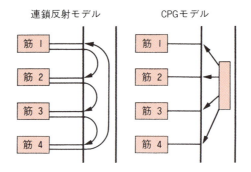

図 8-34　歩行運動の機構

(Grillner 1981)

1990)．若者と高齢者の歩行速度を同じにした強制歩行では，両者の歩行周期変数の相違はわずかになる．さらに重複歩長を同じにすると，歩行の相違は最小になる（Elble et al. 1991）．しかし，速い歩行を試みると，若者は重複歩長を大きくするが，高齢者は歩行率を高くする傾向がある（Larish et al. 1988）．その理由として，バランスの機能障害や柔軟性の低下よりも，むしろエネルギー消費を最小に保つためと推論されている．下肢の弱った筋群の筋持久力は，重複歩長が短い場合，大きくなるからである．

遅い歩行では，単脚支持期が短くなり，バランス安定性に必要とされる注意は減少する．その結果，進行方向や周囲に注意を払い，突然の環境の変化にも対応が可能になり，歩行運動のフィードバックにも気をつけることができる．

高齢者における歩行障害は，年齢よりも身体的な機能障害によるところが大きい．主な原因として，神経疾患（脳梗塞，パーキンソン病，進行性核上性麻痺，認知症，慢性硬膜下血腫，脊髄病変，ニューロパチー），骨関節症，骨粗鬆症，足部障害，甲状腺機能低下，薬物，うつ状態などが掲げられている．転倒の危険因子には，平衡機能障害，筋力低下，視覚障害，歩行異常，心血管系疾患，認知障害，薬物がある（Cunha 1988）．

## 11　歩行の神経機構

歩行は，直立姿勢の維持，バランス保持，足踏み運動の3つの基本的機能が有機的に組織化されることで成り立っている．安定した姿勢を保持しながら前進できるように，神経系が多くの筋活動の協調性を図っている．一定の速さで移動するため，神経系は周期的な下肢の運動を制御しなければならない．また，状況に応じて，歩行速度や進行方向を変更することもできなければならない．

歩行の神経機構には，連鎖反射（chain reflex）説と中枢パターン発生器（central pattern generator, CPG）説とがある（図 8-34）．連鎖反射説では，筋1が運動を開始し，この運動によって生じた末梢受容器からの入力が筋2の活動を誘発する．この過程が連続して，複雑な運動が形成される．そのような連鎖が閉じていれば，律動的な運動が反復し，歩行運動は完成する．歩行時の下肢運動の微妙なタイミングは，下肢の位置や下肢への負荷のフィードバックなどによる反射で制御されると想定する．一方，CPG 説は，Brown（1914）によって，後根を切断され，運動から生じるフィードバック入力を欠いた脊髄ネコにも足踏み運動が起こることが見出され，

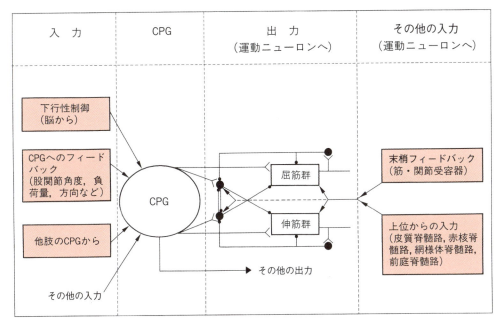

**図 8-35　中枢パターン発生器（CPG）の入出力**
CPGは，屈筋あるいは伸筋の運動ニューロンを興奮させ，同時にレンショウ細胞を介して拮抗筋の運動ニューロンを抑制する．●は抑制性シナプス，＜は興奮性シナプスである．その他に，運動ニューロンには上位中枢からの入力がある．末梢からのフィードバックも入力されている．CPGへの入力は，脳，他肢のCPG（四肢間の協調性），肢からのフィードバック，その他の非特異的興奮性入力である．CPGは，反射路にも相動性制御を行っている．
(Grillner 1981, Bekey 1995，一部改変)

中枢パターン発生器が想定されたことから始まった．すなわち，屈筋および伸筋を支配し，両者の間には相反抑制の結合があり，交互の活動を持続することができるような介在ニューロン・プール（half-center）の存在である．CPGが歩行に必要な筋活動の空間的・時間的パターンを決定する．それに対応するような介在ニューロン・プールは，今のところ昆虫には見出されているが，脊椎動物では概念にとどまっている．ただし，20世紀後半における運動行動の新たなモデルでは，スキーマ説や運動プログラム，運動プランなどと基底核や小脳の役割，運動制御論との関連でも，CPG説が有力になっている．

人間でも，歩行時には意図的な注意深い制御をほとんど必要としないことから，その機構はプログラムされているとみなされる．しかし，歩行中に感覚入力によって，歩行が調整されることもある．そのため，感覚障害も異常歩行の要因になる．ただし，歩行が全くできなくなるわけではないため，連鎖反射説よりもCPG説のほうが支持されている．

脊髄ネコをトレッドミル上に置くと，四肢に律動的な交互運動が起こる．また，ネコの視床下部，中脳，脳橋，脊髄後側索などに電気刺激を加えると，やはり歩行に必要な四肢の協調運動が起こる．これらの実験からも，脊髄には歩行に必要な運動パターンを形成するCPGが存在すると想定される（森 1983）．

CPGの活動レベルは，上位中枢の（下行性）制御を受け，同時に四肢からの感覚フィードバックの影響も受けている（図 8-35）．CPGの基本的な機能は，四肢の屈筋と伸筋の$\alpha$運動ニューロンを交互に活動させ，四肢の屈伸運動を産出することである．その神経機構は，

- 屈筋支配および伸筋支配のα運動ニューロンの間には相反性抑制機構がある．
- 筋紡錘に始まるIa線維からの入力は，その筋には促通効果を及ぼす．
- Ia線維からの入力は，拮抗筋には抑制性介在ニューロンを介して抑制効果を伝える．

とされている．これによって屈筋と伸筋の交互活動が可能になる．左右のCPG間にも相反性抑制があると仮定される．一方，歩行の速さ，負荷量，肢の位置などのフィードバックもCPGに影響を与えている．

CPGは，持続的な興奮性入力となる指令ニューロン（command neuron）と呼ばれるスイッチの制御を受けているはずである（Kupfermann et al. 1978）．しかし，CPGの制御は多くのニューロンに分散されているため，複数の指令要素を含んだ指令システム（command system）という概念も用いられている．CPGへの上位中枢からの制御にかかわる経路は十分に解明されていないが，少なくとも皮質脊髄路，赤核脊髄路，前庭脊髄路，網様体脊髄路の関与は認められている（Grillner 1981）．

しかし，人間の歩行では，下肢筋群は歩行時に屈筋と伸筋が交互活動を示していない．ここに掲げたモデルは，直ちに人間に当てはまるわけではない．

中枢神経系の髄鞘化が不十分な新生児には，自律歩行と呼ばれている下肢の律動的交互運動が観察される．これは足底に刺激を加えるだけで誘発されるもので，CPGの活動は上位中枢からの指令で起こるだけではなく，末梢からの入力によっても起こる．不完全脊髄横断による痙性対麻痺患者の足底に刺激を加えると，やはり下肢に律動的な交互運動が起こる．これらのデータは，実験動物と同じような神経機構が人間にも存在することを示唆している．

## 12 異常歩行

歩容（歩行の運動パターン）を観察するときには，個人差があることに注意しておかなければならない．身体に疾病あるいは機能障害がなくても，身体特性や心理的状態によって，歩きぶりは異なる．

ここに掲げる異常歩行は，歩容が健常者の歩行とは異なっているものを指す．異常歩行のすべてが歩行障害（歩けないなど）というわけではない．他方，パーキンソン病の加速歩行や小刻み歩行，痙直型脳性麻痺のはさみ歩行のように，歩容の特徴が疾病診断の手掛かりになることもある．

### 1）正常歩行の変形（歩き方のくせ）

- 船乗り歩行（sailor gait）：両足の間隔（歩隔）を広くして歩く．骨盤や肩が上下左右に大きく動揺する歩き方であり，腰椎の前弯が強いときにも起こる．
- スイング歩行（swing gait）：中殿筋の収縮をわざと妨げることによって，骨盤を左右に大きく降下させ，殿部を大きく振る．エネルギー消費の大きい，不経済な歩き方である．いわゆる"Monroe walk"である．
- 行進歩行（majestic gait）：ゆっくりとした行列で行進するように，歩行率は低く，歩行周期の時間が長い歩行である．単脚支持期が長く，遊脚側の足底は地面の近くを通る．この歩き方では，完全なバランスが保たれていることが必要である．
- 気取り歩行（mincing gait）：踵接地の代わりに，足底全体で接地する．歩幅を短くして，足

早に歩く．背の低い人に多い．
- 前かがみ歩行（slouch gait）：肩をすぼめ，腰を過伸展して，膝を屈曲した姿勢となり，短い歩幅でゆっくりと歩く．
- 疲労歩行（fatigue gait）：前かがみ歩行に似ているが，股と膝を屈曲して，重心を低くして歩く．足の運びはゆっくりとして，同時定着時期が延長している．

### 2）異常歩行の観察

心身に何らかの異常があるとき，それが歩容に影響して，病的歩行（跛行）になることがある．病的歩行を観察するとき，次の事項に注意する．
- 症状の的確な把握
- 持久性，バランスおよび調整力の一般的な評価
- 筋力テストの結果の確認
- 歩行訓練計画の準備
- 歩行パターンの不安定性，不経済性の検出
- 残存する健常要素の発見

患者あるいは障害者（肢体不自由者）をみるときは，前後および左右から，歩行（歩容）を観察する．観察時に記録すべき事項は，次の点である．

一般的所見：
- 運動は左右対称か否か，
- 運動の滑らかさ（よろめかないか，バランスを失わないか，けいれんはないか），
- 腕の振り（正常か，減少か，振り過ぎか），
- 体幹の動き（前後左右への傾きはないか，動きが固くないか），
- 身体の上下運動（滑らかか，激し過ぎないか）

特殊所見：
- 頭部の位置，
- 肩の位置，
- 骨盤の前後方向への傾き，
- 股関節の屈伸・内外転・内外旋，
- 膝関節の安定性・屈伸の程度，
- 足関節の動き，
- 踵接地・立脚中期・つま先離地における足の状態

その他に，疲労や痛みの有無を確かめておく．もし痛みがあれば，歩行のどの相で身体のどこに，どのような痛みが起こるのかも確かめておく．

### 3）異常歩行の原因

異常歩行の診断では，異常歩行の始まった時期，痛みの有無，歩行できる距離と時間，歩く速さ，歩行困難の状況，ふらつきの有無などの情報が役に立つ．異常歩行には，歩行不能の状態から，本人が自覚していない程度の歩容の異常までが含まれる．歩行障害は，骨関節，神経筋，中枢神経系のいずれの機能障害によっても起こる．さまざまな検査でも，器質的変化が認められない異常歩行は，心因性のこともある．疾病の種類によって，それぞれ特徴のある歩容がある．

### （1）運動器疾患による異常歩行

骨関節などの運動器の構造上の機能障害による異常歩行は，捻挫や脱臼，骨折などの外傷，O脚やX脚，内反足や外反足，骨折後の変形治癒，脚長差，側弯症，関節拘縮などが原因となる．

- 脚長差：成人では，左右差が 3 cm 以下の場合，他の身体部位の代償運動によって，外観的な異常を認めないこともある．3 cm 以上になると，立脚相に尖足位となりやすい．脚長差が 5 cm 以上になると，長いほうの下肢は，遊脚相に股関節や膝関節を過度に屈曲する．
- 股関節屈曲拘縮：患側下肢に短縮があるのと同じような歩容になる．股関節の運動制限は，腰椎と対側股関節の運動で代償される．歩幅には左右差があり，患側下肢の歩幅は短くなる．
- 膝関節屈曲拘縮：脚長差による異常がすべて現れる．患肢は，立脚相に踵の接地が困難になる．立脚中期以降には，下腿の前傾が著しい．30°以下の屈曲拘縮では，速い歩行になると異常が目立つ．30°以上の屈曲拘縮では，常に異常がある．
- 膝関節伸展拘縮：患側下肢が膝伸展位にとどまり，遊脚相には股関節で大きな分回し運動が起こる．踵接地時の衝撃も強くなる．
- 足関節拘縮：尖足変形があると，遊脚相に膝を高く上げる（鶏歩：steppage gait）．遊脚相から立脚相への移行には，足指から接地する．踵足変形では，つま先が地面を離れるときの蹴り出しの力が弱い．
- 関節の不安定性：関節可動域が過剰であるため，体重負荷時に異常な関節運動が起こる．膝関節では，反張膝（genu recurvatum）や外側動揺（lateral thrust）が多い．

### （2）痛みによる異常歩行

痛みを避けるような歩行（逃避性歩行：antalgic gait）になる．患側下肢は，そろりと接地する．体重が負荷される立脚相は，時間的に短くなる．

- 腰背痛：両側性では，体幹が前屈位となり，歩幅は短く，遅い歩行である．片側性では，前屈と健側あるいは患側への側屈姿勢で歩く．
- 股関節痛：炎症性疾患では，股関節は屈曲・外転・外旋位になりやすく，代償的に膝を屈曲して歩く．
- 膝関節痛：20～30°の屈曲位になることが多く，患肢はつま先立ちの歩行となる．

この他に，疼痛性異常歩行を起こす疾患には，下肢の動脈硬化による血行障害や腰部脊柱管狭窄症（spinal canal stenosis）によって起こる間欠性歩行困難症（間欠性跛行：intermittent claudication）がある．痛みは下腿三頭筋の部分に生じることが多い．しばらく休息すれば，痛みが消失して，歩行が可能になる．

### （3）神経筋疾患による異常歩行（表 8-14）

**1 末梢神経筋疾患による異常歩行** 筋疾患による筋力低下だけでなく，脊髄前角細胞を含めて，それよりも末梢の運動神経疾患でも，その神経が支配する筋に弛緩性麻痺が生じ，さまざまな異常歩行が起こる（麻痺性歩行：paralytic gait）．歩行で加速にかかわる筋群，たとえば股関節伸筋群に麻痺が起こると，異常歩行は上り坂を歩くときに現れやすくなる．減速にかかわる筋群，たとえば大腿四頭筋や足関節背屈筋群に麻痺や筋力低下があると，下り坂で異常歩行が起こりやすい．いずれの場合でも，速い歩行のときには，はっきりした異常を認めることができる．ただし，中殿筋麻痺による異常歩行は，速く歩くと目立たなくなる．

- 大殿筋歩行（gluteus maximus gait）：大殿筋（股関節伸筋）の筋力低下による異常歩行であり，立脚相に重心線が股関節の後方を通るように，体幹と骨盤を後方へ引いた歩行となる．

**表 8-14　神経筋疾患で観察される異常歩行**

| | | |
|---|---|---|
| (a) | 草刈りの腕のような患側下肢の動き，あるいは円を描くような歩行（草刈り歩行，円書き歩行） | 脳病変による片麻痺（痙性片麻痺）<br>ヒステリー性片麻痺 |
| (b) | 両下肢をつっぱり，足尖を擦って歩く．アヒルのように腰で歩く | 痙性対麻痺（脳あるいは脊髄病変）<br>脳性麻痺（痙直型）<br>ヒステリー性対麻痺 |
| (c) | 歩幅が短く，小刻みに歩く（小刻み歩行）<br>これに突進現象を伴う場合 | 老人性散在性多発性脳軟化<br>パーキンソン症候群 |
| (d) | 身体が左右によろけて歩く（酩酊歩行） | 両側性小脳性障害<br>前庭迷路系障害 |
| (e) | 患側の下腿と足を投げ出すようにして歩く（蹴り足歩行） | 片側性小脳性障害 |
| (f) | バランスがとれない，不安定な歩行．踵を地面に打ちつけるような歩行（失調歩行，踵打ち歩行） | 脊髄癆型運動失調<br>フリードライヒ病 |
| (g) | 足先が下垂して，膝を高く上げて歩く（馬脚歩行，鶏歩）<br><br>失調歩行を伴う場合 | 弛緩性対麻痺<br>坐骨神経麻痺<br>シャルコー・マリー筋萎縮症<br>肥厚性間質性神経炎 |
| (h) | 登攀性起立，鶏歩，あるいは腹を突き出し，尖足で歩く | 進行性筋ジストロフィー<br>その他のミオパチー |
| (i) | 腰や上半身を左右に振って歩く（トレンデレンブルグ歩行） | 中殿筋麻痺 |
| (j) | 間欠性に下肢の脱力が起こり，跛行（脊髄性間欠性跛行） | 脊髄血管の血流障害 |

（平山　1986，一部改変）

- 中殿筋歩行（gluteus medius gait）：中殿筋（股関節外転筋）の筋力低下では，患脚が立脚相になると，骨盤の対側が下がる（トレンデレンブルグ徴候：Trendelenburg sign）．代償的に頭部や体幹を患側に傾ける．トレンデレンブルグ歩行（Trendelenburg gait）であり，両側障害では，体幹を左右に振って歩く（動揺歩行：waddling gait）．動揺は，立脚相から遊脚相への移行期に著しい．筋ジストロフィーで典型例が観察される．
- 大腿筋群の筋力低下：大腿四頭筋の筋力低下があると，立脚相には体幹を前屈して，大腿部前面に手掌をついて，膝を伸展位に保持して歩く．下肢を外旋位にして，膝関節の屈曲を防止することもある．ハムストリングスの筋力低下では，反張膝（back knee：膝関節の過伸展）が目立つ．
- 下腿筋群の筋力低下：前脛骨筋の筋力低下では，垂れ足（drop foot）となり，足を高く上げる鶏歩（steppage gait）となる．腓腹筋麻痺では，踵歩行（calcaneal gait）になる．

**2　中枢神経疾患による異常歩行**　中枢神経疾患の一部には，歩行時の姿勢異常や身体部位の特徴的運動があり，診断の一助となっている．

- 痙性歩行（spastic gait）：大脳皮質から脊髄までの皮質脊髄路の病変で痙性麻痺が生じる．原因疾患には脳血管障害が多い．脳病変の対側の片麻痺になる．発症直後は，弛緩性麻痺である．この時期に起立や歩行ができれば，患側上肢を下垂して，肩関節には，しばしば亜脱臼がある．上肢の筋緊張は低下し，歩行時には振子様の動きがある．患側下肢の踏み出しは，足先が下垂した鶏歩となる．発症後，一定期間が経過すると，多くの患者は，痙性片麻痺（spastic hemiplegia）に移行する．立位姿勢では，患側上肢は屈筋群，下肢は伸筋群の筋緊張が高まる．上肢は，肩関節屈曲・内転・内旋位，肘関節屈曲位，前腕回内位，手関

節・指屈曲位となる．下肢は，股関節屈曲・外転・外旋位，膝関節伸展位，足関節底屈位，足全体は尖足位になりやすい（ウェルニッケ・マン肢位）．歩行時，患側上肢の振りはなく，患側下肢を外転して踏み出し，足の運動軌跡は円弧状になる（草刈り歩行：circumduction）．ただし，脳血管障害の患者がすべて草刈り歩行を示すわけではない．患側の立脚相は時間が短縮し，健側は延長する．立脚中期には，患側が反張膝になりやすい．

　両側性麻痺を示す疾患（機能障害）に対麻痺（paraplegia），四肢麻痺（tetraplegia, quadriplegia），両麻痺（diplegia），両側片麻痺（double hemiplegia）がある．

　弛緩性対麻痺（flaccid paralysis）のうち，近位筋群に筋力低下が強いものは，筋ジストロフィーに似た異常歩行をみせる．前脛骨筋などの遠位筋群の筋力低下が著しいと，下垂足（drop foot）となり，遊脚相に股関節を大きく屈曲して足を高く上げて，急に叩きつけるように下ろす鶏歩（steppage gait）となる．痙性対麻痺や両麻痺，両側片麻痺には，下肢伸筋群の筋緊張が亢進した伸展型と，屈筋群の反射が亢進した屈曲型とがある．高度な屈曲型対麻痺では，立位保持や歩行が困難である．伸展型では，両下肢は股関節内転位，足は内反尖足位となる．典型的な歩行は，脳性麻痺（痙直型）に多く観察される，はさみ歩行（scissors gait）である．両下肢が股関節内転位であるため，歩行時に両膝が互いに擦れ合って交差し，不安定な歩行となる．患者の多くは，運動障害が重度であり，杖なしには，歩行できないことが多い．

- パーキンソン歩行（parkinsonian gait）：パーキンソン病は，振戦，筋強剛，無動，立ち直り反射の機能障害を主な徴候とするが，特徴的な歩行障害もある．前屈姿勢で，歩幅が短く，足底を地面に擦るような小刻み歩行（marche à petits pas）である．腕の振りは消失する．静止立位から1歩の踏み出しも困難であり，両足が地面に張りついたかのようになる（すくみ現象：freezing phenomenon）．同じことが歩行中にも起こる（すくみ足歩行：frozen gait）．メトロノームによる聴覚的リズム（1～1.5 Hz），横断歩道や階段のような視覚的リズムがあると，すくみ現象は消失して，普通に歩ける（矛盾性運動：kinésie paradoxale）．また，前傾姿勢で歩き始めると，次第に歩幅が狭くなり，足の運びが速くなる（加速歩行：festinating gait）．転倒は，かなり進行した患者で起こる．
- 失調性歩行（ataxic gait）：運動失調は，病変部位によって，脊髄性，小脳性，前庭性に分けられ，それぞれが特徴のある異常歩行パターンをみせる．

　小脳性運動失調（cerebellar ataxia）では，患者は身体動揺の大きい，歩隔を広くした不安定な歩行をみせる．よろめき歩行（staggering gait, titubation）あるいは酩酊歩行（drunken gait）という．歩行速度は遅い．

　脊髄性運動失調（spinal ataxia）では，深部感覚障害のため，患者は下肢の肢位や運動の情報を利用できない．視覚に頼って足下を見つめ，遊脚相には足を高く上げ，踵接地に続いて，足底を地面に叩きつけるようにして，立脚相に移行する（踵打ち歩行）．筋緊張低下があると，立脚相で反張膝になりやすい．

**3**　心因性要因による異常歩行：器質的な異常所見がなく，著しい異常歩行があるときは，心因性障害を疑っておく．ヒステリー性歩行（hysterical gait）には，一定のパターンはなく，片麻痺歩行や失調性歩行に似ている．歩容が奇妙で人目を引きやすく，芝居がかったものが多い．

# 13 走　行

走行（running）は，歩行とともに移動の手段のひとつである．走行と歩行との間には，特徴的な相違点が2つある．走行では，
- 両足が地面を離れ，身体が空中を跳んでいる時期がある，
- 両足がともに地面に接している時期がない．

走行と歩行には，同じ関節と四肢が用いられるが，関節可動域や運動のタイミングは異なっている．

## 1）走行の姿勢と力学的原理

**1　走行の周期**　走行中，どちらかの足が地面を離れてから，対側の足が地面に接するまでを1歩（step）という．片側の足が地面から離れ，その後に接地して，再び地面から離れるまでを重複歩（stride）という．重複歩は2歩で構成されている*．

走行における支持相（support phase）は，その機能面から，駆動相（driving phase）ともいう．両足が地面から離れている時期を非支持相（nonsupport phase）あるいは飛翔期（flight period, sailing-through-the-air period）という．

支持相と非支持相の時間比率は，それぞれ約50％である．速度が増すと支持相の比率が減少し，非支持相が増加する．長距離走では，支持相の比率が増加することもある．世界大会級の短距離走者では，支持相の比率48％，非支持相52％という記録がある．走行中に疲労すると，支持相の比率は大きくなる．歩行に比べると，走行ではいずれかの足が接地している時間は，極端に短くなる．速い者では0.01 sにもなる（Adrian et al. 1989）．

足底接地の仕方は，走行速度によって変わってくる．速い走行では，足底球の外縁（小指球）から接地して，踵が接地することはなく，そのままで蹴り出す．長距離走のようなゆっくりとした走行では，踵が低く下がり，足底全体で接地する．さらに遅い走行では，歩行と同じように踵から接地する．

支持相のはじめに足が接地するとき，足はおよそ重心の直下で接地する．そのため，走行では減速に作用する後ろ向きの床反力が小さい．支持，加速（駆動），減速（制動）の3要素のうち，走行では減速要素が減少し，加速要素が強調される．できるだけ速く走る場合には，減速要素がほとんど消失する．

走り始めの姿勢は，加速（駆動）に有効な前傾姿勢となる．前傾によって蹴り出す足から体幹までが一直線となり，空気抵抗を最少にする．前傾角度を増すと重心が前方に移動して，加速するのに有利となる（図8-36）．

**2　重複歩長**　走行速度は，重複歩長とその頻度（ピッチ：pitch）との積によって表される．他の条件が同じであれば，重複歩長が長く，ピッチが高いと速い走行となる．

脚長が長いほど重複歩長も長くなる．脚長は身長と相関がある．通常，高身長者の下脚長は長い．そのため，高身長者は低身長者よりも重複歩長が長くなる．両者が同じ速度で走行するため

---

*体育領域では走行における一歩（step）のことをストライドと慣習的に呼んでいる．したがって，走行速度＝ストライド長×ピッチとした場合，ストライド長が本来のストライド長（重複歩長）か，ステップ長の意味であるかについて注意が必要である．

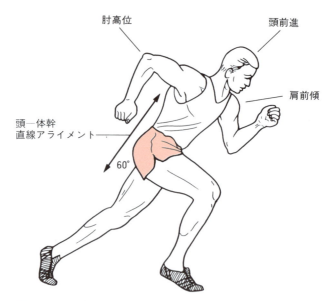

図 8-36 加速・駆動に有効な走行姿勢

表 8-15 種目別の走行時の速度およびエネルギー代謝率（RMR）*

| 種目 | 速度 | エネルギー代謝率 | 種目 | 速度 | エネルギー代謝率 | 種目 | 速度 | エネルギー代謝率 |
|---|---|---|---|---|---|---|---|---|
| ジョギング | 150 m/min | 7.3〜8.2 | 400 m 疾走 | 7.8 m/s | 47.4〜61.2 | 5,000 m 疾走 | 5.6 m/s | 15.5〜17.2 |
| 100 m 疾走 | 8.8 m/s | 163.4〜232.2 | 800 m 疾走 | 6.7 m/s | 28.7〜31.5 | 10,000 m 疾走 | 5.2 m/s | 14.0〜16.0 |
| 200 m 疾走 | 8.7 m/s | 88.9〜122.4 | 1,500 m 疾走 | 6.3 m/s | 21.7〜23.2 | マラソン | 4.4 m/s | 13.0〜15.2 |

（宮畑・他 1958）

には，低身長者は重複歩のピッチを高くしなければならない．

　着地後の蹴り出しの力と重複歩長との間には相関があり，駆動力が大きいと重複歩長が長くなる．ただし，過剰な重複歩長の延長は，ピッチの低下をもたらす．短距離走では，重複歩長を長くしてピッチも高くするのがよい．長距離走では，自己のペースを重視して，重複歩長を短く，ピッチを低くするほうがエネルギー節約の走行となる．競技選手が走行訓練をするときは，はじめに最適の重複歩長を習得し，次にピッチを高めて速度を伸ばす．

**3 走行速度**　走行速度は，走る距離（競技種目）によって異なる．消費されるエネルギーは，速度が増すほど大きくなる（表 8-15）．走行時の姿勢も，走行速度によって変化する．図 8-37 の支持相中期の姿勢では，すべての種目で体幹は垂直となり，先行する下肢の膝関節の位置は，短距離走ほど高くなり，マラソンでは低位置にとどまっている．一定速度の走行では，上肢の振りは短距離走のほうが活発であり，その振幅は大きい．

**4 スタート**　運動の第1法則（慣性の法則）に従って，静止している身体は，力が作用す

---

\* エネルギー代謝率（relative metabolic rate, RMR）は，労作量指数（work coefficient）とも呼ばれ，わが国独自の指標である．労作によるエネルギー代謝量は，個人の年齢，体格，性別などにも影響される．RMRは，これらの個人的な差異を消去した労作量指標とされている．
エネルギー代謝率（RMR）＝〔（労作時エネルギー）−（安静時エネルギー）〕÷基礎代謝エネルギー
で求める．

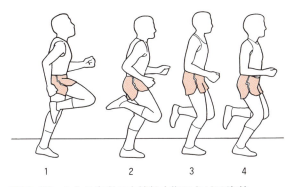

**図 8-37　4人の走者の支持相中期における姿勢**
競技種目は，1：100 m走，2：400 m走，3：800 m走，4：マラソン．4人の姿勢には共通点と相違点がある．いずれも体幹は垂直位に近い．膝関節の位置は短距離走で高く，マラソンで低い．

(Adrian et al. 1989)

るまでは，静止状態を続ける．スタートでは，慣性に打ち勝つために，大きな力が必要である．走行中は，速度があるレベルに達すれば，慣性に打ち勝つという問題はなくなる．短距離走で用いられているクラウチング・スタート（crouching start：しゃがんで両手先を地面につけた姿勢からのスタート）では，

- 足の蹴る力が水平方向に働く，
- 下肢を水平に近い位置にできる，
- 踏切の直後に両下肢を大きく伸展できる，

ことになる．それによって，踏切において駆動に働く最大の水平分力が得られる．

**5　体重心**　歩行と比べて，走行では，体重心の上下方向への移動が大きい．長距離走では，体重心の軌跡は比較的平坦となる．短距離走では，体重心の上下動は著しく，力学的エネルギーの消費も大きい．矢状面からみた体重心の運動軌跡は，波型である．非支持相（飛翔期）の前半に最高位になり，その後は次第に下方へ移行し，支持相中期には最も低位に達し，再び上方へ移行を始める．

床反力の垂直分力は，支持脚が接地した直後に体重の2倍に，支持相中期には2.5～3倍となる．

曲がった走路における走行では，遠心力に対応するため，足を外側に押し出して支持基底面を広くし，体幹を内側に傾斜させてバランスを保持する．体重心は内側に移動し，床反力の側方分力は大きくなる．走行速度が速いほど，体幹の傾きは大きくなる．

**6　体幹の傾斜**　加速走行中，体幹は前傾している．短距離走におけるスタート後，およそ30 m地点までの加速過程では，体幹の前傾は5～7°である．競技選手の短距離走では，約60 m地点以降には加速はなく，それまでの速度を維持する走行となる．体幹の前傾は減少し，ほぼ垂直位を保つようになる．長距離走では，加速時に前傾して，通常のペースに戻ると体幹を垂直位にした走行となる．

**7　上肢の運動**　走行中の腕の振りは，下肢による駆動時に生じる重心のずれに対して，バランスを保持する役割を果たしている．歩行と同じように，走行でも腕の振りは，骨盤回旋と下肢の運動に相反した動きとなっている．肘関節は，ほぼ直角位，前腕は中間位あるいは軽度回内位をとり，前方への運動は身体の中心に向かっている．手は軽く握っている．速度が増すと，後

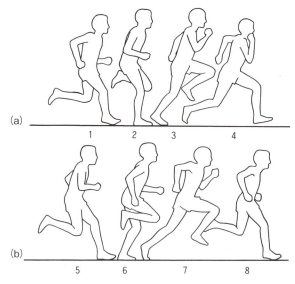

図 8-38　短距離走のシネマトグラフ

(Adrian et al. 1989)

方の振りが大きくなる．腕の振りでは，手の位置が腰よりも低くなることは，あまりない．

## 2）運動学的分析（関節の運動）

　短距離走において，右足が接地して，再び右足が接地するまでの重複歩のシネマトグラフを図 8-38 に示す．
- はじめに右足の小指球で接地し（支持相の始まり），
- 踵が下がって足底全体で接地し（一部の者は，踵が接地しない），
- つま先が離地の準備（蹴り出し）となり，
- 両足は地面から離れ（非支持相の始まり），
- 股関節と膝関節が屈曲し，背後の足部は地面から高く上がり，
- 股関節は屈曲を続け，膝関節はほぼ完全に屈曲して，体幹より前方に位置し，踵が殿部に近づくまで足部は上がり，
- さらに股関節が屈曲して，大腿は水平位に近づき（膝関節の空間的位置が高い），長い重複歩を可能とする位置から膝関節は伸展を開始し，
- 再び右足が接地する．

　この間，体幹は軽度の前傾位を保ち，上肢の運動は下肢の動きに相反している．骨盤の回旋は歩行時よりも大きく，重複歩距離を長くするのに役立っている．

　非支持相前半の下肢の屈曲位，走行中の肘関節の屈曲位は，てこの原理から，てこの腕の長さが短いほど駆動力が少なくなるという力学的な有利性に合致している．一方，長い重複歩距離を得るためには，てこの腕は長いほうが有利であり，支持相後半に下肢は伸展する．

　支持相における下肢の関節角度の変化を図 8-39 に示す．オリンピック競技選手が 1,500 m 走の終了に近い時期における 64 frames/s の映像記録の分析結果である．支持相は，およそ 0.075 s であり，足接地は足底全体で行われている．足関節は，軽度の底屈位で接地し，身体の前方移動につれて，支持相前半に約 70° まで背屈する．その後，底屈を開始して，蹴り出すときには約

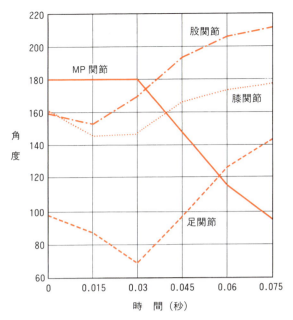

**図 8-39** 走行中の支持相における下肢関節角度の変化
関節角度はその関節を挟む 2 肢節間の角度である．
(Cooper et al. 1982)

50°底屈位となっている．足関節が底屈を始めるときから，身体の前方移動に伴って MP 関節は伸展し，蹴り出しのときは約 90°になる．膝関節は，足接地のときには約 20°屈曲位をとり，その後もやや屈曲するが，支持相中期には伸展を始め，蹴り出しでは完全伸展位に近くなっている．股関節は，足接地の直後にやや屈曲するが，早期に伸展に変わり，蹴り出しのときには約 30°伸展位になっている．走行の熟達者と未熟者とを比較すると，MP 関節を除いて，前者では各関節の可動域拡大および運動速度の増加が観察される．この相違は，股関節と膝関節で著しい（Adrian et al. 1989）．

非支持相は，背後方に位置する下肢がつま先離地するときに始まり，このときに股関節と膝関節は伸展している．膝関節は直ちに屈曲し，踵は殿部に近づく．対側足が接地するときに，非支持側の股関節は急速に屈曲し，膝関節は前上方へ移行する．支持相にある対側足が蹴り出す時期に，接地に向けて股関節と膝関節の伸展が起こる．膝関節は，足接地の直前まで屈曲していることもある．

### 3）走行時の経済性と疲労

走行で費やされるエネルギーは，走行の形態，技能レベル，訓練，年齢，性別などによって異なる．エネルギー代謝率は，走行速度に依存して変化する．速度が速くなると，消費される単位時間当たりのエネルギーは増加する（表 8-15 参照）．競技では，風向き，衣服や髪型の影響までも問題にする．過剰な腕の振りや大きな体幹運動のような動きは，失費を増して，経済効率を下げる．長距離走では，長時間にわたる身体運動のエネルギーを維持するため，適切なペース配分が重要である．よく訓練された走者は，予測したエネルギー消費とペース配分で，無意識のうちに自己の最適の重複歩に近い走行を実行している．

疲労した走者にみられる現象は，
- ・非支持相における重心が低くなる，
- ・体幹の前傾角度が増加する，
- ・腕の側方への振りが起こる，
- ・下肢の挙上が減少する，
- ・ピッチ（ケイデンス）が低くなる，
- ・足の外旋で支持基底面が拡大する，

などである．

### 4）走行の運動発達

　小児が走行できるようになるのは，2歳前後である．それ以前に早足で歩けるようになっている．走行能力の定量的測定には，短距離走（25〜30 m）の速度，ジグザグ走行（35〜120 m）の速度などが利用されている．短距離走の平均的な速度は，4歳児で3.7 m/s，12歳児で5.5 m/s，17歳男子で6.4 m/s，14歳女子で6.1 m/sという数値が報告されている（Haywood 1986）．加齢につれて起こる走行速度の増加は，8歳ころまでが著しい．

　初期の走行パターンの特徴には，
- ・支持基底面が広い，
- ・足底全体で接地する，
- ・支持相中期に下肢が伸展している，
- ・上肢を両側に挙上している（high-medium guard），

がある．下肢関節の可動域は小さく，非支持相における股関節や膝関節の屈曲角度も小さい．大腿が地面と水平になることはない．重複歩距離も短く，蹴り出し時の下肢の伸展も少ない．腕の振りは骨盤や下肢の動きに相反するが，腕が後方へ振られるときに肘関節が伸展してしまう．運動方向も前後というよりも，体幹側から離れて，水平側方に振られている．このような小児走行の特徴は，年齢増加につれて消失し，成人のパターンに近づく．

## 14　階段と踏台の昇降

　階段昇降の動作は，力学的視点からは，平地歩行とは全く異なる動作である．下肢の関節の運動域や伸筋群，特に身体の垂直方向への運動制御に関与する筋群の相動性活動のタイミングと活動量，下肢の関節に加わるモーメントなどの分析を通して，種々の側面から，相違点が明らかにされている．階段昇降では，体幹が垂直方向と水平方向へ同時に動く時期および水平方向だけに移動する時期がある．垂直方向にだけ移動することはなく，垂直方向への運動には，前方への移動が伴っている．下肢の関節の運動域は，段差の高さによって変化する．Joseph et al.（1967）の筋電図ポリグラフによる下肢筋群の活動タイミングについての研究やその後の多くの報告は，昇段と降段のいずれでも，前段にある支持脚が1歩を進めるのに主要な役割を果たしていることを示唆している．

### 1）歩行周期

　階段昇降における周期は，歩行周期に準じて，立脚相と遊脚相に分けられている．McFadyen

et al. (1988) は，前進の方向（目的）の相違によって，これを細分しているが，区分の境界は操作的に厳密な定義がなされているわけではない．

### (1) 昇段（walking up stairs）
- 立脚相（stance phase）

    体重受容（weight acceptance, WA）：足底が踏板に接地し，体重を支える．

    引き上げ（pull-up, PU）：身体が上前方へ移動する．

    前方移動（forward continuance, FCN）：身体が前方へ移動する．

- 遊脚相（swing phase）

    足クリアランス（foot clearance, FCL）：遊脚を上げ，同時に足部は踏段を越す．

    足配置（foot placement, FP）：足を踏板に置くため，脚を位置決めする．

### (2) 降段（walking down stairs）
- 立脚相（stance phase）

    体重受容（weight acceptance, WA）：足底が踏板に接地し，体重を支える．

    前方移動（forward continuance, FCN）：身体が前方へ移動する．

    制御降下（controlled lowering, CL）：身体が制御された動作で降下する．

- 遊脚相（swing phase）

    脚通過（leg pull-through, LP）：歩行周期分析では，遊脚初期と中期に該当する．

    足配置（foot placement, FP）：足を踏板に置く準備をする．

階段昇降の歩行周期は，階段の次元（段差の高さ，踏板の奥行や幅），被験者の身体特性などによって異なる．高さ22 cm，奥行28 cm，階段全体の勾配37°の条件で行った男性3名（各人8試行）のデータでは，立脚相と遊脚相との比は64％：36％である（McFadyen et al. 1988）．Joseph et al.（1967）の報告では，男性が高さ16.5 cm，奥行28 cmの階段を昇降したときのシネマトグラフ分析で，立脚相と遊脚相の比は，昇段が71.4％：28.6％，降段が63.2％：36.8％となっている．高さが21 cm，奥行が25.5 cmの屋外における標準的階段では，通常は平地歩行に類似した歩行周期（立脚相：60％，遊脚相：40％）で階段昇降が行われている．階段の次元は，歩行周期に影響することが理解できる．なお，階段昇降のエネルギー消費は，50 step/min前後のケイデンスで最低となり，効率がよい．

## 2）階段昇降の分析

段差の連続である階段を昇降する場合と，平地からひとつの段差を上がる場合とでは，下肢の運動は異なる．階段の高さや奥行，勾配などの次元，年齢や性別，身長や体重のような個人特性も，階段昇降における下肢関節の運動域に影響する．階段の昇段は，主として大腿四頭筋と下腿三頭筋の求心性収縮によって，身体を引き上げ，また押し上げる動作である．降段は，同じ筋群の遠心性収縮によって行われ，重力による運動に抗した動作である．

図8-40に，勾配38°，高さ21 cm，奥行25.5 cmの階段を上るときの下肢運動のスティック・ピクチャー（stick picture）と歩行周期に対応する関節角度の変化を示す．図8-41は，下肢筋群の筋電図パターンである．右足底が踏板1に接地するとき，股関節と膝関節は屈曲位，足関節は底屈位になっている．立脚中期に移行するにつれて，股関節と膝関節は伸展し，足関節はわずかに背屈する．この間，股関節と膝関節に加わる外部からのモーメントは，両関節を屈曲させるように働いている．中殿筋は，引き上げ相の初期に最大活動を示し，身体を支持脚へ引き寄せる働

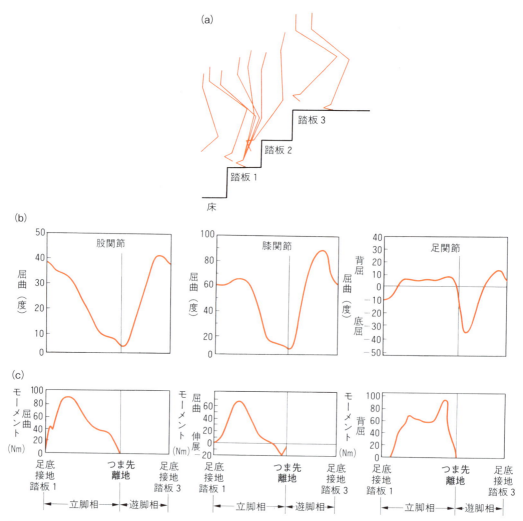

**図 8-40** 階段の踏板 1 から踏板 3 へ昇段するときの下肢の運動
(a) 矢状面における下肢運動のスティック・ピクチャー.
(b) 歩行周期における股関節, 膝関節, 足関節の屈曲・伸展運動.
(c) 関節に加わるモーメント.

(Andriacchi et al. 1980, 一部改変)

きをする．膝伸筋は，足底接地から立脚中期まで活動し，屈曲モーメントに抗して，膝関節を伸展している．立脚相後半の膝伸筋の活動は，姿勢の保持が主な役割である．足関節では，モーメントの作用と実際の運動はいずれも背屈であり，足底屈筋の遠心性収縮によって運動が調節されている．対側肢が遊脚中期になるころ，前上方への身体の移動は終わり，前方移動だけが起こる．立脚中期からつま先離地にかけて，股関節と膝関節の伸展および足関節の底屈が続く．この時期には，重心線が足部前方に移り，股関節屈曲へのモーメントは少なくなり，膝関節へのモーメントは伸展に作用するようになる．遊脚相における下肢の運動は，足部を上段の踏板に運ぶだけでなく，足部が中間の踏板をクリアする役割も果たしている．遊脚相の下肢が前上方に移動するのは，股関節の屈曲と対側支持脚が身体を前上方へ動かす運動によってである．はじめにつま先離地が前脛骨筋の活動によって起こり，続いて膝関節の屈曲によって，下腿は上後方に引き上

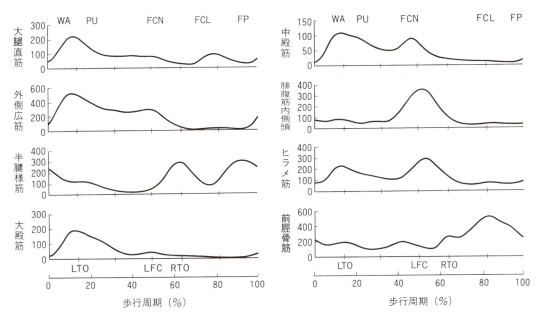

**図 8-41 階段昇段時の右側下肢筋の筋電図パターン**
使用した階段は勾配37°，高さ22 cm，奥行28 cm である．歩行周期は右足底接地から始まり，次の右足底接地で終わっている．立脚相を歩行周期の64%として正規化した記録(n=8 の平均値)である．横軸は歩行周期，縦軸は筋電図電気量(μV)である．歩行周期の相(略語)については本文参照(p.405)．
LTO：左つま先離地，LFC：左足底接地，RTO：右つま先離地．

(McFadyen et al. 1988，一部改変)

げられる．つま先離地の直前には，ハムストリングスが活動して，膝関節は屈曲を始める．遊脚中期以降に，膝関節は最大屈曲位となる．足関節への背屈モーメントは，つま先離地の直前に最大となる．つま先離地の直前に始まった前脛骨筋の活動は，遊脚中期まで続く．遊脚中期から踏板3に足底接地するまで，股関節と膝関節は最大屈曲位から伸展運動へと切り替わる．足関節は，最大背屈位から底屈運動を開始する．遊脚中期から足底接地までは筋活動は少ない．

図 8-42, 43 は，図 8-40, 41 と同じ階段を下りるときの記録である．踏板3におけるつま先離地のとき，股関節と膝関節はすでに屈曲位にあり，足関節は背屈位となっている．この時期に，身体は下段へと移動する．遊脚相の間，股関節と膝関節は次第に伸展し，足関節は底屈する．遊脚相の初期から中期にかけて，ハムストリングスが活動する．前脛骨筋は，遊脚相と立脚相の2相に活動する．下腿三頭筋は，足底接地の直前から活動を開始する．踏板1に足底が接地するときには，股関節はやや屈曲位，膝関節は伸展位，足関節は底屈位となっている．立脚相初期における前脛骨筋と下腿三頭筋の同時収縮は，足関節を固定し，姿勢に安定性をもたらしている．踏板1の支持期が立脚中期に移るにつれて，股関節は伸展する．この間，股関節に加わる外部のモーメントは屈曲方向に作用している．これに対応して，立脚相に大殿筋と中殿筋の活動が高まっている．対側肢が遊脚相に移行するころから，身体は前方へ移動する．立脚中期から遊脚相の始まりまで，身体は下段まで降下する．膝関節は，立脚相後半には，屈曲を開始する．膝伸筋は，立脚相に2相性の活動を示す．後半の活動(遠心性収縮)が身体を前下方に移動するのに役立っている．足関節は底屈位にとどまるが，外部モーメントは足関節の背屈に働くため，ヒラメ筋の遠心性収縮が運動を制御している．足関節の背屈は，つま先離地の直前に最大となる．

昇降時に踏板に加わる垂直方向の床反力を図 8-44 に示す．昇段では，対側肢が遊脚相に移行

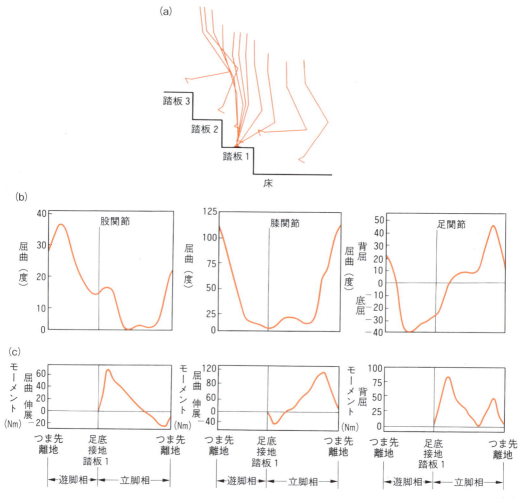

**図 8-42** 階段の踏板 3 から踏板 1 へ降段するときの下肢の運動
（a）矢状面における下肢運動のスティック・ピクチャー．
（b）歩行周期における股関節，膝関節，足関節の屈曲・伸展運動．
（c）関節に加わるモーメント．

(Andreacchi et al. 1980, 一部改変)

すると，一過性に体重よりも大きな負荷が支持脚に加わる．立脚相の後半になり，対側肢が上段に足底接地して，身体が前方移動するとき，さらに大きな負荷が加わっている．降段では，足底接地に続いて体重受容，対側肢のつま先離地にかけて体重の 2 倍に近い負荷が加わる．階段を上るときよりも，下りるときに，下肢に加わる負荷や衝撃は大きい．

### 3）段差の昇降

図 8-45 に 1 段の段差を昇降するときのスティック・ピクチャーと床反力計（垂直分力）の記録とを示す．21～22 歳の健常男性 6 名が，高さ 10 cm，20 cm，30 cm の段差を昇降するとき，振り出す下肢の股関節および膝関節の最大屈曲角を表 8-16 に示す．昇段では，段差が高くなるほど，両関節の屈曲角は大きくなっている．降段では，両関節の屈曲は，この程度の段差の相違では，変化していない．表 8-17 は，昇段および降段のときの正規化した最大垂直分力である．

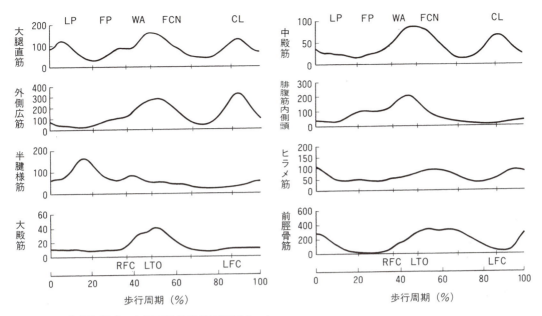

**図 8-43　階段降段時の右側下肢筋の筋電図パターン**
使用した階段は，勾配37°，高さ22 cm，奥行28 cmである．歩行周期は，右つま先離地から始まり，次の右つま先離地で終わっている．立脚相を歩行周期の64％として正規化した記録(n＝7の平均値)である．横軸は歩行周期，縦軸は筋電図電気量(μV)である．歩行周期の相(略語)については，本文参照(p.405)．
FRC：右足底接地，LTO：左つま先離地，LFC：左足底接地．
(McFadyen et al. 1988, 一部改変)

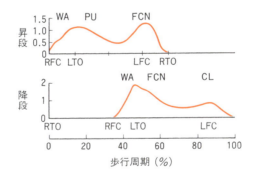

**図 8-44　階段昇段時の踏板に加わる垂直分力**
階段の次元や歩行周期の表示は，図 8-41 および図 8-43 と同じである．昇段では上段の踏板，降段では下段の踏板からの記録(n=8の平均値)である．横軸は歩行周期，縦軸は体重で正規化した垂直分力である．歩行周期の相(略語)については本文参照(p.405)．
FRC：右足底接地，LTO：左つま先離地，LFC：左足底接地，RTO：右つま先離地．
(McFadyen et al. 1988, 一部改変)

昇段では，段差が高くなるにつれて振り出し脚，支持脚とも垂直分力は大きくなっている．両者の比(支持脚/振り出し脚)の平均は，段差 10 cm は 1.03，20 cm は 1.04，30 cm は 1.10 となり，支持脚が遊脚相へと移るときの踏切に力が加わっている．降段では，垂直分力は振り出し脚で支持脚よりも大きい．両者の比は，段差 10 cm では 0.92，20 cm では 0.70，30 cm では 0.57 となる．段差が高くなるほど，振り出し脚の接地のときに，その下肢に加わる負荷は大きくなる．

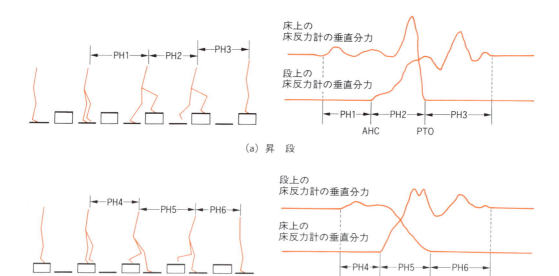

**図 8-45** 段差昇降のスティック・ピクチャーおよび床上と段上の床反力垂直分力の模式図
スティック・ピクチャーの床上および段上の太線は，床反力計の位置である．
(a) 被験者は，床の床反力計の上で基本的立位姿勢をとり，合図に従って段上の床反力計に上り，再び基本的立位姿勢になる．
(b) 被験者は，段上の床反力計の上で基本的立位姿勢をとり，合図で床上の床反力計に下り，基本的立位姿勢となる．
PH1（PH4）：脚振り出しの動作開始から足底接地までの相
PH2（PH5）：振り出し脚の足底接地から支持脚のつま先離地までの相
PH3（PH6）：支持脚のつま先離地から基本的立位姿勢の安定までの相
AHC：振り出し脚の足底接地
PTO：支持脚の足指離地

（小住 1998，一部改変）

**表 8-16** 段差昇降時の股関節と膝関節の最大屈曲角

|  | 段差 (cm) | 股関節 | 膝関節 |
|---|---|---|---|
| 昇段 | 30 | 78.4 (3.9) | 108.2 ( 3.9) |
|  | 20 | 65.1 (5.8) | 95.6 ( 4.6) |
|  | 10 | 54.1 (6.5) | 82.9 ( 7.1) |
| 降段 | 30 | 31.8 (6.3) | 54.5 (10.8) |
|  | 20 | 28.1 (5.5) | 54.7 ( 6.6) |
|  | 10 | 28.2 (4.8) | 55.8 ( 6.8) |

n=6, （ ）：標準偏差

（小住 1998，一部改変）

**表 8-17** 段差昇降時の踏板に加わる最大垂直分力

|  | 段差 (cm) | 正規化最大垂直分力 | |
|---|---|---|---|
|  |  | ZPN（ZP/BW） | ZAN（ZA/BW） |
| 昇段 | 30 | 1.17 (0.12) | 1.07 (0.04) |
|  | 20 | 1.10 (0.10) | 1.06 (0.05) |
|  | 10 | 1.04 (0.03) | 1.01 (0.02) |
| 降段 | 30 | 0.95 (0.06) | 1.78 (0.38) |
|  | 20 | 0.96 (0.07) | 1.43 (0.20) |
|  | 10 | 0.99 (0.04) | 1.10 (0.13) |

ZPN：支持脚の正規化最大垂直分力，ZP：支持脚の最大垂直分力，ZAN：振り出し脚の正規化最大垂直分力，ZA：振り出し脚の最大垂直分力，BW：被験者の体重
n=6, （ ）：標準偏差

（小住 1998，一部改変）

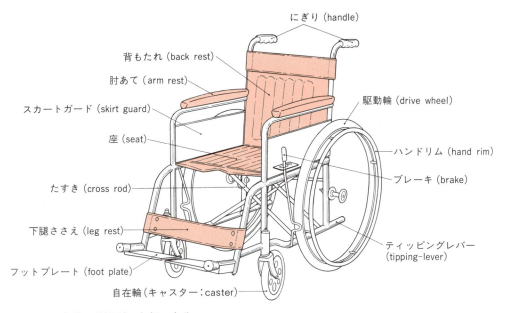

図 8-46　車椅子普通型の各部の名称

## 15 車椅子の推進

近年，車椅子（図 8-46）を利用する人々との出会いは日常的となっている．現在，自立した車椅子利用者の多くは，脊髄損傷者である．車椅子使用の評価では，連続して移動できる距離，速さが重要な項目である．また，床面の条件を考慮することが必要であり，コンクリート面での車椅子推進の速さは，健常者の歩行と同じであるが，カーペット上では歩行の78％にまで減少する（Wolfe et al. 1977）．移動の速さが増すと，連続して移動できる距離が減少する傾向にある．この現象は，損傷レベルの高い脊髄損傷者で著しい．身体運動学の視点から車椅子の推進を扱った研究は，1970年ころからエネルギー消費を中心に報告されるようになり，その後は生体力学的手法による推進方法の分析や車椅子改良のためのデータなどが蓄積されている．

### 1）推進周期と空間時間変数

車椅子の推進は，ハンドリムを手で押すことで行われる．推進周期（propulsion cycle）は，押し出し相（あるいは推進相）と回復相とに分けられる（図 8-47）．回復相における上肢の運動軌跡から，推進動作は循環型（circular）およびポンピング型（pumping）の2型に区分される．前者の手の運動軌跡は楕円（図 8-47）を描き，後者はポンプの取っ手を上下に動かすような運動軌跡になる．

#### （1）押し出し相（push phase）
① 初期接触相（initial contact phase）：手はハンドリムにふれるが，推進力を伝えていない．
② 推進相（propulsive phase）：手はハンドリムにふれていて，推進力を伝える．
③ 離脱相（disengagement phase）：手はハンドリムから離れてはいないが，推進力を伝えていない．

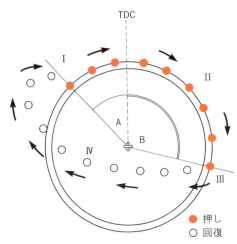

**図 8-47 車椅子ハンドリムに推進力を加えるときの手の運動軌跡**
Ⅰ：接触相，Ⅱ：推進相，Ⅲ：離脱相，Ⅳ：回復相
ここでは，床面に立てた垂直線(TDC)の位置に手がきたときから推進相が始まると定義している．

(Higgs 1984，一部改変)

**(2) 回復相（recovery phase）**

④手はハンドリムから離れ，次の推進周期を開始するため，②の位置に戻る．

①③の決定は，測定方法の面から困難であるため，推進周期を推進相（②：propulsive portion）と非推進相（①③④：nonpropulsive portion）とすることもある（Higgs 1984）．運動学的分析（kinematic analysis）は押し出し相と回復相とを区別するために，運動力学的分析（kinetic analysis）は推進相と非推進相とを区別するのに有用であり，①②③を分けるには両者の分析法を併用するべきである（**図 8-48**）．しかし，運動学的分析だけを用いて，押し出し相を推進相と同じ扱いにすることが多い．

推進周期は，車椅子の推進開始時と一定の速さで走行しているときとでは異なる．また，使用者の身体的条件，車椅子の構造，移動速度，床面の条件や勾配などにも影響される．

車椅子による移動の速さは，対麻痺者の日常生活場面では，およそ 4 km/h である（Gayle et al. 1990）．タイル面を好みの速さで車椅子を推進したときの推進周期について，脊髄損傷者を機能残存レベル（徒手筋力テストで筋力 3 以上と判定される筋群を支配する最も低い髄節で表す）別に分けたデータを**表 8-18** に示す．C6（頸髄 6 レベルまで機能残存）の四肢麻痺者は，推進速度が著しく遅い．推進周期距離も C7 や C6 の四肢麻痺者は，対麻痺者に比べて短い．ケイデンスには，4 群間に相違はない．カーペット上で推進すると，速度は遅くなり，推進周期距離も短くなる．しかし，床面の条件は，ケイデンスには，それほど影響していない（Newsam et al. 1996）．

車椅子移動の開始時については，車椅子スポーツ参加者のデータがある．車椅子エルゴメータ・ローラーの慣性モーメントを 0.12 kg・m² （平地における推進より，やや高い負荷）として行ったバスケットボール選手 3 名と長距離競技選手 5 名との比較では，スタート直後はバスケットボール選手が速いが，3.7 s（距離：12 m）後には長距離競技選手が追い抜き，10 s 後の移動距離はバスケットボール選手が 37 m，長距離競技選手が 49 m となっている．両群とも 10 s ま

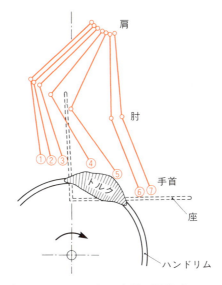

**図 8-48** 前方への押し（forward stroke）の上肢の運動（スティック・ダイアグラム）
記録は 0.1 s 間隔．この間，トルクはわずか 3 スポットしか加えられていないことに注意．上肢の前方への運動は，その一部がハンドリムを駆動するのに役立っている．押しの初期には，手はハンドリムの速さにまで加速するだけである．ハンドリムに接触した後も加速を続け，ハンドリムのトルクを伝える．ハンドリムから離れると，手は減速し，開始肢位に戻る運動に移行する．

(McLaurin et al. 1991)

**表 8-18** 脊髄損傷者の好みの推進速度でのタイル面走行の推進周期（A）と斜面走行速度（B）

|  | 低位対麻痺[17] | 高位対麻痺[17] | C7 四肢麻痺[19] | C6 四肢麻痺[17] |
|---|---|---|---|---|
| 速度 (m/min) | 95.1 (15.6) | 88.6 (16.4) | 76.0 (11.9) | 55.4 (10.5) |
| 推進周期距離 (m/cycle) | 1.65 (0.34) | 1.43 (0.25) | 1.20 (0.31) | 1.02 (0.25) |
| ケイデンス (cycles/min) | 59.8 (14.1) | 62.3 (8.1) | 65.8 (13.6) | 55.4 (9.5) |
| 4% 勾配 (m/min) | 67.0 (14.5) | 63.9 (24.4) | 51.2 (15.5) | 25.3 (9.4) |
| 8% 勾配 (m/min) | 64.4 (14.4) | 59.5 (21.1) | 38.6 (12.0) | — |

[ ]：被験者数，( )：標準偏差
低位・高位対麻痺の区分は下腹部筋の機能残存の有無で行っている．
斜面走行は 4% 勾配（2.29°），8% 勾配（4.57°）に対応した負荷のもとにエルゴメータを用いて得たデータである．
C6 四肢麻痺者は，8% 勾配では，推進不能である．

(Newsam et al. 1996, 改変)

での押し出し動作はいずれも 20 回である．バスケットボール選手は大きなハンドリムを用い，一部の長距離競技選手はスタート時には駆動輪を押している（Coutts 1990）．

　推進周期における推進相と非推進相の比率は，使用者や車椅子，床面などの条件，走行速度によっても変化する．車椅子使用の経験がない健常男性 5 名，健常女性 5 名を被験者として，車椅子普通型と軽量車椅子を用い，推進の動作は循環型とポンピング型に分け，ケイデンスは各人の好み（1～2/s）とした場合の推進周期時間と推進相の比率を**表 8-19** に示す．対麻痺者の車椅子による短距離競走（200 m）および長距離競走（1,500 m）では，それぞれの推進周期は 0.62 s と 0.69 s，推進相は 0.21 s（33.9%）と 0.26 s（37.7%），非推進相は 0.41 s（66.1%）と 0.43 s（62.3%）というデータがある（Higgs 1984）．対麻痺の成人 10 名（22～52 歳），二分脊椎の小児 10 名（8～14 歳）が 2 m/s の速さで推進したとき，推進相は成人が 24.41%（標準偏差：6.61），

表 8-19 健常者10名を被験者として車椅子普通型(STD)あるいは軽量車椅子(LW)を使用し，推進動作は循環型(c)あるいはポンピング型(p)としたときの推進周期と推進相の比率

|  | STD-c | STD-p | LW-c | LW-p |
|---|---|---|---|---|
| 推進周期(s) | 0.63(0.11) | 0.55(0.07) | 0.64(0.08) | 0.52(0.04) |
| 推進相(%) | 22.4(6.2) | 17.4(5.2) | 24.5(7.6) | 18.4(6.4) |

( )：標準偏差

(Rudins et al. 1997, 改変)

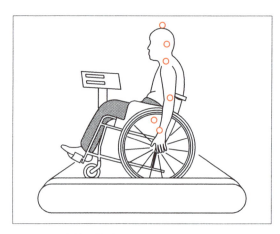

図 8-49 車椅子推進の運動学的分析手法
特殊テレビカメラ(ビデオカメラとコンピュータ)による記録法．マーカー(○)は頭頂，乳様突起，肩峰，外側上顆，手首，大転子に貼付してある．

小児が24.45%（7.27）である（Bednarczyk et al. 1994）．

### 2）運動学的分析

　車椅子推進の運動学的分析は，上肢の運動を中心にして行われている．肩関節や肘関節の角度変化の測定に電気角度計を用いることもあるが，多くの研究はビデオカメラとコンピュータ処理とを併用している（図8-49）．

　図8-50に，健常者がポンピング型と循環型とで推進を行ったときのサイクログラフを示す．推進の2型を比較すると，頭頂，乳様突起，肩峰および大転子の位置や外側上顆の運動軌跡には，それほど相違はない．手首の運動軌跡は，ポンピング型では回復相には推進相よりも上方を通り，循環型では下方を通った楕円型となっている．図8-51に推進周期における肘関節と肩関節の角度変化を示す．体幹と上腕との角度変化には，2型の間にあまり相違はない．推進相に上腕は，屈曲・外転・外旋する．肘関節は，ポンピング型では推進相の初期にはハンドリムの動きに従って屈曲し，続いてハンドリムを押し出すのに伸展する．回復相になると直ちに屈曲を開始し，回復相の後半に再び伸展してハンドリムに手をふれる．その結果，推進周期につれて肘関節は2回の屈伸運動を行うことになる．循環型では，推進相の初期にはハンドリムの動きにつれて屈曲し，その後に押し出す運動として伸展している．回復相になっても伸展を続け，回復相の中間から後半にかけて屈曲を開始し，そのまま推進相に移行している．推進周期では，肘関節は1回の屈伸運動となっている．車椅子推進時の上肢と体幹の運動域に関する諸データを表8-20に

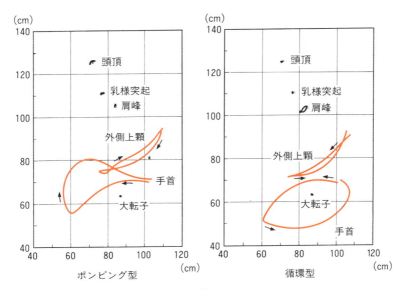

**図 8-50** 車椅子推進周期のサイクログラフ
健常男性(T.S), 21歳, 178 cm, 75 kg.
推進動作の2型(ポンピング型と循環型)の間では,頭頂や乳様突起,肩峰,外側上顆,大転子の位置と運動軌跡にはあまり相違がない.回復相における手首の運動軌跡には著しい相違がある.

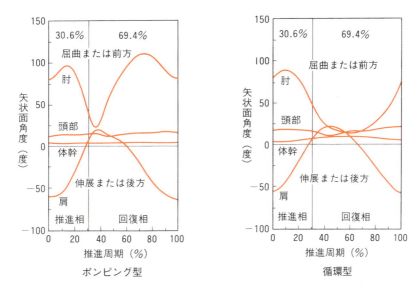

**図 8-51** 車椅子推進周期における肘関節,肩関節,体幹(垂直軸に対する体幹軸〈肩峰と大転子を結ぶ線〉の角度),頭部(体幹軸に対する頭部軸〈頭頂と乳様突起を結ぶ線〉の角度)の角度変化
被験者およびデータは図 8-50 と同じである.

示す.
　推進相の始めと終わりは,車椅子の座の位置によって変化する(図 8-52).座の位置が高くなると,手はハンドリムを下方まで押し出すことができなくなり,推進相は短くなる.座が前方に移ると,押し出し運動はハンドリム前方にしか加えられない.座が後方へ移れば,ハンドリム後

表 8-20　車椅子推進時における上肢と体幹の運動域

|  | 肘関節 | 肩関節 | 体　幹 |
|---|---|---|---|
| Bednarczyk et al.（1994） | 90〜140° | 20〜70° | 0〜15° |
| Rodgers et al.（1994） | 60°（範囲） | 67°（範囲） | 7.8°（範囲） |
| Kobayashi et al.（1991） | 70〜160° | 0〜70° | 0〜13° |
| van der Woude（1989） | 100〜160° | — | 4〜8° |

（Bednarczyk et al. 1994，改変）

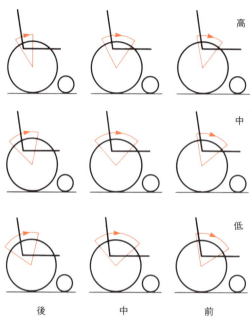

図 8-52　車椅子推進中に手がハンドリムに接触する位置およびハンドリムから離脱する位置
高・中・低，前・中・後の組み合わせによる9種類の座位置と推進相範囲との関係を示す．
（McLaurin et al. 1991）

方に手がふれ，始めはハンドリムを引き上げる運動となる．座の位置が低くなれば，ハンドリムを広い範囲にわたって使用できる．座が高ければ，推進のための入力は低下し，推進エネルギーを短時間に加えなければならなくなる．ただし，押し出し動作の運動域が狭くなり，推進周期の頻度を高めることもできる（McLaurin et al. 1991）．

### 3）運動力学的分析

車椅子の推進は，ハンドリムに加えられた力の接線方向の分力に，ハンドリム半径を乗じた値，すなわち駆動輪の軸心回りのトルクによって行われる．車椅子は，惰性でも走行できるため，ハンドリムへ加える力が連続的である必要はない．推進周期の頻度は，利用者の好みや惰性走行の特性に依存する．後者は，転がり摩擦抵抗（rolling resistance），空気抵抗（wind resistance），床面の勾配（slope of surface）などである．

推進周期における車椅子へのトルク入力および速さの変化を図8-53に示す．推進相は，駆動力が加えられる時期であり，回復相は惰行の時期である．ハンドリムを押し出す力が強い者で

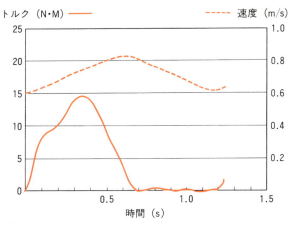

**図 8-53 推進周期のトルクと車椅子の速さ**
実線はトルク，破線は走行の速さである．速度が速くなるほどトルクのピークは高くなり，持続時間は短くなる．
(McLaurin et al. 1991)

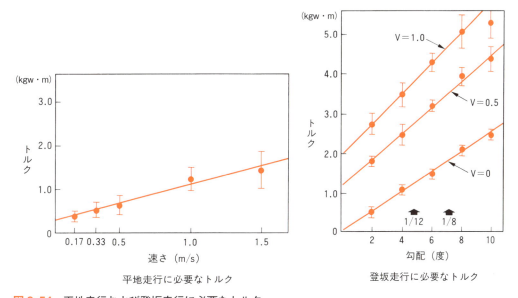

平地走行に必要なトルク　　　　登坂走行に必要なトルク

**図 8-54 平地走行および登坂走行に必要なトルク**
速さを問題にしないで，坂で静止するのに必要なトルク(V=0 m/s)を上回れば登坂は可能とみなす．
(田中・他 1982，一部改変)

は，トルクのピーク値が大きく，推進相の時間は短い急峻な山形の波形となり，弱い者では，滑らかで台形に近い波形となる．

健常者 10 名が駆動輪 60 cm の車椅子（重量は約 25 kg）を用いて，滑らかな床面および斜面を速さを変えて走行した場合のトルクを図 8-54 に示す．この結果から，平坦な床面を実用的な速さ（1.0〜1.5 m/s）で車椅子を推進するには，1.0〜1.5 kgw・m 程度のトルク，砂利路面では約 2.4 kgw・m のトルクが必要になる．登坂走行は，0〜0.5 m/s の速さとして，勾配 1/12 では 1.2〜2.6 kgw・m，勾配 1/8 では 1.8〜3.5 kgw・m のトルクが求められている（田中・他 1982）．

車椅子の推進時，脊髄損傷者の手からハンドリムに加わる力は，四肢麻痺と対麻痺では異なる

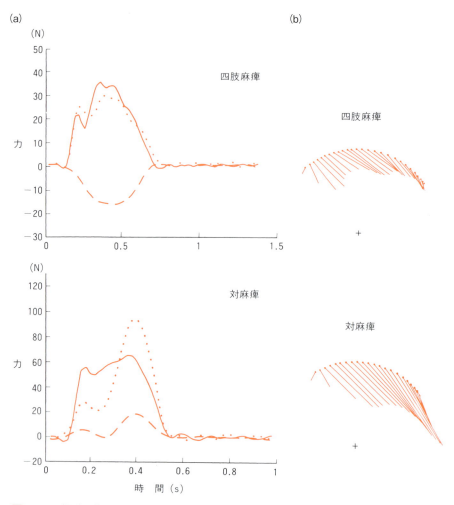

**図8-55** 推進周期におけるハンドリムに加わる力
(a) 矢状面（実線：プラスは前方へ），水平面（破線：プラスは外側へ），前額面（点線：プラスは下方へ）における力の変化．運動強度は最大負荷の30〜50%である．
(b) 矢状面におけるハンドリムに加えられた力の方向と大きさを示す．記録は50 Hz. 丸印（•）はハンドリム上の手の位置（III中手指節関節）を表す．実線は加えられた力の方向と大きさ．＋印は駆動輪の軸心の位置を示す．

(Dallmeijer et al. 1998, 改変)

（図8-55）．矢状面では，力の加わる様式は，両者とも類似しているが，前額面では，四肢麻痺者の力は，かなり外側から内側に向かって加わっている．

### 4）筋電図ポリグラフ

　車椅子推進は，上肢の運動によって行われる．筋活動パターンの分析は，肩関節と肘関節の運動に関与する筋群を中心にして，主として表面電極を用いたポリグラフによって進められている．同じ条件のもとで得られたデータでは，運動パターンについては，個人差はあまり報告されていない．しかし，利用者（主として脊髄損傷者）の残存機能レベル，利用者とハンドリムとの位置関係，駆動輪に加わる抵抗などによって，筋活動パターンには相違がみられる．

　肩の運動にかかわる筋群は，推進相に活動する共同筋群（push phase synergy）と回復相に活

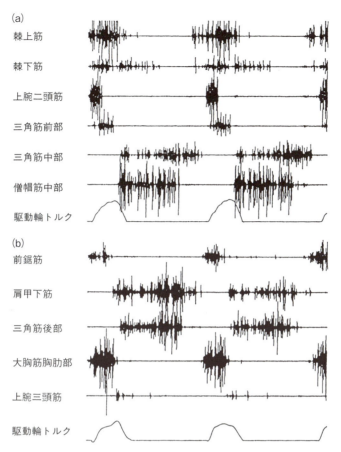

**図 8-56　車椅子推進時の筋電図ポリグラフ**
男性対麻痺者の代表例．(a) と (b) は 2 推進周期の記録である．
推進相を表すため，駆動輪のトルクが最下段に記入されている．
(Mulroy et al. 1996)

動する共同筋群（recovery phase synergy）に分けられる．前者は肩関節の屈曲および肩甲骨の前方突出，後者は肩関節の伸展と外転および肩甲骨の後方突出に関与する筋群である．図 8-56 に車椅子推進時の代表的な筋電図ポリグラフを示す．

　対麻痺者 17 名，速さは平均 90.7 m/min，推進周期は平均 0.9 s，推進周期距離は平均 1.39 m，推進相は平均 32％の場合の上肢筋群の活動のタイミングを表 8-21 に示す．各筋の平均活動量は中等度であり，最大収縮時の 20〜35％，高値でも 40〜68％である．なお，データの解釈に当たっては，筋電図による筋活動の開始から筋張力の発生までには 30〜60 ms の潜時（electromechanical delay, motor time）があることを考慮する必要がある．推進相の主動筋は三角筋前部と大胸筋，回復相では三角筋中部と後部である．推進相に活動する筋は，三角筋前部と大胸筋胸肋部の他に，前鋸筋，棘上筋，棘下筋，上腕二頭筋と上腕三頭筋である．回復相では，三角筋中部・後部の他に，棘上筋，肩甲下筋，僧帽筋，上腕二頭筋が活動する．肩の運動は，推進相では肩屈曲と肩甲骨の前方突出，回復相では肩伸展と肩甲骨の後方突出である．推進周期の 0〜32％が推進相，32〜100％が回復相に該当するとして，推進周期 78％で前鋸筋の活動による肩甲骨の後方突出が減速され，続いて三角筋前部と大胸筋の活動によって，推進周期 94％で肩の運

表 8-21 車椅子推進周期における筋活動のタイミング

| 筋 | 人数 | 開始, %周期 | 終了, %周期 | 持続, %周期 |
|---|---|---|---|---|
| 推進相 | | | | |
| 　三角筋前部 | 13 | 87(13) | 17( 6) | 30(15) |
| 　大胸筋胸肋部 | 16 | 93( 8) | 21( 4) | 29( 7) |
| 　前鋸筋 | 10 | 78(11) | 20(11) | 42(17) |
| 　棘上筋 | 9 | 82( 7) | 22( 7) | 40( 9) |
| 　棘下筋 | 15 | 90( 8) | 23(13) | 32(17) |
| 　上腕二頭筋 | 16 | 92( 7) | 8( 3) | 16( 9) |
| 回復相 | | | | |
| 　三角筋中部 | 17 | 23( 2) | 91( 6) | 68( 7) |
| 　三角筋後部 | 17 | 26( 6) | 82( 8) | 55( 9) |
| 　棘上筋 | 10 | 23( 3) | 82(15) | 59(11) |
| 　肩甲下筋 | 7 | 17( 7) | 85( 6) | 68( 6) |
| 　僧帽筋中部 | 10 | 23( 2) | 84(10) | 61( 9) |
| 　上腕三頭筋 | 11 | 16( 8) | 64(16) | 48(17) |

( ):標準偏差

(Mulroy et al. 1996, 一部改変)

動は伸展から屈曲へと転換する．大胸筋は，肩屈曲とともに手をハンドリムに押しつけるように働く．推進相の上腕の外旋は，主として棘下筋の活動によって起こる．肩屈曲と上腕外旋は，手がハンドリムから離れても，推進周期42％まで続く．この時期に，三角筋中部・後部の活動は，肩屈曲の減速に働く．推進相に働く筋群の活動は，推進相後半に働く筋群の活動開始と同時に終わっている．回復相には，僧帽筋中部が活動し，肩甲骨の前方突出を減速し，その後に後方突出をもたらす．上腕二頭筋と上腕三頭筋は，肩関節よりも肘関節の運動に関与する．上腕二頭筋の活動は，回復相の後半に手をハンドリムへ戻す動作に，推進相の初期にはハンドリムを引き上げる動作に関与している．引き上げ動作は，手がハンドリムにふれたときから始まり，ハンドリムの頂点に至るまで続く．上腕三頭筋は推進相の後半に肘を伸展して，ハンドリムを押し下げるのに役立つ．推進相には，尺側手根屈筋や橈側手根伸筋の同時収縮があり，手首を固くして上腕の力を伝達するのに役立っている．なお，筋電図パターンは，座の位置を変えても類似しているが，活動量はかなり変化する．この現象は，推進相に活動する筋群に著しい．

## 5) 車椅子推進のエネルギー消費と呼吸循環器系の反応

　車椅子推進のエネルギー消費は，特に推進の効率あるいは一定量の仕事を遂行するのに必要とされる努力量との関連で検討されている．多くの報告は，駆動輪のタイヤや軸心に抵抗を加えて仕事率（power output, PO）を定め，そのときの酸素摂取量と呼吸商からエネルギー消費（energy expenditure, En）を得て，力学的効率（mechanical efficiency, PO/En）を求めている．

［力学的効率］

　20歳代の健常者7名が車椅子を推進した場合，力学的効率の平均値は，速さが2 km/hでは6％，4 km/hでは8.2％である（Veeger et al. 1989）．McLaurin et al.（1991）は，スポーツ競技者を含めた車椅子使用者を対象とした調査から，最大仕事率が125 W，効率が13.9％と報告している．他方，平地走行において，効率が低く，3％という数値もある．平均的には，0.4 W/kgの仕事率，速さが3 km/hの場合に効率は9％，速さが2 km/hでは10.3％になる．0.2 W/kgの

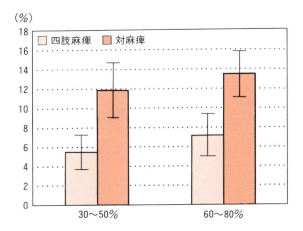

**図 8-57　車椅子推進の効率**
四肢麻痺者および対麻痺者が最大仕事率の 30〜50%，60〜80%で車椅子推進を行ったときの力学的効率（仕事率／エネルギー消費）の平均値と標準偏差を示す．

(Dallmeijer et al. 1998)

仕事率では，速さは同じでも，効率はそれぞれ 7.1%，8.4%に低下する．仕事の負荷量が大きいほど，速さは遅いほど，効率は高くなる．車椅子エルゴメータを用い，脊髄損傷による四肢麻痺者 17 名，対麻痺者 12 名を被験者として，各人が最大仕事率の 30〜50%および 60〜80%の負荷で車椅子推進を行ったときの効率（PO/En）を図 8-57 に示す．仕事率は，四肢麻痺者に比べて，対麻痺者が高い．両者とも，負荷が大きいと，効率は高くなっている．

［車椅子操作のエネルギー消費］

通常，エネルギー消費は，単位時間当たりで表示される．ただし，その数値は，個人が一定距離を移動するためのエネルギー消費についての情報とはならない．体重（kg），移動距離（km）当たりの車椅子推進の正味エネルギー消費（エネルギーコスト：net locomotive energy cost, NLEC：$kcal \cdot kg^{-1} \cdot km^{-1}$）は，

$$NLEC = (E-e)/(Wt \cdot D)$$

E：全エネルギー消費（kcal），e：安静時エネルギー消費（kcal），Wt：体重（kg），D：移動距離（km）

によって求められる．NLEC は，移動の効率に関する相対的指標であり，エネルギー代謝率の一種である．NLEC が低いほど，力学的効率は高くなる．この種の指標を用いることによって，各種の移動手段の効率が比較できる（Glaser et al. 1981）．

［床面の影響］

車椅子推進に対する生理的反応の程度には，使用者の体力，車椅子の型，移動の速さ，床面の状態，その他の建物条件が影響する．タイルやカーペットの上を健常者 10 名が 3 km/h の速さで歩行した場合，NLEC（$kcal \cdot kg^{-1} \cdot km^{-1}$）の平均値±標準偏差は，それぞれ 0.55±0.02，0.53±0.03 であり，心拍数（bts/min）は 80±4，79±4 となっている．対麻痺者 9 名が同じ条件で車椅子推進を行った場合には，NLEC はそれぞれ 0.46±0.03，0.80±0.06，心拍数は 100±5，114±6 である．タイルとカーペットという床面の相違は，歩行時の消費エネルギーには影響しない．しかし，車椅子による移動では，床面の違いの影響は大きい．

表 8-22 脊髄損傷者の車椅子による全力疾走および持久走における心肺機能の反応

| 変　　数 | | 四肢麻痺(n＝6) | 高位対麻痺(n＝8) | 低位対麻痺(n＝12) |
|---|---|---|---|---|
| [120 m：全力疾走] | | | | |
| 収縮期血圧(mmHg) | 検査前 | 96.0( 8.0) | 107.4(14.9) | 121.6(14.5) |
| | 差 | 8.0(33.5) | 3.4(22.1) | 14.4(13.7) |
| 拡張期血圧(mmHg) | 検査前 | 60.0( 6.9) | 61.9(15.4) | 71.6(21.4) |
| | 差 | −5.0(12.0) | −0.8(21.9) | −17.2(10.3) |
| 脈拍数(/min) | 検査前 | 64.7( 4.6) | 87.7(17.8) | 85.1(11.3) |
| | 差 | 25.7( 6.9) | 30.7(13.4) | 24.6(19.9) |
| 呼吸数(/min) | 検査前 | 17.0( 2.0) | 18.6( 2.7) | 18.7( 3.9) |
| | 差 | 6.0( 2.3) | 7.8( 4.9) | 8.8( 3.3) |
| 所要時間(s) | | 72.3(20.8) | 44.6( 5.6) | 42.9( 5.6) |
| [4 分間：持久走] | | | | |
| 収縮期血圧(mmHg) | 検査前 | 96.8( 6.2) | 109.4(19.4) | 113.9(14.2) |
| | 差 | −27.2( 9.5) | 6.2(24.9) | 21.1(12.2) |
| 拡張期血圧(mmHg) | 検査前 | 55.0( 6.2) | 63.9(12.4) | 63.4(21.7) |
| | 差 | −8.2( 8.2) | −20.1(25.0) | −20.0(15.3) |
| 脈拍数(/min) | 検査前 | 63.3( 3.2) | 91.1(13.8) | 87.7(10.7) |
| | 差 | 31.0( 9.0) | 46.6(19.4) | 40.2(19.2) |
| 呼吸数(/min) | 検査前 | 16.0( 0.0) | 17.0( 1.7) | 17.3( 4.0) |
| | 差 | 9.5( 1.9) | 16.2( 5.7) | 15.3( 6.8) |
| 移動距離(m) | | 391.1(16.0) | 515.0(97.1) | 550.5(68.1) |

(　)：標準偏差

(Parziale 1991，改変)

[脊髄損傷レベルとPCI]

　脊髄損傷者26名（四肢麻痺6名，高位対麻痺8名，低位対麻痺12名）が車椅子標準型を用いて，120 mの全力疾走，4分間の持久走を行ったときの心肺機能の変化を表8-22に示す．安静時の収縮期血圧と脊髄損傷レベルとの間には関連性があり，損傷レベルが高位になると，収縮期血圧は低くなる．車椅子走行の速さも損傷レベルと関連性があり，高位損傷になると疾走および持久走の距離は短くなる．特に損傷レベルが第6胸髄節よりも高い場合，交感神経の機能障害によって，運動に対する循環器系の反応が十分ではなくなることに注意が必要である（Parziale 1991）．

　車椅子推進の生理的コスト指数（PCI）は，脊髄損傷レベルによって異なっている．C6およびC7の頸髄損傷者（17名）では，速度が71.5±7.7 m/min，PCIは0.31±0.18 beats/mであり，T1からL3の脊髄損傷者（30名）では，速度は85.4±9.4 m/min，PCIは0.25±0.16 beats/mである．できるだけ速く走行した場合，前者の速度は101.1±15.3 m/min，PCIは0.44±0.15 beats/m，後者の速度は133.9±17.1 m/min，PCIは0.63±0.18 beats/mである．脊髄損傷レベルが高位であるほど，走行速度は遅く，PCIはあまり高値にはならない．

# 9 運動発達

## 1 発達とは

### 1）成長，成熟と発達

　発達（development）とは，分化（differentiation）および階層的統合（hierarchic integration）が進行するような，特定の方向への変化である．分化は統一体の諸要素が相互に目立つようになること，階層的統合は諸要素が階層構造を示す組織のなかで相互に関連し合うようになることである．現象的には，ピアノ演奏の習熟過程において，個々の指の動きが次第に分離して，同時に全体としては協調性のある運動となる過程に類似している．

　発達は，個体の内的要因および外的要因の影響を受けている．小児が育つ過程は，成長，成熟，発達などの用語で表現され，
- 成長（growth）：有機体の体格（身長と体重）が増大すること
- 成熟（maturation）：有機体がある程度，安定した構造および機能に近づくこと
- 発達（development）：有機体の構造および機能が分化，多様化，複雑化すること

と定義されている．

　発達は，その過程に成長および成熟を含み，そのうえに経験が加わって生じる変容であり，遺伝要因と環境要因との相互作用の産物である．

### 2）運動発達の研究の歴史

　運動発達の研究は，発達科学（developmental science）の1分野である．発達科学は，時間経過につれて起こる変化を対象にして，それらを時間の関数として扱っている．代表的な学問領域に，天文学，地質学，考古学，生物学，歴史学があり，各種の社会科学もこれに属している．この分野では，歴史的アプローチが研究手法に用いられ，変化を現象的に記述することはできても，その原因は明らかにされていないことがある．そのような場合，事象の説明や予測は不可能であろう．発達科学は，古典的な自然科学とは異なり，科学としては未完成である（Kuhn et al. 1983）．しかし，多くの発達の理論は，発達過程に観察される種々の現象の出現，変化あるいは消失を，因果関係を通して，説明しようと試みている（Beyer 1987）．

　運動発達の研究は，ギリシャ時代から行われていたが，その発展は近代になってからである．19世紀後半，進化論が展開されるにつれて，発達研究も起こり，主として小児の経時的変化を記述する縦断的研究が行われるようになった．現代に連なる研究は，1920～1930年代に始まり，

Gesell，Halverson，Shirley，McGraw などに代表される．現象的に観察される変化（change）のうちに不変の系列（sequence）を見出し，変化がいつ（when）起こるのかを問題にした．最初は，変化の事象を記述するのに年齢が用いられ，段階（stage）の概念が導入された．続いて，個人差の研究から，各段階における理想型（理念型：ideal type）がモデルとして利用されるようになった．この時代には，個体の発達を，種の進化から類推（個体発生は系統発生を繰り返す）するなど，人間と動物との比較研究による説明が行われた．

　発達研究において，遺伝要因に重点を置いたのは Gesell であろう（Knobloch et al. 1974）．Gesell は，"乳幼児の発達検査は，中枢神経系の成熟，統合の程度を調べるもの"と仮定していた．そのため，"何ができるようになる"という変化の系列および変化の時期を重視した．発達の個人差，非典型例へのアプローチを通して，典型的行動様式（norm）およびそれらの出現時期（timing），行動のカテゴリー化を導入した．Gesell の発達診断学（developmental diagnosis）は，行動の発達を"適応行動，大筋運動行動，小筋運動行動，言語行動，個人・社会的行動"のカテゴリーに分けている．その中心は，運動行動の記述的分析であった．運動発達では，学習要因も大切であるが，一義的には成熟が重視され，成長とともに，ある方向づけを行っている内的要因があると想定されていた．個体は，その環境に関係なく，一定の運動パターンを獲得するが，これは遺伝的に決定されている．運動パターンの変化は，胎生期にすでに認められ，全身運動や集合運動から四肢の部分の限局した運動へと移行する．これらの変化が中枢神経系における構造の成熟（髄鞘化）に対応すると仮定した．正常な運動発達は，中枢神経系における皮質化（corticalization：系統発生の過程で機能が皮質へ移動すること）によって，下位レベルのさまざまな反射に対する上位レベルによる制御が出現したことに帰せられている．これらは発達に関する神経成熟理論（neuro-maturational theory）である．

　その後，Watson や Skinner に代表される行動主義（behaviorism）では，発達を学習の結果として生じた変化とみなした．模倣，モデリング，観察学習などの社会学習も類似の立場にある．刺激-応答関係，オペラント条件づけなどの行動学習理論で発達を扱い，環境を強調した．

　精神分析（psychoanalysis）の理論には，発達におけるパーソナリティ形成や精神力動の役割を重視した，Freud や Erikson によって提唱されたモデルがある．Maslow による人間主義的アプローチは，個人の特異性，潜在能力，自己実現欲求の存在を仮定した体系になっている．

　Piaget の認知的アプローチでは，心的能力の発達とその機序が中心に位置づけられている．

　発達過程を説明するためのモデルは，

・変化の系列として（現象論的：phenomenological），
・成長や伸長として（量的変化：quantitative change），
・運動技能の向上のような分化として（質的変化：qualitative change），
・自然的傾向の展開として（内因的：endogenous），
・学習として（社会的-心理的：social-psychological），
・個人の人間的な成長（自己決定）として（人類学的：anthropological），
・変換と重ね合わせとして（層化：stratification），

のいずれかで捉えてきた（Beyer 1987）．

　現在では，発達過程における変化がどのようにして（how）起こるのか，何（what）が変化を起こすのかに関心が移っている．運動統合，運動制御あるいは運動学習における研究の影響もあって，運動課題の成果を測定すること（movement product-oriented research）から，運動の

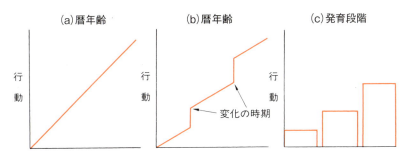

**図9-1 発達のモデル**
(a)と(b)は暦年齢から考えられる行動という従来の考え方を示している．(c)は年齢の重要性を減らし，子どもは年齢に関係なく，行動のある段階から次の段階へと進んでいくという段階による接近法を強調したものである．

(Singer 1968)

過程あるいは変化の過程そのものを分析すること（movement process-oriented research）へと研究手法にも変化が生じている．そのため，知覚運動発達の視点から運動発達を捉える研究が有力になっている．運動発達と運動学習との類似性から，これらの研究に情報理論を応用することも多くなっている．発達的神経生物学（developmental neurobiology）の領域からは，動物実験を中心にして，運動行動の変化と中枢神経系の形態的変化や化学伝達物質の生成との対応が探究されている．

### 3）発達段階

発達心理学では，発達過程は発達の階層的組織化の表現であるとされている．段階（stage），相（phase）あるいはステップ（step）の過程として捉えてきた．発達段階は，量的変化よりも質的変化によって特徴づけられる．ある段階から次の段階への移行は，やや急速に起こり，そのときに種々の心身の変化が前ぶれになることもある．

運動発達は，成長に伴って，運動機能が分化，多様化，複雑化する過程である．運動行動は，暦年齢におよそ一致して変化する．しかし，運動の能力や技能は，素因，身体成長の程度，性差，性格，これまでの経験などの影響を受けている．そのため，児童期を過ぎると，暦年齢と発達年齢との間に，しばしば不一致が起こってくる（図9-1）．

暦年齢別に，運動発達の特徴を掲げておく（Beyer 1987）．

**1 乳児（1歳未満）** 運動発達は，身体的成熟過程によって決定されている．生後しばらくは，運動発達は，頭部から尾部へ，四肢の近位から遠位へ，の順で起こる．運動はあまり制御されず，容易に疲労する．

**2 幼児（1～5歳）** 運動課題の熟達には，触覚や運動覚が利用される．運動の促通や抑制は不十分であり，運動が過剰で，疲労しやすい．走行や跳躍，キャッチボールのような複合した身体運動も可能になる．

**3 学童（6～12歳）** 運動の制御や調整のような協調性や技能は，急速に向上する．身体的状況や運動経験の豊富さ，情緒的安定から，10～12歳が運動学習にとって最適な時期とされている．

**4 青年前期（12～14歳）** 二次性徴が現れ，身体像（body image）の変化が運動素因にも影響する．この時期の発達過程は，それ以前に獲得したパフォーマンス・レベル，また訓練の強

度や期間に影響される．運動発達には，個人差が大きくなる．

　**5**　**青年後期（15〜18歳）**　運動能力は安定し，パフォーマンスは訓練の強度，期間や質，社会心理的要因に依存する．

## 2 発達分析

　運動発達を理解するため，手法としての発達分析（developmental analysis）に精通しておくとよい．Siegel et al.（1983）は，発達分析を通して，発達心理学の方法論を主張している．それは，さまざまな分野に共通する事項（agenda）となる．

### 1）発達分析について

　Bergson（1979）によれば，世界に実在するのは変化であるが，人間は，知識として，それを状態像あるいはスナップショット（snapshot）として捉える傾向にある．これはシネマトグラフィック機構と名づけられた人間の知覚および思考の理論に由来した考え方である．変化は，継続する状態像の間の相違に基づいて知覚されている．運動分析や発達分析は，このような原理に依存している．発達分析の関心は，変化を記述して，理解することにあり，そのためには状態像の特徴を明記することが必要である．

　**（1）状態像の特徴づけ**

　状態像は，独立した要素の単なる集合体ではない．各状態像は，要素群が相互に関係し，組織化されているシステムとみなされる．そのようなシステムは，その構成要素群の特性とは異なる独自の特性を示し，統一体（whole），組織（organization）あるいは構造（structure）と呼ばれている．

　発達分析では，組織化された構造が本質的な対象になる．どのように組織化されたシステムであっても，構成要素に対して，構造は上位に位置している．同時に，いっそう上位のシステムに対しては，従属した下位の位置にある．このような複数のレベルで構成されるシステムを，階層的に組織化されたシステム（hierarchically organized system）という．ここでは，下位レベルの活動は，上位レベルで統合されている．たとえば，臨床神経学領域におけるJacksonのモデルがある（Taylor 1958）．このモデルでは，進化あるいは発達の過程は，単純性・自動性から複雑性・柔軟性・随意的制御への進行として特徴づけられる．中枢神経系は複数の統合レベルによって組織化され，各中枢は上位であるほど進化・発達（複雑性・柔軟性・非自動性への移行）している．身体の動きを［運動-動作-行為］として，これらを階層構造であると理解することもできる（表9-1）．上位レベルは下位レベルを統合して，下位レベルは上位レベルに対して拘束条件となっている．

　発達分析が強調するのは，何が起こるか，どのように起こるかであって，いつ起こるかではない．時間や年齢は，はじめはシステムの発達を分析するための指標あるいは里程標として利用される．しかし，状態に関する不変の系列（invariant sequence）が明らかになれば，時間の指標はあまり意義をもたなくなる．時間や年齢を放棄すれば，発達が研究される時間幅は，理論的には任意である（Siegel et al. 1983）．

　**（2）発達の特徴**

　多くの小児の成長過程に，X・Y・Zの活動が観察される場合，それらの出現に不変の系列が

表 9-1 階層のレベルと法則

| | 行　為 | 動　作 | 運　動 |
|---|---|---|---|
| レ　ベ　ル | III 社会システム・人間 | II 生物システム | I 物理システム |
| 法　　　則 | 政策・目的・価値 | 進化・成長・発達・学習 | 力学的原理 |

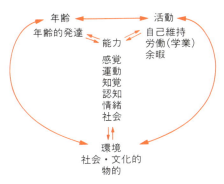

図 9-2　能力，年齢，環境，活動の相互作用

あれば，それらの進行は個体間で一致して，一般化することができる過程によって制御されていると仮定する．このような不変の系列は，それを制御している過程を理解する手掛かりになり，発達分析の中心に位置づけられている．

技能（skill）の発達は，時間経過につれて起こる感覚や運動，知覚・認知，社会性などの諸能力の出現およびそれらの複雑化に依存している（Reed et al. 1980）．日常の行動場面では，これらの技能は統合されている（図 9-2）．

## 2）発達分析の手順

発達分析の一般的な手順は，構造-機能分析（structure-function analysis），系列分析（sequence analysis），移行分析（transition analysis），に分けられる．系列分析は構造-機能分析を含み，移行分析は系列分析を包含している．

### （1）構造-機能分析

調査研究は，システムの活動あるいは行動の観察から始まる．一連の活動は，ある機能（function）あるいは目標（goal）の達成に役立っている．分析の第 1 歩は，研究すべき機能を明記することである．次に，その機能に関係する一連の活動（構造：structure，手段：means）を組織化して，モデルあるいは理論を作成する．ここでは，構造-機能連関の概念化が重要である．これを手段と目標の関係とみなしてもよい．観察や測定は，モデルや理論を含めて，概念を構成するための材料を提供することである．行動のシステムは，複数のレベルの活動で成り立ち，ひとつあるいは複数の構造-機能連関を概念化しなければ，明らかにならない．

### （2）系列分析

発達分析は，1 回限りの構造-機能分析に関係するのではなく，時間経過につれて生じてくる構造-機能の間の変化の関係を明確にする．一連の構造-機能の関係が系列分析の基礎であり，分析の目標は連続する段階間の相違を調べて，変化の性質を記述することにある．次に，一連の構造-機能分析を行う．系列分析が成功すれば，

- 連続する各段階における構造-機能分析は，行動を十分に特徴づける，
- 構造および行動の系列は，不変である，
- 連続する段階は，発達の定義と一致している，

ことが明らかになるはずである．

系列分析では，相似（parallel）の概念が利用される．たとえば，幼児における［背臥位から立位になる動作］の運動パターンの発達（新たな運動パターンの出現）は，高齢者における運動パターンの退行とは，逆の系列になっている（中村1977）．また，乳幼児の"つかみ（grip）"動作の随意的制御の発達で観察される系列と同じ順序が，脳卒中片麻痺患者の回復過程にも観察されている（Twitchell 1951, 1965a, 1970）．このような現象間の相似は，運動発達に関与する中枢神経機構を理解するのに役立っている．

### (3) 移行分析

系列分析で得られた状態の組織化および秩序（系列）の比較を通して，変化の性質について推論する．移行分析の目標は，自己調整的あるいは自己変容的システムの原理，特性や機構を明らかにすることである．発達の視点では，成熟や先行事象，機能的帰結（たとえば学習における強化）のような要因がシステムへの入力とみなされる．これらの入力が移行に影響する度合いは，システムの組織化およびシステムにおける変化を調整する特性や機序に依存している．理想的な移行分析が満たすべき基準は，

- 移行の機序が推論できるように，詳細かつ正確な系列分析に基づいていること
- 変化の調整機序を，十分に明らかにすること
  a. 既存のデータを明白な仕方で説明するために
  b. 行動変化について，証明できる予測を導くために
- 移行に関する理論は，発達の連続的で，強制的な経過を説明できること
- 理論は，発達過程における複数のタイミングで，環境の重要な側面あるいは様相を定義しなければならない．発達が内部構造と外部事象との相互作用の結果であれば，外部事象の性質を明確にしておかなければならない
- 提案した機序が作用するための限界条件（環境条件および行動系列の範囲）の指標を含んでいること

である．ただし，これら基準のすべてを満たしている発達理論はない．

## 3）運動発達研究への応用例

発達分析が運動発達の研究に，どのように応用されるのかを掲げる．

### (1) 背臥位から立位への動作

背臥位から立位になる動作は，［背臥位から座位へ］，［座位から立位へ］の２相に分けられ，運動パターンはそれぞれに３通りの理想型がある（p.356，図8-5参照）．小児は，１歳を過ぎて立ち上がるようになると，背臥位から寝返り，四つばい位，高ばい位を経て，立位になる［P］．３歳以降には，体幹を半身にして起き上がり，片肘立ち位から横座り位になり，膝立ち位，片膝立ち位を経て，立位になる［K］．６歳以降は，背臥位から一気に起き上がり，蹲踞位（しゃがんだ姿勢）から立位になることができる［S］．

背臥位から立位になるという動作（目標，機能）は，年齢順に異なった運動パターン（手段，構造）によって遂行されている．理想型の運動パターンおよびその出現の系列は，明らかである．

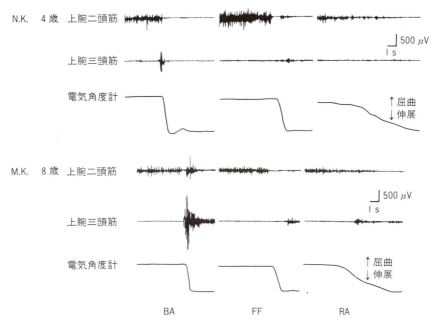

**図 9-3　立位で 90°肘屈曲位からの肘伸展運動**
BA は自由落下よりも速い運動，FF は自由落下，RA は自由落下よりも遅い運動．8 歳児は FF で上腕二頭筋・三頭筋の抑制が可能，4 歳児は不能である．

運動分析からは，3×3＝9 通りの組み合わせがあり得る．成人の日常生活では，これらの組み合わせのいずれかが用いられている．高齢者になると，まず［S］が困難になり，続いて［K］も不安定になり，もっぱら［P］の運動パターンを用いている．加齢による運動機能の退行が発達の逆系列になっている（相似モデル）．このような機能を支える構造の変化は，姿勢の制御機構の発達，筋力の増加などに並行して起こった運動機能の変化である．ただし，その詳細は不明である．

### (2) 重力下での協調運動の獲得

基本的立位姿勢で肘 90°屈曲位から肘伸展運動を行うとき，運動の速さによって上腕の筋群の活動パターンは異なっている．重力だけによる自由落下よりも，すばやい運動（ballistic, BA）は，急速な上腕三頭筋の収縮で起こる．重力だけによる自由落下（free-fall, FF）は，それまで持続性収縮を行っていた上腕二頭筋の急速な収縮停止で起こる．自由落下よりも遅い運動（ramp, RA）は，上腕二頭筋の収縮が次第に弱くなることで起こる．小児で 3 通りの運動のすべてが可能になるのは 7〜8 歳になってからであり，3〜4 歳で意識的にできるのは BA だけである（図 9-3）．

成人を被験者とした反応時間研究では，反応時間は BA＜RA＜FF の順になる（Nakamura et al. 1984）．運動の速さや範囲のような制御すべき運動の変数が増加するほど，反応時間は延長することが知られている（Stelmach 1978）．また，これらの運動を筋電図フィードバックのもとで行い，被験者の主観的判定および学習までの試行回数を基準に検討すると，BA は容易，RA はやや困難，FF は非常に困難となる．類似の現象は，運動技能の学習過程でも報告されている（Hobart et al. 1975；Payton et al. 1972）．3 通りの運動を上腕二頭筋活動の抑制からみると，BA では運動開始前の先行抑制が上腕三頭筋と上腕二頭筋に生じる．RA では上腕二頭筋は遠心性収縮を行い，抑制は徐々に進行する．FF では急速に筋活動が停止しなければならない．筋活動の抑制過

程と運動技能との関連が明らかである．Gatev（1972）は，小児の運動協調性の発達を検討して，乳児の運動は拮抗筋の抑制なしに起こり，その後に拮抗筋の抑制が生じるようになり，最終的に先行抑制が現れることを示している．しかし，日常の運動行動では，3歳児もFFを利用している．感覚運動技能として，3歳で獲得されている運動パターンを，言語指示や模倣によって，意識的に操作できるようになるまでには，その後4～5年を要することになる．

ここでは，言語指示に従って行う重力下における肘伸展運動の速さが制御の課題（機能）である．分析手法は，筋電図運動学である．その構造は上腕二頭筋および上腕三頭筋の収縮様態であり，BA，FF，RAにはそれぞれ理想型としての筋電図パターンがある（構造・機能分析）．各筋電図パターンとそれらの操作可能な年齢が検討され（系列分析），変化の生じる先行条件として日常運動行動における筋電図パターンなどの系列分析も行われている．運動発達あるいは技能習得の過程では，日常的に無意識的様式では実行されている筋電図パターンでも，意識的様式では制御できない時期があることを示している．

## 3 中枢神経系の発生と運動発達

神経系の発生過程と行動形式，行動の変化との対応が多く検討されている．運動発達にかかわる古典的理論は，人間の成熟した運動行動の出現にとって，その基底にある反射を重視していた．健常児における姿勢や運動の制御の創造は，さまざまな反射の出現とそれらの統合に依存すると想定した．これらの理論では，反射の出現や消退は，大脳皮質の成熟を反映するものであって，中枢神経系の下位レベルで制御されている反射が抑制され，統合されることを通して，いっそう機能的な姿勢や随意運動が可能になる．これを反射階層理論（reflex-hierarchical theory）と呼んでいる（Shumway-Cook et al. 1995）．

発生につれて現れる行動や機能の変化は，中枢神経系に新しく形成された構造や化学物質と関係があると想定されている．発生過程における中枢神経系の解剖学的構造は絶えず変化して，数多くのニューロンやシナプスの形成と消滅の連続といえる．そのような形態的変化は，時間的に厳密に規定されているが，その機能や意味は不明である．胎生初期には，ニューロンの過剰増殖があり，1個のシナプスを形成するのに多くのニューロンが争っているかのようにみえる．あるニューロンがシナプスを形成すると，他のニューロンは死滅してしまう．感覚系では，刺激がこの過程をある程度まで変容させている．シナプス結合にも似たような過形成と消滅の過程がある．このような形態的変化を制御する機序は，十分に解明されていない．遺伝子のもつプログラムだけでなく，後世的発生の問題を巡って研究が進められている．

末梢神経と筋との結合が完成すると，胎児は刺激がなくても身体運動を行うようになる．自発運動がないと，骨関節や筋群の発達に欠陥を生じることもある．この時期には，刺激-応答による運動も起こる．

胎児期の運動発達で重要とされるのは，抑制現象である．胎児は次第に刺激に応答しなくなり，胎児末期には自発運動も減少する．生後の運動発達で起こる原始反射の消失や運動技能の獲得にも類似の抑制現象がある．

Prechtel（1972）は，解剖学的構造の形成や消滅と運動行動の出現や消退とを結びつけるために，感覚運動機制（sensory-motor mechanism）の形成を想定している．

・感覚運動機制の消滅が発生の途上で起こる．これは変態する動物では明らかである．

- 感覚運動機制は中枢にあるが，上位中枢がその働きを抑制するため，反射運動が消失する．これは動物での破壊実験および臨床神経学で出された推論である．しかし，発生の途上で上位中枢からの抑制が形成される証拠はなく，この説に対しては否定的である．
- 感覚運動機制の要素およびその結合形式に変化が起こる．これに該当するデータはない．
- ある感覚入力が働かなくなり，他の感覚入力が同一の運動出力を生じさせる．立ち直り反射などである．ただし，その神経機構は不明である．
- ある感覚入力が複数の運動プログラムを起動する．はじめは競合するが，発達につれて分離する．乳児の足底を刺激すると両下肢の交互運動（自律歩行）や同時屈伸運動（跳躍）が複合して現れる．その後に，交互運動が優位になり，歩行の協調性が得られる．

これらのモデルは，中枢神経損傷後の機能回復モデルと類似したもの，一部は独自のものである．

　新生児を両腋下で垂直位に支え，体幹がやや前傾するようにして足底を床につけると，直立歩行のような下肢の運動が生じる．それが生後 2 か月ころには消失する．その 4〜8 か月後に，支えると足踏み運動（介助歩行）が現れる．それから独立歩行へと移行する（McGraw 1945）．反射階層モデルでは，新生児の足踏み運動は反射であり，それの消退は上位中枢の成熟による抑制の結果である．一方，システム論モデルの視点から，Forssberg（1985）は，人間の移動はある種の階層構造で組織される複数のシステムの相互作用で生じると仮定する．おそらく脊髄にある生得的なパターン発生器（central pattern generator）が歩行周期の基本的リズムを創造し，これが新生児の足踏みとして現れる．乳幼児期には，上位中枢からの下行性システムが次第に発達して，乳幼児は移動活動を制御する能力を獲得する．パターン発生器を制御するシステムよりも，上位レベルで組織化されているバランス制御の適応システムが発達する．このモデルでは，介助歩行の出現は，バランス機能にかかわるシステムの成熟に依存する．また，中枢神経疾患の成人患者が未熟な歩行に戻るのは，パターン発生器に対する上位中枢の調節機能が喪失したためと解釈する．

## 4 胎児，幼児および学齢期の運動発達

### 1）胎児期

　人間では，胎児期に自発運動が始まる．受胎後 7 週目に頭部および頸部の横紋筋への運動神経支配が生じ，さらに四肢や体幹の筋群の神経支配が完成する．胎生初期の神経系の発生は，急速に進む神経線維の形成である．体節内，体節間，脳幹までを結ぶ求心性および遠心性の神経線維が形成され，8 週目には反射運動に必要な解剖学的構造ができ上がる．その結果，接触，圧迫，振動などの機械的刺激に対して，胎児は反射的な運動を示すようになる．それ以降，中枢神経系の構造および機能の成熟につれて，反射運動も多様化する．9 週目になると，自発運動が出現する．はじめに現れる運動は，呼吸，摂取，排泄などの自律機能として役立つものであり，その後に屈曲反射のような防御機能に関係するもの，さらに把握や表情，姿勢保持や立ち直りの機能が発達してくる（表 9-2）．未熟な原始的運動は，はじめは集合運動（general movements, GMs）の形をとって，全身に広がる傾向を示すが，次第に四肢の部分に限局した運動となる．これらの身体運動の変化に対応して，中枢神経系では髄鞘形成の過程が進行している．

　中枢神経系の髄鞘化は，解剖学的には系統発生的に古い構造から始まり，一定の順序に従って

表9-2 人間胎児の運動機能発達

| 統合レベル | 月 | 週 | | | |
|---|---|---|---|---|---|
| 延髄―脊髄 | 2 | 8<br>9<br><br>10〜11 | 呼吸運動<br>口唇運動<br>肛門運動<br>四肢の屈曲反射 | 集合反射<br>放散 | 体性運動活動<br>自律神経活動<br>防御反射<br>姿勢 |
| | 3〜4 | 12 | 姿勢（伸張反射）<br>手掌把握<br>表情 | | |
| | | 15 | 自発運動 | | |
| 中脳―菱脳―脊髄 | 4〜6 | | 四肢の協調運動<br>立ち直り反射 | 局所的 | 立ち直り<br>協調運動 |
| 間脳―中脳―菱脳―脊髄 | 8〜9 | | 種々の内臓活動 | | |

(Monnier 1970, 一部改変)

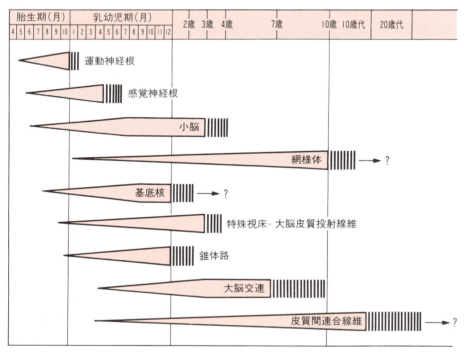

**図9-4** 中枢神経系ニューロンの髄鞘形成
縦線はほぼ髄鞘化の終わる時期を示す．

(Yakovlev et al. 1967)

起こる（図9-4）．中枢神経系の構造の成熟は，脊髄から脳幹を含む上位中枢へと進む．乳幼児期の運動が未熟であるのは，上位中枢の髄鞘化が不完全であるためと想定されている．大脳の皮質下構造よりも，皮質の髄鞘化は遅れることが，原始反射の出現や抑制と関係づけられている．運動の基本的要素は，早期に髄鞘化が起こる皮質下にあり，皮質は髄鞘化につれて，これらを協調的に制御するという説が有力になっている．

表 9-3　新生児と乳幼児の運動機能発達

| 未熟児, 新生児 | 7 か月（在胎） | 呼吸<br>食物摂取<br>表情<br>防御<br>把握 | <br><br>表情, 発声<br>屈曲反射<br>把握反射＋しがみつく<br>支持伸張反射 |
|---|---|---|---|
| 乳児 | 2〜3 か月<br><br>5〜6 か月<br>7〜10 か月 | 調整　　　→<br>立ち直り　→<br>立ち直り<br>立ち直り | 頭, 眼<br>頭, 支持反射<br>体幹, 頸反射（座位）<br>四肢, 平衡反応（立位） |
| 幼少児 | 11〜14 か月 | 立位<br>歩行, 平衡（バランス） | <br>平衡速動反応 |
| 幼児 | 15〜24 か月 | 言語<br>手の技能 | |

(Monnier 1970, 一部改変)

## 2）乳幼児期

　反射機構による運動行動は，出生後もしばらくは続いている．出生直後は，大脳皮質からのニューロンは細く，伝導速度は遅く，樹状突起を欠いて，シナプスの数は少ない．そのため，皮質から直接の影響を受けない運動行動が現れてくる．生後 12〜14 週までの乳幼児の運動は，脳幹や脊髄で統合されている反射によるものが多い．生後 3 か月を過ぎると，運動ニューロンは次第に皮質の制御を直接受けるようになる．乳幼児期における運動発達の研究から，姿勢や移動，手の操作が並行して発達することが，これらの領域における運動技能（motor skill）の出現や向上に不可欠であることが明らかにされている．

　出生後の運動行動の発達は，胎生後期に引き続き，自律機能，表情や発声，防御反射，把握反射で始まる（表 9-3）．その後，頭部や眼の定位調整機能（2〜3 か月），座位保持（6 か月），立位（10 か月），歩行（11〜14 か月）の機能が順に出現する（図 9-5）．四肢の巧みな運動は，幼児期を経過して発達する．

　生後 3 か月以降，中枢神経系の成熟に伴って，運動行動は次第に変化していくが，この過程は学習とみなすこともできる．生後の数年間は，運動学習に集中している時期であるともいえる．脳幹網様体から脊髄への抑制性制御が加わり，脊髄反射は変容する．網様体は，皮質網様体路の形成につれて，皮質の制御を受けるようになる．錐体路（皮質脊髄路）や錐体外路系の成熟によって，さまざまな随意運動も可能になる．

　中枢神経系の抑制性機能は，主として出生後に現れ，3 歳になるまで発達する．これは胎内という比較的刺激の少ない環境から，出生によって外界と接して多くの刺激を受ける環境に移った結果である．

　運動発達で問題となるのは，運動技能の発達における反射の位置づけである．これには 2 通りの説がある．

　ひとつは，
・運動技能は，反射が次第に随意的制御を受けるようになることで現れる，
・反射は消失するのではなく，いっそう複雑な運動行動の階層に取り込まれる，

## 9 運動発達

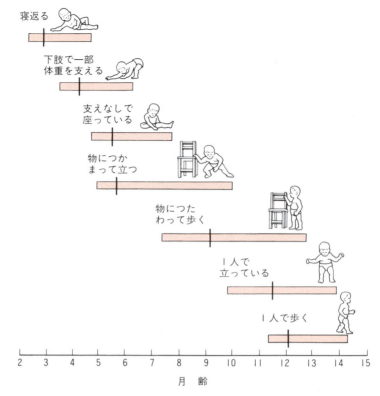

**図9-5** 運動発達の順序
横棒の左端は25%の小児が可能，右端は90%，縦線は50%．
(Frankenburg et al. 1967)

・反射を利用したり抑制したりして，協調運動が可能になる，
という立場である．
　他方は，
・反射が随意運動へと変化することはなく，随意運動は反射の成熟とは独立に，並行して現れる，
と主張する．

　乳幼児期の運動行動の発達は，何歳では何ができるという課題の遂行，パフォーマンスの変化を通して捉えられている．しかし，さまざまなパフォーマンスに関係する基本的な運動パターンや反応の年齢的推移は，十分に知られてはいない．現在，小児の発達評価では，運動発達だけでなく，社会的行動も含めて測定することが多い（図9-6）．

### (1) 反射と反応

　反射（reflex）や反応（reaction）は，意思とは関係なしに生じる刺激（stimulus）に対する応答（response）である．これらは，刺激（原因），応答（結果）およびその中間に介在する中枢神経機構によって，生理学的に説明されている．反射と比べて，反応は意識現象を伴う応答であり，その生理学的機序は複雑である．

　出生直後，乳児の身体運動は，反射運動および左右対称の無目的な屈曲運動が大部分である．成長するにつれて，姿勢を保持する抗重力機構，バランスを保つための反射や反応が現れる．複

4 胎児，幼児および学齢期の運動発達

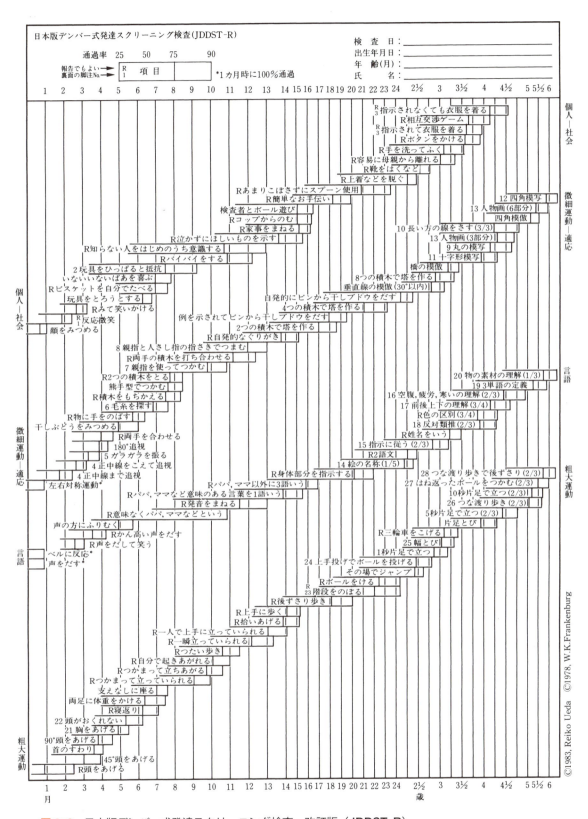

図 9-6　日本版デンバー式発達スクリーニング検査―改訂版（JDDST-R）

（上田 1983）

雑な運動パターンを示す一連の反射運動（連鎖反射：chain reflex）も出現する．これらの反射や反応に伴う運動感覚によって，自己の身体やその動きが知覚され，それが知覚運動技能や知的能力の形成に結びつく．

　反射や反応を誘発するとき，刺激の与え方や個体の生理的および心理的状態によって，応答は著しく異なる．新生児では，呼吸や開閉眼，体動，啼泣などの状態が応答に影響する．中枢神経系が成熟した成人の場合，応答は比較的一定した出現様式を示す．中枢神経系の未熟な乳幼児では，応答は成熟度に対応して変化する．上位中枢からの抑制機構が未完成である時期には，脊髄に中枢がある反射は，亢進していることが多い．成人では，病的反射とされるバビンスキー反射やホフマン反射も，乳児には出現する．

　乳児期の早期に現れており，月齢が進むにつれて，次第に消退する反射群は，原始反射（primitive reflex）と呼ばれている（図9-7）．把握反射，緊張性頸反射，モロー反射，足踏み反射，交差性伸展反射などである．その一部は，成人になっても潜在的に残遺して，姿勢や運動に影響を与える．原始反射の消退に伴って，立ち直り反射やバランス反応のような姿勢に関与する反射が出現する．

　自発行動（spontaneous behavior）および誘発反応（evoked response）の継時的変化や相互関係は，発達チャートとして整理されている（図9-8）．これは乳幼児の運動発達を評価するのに利用されている．

### (2) 全身運動

　乳幼児の自発運動を観察するには，乳幼児を背臥位あるいは腹臥位にして，動きや運動パターンに注意する．その後，基本的な運動パターンを観察するとよい（表9-4）．

**1　新生児期**　正常満期産の新生児には，自発的な全身運動はあまりない．授乳時を除いて，眠った状態で過ごしていることが多い．泣いているときには，自発運動も観察されるが，モロー反射や非対称性緊張性頸反射の影響を受けた運動パターンになる．腹臥位にすると，股関節と膝関節とを屈曲して，下肢を腹部の下に折り曲げ，上肢を頭部の脇に置き，全体として屈曲位の姿勢となる．頭部をわずかに左右に動かす．背臥位にしても屈曲優位の姿勢は変わらない．股関節はわずかに外転した肢位となる．手は母指を手掌内に握りしめている．

**2　2週～1か月**　腹臥位にすると，頭部を床から瞬間的に上げることができる．全体として，屈曲優位の姿勢である．

**3　3～4か月**　乳児を背臥位として，両前腕を持ってゆっくりと引き上げると，4か月ころから頭部と体幹とが一直線になって引き起こされるようになる．腹臥位では，両側の肘と前腕を床につき，上半身を支えるようになる．頭部を垂直位に保って，周囲を見回すこともある．

**4　5～7か月**　腹臥位では，両肘関節を伸展位にして，両手掌を床につき，胸部を床面から上げるようになる．腹部や下肢は，そのまま床についている．背臥位から腹臥位への寝返りが完全にできる．この時期には，床についた前腕を用いて，腹ばい移動も行う．両手と両膝とを床につけて，交互運動を用いた四つばい移動は10か月ころに可能になる*．

**5　8～11か月**　手助けなしに自分で座位がとれる．両脇を支えられて座位を保つことが可能になるのは5か月ころ，両手掌を前について座位保持が可能になるのは7か月ころ，背臥位から腹臥位になり，それから座位に移行できるようになるのは8～10か月からである．この時期には，つかまり立ちもできる．

**6　立位へ**　背臥位から立位になるための運動パターンは，発達につれて著しく変化する．

座位が安定して，つかまり立ちもできるようになると，手を軽く引き上げてやると，立てる．低い台を支えとして立ち上がることもできる．支えがなくても，1人で立ち上がれるのは11か月ころからである．

図9-9は，月齢13か月の幼児が背臥位から立位になるときの運動パターンである．背臥位から，体幹を回旋して腹臥位になり（1～3），四つばい位（4～7），高ばい位（8）を経て，立位になっている．この時期でも，座位から立ち上がるとき，自分の手で支える台があると，片膝立ち位を経て立位になれる（図9-10）．2歳になれば，つかまるものがなくても，片膝立ち位から立位になる（図9-11）．その後，背臥位から完全な腹臥位にはならずに，部分的な体幹の回旋で起き上がる（図9-12）．5歳以降は，背臥位から蹲踞の姿勢を経て立位になる（図9-13）．

**7 歩行**（第8章，p.363参照）　歩行移動は，1歳ころから可能になる．はじめは両手のつかまり歩き，次に片手支持，それから独歩となる．この間の時間経過は極めて短い．はじめのころの歩行パターンは，左右の足を大きく開き（広い支持基底面：wide base），歩隔の広い，不安定で，両上肢を挙上した姿勢（high guard）である（図9-9）．15か月ころには，両手の位置は腰部の高さまで下がる（medium guard）．18か月になれば，上肢は体幹に沿うようになる（no guard）．その後，歩行中には，上肢の左右交互振りが現れる．歩行が可能になることは，幼児の運動行動では画期的な変化であるが，その時期は必ずしも一定していない．成熟の早い幼児は8～10か月で歩き始めるが，平均的には12～15か月，何も疾病がなくても成熟の遅い幼児は，1歳半～2歳まで歩行しないことがある．成長過程，環境，性格，栄養などの要因による個人差である．

階段昇降は，1人立ちができて，10歩くらいの独歩が可能になる15か月ころに始まる．四つばい移動の仕方で上がる．1歳半ころには，片手を支えられて，あるいは手すりにつかまって，上がることができる．階段を下りることは，上ることよりも困難であり，1人で下りられるのは3～5歳になってからである．

歩きはじめのころ，前方へ突進していくのは，通常の歩行あるいは走行ではなく，重心移動によるバランスの崩れから，転倒を防ぐ"足踏み反応（stepping reaction）"の連鎖とみなされている．走行が可能になるのは，2歳ころからである．上肢の交互運動を伴う走行が完成するのは，5歳ころである（図9-14）．

片足立ちは，歩行のような動的バランス保持機能の発達につれて，可能になる動作である．2秒程度の片足立ちができるのは，3歳ころである．スキップ動作は5～6歳で可能になる．男子よりも，女子は上達が早い．高い場所へ飛び上がったり，飛び下りたりする動作は，3歳ころから現れて，次第に巧みになる．

---

＊"はう"とは，"手足や体を地面・床などに密着させて動く"（『岩波国語辞典 第三版』）ことであり，"腹ばい位（腹は床につく）"および"四つばい位（両手両膝が床につく）"の両者を意味している．英語のcrawlは，creepと同義語として用いられ，区別はない．英国では，いずれも四肢を用いての移動を意味するが，creepは腹が床につき，crawlは腹が床から離れているときに用いる傾向がある（Holt 1977）．しかし，逆の使用例もあり，Illingworth（1970）はcrawl（on elbow）；creep（on hands and knees）と記して，crawlが腹ばい，creepが四つばいになっている．同様に，Knott et al.（1968）も，crawl（on elbow）；creep（on hands and knees）の用い方をしている．誤解のない表現は，abdominal creeping；creeping on all fours（Touwen 1976），crawl on the stomach；crawling on all fours（Helle 1976）であろう．すなわち，crawlかcreepかの一方を用いて，同時に姿勢を付記しておく．"腹ばい"ではon stomach；on the belly；on abdomen；abdominal，"四つばい"ではon hands and knees；on all foursを用いる．

| 反 射 | 操 作 | コメント |
|---|---|---|
| **原始反射** | | |
| モロー反射<br>Moro reflex | 児を背臥位にして，後頭部を支えて床からわずかに離す．急に手を放して頭を落とす．上肢の伸展・外転と手指伸展が起こり，続いて上肢内転が起こる． | 反射の出現や消失の遅れ，亢進，低下および左右非対称は病的である．37週以後の未熟児にも，不完全ではあるが，この反射はある． |
| ガラント反射（背反射）<br>Galant reflex (Rückreflex) | 児を腹臥位にして空中に支え，脊椎側方の皮膚を上方から下方へ指先でこすって刺激する．刺激側へ体幹が屈曲する． | この反射は未熟児にもある． |
| 踏み直り反射<br>placing reflex | 両腋下で児を支えて，足背がテーブルの端にふれるようにする．児は下肢を上げてテーブルの上に足を置く． | この反射は出生時にあるが，未熟児では出現が遅れる．5～9か月で反応は弱くなる． |
| 足踏み反射<br>stepping reflex | 児を垂直位に支え，足底を床につける．両下肢の足踏み運動が起こる． | 出生時にある．未熟児では，出現が遅れる．この反射は随意的歩行の出現以前に消失する． |
| 手掌把握<br>palmar grasp | 児の手掌の尺側から棒を挿入する．児は手指を曲げて棒を握る． | 出生時にある．未熟児では，出現が遅れる．次第に弱くなり，3か月以前に消失する． |
| 足底把握<br>plantar grasp | 児の足底の足指部をこする．足指が曲がる． | 足底で体重支持ができると消失する．9か月以後弱くなり，12か月ころ消失する． |
| 交差性伸展反射<br>crossed extension reflex | 一側の足底をこする．他側下肢が伸展する． | 37週以後の未熟児にも出生時にある． |
| 非対称性緊張性頸反射<br>asymmetric tonic neck reflex | 背臥位にして頭部を他動的に回旋させる．顔面側の上下肢は伸展，後頭側は屈曲する． | 正常児では，この反射は弱い（3か月ころに出現する）．次第に弱くなる． |
| 対称性緊張性頸反射<br>symmetric tonic neck reflex | 四つばい位で頭部を背屈（伸展）させる．上肢は伸展，下肢は屈曲する．頭部を前屈（屈曲）すると逆になる． | 正常児では，この反射は6か月ころに一時現れる． |
| ランドウ反射<br>Landau reflex | 腹臥位にして空中で支える．頭部，脊柱，下肢が伸展する．そこで頭部を他動的に前屈させると，股・膝，肘の屈曲が起こる． | 応答パターンには，個体差が大きい．12か月で消失する． |
| **生後に出現して持続する反射** | | |
| 下肢伸展反射<br>leg straightening reflex | 足底が床に触れると，体幹や下肢が真っ直ぐになる． | 生後2か月で消失する（陽性支持反応：positive supporting reaction）．6～8か月で，足底把握の消失に伴って，再び現れる． |
| バランス反応―座位<br>balance reaction-sitting | 児を座位で側方や後方に傾ける．転倒を防ぐように上肢が伸展・外転する． | 6か月ころ現れる．座位安定に必要である． |
| バランス反応―立位<br>balance reaction-standing | 立位の児を側方へ押す．転倒を防ぐように上下肢の伸展・外転が起こる． | 6か月ころ現れる．立位に必要である． |
| パラシュート反応<br>parachute reaction | 腹臥位で空中に支え，突然，頭部を床に近づける．上肢の前方への伸展が起こる． | 6か月ころから現れ，生涯続く． |
| **永続する反射** | | |
| 足底反射<br>plantar reflex-Babinski | 足底外側を，踵から母指球へ向かって，擦過する．乳幼児期には，足指の開排と背屈（伸展）が起こる．2歳以後では，この応答パターンは病的である． | 左右非対称の応答も病的である．12～18か月で足指屈曲の応答パターンとなる． |
| 腱反射<br>tendon jerks | 乳幼児では，膝蓋腱反射と上腕二頭筋反射が観察しやすい． | 反射亢進では，腱部から離れた筋腹を叩いても応答がある． |

**図 9-7** 乳幼児期の反射

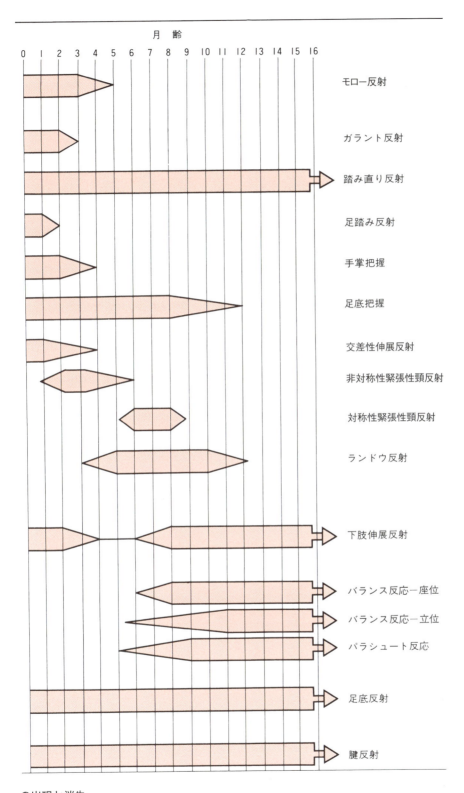

の出現と消失

9 運動発達

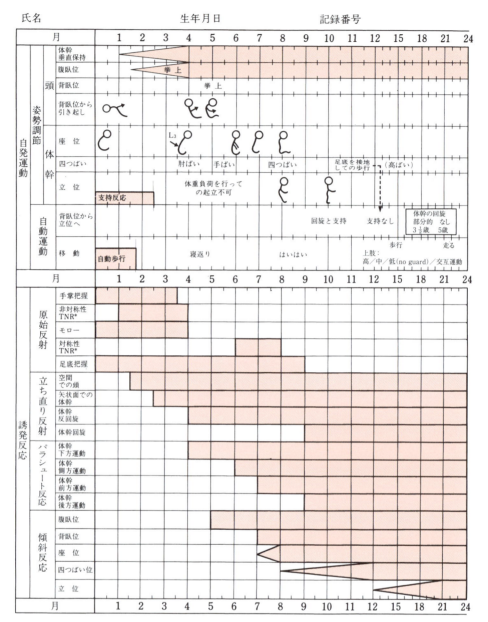

図 9-8 発達チャート
*TNR：緊張性頸反射

(Milani-Comparetti et al. 1967)

表 9-4 基本的運動パターンの観察に利用される諸動作

基本的運動パターン

**移　動**

| 走　行 | 立ち幅跳び | ボール投げ |
|---|---|---|
| 下肢の動き<br>　（後方から）<br>　（側方から）<br>上肢の動き | 上肢の動き<br>体幹の動き<br>下肢・股の動き | （オーバースロー）<br>上肢の動き<br>体幹の動き<br>下肢・足の動き |

**手の操作**

| 捕　球 | ボールけり |
|---|---|
| 頭部の動き<br>上肢の動き<br>手の動き | 上肢・体幹の動き<br>下肢の動き |

(McClenaghan et al. 1978)

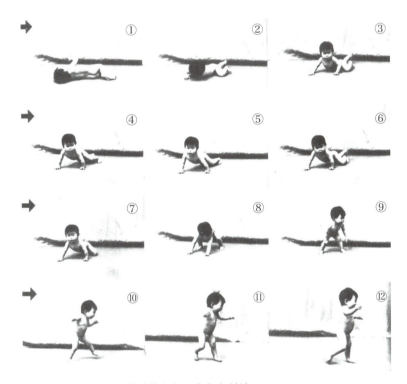

図 9-9　13 か月児の背臥位からの立ち上がり

## 3) 上肢の運動

　上肢の運動で行われる主な動作は，手を対象物に向かって伸ばすこと（reach），それをつかむこと（grasp），あるいは離すこと（release）である．

　乳児は，生後 2 か月までは，両手をしっかりと握っている．通常，新生児～乳児は，対象物に向かって手を伸ばす行動をみせないが，特殊な条件下では，対象物に向かって，手を伸ばすような仕草が観察される．乳児を支えて座位にして，頭部を保持しておくと，上肢を伸ばす緩徐な運動が協調的に起こる（図 9-15）．姿勢制御が未熟であることが，協調性のある上肢運動の拘束条件になっている．近年の研究では，かなり早期から，このような対象物へ向かって手を伸ばす自

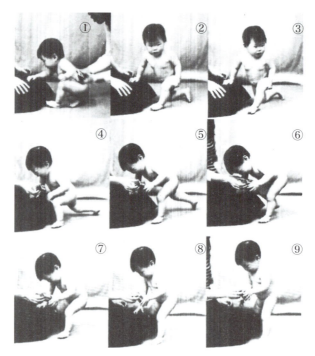

**図 9-10** 手で支える台があると片膝立ちで立てる(13 か月)

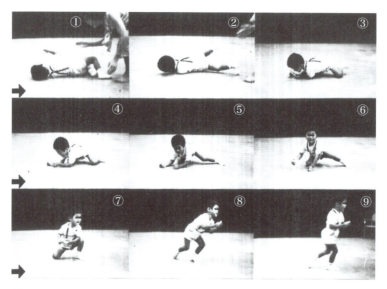

**図 9-11** 2 歳児の背臥位からの立ち上がり
片膝立ちとなり,手の支持を必要としない.

発運動のあることが明らかにされている.3 か月になると,指の動きが現れる.両手を顔面に持っていき,手指を口で吸う.4 か月には,握った手を開き,周囲にあるおもちゃに手を伸ばしてつかむ.何でも口に入れてしまう.6 か月では,対象物に片手を伸ばしてつかみ,それを手から手へ持ち替える.8〜9 か月になれば,持ち替え動作は滑らかになり,2 つの物品をそれぞれの手に把持していることもできる.3 個目を差し出すと,片方の手の物品を離して,出された物

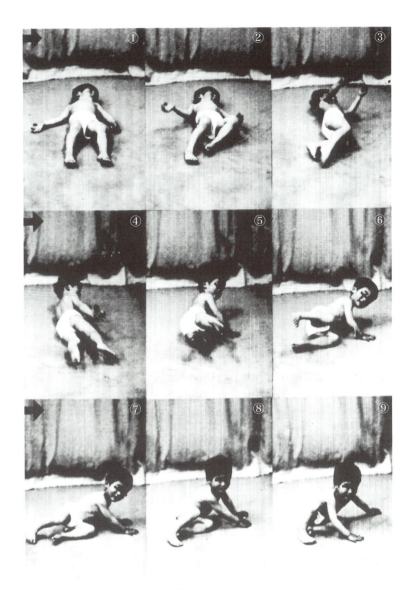

**図 9-12　2 歳 4 か月児の背臥位からの起き上がり**
完全な腹臥位とはならない.

品を取ろうとする.

　手の把持動作は，はじめの手と指全体とによる手掌把握（palmar grasp）から，母指と示指および中指とによる対立運動でのつまみ動作になり，その後に母指と示指とでのつまみ動作になる．つまみ動作の完成は，10～12 か月である．

　つまみ動作が完成する時期から，食事動作などで自由にこの動作が行えるように環境を整えれば，手指の技能は向上する．しかし，このころから，食器，クレヨン，鉛筆などの道具（tool）を用いる動作を行うことで，指先の細かい動作に代わって，握り動作が優位な習慣がしつけられる．クレヨンや鉛筆を握って，前腕回外位で絵を描いたり，スプーンを握って，前腕回外位で食事をしたりする．そのため，手指を独立して使う分離運動が 2 歳過ぎまで，場合によっては 5～6 歳まで完成しない．

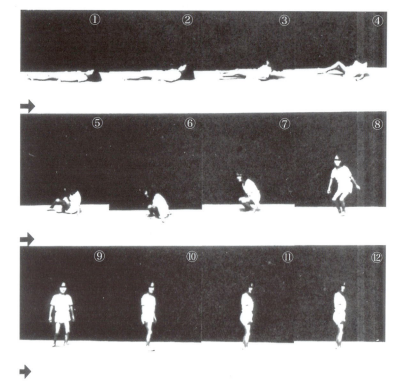

図9-13　6歳2か月児の背臥位からの立ち上がり

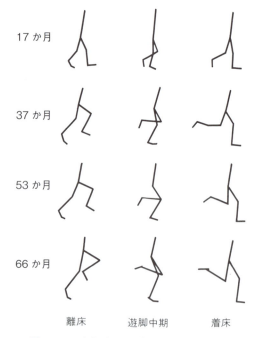

図9-14　走行中の下肢の動き（発達的変化）
（McClenaghan et al. 1978）

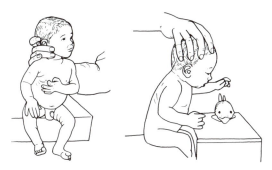

**図 9-15　新生児が手を伸ばすための姿勢操作**
(Amiel-Tison et al. 1980)

　物品やボールを投げる動作は，2歳半ころから現れる．椅子やテーブルの上にある物品を払い落とす動作から始まり，次第に遠くへ投げる動作へと移行する．ボールを投げる動作（throwing）の発達は，4段階に分けられている（Wild 1938）．

- ステージ1（2～3歳）：主に前腕を用いて，肘の運動で投げる．体幹の動きはなく，両足の位置にも変化はない．体幹がわずかに前方へ振れる．
- ステージ2（3.5～5歳）：右手で投げることにする．はじめにボールを体幹の後方へ持っていく．体幹も右後方へ回旋するようになる．ボールが右手から離れるときには，体幹は左前方へ回旋する．次第に，いっそう後方へボールを持っていくようになり，手首も背屈するようになる．投げるときには，上肢を斜め前下方へ振り下ろす．しかし，両足の位置には変化がない．
- ステージ3（5～6歳）：ボールを投げる上肢と同側の下肢（右側）を前方へ踏み出すようになる．それに伴って，体重移動も起こる．
- ステージ4（6～7歳）：完成した投球パターンとなる．女子は男子より，完成時期が遅れる．投げる準備では，上肢は大きく後方へ向かい，体幹も右後方へ回旋する．投球では，対側（左側）下肢を踏み出す．続いて，左股関節や体幹の回旋が起こる．両足は広げて，支持基底を安定させている．

　ボールを捕る動作（catching）には，3段階の分類がある（McClenaghan et al. 1978）．

- ステージ1：3.5歳以下の幼児であり，頭部を回したり，両腕を前方へ伸ばしたりして，自分に向かってくるボールを避ける．次第に，両手掌を上に向けて，胸部と両手で挟むようにして，ボールを押さえようとする．
- ステージ2：およそ4歳の幼児であり，眼でボールを追う．しかし，ボールが両手に触れそうになると，眼を閉じてしまう．前方へ伸ばした両手は，手掌が向き合うようになる．
- ステージ3：およそ6歳で捕球動作が完成する．投げられたボールが相手の手を離れたときから，自分が捕らえるまで，眼で追うようになる．両肘を軽く屈曲して構え，両手指もボールの大きさに合わせて，やや屈曲している．ボールを捕ったときに，腕をやや引いて，衝撃を和らげる．

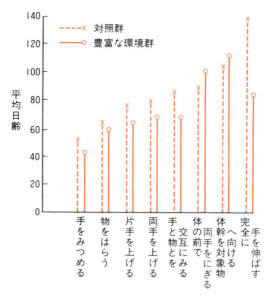

図 9-16 手の運動出現時期(日齢)に対する環境の影響

(White 1970, 一部改変)

### 4）知覚運動機能

　知覚運動機能（perceptual-motor function）の発達とは，小児が外界の状況を感覚・知覚情報として取り入れて，対応した運動行動が巧みにできるようになる過程である．知覚と運動との協応にとって，

- 外界の状況を知ること，
- 自分の身体や身体部位の状態を知ること，
- 運動行動を通して，これら2つの情報を関連づけること，

の3つの能力が必要である．

　出生直後には，外界や自分の身体状況に対する認識，運動制御が十分でないため，知覚と運動の協応はない．しかし，比較的早期から，形態の明瞭なものが眼前で動くと眼で追ったり，周囲で音がすると，その方向に動くような眼球運動が現れる．乳幼児期には，このような単純な運動反応によって，視覚系の機能を知ることができる．

　はじめに，眼球の急速運動によって，対象物を視線の中心で捉える行動が現れる．それが眼と手との協応（hand-eye coordination）へと進む．知覚運動機能の発達では，運動系や身体部位の認知よりも，外界の認知が先行する．

　手を伸ばす動作の発達に，環境がどのように影響しているのかを明らかにする必要がある．乳児を2群に分けて，1群は刺激の少ない環境（poor environment：乳児は背臥位とし，周囲にはあまり視覚刺激のない均一な環境），他の1群は刺激の豊富な環境（enriched environment：揺りかごの両脇には，すてきなおしゃぶりが置かれ，明るい変化のある周囲状況）とする．手を伸ばす動作は，後者の群で早期に出現する（図9-16）．発達にとっては，視覚的に自分の手を見出すのを促進する環境が重視される．その後の発達過程は，外界に対する知覚形成と諸事象との相

表 9-5　対象物があるときの視覚運動反応の経時的変化

| 月　齢 | 対象物への視覚運動反応 |
|---|---|
| 出　生 | 焦点が定まらない．対象物がはっきりしない．触刺激で手を握る． |
| 1 | 緊張性頸反射姿勢．焦点はあまり定まらない．対象物に注意しない．視線はゆっくりと追跡をする． |
| 2 | 緊張性姿勢反射姿勢は減る．こぶしを握って，はらうようにする．焦点が合う．対象物があると，身体運動が急に減る．対象物へ手を伸ばす． |
| 3 | 緊張性姿勢反射姿勢は消失する．手をみつめる．両手を一緒に動かす．身体の前で両手を握る．触刺激で手を握らなくなる． |
| 4 | 対象物と手を交互にみて両手を動かす．あらかじめ，手を開いて物に近づける． |
| 5 | 手を伸ばす動作が完成する． |

（Hay 1984，一部改変）

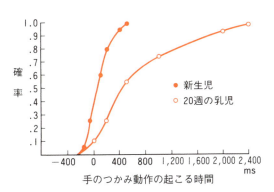

図 9-17　物に手が触れるタイミング（0 ms）からみたつかむ動作の起こる時間

（Bower 1974）

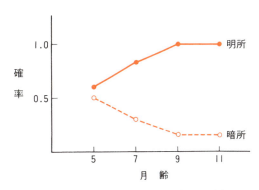

図 9-18　対象物に手を伸ばして触れる確率
明所と暗所での差に注意．

（Wishart et al. 1978）

互作用で進行する．特に，異なる感覚入力からの情報の統合が重視されている．知覚と運動との統合には，2つの系の働きが想定されている．ひとつは全身の姿勢や移動運動にかかわる系であり，重力方向や水平な床面の知覚を利用して，環境内の刺激源と対応する自分の身体との定位に役立っている．もうひとつの系は，物品をつかむ，手で操作する，物品を動かすなどの手の機能に関与している．

　眼と手の協応は，2か月過ぎに現れる．はじめは，視覚で捉えた対象物へ向かって，上肢をぎこちなく動かす．たとえ対象物が手に触れても，つかむ動作には至らない．その後，急速な変化をみせる（表9-5）．5か月になると，対象物に手を伸ばすリーチ動作とそれをつかむ動作とが分離する．新生児期に比較して，5か月では，つかむための手の動きは動作の後半となり，対象物が手に触れてからになる（図9-17）．それ以降，対象物が手に触れなければ，つかむ動作は起こらず，手を開いたまま，対象物を探すようになる．この変化には，視覚による運動制御が加わっている．5か月以前には，対象物に手を伸ばして，触れられるかどうかは，部屋が暗くても明るくても，同じ確率である．7か月以降には，明るい所で，その確率が高くなる（図9-18）．

　知覚運動機能の発達は，眼と手との協応の完成から，さらに視覚や固有感覚情報のフィード

バックを用いた運動の出現となり，運動学習に重点が移行する．

3〜6歳になると，対象物の性質や形を比べる機能のレベルを，視覚，触覚あるいはその両者を用いるような課題で観察することができる．6歳以降，知覚運動統合の発達は，学習過程を通して推定できる．課題として，鏡やプリズムなどを利用して，対象物あるいは形態に空間的歪みや角度変化を加えて提示し，これを視覚で捉えて比較する能力を調べる．6〜14歳では，カードの分類，追跡トラッキングあるいは補償トラッキング（pursuit or compensatory tracking*）の課題を利用して，情報処理の速さを測定することができる．

これらの課題では，刺激に対する応答は，はじめはフィードバック制御で行われ，次第にフィードフォワード制御で実行されるようになる．その過程が学習であり，知覚運動機能の統合が進み，高度な技能が獲得される．知覚運動機能の発達は，身体の成熟と密接な関連を示す．各種の感覚様式（sensory modality）の発達は，視覚，触覚，固有感覚，聴覚の順に完成する．成熟とともに，運動時の情報処理の速さやどの感覚様式を利用するのかが変化する．発達段階に適合した手段を用いることが，知覚運動発達では重要である．

### 5）学齢期の運動発達

6歳になり，学校生活が始まると，それまでに発達してきた運動技能を用いる機会が著しく増加する．小学校に入学すると，やや保護的であった家庭環境から，より広い環境における生活へと変化する．基本的な歩行や走行，手の操作における発達は，幼児のときから始まっている．それらの要素的な諸運動パターンは，仲間との相互行為を通して，利用されるようになる．運動技能はさらに向上する．また，身体的成長や成熟による変化も著しく，身体の大きな児童のほうが，運動は効率的で効果的になる．

## 5 運動発達のテスト

小児の運動発達は，各種の姿勢反射や反応の出現と消滅，自発運動の出現などを指標にして判定されている（図9-7，図9-8参照）．それらの出現時期（多くは月齢で表される）や系列から発達障害の判定が行われる．反射や反応，自発運動の変化は，運動パターンを指標とする．乳幼児期を対象としたものは，主に反射を利用している．幼児期以後では，具体的な課題遂行の可否を判定に用いるテストもある．これらのテストの一部は標準化されている．

### 1）バランス反応テスト

この検査では，
- 重力に抗して各種の姿勢をとることができるか，
- 姿勢を崩すような外力にどのような反応を示すか（静的バランス），
- 姿勢を保持したうえで随意運動を行うことができるか（動的バランス），を判定する（表9-6）．

---

*操作者が自分の出力を目標値に合わせる課題である．2種類のトラッキングの相違は，表示形式にある．追跡表示（pursuit display）では，2つの動いている要素があり，一方は実際の出力，他方は目標出力であり，両者を重ね合わせることが課題である．補償表示（compensatory display）では，実際の出力と目標出力との差が表示され，これを0にすることが課題である．

表9-6 バランス反応テスト

**バランス**

発達的な，中枢神経系での運動の階層化に従って検査姿勢がつくられ，一般的には容易なものから困難なものへの順になっている．左右に差がある場合は悪いほうをとる．

|  | ○ | × |
|---|---|---|
| **1** 四つばい位（股・膝90°，足関節は伸展位） | | |
| 1. この姿勢がとれるか | □ | □ |
| 2. 他動的に押して元の位置に戻れるか（足関節背屈または転倒すれば×とする） | | |
| 　1）左方へ ⎫ 骨盤を押す | □ | □ |
| 　2）右方へ ⎭ | □ | □ |
| 　3）前方へ，尻を押す | □ | □ |
| 　4）後方へ，頭または肩を押す | □ | □ |
| 3. 上肢・下肢を次のような組み合わせで上に上げて2〜3s以上保っていられるか | | |
| 　1）左上肢を上げる | □ | □ |
| 　2）右上肢を上げる | □ | □ |
| 　3）左下肢を上げる | □ | □ |
| 　4）右下肢を上げる | □ | □ |
| 　5）左上肢と右下肢を上げる | □ | □ |
| 　6）右上肢と左下肢を上げる | □ | □ |
| 　7）左上肢と左下肢を上げる | □ | □ |
| 　8）右上肢と右下肢を上げる | □ | □ |
| **2** 膝立ち位（股関節の屈曲・内旋または外旋なく，足背屈位でないこと） | | |
| 1. この姿勢がとれるか | □ | □ |
| 2. 他動的に押して元の位置に戻れるか | | |
| 　1）左方へ ⎫ | □ | □ |
| 　2）右方へ ⎪ 肩を押す | □ | □ |
| 　3）前方へ ⎪ | □ | □ |
| 　4）後方へ ⎭ | □ | □ |
| 3. 膝立ち位から片膝立ちの姿勢になれるか | | |
| 　1）左下肢を前 | □ | □ |
| 　2）右下肢を前 | □ | □ |
| **3** 立 位（足はやや開いてもよい） | | |
| 1. 支えなしに立位を保てるか | □ | □ |
| 2. 他動的に押してバランスを保てるか（肩・腰を押す） | | |
| 　1）左方へ | □ | □ |
| 　2）右方へ | □ | □ |
| 　3）前方へ | □ | □ |
| 　4）後方へ | □ | □ |
| 3. 次の姿勢で2〜3s以上安定して立っていられるか | | |
| 　1）つま先立ち | □ | □ |
| 　2）踵立ち | □ | □ |

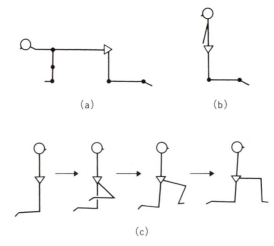

**図 9-19** 四つばい位(**a**), 膝立ち位(**b**), 膝立ち位から片膝立ち位へ(**c**)

検査は発達の系列に従って構成されている．

**1** 四つばい位（all fours, four-point kneeling）（図 9-19 a）
・足の内反，背屈に注意．股関節，肩関節に内旋はないか，
・ぐらつく程度に押す．バランスのずれに対する反応をみる．
・4 点支持から 3 点支持，2 点支持へと次第に保持するのが困難な姿勢となる．

**2a** 膝立ち位（kneeling）（図 9-19 b）
・上肢の外転・内旋があれば矯正する．股関節を十分に伸展する．股関節の内旋あるいは外旋を矯正する．足の内反・背屈も矯正する．以上を他動的に正したうえで，姿勢保持が可能なときにできたと判定する．

**2b** 膝立ち位から片膝立ち位（half-kneeling）（図 9-19 c）
・動作のはじめに足関節は底屈位にあるか（背屈になりやすい）．下肢は股関節で前後方向へ直線の動きをするか（外へ分回す運動になりやすい）．

**3** 立位（standing）　押すと転倒する危険もあるので注意する．前方へ押すには被験者の前に立ち，両側の肩甲部を検者のほうへ引く．後方へ押すには被験者の後ろに立って，実施する．
　この他に長座位（long-leg sitting）で同じような検査を行うことがある．

## 2）運動年齢テスト

運動年齢テスト（motor age test）は，小児の運動機能，動作能力を知能指数と同じようにして比較し得るスコア，指数で表す検査である．正常児は，6歳で身体的独立，将来の社会経済的独立に必要な運動機能をもつと仮定して，検査項目は出生から6歳（72か月）までの健常児を基準にしてつくられている（表9-7）．

各検査項目の得点を加算したスコアを月齢で表して，これを運動年齢（motor age）と定義する．暦年齢で運動年齢を除して運動指数（motor quotient）を求める．

表 9-7 運動年齢テストの項目

（体幹・下肢）

| 月数 | テスト項目 | 装具(−) | 装具(+) |
|---|---|---|---|
| 4 月 | おすわり（よりかかって） | 2 | 2 |
|  | 首がすわる | 2 | 2 |
| 7 月 | おすわり（よりかかりなしで1分間） | 3 | 3 |
| 10 月 | 寝返り（両側に） | 1 | 1 |
|  | つかまって立っている（30 s） | 1 | 1 |
|  | はいはい（いざりばいでも可，1 min に 1.8 m 以上） | 1 | 1 |
| 12 月 | 四つばい，上・下肢左右交互に（15 s に 1.8 m 以上） | 1 | 1 |
|  | つかまって立ちあがり，そのままつかまって立ち姿勢 | 1 | 1 |
| 15 月 | 歩き出し（6歩歩いて）立ちどまる | 3 | 3 |
| 18 月 | かけあし（15 m） | 1 | 1 |
|  | 階段昇降（どんな方法でもよい） | 1 | 1 |
|  | 肘掛け椅子に腰掛ける | 1 | 1 |
| 21 月 | 階段を歩いて降りる（バランスだけを支えてやる） | 1.5 | 1.5 |
|  | 階段を歩いて昇る（両手または片手，手すり） | 1.5 | 1.5 |
| 24 月 | 走る（15 m，ころばないで） | 1.5 | 1.5 |
|  | 階段を歩いて降りる（両手または片手，手すり） | 1.5 | 1.5 |
| 30 月 | 両足同時，その場でジャンプ | 6 | 6 |
| 36 月 | 両足交互に階段昇降（介助なし，6段） | 3 | 3 |
|  | 15 cm の台より飛びおり，両足そろえてバランス保つ | 3 | 3 |
| 42 月 | 片足立ち（2 s）片方できればよい | 6 | 6 |
| 48 月 | 走り幅跳び（30 cm） | 3 | 3 |
|  | その場幅跳び（15 cm） | 3 | 3 |
| 54 月 | 片足跳び（前方に4回）片方できればよい | 6 | 6 |
| 60 月 | 交互に片足跳び（スキップ）（3 m） | 2 | 2 |
|  | 片足立ち（8 s）片方できればよい | 2 | 2 |
|  | 2.5 cm 幅の線上歩行（3 m） | 2 | 2 |
| 72 月 | 30 cm の台より飛びおり | 6 | 6 |
|  | 目を閉じて片足立ち，そのまま他足と交代する | 6 | 6 |
|  | 合　計 |  |  |
|  | 検者名 |  |  |

表 9-7 （つづき）

（上肢）

| 月数 | テスト項目 | 装具(−) | 装具(＋) |
|---|---|---|---|
| 4 月 | がらがら握り | 4 | 4 |
| 7 月 | 2.5 cm サイコロ握り | 1 | 1 |
| | 2.5 cm サイコロ握り，母指も使って | 1 | 1 |
| | 2.5 cm サイコロ握り，他手移しかえ | 1 | 1 |
| 10 月 | 0.6 cm ビーズを母指と他の 1 指で正しくつまみあげる | 3 | 3 |
| 12 月 | ビーズをつまんで 5 cm 径のビンに入れる | 1 | 1 |
| | 3.7 cm サイコロ積み（2 個） | 1 | 1 |
| 18 月 | 3.7 cm サイコロ積み（3 個） | 6 | 6 |
| 21 月 | 3.7 cm サイコロ積み（5 個） | 3 | 3 |
| 24 月 | 3.7 cm サイコロ積み（6 個） | 1 | 1 |
| | ページめくり（6 ページ中の 4 ページ） | 1 | 1 |
| | 1.2 cm のビーズ通し | 1 | 1 |
| 30 月 | 3.7 cm サイコロ積み（8 個） | 3 | 3 |
| | クレヨンを握って書く | 3 | 3 |
| 36 月 | 3.7 cm サイコロ積み（9 個） | 3 | 3 |
| | ビーズをビンのなかに（10 個，30 秒） | 3 | 3 |
| 48 月 | ビーズをビンのなかに（10 個，25 秒） | 3 | 3 |
| | 電気運筆（輪） | 3 | 3 |
| | 3 ボタン電気回路（よい手，9 回，10 秒） | 1.5 | 1.5 |
| | 3 ボタン電気回路（悪い手，8 回，10 秒） | 1.5 | 1.5 |
| | 釘 45 本立て（180 秒） | 3 | 3 |
| 60 月 | 電気運筆（四角） | 6 | 6 |
| | ビーズをビンのなかに（10 個，20 秒） | 6 | 6 |
| | 小　　　計 | | |
| 66 月 | 糸まき（20 秒） | 0.6 | 0.6 |
| | 釘 45 本立て（140 秒） | 0.7 | 0.7 |
| | 釘 5 本立て（ピンセットで，60 秒） | 0.7 | 0.7 |
| | 3 ボタン電気回路（よい手，10 回，10 秒） | 0.7 | 0.7 |
| | 3 ボタン電気回路（悪い手，9 回，10 秒） | 0.7 | 0.7 |
| | 水平 2 ボタン電気回路（6 回，10 秒） | 0.7 | 0.7 |
| | 垂直 2 ボタン電気回路（6 回，10 秒） | 0.7 | 0.7 |
| | ハンドル回し（よい手，55 秒） | 0.6 | 0.6 |
| | ハンドル回し（悪い手，60 秒） | 0.6 | 0.6 |
| 72 月 | 電気運筆（星） | 0.6 | 0.6 |
| | 糸まき（15 秒） | 0.6 | 0.6 |
| | 釘 5 本立て（ピンセットで，35 秒） | 0.6 | 0.6 |
| | 釘 45 本立て（130 秒） | 0.6 | 0.6 |
| | 3 ボタン電気回路（よい手，11 回，10 秒） | 0.6 | 0.6 |
| | 3 ボタン電気回路（悪い手，10 回，10 秒） | 0.6 | 0.6 |
| | 水平 2 ボタン電気回路（8 回，10 秒） | 0.6 | 0.6 |
| | 垂直 2 ボタン電気回路（7 回，10 秒） | 0.6 | 0.6 |
| | ハンドル回し（よい手，50 秒） | 0.6 | 0.6 |
| | ハンドル回し（悪い手，55 秒） | 0.6 | 0.6 |
| | 合　　　計 | | |
| | 検者名 | | |

可能な項目のスコアの合計を月齢で表す．　　　　　　　　　（Johnson et al. 1951）

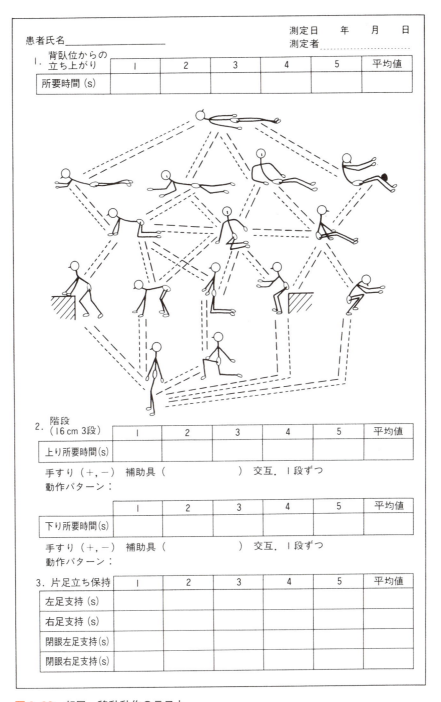

**図 9-20** 起居・移動動作のテスト

## 3）起居・移動のテスト

　起居・移動は，身体重心の移動を伴う全身運動で行われる動作群であり，移乗（transfer）と移動（locomotion）が中心になる．これらの動作の主なものについて，その所要時間および動作の構成要素，その系列を記録する（**図 9-20**）．そのパターンの変化は，発達的であることから，

## 9 運動発達

| 患者氏名 _____ | | | | 測定日　年　月　日 測定者 _____ |

**1. 10 m 移動**

| | 1 | 2 | 3 | 4 | 5 | 平均値 |
|---|---|---|---|---|---|---|
| ステップ数(歩) | | | | | | |
| 所要時間(s) | | | | | | |

介助，補助具(車椅子，松葉杖，T字杖)　その他(　　　　)
2足，3足，4足
歩　容

**2. 10 m 走行**

| | 1 | 2 | 3 | 4 | 5 | 平均値 |
|---|---|---|---|---|---|---|
| ステップ数(歩) | | | | | | |
| 所要時間(s) | | | | | | |

**3. 3 m 椅子間歩行**

| | 1 | 2 | 3 | 4 | 5 | 平均値 |
|---|---|---|---|---|---|---|
| 所要時間(s) | | | | | | |

動作の連合の解離　STD……WK……TB……SIT
動作のどこが遅いか〔問題点〕(STD, WK, TB, SIT)

**4. 膝歩き(3 m)**

| | | 1 | 2 | 3 | 4 | 5 | 平均値 |
|---|---|---|---|---|---|---|---|
| 前 | ステップ数(歩) | | | | | | |
| | 所要時間(s) | | | | | | |
| 後 | ステップ数(歩) | | | | | | |
| | 所要時間(s) | | | | | | |

**5. 四つばい移動(3 m)**

| | 1 | 2 | 3 | 4 | 5 | 平均値 |
|---|---|---|---|---|---|---|
| 前方所要時間 | | | | | | |
| 後方所要時間 | | | | | | |

四肢のコンビネーション〔Homolateral, Homologous, Reciprocal〕

図 9-20　(つづき)

運動発達レベルを知ることができる．

# 10 運動学習

## 1 学習と記憶

### 1）学習とは

#### （1）学習の諸側面

人間が複雑な運動行動（motor behavior）を遂行するためには，さまざまな身体運動の組み合わせを必要とする．それは運動学習（motor learning）によって可能になる．また，活動の遂行には，言語的知識にかかわる認知学習（cognitive learning）も必要とされる．

学習（learning）は，以前の経験によって生じた行動（behavior）の永続的な変化であり，動物の適応現象とみなされている．学習には成果があり，それを記憶（memory）と呼んでいる．記憶とは，経験したことを，その後に時間が経過してから表出するような状態であり，その内容が保持されていることである（Squire et al. 1985）．記憶は，運動記憶（motor memory）と認知記憶（cognitive memory）とに分けることができる．

同じような事象の反復によって，記憶が生成される，あるいは強化されるときに学習が起こる．この過程には，学習しようとする意識的な試みは，必ずしも必要とされていない．学習は，新たな情報を獲得する過程であり，情報や課題にふれることで学習が起こり，課題遂行（task performance）は改善することがある．学習は，"一定場面における経験が，その後の同じ，あるいは似たような場面において，個体の行動あるいは行動の可能性に変容をもたらすこと"である．

学習には，反復練習（exercise）あるいは実践（practice）によることと，転移（transfer）によることとがある．どちらも以前の経験によって，行動の変容が生じたことである．前者は，同じ事象の先行経験によることである．後者は，多少は相違した事象の先行経験によることである．

学習によって生じる変化には，
- 個体の行動や種の保存にとって何らかの意味がある，
- 訓練過程における行動の変化として測定される，
- その特殊な行動を媒介する中枢神経系の部分に生じた選択的変化を伴う，

という特徴がある．

生得的な反応傾向，順応（accommodation：経験に適合するように，先験的な図式や認識の予想を変更すること）あるいは疲労（fatigue）のような短期間の生理的変化，成熟（maturation）や加齢（aging），動機づけ（motivation），薬物，中枢神経系の病変のような構造的変化に直接由来する行動の変化は，学習から除外されている．

# 10 運動学習

学習は，個体内に生じた変化であり，その変化は行動を通して観察することができる．学習の特徴として，

・結果として，行動に変化を起こす，
・練習あるいは経験の結果として起こる，
・比較的永続する変化である，
・学習過程を直接に観察することはできない，

などが挙げられている．

学習は，人間では中枢神経系における情報の貯蔵（storage），保持（retention）の過程であり，記憶は，それを必要に応じて，検索（retrieval），再生（recall），再認（recognition）する過程である．ここでは，学習と記憶とを厳密には区別しないで，包括して扱う．

認知科学（cognitive science）では，学習および記憶は，複数の仮説的段階（hypothetical stage）に分けられている（Gazzaniga et al. 2002）．

・符号化（encoding）：蓄えられるべき入力情報を処理する，
　（i）獲得（acquisition）：入力を感覚バッファー（記憶）および感覚分析の段階に登録する，
　（ii）固定（consolidation）：時間を超えて，より強力な表象を創造する，
・貯蔵（storage）：獲得および固定の結果であり，永続的記録を創造して保持する，
・想起（retrieval）：意識的表象を生成するために蓄えられた情報を利用する，あるいは運動行動のような学習した行動を実行する，ことである．

学習の研究は，心理学領域で多く行われてきたが，現代では認知科学や神経生物学（neurobiology）の進歩も著しく，新たな知見や理論が諸領域から提示されている．心理学（psychology）では，学習過程において観察される行動特性の決定，学習の基礎となる連合過程の性質について，概念的および理論的分析が行われてきた．行動神経科学（behavioral neuroscience）では，学習や記憶にかかわる脳内の神経回路のいくつかが分析されている．ニューラルネットワーク理論（neural network theory）や認知科学では，記憶や認知の特性がニューロン系の集合特性として説明されている．神経生物学（neurobiology）では，神経回路における連合学習の要素となる細胞やシナプス，そこで生じている現象の分子機構が解明されるようになった（Thompson et al. 1988）．

## (2) 2種類の学習

学習には，2種類の型がある．ただし，日常生活場面では，これらの学習過程は同時に進行して，明らかに区別できるわけではない．

ひとつは，楽器の演奏や自動車の運転，スポーツから手芸に至るまで，いわゆる運動技能（motor skill）の学習である．ダンスや唱歌，書字や身振りなどに表れてくるスタイルまでも，運動学習（motor learning）のテーマとなっている．

もうひとつは，認知学習（cognitive learning）である．単純な認知学習は，知覚経験の再生であり，特定の他人の顔あるいは景色，絵画，音楽などを知っていることである．複雑な認知学習ともなれば，外国語の学習，各種の学問に関する知識などがある．

知覚学習（perceptual learning）では，非常に感激した場面，恐怖に襲われたときの記憶のように，1回の経験が永続的になることもある．しかし，運動学習では，一定水準の技能を維持するためには，反復練習のように，試行（trial）を反復する強化（reinforcement）が必要である．

## 2）感覚記憶，短期記憶と長期記憶

　記憶は，情報が保持されている時間に基づいて，感覚記憶（sensory memory），短期記憶（short-term memory）および長期記憶（long-term memory）に分けられる．

　感覚記憶は，ms 単位の記憶であり，注意を払っていなくても，誰かの言ったことを，直後に気づくような現象である．感覚記憶痕跡（sensory memory trace）ともいう．視覚では，映像的記憶（iconic memory）と呼ばれる．感覚の記憶痕跡（memory trace）は，およそ 500 ms で衰退する．短期記憶は，保持されるのが数 s から数 min である．長期記憶は，数日から数年にわたって保持あるいは永続することもある．

　3 つの記憶様式の間には，
- はじめに，感覚入力は情報処理システムで感覚レジスタに入る，
- 次に注意（attention）による処理を受けて，選択された項目が短期記憶に移動する，
- リハーサル（rehearsal）によって，その項目は短期記憶から長期記憶へと移動する，

という関係がある（Atkinson et al. 1968）．

　なお，各段階において，記憶の衰退（decay）や干渉（interference），あるいは両者によって，情報が失われることもある．

　学習との関連で取り上げられるのは，長期記憶である．運動学習によって，以前に獲得された長期記憶を運動記憶（motor memory）という．

## 3）2 つの記憶系

　技能（skill）の記憶と事象（event）の記憶との間には，いくつかの相違点がある．健忘症（amnesia：短期記憶ではなく，長期記憶に蓄えられた情報の記憶障害であり，過去の経験を全く，あるいは部分的に再生できないこと）の患者では，事実や個人の挿話的な出来事（エピソード：episode）についての宣言的記憶は，ほとんどが失われてしまう．しかし，技能に関係する手続き的記憶（procedural memory）は，保たれている．宣言型に対して，手続き型を非宣言型と呼ぶこともある．

　宣言的記憶（明示的記憶）および手続き的記憶（潜在的記憶）という分類は，人工知能（artificial intelligence）の研究から生まれている．さまざまな二分法的命名を，表 10-1 に掲げる．A 欄に分類されている記憶は，意識的に取り出すことができて，真偽があり，1 回の試行による学習が可能である．B 欄に分類されている記憶は，意識的に取り出すことができず，真偽がなく，

表 10-1　2 つの記憶系

| A | B |
| --- | --- |
| fact（事実） | skill（技能） |
| declarative（宣言的） | procedural（手続き的） |
| memory（記憶） | habit（習慣） |
| knowing that（そのことを知る） | knowing how（どのようにを知る） |
| conscious recollection（意識的回想） | skill（技能） |
| elaboration（精密） | integration（統合） |
| memory with record（記録のある記憶） | memory without record（記録のない記憶） |
| autobiographical（自叙伝的） | perceptual（知覚的） |
| representational（表象的） | dispositional（素質的） |

（Squire et al. 1985，一部改変）

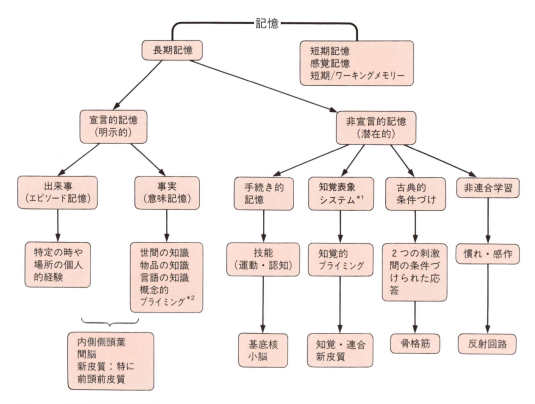

**図 10-1** 長期記憶と脳構造との関連

*¹ 知覚表象システム（perceptual representation system, PRS）：知覚系のなかで作用する非宣言的記憶の1形式である．このシステムに対象や単語の構造および形態が以前の経験によって教え込まれ，潜在的記憶検査を利用することで，それらが後に明らかにされる．
*² プライミング（priming）：以前の経験を意識的に想起することなしに，知覚やその他の経験に対して，以前の経験が及ぼす促通効果をいう．

(Gazzaniga et al. 2002，一部改変)

多数の試行錯誤による習熟度に応じて自動化する．ただし，宣言型と非宣言型との区分は有用であるが，厳密なものではない．たとえば，反復することによって，宣言型が非宣言型に変形されることもある．通常の運動学習では，それが大部分である．自動車の運転を学習するには，初期には意識的な認知的記憶を必要とする．しかし，自動車の運転は，最終的に自動的，半ば反射的になってしまう．重要な点は，記憶の記述的性質の相違が生物学的な意味をもっていることである．手続き的記憶は，系統発生的に古く，個体発生的には早期に出現する．一方，宣言的記憶は，系統発生的に新しく，個体発生的には遅れて出現してくる．

長期記憶系の相互の位置づけと，それらの基礎にある脳部位との関連を図10-1に掲げる．それぞれの記憶には，脳の異なる部位の関与が推定されている．ただし，学習に伴って生じるニューロンおよびシナプスのレベルにおける変化は，共通すると想定されている．

宣言的記憶は，命題記憶とも呼ばれ，意味記憶（semantic memory：言語の使用に必要な記憶であり，世界に関する体系的な知識から成り立っている；心的百科事典）とエピソード記憶（episodic memory：日付と場所のついた具体的な個人史的記憶；想い出）とに下位分類される．両者とも，海馬（hippocampus）の損傷によって障害される．運動の記憶に関する研究は，以前

には言語的記憶の研究枠組みを借りて行われていたが，それとは異なる記憶系であることを踏まえて，独自の枠組みがつくられている．運動学習は，巧緻運動（skilled movement）の学習であり，潜在的記憶に属している．

### 4）運動学習の特徴

運動学習は，精神運動学習（psychomotor learning），知覚運動学習（perceptual-motor learning）あるいは感覚運動学習（sensory-motor learning）とも呼ばれている．

Schmidt（1991）は，"運動学習は，巧みな課題遂行（skilled performance）の能力（capacity）を，比較的永続する変化に導くような実践（practice）あるいは経験（experience）に関係する一連の過程である"と定義している．行動面からみれば，運動学習は，実践や練習を通して獲得される運動行動の変化であり，状況に適した感覚運動系の協応（coordination）が向上していく過程，そして運動技能の獲得（motor skill acquisition）の過程とみなされる．課題遂行の過程は，状況に応じて，"何をなすべきか（what to do）"を判断する場合と，あらかじめ決められている運動課題を，速さ，正確さ，円滑さなどの点で，効率よく遂行するために，"どのようになすべきか（how to do）"を決定する過程とに分けられる．前者は認知学習（言語学習：verbal learning）であり，後者が狭義の運動学習である．

人工知能の観点では，感覚運動変換（sensory-motor transformation）は，種々の感覚様式（sensory modality）からの信号を骨格筋への適切な遠心性信号へと写像している．感覚運動学習は，運動が満足すべきパフォーマンスとなるように，中枢神経系のさまざまな構造のパラメータ（parameter）を調整する過程である（Massone 1995）．感覚運動変換や感覚運動学習は，複雑な並列分散情報処理課題（parallel distributed information-processing task）の学習である．この処理過程には，複数の異なる構成要素がある．感覚側では，視覚や聴覚，固有感覚などからの情報が統合され，判断されなければならない．さらに，それらの情報は，運動の目的のために使用できるような形式へと変換されなければならない．多くの感覚信号から内部表象（internal representation）へと収斂する過程を，感覚運動変換の初期段階（early stage）という．この中間過程で得られる環境に関する内的表象が知覚スキーマ（perceptual schema）である．次に運動スキーマ（motor schema）と呼ばれる共同筋の活動単位から，適切な選択がなされて，運動プログラムが定まり（Arbib 1981），運動指令へと翻訳される．これが感覚運動変換の後期段階（late stage）である．これらの過程にかかわるパラメータの調整が，運動学習の過程となる．

## 2 運動技能

### 1）運動技能とパフォーマンス

運動課題を遂行するとき，周囲から観察可能な行動をパフォーマンス（performance）という．一定の期間をおいて，パフォーマンスの測定を反復することによって，運動学習の度合いを知ることができる．パフォーマンスは，ある試行（trial）における，所要時間，距離，点数（スコア：score）などで表される．パフォーマンスは，測定時の疲労，欲求，その他の心身状態によっても変化する．そのことを考慮しないと，学習効果の判定を誤ってしまう．

多くの場合，運動学習の判定に利用されるテストは，運動技能（motor skill：単に技能と呼ぶこともある）を測定している．技能（skill）とは，最大の正確さと最小のエネルギー消費，ある

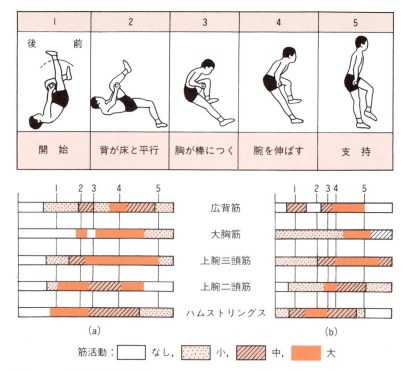

図 10-2　運動技能と筋活動
鉄棒（足掛け上がり）を行うときの筋活動.
(a) 初心者. (b) 熟練者. 熟練者の筋活動は少ない.
(Kamon et al. 1968, 一部改変)

いは最短の時間と最小のエネルギー消費によって，相当な最終結果を生み出す能力である（Guthrie 1952）．技能は目的を達成していくときの成功の度合いであり，運動技能の向上は目的達成の度合いの高まりである．運動学習を運動技能学習（motor skill learning）ということもできる．なお，スキル（skill）という用語を，運動行動や運動課題との関連で用いることもある．ゴルフのスキル，水泳のスキルなどと表現している．

運動技能には，反射行動に類似した単純なものから，複雑な知覚運動行動までが含まれる．運動技能は，フォーム（form），正確さ（accuracy），速さ（speed），適応性（adaptability）の4要素に分けて検討される（Johnson 1961）．これらに，恒常性（consistency）を加えることもある．フォームがよくなることは，多くの場合，与えられた運動課題の遂行に必要とされるエネルギーの減少を伴っている．運動技能の向上は，運動中の筋活動量の減少とも対応している（図10-2）．適応性とは，環境条件が変化しても，パフォーマンスはあまり影響されないことである．運動技能の訓練では，はじめによいフォームを獲得すること，次に正確さに注意を向け，速さと適応性は，その後に指導するのがよい．

運動技能の研究では，

- 正確さ（accuracy）：反復して同じ力，運動の速さや距離などを，どれだけ正確に再現できるか，
- 速さ（speed）：どれだけ速くできるか．一般に正確さと速さとの間には，逆相関の関係がある．速さを上げると，正確さは低下する，

表 10-2　運動開始時の身体と環境の対象物の関係に基づく技能のタイプ

| 身体＼対象 | 固定 | 動 |
|---|---|---|
| 固定 | タイプ I<br>● ピアノの演奏<br>● ゴルフボールのショット | タイプ II<br>● 回転板追跡作業<br>● 野球のバッティング |
| 動 | タイプ III<br>● バスケットのランニングシュート | タイプ IV<br>● テニスのラリー<br>● ランニング中のパス |

(Fitts et al. 1967)

・応答の大きさ（response magnitude）：自己の最大限はどれだけか．たとえば，跳躍，ボール投げ，懸垂など，

の3変数が利用されている．

運動技能の向上につれて，パフォーマンスに現れる変化は，誤りの減少，正確さの向上，パフォーマンスの恒常性や自由度の増加であり，努力量の減少も感じられる．

## 2）運動課題

運動技能の諸相との関連で，運動課題には複数の分類が利用されている．代表的な分類を掲げておく．

**1　大筋運動と小筋運動**　運動技能は，しばしば粗大運動技能（gross motor skill）と微細運動技能（fine motor skill），あるいは大筋運動と小筋運動とに区別される．しかし，両者間に，はっきりとした境があるわけではなく，連続的な変化である．この分類は，運動に関与する筋の解剖学的な大きさ，発生する力の程度，身体運動に必要とされる空間の広さなどで決められている．歩行や水泳のように全身を用いる動作は，粗大運動である．書字や縫い物のような手先の細かい動作は，微細運動である．

**2　不連続課題と連続課題**　不連続課題（discrete task）とは，身体運動に明らかな始まりと終わりとがある課題で，ゴルフスイングが典型例である．動作終了時には，その結果はフィードバック情報として与えられ，次の同じ運動の修正に利用することができる．身体運動そのものには，フォームなどの目標となる運動パターンも設定され，それに合致した運動パターンが習慣化，固定化するように練習を行う．この種の技能は，習慣的技能（habitually oriented skill）あるいはクローズドスキル（closed skill）とも呼ばれている．他方，自動車の運転のように，身体運動の始まりや終わりが明らかでない課題を連続課題（continuous task）という．時間を追って変化する周囲の状況を知覚し，判断して，運動を決定し，修正し，遂行することが必要である．この種の技能を知覚的技能（perceptually oriented skill）あるいはオープンスキル（open skill）という．クローズドスキルとオープンスキルとの関連で，運動開始時の身体と環境（対象）の状況との組み合わせに基づいた区分がある（表 10-2）．

**3　自律と他律**　運動の開始や速さを自分で決定できる運動課題（self-paced task）と，それらを対象に合わせなければならない運動課題（externally-paced task）とがある．前者はゴルフやボーリングなどであり，後者は野球で捕球するときやテニスのラリーである．

具体的な運動課題は，**1**～**3**の分類が重複したものとなっている．たとえば，〔書字〕は，小

筋運動，不連続課題，クローズドスキル，自律に分類される．

### 3）協調と制御，技能

　生体力学的にみた場合，技能の獲得とは，身体運動器の自由度への支配が可能になることである．運動の協調（coordination），制御（control），技能（skill）という用語は，ここでは特殊な定義に従って用いられている．

　四肢の関節運動を取り上げると，ボールを蹴るときの股・膝・足の各関節は，一定の組み合わせ（combination）で運動する（運動学的連結：kinematic link）．このような四肢の運動を，協調運動（coordinated movement）あるいは共同運動（synergy：運動軌跡が類似した一群の運動）と呼んでいる．それに関与する構造を，運動協調（motor coordination，感覚運動協調：sensory-motor coordination），協調構造（coordinative structure）あるいは機能発生器（function generator）などの用語で表すこともある．これは，感覚によって媒介された外的課題あるいは対象物に対する応答として生ずる運動の空間・時間的制御および筋群の制御であり，上位中枢が運動行動を形成するのに処理しなければならない変数（parameter）の数を減らすこと，すなわち運動自由度の冗長性（redundancy）を制御することによって，役立っている機能的単位である（Bernstein 1967；Arbib 1981）．運動協調の概念は，情報の知覚過程と符号化，利用可能な運動プログラム，発達段階や運動技能レベルに依存した，複雑な目標指向の協調過程とされている．

　協調運動は，同一課題に対する可能な運動の組み合わせを，空間・時間的に制限することによって，上位中枢が運動行動の制御に必要とする変数の数を減らすことができる．これを運動自由度の削減，あるいは運動の冗長性の制御という．

　ボールを蹴るときには，まず下肢の筋群から1群の筋群を選び出す．これらの筋群の選択は，協調（coordination）のひとつの側面である．次に各筋が発生する力，そのタイミングなどが定められる．この過程を制御（control）という．運動に最適の変数を選択できることが技能（skill）である．協調が悪ければ，ボールを蹴る運動はできない．制御が悪ければ，ボールを蹴ることはできても，ボールは目標に達しない．技能があって，はじめて意図したような結果が得られる．

　運動の訓練において，はじめにフォームを重視するのは，協調を完成するためであり，その後に運動の制御にかかわる変数（力や速さなど）を取り上げる．それらの変数の最適化ができれば，技能を獲得したことになる．

### 4）運動学習における感覚系の役割

　箸を巧みに使うためには，視覚運動協応（visuo-motor coordination）が重要であり，ピアノ演奏には，聴覚フィードバックが必要になる．眼を閉じていても，できる程度に上達すると，感覚情報なしで，ある程度の運動課題の遂行が可能になる．上肢の感覚を喪失した患者が，閉眼したまま，複雑な手指の運動を行うこともできる．しかし，慣れ親しんだ運動課題は別として，新たな運動課題の学習にとっては，感覚情報の欠如は致命的になる．

　運動学習では，身体の動きで生じる各種の感覚器から得られたパフォーマンスに関する情報を，感覚フィードバック（sensory feedback）として利用している（図10-3）．感覚フィードバックのひとつの役割は，課題遂行時の運動制御に利用されて，運動軌道の修正を行うことである（フィードバック制御：feedback control）．閉ループ（closed loop）系とも呼ばれ，"フィー

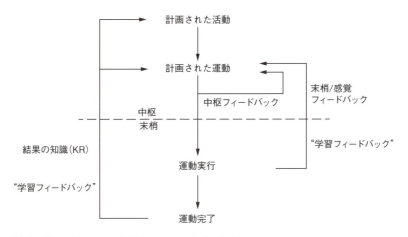

**図 10-3** 運動制御におけるフィードバック源

(Sheridan 1984)

ドバック—誤差検出—誤差修正"を基本要素とする自己調節系（autoregulation system）である．この系を通して，中枢神経系からの出力は，常にフィードバックされて，目標値と実行値との誤差をなくすように調節されている．

　もうひとつの役割は，次回の運動を改善するために役立つ情報を提供することであり，学習フィードバック（learning feedback）と呼ばれている（Sheridan 1984；Barto 1995）．指導者や教師の助けがなくても運動技能が獲得されるのは，身体運動および環境に対する運動の帰結から自動的に生じた学習フィードバックによる結果である．これを内在的フィードバック（intrinsic feedback）という（Schmidt 1988）．指導者や教師は，外在的フィードバック（extrinsic feedback）を与えることで，内在的フィードバックを強化することができる．外在的フィードバックは，訓練目的で利用する特定の情報であり，結果の知識や身体運動の正誤，あるいは修正すべき点を告げることである．"結果の知識（knowledge of results, KR）"を与えることによって，内在的フィードバックを増強することができる．これは訓練目的で利用する特定の情報であり，運動が正しいことを告げる信号，賞賛や激励，あるいは誤りの指摘などである．

　なお，感覚フィードバックは，将来のフィードフォワード制御（feed-forward control）を可能にする内部モデル（internal model）の形成にも関与している．

## 5）運動能力

　能力（ability）は，課題遂行に必要な個人に内在する比較的安定した特性（trait）であり，先天性の特性と，発達過程で学習によって獲得された特性とがある．能力は，技能よりも広範な概念である．また，能力特性（ability trait）は，一連の技能の遂行を基礎づける特性であり，課題の遂行に利用できる資源となり，成人では変容を受けることが少ない．他方，運動技能は，具体的な課題遂行の効率に対応し，練習によって容易に変化する．

　操作的には，ある能力は，複数の課題遂行に共通して必要とされるものと仮定され，各課題のパフォーマンスとの関連で検討される．たとえば，ある人が課題A・B・Cのパフォーマンス・スコアは高く，課題D・E・Fでは低ければ，A・B・Cにはある共通する能力特性が必要とされ，その能力特性はD・E・Fでは不要とみなされる．バスケットボールのフリースローの成功

率が高い者が，野球のピッチャーとしてコントロールがよければ，この2種類の課題の遂行には，"正確に投げる（throwing for accuracy）"という因子（factor）が関与していると解釈する．また，"指先の器用さ（finger dexterity）"という表現は，手先の細かい仕事を行う能力特性（因子）を意味している．器用な人は，さまざまな手先の仕事で，不器用な人よりも，作業効率はよく，技能レベルは高いことになる．

複数の運動技能に共通する能力特性を求めることを目的として，多くの被験者からのデータの収集，相関分析や因子分析などの統計手法が利用されてきた．1940年代後半から1950年代前半にかけて，アメリカ空軍ではパイロットの運動技能を研究する目的で，多くの調査研究が行われた．調査の特徴は，

・テストプログラムには，500～700人が参加した，
・テストバッテリーには，多様な運動課題が用いられた，
・その結果から，広範な課題および技能に利用される複数の能力特性が抽出された，

ことである．その後の研究は，手指巧緻性（manual dexterity）[*]，全身運動能力（gross motor ability），フィットネス（fitness）などの運動特性に向けられている．

因子分析によって得られた主な能力特性を掲げる．いずれも多数の被験者を対象として，紙と鉛筆を用いた検査（paper-and-pencil test）および各種器具を利用した課題（apparatus task）によって得られた結果である（Fleishman et al. 1984）．

・制御の正確さ（control precision）：大筋運動を含んだ上肢および下肢の運動であり，細かい正確な運動の制御ができる．
・四肢運動の協調性（multi-limb coordination）：四肢が同時動作を行うとき，それらの運動の協調性（協応）がよい．
・応答の定位（response orientation）：視覚情報や心理的情報によって捉えた運動の方向性や運動パターンの選択が的確であり，速い．
・反応時間（reaction time）：刺激に対する応答の開始が速い．
・腕の運動の速さ（speed of arm movement）：腕によって行う標的指示の運動が俊敏であり，かつ正確である．なお，この特性は，［四肢の運動の速さ（speed of limb movement）：足首の反復運動による足タッピングおよび一定時間内に腕によって描かれる円の数］に含まれると推定されている．
・タイミング（rate of control；timing）：動いている標的の運動の速さや方向を正しく変える（これには予測動作の要因が含まれている）．
・手の運動巧緻性（manual dexterity）：手による運動がすばやく，正確である．
・指の運動巧緻性（finger dexterity）：指先だけで行う小物の操作が速く，正確である．
・腕と手の安定性（arm-hand steadiness）：上肢を一定の肢位に保持できる．
・手首，指の運動の速さ（wrist, finger speed）：指タッピングが敏速である．
・照準（aiming）：手と眼の協応を必要とする，小さな円の中をポインターで指すような標的

---

[*] 巧緻は巧妙精緻のことであるが，そのような性質としての巧緻性については実のところ概念が定まっていない．日本体育協会は1974年に「巧緻性解明の研究」と題する報告書を出しているが，「質的な一番人間の生まれつきに与えられた性質（quality）であって，後天的なトレーニングの度合いを先験的に決定するもの」としている．英語の対訳としても定まっておらず，adroitness や dexterity が候補として挙げられている．Dexterity についても訳語が定まらず，器用さや巧みさが当てられており，用語としての整理が必要である．

に向かう運動が速い．

体力（physical fitness）に属する能力特性には，次のものがある．

- 精一杯の柔軟性（extent flexibility）：体幹筋の速い短縮および伸張で行われる体幹の前屈，後屈および側屈運動の可動域が大きい（運動はすばやくなくてもよい）．
- 動的柔軟性（dynamic flexibility）：体幹や四肢の急速な反復運動において，可動域が大きく，運動が速い（筋収縮の急速な繰り返しによる運動）．
- 静的筋力（static strength）：重量物を持ち上げるときに発揮する力が強い（筋は静止性収縮を行い，四肢および体幹，伸筋および屈筋が活動する）．
- 動的筋力（dynamic strength）：限られた時間内（例：15 s）に行える腕立て伏せ運動の回数のように，連続あるいは反復して強い力が発揮できる．
- 体幹筋力（trunk strength）：主として腹筋のような体幹筋が強力である．
- 瞬発筋力（explosive strength）：跳躍，投球のような運動において，瞬間的に発揮できる最大エネルギーが大きい．
- 全身運動の協調性（gross body coordination）：全身の異なる部位による同時動作において，各部位の運動が協調的である．
- 全身のバランス（gross body equilibrium）：さまざまな静的および動的バランスであり，平均台の端でバランスを保持できる時間，平均台上の歩行，片足立ちのバランスがよい．なお，［視覚的手掛かりのあるバランス：balance with visual cue］は，全体のバランス特性からは分離される静的バランスの一種である．
- スタミナ，心肺持久性（stamina, cardiorespiratory endurance）：長距離走などのように，持続的な最大努力を要する運動ができる．

## 3 学習の諸理論

学習は，心理学領域で多くの研究が行われてきたが，統一された理論は確立していない．多くの理論は，複雑な学習過程を記述して説明するため，刺激-応答理論（stimulus-response theory）や認知学習理論（cognitive learning theory）のような基本的な原型を利用している．ここには一部の代表的な理論を掲げておく．

### 1）生得的行動と学習行動

人間の行動の大部分は，学習されたものである．一方，下等動物の行動の多くは，生得的であり，系統発生をさかのぼるにつれて，反射や本能のような非学習行動が大部分を占めるようになる（図 10-4）．進化した高等動物ほど，環境に適応し，新たな行動様式を学習する能力は大きくなる．本能行動（instinctive behavior）は，それぞれの種の独自の遺伝情報のなかにプログラムされている行動であり，ある内部状態のときに特殊な外部刺激（解発因：releaser）が与えられると出現する．そのような仕組みを生得的解発機構（congenital releasing mechanism：特定の刺激が，ある種の限定的な応答を自動的に引き出すという事実を説明するための概念であり，中枢神経系の機能として仮定されている）という．それによって生じる行動を生得的定型行動と呼んでいる．しかし，そのような行動であっても，一定部分には学習による多様性が認められている．

刻印づけ（刷り込み：imprinting）と呼ばれる現象は，学習に類似している．しかし，刻印づ

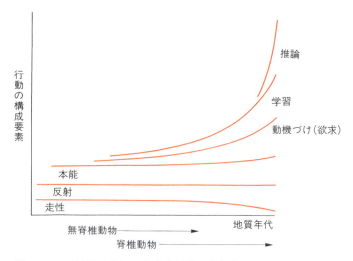

**図 10-4** 系統発生的にみた適応行動の相対的発展
(Shepherd 1988)

けによる行動は，学習されたのではなく，一種の本能的な反応とされている．孵化後 12〜16 時間を経たアヒルの雛は，最初に提示されたものに対して，あたかもそれが母親であるかのように，追従行動を示す．この刺激-応答関係の形成は，後天的な結合であるが，孵化後の一時期（臨界期：critical period）に限定されていて，その時期を過ぎてからでは起こらない．刻印づけされた行動は，消去することができずに，その刺激は本来の解発因と同じように作用する．

### 2) 単純学習

単純学習（simple learning）には，慣れ（habituation）および感作（sensitization）がある．神経生物学では，これらも学習の基本形として取り上げているが，心理学では，学習として扱っていない．なお，単純学習を，連合学習との対比で，非連合学習と呼ぶこともある．

慣れは，学習の最も単純な形であり，無関刺激（neutral stimulus：報酬も侵害も与えない刺激）が反復して与えられたときに起こる反応の減弱や抑制である．これは刺激-応答に関与する特定の神経回路がもつ特性であり，短期の慣れと長期の慣れとがある．刺激の反復回数が少なければ，慣れは短時間，多いと長時間になる．いくつかの脊髄反射にも，その例が報告されている．

感作は，前もって与えられた強い刺激や侵害刺激によって，無関刺激に対する応答が増強される現象であり，軟体動物のアメフラシでは，促通性介在ニューロンによる感覚ニューロンのシナプス前促通が起こっている（Kandel et al. 1995）．脊椎動物では，非特異的な覚醒系の関与が推定されている．感作には特異性がなく，さまざまな侵害刺激が身体の異なる部位に加えられることでも起こる．

### 3) 条件づけ

条件づけ（conditioning）は，動物や人間の基本的な学習の原型とされている．これは生理学者 Pavlov の条件反射（conditioned reflex）から発展したものと，心理学領域で開発されたものとに大別される（**表 10-3**）．

表 10-3 条件づけの諸用語

| 提唱者 | Pavlov 的な条件づけに対する用語 | 心理学の条件づけに対する用語 |
|---|---|---|
| Thorndike | 連合移換 | 試行錯誤学習 |
| Miller & Konorski | I 型 | II 型 |
| Skinner | S 型またはレスポンデント条件づけ | R 型またはオペラント条件づけ |
| Schlosberg | 条件づけ | 成功学習 |
| Hilgard & Marquis | 古典的条件づけ | 道具的条件づけ |
| Mowrer | 条件づけ | 問題解決 |

(梅津・他 1981, 一部改変)

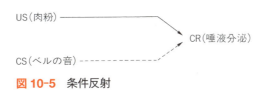

図 10-5 条件反射

### (1) 古典的条件づけ

学習行動形式の基本的な形として，古典的条件づけ（classical conditioning）がある．犬の口に食物（肉粉）を入れると，唾液が分泌されるのは反射とされる．肉粉とは直接の関係がない事象（無関刺激：たとえばベルの音）を，肉粉を与える数 s 前に提示することを繰り返すと，犬は次第にベルの音だけで唾液を分泌するようになり，特定の刺激を別の刺激と連合させることを学習する．これを Pavlov の古典的条件づけ（レスポンデント条件づけ：respondent conditioning）という．食物を無条件刺激（unconditioned stimulus, US），唾液の分泌を無条件反応（unconditioned response, UR），ベルの音を条件刺激（conditioned stimulus, CS），ベルの音で誘発される唾液の分泌を条件反応（conditioned response, CR）という．古典的条件づけは，それまでは無関連であった CS を UR に連合（association）させることである．条件づけを行うとき，CS を US と対にして提示する手続きを強化（reinforcement）という（図 10-5）．

条件づけができると，CS に類似した無関刺激でも CR が生じるようになる．これを般化（generalization）という．CS に似た刺激に対して特定の刺激だけを強化すると，その刺激以外では CR は起こらなくなる．これを分化（differentiation）あるいは弁別（discrimination）という．CS だけを提示して，強化は行わないと，次第に CR は低下して，起こらなくなる．この現象を消去（extinction）という．

ウサギに音あるいは明かりを提示（CS）してから，無条件刺激（US）として角膜に空気を吹きつける（エアパフ：air puff）と，ウサギは眼を閉じる（UR）．CS–US の間隔は，100 ms から 1 s 前後である．100〜200 試行後には，CS だけでウサギは 90％以上の確率で眼を閉じるようになる（CR）．CS だけを反復して，CR が消去された後，US を伴う試行を行うと，20 試行以内に CR は再獲得される（Bartha et al. 1995）．

### (2) 道具的条件づけ

Pavlov と同世代の心理学者 Thorndike は，学習が観念を媒介とはしないで，反応と事象との

結合の仕方によって支配されると仮定して，効果の法則（law of effect）を提唱した．ある反応が動物に満足をもたらすのなら，その反応と事象との結合は強められる．反応が不快をもたらすのなら，その結合は弱められる．結合の強弱は，動物の満足あるいは不快の程度に比例する．何回かの試行錯誤を繰り返すと，満足の得られた反応が残り，そうでない反応は消失する．効果の法則は，強化の原理と同じになる．

満足という用語は主観的であると批判されたが，Thorndike の考え方は行動主義的学習理論の基礎となっている．道具的条件づけ（instrumental conditioning）で重要なことは，道具的反応とそれを遂行したことで得られる報酬（reward）との関係である．古典的条件づけによる学習が受動的であるのに対して，道具的条件づけでは，動物は報酬を得るために能動的および試行錯誤的に環境に働きかけなければならない．また，古典的条件づけでは，条件反射は自律神経系の活動に限られているが，道具的条件づけでは，どのような行動であっても条件反射になり得る．

Skinner が命名したオペラント条件づけ（operant conditioning）は，道具的条件づけと同じである．オペラントとは，レスポンデント（respondent）に対応する行動のカテゴリーであり，反射ではなく，動物が弁別刺激を手掛かりとして自発的に起こす行動である．スキナー箱（Skinner box）にネズミを入れて，明かりがついたときに，箱の中にあるレバーを押すと餌が出るようにしておく．ネズミは，明かりがついたとき，偶然にレバーを押して餌を獲得する．そのような行動が繰り返されると，ネズミは，明かりがつけば，レバーを押すようになる．明かりとレバーを押すこととの間に連合が形成される．このようにして，行動の結果が強化を伴っていることを強化随伴性という．強化の与え方によって，行動の生起確率を統制することができる．

### 4）認知的立場の学習理論

条件づけによる学習は習慣形成（habit formation）という面が強いのに対して，認知的立場の学習観は問題解決（problem solving）という色彩が濃く，知覚や理解を重視している．

複数の認知的立場の学習理論があるが，それぞれが独自であって相互の連関はあまりなく，ひとつの流れとはなっていない．ゲシュタルト派 Köhler の唱えた洞察（insight）は，問題解決のため，突然に生じる行動的再体制化である．新たな知覚や学習は，古い認知構造を壊して再組織化することによって成立する．ここでは，経験は重要ではなく，試行錯誤による学習とは異なり，場面や状況を見通すことが要求されている．新行動主義者でもある Tolman の潜在学習（latent learning）は，外から観察されるパフォーマンスに変化がみられなくても，学習が成立するというものであり，これによって動物は環境の認知地図（cognitive map）を獲得する．認知地図とは，個体を取り囲む環境の諸関係についての仮説的地図あるいはパターンであり，個体内部に心理的に形成される．この考えによると，強化や報酬は，学習の必要条件ではなくなる．

人間は，他者の行動およびその結果を観察するだけで，自分の行動を変えることがある．兄が何かをして母から叱られているのをみて，弟は自分に直接，罰を与えられたのではないにもかかわらず，兄が行ったようなことをしなくなることがある．これを代理強化（substitution reinforcement）という．代理強化もオペラント条件づけによって説明できるが，Bandura（1977）は，代理強化を伴わなくても，観察するだけで行動の変化が起こり得ると主張した．これをモデリング（modeling）と呼び，単なる模倣とは区別され，観察によって，行動の原理を直接に学習することをいう．モデリングは，社会化の過程に大きな役割を果たしている．この理論は，観察学習（observational learning）として，運動学習の領域にも応用されている．モデル行動の獲得

は，次の4つの過程から成り立っている（Carroll et al. 1985）．
- 認知過程：何を観察して，どのような情報を引き出すのかを決める．しかし，観察を続けて進めるほど，モデルは常にそれ以上の情報をもっていることがわかる．
- 保持過程：モデルからの情報は，象徴的表象（運動についての内部モデル）に変換され，それは心理的練習（mental practice）あるいはリハーサル（rehearsal）によって発達する．
- 行動生成過程：内部モデルが実際の行動に翻訳，実行され，その結果はフィードバックされ，誤差が調整される．誤差の程度によって，内部モデルは修正される．
- 動機づけ過程：観察学習の実行を支配する誘引（incentive）は，外部的，代理的および内発的に与えられる．

観察学習は，複雑な運動パターンの獲得に有効であり，部分法と全体法とを組み合わせた練習によって，いっそう効果を上げることができる．

小児の認知的発達の分野で独自の体系をつくり上げたPiaget（1970）は，認識は環境と個体との相互作用によって漸次形成されると仮定した．Piagetのアプローチは，生物学に基礎を置いている．ある特定の適応的な機能を果たすという有機体のニーズとの関係で生じる構造の変化を問題とした場合，有機体は，環境からの要求に抵抗する能力と，適応するために環境の要求を調整する能力を有していなければならないと仮定する．Piagetは，このモデルを人間行動の説明に利用する．その中心に位置するのは，スキーマ（図式：schema）である．ここでいうスキーマとは，生物学における構造の概念に類似した行動の組織化のパターンであり，有機体の機能のあらゆる側面に利用される．スキーマは，特定の刺激に対する行動の特定の応答に限定されるものではない．たとえば，吸引反射（sucking reflex）は，低レベルのスキーマである．これが母親の胸（乳房）を探る行動に取り込まれる．さらに"指しゃぶり"にも結びつく．スキーマは流動的であり，完成すれば，さまざまな対象に利用される．"つかみ"のスキーマは，つかむことのできる対象物のすべてに向けることができる．Piagetは，適応（adaptation）の過程を同化（assimilation）および調節（accomodation）の補足的な過程として説明している．同化とは，以前に形成された古い機構を用いて，新たな状況や問題に対処するため，有機体が自己を変革して，調整していく能力である．適応的な機能は，同化が不完全な場合に明確になる．不完全な同化は，スキーマの変化や展開を刺激して，調節へと至る．新たな行動は，古いスキーマを修正して，同化の仕方を変更することによって獲得される．そこに役立っているのが知能である．

知能発達の本質は，操作（行為が内面化され，可逆性のあるシステムとなったもの）の変換であり，感覚運動期（0〜2歳），前操作期（2〜7歳），具体的操作期（7〜11歳），形式的操作期（11〜15歳ころ）の4段階に区分されている．発達的に学習を考える場合，Piagetの理論は重要である．

## 4 運動学習の諸理論

### 1）運動学習における段階とは

運動学習あるいは感覚運動学習の過程は，理想型（ideal type）によって表現されているような一連の段階（stage）をたどる．ここでいう学習過程は，目標指向的であり，不可逆で不連続な過程であり，ある段階から次の段階へ進むと仮定されている．しかし，学習過程における段階の系列（sequence of stages）は，概念的なモデルであり，学習そのものに不連続性があるわけ

**表10-4** 結果の知識（KR）が運動学習に及ぼす効果

| KRに関する変数 | 運動学習の効率 |
|---|---|
| KRを与える頻度が高い | 増加 |
| KRの遅延 | 減少（わずかな遅延は不変） |
| 試行間隔が長い | 増加（ただしKR遅延は一定とする） |
| KR遅延中の挿入活動 | 減少 |
| KR後の挿入活動 | 不変 |
| KRの正確さ（precision）が増す | 増加 |

(Salmoni et al. 1984, 一部改変)

ではない．やや粗い枠組みのモデルを現実に重ね合わせることによって，運動技能の基底にある機序に関係する異なるカテゴリーを明らかにしている．

モデルには，3分割の段階を設けたものが多い．Beyer（1987）は，"粗雑協応（gross coordination）—微細協応（fine coordination）—安定化（stabilization）"あるいは"未経験（naive level）—自発的適用（voluntary application）—精緻（refinement）"の区別を紹介し，さらに慣用表現として，"粗大形式（coarse form）—微細形式（fine form）—自動化（automation）"を掲げている．なお，一般的な学習の図式として，"動機づけ段階—諸問題の段階—問題解決の段階—行為と実行との段階—保持と実践との段階—学習したことの準備・転移・統合の段階"という6段階を挙げることもある．

### 2) 運動技能学習の3段階

Fitts（1964）は，運動技能学習の段階を，はじめに"初期相（認知相）—中間相（連合相）—最終相（自動化相）"に区別した．その後，"言語-認知段階（verbal-cognitive stage）—運動段階（motor stage）—自動化段階（autonomous stage）"の3段階とするようになった（Fitts et al. 1967）．実際には，3段階の間に明らかな境界があるのではなく，技能は次第に向上していく．

**1 初期相（認知相：cognitive phase）** 運動技能を獲得するには，まず運動課題の目標を理解し，それを達成するために，どのような運動が必要であるのか，さらにその運動を巧みに行うためには，どのようにしたらよいのかを知ることが必要である．何を行うのかを理解することから，学習は始まる．認知相で得られるのは，宣言的知識である．自動車の運転では，まず自動車とはどういうものか，それを動かすのにはどうしたらよいのかを理解し，ハンドルやクラッチ，ブレーキの名前，場所や機能を覚えるのが最初である．しかし，これだけで運転ができるわけではない．運転の仕方についての戦略を考える．この段階では，言語的に考え，運転が巧みになるように，いくつかの仕方を試みる．この相を"言語-運動段階（verbal-motor stage）"ともいう（Adams 1971）．

**2 中間相（連合相：associative phase）** 中間相では，個々の運動が滑らかな協調運動へと融合して，系列運動へと移行する．初期の理解の誤りが見出され，修正され，余剰の運動は除かれる．ここで重要な働きをするのは，運転中の"感覚情報フィードバック（action feedback）"および"結果の知識（knowledge of results, KR）"である．KRは，"付加的フィードバック（augmented feedback）"であり，運動自体というよりも，運動（反応）の結果に関する情報であり，通常は運動終了後に与えられる．これに対して，被験者の運動それ自体に関する付加的フィードバックは，"パフォーマンスの知識（knowledge of performance, KP）"と呼ばれてい

る．KR の与え方は，運動学習にさまざまな影響を及ぼしている（**表 10-4**）．中間相における自動車の運転では，状況に応じたクラッチ操作は，本で読むよりも難しい，あるいはやさしいと気づく．タイミングを間違えば，エンストを起こす．これが KR となって，次のクラッチ合わせに役立ち，両足の位置覚やエンジン音，路面状況の監視に注意を払えるようになる．チェンジレバーを操作して，次はどうするかと一瞬考えることもなくなる．"何を行うか（what to do）"から"どのように行うか（how to do）"への変化である．中間相では，宣言的知識が手続き的知識に変換され，次第に自分の運転を言語的に説明することが難しくなる．この時期を"運動段階（motor stage）"ともいう．

**3** 最終相（自動化相：autonomous phase）　　最終相は，基本的には中間相の延長である．運動は，空間的および時間的に高度に結合され，無駄がなく，速く，滑らかになる．手続きは自動化され，運動に対する注意は減少し，言語は運動遂行には不要になる．運動プログラムは，長さと複雑さが増し，完成に近づく．こうして獲得された技能は，なかなか失われず，一方では意識的な想起が困難になる．想い出すためには，実際に行ってみることになる．この時期のドライバーは，エンジンをかけると，直ちにレバー操作を行い，状況を確認して，出発する．さらに，滑らかに加速しながら，助手席の友人と会話もできる．高度に自動化した技能は，他の行動との干渉が少ない．特定の技能に熟練したいと思うならば，過剰学習（overlearning）によって，下位の技能を自動化しなければならない．

## 3）スキーマ（図式：schema）説

　Adams（1971）は，運動制御の基礎は過去の運動記憶，すなわち知覚痕跡（perceptual trace）と現在進行中の運動からのフィードバックとの連続した比較であると仮定した．この知覚痕跡は，練習や実践に伴う感覚情報フィードバックによって成長して，正確さを増す．固有感覚だけでなく，視覚や聴覚，皮膚感覚など，すべての関連情報が利用される．行動あるいは運動は，このような知覚痕跡を参照しながら逐一行われる．Adams（1971）は，知覚痕跡に先行して運動行動を選択し，開始する働きをもつとする記憶痕跡（memory trace）という概念も導入している．これは運動プログラムに相当する．記憶痕跡も，練習や実践によって成長するが，そのためのフィードバックは不要とした．運動の開始に当たり，記憶痕跡に基づいて，その運動が再生される（recall）．次に実際の運動が正しく遂行されているか否か，フィードバック情報を知覚痕跡に照らして再認（recognition）する．こうして誤差は修正され，当該の運動技能が次第に獲得されていく．

　しかし，個々の運動プログラムを，すべて記憶するという仮説には無理があろう．Bernstein（1967）が指摘したように，[a] の文字を書くことは，さまざまな仕方で可能である．左右どちらの手を使っても，足で砂の上を歩いても，口にペンをくわえて書いてもよい．これらが，いずれも個別の運動プログラムで実行されていると仮定するのは非現実的である．別の見方をすれば，同じ動作を反復しても，それぞれの身体運動は微妙に異なっている．個別に対応する運動プログラムがあるとすれば，その数は膨大になり，脳容量は不足するだろう．

　そこで提案されたのが，Schmidt（1975）のスキーマ説である．伝統的な学習理論あるいは Adams（1971）の閉ループ説では，個々の運動プログラムとそれを遂行した結果とが脳に貯蔵されると仮定していた．一方，スキーマ説では，個々の運動の結果，目標の一般化した抽象的な概念が貯蔵されていると仮定する．これによって，脳容量の問題が解決され，それに加えて学習

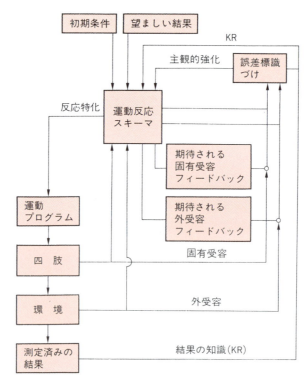

**図 10-6 Schmidt のスキーマモデル**
再生スキーマと再認スキーマをまとめて運動反応スキーマ（motor response schema）として表示してある．
(Schmidt 1975, 一部改変)

の転移も説明が容易になった．元来，スキーマ（schema）とは，計画（plan）と結びついた観念（idea）あるいは概念（concept）であり，運動の制御され方よりも，運動指令とその感覚的結果とが貯蔵され，選択される方式を問題にする．

スキーマは，認知的立場の用語であり，新たな情報を処理するために，すでに個体側に成立している概念枠組み，認知構造や単純化された操作枠組みであった．Schmidt（1975）にとって，スキーマは一般化された運動プログラムであり，運動のひとつのクラスあるいはカテゴリーに対応する規則である．

スキーマ説には，一般化運動プログラム（generalized motor program）仮説が利用されている．ある目的をもった動作は，さまざまな形で実行できる．たとえば，署名するとき，その運動のパラメータを操作することによって，大きくても小さくても，縦にも横にも書くことができる．同じ目的のための動作を，異なる運動パターンや別の四肢によって実行することができる（運動等価性：motor equivalence）．こうした汎用プログラムを，通常は一般化運動プログラムと呼んでいる．このような一般化運動プログラムに従って運動を産生する再生スキーマ，実際の運動の正確さを評価する再認スキーマを仮定する．バリスティック運動（ballistic movement）は再生スキーマによって開始され，ランプ運動（ramp movement）はフィードバックを利用した再認スキーマによって制御される（図 10-6）．運動学習は，練習を通して，スキーマを発展させる規則を学習することになる．

## 4）運動学習への認知科学的アプローチ

### （1）ACT*モデル

Anderson（1983）は，認知的技能（cognitive skill）の学習に関して，ACT*（Adaptive Control of Thought：アクトスター）と名づけたモデルを提示した．かつて，Winograd（1975）は，知識の表現システムを，データ部分が多いのか，処理部分が多いのかによって，宣言的と手続的とに分けた．前者は，事実および事実間の関係についての知識であって，命題（あるいは意味）ネットワークの形で表される．後者は，方法についての知識であり，言語表現や伝達が難しく，プロダクション・システム（production system）の形で表される．このシステムは，外界から情報（データ）が与えられると，それを処理するための規則（production rule：if～then～形式）を呼び出して，処理の結果を出力として生成する．

ACT*は，3段階で構成されている．Fitts（1964）の運動技能学習の3相説と並べてみると，両者の類似性は高いことが明らかになる．

- 宣言的段階：これから行う学習について，さまざまな知識を得る段階である．何を学習するのか，それはどのようなもので，どうすれば実行できるのかを，自分の長期記憶の中を検索して解釈する過程である．これは作動記憶に著しい負担をかける．
- 知識の翻訳（compile）と合成の段階：前の段階で得られた知識を，解釈なしで，直接使える形に翻訳する．個々に考えながら行う必要が減り，作動記憶への負担も減少する．一般的で汎用的なプロダクションルールのパラメータは，特異的で個別的な値に変えられる，あるいは2つ以上のルールが合成されて，実行のステップ数が減少する．その結果，システムの処理時間は短縮する．
- 手続き的段階：知識の翻訳と合成とによって学習が進み，技能が次第に自動化されてからも，その技能が使われ続けることによって，さらに正確で効率的になる．手続き的段階では，知識の調整が行われる．それは古典的学習理論の用語を借りて，プロダクションの分化，般化，強固化と呼ばれている．

ACT*は，認知技能の獲得過程の最適化のための理論という性格をもつが，運動技能の獲得に応用することもできる．運動学習の場合，プロダクションを長い時間かけて，練習によって適応的なものに変えるという手続き的段階が中心である．

### （2）ニューラルネットワーク・モデル

神経回路網（neural network）という用語は，動物の神経系を構成するニューロンのネットワークとして以前から使われていた．1980年代初期から，この用語は並列計算技術のためにも利用されるようになった（Arbib 1995）．計算の要素は"人工ニューロン"であり，生物学的なニューロンの単純な特性をモデルとしていた．多くは，ニューロン間の結合強度を変化させる何らかの適応能力を有している．このモデルは，外界から刺激（情報）を受け取る入力ユニット（input unit），外界に応答を出す出力ユニット（output unit），それ以外に隠れユニット（hidden unit）が種々の重みで結合（link）された一種の計算システムである．

複数のモデルのうち，コネクショニスト・モデル（connectionist model）の基本的特性の一部が感覚運動学習を扱うときに直面する諸問題の解決によく適合する（Massone 1995）．これは神経系における多数のニューロンの興奮性あるいは抑制性シナプス結合による並列処理システムとの類比である．ニューラルネットワーク・モデルでは，各処理ユニットの状態や結合の伝達効率を変化させることによって，入出力関係（出力関数と状態遷移関数によって定義される）を変え

ることができる．この過程が学習と呼ばれている．

**1 パーセプトロン**　パーセプトロン（perceptron）は，刺激（S）ユニット層，連想（A）ユニット層，それに1個の反応（R）ユニットが直列に結合したニューラルネットワークである．S層に入力ユニット（視細胞）が格子状に並び，A層の隠れユニット（介在ニューロン）に不規則に結合している．各入力ユニットは，光を感じたとき+1，それ以外のときは0を出力する．A層のユニットとの結合（シナプス）には，+1を乗じるもの（興奮性）と-1を乗じるもの（抑制性）とが不規則に割り当てられている．A層ユニットは，すべてR層ユニットに結合しているが，結合強度には差がある．A層からの入力がある値を超えたとき，Rユニットは+1を，それ以下のときは-1を出力する．こうしてS層に与えられるパターンの識別が行われる．パーセプトロンは，経験に対して変化するニューラルネットであり，ネットワークに提示された刺激に誤った応答を行ったときには，各応答ユニットの結合強度を変えるように設計された誤差修正規則（たとえばデルタ学習規則）を利用している．何が正しいかの判断（外部から与えられる理想出力）を"教師"と呼んでいる．3種以上のネットワークでは，誤差逆伝播学習（back propagation error learning）による学習が可能である．

**2 内部モデル**　計算論的なモデルでは，四肢を制御対象，中枢神経系を制御器として扱っている．運動課題の学習過程では，運動初期には運動中に種々の感覚情報を利用したフィードバック制御で行われ，課題に習熟すると内部モデル（internal model）と呼ばれる運動制御系のモデルを用いたフィードフォワード制御で行われると想定している．フィードフォワード制御の利点は，理想的な場合には，モデルが与える参照値と制御変数との間に誤差のない，完全なパフォーマンスが得られることである．

内部モデルには，順モデル（forward model）と逆モデル（inverse model）とがある．順モデルは運動指令を運動へ変換する表象であり，制御対象のモデル（制御対象にどのような操作を加えれば，どのような結果が得られるかの表象）である．逆モデルは，望ましい運動から運動指令への変換の表象（ある結果を得るために，制御対象にどのような操作を加えればよいのかの表象）であり，逆モデルが制御対象への制御器として利用される（**図10-7**）．

どのようにして，制御対象の逆モデルは学習されるのだろうか（Massone 1995）．順モデルでは，モデルとなるシステムと制御対象とに同じ運動指定を入力する．それぞれの出力の差（誤差）が最小になるように，システム学習させる．直接逆モデル（direct inverse model）では，制御対象の出力が逆モデルのための入力として使用される．逆モデルは，推定運動指令を計算して，その後に実際の運動指令との比較が行われ，誤差が検出される．得られた誤差は，教師あり学習技法によってネットワークの結合強度を変えるために，逆モデルを調整するのに利用される．Kawato et al.（1987）が提唱したフィードバック誤差学習（feedback-error learning）では，望ましい運動軌道と制御対象の実際の運動軌道との誤差が計算される．フィードバック制御器（逆モデルに近似）は，軌道誤差を運動指令の誤差へと転換する．これによって逆モデルの訓練が行われ，制御対象を活性化する運動指令を計算するのに利用される．この運動指令は，運動指令誤差に逆モデルで計算された運動指令を加えた合計として計算される．学習が進めば，誤差は小さくなり，フィードバック制御器は計算の役割が減少し，制御対象は完全に逆モデルで制御されるようになる．

ニューラルネットワーク・モデルは，運動学習におけるKRの役割や誤差検出を研究するのに有用な方法とされている．

(a) 順モデルの学習

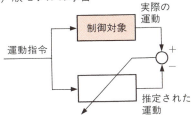

(b) 直接逆モデルの学習

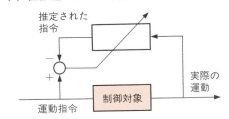

(c) フィードバック誤差学習

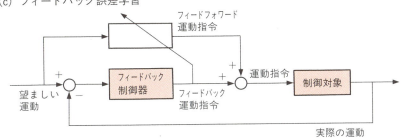

**図 10-7** 逆モデルの学習

(Massone 1995, 改変)

### (3) 神経心理学的理論

神経心理学分野から運動技能の学習について, "制御に基づく学習理論（control-based learning theory, COBALT）"が出されている（Willingham 1998）. この理論では, 運動技能学習は運動制御過程から直接派生するものとされ, 運動制御にかかわる3つの原理, すなわち神経分離可能性, 異種表象および二重様式の各原理がその背景となっている.

COBALTでは, 2つの機序が運動技能の学習を支えていると仮定する（**表 10-5**）. 第1に, 知覚運動統合（perceptual-motor integration）, 運動の系列化（sequencing）および力学的過程（dynamic processes）が特定の課題に対して効率的になる. 課題が遂行されるたびに, これらの3過程は課題に適合するように調整される. 第2の学習機序は, 戦略的過程（strategic process）によるものであり, ここには調整過程はない. この過程は, 運動制御の意識的様式（conscious mode）が求められるとき, より有効な環境目標を選択すること, あるいは運動にとっていっそう効果的な目標を選択して, 運動を系列化することによって, パフォーマンスを改善する.

学習のひとつの機序は, 各過程における変換（transformation）の調整（tuning）であり, その調整過程によって変換がいっそう効率的になる. 次のような仮定条件が掲げられている.

・学習は, 運動が実行されたときにだけ生じる. 運動表象を産出するとき, あるいは意識的様

表 10-5 COBALT における処理過程

| 過程 | 解剖学的部位 | 活動時 | 例 |
|---|---|---|---|
| 戦略的 | 背外側前頭葉 | 2つ以上の環境目標が選択される課題 | テニス選手が相手の左側を狙う |
| 系列化 | 補足運動野<br>基底核 | 反復して選択される自己中心的標的の同じ系列化を要する課題 | テニスのサーブ |
| 知覚・運動統合 | 後頭頂葉<br>運動前皮質 | 他者中心的空間における行為の場と自己中心的標的との間のミスマッチ | 金づちで釘を打つ |
| 動的過程 | 脊髄介在ニューロン | 自己中心的標的と筋運動との間のミスマッチ | この目的ではほとんど使用されない効果器による微細運動（例：非利き手） |

(Willingham 1998, 一部改変)

式によって戦略的仮定が表象を産出するときにだけ、知覚運動統合や運動の系列化の過程は調整される。意識的様式は、パフォーマンスについては無意識的様式の作用を中止させるが、学習については中止させない。

- 学習が生じるためには、正確さに関するフィードバックが必要である。フィードバックは、遂行された運動の結果についての行為者の評価、あるいは環境からの付加的フィードバックによる情報である。
- 運動が実行されるたびに、各過程は変化（調整）されるが、その変化はわずかである。
- 知覚運動統合、運動の系列化および力学的過程は、意識されずに作動するため、これらの過程の調整も意識されずに起こっている。

戦略的過程は、2通りの仕方で学習に役立つ。意識的様式を用いることにより、いっそう効果的な高次レベルの目標を選択することができる。運動のために、効果的な空間的目標を選択することもできる。戦略的過程は、明示された意識的な知識を利用することもできる。スポーツにおけるコーチの教示は、その例である。また、他者の課題遂行を観察して、有効な環境目標を定めるための知識や空間的標的の系列化について、情報を得たりする（観察学習：observational learning）。行為者は、新たな環境で立てるべき加勢を意識的様式で産出する。これらは高次レベルの問題解決の過程である。このような戦略的過程は、通常は無意識的様式で遂行されている計画の一部を意識的様式で行うことであり、パフォーマンス改善に貢献している。

# 5 運動学習の神経生物学

運動学習と脳機能とに関する研究は、主として、行動的アプローチ、電気生理的記録、脳画像分析、コンピュータ研究を通して行われている。

学習の基礎には記憶がある。記憶には、短期記憶（short-term memory）と長期記憶（long-term memory）とがある。短期記憶は、情報が安定した長期記憶に変換されるまでの間、保存されている状態であり、それに関連するニューロン回路が一時的に形成されることで成り立っている。長期記憶は、行動の制御と中枢神経系の構造との関連から、ニューロンやシナプスの構

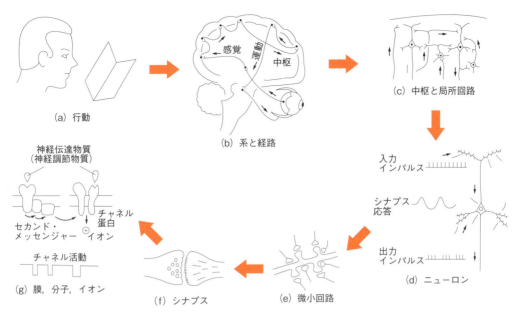

**図 10-8　行動から分子レベルに至るまでの神経系の組織化図式**
(a) 本を読む行動，(b) 情報が眼（網膜）から眼球運動に至るまでの経路，(c) 皮質内の機能単位である局所回路のニューロン群，(d) 機能単位としてのニューロン，興奮と抑制の入力はニューロンで統合され，他のニューロンへ新たな情報を伝達する，(e) シナプスの結合のパターン，(f) 個々のシナプス，(g) 情報伝達の分子機構.

(Shepherd 1988，一部改変)

造・機能の変化によると推定されている．

人間の行動を制御する中枢神経系の機能の解明のために，[行動―神経経路―中枢（局所回路）―ニューロン（微小回路）―シナプス―膜・分子・イオン]のレベルに分けて，構造・機能連関の分析が進められている（図 10-8）．

運動学習は，運動制御に関係する神経回路のニューロンやシナプスに生じる変化に依存している．分析の過程は，

- 学習行動が出現する状況を定め，対応する刺激を同定すること，
- 学習行動の形成に必要な条件，訓練法を特化すること（訓練法と行動変化との間の法則性），
- 学習行動の発達と表出に必要な神経機構を同定すること，
- 動物の遺伝的素因が神経系の構造・機能特性（これが学習能力を定める）を決定する仕方を求めること，

である（Thompson et al. 1988）．ここで中心に位置するのは，現在のところニューロンとシナプスにおける変化である．人間の運動技能学習（motor skill learning）の神経科学的基盤については，一次運動皮質，補足運動野，運動前皮質，前頭前皮質，線条体，小脳などの重要性が知られている．いずれの領域も，運動技能学習の異なる側面に役立っていると想定されている（Willingham 1998）．

## 1）ニューロンとシナプス，局所回路の変化

学習がニューロンおよびその結合の構造や機能の変化によって生じるとする考え方は，1911年に Cajal によって提唱された．20 世紀後半における神経系の可塑性に関する研究の発展によっ

て，その一部は証明されている．記憶の神経機構は，新たな神経回路の形成というよりも，局所的変化によるものであり，具体的にはシナプス形成，既存シナプスの伝達効率（結合強度）に変化をもたらすようなニューロンやシナプスの構造変化および膜特性の変化である（Thompson 1986）．

刺激の乏しい狭い檻の中で育った動物と比較して，刺激の豊富な環境で育った動物の大脳や小脳は，歯状突起や樹状突起がよく発達している．また，新たなことを学習する能力も高い．しかし，形態学的変化の報告されている部位が，学習に直接関与するわけではない．動物実験では，短期間の慣れ，あるいは感作が学習の基本モデルとして検討され，細胞膜の一過性のイオン透過性変化が学習の要因となっている．

脊椎動物における学習や記憶を可能にするシナプス結合強度の変化の機序は，Hebb（1949）によって提案され，ヘッブの法則（Hebb's law）とも呼ばれている．シナプス後のニューロンが活動しているときに，シナプスが活動すれば，そのシナプスは強化される．この現象は，生理学的には海馬における長期増強（long-term potentiation）として証明されている．

### 2）小脳

近年，運動学習の過程における小脳の役割が重視されている．動物実験では，
- 小脳の破壊が，前庭動眼反射や瞬目反射の条件づけ学習を不能にすること，
- 運動学習につれて，小脳皮質ニューロンの発射に変化が起こること，
- 学習に伴って登上線維の活動が高まること，

などが証拠として掲げられている．

小脳の解剖学的および生理学的な均一性から，あらゆる運動学習には類似の過程が生じていると想定されている（Lisberger 1988）．小脳皮質の出力ニューロンであるプルキンエ細胞には，性質の異なる2種類の入力（並行線維および登上線維）があり，これが可塑性シナプスとなっている．Ito（1986）は，登上線維がプルキンエ細胞に対する教師の役割を果たして，2種類の入力が同時に起こると学習過程（教師あり学習）に結びつくという仮説を提唱した．その後の実験は，この仮説を支持している（Eccles 1989）．たとえば，ウサギの瞬目反射の条件づけでは，無条件刺激と条件刺激は，条件反射の連合学習のために，一緒になる経路が必要である．そのような収斂の場が小脳であり，下オリーブ核からの登上線維が条件反射の強化経路となっている（Bartha et al. 1995）．

随意運動のフィードフォワード制御で利用される内部モデルにとっても，小脳は不可欠とされている．運動前ネットワーク（運動ニューロンより上位に位置する運動制御ネットワーク）はフィードバック制御器，小脳皮質は逆モデル，登上線維の入力は誤差信号，そして運動単位や環境，感覚受容器は制御対象に該当する（Kawato 1995）．

### 3）大脳皮質と基底核

サルが視覚刺激に反応して，手関節の伸展運動によってレバーを操作する課題を利用したオペラント条件づけと並行して，大脳皮質の運動関連電位の発現およびその変化が分析されている．その結果によれば，運動学習の進行につれて皮質電位は大きくなり，電位の発現には，［新小脳―視床VL核―運動野］の投射路が関与している．このような運動課題の学習では，対側の新小脳が運動野に教示を与えていることになる．結局，後頭葉への視覚入力は，連合野の諸部位に伝

えられ，それらが対側の新小脳の活動を生じさせている．訓練を続けると，［大脳―小脳―視床―運動野］を結ぶ回路の効率がよくなり，運動技能は向上する．佐々木（1986）は，

・条件刺激と反応運動との連合には，連合野と運動前野との活動増加が必要である，

・条件づけされた後，運動が迅速で的確になるには，大脳小脳連関の活動増大が必須である，

として，前者を認知学習，後者を熟練学習と呼んでいる．

［大脳基底核―補足運動野］の回路は，系列運動学習との関連が指摘されている（Willingham 1998）．この運動課題は，学習されるべき関係（標的と自己中心的座標との関係）が一定の知覚運動課題とは異なり，系列運動が初期には未定であるためと推定されている．他方，中脳のドパミン・ニューロンの活動で示される報酬信号に対応した強化学習（報酬を得るため，目的指向的行動を試行錯誤で学習する過程）への関与も指摘されている．大脳皮質は，多くの感覚器官からの入力を統合して，そこから冗長性や不確実性を取り除き，行動にとって本質的な情報を抽出することにも役立っている．小脳は教師あり学習を，基底核は系列運動の学習あるいは強化学習を，大脳皮質は教師なし学習を，それぞれ効率よく実現するために特化したという見解もある（銅谷 2002）．

機能的画像技法（functional imaging technique）による研究を通して，学習における脳活動の領域だけでなく，その過程における変化も報告されている．Willingham（1998）のまとめでは，頭頂葉の活動は，学習の初期に高く，後期には低くなり，被験者が運動の体性感覚フィードバックを監視する必要が減少したことを反映している．学習の進行につれて，初期には高かった前頭葉の活動も低下する．この間に，被験者は運動を意識的に監視する必要性が減少したと報告して，運動制御が意識的様式から無意識的様式へ移行したことを示唆している．

## 6 練習と訓練

### 1）練習と訓練，ドリル

練習（exercise）は，身体運動や稽古，さらに実践（practice）などを意味する言葉である．これから転じて，練習問題，練習課題を指すこともある．学習と関連する練習の意味は，学習を目的とした動作や行為を反復して実践することである．すでに学習した行為を行うこと，健康の維持や増進，レクリエーションのための身体活動を練習と呼ぶこともある．

訓練（training）は，養成あるいは調教に重点を置いた言葉であり，学習を引き起こすように仕組まれた教示や状況，活動などを包含した概念である．また個人を特定の活動あるいは身体運動に適合させるための管理体制（regime）を指すこともある．類似した言葉に反復訓練（drill：教練）がある．

人間の歩行は，幼児期から反復して行ってきた身体運動である．成人では，歩行運動は習慣（habit）となり，その実行には意識的な注意を要しない．しかし，危険な山道を歩くときには，一歩一歩に注意を払い，的確な状況判断を下しながら，歩行を継続している．このような判断能力は，ある種の技能である．

習慣は，反復練習によって形成され，その実践には知的活動を必要としない．一方，技能は，訓練の結果である．訓練は，反復する練習をその過程に含んでいるが，同時に訓練を受けている者の判断や教師からの指摘などが刺激になって，知的活動を進めていく過程でもある．訓練は，常に知的活動を必要とする．パフォーマンスを向上させる方法を習得するための新たな授業

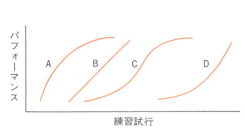

図 10-9　典型的な学習曲線
A：負の加速曲線，B：線形曲線，C：S型曲線，
D：正の加速曲線．
(Singer 1968)

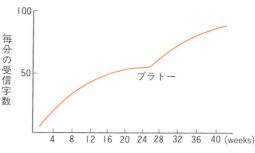

図 10-10　電信作業にみられるプラトーのある学習曲線の1例
(Singer 1968)

(lesson) である．

なお，学習調査（learning check）が体育（physical education）の計画，実施および評価の統合的要素として実施される．学習過程における調査を過程評価（process evaluation），学習過程の終了時における調査を帰結評価（outcome evaluation）という．

## 2）学習曲線

学習によって，パフォーマンスは改善される．これは技能の向上である．パフォーマンスの経時的変化をグラフによって表したものが学習曲線（learning curve）である．練習の試行回数あるいは練習期間に対するパフォーマンスの変化は，4種類に分けられている（図 10-9）．学習の初期には，パフォーマンスの向上が大きく，その後の向上は減少する負の加速曲線（A）を示すのは，比較的容易な課題であり，運動課題の習得も早い．初期のパフォーマンス向上は少なく，その後に急速なパフォーマンスの向上が起こる正の加速曲線（D）は，学習に時間を要する特殊な運動パターンが必要とされる課題で観察される．S型曲線（C）は，曲線（D）の変形であって，パフォーマンスが最高レベルに達した結果とみなされている．

学習には，いわゆる学習曲線のプラトー（高原：plateau）がある（図 10-10）．学習向上の前後にパフォーマンスに変化が起こらない状態である．運動技能の学習では，真のプラトーはないと推定されている．プラトーにみえるのは幻高原（phantom plateau）であり，個人的条件によるものとされている．

葉巻煙草の職人の生産効率（単位時間当たりの生産本数）が7年間にわたって向上した例もある．通常，技能の向上は，学習の初期に大きく，次第に小さくなるが，訓練を継続すれば，わずかながら向上を続ける．運動学習は，停止することがなく，連続する過程とされている．実際には，パフォーマンスの変化がなくても，運動や動作の遂行に必要な努力や注意の減少，筋活動やエネルギー消費の低下が起こっている．

発達的観点からは，運動技能にも特定の課題が効果的に学習される時期があると指摘されている．その時期は，暦年齢によるだけではなく，成熟の程度とも関係している．乳児が大きくなったとき，ある運動技能を獲得できるか否かは，どれだけ小さいときに教えられたかではなく，最適な時期に教えられたか否かに依存している．

運動能力は，学習の影響をかなり受けるが，成熟の程度も重要な因子である．学習と成熟の関

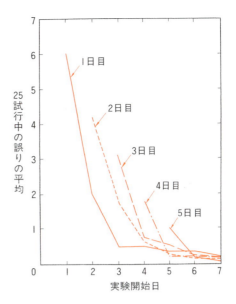

図10-11 ひなどりのついばみ運動における技能の成熟
孵化後それぞれ異なった間隔をおいて練習を始めたひなの群の失敗（誤）数。ひなは日齢が加わるに従って、練習しなくても、ついばむことが次第に正確にできるようになる。しかも練習も効果を及ぼしている。運動発達では身体的成長と学習過程が密接に作用し合っている。
(Hebb 1966)

係は、環境と遺伝との関係と同じ問題であり、2つの要因を細かく分けることはできない（図10-11）。

### 3）練習の効果

運動技能の獲得には、練習が不可欠である。通常、練習の回数を増やせば、学習は進み、パフォーマンスは向上する。これをThorndikeの練習の法則（law of practice）という。しかし、単に練習を繰り返すだけでは、パフォーマンスはあまり向上しない。練習時に、個人が

- 自己の目標を意識していること、
- パフォーマンスの結果の知識（knowledge of results, KR）を理解すること、
- 向上への動機づけや欲求があること、

が重要な条件となっている。

練習の効果は、主として、

- パフォーマンスの時間短縮、
- 正確さの向上および誤りの減少、
- 複雑な課題への適応性、
- 課題遂行時の注意努力の減少、

として現れる。

練習中のパフォーマンスの改善は、個人が自己の運動あるいは特定の手掛かりに、どれだけ注意を払っているのかによって左右される。手掛かりとする刺激の選択が大切である。

練習は、目的を意識したときに、効果が大になる。訓練では、目標を設定して、動機づけを考え、訓練を受けている個人がその指示に従うことが必要となる。ひとつの運動や動作を決まったものとして反復するのは、時間の浪費である。練習の目標は何か、直接的な成功か、あるいはパフォーマンスのレベルをいつまでも維持しようとするのかの相違は、重要である。後者の場合、過剰学習（overlearning）が必要とされる。過剰学習とは、一定の学習完成基準に達した後にも、訓練を反復させることであり、過剰訓練（overtraining）ともいう。

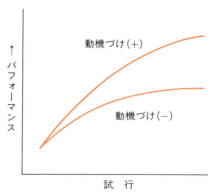

**図10-12 動機づけとパフォーマンス**
同程度の技能レベルである場合，動機づけがあると，試行を重ねるに従ってパフォーマンスは上昇が大となる．

## 4）動機づけ

　パフォーマンスは，身体運動を行う状況によって変化し，単純に能力を表すわけではない．パフォーマンスを変化させる諸要因のうち，動機づけ（motivation）は重要である．動機（motive）とは，多くの二次的，派生的なニード（need）に基づいて行動を起こして動機づけ，持続させる働きである．目標に接近する行動あるいは対象から離れていく行動の背後に，接近や逃避の動機がある．動因（drive）は，生理的要求によって起こるもので，動機と同じ働きをする．なお，動機づけとは，ニード（need）や動因，誘因（incentive：ニードを満たすような環境内の対象）を総称したものである．

　動機づけは，2つの基本的機能から成り立っている．ひとつは覚醒レベルの上昇であり，これによって活発な反応や行動が可能になる．もうひとつは，行動を特定の目標に方法づける働きである．

　パフォーマンスに対して，動機づけと技能とは，相乗効果を示す（図10-12）．

　　　　　　パフォーマンス＝動機づけ×技能

運動学習では，動機づけの効果は，環境や個人の性格だけでなく，練習内容によっても左右される．高度のパフォーマンスは，中等度の動機づけで得られる．課題内容が複雑になると，動機づけは低いほうが，成績は良好である．課題の難易度によって，それに対応した動機づけのレベルを調整することが必要である．

　精神的緊張や不安の程度によって，パフォーマンスは変化する（図10-13）．精神的緊張，不安は覚醒レベルを高める．覚醒は，深い睡眠から極度の興奮状態までの連続した変化である．ある点までの覚醒レベル（arousal level）の上昇は，パフォーマンスの向上をもたらすが，それ以上になるとパフォーマンスは逆に低下する（逆U字曲線仮説：inverted-U hypothesis）（図10-14）．

　注意集中，弁別や判断，細かい運動の制御などが必要とされる課題では，覚醒レベルは中等度以下がよい．筋力，持久性，速さなどが求められる課題では，高い覚醒レベルで良好なパフォーマンスが得られる（表10-6）．最適な覚醒レベルは，個人の技能（skill）の程度に応じて変化する．技能レベルが高くなると，覚醒レベルが上昇してもパフォーマンスの低下はあまりない．

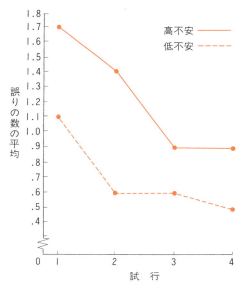

**図10-13** 高不安群と低不安群の誤り数
(Singer 1968)

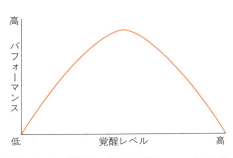

**図10-14** 覚醒レベルとパフォーマンスの関係（逆U字曲線）

表10-6 各種スポーツと最適な覚醒レベル

| 覚醒レベル | スポーツ |
| --- | --- |
| 5（高） | アメリカンフットボール（ブロック，タックル）<br>競走（短距離） |
| 4 | 走り幅跳び<br>砲丸投げ<br>水泳（短距離）<br>レスリング |
| 3（中） | バスケットボール<br>体操<br>サッカー |
| 2 | 野球（投手，打者）<br>フェンシング<br>テニス |
| 1（低） | 洋弓<br>ボウリング<br>ゴルフ（パット） |

(Sage 1984，一部改変)

　覚醒レベルの上昇は，運動学習を促進する傾向にある．しかし，この仮説を支持しない報告もあり，覚醒と運動学習との関連は不明というべきであろう．

　一般に，不安水準の高い個人は，複雑な課題の学習能力が低下している．訓練時には，個人の心理的状態も，十分に考慮しなければならない．

　動機づけは，大きく二分される．内的動機づけは，喜びや満足を見出す場合であり，自己実現や自己関与である．他方，外的動機づけは，物的報酬や賞賛，個人のニーズなどを利用してい

る．両者を比べて，内的動機づけは，効果が持続的であり，教育的にも好ましいとされている．

## 5）フィードバック

　動機づけと並んで，運動学習の重要な要因に，「フィードバック（feedback）」あるいは「結果の知識（knowledge of results，KR）」がある．フィードバックのひとつの機能は，運動遂行の手引きとなることであり，運動の制御に役立っている．もうひとつの機能は，その後の運動を改善するために有用な情報を与えることであり，学習フィードバック（learning feedback）とも呼ばれている．

　KRには，情報，動機づけ，強化の働きがあり，児童や成人，個人や集団のいずれでも学習やパフォーマンスの向上に役立つ．バスケットボールがゴールに入ったときの身体運動の感覚（feeling），教師や指導者の賞賛あるいは指摘などの外在的フィードバック（extrinsic feedback，付加的フィードバック：augmented feedback）は，運動課題を遂行している最中のフィードバック情報（内在的フィードバック：intrinsic feedback）を増強することができる．

　運動課題に対する初心者と熟練者とでは，フィードバック情報の意義は相違している．テニスのサーブでは，初心者はボールを打った直後，ボールがどこへ行くのかは，よくわからない．自分のショットを観察して得られるフィードバック情報は，次のサーブを調整するのに役立っている．他方，熟練者は，サーブ中の微妙な調整を行うのに固有感覚情報を利用して，上肢の運動軌道を修正する．

　運動学習の過程では，さまざまな感覚器からのフィードバック情報が重要な役割を果たしている．固有感覚情報によって，運動の空間・時間的変化が捉えられる．運動に伴う視覚や触覚，聴覚などの外受容器からの情報も利用されている．

　多くの運動技能は，試行錯誤を通して獲得される．この学習過程には，図 10-15 のモデルが対応している．R（応答：response）とS（刺激：stimulus）との差を検出して，これを減少させるための過程を通して学習が行われる．運動はRで始まり，RとSとの間に差がなければ，一連の運動は円滑に遂行される．フィードバック機構に障害があったり，RとSとの間に差があったりするときは，ひとつずつ運動を確認してから，次の運動パターンを修正する．そのため，運動は滑らかではなくなる．ゴルフや野球のスイングのように，200～300 ms 以内に完結するようなバリスティック運動（ballistic movement）では，フィードバック機構による運動の調整が時間的に不可能である．これらの運動では，内部モデルによるフィードフォワード制御が利用されている．練習では，はじめに固有感覚情報を利用したフィードフォワード制御が重要であり，さらに運動の正確さを高めるときに視覚情報が利用される．

　外部から個人に与えられる情報（augmented feedback）には，教師からの指示（言葉で与えられる）や機器を通してパフォーマンスの結果を知らせることなどがある．目隠しをして，手を動かして位置決め（positioning）を行う課題では，実験者が被験者にパフォーマンスの結果の知識（knowledge of result，KR）を知らせると，成績は向上する（図 10-16）．誤った情報が与えられると，被験者は同じ誤りを繰り返す．学習の効率は，KRを1試行ごとに与えるほうがよい．正誤を伝えるのではなく，誤りの方向や程度を知らせるのがよい．悪いフォーム，非能率的なパフォーマンスであったことを，被験者に伝える．これも練習中の各試行ごとに，運動と同時にあるいは運動終了後に与えるのが効果的である．被験者は，自己のパフォーマンスの誤りを知り，運動をどのように修正すべきかの指標にする．被験者が自己の固有感覚情報を利用して，運動の

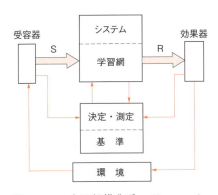

**図10-15** 自己組織化系 self-organizing system のブロック図
このようなシステムは学習ができる．
(Gawronski 1971)

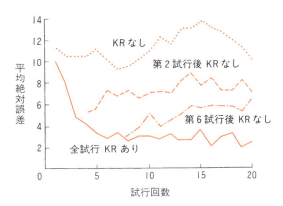

**図10-16** KRの有無による位置決め課題のパフォーマンスの相違
途中でKRがなくなると，それ以後はパフォーマンスの向上がない．
(Bilodeau et al. 1959)

誤差修正を行えるようになれば，KRは不要になる．

## 6) 訓練および練習の時間

訓練や練習の期間，一定時間内における回数などが運動学習に影響を与える．1回の練習時間や各試行の間隔が基本的な問題点である．

練習には，集中練習（massed or unspaced practice）および分散練習（distributed or spaced practice）がある．前者は，休みなく連続的に練習を行う方法であり，数分から数時間あるいは数回から数百回に及ぶ試行で成り立っている．後者は，1回の練習を短く，あるいは試行の回数を少なくして，頻繁に休止を入れ，練習回数を増やす仕方である．

これらの要点は，
・各練習期間に挿入される休止時間
・各練習期間中の同じ内容の反復回数および所要時間
・集中練習あるいは分散練習が導入されるときの個人の技能レベルや学習の段階
・練習内容および練習状況の種類
・個人の能力

である．通常は，分散練習が有利とされるが，これらの条件を考慮して，適当な組み合わせを行うことが望ましい．集中練習は，疲労や倦怠を生じやすく，パフォーマンスの低下を招くが，運動学習にはあまり影響しない．

練習の合間に，技能について留意すると，学習が促進される．運動課題について，実技を伴わずに，頭の中だけで繰り返すことを心理的練習（mental practice）あるいは認知的リハーサル（cognitive rehearsal）という．実際の運動課題を考えて，それを遂行しているかのように想像することによって，脳内に神経インパルスのパターンができて，内部モデルの生成に役立つと想定されている．心理的練習は，実際の練習の直前，練習中および練習直後に実施するのがよい．新たな運動課題を獲得するとき，学習の影響は，課題を構成する階層の概念的レベルで起こりやすく，心理的練習は階層の高次レベルの表象を強化することになる．他方，長時間の実践は，階層

の下位レベルを強化するのに役立っている．

心理的練習については，
- 技能の認知的，象徴的および意思決定的側面の実践にかかわる，
- 学習者は，実際の場面で，起こりそうな帰結を予測することを通して，可能な活動および戦略を繰り返して試みるようになる，
- 活動を起こすには不十分であるが，実際の運動を模倣した，わずかな筋収縮を生じさせている，
- ストレスや不安を効果的に処理することを通して，その後のパフォーマンスに対する信頼を築く，

という仮説が提出されている（Schmidt 1991）．

### 7）全体法と部分法

ある課題を練習するとき，その仕方は2通りに分けられる．課題を始めから終わりまで行い，それを反復する全体法（whole method），および前もって課題内容を部分に分けて，それらを順次実施していく部分法（part method）である．

部分法には，複数の仕方がある．
- 各部分を逐次完成してから，最後にそれらをひとつの全体にまとめる純部分法
- 分けられた諸部分の第1と第2とを個別に実施してから，両者を結合し，次に第3を行ってから，第1〜第3を結合し，逐次全体に及ぶ漸進的部分法
- 第1を行ってから，第1と第2とをまとめて行い，次に第1から第3までを行い，最後に全体に及ぶ反復的部分法

その他に，全体法と部分法との混合型もある．部分法は，練習が実施しやすい部分に分けられる利点があり，全体法には部分法のように練習した諸部分を結合する操作がないという利点がある．通常は，全体法が能率的である．

### 8）学習の転移

学習の転移（transfer of learning）とは，以前に行った学習が，その後の類似しているが異なる課題の学習に影響を及ぼすことであり，前の学習が後の学習を促進するときに"正の転移（positive transfer）"，妨害するときに"負の転移（negative transfer）"という．影響のないこともある（zero transfer）．ソフトボールを行っていたことが，野球でボールを投げたり，捕ったりするのには"正の転移"を，バッティングには"負の転移"をもたらす．

2種類の運動課題に類似性があるほど，転移の影響は大きくなる．異なる運動課題の間では，あまり学習の転移が起こらない．

身体の片側で行った運動学習が対側に転移することは，しばしば経験される（両側性転移：bilateral transfer）．これは交差教育（cross education）として，以前から知られているが，手から手だけでなく，手から足への転移もある．転移の理由として，
- 運動の流出（motor overflow）：中枢から片側への運動指令が対側へも影響する，
- 運動プログラム：片側の学習で獲得した運動プログラムが対側の運動でも利用できる，
- 認知学習：運動学習の過程では，初期の認知期が重要であり，この時期の学習が対側に影響する，

がある．その条件として，次の事項がある．
- 前後の学習の類似性
- 前後の学習の時間間隔
- 前の学習の学習率

## 9）運動技能の保持

　記憶と忘却（forgetting）の研究の多くは，言語学習を用いたものであり，その理論の運動学習への適用は，あまり成功していない．言語学習では，記憶の消失は大きい．他方，運動技能は，一度獲得されると，比較的長期間にわたって保持されている．

　忘却は，時間の経過につれて，大きくなる．それを説明する理論は，2つに分けられる．痕跡衰退説（trace decay theory）および干渉説（interference theory）である（図 10-17）．
- 衰退（decay）：反復練習を行っていなければ，記憶痕跡は時間経過につれて薄れていく．
- 痕跡変形（trace transformation）：時間経過につれて，記憶痕跡が変形する．
- 干渉（interference）：学習された習慣の相互間に干渉作用があり，記憶の障害となる．これには，新たな学習が以前に学習された材料を再生する能力を抑制する逆行性干渉（retroactive interference）と，以前の学習が新たな材料を再生する能力を抑制する順行性干渉（proactive interference）とがある．
- 記憶永続と従属（memory permanence and subordination）：記憶は保持されているが，時間経過とともに，その応答は下位に置かれたものになっている．

　これらの説は，言語学習の研究から得られたものである．運動学習では，短期記憶については言語学習と同じような干渉作用が成り立っているだけであり，長期記憶については説明できていない．

　不連続課題と連続課題とを比較すると，前者に忘却が多い．その理由として，
- 連続課題では，学習が十分にされやすい，
- 不連続課題では，学習に言語的要素が多い，
- 連続課題の学習では，記憶痕跡が消失しにくい，

などがある．

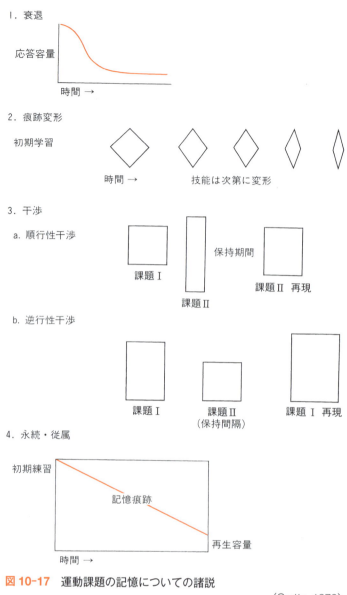

図 10-17　運動課題の記憶についての諸説

（Cratty 1973）

# 文　　献

Ackland DC, Pak P, Richardson M : Moment arms of the muscles crossing the anatomical shoulder. J Anat 213 : 383-390, 2008.

Ackland DC, Pandy MG : Moment arms of the shoulder muscles during axial rotation. J Orthop Res 29 : 658-667, 2011a.

Ackland DC, Merritt JS, Pandy MG : Moment arms of the human neck muscles in flexion, bending and rotation. J Biomech 44 : 475-486, 2011b.

Adams JA : Closed-loop theory of motor learning. J Motor Behav 3 : 111-150, 1971.

Adams JA : Do cognitive factors in motor performance become nonfunctional with practice? J Motor Behav 13 : 262-273, 1981.

Adrian MJ, Cooper JM : The Biomechanics of Human Movement. Benchmark Press, Indianapolis, 1989.

Aisen ML（ed），（中村隆一監訳）：神経内科リハビリテーションにおける装具学．医歯薬出版，1995．

Alderson GJK, Sullu DJ, Sully HG : An operational analysis of a one-handed catching task using high speed photography. J Motor Behav 6 : 217-226, 1974.

Alexander NB, Schultz AB, Warwick DN : Rising from a chair : effects of age and functional ability on performance biomechanics. J Gerontol 46（3）: M91-98, 1991.

Alexandrov AV, Frolov AA, Massion J : Biomechanical analysis of movement strategies in human forward trunk bending. I. Modeling. Biol Cybern 84 : 425-434, 2001.

Allen GI, Tsukahara N : Cerebrocerebellar communication systems. Physiol Rev 54 : 957-1006, 1974.

American College of Sports Medicine（SN Blair, LW Gibbons, P Painter, et al eds）: Guidelines for Exercise Testing and Prescription. 3rd ed, Lea & Febiger, Philadelphia, 1986.

American College of Sports Medicine（Liguori G ed）: Guidelines for Exercise Testing and Prescription. 11th ed, Walters Kluwer, Philadelphia, 2022.

American College of Sports Medicine（日本体力医学会体力科学編集委員会監訳）：運動処方の指針．原著第3版，南江堂，1989．

American College of Sports Medicine（日本体力医学会体力科学編集委員会監訳）：運動処方の指針・運動負荷試験と運動プログラム．原著第6版，南江堂，2001．

Amiel-Tison C, Grenier A : Evaluation neurologique du nouveau-ne et du nourrisson. Masson, Paris, 1980.

Anderson JR : The Architecture of Cognition. Harvard Univ Press, Cambridge, 1983.

Andrews JG, Youm Y : A biomechanical investigation of wrist kinematics. J Biomech 12 : 83-93, 1979.

Andriacchi TP, Andersson GBJ, Fermier RW, et al : A study of lower-limb mechanics during stair-climbing. J Bone Joint Surg 62-A : 749-757, 1980.

An KN, Hui FC, Morrey BF, et al : Muscle across the elbow joint. A biomechanical analysis. J Biomech 14 : 659-669, 1981.

An KN, Ueba Y, Chao EY, et al : Tendon excursion and moment arm of index finger muscles. J Biomech 16 : 419-426, 1983.

Arbib MA : Perceptual structures and distributed motor control. in JM Brookhart, VB Mountcastle（eds）: Handbook of Physiology. section 1 : The Nervous System. vol II. Motor Control. part 2. Am Physiol Soc, Bethesda, 1981.

Arbib MA : Schemas for the temporal organization of behavior. Human Neurobiol 4 : 63-72, 1985.

Arbib MA（ed）: The Handbook of Brain Theory and Neural Networks. MIT Press, Cambridge, 1995.

Arey LB : Developmental Anatomy. A Textbook and Laboratory Manual of Embryology. 6th ed, WB Saunders, Philadelphia, 1961.

Arsennault AB, Winter DA, Marteniuk RG : Bilateralism of EMG profiles in human locomotion. Am J Phys Med 65 : 1-16, 1986.

Asmussen E : The weight-carrying function of human spine. Acta Orthop Scand 29 : 276-290, 1960.

Åstrand I : Aerobic work capacity in men and women with special reference to age. Acta Physiol Scand 49, suppl 169 : 159, 1960.

Åstrand PO, Rodahl K（朝比奈一男監訳）：運動生理学．大修館，1976．

Åstrand PO, Rodahl K : Textbook of Work Physiology. Physiological Bases of Exercise. 3rd ed, McGraw-Hill, New York, 1986.

Atkinson RC, Shiffrin RM : Human memory. A proposed system and its control processes. in KW Spence, JT Spence (eds) : The Psychology of Learning and Motivation. vol.2, Academic Press, New York, 1968.

Atwater AE : Kinesiology/Biomechanics : perspectives and trends. Res Quart Exerc Sports 51 : 193-218, 1980.

Bacon SJ : Arousal and the range of cue utilization. J Exp Psychol 102 : 81-87, 1974.

Ballesteros MLF, Buchthal F, Rosenfalck P : The patterns of muscular activity during the arm swing of normal walking. Acta Physiol Scand 63 : 296-310, 1965.

Bandura A : Social Learning Theory. Prentice-Hall, Englewood Cliffs, 1977.

Barclay CR, Newell KM : Children's processing of information in motor skill acquisition. J Exp Child Psychol 30 : 98-108, 1980.

Bard C, Fleury M, Paillard J : Different patterns in aiming accuracy for head-movers and non-head-movers. J Human Move Studies 18 : 37-48, 1990.

Barham JN : Mechanical Kinesiology. CV Mosby, St Louis, 1978.

Barnes RM : Motion and Time Study. 6th ed, John Wiley & Sons, New York, 1968.

Barnett CH, Napier JR : The axis of rotation at the ankle joint in man. Its influence upon the form of the talus and the mobility of the fibula. J Anat 86 : 1-9, 1952.

Bar-Or O : Paediatric Sports Medicine for the Practitioner. From Physiologic Principles to Clinical Applications. Springer-Verlag, New York, 1983.

Bartha GT, Thompson RF : Cerebellum and conditioning. in MA Arbib (ed) : The Handbook of Brain Theory and Neural Networks. MIT Press, Cambridge, 1995.

Barto AG : Reinforcement learning. in MA Arbib (ed) : The Handbook of Brain Theory and Neural Networks. MIT Press, Cambridge, 1995.

Basmajian JV : "Spurt" and "Shunt" muscles. Electromyographic confirmation. J Anat 93 : 551-553, 1959.

Basmajian JV : Primary Anatomy. 6th ed, Williams & Wilkins, Baltimore, 1970.

Basmajian JV : Muscle Alive. Their Functions Revealed by Electromyography. 3rd ed, Williams & Wilkins, Baltimore, 1974.

Basmajian JV, DeLuca CJ : Muscle Alive. Their Functions Revealed by Electromyography. 5th ed, Williams & Wilkins, Baltimore, 1985.

Basmajian JV, Latif A : Integrated actions and functions of the chief flexors of the elbow. A detailed electromyographic analysis. J Bone Joint Surg 39-A : 1106-1118, 1957.

Bastian AJ, Martin TA, Keating JG, et al : Cerebellar ataxia : abnormal control of interaction torques across multiple joints. J Neurophysiol 76 (1) : 492-509, 1996.

Battye CK, Joseph J : An investigation by telemetering of the activity of some muscles in walking. Med Biol Eng Comput 4 : 125-135, 1966.

Bearn JC : An electromyographic study of the trapezius, deltoid, pectoralis major, biceps and triceps muscles, during static loading of the upper limb. Anat Rec 140 : 103-108, 1961.

Beaver WL, Wesseman K, Whipp BJ : A new method for detecting anaerobic threshold by gas exchange. J Appl Physiol 60 : 2020-2027, 1986.

Bechtol CO : Biomechanics of the shoulder. Clin Orthop 146 : 37-41, 1980.

Beck RJ, Andriacchi TP, Kuo KN, et al : Changes in the gait patterns of growing children. J Bone Joint Surg 63-A : 1452-1457, 1981.

Bednarczyk JH, Sanderson DJ : Kinematics of wheelchair propulsion in adults and children with spinal cord injury. Arch Phys Med Rehabil 75 : 1327-1334, 1994.

Bekey GA : Walking. in MA Arbib (ed) : The Handbook of Brain Theory and Neural Networks. MIT Press, Cambridge, 1995.

Belen'kii VE, Gurfinkel' VS, Pal'tsev EI : Control elements of voluntary movements. Biofizika 12 (1) : 135-141, 1967.

Berg KO, Maki BE, Williams JI, et al : Clinical and laboratory measures of postural balance in an elderly population. Arch Phys Med Rehabil 73 : 1073-1080, 1992.

Berger W, Dietz V, Hufschmidt A, et al : Haltung und Bewegung beim Menschen. Springer-Verlag,

Berlin, 1984.
Bergson HL（真方敬道訳）：創造的進化．岩波書店，1979.
Bernstein NA：The Coordination and Regulation of Movement. Pergamon Press, London, 1967.
Bessman SP, Geiger PJ：Transport of Energy in Muscle：The Phosphorylcreatine Shuttle. Science 211（4481）：448-452, 1981.
Bessman SP, Carpenter CL：The creatine-creatine phosphate energy shuttle. Annu Rev Biochem 54：831-862, 1985.
Beyer E（ed）：Dictionary of Sport Science. Hofmann, Schorndorf, 1987.
Bilodeau EA, Bilodeau IM, Schumsky DA：Some effects of introducing and withdrawing knowledge of results early and late in practice. J Exp Psychol 58：142-144, 1959.
Bizzi E, Accornero N, Chappel W, et al：Posture control and trajectory formation during arm movement. J Neurosci 4：2738-2744, 1984.
Bizzi E, Giszter SF, Loeb E, et al：Modular organization of motor behavior in the frog's spinal cord. Trends in Neurosci 18：442-446, 1995.
Bizzi E, Hogan N, Mussa-Ivaldi FA, et al：Does the nervous system use equilibrium point control to guide single and multiple joint movements？ Behav Brain Sci 15：603-613, 1992.
Bizzi E, Mussa-Ivaldi FA, Giszter S：Computations underlying the execution of movement. A biological perspective. Science 253：287-291, 1991.
Blackburn TA, Craig E：Knee anatomy. A brief review. Phys Ther 60：1556-1560, 1980.
Blair SN, Kohl HW III, Paffenbarger IL Jr, et al：Physical fitness and all cause of mortality. A prospective study of healthy men and women. JAMA 262：2395-2401, 1989.
Blemker SS, Delp SL：Three-Dimensional Representation of Complex Muscle Architectures and Geometries. Ann Biomed Eng 33（5）：661-673, 2005.
Blocker Jr WP, Cardus D（eds）：Rehabilitation in Ischemic Heart Disease. MTP Press, Lancaster, 1983.
Boff KR, Kaufman L, Thomas JP（eds）：Handbook of Perception and Human Performance. Vol 1 and 2. John Wiley & Sons, New York, 1986.
Bogduk N：A reappraisal of the anatomy of the human lumbar erector spinae. J Anat 131：525-540, 1980.
Bohannon RI, Larkin PA, Cook AC, et al：Decrease in timed balance test scores with aging. Phys Ther 64：1067-1070, 1984.
Bohannon RW, Leary KM：Standing balance and function over the course of acute rehabilitation. Arch Phys Med Rehabil 76：994-996, 1995.
Boivin G, Wadsworth GE, Landsmeer JMF, et al：Electromyographic kinesiology of the hand. Muscle driving the index finger. Arch Phys Med Rehabil 50：17-26, 1969.
Borg G：Physical performance and perceived exertion. Studia Psychologica et Paedagogica Series altera. Investigationes XI, Lund, Gleerup. 1962.
Borg G：An Introduction to Borg's RPE-Scale. Movement Pub, New York, 1985.
Borg G：Borg's perceived exertion and pain scales. Champaign, Human Kinetics, 1998.
Bossom J：Movement without proprioception. Brain Res 71：285-296, 1974.
Bouisset S：Motor unit activity and preprogramming of movement in man. Electroenceph Clin Neurophysiol 38：658-660, 1975.
Bove AA, Lowenthal DT（eds）：Exercise Medicine. Physiological Principles and Clinical Applications. Academic Press, New York, 1983.
Bower TGR, Broughton JM, Moore MK：Demonstration of intention in the reaching behavior of neonate humans. Nature 228：679-681, 1970.
Bower TGR：Development in Infancy. Freeman, San Francisco, 1974.
Boyd IA：The isolated mammalian muscle spindle. Trends in Neurosci 3：258-265, 1980.
Brandell BR：An electromyographic-cinematographic study of the muscles of the index finger. Arch Phys Med Rehabil 51：278-285, 1970.
Brazelton TB（鈴木良平，穐山富太郎，川口幸義訳）：ブラゼルトン新生児行動評価．医歯薬出版，1979.
Bremer AK, Sennwald GR, Favre P, et al：Moment arms of forearm rotators. Clin Biomech（Bristol, Avon）21：683-691, 2006.

Broberg KB : On the mechanical behavior of intervertebral discs. Spine 8 : 151-165, 1983.

Brodal A : Neurological Anatomy in Relation to Clinical Medicine. 3rd ed, Oxford Univ Press, New York, 1981.

Brodmann K : Vergleichende Lokalisationslehre der Grosshirnrinde in ihren Prinzipien dargestellt auf Grund des Zellenbaues. Barth, Leipzig, 1908.

Broer MR : Efficiency of Human Movement. WB Saunders, Philadelphia, 1973.

Broockes M : Blood Supply of Bone. Butterworths, London, 1971.

Brookhart JM, Mountcastle SB : Handbook of Physiology. The Nervous System. Vol II. Motor Control. Part 1 & 2. American Physiological Society, Maryland, 1981.

Brooks GA, Fahey TD : Exercise Physiology. Human Bioenergetics and Its Applications. John Wiley & Sons, New York, 1984.

Brooks GA : The lactate shuttle during exercise and recovery. Med Sci Sports Exerc 18 (3) : 360-368, 1986.

Brooks VB : Some examples of programmed limb movements. Brain Res 71 : 299-308, 1974.

Brooks VB : Motor programs revisited. in RE Talbott, DR Humphrey (eds) : Posture and Movement. Raven Press, New York, 1979.

Brooks VB : The Neural Basis of Motor Control. Oxford Univ Press, New York, 1986.

Brown JW : The nature of voluntary action. Brain and Cognition 10 : 105-120, 1989.

Brown TG : The intrinsic factors in the act of progression in the mammal. Proc R Soc Lond (biol) 84 : 308-318, 1911.

Brown TG : On the nature of the fundamental activity of the nervous centres ; together with an analysis of the conditioning of rhythmic activity in progression, and a theory of the evolution of function in the nervous system. J Physiol 48 : 18-46, 1914.

Browne JE, O'Hare NJ : Review of the different methods for assessing standing balance. Physiother 87 : 489-495, 2001.

Brumfield RH, Champoux JA : A biomechanical study of normal functional wrist motion. Clin Orthop 187 : 23-25, 1984.

Bruner JS, Bruner BM : On voluntary action and its hierarchical structure. Int J Psychol 3 : 239-255, 1968.

Bruner JS, Koslowski B : Visually preadapted constituents of manipulatory action. Percept 1 : 3-14, 1972.

Brunnstrom S : Movement Therapy in Hemiplegia. A Neurophysiological Approach. Harper & Row, New York, 1970.

Bryant PE, Jones P, Claxton V, et al : Recognition of shapes across modalities by infants. Nature 240 : 303-304, 1972.

Buchthal F, Guld C, Rosenfalck P : Multielectrode study of the territory of a motor unit. Acta Physiol Scand 39 : 83-103, 1957.

Buchthal F, Schmalbruch H : Motor unit of mammalian muscle. Physiol Rev 60 : 90-142, 1980.

Buckler JMH : A Reference Manual of Growth and Development. Blackwell, Oxford, 1979.

Buford Jr WL, Ivey Jr FM, Malone D, et al : Stewart. Muscle balance at the Knee-Moment arms for the normal knee and the ACL-Minus knee. IEEE Trans Rehabil Eng 5 (4) : 367-379, 1997.

Buford Jr WL, Ivey Jr FM, Nakamura T, et al : Internal/external rotation moment arms of muscles at the knee : moment arms for the normal knee and the ACL-deficient knee. Knee 8 (4) : 293-303, 2001.

Buller AJ, Eccles JC, Eccles RM : Interactions between motoneurones and muscles in respect of the characteristics speed of their responses. J Physiol 150 : 417-439, 1960.

Bullock D, Grossberg S : Neural dynamics of planned arm movements. Emergent invariants and speed accuracy properties during trajectory formation. Psychol Rev 95 : 49-90, 1988.

Burke RE : Motor unit types. Functional specialization in motor control. Trends in Neurosci 3 : 255-258, 1980.

Burt HA : Effects of faulty posture. Proc R Soc Med 43 : 187-194, 1950.

Bussmann JBJ, Stam HJ : Techniques for measurement and assessment of mobility in rehabilitation : a theoretical approach. Clin Rehabil 12 : 455-464, 1998.

Butler DL, Noyes FR, Grood ES : Ligamentous restraints to anterior-posterior drawer in the human knee. J Bone Joint Surg 62-A : 259-270, 1980.

Butler P, Engelbrecht M, Major RE, et al : Physiological cost of walking for normal children and its use as an indicator of physical handicap. Develop Med Child Neurol 26 : 607-612, 1984.

Butterworth G, Castillo M : Coordination of auditory and visual space in newborn human infants. Perception 5 : 155-160, 1976.

Byrne JH : Cellular analysis of associative learning. Physiol Rev 67 : 329-439, 1987.

Carlsöö S : The static muscle load in different work positions. An electromyographic study. Ergonomics 4 : 193-211, 1961.

Carlsöö S : How Man Moves. Kinesiological Studies and Methods. William Heinemann, London, 1972.

Carroll WR, Bandura A : The role of visual monitoring in observational learning of action patterns, making the unobservable observable. J Motor Behav 14 : 153-167, 1982.

Carroll WR, Bandura A : Role of timing of visual monitoring and motor rehearsal in observational learning of action patterns. J Motor Behav 17 : 269-281, 1985.

Carson LM, Wiegand RL : Motor schema formation and retention in young children. A test of Schmidt's schema theory. J Motor Behav 11 : 247-251, 1979.

Catani M, Thiebaut de Schotten M : Atlas of human brain connections, Oxford University Press, 2012.

Christina RW, Anson JG : The learning of programmed and feedback-based processes controlling response in two dimensions. J Motor Behav 13 : 48-64, 1981.

Chusid JG : Correlative Neuroanatomy and Functional Neurology. 14th ed, Maruzen, Tokyo, 1970.

Close JR : Motor Function in the Lower Extremity. Analyses by Electronic Instrumentation. Charles C Thomas, Springfield, 1964.

Cobb JR : The Problem of the Primary Curve. J Bone Joint Surg Am 42-A : 1413-1425, 1960.

Coghlin SS, McFadyen BJ : Transfer strategies used to rise from a chair in normal and low back pain subjects. Clin Biomech (Bristol, Avon) 9 (2) : 85-92, 1994.

Cohen L, Morgan J, Babbs R, et al : Fast walking velocity in health and Duchenne muscular dystrophy. A statistical analysis. Arch Phys Med Rehabil 65 : 573-578, 1984.

Connolly KJ (ed) : Mechanisms of Motor Skill Development. Academic Press, London, 1970.

Connolly KJ, Jones B : A developmental study of afferent-reafferent integration. Brit J Psychol 61 : 259-266, 1970.

Cooper JM, Adrian M, Glassow RB : Kinesiology. 5th ed, CV Mosby, St Louis, 1982.

Cooper JW, Glasgow RB : Kinesiology. CV Mosby, St Louis, 1963.

Corcoran PJ : Energy expenditure during ambulation. in JA Downey, RC Darling (eds) : Physiological Basis of Rehabilitation Medicine. WB Saunders, Philadelphia, 1971.

Coutts KD : Kinematics of sport wheelchair propulsion. J Rehab Res Develop 27 : 27-32, 1990.

Cratty BJ : Movement Behavior and Motor Learning. 3rd ed, Lea & Febiger, Philadelphia, 1973.

Crowninshield RD, Johnston RC, Andrews JG, et al : A biomechanical investigation of the human hip. J Biomech 11 : 75-85, 1978.

Cunha UV : Differential diagnosis of gait disorders in the elderly. Geriatrics 43 : 33-42, 1988.

Curtis BA, Jacobson S, Marcus EM : An Introduction to the Neurosciences. WB Saunders, Philadelphia, 1972.

Dallmeijer AJ, van der Woude LHV, Veeger HEJ, et al : Effectiveness of force application in manual wheelchair propulsion in persons with spinal cord injuries. Am J Phys Med Rehabil 77 : 213-221, 1998.

Daniels L, Worthingham C : Muscle Testing. Techniques of Manual Examination. 3rd ed, WB Saunders, Philadelphia, 1972.

Darwin C（八杉龍一訳）：種の起原 上下．岩波書店，1990．

Daube JR, Reagan TJ, Sandok BA, et al : Medical Neurosciences. 2nd ed, Little, Brown and Company, Boston, 1986.

Davis WE : Development of coordination and control in the mentally handicapped. in HTA Whiting, MG Wade (eds) : Themes in Motor Development. Martinus Nijhoff, Dordrecht, 1986.

Dean J, Cruse H : Motor pattern generation. in MA Arbib (ed) : The Handbook of Brain Theory and Neural Networks. MIT Press, Cambridge, 1995.

Dekaban A : Neurology of Early Childhood. Williams & Wilkins, Baltimore, 1970.

De La Caffiniere JY : L'articulation trapezo-metacarpienne, approche biomecanique et appareil liga-

mentaire. Arch Anat Path 18 : 277-284, 1970.
Dempster WT : Mechanisms of shoulder movement. Arch Phys Med Rehabil 46 : 49-70, 1965.
Dickinson J : Proprioceptive Control of Human Movement. Lepus Book, London, 1974.
DiFranco D, Muir D, Dodwell P : Reaching in very young infants. Percept 7 : 385-392, 1978.
Dimitrijevic MR, Larsson LE : Neural control of gait. Clinical neurophysiological aspects. Appl Neurophysiol 44 : 152-159, 1981.
Dimnet J, Pasquet A, Krag MH, et al : Cervical spine motion in the sagittal plane. Kinematic and geometric parameters. J Biomech 15 : 959-969, 1982.
Dominey PF, Vindras P, Prablanc C, et al : Eye-hand coordination in reaching movements. in MA Arbib (ed) : The Handbook of Brain Theory and Neural Networks. MIT Press, Cambridge, 1995.
Downey JA, Darling RC (eds) : Physiological Basis of Rehabilitation Medicine. WB Saunders, Philadelphia, 1971.
Duarte-Cintra AI, Furlani J : Electromyographic study of quadriceps femoris in man. Electromyogr Clin Neurophysiol 21 : 539-554, 1981.
Duchenne GB (Translated and edited by Kaplan EB) : Physiology of Motion. Demonstrated by Means of Electrical Stimulation and Clinical Observation and Applied to the Study of Paralysis and Deformities. WB Saunders, Philadelphia, 1959.
Ducroquet R, Ducroquet J, Ducroquet P : Walking and Limping. A Study of Normal and Pathological Walking. Lippincott, Philadelphia, 1968.
Dufossé M, Hugon M, Massion J, et al : Two modes of adaptive change to pertubations of forearm posture. In Amblard B, Berthoz A, Clarac F (eds) : Posture and gait. Development, adaptation and modulation. Excerpta Medica, Amsterdam, 1988.
Duncan PW, Weiner DK, Chandler J, et al : Functional reach. A new clinical measure of balance. J Gerontol 45 : 192-195, 1990.
Dunham P : Distribution of practice as a factor affecting learning and/or performance. J Motor Behav 8 : 305-307, 1978.
Dupont DC, Freedman AP : Pulmonary Physiology of Exercise. in AA Bove, DT Lowenthal (eds) : Exercise Medicine. Physiological Principles and Clinical Applications. Academic Press, New York, 1983.
Duvall EN : Kinesiology : The Anatomy of Motion. Prentice-Hall, New Jersey, New Asian Ed. Japan Publ. Trading, Tokyo, 1959.
Eberhart HD, Inman VT, Bresler B : The principal elements in human locomotion. in PE Klopsteg, PD Wilson (eds) : Human Limbs and Their Substitutes. McGraw-Hill, New York, 1954.
Eccles JC : The Physiology of Nerve Cells. Hopkins, Baltimore, 1957.
Eccles JC : Evolution of the Brain. Creation of the Self. Routledge, London, 1989.
Elble RJ, Thomas SS, Higgins C, et al : Stride-dependent changes in gait of older people. J Neurol 238 : 1-5, 1991.
Elftman H : The force exerted by the ground in walking. Arbeitsphysiol 10 : 485, 1939.
Enoka RM : Neuromechanical Basis of Kinesiology. Human Kinetics Books, Champaign, 1988.
Etnyre B, Thomas DQ : Event standardization of sit-to-stand movements. Phys Ther 87 (12) : 1651-1666, 2007.
Evans FG : Biomechanical Studies of the Musculo-Skeletal System. Charles C Thomas, Springfield, 1961.
Evans FG : Some basic aspects of biomechanics of the spine. Arch Phys Med Rehabil 51 : 214-226, 1970.
Evarts EV : Relation of pyramidal tract activity to force exerted during voluntary movement. J Neurophysiol 31 : 14-27, 1968.
Evarts EV : Reflex and intended responses in motor cortex pyramidal tract neurons of monkey. J Neurophysiol 39 : 1069-1108, 1976.
Fait HF, Dunn JM : Special Physical Education. Adapted, Individualized Developmental. 5th ed, WB Saunders, Philadelphia, 1984.
Fawcett DW : A Textbook of Histology. 11th ed, WB Saunders, Philadelphia, 1986.
Feneis H (山田英智監訳):図解解剖学事典. 2版, 医学書院, 1983.
Ferrandes AM, Pailhous J, Durup M : Slowness in elderly gait. Exp Aging Res 16 : 79-89, 1990.

Fess EE, Gettle KS, Strickland JW : Hand Splinting. Principles and Methods. CV Mosby, St Louis, 1981.

Fetters L, Todd J : Quantitative assessment of infant reaching movements. J Motor Behav 19 : 147-166, 1987.

Field J, Magoun HW, Hall VE : Handbook of Physiology I. Neurophysiology 1, 2, 3. American Physiological Society, Washington D.C., 1959, 1960.

Finley FR, Cody KA : Locomotive characteristics of urban pedestrians. Arch Phys Med Rehabil 51 : 423-426, 1970.

Fischer FJ, Houtz SJ : Evaluation of the function of the gluteus maximus muscle. Am J Phys Med 47 : 182-191, 1968.

Fisher SV, Gullickson JG : Energy cost of ambulation in health and disability. A literature review. Arch Phys Med Rehabil 59 : 124-133, 1978.

Fitts PM : The information capacity of the human motor system in controlling the amplitude of movement. J Exp Psychol 47 (6) : 381-391, 1954.

Fitts PM : Perceptual-motor skill learning. in AW Melton (ed) : Categories of Human Learning. Academic Press, New York, 1964.

Fitts PM, Posner MI : Human Performance. Wadsworth, Belmont, 1967.

Flash T, Hogan N : Optimization principles in motor control. in MA Arbib (ed) : The Handbook of Brain Theory and Neural Networks. MIT Press, Cambridge, 1995.

Fleishman EA : On the relation between abilities, learning, and human performance. Am Psychol 27 : 1017-1032, 1972.

Fleishman EA, Quaintance MK : Taxonomies of Human Performance. Academic Press, New York, 1984.

Flash T, Hogan N : The coordination of arm movements: an experimentally confirmed mathematical model. J Neurosci 5 (7) : 1688-1703, 1985.

Flores AM, Zohman LR : Rehabilitation of the cardiac patient. in JA DeLisa (ed) : Rehabilitation Medicine. 2nd ed, Lippincott, Philadelphia, 1993.

Forssberg H : Ontogeny of human locomotor control. I. Infant stepping, supported locomotion and transition to independent locomotion. Exp Brain Res 67 : 480-493, 1985.

Fountain FB, Minear WL, Allison RD : Function of longus colli and longissmus cervicis muscles in man. Arch Phys Med Rehabil 47 : 665-669, 1966.

Fox EL : Sports Physiology. WB Saunders, Philadelphia, 1979.

Frankel VH, Burnstein AH : Orthopaedic Biomechanics. The Application of Engineering to the Musculo-Skeletal System. Lea & Febiger, Philadelphia, 1970.

Frankel VH, Nordin M : Basic Biomechanics of the Skeletal System. Lea & Febiger, Philadelphia, 1980.

Frankenburg W, Dodds JB : The Denver developmental screening test. J Pediat 71 : 181-191, 1967.

Frigerio NA, Stowe RR, Howe JW : Movement of the sacroiliac joint. Clin Orthop 100 : 370-377, 1974.

Friston K : The free-energy principle: a rough guide to the brain? Trends Cogn Sci 13 (7) : 293-301, 2009.

Friston K, Daunizeau J, Kilner J, et al : Action and behavior: a free-energy formulation. Biol Cybern 102 (3) : 227-260, 2010.

Frost HM : An Introduction of Biomechanics. Charles C Thomas, Springfield, 1966.

Fugl-Meyer AR, Sjöstrom M, Wahlby L : Human plantar flexion strength and structure. Acta Physiol Scand 107 : 47-56, 1977.

Fukubayashi T, Torzilli PA, Sherman MF, et al : An in vitro biomechanical evaluation of anterio-posterior motion of the knee. J Bone Joint Surg 64-A : 258-264, 1982.

Fukuda T : Statokinetic Reflexes in Equilibrium and Movement. Univ Tokyo Press, Tokyo, 1984.

Fukumitsu K, Fukushima K, Yoshimura A, et al : Synergistic action of dendritic mitochondria and creatine Kinase maintains ATP homeostasis and actin dynamics in growing neuronal dendrites. J Neurosci 35 (14) : 5707-5723, 2015.

Fulton JF（坂本嶋嶺，沖中重雄，時実利彦訳）：フルトン神経系の生理学．改訂3版，金芳堂，1955．

Furlani J, Vitti M, Costacurta L : Electromyographic behavior of the gastrocnemius muscle. Electromyogr Clin Neurophysiol 18 : 29-34, 1978.

Gallahue DL : Understanding Motor Development. Infants, Children, Adolescents. Benchmark Press,

Indianapolis, 1989.

Gallistel CR : The Organization of Action. A New Synthesis. Lawrence Erlbaum, New Jersey, 1980.

Galloway JC, Koshland GF : General coordination of shoulder, elbow and wrist dynamics during multi-joint arm movements. Exp Brain Res 142 : 163-180, 2002.

Gandevia SC : Kinesthesia. Roles for afferent signals and motor commands. in LB Rowell, JT Shepherd (eds) : Handbook of Physiology, Sect 12, Exercise : Regulation and Integration of Multiple Systems. Oxford Univ Press (Am Physiol Soc), New York, 1996.

Gardiner MD : The Principles of Exercise Therapy. Bell & Sons, London, 1964.

Garoutte B : Survey of Functional Neuroanatomy. An Introduction to the Human Nervous System. Maruzen Asian Ed, Jones Medical Publ, Singapore, 1981.

Gatev V : Role of inhibition in the development of motor co-ordination in early childhood. Develop Med Chil Neurol 14 : 336-341, 1972.

Gawronski R : Bionics. The Nervous System as a Control System. Elsevier, Amsterdam, 1971.

Gayle GW, Pohlman RL, Glaser RM : Cardiorespiratory and perceptual responses to arm crank and wheelchair exercise using various handrims in male paraplegics. Res Q Exerc Sport 61 : 222-232, 1990.

Gazzaniga MS, Ivry RB, Mangun GR : Cognitive Neuroscience. The Biology of the Mind. 2nd ed. WW Norton, New York, 2002.

Georgopoulos AP : Neurophysiology of reaching. in M Jeannerod (ed) : Attention and Performance XIII. Erlbaum, Hillsdale, 1990.

Georgopoulos AP : Reaching. Coding in motor cortex. in MA Arbib (ed) : The Handbook of Brain Theory and Neural Networks. MIT Press, Cambridge, 1995.

Gettman LR : Fitness testing. in American College of Sports Medicine (ed) : Resource Manual for Guidlines for Exercise Testing and Prescription. Lea & Febiger, Philadelphia, 1989.

Gibson JJ（古崎　敬，古崎愛子，辻敬一郎・他訳）：ギブソン生態学的視覚論―ヒトの知覚世界を探る．サイエンス社，1986．

Gilbreth FB, Gilbreth LM : Applied motion study : a collection of papers on the efficient method to industrial preparedness, Easton Hive Publishing Company, 1973.

Gill DL : Knowledge of results precision and motor skill acquisition. J Motor Behav 7 : 191-198, 1975.

Glaser RM, Sawka MN, Wilde SW, et al : Energy cost and cardiopulmonal responses for wheelchair locomotion and walking on tile and on carpet. Paraplegia 19 : 220-226, 1981.

Goldman AI : A Theory of Human Action. Princeton Univ Press, New Jersey, 1970.

Goulart FR, Valls-Solé J : Patterned electromyographic activity in the sit-to-stand movement. Clin Neurophysiol 110 (9) : 1634-1640, 1999.

Gowitzke BA, Milner M : Understanding the Scientific Bases of Human Movement. 2nd ed, Williams & Wilkins, Baltimore, 1980.

Gracovetsky S, Farfan HF, Lamy C : The mechanism of the lumbar spine. Spine 6 : 249-262, 1981.

Granit R : The Basis of Motor Control. Academic Press, London, 1970.

Gray H（嶋井和世，木村邦彦，瀬戸口孝夫，他監修）：グレイ解剖学Ⅰ．廣川書店，1981．

Greenhouse AH : The effect of physical activity on function of the normal nervous system. Sem Neurol 1 : 237-241, 1981.

Greenhouse AH : The relation of physical activity on disorders of neurologic function. Sem Neurol 1 : 310-323, 1981.

Greer K : Physiology of motor control. in MM Smyth, AM Wing (eds) : The Psychology of Human Movement. Academic Press, London, 1984.

Gregersen GG, Lucas DB : An in vivo study of the axial rotation of the human thoracolumbar spine. J Bone Joint Surg 49-A : 247-262, 1967.

Grillner S : Locomotion in vertebrates. Central mechanisms and reflex interaction. Physiol Rev 55 : 247-306, 1975.

Grillner S : Control of locomotion in bipeds, tetrapeds, and fish. in JM Brookhart, VB Mountcastle (eds) : Handbook of Physiology, Section 1 : The Nervous System. Vol II. Motor Control. Part 2. American Physiological Society, Bethesda, 1981.

Grillner S : Neurobiological bases of rhythmic motor acts in vertebrates. Science 228 : 143-149, 1985.

Grood ES, Noyes FR, Butler DL, et al : Ligamentous and capsular restraints preventing straight medial

and lateral laxity in intact human cadaver knees. J Bone Joint Surg 63-A : 1257-1269, 1981.
Guthrie ER : The Psychology of Learning. Harper & Row, New York, 1952.
Guyton AC（内薗耕二監訳）：神経系の構造と機能．医歯薬出版，1974．
Guyton AC : Textbook of Medical Physiology. 5th ed, WB Saunders, London, 1976.
Haas J : Physiologie der Muskelzelle. Gebrüder Bornstraeger, Berlin, 1963.
Hagbarth KE : Spinal withdrawal reflexes in the human lower limbs. J Neurol Neurosurg Psychiat 23 : 222-227, 1960.
Haken H, Kelso JAS, Bunz H : A theoretical model of phase transitions in human hand movements. Biol Cybern 51 : 347-356, 1985.
Halhuber C, Halhuber MJ（川辺清典, 神原啓文訳）：心筋梗塞とリハビリテーション．杏林書院，1984．
Hallett M, Khoshbin S : A physiological mechanisms of bradykinesia. Brain 103 : 301-314, 1980.
Hallett M, Shahani BT, Young RR : EMG analysis of stereotyped voluntary movements in man. J Neurol Neurosurg Psychiat 38 : 1154-1162, 1975a.
Hallett M, Shahani BT, Young RR : EMG analysis of patients with cerebellar deficits. J Neurol Neurosurg Psychiat 38 : 1163-1169, 1975b.
Hallett M, Shahani BT, Young RR : Analysis of stereotyped voluntary movements at the elbow in patients with Parkinson's disease. J Neurol Neurosurg Psychiat 40 : 1129-1135, 1977.
Halverson HM : An experimental study of prehension in infants by means of systematic cinema records. Gen Psychol Mon 10 : 110-286, 1931.
Ham AW : Histology. 5th ed, Lippincott, Philadelphia, 1965.
Ham AW, Cormack DH : Histophysiology of Cartilage, Bone, and Joints. Lippincott, Philadelphia, 1979.
Hamilton WJ, Boyd JD, Mossman HW : Human Embryology. Heffer, Cambridge, 1962.
Hay L : The development of movement control. in MM Smyth, AM Wing (eds) : The Psychology of Human Movement. Academic Press, London, 1984.
Hay L : The effect of amplitude and accuracy requirements on movement time in children. J Motor Behav 13 : 177-186, 1981.
Haywood K : Life Span Motor Development. Human Kinetics Pub, Illinois, 1986.
Heath BH, Carter JE : A modified somatotype method. Am J Phys Anthropol 27 : 57-74, 1967.
Hebb DO : The Organization of Behavior. A Neurophysiological Theory. Wiley, New York, 1949.
Hebb DO : Textbook of Psychology. 2nd ed, WB Saunders, Philadelphia, 1966.
Heilman KM, Rothi LJ, Valenstein E : Two forms of ideomotor apraxia. Neurol 32 : 342-346, 1982.
Heilman KM, Valenstein E (eds) : Clinical Neuropsychology. 2nd ed, Oxford Univ Press, Oxford, 1985.
Hein A, Held R : Dissociation of the visual placing response into elicited and guided components. Science 158 : 390-392, 1967.
Held R, Hein A : Movement-produced stimulation in the development of visually guided behavior. J Comp Physiol Psychol 56 : 872-876, 1963.
Helle B : Motor Development in Children. Normal and Retarded. Munksgaard, Copenhagen, 1976.
Hermelin B, O'Connor N : Location and distance estimates by blind and sighted children. Quart J Exp Psychol 27 : 295-300, 1975.
Hess WR : Teleokinetische und ereismatische Kräftesysteme. Biomotorik Helv Physiol Acta 1 : C62-C63, 1943.
Hettinger T（猪飼道夫, 松井秀治訳）：アイソメトリックトレーニング 筋力トレーニングの理論と実際．大修館書店，1970．
Higgins JR : Human Movement. An Integrated Approach. CV Mosby, St Louis, 1977.
Higgs C : Propulsion of racing wheelchair. in C Sherrill (ed) : Sport and Disabled Athletes. Human Kinetics Publ, Illinois, 1984.
Hill AV : The heat of shortening and dynamic constants of muscle. Proc R Soc London B Biol Sci 126 : 136-195, 1938.
Hill AV : First and last experiments in muscle mechanics. London, Cambridge University Press, 1970.
Hobart DJ, Kelley DL, Bradley LS : Modifications occurring during acquisition of novel throwing task. Am J Phys Med 54 : 1-24, 1975.
Hodgkin AL : The Conduction of the Nerve Impulse. Charles C Thomas, Springfield, 1964.

Hoffman K : Stride length and frequency in female sprinters. Track Tech 48 : 1522, 1972.

Hofsten C von : Development of visually directed reaching. The approach phase. J Human Mov Stud 5 : 160-178, 1979.

Hofsten C von : Predictive reaching for moving objects by human infants. J Exp Child Psychol 30 : 369-382, 1980.

Hollerbach JM : Computers, brains, and the control of movements. Trend in Neurosci 5 : 189-192, 1982.

Hollerbach JM, Flash T : Dynamic interactions between limb segments during planar arm movement. Biol Cybern 44 (1) : 67-77, 1982.

Hollinshead WH : Functional Anatomy of the Limbs and Back. 2nd ed, WB Saunders, Philadelphia, 1963.

Hollinshead WH : Anatomy for Surgeons. Vol 3. The Back and Limbs. Harper & Row, Philadelphia, 1982.

Hollis M : Practical Exercise Therapy. 2nd ed, Blackwells Scientific Pub, Oxford, 1981.

Holmgren A, Jonsson B, Levander M, et al : Low physical working capacity in suspected heart cases due to inadequate adjustment of peripheral blood flow. Acta Med Scand 158 : 413-436, 1957.

Holst von H : Relations between the central nervous system and the peripheral organs. Br J Anim Behav 2 : 89-94, 1954.

Holt KS (ed) : Movement and Child Development. William Heinemann, London, 1975.

Holt KS : Developmental Paediatrics. Perspectives and Practice. Butterworth, London, 1977.

Horak F, Nashner L : Central programming of postural movements. Adaptation to altered support surface configurations. J Neurophysiol 55 : 1369-1381, 1986.

Humphrey T : Postnatal repetition of human prenatal activity sequences with some suggestions of their neuroanatomical basis. in RJ Robinson (ed) : Brain and Early Behavior. Academic Press, New York, 1969.

Hungerford DS, Barry M : Biomechanics of the patellofemoral joint. Clin Orthop 144 : 9-15, 1979.

Hunt RK : Neural Development. III. Neuronal Specificity, Plasticity, and Patterns. Academic Press, New York, 1982.

Hunter JM, Schneider LH, Mackin EJ Callahan AD (津山直一, 田島達也監訳) : 新しい手の外科. 協同医書出版, 1994.

Illingworth RS : The Development of the Infant and Young Child. Normal and Abnormal. 4th ed, Livingstone, Edinburgh, 1970.

Inglis JK (中村隆一監訳) : 人間生物学—解剖学と生理学の理解のために. 三輪書店, 1998.

Inman VT, Saunders M, Abbott LC : Observations on the function of the shoulder joint. J Bone Joint Surg 26A : 1-32,1944.

Inman VT : Human locomotion. Can Med Ass J 94 : 1047-1054, 1966.

Ismail AH, El-Naggar AM : Effect of exercise on cognitive processing in adult men. J Human Ergol 10 : 83-91, 1981.

Ito M : The Cerebellum and Neural Control. Raven Press, New York, 1984.

Ito M : Long-term depression as a memory process in the cerebellum. Neurosci Res 3 : 531-539, 1986.

James W : The Principles of Psychology. Dover, New York, 1890/1950.

Jeannerod M : The timing of natural prehension movements. J Mot Behav 16 (3) : 235-254, 1984.

Jeannerod M : The representing brain. Neural correlates of movements in a case of hemianaesthesia following a parietal lesion. Behav Brain Sci 17 : 187-245, 1994.

Jee WSS : The skeletal tissue. in L Weiss (ed) : Histology, Cell and Tissue Biology. 5th ed, MacMillan, London, 1983.

Jensen CR, Shultz GW, Bangerter BL : Applied Kinesiology and Biomechanics. 3rd ed, McGraw-Hill, New York, 1983.

Jensen GM : Biomechanics of the lumbar intervertebral disk. A review. Phys Ther 60 : 765-773, 1980.

Johnson HW : Skill=Speed×Accuracy×Form×Adaptability. Percept Motor Skills 13 : 163-170, 1961.

Johnson P : The acquisition of skill. in MM Smyth, AM Wing (eds) : The Psychology of Human Movement. Academic Press, London, 1984.

Johnson WE, Buskirk ER : Science and Medicine of Exercise and Sport. Harper & Row, New York, 1974.

Johnson EE, Markolf KL : The contribution of the anterior talofibular ligament to ankle laxity. J Bone Joint Surg 65-A : 81-88, 1983.

Johnson MK, Zuck FN, Wingate K : The motor age test. Measurement of motor handicaps in children with neuromuscular disorders such as cerebral palsy. J Bone Joint Surg 33-A : 698-707, 1951.

Jonsson B : Morphology, innervation and electromyographic study of the erector spinae. Arch Phys Med Rehabil 50 : 635-641, 1969.

Jonsson E, Henriksson M, Hirschfeld H : Does the functional reach test reflect stability limits in elderly people? J Rehabil Med 35 : 26-30, 2002.

Joseph J, Nightingale A : Electromyography of muscles of posture. Leg muscle in male. J Physiol 117 : 484-491, 1952.

Joseph J, Nightingale A, Williams PL : A detail study of the electric potentials recorded over some postural muscles while relaxed and standing. J Physiol 127 : 617-625, 1955.

Joseph J, Watson R : Telemetering electromyography of muscles used in walking up and down stairs. J Bone Joint Surg 49-B : 774-780, 1967.

Jung R, Hassler R : The extrapyramidal motor system. in J Field, HW Magoun, VE Hall (eds) : Handbook of Physiology. Section 1. Neurophysiology. Vol II. pp 863-927, American Physiological Society, Washington D.C., 1960.

Kadaba M, Wootten M, Gainey J, et al : Repeatability of phasic muscle activity. Performance of surface and intramuscular wire electrodes in gait analysis. J Orthop Res 3 : 350-359, 1985.

Kahneman D : Attention and Effort. Prentice-Hall, Englewood Cliffs, 1973.

Kalaska JF : Reaching movements. Implications of connectionist models. in MA Arbib (ed) : The Handbook of Brain Theory and Neural Networks. MIT Press, Cambridge, 1995.

Kalaska JF, Cohen DAD, Hyde ML, et al : A comparison of movement direction—related versus load direction—related activity in primate motor cortex, using a two-dimensional reaching task. J Neurosci 9 : 2080-2102, 1989.

Kalaska JF, Crammond DJ : Cerebral cortical mechanisms of reaching movements. Science 255 : 1517-1523, 1992.

Kamon E, Gormley J : Muscular activity pattern for skilled performance and during learning of a horizontal bar exercise. Ergonomics 11 : 345-357, 1968.

Kandel ER, Schwartz JH, Jessell TM : Essentials of Neuroscience and Behavior. Applenton and Lange, Norwalk, 1995.

Kapandji IA : The Physiology of the Joints. Vol 1-3. 2nd ed, Churchill Livingstone, Edinburgh, 1974.

Karger DW, Bayha FH : Engineered Work Measurement. 2nd ed, Industrial Press, New York, 1966.

Karvonen M, Kentala K, Musta O : The effects of training heart rate. A longitudinal study. Am Med Exp Biol Fenn 35 : 307-315, 1957.

Kauer JMG : Functional anatomy of the wrist. Clin Orthop 149 : 9-20, 1980.

Kawato M : Cerebellum and motor control. in MA Arbib (ed) : The Handbook of Brain Theory and Neural Networks. MIT Press, Cambridge, 1995.

Kawato M, Furukawa K, Suzuki R : A hierarchical neural-network model for control and learning of voluntary movement. Biol Cybernetics 57 : 169-185, 1987.

Keele SW : Movement control in skilled motor performance. Psychol Bull 70 : 387-403, 1968.

Keifer J, Houk JC : Motor function of the cerebellorubrospinal system. Physiol Rev 74 : 509-542, 1994.

Kelso JAS (ed) : Human Motor Behavior. An Introduction. Erlbaum, Hillsdale, 1982.

Kelso JA : The Haken-Kelso-Bunz (HKB) model : from matter to movement to mind. Biological Cybernetics 115 (4) : 305-322, 2021.

Kendall HO, Kendall FP, Boynton DA : Posture and pain. The Williams & Wilkins Company, Baltimore, 1952.

Kendall HO, Kendall FP, Wadsworth GE : Muscles. Testing and Function. 2nd ed, Williams & Wilkins, Baltimore, 1971.

Kento BE : Functional anatomy of the shoulder complex, a review. Phys Ther 51 : 867-888, 1971.

Kerrigan DC, Todd MK, Della L : Gender differences in joint biomechanics during walking. Am J Phys Med Rehabil 77 : 2-7, 1998.

Kielhofner G, Burke JP : A model of human occupation. Part 1. Conceptual framework and content. Am J Occup Ther 34 : 572-581, 1980.

King MB, Judge JO, Wolfson L : Functional base of support decreases with age. J Gerontol 49 (6) : M258-263, 1994.

Kirkcaldy B (ed) : Individual Differences in Movement. MTP Press, Lancaster, 1985.

Knobloch H, Pasmanick B : Gesell and Amatruda's Developmental Diagnosis. 3rd ed, Harper & Row, New York, 1974.

Knott M, Voss D : Proprioceptive Neuromuscular Facilitation. Patterns and Techniques. 2nd ed, Harper & Row, New York, 1968.

Knutsson E : Analysis of parkinsonian gait. Brain 95 : 475-486, 1972.

Knutsson E, Richards C : Different types of disturbed motor control in gait of hemiparetic patients. Brain 102 : 405-430, 1979.

Kohl RM, Roenker DL : Bilateral transfer as a function of mental imagery. J Motor Behav 12 : 197-206, 1980.

Kopsch FR : Rauber-Kopsch Lehrbuch und Atlas der Anatomie des Menschen. Band 1,2. Georg Thieme Verlag, Stuttgart, 1955.

Kornhuber HH, Deecke L : Hirnpotentialanderungen beim Menschen vor nach Willkurbewegungen, dargestellt mit Magnetbandspeicherungand Rtickwartsanalyse. Pflugers Arch Gesamte Physiol 281 : 52, 1964.

Kornhuber HH, Deecke L : Hirnpotentialanderungen beim Willkurbewegungen and passiven Bewegungen des Menschen: Bereitschafts Potential and reafferente Potentiale. Pflugers Arch Gesamte Physiol 284 : 1-17, 1965.

Kornhuber HH, Deecke L : Brain potential changes in voluntary and passive movements in humans : readiness potential and reafferent potentials. Pflugers Arch 468 (7) : 1115-1124 2016.

Koshland GF, Galloway JC, Nevoret-Bell CJ : Control of the wrist in three-joint arm movements to multiple directions in the horizontal plane. J Neurophysiol 83 : 3188-3195, 2000.

Kralj A, Jaeger RJ, Munih M : Analysis of standing up and sitting down in humans : definitions and normative data presentation. J Biomech 23 (11) : 1123-1138, 1990.

Krause JV, Barham JN : The Mechanical Foundations of Human Motion. CV Mosby, St Louis, 1975.

Krechmer E : Physique and character. Harcourt Brace & Company, London, 1925.

Krstić RV : Die Gewebe des Menschen und der Säugetiere. Springer-Verlag, Berlin, 1978.

Kuhn D, Meacham JA (eds) : On the Development of Developmental Psychology. Karger, Basel, 1983.

Kuo AD : The six determinants of gait and the inverted pendulum analogy : A dynamic walking perspective. Hum Mov Sci 26 (4) : 617-656, 2007.

Kupfermann I, Weiss KR : The command neuron concept. Behav Brain Sci 1 : 3-39,1978.

Lacquaniti F, Maioli C : Limb geometry. Neural control. in MA Arbib (ed) : The Handbook of Brain Theory and Neural Networks. MIT Press, Cambridge, 1995.

Lamarck JB（小泉　丹，山田吉彦訳）：動物哲学．岩波書店，1954．

Lanz TV, Wachsmuth W : Praktische Anatomie. 2te Auflage, Springer-Verlag, Berlin, 1959.

Larish DD, Martin PE, Mungiole M : Characteristic patterns of gait in the healthy old. Ann New York Acad Sci 515 : 18-31, 1988.

Lee WA : Anticipatory control of postural and task muscles during rapid arm flexion. J Motor Behav 12 : 185-196, 1980.

Lehmann JF, Warren CG, Halar E, et al : Wheelchair propulsion in the quadriplegic patient. Arch Phys Med Rehabil 55 : 183-186, 1974.

Lehmkuhl LD, Smith LK : Brunnstrom's Clinical Kinesiology. 4th ed, FA Davis, Philadelphia, 1984.

Lemon RN : Descending Pathways in Motor Control. Annu Rev Neurosci 31 : 195-218, 2008.

Lenman JAR, Ritchie AE : Clinical Electromyography. Pitman Medical, London, 1970.

LeVeau B : Williams and Lissner's Biomechanics of Human Motion. WB Saunders, Philadelphia, 1977.

Licht S (ed) : Therapeutic Exercise. 2nd ed, E Licht, New Haven, 1965.

Lieb FJ, Perry J : Quadriceps function. J Bone Joint Surg 50-A : 1535-1548, 1968.

Lipke JM, Janecke CJ, Nelson CL, et al : The role of incompetence of the anterior cruciate and lateral ligaments in anterolateral and anteromedial instability. J Bone Joint Surg 63-A : 954-960, 1981.

Lisberger SG : The neural basis for motor learning in the vestibulo-ocular reflex in monkeys. Trends in Neurosci 11 : 147-152, 1988.

Livingston LA, Stevenson JM, Olney SJ : Stair climbing kinematics on stairs of differing dimensions.

Arch Phys Med Rehabil 72 : 398-402, 1991.

London JT : Kinematics of the elbow. J Bone Joint Surg 63-A : 529-535, 1981.

Losee RE : Concepts of the pivot shift. Clin Orthop 172 : 45-51, 1983.

Lunnen JD, Yack J, LeVeau BF : Relationship between muscle strength, muscle activity, and torque of the hamstring muscles. Phys Ther 61 : 190-195, 1981.

Luria AR : Higher Cortical Functions in Man. Basic Books, New York, 1955.

Luria AR : Higher Cortical Functions in Man. 2nd ed, Basic Books, New York, 1980.

Luttgens K, Wells KF : Kinesiology. Scientific Basis of Human Motion. 7th ed, WB Saunders, Philadelphia, 1982.

Lyons AS, Petrucelli RJ : Medicine. An Illustrated History. Harry N Abram, New York, 1978.

MacConaill MA : Mechanical anatomy of motion and posture. in S Licht（ed）: Therapeutic Exercise. 2nd ed. Elizabeth Licht, New Haven, 1965.

MacConaill MA, Basmajian JV : Muscles and Movements. A Basis for Human Kinesiology. Williams & Wilkins, Baltimore, 1969.

MacGregor J : Rehabilitation ambulatory monitoring. in RM Kenedi, JP Paul, J Hughes（eds）: Disability. MacMillan, London, 1979.

MacKay DG : The Organization of Perception and Action. A Theory for Language and Other Cognitive Skills. Springer, New York, 1987.

Mackenzie CF, Imle PC, Ciesla N（石田博厚監訳）：胸部理学療法― ICU における理論と実際．総合医学社，1991.

Magnus R : Körperstellung. Julius Springer, Berlin, 1924.

Magoun HW : The Waking Brain. Charles C Thomas, Springfield, 1958.

Maquet P : Iatrophysics to biomechanics. From Borelli（1608-1679）to Pauwels（1885-1980）. J Bone Joint Surg 74-B : 335-339, 1992.

Margaria R, Cerretelli R, Aghemo P, et al : Energy cost of running. J Appl Physiol 18 : 367, 1963.

Markolf KL, Bargar WL, Shoemaker SC, et al : The role of joint load in knee stability. J Bone Joint Surg 63-A : 570-585, 1981.

Marr D : A theory of cerebellar cortex. J Psychol 202 : 437-470, 1969.

Marr D（乾　敏郎, 安藤広志訳）：ビジョン―視覚の計算理論と脳内表現．産業図書，1987.

Marteniuk RG, Leavitt JL, MacKenzie CL, et al : Functional relationships between grasp and transport components in a prehension task. Hum Mov Sci 9（2）: 149-176, 1990.

Martin JP : The Basal Ganglia and Posture. Pitman Medical, London, 1967.

Masironi R, Denolin H（eds）: Physical Activity in Disease Prevention and Treatment. Piccin/Butterworth, Padua/London, 1985.

Masse LC, Lamontagne M, O'Riain MD : Biomechanical analysis of wheelchair propulsion for various seating positions. J Rehab Res Dev 29（3）: 12-28, 1992.

Masson MEJ : Cognitive theories of skill acquisition. Human Movement Sci 9 : 221-239, 1990.

Massone LLE : Sensorimotor learning. in MA Arbib（ed）: The Handbook of Brain Theory and Neural Networks. MIT Press, Cambridge, 1995.

Mathias S, Nayak U, Issacs B : Balance in elderly patients. The "Get-up and Go" test. Arch Phys Med Rehabil 67 : 387-389, 1986.

May DRW, Davis B : Gait and the lower-limb amputee. Physiother 60 : 166-171, 1974.

McArdle WD, Katch EI, Katch VL : Exercise Physiology. Energy, Nutrition, and Human Performance. 3rd ed, Lea & Febiger, Philadelphia, 1991.

McClenaghan BA, Gallahue DL : Fundamental Movement. A Developmental and Remedial Approach. WB Saunders, Philadelphia, 1978.

McCullough MBA, Ringleb SI, Arai K, et al : Moment arms of the ankle throughout the range of motion in three planes. Foot Ankle Int 32（3）: 300-306, 2011.

McDonald I : Statistical studies of recorded energy expenditure of man. II. Expenditure on walking related to weight, sex, age, height, speed and gradient. Nutr Abstr Rev 31 : 739-762, 1961.

McDonnell PM : The development of visually guided reaching. Percept Psychophys 18 : 181-185, 1975.

McDonnell PM : Patterns of eye-hand coordination in the first year of life. Can J Psychol 33 : 253-267, 1979.

McDonnell PM. Abraham WC : A longitudinal study of prism adaptation in infants from six to nine

months of age. Child Develop 52 : 463-469, 1981.
McFadyen BJ, Winter DA : An integrated biomechanical analysis of normal stair ascent and descent. J Biomechanics 21 : 733-744, 1988.
McGeer PL, Eccles JC, McGeer EG : Molecular Neurobiology of the Mammalian Brain. 2nd ed, Plenum Press, New York, 1987.
McGraw MB : Neural maturation as exemplified in the reaching-prehensile behavior of the human infant. J Psychol 11 : 127-141, 1941.
McGraw MB : The Neuromuscular Maturation of the Human Infant. Columbia Univ Press, New York, 1945.
McHenry Jr LC（豊倉康夫監訳）：神経学の歴史．医学書院，1977．
McMorris RO : Faulty posture. Pediatr Clin North Am 8 : 213-224, 1961.
McLaurin CA, Brubaker CE : Biomechanics and the wheelchair. Prosth Orthot Int 15 : 24-37, 1991.
Melton AW : Categories of Human Learning. Academic Press, New York, 1964.
Miall RA, Weir DJ, Wolpert DM, et al : Is the cerebellum a Smith Predictor? J Motor Behav 25 : 203-216, 1993.
Miall RC : Motor control, biological and theoretical. in MA Arbib（ed）: The Handbook of Brain Theory and Neural Networks. MIT Press, Cambridge, 1995.
Milani-Comparetti A, Gidoni EA : Routine developmental examination in normal and retarded children. Develop Med Child Neurol 9 : 631-638, 1967.
Millar S : Spatial memory by blind and sighted children. Brit J Psychol 66 : 449-459, 1975.
Miller BF, Keane CB : Encyclopedia and Dictionary of Medicine, Nursing, and Allied Medicine. 4th ed, WB Saunders, Philadelphia, 1987.
Mitchell JH : Cardiovascular control during exercise: central and reflex neural mechanisms. Am J Cardiol 55 : 34D-41D, 1985.
Mizrahi J, Susak Z, Heller L, et al : Variation of time-distance parameters of the stride as related to clinical gait improvement in hemiplegics. Scand J Rehabil Med 14 : 133-140, 1982.
Mojica JAP, Nakamura R, Kobayashi T, et al : Effect of ankle-foot orthosis（AFO）on body sway and walking capacity of hemiparetic stroke patients. Tohoku J Exp Med 156 : 395-401, 1988.
Monnier M : Functions of the Nervous System. Vol I. General Physiology. Autonomic Functions. Elsevier, Amsterdam, 1968.
Monnier M : Functions of the Nervous System. Vol II, Motor and Psychomotor Functions. Elsevier, Amsterdam, 1970.
Monnier M : Functions of the Nervous System. Vol III. Sensory Functions and Perception. Elsevier, Amsterdam, 1975.
Montévil M, Mossio M : Biological organization as closure of constrains. J Theor Biol 372 : 179-191, 2015.
Morehouse LE, Cooper JM : Kinesiology. CV Mosby, St Louis, 1950.
Morehouse LE, Miller AT Jr : Physiology of Exercise. 7th ed, CV Mosby, St Louis, 1976.
Morrey BF, Askew LJ, An KN, et al : A biomechanical study of normal functional elbow motion. J Bone Joint Surg 63-A : 872-877, 1981.
Muir D, Field J : Newborn infants orient to sounds. Child Develop 50 : 431-436, 1979.
Mulroy SJ, Gronley JK, Newsam C, et al : Electromyographic activity of shoulder muscles during wheelchair propulsion by paraplegic persons. Arch Phys Med Rehabil 77 : 187-193, 1996.
Murray MP : Gait as a total pattern of movement. Am J Phys Med 46 : 290-333, 1967.
Murray MP, Guten GN, Baldwin JM, et al : A comparison of plantar flexion torque with and without the triceps surae. Acta Orthop Scand 47 : 122-124, 1976.
Murray MP, Kory RC, Clarkson BH, et al : A comparison of free and fast speed walking patterns of normal men. Am J Phys Med 45 : 8-24, 1966.
Murray MP, Mollinger L, Gardner G, et al : Kinematic and EMG patterns during slow, free, and fast walking. J Orthop Res 2 : 272-289, 1984.
Murray MP, Seireg AA, Sepic SB : Normal postural stability and steadiness, quantitative assessment. J Bone Joint Surg 57-A : 510-516, 1975.
Murray MP, Sepic SB : Maximum isometric torque of hip abductor and adductor muscles. Phys Ther 48 : 1327-1335, 1968.

Murray RK, Granner DK, Mayes PA, et al : Harper's Biochemistry. 24th ed, Appleton & Lange, Connecticut, 1996.

Murray WM, Buchanan TS, Delp SL : Scaling of peak moment arms of elbow muscles with upper extremity bone dimensions. J Biomech 35 : 19-26, 2002.

Nachemson AL, Evans JH : Some mechanical properties of the third human lumber interlaminar ligament (ligament flavum). J Biomech 1 : 211-220, 1968.

Nagasaki H : Asymmetric velocity and acceleration profiles of human arm movements. Exp Bran Res 74 : 319-326, 1989.

Nagasaki H, Aoki F, Nakamura R : Premotor and motor reaction time as a function of force output. Percept Motor Skills 57 : 859-867, 1983.

Nakamura R, Hosokawa T, Tsuji I : Relationship of muscle strength for knee extension to walking capacity in patients with spastic hemiparesis. Tohoku J Exp Med 145: 335-340, 1985.

Nakamura R, Kitahara T : Reaction time of elbow extension at different velocities in vertical plane. J Human Ergol 13 : 175-179, 1984.

Nakamura R, Nagasaki H, Tsuji I : Two components of motor time. The tension leg and the tension developing phase. Percept Motor Skills 59 : 907-912, 1984.

Nakamura R, Shimizu A, Hongo T, et al : Two types of the intrinsic-plus hand. Electromyographic and kinesiologic studies. Confin Neurol 26 : 503-510, 1965.

Nakamura R, Taniguchi R : Reaction time in patients with cerebral hemiparesis. Neuropsychol 15 : 845-848, 1977.

Napier JR : The prehensile movements of the human hand. J Bone Joint Surg 38-B : 902-913, 1956.

Nashner LM : Adapting reflexes controlling the human posture. Exp Brain Res 26 : 59-72, 1976.

Nashner LM : Adaptation of human movement to altered environments. Trends Neurosci 5 : 358-361, 1982.

Nashner LM, McCollum G : The organization of human postural movements. A formal basis and experimental synthesis. Behav Brain Sci 8 : 135-172, 1985.

Nashner LM, Woolacott M : The organization of rapid postural adjustments of standing humans. An experimental-conceptual model. in RE Talbott, DR Humphrey (eds) : Posture and Movement. Raven Press, New York, 1979.

Nemeth G, Ekholm J, Arborelius UP, et al : Influence of knee flexion on isometric hip extensor strength. Scand J Rehabil Med 15 : 97-101, 1983.

Neumann DA（嶋田智明, 平田総一郎監訳）：筋骨格系のキネジオロジー．医歯薬出版, 2005.

Newsam CJ, Mulroy SJ, Gronler JK, et al : Temporal-spatial characteristics of wheelchair propulsion. Effects of level of spinal cord injury, terrain, and propulsion rate. Am J Phys Med Rehabil 75 : 292-299, 1996.

Nielsen B, Jenssen C : Evidence against brain stem cooling by face fanning in severely hyperthermic humans. Pflügers Arch 422 : 168-172, 1992.

Nilsson J, Thorstensson A, Halbertsma J : Changes in leg movements and muscle activity with speed of locomotion and mode of progression in humans. Acta Physiol Scand 123 : 457-475, 1985.

Noback CR, Demarest RJ : The Human Nervous System. Basic Principles of Neurobiology. 3rd ed, McGraw-Hill, New York, 1981.

Noble BJ : Physiology of Exercise and Sports. Times Mirror/Mosby College Pub, St Louis, 1986.

Nuzik S, Lamb R, VanSant A, et al : Sit-to-stand movement pattern : a kinematic study. Phys Ther 66 (11) : 1708-1713, 1986.

Öberg T, Karsznia A, Öberg K : Basic gait parameters, reference data for normal subjects, 10-79 years of age. J Rehabil Res Develop 30 : 210-223, 1993.

Olson VL, Smidt GL, Johnston RC : The maximum torque generated by the eccentric, isometric, and concentric contractions of the hip abductor muscles. Phys Ther 52 : 149-157, 1972.

Palmer CE : Studies of the center of gravity in human body. Child Development 15 : 99, 1944.

Palmer ML, Blakely RL : Documentation of medial rotation accompanying shoulder flexion. Phys Ther 66 : 55-58, 1986.

Papa E, Cappozzo A : A telescopic inverted-pendulum model of the musculo-skeletal system and its use for the analysis of the sit-to-stand motor task. J Biomech 32 (11) : 1205-1212, 1999.

Papa E, Cappozzo A : Sit-to-stand motor strategies investigated in able-bodied young and elderly

subjects. J Biomech 33 (9) : 1113-1122, 2000.
Parziale JR : Standard V lightweight wheelchair propulsion in spinal cord injured patients. Am J Phys Med Rehabil 70 : 76-80, 1991.
Pate RR : A new definition of youth fitness. Phys Sports Med 11 : 77-83, 1983.
Pate RR, Pratt M, Blair SN, et al : Physical activity and public health; a recommendation from the Centers of Disease Control and Prevention and the American College of Sports Medicine. JAMA 273 : 402-407, 1995.
Patton HD, Fuchs AF, Hille B, et al : Textbook of Physiology. Excitable Cells and Neurophysiology. 21st ed, WB Saunders, Philadelphia, 1989.
Paulus WM, Straube A, Brandt TH : Visual stabilization of posture. Physiological stimulus characteristics and clinical aspects. Brain 107 : 1143-1163, 1984.
Pauly JE, Rushing JL, Sheving LE : An electromyographic study of some muscles crossing the elbow joint. Anat Rec 159 : 47-53, 1967.
Pavlov IP : Lectures on Conditioned Reflexes. International, New York, 1928.
Payton OD, Kelley DL : Electromyographic evidence of acquisition of motor skill. Phys Ther 52 : 261-266, 1972.
Pearcy MJ, Tibrewal SB : Axial rotation and lateral bending in the normal lumbar spine measured by three-dimensional radiography. Spine 9 : 582-587, 1984.
Pearson PH, Williams CE (eds) : Physical Therapy Services in the Developmental Disabilities. Charles C Thomas, Springfield, 1972.
Peat M, Dubo HIC, Winter DA, et al : Electromyographic temporal analysis of gait, hemiplegic locomotion. Arch Phys Med Rehabil 57 : 421-425, 1976.
Penfield W, Rasmussen T : The Cerebral Cortex of Man. A Clinical Study of Localization of Function. Macmillan, New York, 1957.
Perry J : Anatomy and biomechanics of the hindfoot. Clin Orthop 177 : 9-15, 1983.
Perry J（武田　功総括監訳）：ペリー歩行分析-正常歩行と異常歩行-．医歯薬出版，2007.
Physical Science Study Committee（山内恭彦，平田森三，富山小太郎訳）：PSSC物理　上下．2版，岩波書店，1981.
Piaget J : The Origin of Intelligence in Children. International Univ Press, New York, 1952.
Piaget J : Structuralism. Basic Books, New York, 1970.
Pick HL : Perceptuo-motor development. in BB Wolman (ed) : International Encyclopedia of Psychiatry, Psychology, Psychoanalysis and Neurology. Vol 7. Aesculapius, New York, 1977.
Piscopo J, Baley JA : Kinesiology. The Science of Movement. John Wiley & Sons, New York, 1981.
Piziali RL, Seering WP, Nagel DA, et al : The function of the primary ligaments of the knee in anterior-posterior and medial-lateral motions. J Biomech 13 : 777-784, 1980.
Plagenhoff S : Patterns of Human Motions. A Cinematographic Analysis. Prentice-Hall, New Jersey, 1971.
Podsiadlo D, Richardson S : The timed "Up & Go". A test of basic functional mobility for frail elderly persons. J Am Geriat Soc 39 : 142-148, 1991.
Pohtilla JF : Kinesiology of hip extension at selected angles of pelvi-femoral extension. Arch Phys Med Rehabil 50 : 241-250, 1969.
Polhemus T (ed) : Social Aspect of the Human Body. Penguin Books, Middlesex, 1978.
Pollock MK, Wilmore JH : Exercise in Health and Disease. Evaluation and Prescription for Prevention and Rehabilitation. 2nd ed, WB Saunders, Philadelphia, 1990.
Pollock ML, Wilmore JH, Fox III SM : Exercise in Health and Disease. Evaluation and Prescription for Prevention and Rehabilitation. WB Saunders, Philadelphia, 1984.
Pollock ML, Wilmore JH, Fox III SM（広田公一，飯塚鉄雄，中西光雄・他訳）：運動処方—健康と体力づくりのために．ベースボールマガジン，1981.
Poppen NK, Walker PS : Normal and abnormal motion of the shoulder. J Bone Joint Surg 58-A : 195-201, 1976.
Porter R, Lemon R : Corticospinal Function and Voluntary Movement. Oxford University Press, 1993.
Pouchet V, Dupret S : Pocket Atlas of Anatomy. 3rd ed, Oxford Unive Press, London, 1937.
Prechtl HFR : Pattern of reflex behavior related to sleep in the human infant. in CD Clemente (ed) : Sleep and the Maturing Nervous System. Academic Press, New York, 1972.

Prechtl HFR : The study of normal development as a perspective of clinical problems. in RJ Connolly, HFR Prechtl (eds) : Maturation and Development. Biological and Psychological Perspectives. William Heinemann, London, 1981.

Procter P, Paul JP : Ankle joint biomechanics. J Biomech 15 : 627-634, 1982.

Prost JH : Varieties of human posture. Human Biol 46 : 1-19, 1974.

Rabbitt PMA : Error correaction time without external error signals. Nature 212 : 438, 1966.

Radin EL : Biomechanics of the human hip. Clin Orthop 152 : 28-34, 1980.

Ralston HJ, Inman VT, Strait LA, et al : Mechanics of human isolated voluntary muscle. Am J Physiol 151 : 612-620, 1947.

Ranson SW, Clark SL : The Anatomy of the Nervous System. Its Development and Function. 9th ed, WB WB Saunders, Philadelphia, 1953.

Rasch PJ, Burke RK : Kinesiology and Applied Anatomy. The Science of Human Motion. 4th ed, Lea & Febiger, Philadelphia, 1971.

Rasch PJ, Burke RK : Kinesiology and Applied Anatomy. The Science of Human Movement. 6th ed, Lea & Febiger, Philadelphia, 1978.

Rasch PJ, Grabiner MD, Gregor RJ, et al : Kinesiology and Applied Anatomy. 7th ed, Lea & Febiger, Philadelphia, 1989.

Reed ES : An outline of a theory of action systems. J Motor Behav 14 : 98-134, 1982.

Reed K, Sanderson SR : Concepts of occupational therapy. Williams and Wilkins, Baltimore, 1980.

Reid DC : Electromyographic studies of respiration. A review of current concepts. Physiother 56 : 534-540, 1970.

Rizzolatti G, Luppino G, Matelli M : Grasping movements. Visuomotor transformations. in MA Arbib (ed) : The Handbook of Brain Theory and and Neural Networks. MIT Press, Cambridge, 1995.

Roberts TDM : Neurophysiology of Postural Mechanisms. Butterworths, London, 1967.

Robinson RJ (ed) : Brain and Early Behavior. Academic Press, New York, 1969.

Roebroeck ME, Doorenbosch CAM, Harlaar J, et al : Biomechanics and muscular activity during sit-to-stand transfer. Clin Biomech (Bristol, Avon) 9 (4) : 235-244, 1994.

Rogers MM, Gayle W, Figoni SF, et al : Biomechanics of wheelchair propulsion during fatigue. Arch Phys Med Rehabil 75 : 85-93, 1994.

Rowell LB : Human cardiovascular control. Oxford University Press, New York, 1993.

Ruch TC, Patton HD, Woodbury JW, et al : Neurophysiology. WB Saunders, Philadelphia, 1961.

Rudins A, Laskowski ER, Growney ES, et al : Kinematics of the elbow during wheelchair propulsion. A comparison of two wheelchairs and two stroking techniques. Arch Phys Med Rehabil 78 : 1204-1210, 1997.

Russe O, Gerharad JJ, King PS : An Atlas of Examination, Standard Measurements and Diagnosis in Orthopedics and Traumatology. 2nd ed, Hans Huber, Bern, 1972.

Rydell N : Biomechanics of the hip joint. Clin Orthop 92 : 6-15, 1973.

Sage GH : Introduction to Motor Behavior. A Neuropsychological Approach. Addison-Wesley, Massachusetts, 1971.

Sage GH : Motor Learning and Control. Brown, Iowa, 1984.

Sahrmann SA, Norton BJ : The relationship of voluntary movement to spasticity in the upper motor neuron syndrome. Ann Neurol 2 : 460-465, 1977.

Salmoni AW, Schmidt RA, Walter CB : Knowledge of results and motor learning, review and critical reappraisal. Psychol Bull 95 : 355-386, 1984.

Sanderson DJ, Sommer HJ : Kinematic features of wheelchair propulsion. J Biomech 18 : 423-429, 1985.

Sarrafian SK, Melamed JL, Goshgarian GM : Study of wrist motion in flexion and extension. Clin Orthop 126 : 153-159, 1977.

Sasaki K, Gemba H : Development and change of cortical field potentials during learning processes of visually initiated hand movements in the monkey. Exp Brain Res 48 : 429-437, 1982.

Sasaki K, Gemba H : Learning of fast and stable hand movement and cerebro-cerebellar interactions in the monkey. Brain Res 277 : 41-46, 1983.

Saunders BDM, Inman VT, Eberhart HD : The major determinants in normal and pathological gait. J Bone Joint Surg 35-A : 543-558, 1953.

Schadé JP, Ford DH : Basic Neurology. Elsevier, Amsterdam, 1965.

Schenkman M, Berger RA, Riley PO et al : Whole-body movements during rising to standing from sitting. Phys Ther 70（10）: 638-648, 1990.

Schenkman M, Cutson TM, Kuchibhatla M, et al : Reliability of impairment and physical performance measures for persons with Parkinson's disease. Phys Ther 77 : 19-27, 1997.

Schmidt RA : Motor Skills. Harper & Row, New York, 1975.

Schmidt RA : A schema theory of discrete motor skill learning. Psychol Rev 82 : 225-260, 1975.

Schmidt RA : Motor Control and Learning. A Behavioral Emphasis. 2nd ed, Human Kinetics Publishers, Champaign, 1988.

Schmidt RA : Motor Learning and Performance. From Principles to Practice. Human Kinetics Books, Champaign, 1991.

Schmidt RF（内薗耕二，佐藤昭夫訳）：神経生理学—プログラム方式による．医歯薬出版，1973.

Schmidt RF（ed）: Fundamentals of Sensory Physiology. Springer-Verlag, Berlin, 1986.

Schrödinger E（岡 小天，鎮目恭夫訳）：生命とは何か．岩波書店，1951.

Schultz AB, Alexander NB, Ashton-Miller JA : Biomechanical analyses of rising from a chair. J Biomech 25（12）: 1383-1391, 1992.

Schultz A, Andersson GBL, Ortengren R, et al : Analysis and quantitative myoelectric measurements of loads on the lumbar spine when holding weights in standing posutres. Spine 7 : 390-397, 1982.

Schultz A, Andersson G, Ortengren R, et al : Loads on the lumbar spine, validation of a biomechanical analysis by measurements of intradiscal pressures and myoelectric signals. J Bone Joint Surg 64-A : 713-720, 1982.

Schwab GH, Moynes DR, Jobe FW, et al : Lower extremity electromyographic analysis of running gait. Clin Orthop Relat Res 176 : 166-170, 1983.

Sejersted OM, Hangens AR, Kardel KR, et al : Intramuscular fluid pressure during isometric contraction of human skeletal muscle. J Appl Physiol Respir Environ Exerc Physiol 56（2）: 287-295, 1984.

Sekiya N, Nagasaki H, Ito H, et al : The invariant relationship between step length and step rate during free walking. J Human Movement Studies 30 : 241-257, 1996.

Shambers GM : Static postural control in children. Am J Phys Med 55 : 221-252, 1976.

Sheldon WH, Stevens SS : The varieties of temperament ; a psychology of constitutional differences. Harper & Brothers, New York, 1942.

Shepherd GM : Neurobiology. 2nd ed, Oxford Univ Press, New York, 1988.

Sheridan MR : Planning and controlling simple movements. in MM Smyth, AM Wing（eds）: The Psychology of Human Movement. Academic Press, London, 1984.

Sherrington CS : On the proprioceptive system, especially in its reflex aspects. Brain 29 : 467-482, 1907.

Sherrington C : The Integrative Action of the Nervous System. 2nd ed, Yale Univ Press, New Haven, 1947.

Shevlin MG, Lehmann JF, Lucci JA : Electromyographic study of the function of some muscles crossing the glenohumeral joint. Arch Phys Med Rehabil 50 : 264-270, 1969.

Shik ML, Orlovsky GN : Neurophysiology of locomotor automatism. Physiol Rev 56 : 465-501, 1976.

Shoemaker SC, Markolf KL : In vivo rotatory knee stability. J Bone Joint Surg 64-A : 208-216, 1982.

Shumway-Cook A, Woollacott M : Motor Control. Theory and Practical Applications. Williams & Wilkins, Baltimore, 1995.

Siegel AW, Bisanz J, Bisanz GL : Developmental analysis, a strategy for the study of psychological change. in D Kuhn, JA Meacham（eds）: On the Development of Developmental Psychology. Karger, Basel, 1983.

Simpson JM, Valentine J, Worsfold C : The standardized three-meter walking test for elderly people（WALK3m）. Repeatability and real change. Clin Rehabil 16 : 843-850, 2002.

Singer RN : Motor Learning and Performance. Macmillan New York, 1968.

Singer RN : Motor Learning and Human Performance. 3rd ed, Macmillan, New York, 1975.

Singleton WT : Introduction to Ergonomics. World Health Organization, Geneva, 1972.

Sinko V : Physical exercise and the prevention of atherosclerosis and cholesterol gall stones. Postgrad Med J 54 : 270-277, 1978.

Sjödin B, Jacobs I : Onset blood lactate accumulation and marathon running performance. Int J Sports

Med 2 : 23-26, 1981.
Sjöstrand T : Changes in the respiratory organs of workmen at an ore smelting works. Acta Med Scand 167 : 687-699, 1947.
Skinner BF : Science and Human Behavior. Free Press, New York, 1953.
Smith KJ, Ainslie PN : Regulation of cerebral blood flow and metabolism during exercise. Exp Physiol 102 : 1356-1371, 2017.
Smyth MM : Memory for movements. in MM Smyth, AM Wing（eds）: The Psychology of Human Movement. Academic Press, London, 1984.
Smyth MM, Marriott AM : Vision and proprioception in simple catching. J Motor Behav 14 : 143-152, 1982.
Smyth MM, Wing AM（eds）: The Psychology of Human Movement. Academic Press, London, 1984.
Smyth MM, Wing AM : Movement, action and skill. in MM Smyth, AM Wing（eds）: The Psychology of Human Movement. Academic Press, London, 1984.
Sonderberg GL : Kinesiology. Application to Pathological Motion. Williams & Wilkins, Baltimore, 1986.
Soderberg GL, Dostal WF : Electromyographic study of three parts of the gluteus medius muscle during functional activities. Phys Ther 58 : 691-696, 1978.
Solomon HY, Turvey MT, Burton G : Perceiving extents of rods by wielding : haptic diagonalization and decomposition of the inertia tensor. J Exp Psychol Hum Percept Perform 15（1）: 58-68, 1989.
Sperry RW : Neural basis of the spontaneous optokinetic response produced by visual inversion. J Comp Physiol Psychol 43 : 482-489, 1950.
Spinelli DN, Jensen FE, Viana de Prisco G : Early experience effect on dendritic branching in normally reared kittens. Exp Neurol 68 : 1-11, 1980.
Spirduso WW : Physical Dimensions of Aging. Human Kinetics, Champaign, 1995.
Squire LR, Zola-Morgan S : The neuropsychology of memory. New links between humans and experimental animals. Ann NY Acad Sci 444 : 137-149, 1985.
Srinivasan H : Patterns of movement of totally intrinsic-minus fingers. J Bone Joint Surg 58-A : 777-785, 1976.
Steg G : Efferent muscle innervation and rigidity. Acta Physiol Scand 61 :（suppl 225）: 1-53, 1964.
Steindler A : Kinesiology of the Human Body Under Normal and Pathological Conditions. Charles C Thomas, Springfield, 1955.
Stelmach GE（ed）: Information Processing in Motor Control and Learning. Academic Press, New York, 1978.
Stelmach G, Requin J（eds）: Tutorials in Motor Control. North Holland, Amsterdam, 1980.
Stevens MM, Capell HA, Sturrock RD, et al : The physiological cost of gait（PCG）. A new technique for evaluating nonsteroidal anti-inflammatory drugs in rheumatoid arthritis. Brit J Rheum 22 : 141-145, 1983.
Stoudemire A（ed）: Human Behavior. 3rd ed, Lippincott-Raven, Philadelphia, 1998.
Sutherland DH : Gait Disorders in Childhood and Adolescence. Williams & Wilkins, Baltimore, 1984.
Sutherland DH, Olshen R, Cooper L, et al : The development of mature gait. J Bone Joint Surg 62-A : 336-353, 1980.
Talbott RE, Humphrey DR（eds）: Posture and Movement. Raven Press, New York, 1979.
Taylor J : Selected Writings of John Huhlings Jackson. Vol 1, 2. Stable Press, London, 1958.
Thompson RF : The neurobiology of learning and memory. Science 233 : 941-947, 1986.
Thompson RF, Donegan NH, Lavond DG : The psychobiology of learning and memory. in RC Atkinson, RJ Herrnstein, G Lindzey, et al（eds）: Steven's Handbook of Experimental Psychology. 2nd ed, John Wiley & Sons, New York, 1988.
Touwen B : Neurological Development in Infancy. William Heinemann, London, 1976.
Travill A, Basmajian JV : Electromyography of the supinators of the forearm. Anat Rec 139 : 557-560, 1961.
Troup JDG, Chapman AE : The strength of the flexor and extensor muscles of the trunk. J Biomech 2 : 49-62, 1969.
Turner JS, Helms DB : Lifespan Development. 2nd ed, Saunders, Philadelphia, 1979.
Twitchell TE : The restoration of motor function following hemiplegia in man. Brain 74 : 443-480, 1951.
Twitchell TE : The automatic grasping responses in infants. Neuropsychol 3 : 247-259, 1965a.

Twitchell TE : Attitudinal reflexes. J Am Phys Ther Ass 45 : 411-418, 1965b.

Twitchell TE : Reflex mechanisms and the development of prehension. in KJ Connolly (ed) : Mechanisms of Motor Skill Development. Academic Press, London, 1970.

Twomey LT, Taylor JR : Sagittal movements of the human lumbar vertebral colum, a quantitative study of the role of the posterior vertebral elements. Arch Phys Med Rehabil 64 : 322-325, 1983.

van Bennekom CVAM, Jelles FJ, Lankhorst GJ : Rehabilitation Activities Profile : the ICIDH as a frame work for a problem-oriented assessment method in rehabilitation medicine. Disabil Rehabil 17 : 169-175, 1995.

Vander Linden DW, Brunt D, McCulloch MU : Variant and invariant characteristics of the sit-to-stand task in healthy elderly adults. Arch Phys Med Rehabil 75 (6) : 653-660, 1994.

Veeger D, van der Woude LHV, Rozendal RH : The effect of rear wheel camber in manual wheelchair propulsion. J Rehad Res Dev 26 (2) : 37-46, 1989.

Volz RG, Lieb M, Benjamin J : Biomechanics of the wrist. Clin Orthop 149 : 112-117, 1980.

Wagner PD : Ventilation-perfusion matching during exercise. Chest 101 (5) : 192S-198S, 1992.

Wahlund H : Determination of the Physical Working Capacity. A Physiological and Clinical Study with special reference to Standardization of Cardio-Pulmonary Functional Tests. Acta Medica Scandinavica 132 : 9-78, 1948.

Warmington EH : Aristotle XII. Parts of Animals. Movement of Animals. Progression of Animals. William Heinemann, London, 1937.

Warren WH : Perceiving affordances: visual guidance of stair climbing. J Exp Psychol Hum Percept Perform 10 (5) : 683-703, 1984.

Wasserman K, Whipp BJ, Koyal SN, et al : Anaerobic threshold and respiratory gas exchange during exercise. J Appl Physiol 35 (2) : 236-243, 1973.

Waters PL, Hislop HJ, Perry J, et al : Energetics : application to the study and management of locomotor disabilities. Orthopaed Clin North-Am 9 : 351-377, 1978.

Weiss PL, St Pierre D : Upper and lower extremity EMG correlations during normal human gait. Arch Phys Med Rehabil 64 : 11-15, 1983.

Welford AT : Fundamentals of Skill. Methuen, London, 1968.

Wells KF : Kinesiology. The Scientific Basis of Human Motion. 5th ed, WB Saunders, Philadelphia, 1971.

Werner H : Comparative Psychology of Mental Development. International Univ Press, Minneapolis, 1948.

West JB : Best and Taylor's Physiological basis of medical practice. 11th ed, Williams & Wilkins, Baltimore, 1985.

White AA, Johnson RM, Panjabi MM, et al : Biomechanical analysis of clinical stability in the cervical spine. Clin Orthop 109 : 85-96, 1975.

White AA, Panjabi MM : Clinical Biomechanics of the Spine. Lippincott, Philadelphia, 1978.

White AA, Panjabi MM : The basic kinematics of the human spine. A review of past and current knowledge. Spine 3 : 12-20, 1978.

White BL, Castle P, Held R : Observations on the development of visually directed reaching. Child Develop 35 : 349-364, 1964.

White BL : Experience and the development of motor mechanisms in infancy. in K Connolly (ed) : Mechanisms of Motor Skill Development. Academic Press, New York, 1970.

Wild MR : The behavior pattern of throwing and some observations concerning its course of development in children. Res Quart 9 : 20-24, 1938.

Wiles P : Postural deformities of the anteroposterior curves of the spine. Lancet 299 : 911-939, 1937.

Williams EN, Carroll SG, Reddihough DS, et al : Investigation of the timed 'Up & Go' test in children. Develop Med Child Neurol 47 : 518-524, 2005.

Willingham DB : A neuropsychological theory of motor skill learning. Psychol Rev 105 : 558-584, 1998.

Wilson PK, Fardy PS, Froelicher VF : Cardiac Rehabilitation, Adult Fitness, and Exercise Testing. Lea & Febiger, Philadelphia, 1981.

Wing AM : Disorders of movement. in MM Smyth, AM Wing (eds) : The Psychology of Human Movement. Academic Press, London, 1984.

Wing AM, Fraser C：The contribution of the thumb to reaching movements. Quart J Exp Psychol 35-A：297-309, 1983.

Wing AM, Turton A, Fraser C：Grasp size and accuracy of approach in reaching. J Mot Behav 18（3）：245-260, 1986.

Winograd T：Frame representations and the procedural-declaration controversy. in DG Bobrow, AM Collins（eds）：Representation and Understanding. Academic Press, New York, 1975.

Winter DA：Kinematic and kinetic patterns in human gait, variability and compensating effects. Human Movement Sci 3：51-76, 1984.

Wishart JG, Bower TGR, Dunkeld J：Reaching in the dark. Percept 7：507-512, 1978.

Wolfe GA, Waters R, Hislop HJ：Influence of floor surface on the energy cost of wheelchair propulsion. Phys Ther 57：1022-1027, 1977.

Wolf JM（ed）：The Results of Treatment in Cerebral Palsy. Charles C Thomas, Springfield, 1969.

Wolman BB（ed）：International Encyclopedia of Psychiatry, Psychology, Psychoanalysis and Neurology. Aesculapius, New York, 1977.

Woodhull AM, Maltrud K, Mello BL：Alignment of the human body in standing. Eur J Appl Physiol Occup Physiol 54：109-115, 1985.

Wyke B：The neurological basis of movement. in KS Holt（ed）：Movement and Child Development. William Heinemann, London, 1975.

Yack HJ：Techniques for clinical assessment of human movement. Phys Ther 64：1821-1830, 1984.

Yakovlev PI, Lecours AR：The myelogenetic cycles of regional maturation of the brain. in A Minkowski（ed）：Regional Development of the Brain in Early Life. Blackwell, Oxford, 1967.

Yamasaki H, Tagami Y, Fujisawa H, et al：Interaction torque contributes to planar reaching at slow speed. Biomed Eng Online 7（1）：1-15, 2008.

Yardley L：Contribution of somatosensory information to perception of the visual vertical with body tilt and rotating visual field. Percept Psychophys 42：131-134, 1990.

Youm Y, Dryer RF, Thambyajah K, et al：Biomechanical analyses of forearm pronation-supination and elbow flexion-extension. J Biomech 12：245-255, 1979.

Youm Y, Gillespie TE, Flatt AE, et al：Kinematic investigation of normal MCP joint. J Biomech 11：109-118, 1978.

Zelazzo PR：From reflexive to instrumental behavior. in LP Lipsit（ed）：Developmental Psychology. Erlbaum, Hillsdale, 1976.

Zelazo PR：The development of walking：new findings and old assumptions. J Motor Behav 15：99-137, 1983.

阿江通良，湯　海鵬，横井孝志：日本人アスリートの身体部分慣性特性の推定．バイオメカニズム11：23-33, 1995.

青木　藩：脊髄反射．入来正躬，外山敬介（編）：生理学　1．文光堂，1986．

明石　謙：運動学．リハビリテーション医学全書4．医歯薬出版，1973．

阿久津邦男：歩行の科学．不昧堂，1975．

アメリカ心臓学会運動委員会（春見健一，村山正博，岸田　浩訳）：心疾患患者またはその発症に高い危険度のある人の運動試験およびトレーニング．医師のハンドブック．日本ベーリンガーインゲルハイム，1976．

有馬正高，北原　佶：小児の姿勢．診断と治療社，1980．

安西祐一郎：認識と学習．岩波書店，1989．アンダーソン JR（富田達彦，増井　透，川崎恵里子，岸　学訳）：認知心理学概論．誠信書房，1982．

飯塚鉄雄：体力の診断と評価．日本体育学会測定評価専門分科会（編），大修館書店，1984．

猪飼道夫（編著）：身体運動の生理学．杏林書院，1973．

猪飼道夫：運動生理学入門．第 12 版，杏林書院，1979．

五十嵐三都男：骨．津山直一（監修）：整形外科クルズス．南江堂，1984．

池上晴夫：運動処方の実際．大修館，1987．

池上晴夫：新版 運動処方 理論と実際．朝倉書店，1990．

伊藤　朗：運動によるからだの生化学的変化．中野昭一（編）：図説・運動の仕組みと応用．医歯薬出版，1982．

伊藤文雄：筋感覚——骨格筋からのメッセージ——．名古屋大学出版会，1994．

乾　敏郎，坂口　豊：脳の大統一理論 自由エネルギー原理とはなにか．岩波書店，2020．

文　　献

入来正躬，外山敬介（編）：生理学　1・2．文光堂，1986．
岩倉博光，加倉井周一，渡辺英夫（編）：運動器疾患とリハビリテーション．医歯薬出版，1984．
岩村吉晃：体性感覚．入来正躬，外山敬介（編）：生理学　1．文光堂，1986．
岩村吉晃：タッチ＜神経心理学コレクション＞．医学書院，2001．
上田礼子：日本版デンバー式発達スクリーニング検査・増補版．医歯薬出版，1983．
上羽康夫：手―その機能と解剖．2 版，金芳堂，1986．
梅津八三，相良守次，宮城音弥・他（監修）：新版心理学事典．平凡社，1981．
大島正光，山口義臣，木村邦彦・他：睡眠中の身動きと posture の分析．姿勢シンポジウム論文集．姿勢研究所，1971．
大島知一：随意運動の生理．理・作・療法 12：931-937，1976．
大嶋知一：随意運動の制御機構（I）：状況依存性を中心に．臨床脳波 29：49-55，1987．
太田朋子：分子進化のほぼ中立説．講談社，2009．
加倉井周一，数藤康雄：生体力学データ．島村宗夫，中村隆一（編）：運動の解析．医歯薬出版，1980．
勝木保次，内薗耕二（監修）：新生理科学大系　22．エネルギー代謝・体温調節の生理学．医学書院，1987．
金子丑之助（原著），金子勝治，穐田真澄（改訂）：日本人体解剖学．19 版，南山堂，2000．
川人光男：脳の計算理論．産業図書，1996．
木村資生：生物進化を考える．岩波書店，1988．
黒田善雄・他（編）：スポーツ医学基本用語ゼミナール．臨床スポーツ医学　5（増刊号），1988．
厚生労働省「日本人の食事摂取基準」策定検討会：日本人の食事摂取基準（2020 年版）．
　　https://www.mhlw.go.jp/content/10904750/000586553.pdf
小島徳造：中枢神経系の解剖．6 版，医歯薬出版，1965．
小住兼弘：下腿切断者における段昇降の動作解析．リハ医学 35：170-177，1998．
小林一敏：身体運動の力学．スポーツ科学講座　8・スポーツとキネシオロジー．大修館，1976．
小山信之，中村隆一：重心動揺計 3 機種の相関性．理学療法 14：904-907，1997．
齊藤宗靖：心臓病と運動負荷試験．中外医学社，1988．
阪本賢三：科学思想史．岩波書店，1984．
佐々木和夫：随意運動における小脳の役割．伊藤正男，祖父江逸郎，小松崎　篤・他（編）：小脳の神経学．医学書院，1986．
佐々木　隆：人体のエネルギー代謝．勝木保次，内薗耕二（監修）：新生理科学体系　22．エネルギー代謝・体温調節の生理学．医学書院，1987．
篠原　稔：無酸素性閾値．宮下充正・他（編）：指導者のための基礎知識．フィットネス Q＆A．南江堂，1990．
柴崎　浩：感覚障害の診かた．平山恵造（編）：臨床神経内科学．第 4 版，南山堂，2000．
島田　馨（編）：内科学書．全訂 4 版，中山書店，1995．
島村宗夫，中村隆一（編）：運動の神経機構とその障害．医歯薬出版，1975．
島村宗夫，中村隆一（編）：運動の解析―基礎と臨床応用．医歯薬出版，1980．
白須敞夫：足関節および足．森崎直木（監修）：整形外科学・外傷学．3 版，文光堂，1982．
杉岡洋一：骨の生理，構造，化学．広畑和志，寺山和雄，井上駿一（編）：標準整形外科学．2 版，医学書院，1984．
鈴木政登，田中喜代次，須藤美智子・他：日本人の健康関連体力指標最大酸素摂取量の基準値．デサントスポーツ科 30：3-14，2009．
鈴木良平：歩行分析．島村宗夫，中村隆一（編）：運動の解析―基礎と臨床応用―．医歯薬出版，1980．
谷本晋一：呼吸不全のリハビリテーション―腹式呼吸から在宅酸素療法まで―．南江堂，1987．
谷本晋一：呼吸不全のリハビリテーション―腹式呼吸から在宅酸素療法まで―．第 2 版，南江堂，1996．
高木健太郎，岡本彰祐（編）：生理学体系　II．血液・呼吸の生理学．医学書院，1968．
田島達也：手の外科．名倉重雄，天児民和，水町四郎（編）：臨床整形外科全書 6 巻．金原出版，1965．
田中　理，伊藤利之，飯島　浩・他：車椅子駆動の動作分析―駆動トルクと筋活動パターン．総合リハ 10：251-257，1982．
津下健哉：手の外科の実際．6 版，南江堂，1985．

銅谷賢治：系列運動の脳内表現と学習のアルゴリズム．乾　敏郎，安西祐一郎（編）：認知科学の新展開 3：運動と言語．岩波書店，2002．
時実利彦：目でみる脳―その構造と機能．東大出版会，1969．
時田　喬：身体重心動揺の生理．上田英雄，武内重五郎，豊倉康夫（編）：起立・歩行・姿勢の異常．南江堂，1981．
永坂鉄夫：エネルギー代謝の測定法．勝木保次，内薗耕二（監修）：新生理科学体系 22．エネルギー代謝・体温調節の生理学．医学書院，1987．
永田　晟：筋と筋力の科学 筋収縮のスペクトラル解析．不昧堂出版，1984．
中谷宇吉郎：科学の方法．岩波書店，1958．
中野昭一（編）：図説・運動の仕組みと応用．医歯薬出版，1982．
中村隆一（編）：中枢神経疾患の理学療法．医歯薬出版，1977．
中村隆一（編）：中枢神経疾患の作業療法．医歯薬出版，1983．
中村隆一：歩行の基礎知識―神経生理を中心に．理学療法 1：5-15，1984．
中村隆一：起立・歩行障害の診かた．平山恵造（編）：臨床神経内科学．3 版，南山堂，1996．
中村隆一（監修）：入門リハビリテーション医学．2 版，医歯薬出版，1998．
中村隆一（監修）：脳卒中のリハビリテーション．第 2 版，永井書店，2000．
中村隆一（監修）：理学療法テクニック．―発達的アプローチ―．医歯薬出版，2004．
中村隆一，斎藤　宏，長崎　浩（編）：運動学実習．3 版，医歯薬出版，2004．
中村隆一，齋藤　宏，長崎　浩：基礎運動学．第 6 版 補訂，医歯薬出版，2012．
中村隆一，斉藤　宏，森山早苗：脳性麻痺の運動・動作障害．島村宗夫，中村隆一（編）：運動の神経機構とその障害．医歯薬出版，1975．
中村隆一，斎藤　宏，長崎　浩：臨床運動学．3 版，医歯薬出版，2002．
名倉重雄，天児民和，水町四郎（編）：臨床整形外科全書 6，田島達也：手の外科．金原出版，1965．
南條文昭：手診療マニュアル．医歯薬出版，1995．
日本医師会（編）：健康運動のガイドライン．日本医師会，1994．
日本解剖学会（編）：新旧対照解剖学名集覧．南山堂，1959．
日本解剖学会（監修）：解剖学用語．改訂 13 版，医学書院，2007．
日本呼吸管理学会呼吸リハビリテーションガイドライン作成委員会・日本呼吸器学会ガイドライン施行管理委員会・日本理学療法士協会呼吸リハビリテーションガイドライン作成委員会（編）：呼吸リハビリテーションマニュアル――運動療法――．日本呼吸管理学会・日本呼吸器学会・日本理学療法士協会．2003．
日本循環器学会・運動に関する診療基準委員会（1989 年報告書）：Jpn Circul J 55, suppl III：379-397, 1991．
日本整形外科学会，日本リハビリテーション医学会：関節可動域表示ならびに測定法．リハ医学 32：207-217, 1995．
日本生理学会（編）：生理学用語集．医学書院，1972．
日本内科学会（編）：内科学用語集．第 5 版，医学書院，1998．
日本リハビリテーション医学会（編）：リハビリテーション医学用語集．第 7 版，文光堂，2007．
人間工学ハンドブック編集委員会（編）：人間工学ハンドブック．2 版．金原出版，1966．
波多野完治，依田　新，重松鷹泰（監修）：学習心理学ハンドブック．金子書房，1968．
浜田寿美男：身体から表象へ．ミネルヴァ書房，2002．
平野裕一：無酸素性作業閾値．臨床スポーツ医学 5（増刊号）：379, 1988．
平山恵造：神経症候学．文光堂，1986．
広畑和志，寺山和雄，井上駿一（編）：標準整形外科学．2 版，医学書院，1984．
広谷速人：関節の構造と生化学．広畑和志，寺山和雄，井上駿一（編）：標準整形外科学．2 版，医学書院，1984．
福永哲夫：ヒトの絶対筋力．杏林書院，1978．
藤澤宏幸：姿勢の定義と分類の再考．理療の歩み 24：31-34, 2013．
藤澤宏幸：運動時の呼吸循環応答．理療の歩み 26：29-36, 2015．
藤澤宏幸（編）：日常生活活動の分析 身体運動学的アプローチ．第 2 版，医歯薬出版，2020．
藤澤宏幸：バランスの力学．望月　久（編）：バランス障害リハビリテーション 障害像を的確にとらえるための基礎理論と評価・治療の進め方．メジカルビュー社，2021．
藤田尚男，藤田恒夫：標準組織学総論．2 版，医学書院，1981．
藤田彰久：IE の基礎．好学社，1969．

## 文献

藤原　知：運動解剖学．医歯薬出版，1973．
古沢一夫：疲勞と休養．東洋書館，1942．
星　文彦，山中雅智，高橋正明・他：高齢者の椅子からの立ち上がり動作パターンと重心動揺．北海道大学医療技術短期大学部紀要 8：81-87，1995．
星　文彦：小児の椅子からの立ち上がり動作パターンの発達的推移．理学療法学 23（5）：285-290，1996．
本郷利憲，広重　力，豊田順一：標準生理学．3版，医学書院，1993．
正木健雄：姿勢の研究─休息立位姿勢の実態について．体育学研究 4：79-85，1960．
真島英信：生理学．改訂 18 版，文光堂，1986．
真島英信，猪飼道夫（編）：生体の運動機構とその制御．杏林書院，1972．
松井秀治：運動と身体の重心．各種姿勢の重心位置に関する研究．体育の科学社，1958．
松田善之：運動の美学．岸野雄三，松田岩男，宇土正彦（編）：序説運動学．大修館，1968．
丸川征一郎（編）：ICU のための新しい肺理学療法．メディカル出版，1996．
三井但夫，嶋井和世，安田健太郎，加藤信一，久保田くら，井上芳郎（改訂）：新版岡嶋解剖学．杏林書院，1986．
宮村実晴，矢部京之助（編）：体力トレーニング．真興交易医書出版部，1986．
宮下充正，武藤芳照，白山正人・他（編）：指導者のための基礎知識．フィットネス Q & A．南江堂，1989．
宮畑虎彦，高木公三郎：身体運動学．学芸出版，1958．
宮畑虎彦，高木公三郎，小林一敏：スポーツ科学講座　8．スポーツとキネシオロジー．大修館，1976．
村上富士夫，塚原仲晃：神経細胞と神経回路網．入来正躬，外山敬介（編）：生理学　1．文光堂，1986．
村山正博（編）：スポーツのためのメディカル・チェック．南江堂，1989．
師岡孝次：IE の手ほどき．日本経済新聞社，1971．
森　於菟（原著），大内　弘（改訂）：解剖学 1．11 版，金原出版，1982．
森　於菟，平沢　興，小川鼎三・他：解剖学　1：総説・骨学・靭帯学・筋学．改訂 11 版，金原出版，1982．
森　於菟，平沢　興，小川鼎三・他：解剖学　2：脈管学・神経系．改訂 11 版，金原出版，1982．
森　茂美：姿勢の保持と歩行運動．中村嘉男，酒田英夫（編）：脳の科学 II．朝倉書店，1983．
盛合徳夫，岩井　昴：フォースプレートによる歩行分析：義足歩行の床反力．島村宗夫，中村隆一（編）：運動の解析─基礎と臨床応用─．医歯薬出版，1980．
森崎直木（監修）：整形外科学・外傷学．3版，文光堂，1982．
吉利　和（監修）：ステッドマン医学大辞典．2版，メジカルビュー社，1985．
ワロン（浜田寿美男訳編）：身体・自我・社会 子どものうけとる世界と子どもに働きかける世界．ミネルヴァ書房，1983．

# 付　録

付　録

# 1. 人体の骨格

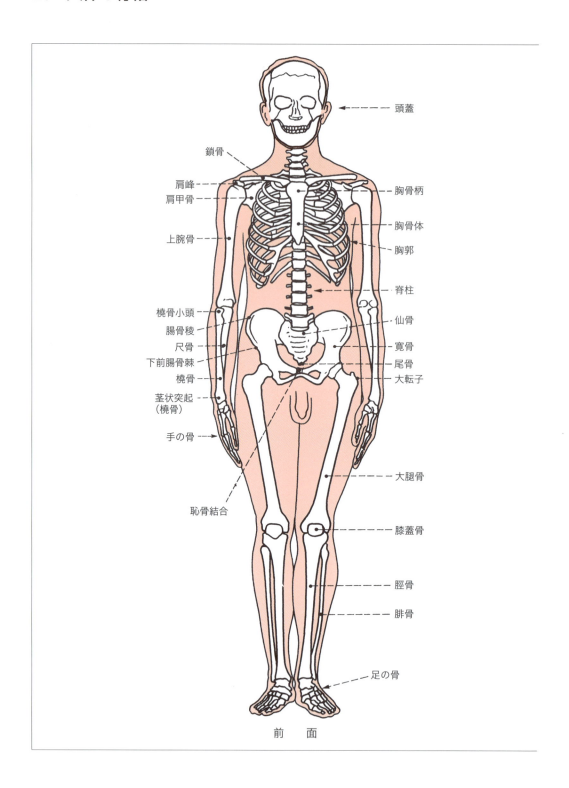

前　面

1. 人体の骨格

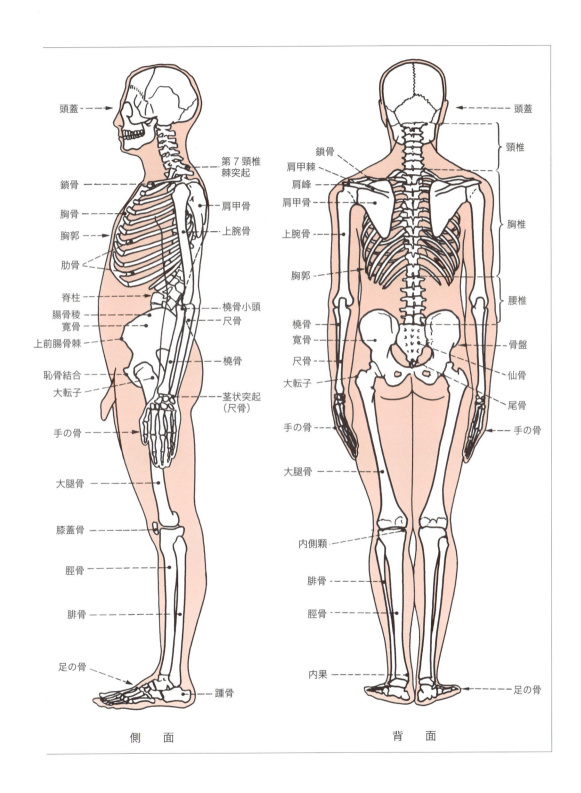

付　録

## 2. 人体の筋

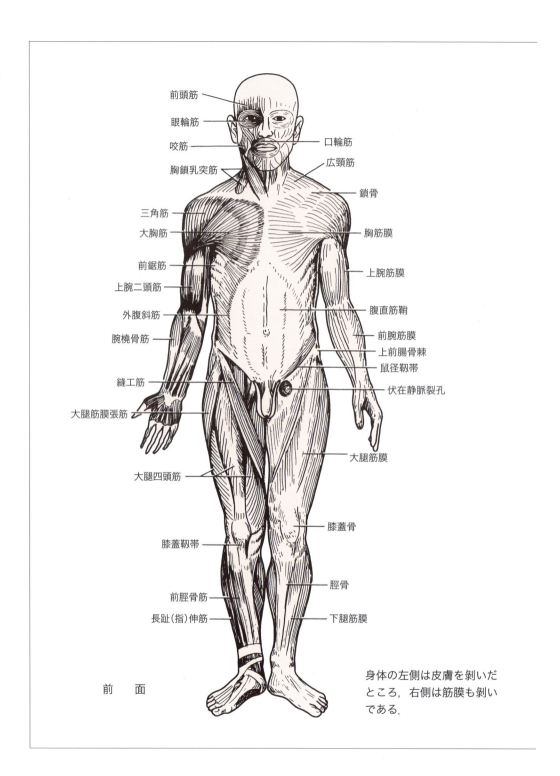

前　面

身体の左側は皮膚を剥いだところ，右側は筋膜も剥いである．

## 2. 人体の筋

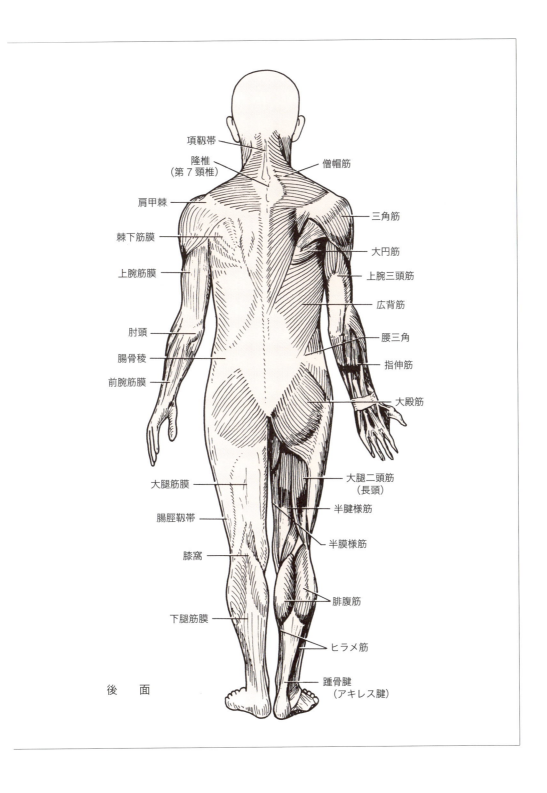

後面

## 3. 皮膚の感覚神経 (柴崎 2000, 一部改変)

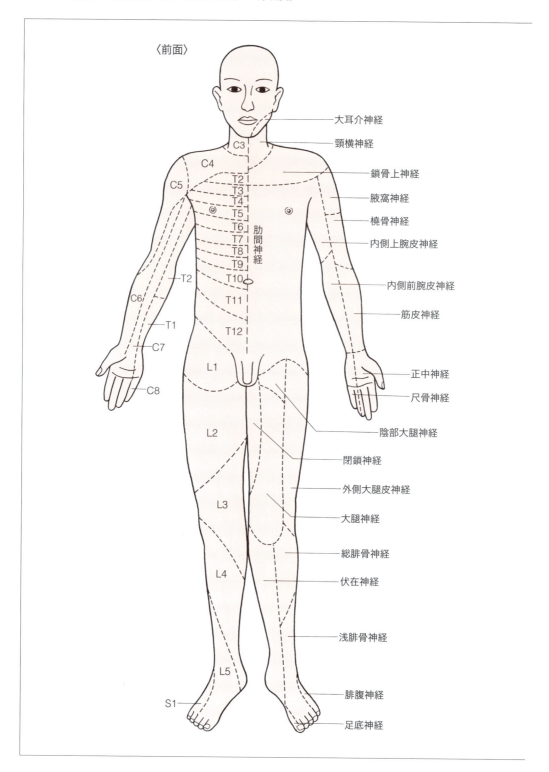

## 3. 皮膚の感覚神経

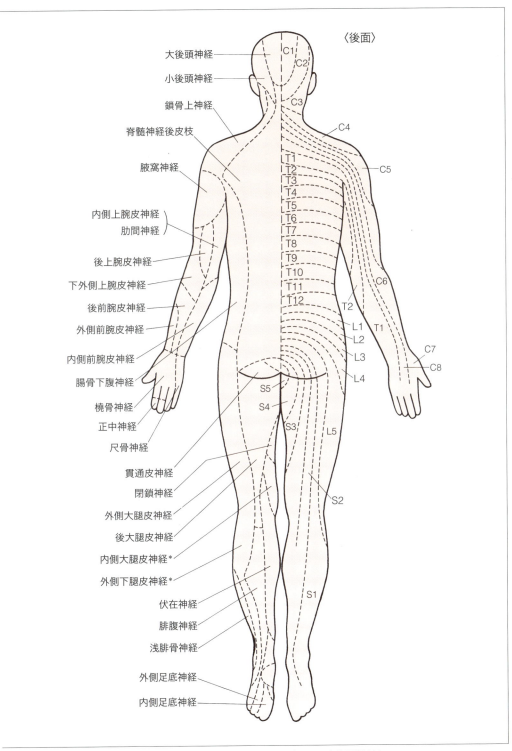

*日本解剖学会監修『解剖学用語 改訂13版』(医学書院, 2007)には該当用語がない.

## 4. 四肢の末梢神経（Chusid 1970, 一部改変）

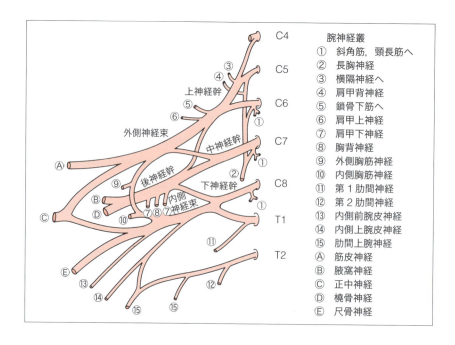

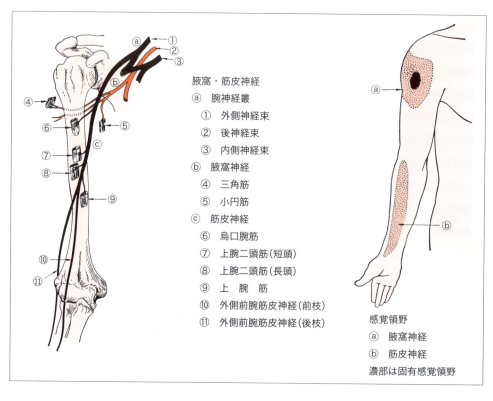

4. 四肢の末梢神経

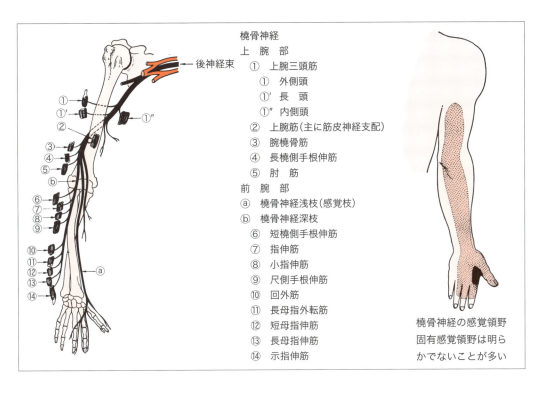

橈骨神経
上腕部
① 上腕三頭筋
　① 外側頭
　①' 長頭
　①" 内側頭
② 上腕筋(主に筋皮神経支配)
③ 腕橈骨筋
④ 長橈側手根伸筋
⑤ 肘筋
前腕部
ⓐ 橈骨神経浅枝(感覚枝)
ⓑ 橈骨神経深枝
⑥ 短橈側手根伸筋
⑦ 指伸筋
⑧ 小指伸筋
⑨ 尺側手根伸筋
⑩ 回外筋
⑪ 長母指外転筋
⑫ 短母指伸筋
⑬ 長母指伸筋
⑭ 示指伸筋

橈骨神経の感覚領野
固有感覚領野は明らかでないことが多い

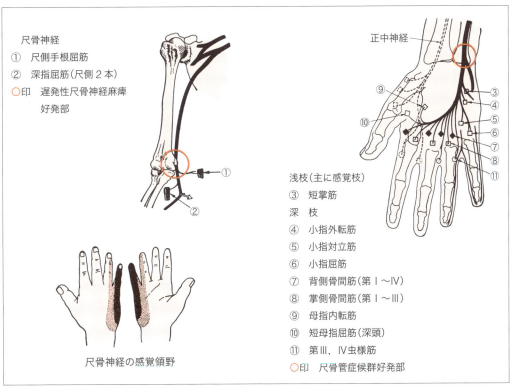

尺骨神経
① 尺側手根屈筋
② 深指屈筋(尺側2本)
○印 遅発性尺骨神経麻痺好発部

正中神経

浅枝(主に感覚枝)
③ 短掌筋
深枝
④ 小指外転筋
⑤ 小指対立筋
⑥ 小指屈筋
⑦ 背側骨間筋(第Ⅰ〜Ⅳ)
⑧ 掌側骨間筋(第Ⅰ〜Ⅲ)
⑨ 母指内転筋
⑩ 短母指屈筋(深頭)
⑪ 第Ⅲ,Ⅳ虫様筋
○印 尺骨管症候群好発部

尺骨神経の感覚領野

正中神経
手外来筋
① 円回内筋　⑤ 浅指屈筋
② 長掌筋　　⑥ 長母指屈筋
③ 橈側手根屈筋　⑦ 方形回内筋
④ 深指屈筋(橈側2本)
　前骨間神経枝は長母指屈筋，示指の深指伸筋，方形回内筋を支配する．
手内在筋
⑧ 短母指外転筋
⑨ 母指対立筋
⑩ 短母指屈筋(浅頭)
⑪ 第Ⅰ，Ⅱ虫様筋
○印
前腕中枢側：円回内筋
　　　　　症候群好
　　　　　発部位
手関節部：手根管症候
　　　　　群好発部位

正中神経の感覚領野
濃部が固有感覚領野

坐骨神経
① 半腱様筋
② 半膜様筋
③ 大腿二頭筋長頭
④ 大腿二頭筋短頭

総腓骨神経
脛骨神経

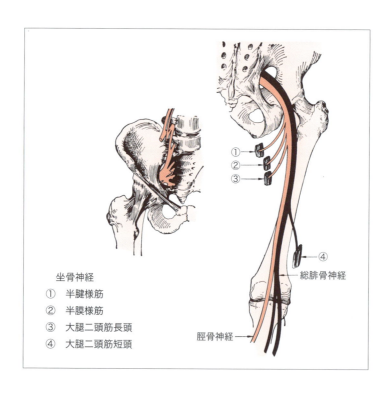

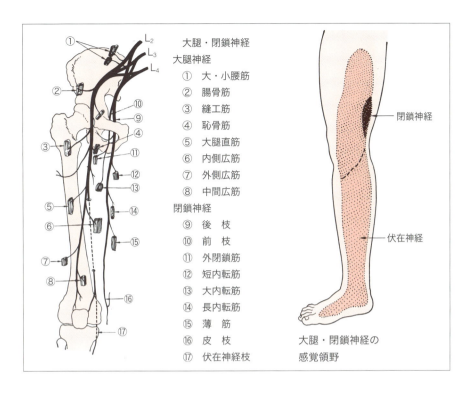

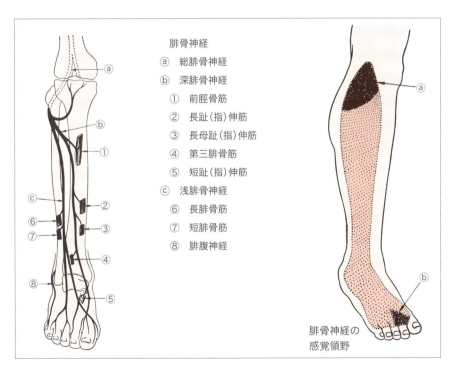

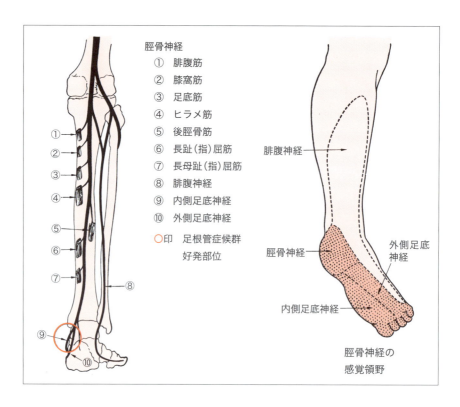

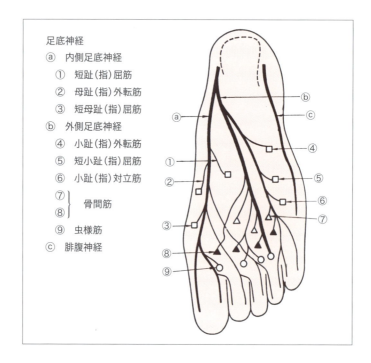

# 5. 主な筋の神経支配 (Kendall et al. 1971)

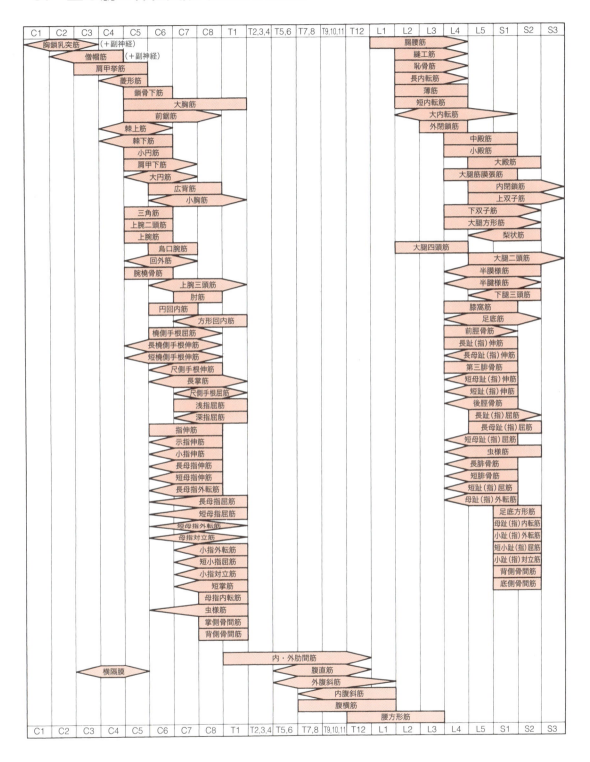

# 6. 関節可動域表示ならびに測定法

**I. 関節可動域表示ならびに測定法の原則**

**1. 関節可動域表示ならびに測定法の目的**

日本整形外科学会と日本リハビリテーション医学会が制定する関節可動域表示ならびに測定法は，整形外科医，リハビリテーション科医ばかりでなく，医療，福祉，行政その他の関連職種の人々をも含めて，関節可動域を共通の基盤で理解するためのものである．したがって，実用的で分かりやすいことが重要であり，高い精度が要求される計測，特殊な臨床評価，詳細な研究のためにはそれぞれの目的に応じた測定方法を検討する必要がある．

**2. 基本肢位**

Neutral Zero Position を採用しているので，Neutral Zero Starting Position に修正を加え，両側の足部長軸を平行にした直立位での肢位が基本肢位であり，概ね解剖学的肢位と一致する．ただし，肩関節水平屈曲・伸展については肩関節外転90°の肢位，肩関節外旋・内旋については肩関節外転0°で肘関節90°屈曲位，前腕の回外・回内については手掌面が矢状面にある肢位，股関節外旋・内旋については股関節屈曲90°で膝関節屈曲90°の肢位をそれぞれ基本肢位とする．

**3. 関節の運動**

1）関節の運動は直交する3平面，すなわち前額面，矢状面，横断面を基本面とする運動である．ただし，肩関節の外旋・内旋，前腕の回外・回内，股関節外旋・内旋，頸部と胸腰部の回旋は，基本肢位の軸を中心とした回旋運動である．また足関節・足部の回外と回内，母指の対立は複合した運動である．

2）関節可動域測定とその表示で使用する関節運動とその名称を以下に示す．なお，下記の基本的名称以外によく用いられている用語があれば（　）内に併記する．

（1）屈曲と伸展

多くは矢状面の運動で，基本肢位にある隣接する2つの部位が近づく動きが屈曲，遠ざかる動きが伸展である．ただし，肩関節，頸部・体幹に関しては，前方への動きが屈曲，後方への動きが伸展である．また，手関節，指，母趾・趾に関しては，手掌あるいは足底への動きが屈曲，手背あるいは足背への動きが伸展である．

（2）背屈と底屈

足関節・足部に関する矢状面の運動で，足背への動きが背屈，足底への動きが底屈である．屈曲と伸展は使用しないこととする．

（3）外転と内転

多くは前額面の運動であるが，足関節・足部および趾では横断面の運動である．体幹や指・足部・母趾・趾の軸から遠ざかる動きが外転，近づく動きが内転である．

（4）外旋と内旋

肩関節および股関節に関しては，上腕軸または大腿軸を中心として外方へ回旋する動きが外旋，内方に回旋する動きが内旋である．

（5）外がえしと内がえし

足関節・足部に関する前額面の運動で，足底が外方を向く動きが外がえし，足底が内方を向く動きが内がえしである．

（6）回外と回内

前腕に関しては，前腕軸を中心にして外方に回旋する動き（手掌が上を向く動き）が回外，内方に回旋する動き（手掌が下を向く動き）が回内である．足関節・足部に関しては，底屈，内転，内がえしからなる複合運動が回外，背屈，外転，外がえしからなる複合運動が回内である．母趾・趾に関しては，前額面における運動で，母趾・趾の長軸を中心にして趾腹が内方を向く動きが回外，趾腹が外方を向く動きが回内である．

（7）水平屈曲と水平伸展

水平面の運動で，肩関節を90°外転して前方への動きが水平屈曲，後方への動きが水平伸展である．

（8）挙上と引き下げ（下制）

肩甲帯の前額面での運動で，上方への動きが挙上，下方への動きが引き下げ（下制）である．

（9）右側屈・左側屈

頸部，体幹の前額面の運動で，右方向への動きが右側屈，左方向への動きが左側屈である．

（10）右回旋と左回旋

頸部と胸腰部に関しては右方に回旋する動きが右回旋，左方に回旋する動きが左回旋である．

（11）橈屈と尺屈

手関節の手掌面での運動で，橈側への動きが橈屈，尺側への動きが尺屈である．

(12) 母指の橈側外転と尺側内転

母指の手掌面での運動で，母指の基本軸から遠ざかる動き（橈側への動き）が橈側外転，母指の基本軸に近づく動き（尺側への動き）が尺側内転である．

(13) 掌側外転と掌側内転

母指の手掌面に垂直な平面の運動で，母指の基本面から遠ざかる動き（手掌方向への動き）が掌側外転，基本軸に近づく動き（背側方向への動き）が掌側内転である．

(14) 対立

母指の対立は，外転，屈曲，回旋の3要素が複合した運動であり，母指で小指の先端または基部を触れる動きである．

(15) 中指の橈側外転と尺側外転

中指の手掌面の運動で，中指の基本軸から橈側へ遠ざかる動きが橈側外転，尺側へ遠ざかる動きが尺側外転である．

*外反，内反

変形を意味する用語であり，関節運動の名称としては用いない．

### 4. 関節可動域の測定方法

1) 関節可動域は，他動運動でも自動運動でも測定できるが，原則として他動運動による測定値を表記する．自動運動による測定値を用いる場合は，その旨を明記する [5の2）の(1)参照]．

2) 角度計は十分な長さの柄がついているものを使用し，通常は5°刻みで測定する．

3) 基本軸，移動軸は，四肢や体幹において外見上分かりやすい部位を選んで設定されており，運動学上のものとは必ずしも一致しない．また，指および趾では角度計のあてやすさを考慮して，原則として背側に角度計をあてる．

4) 基本軸と移動軸の交点を角度計の中心に合わせる．また，関節の運動に応じて，角度計の中心を移動させてもよい．必要に応じて移動軸を平行移動させてもよい．

5) 多関節筋が関与する場合，原則としてその影響を除いた肢位で測定する．たとえば，股関節屈曲の測定では，膝関節を屈曲しハムストリングをゆるめた肢位で行う．

6) 肢位は「測定肢位および注意点」の記載に従うが，記載のないものは肢位を限定しない．変形，拘縮などで所定の肢位がとれない場合は，測定肢位が分かるように明記すれば異なる肢位を用いてもよい [5の2）の(2)参照]．

7) 筋や腱の短縮を評価する目的で多関節筋を緊張させた肢位を用いてもよい [5の2）の(3)参照]．

### 5. 測定値の表示

1) 関節可動域の測定値は，基本肢位を0°として表示する．例えば，股関節の可動域が屈曲位20°から70°であるならば，この表現は以下の2通りとなる．

(1) 股関節の関節可動域は屈曲20°から70°（または屈曲20°～70°）

(2) 股関節の関節可動域は屈曲は70°，伸展は−20°

2) 関節可動域の測定に際し，症例によって異なる測定法を用いる場合や，その他関節可動域に影響を与える特記すべき事項がある場合は，測定値とともにその旨を併記する．

(1) 自動運動を用いて測定する場合は，その測定値を（　）で囲んで表示するか，「自動」または「active」などと明記する．

(2) 異なる肢位を用いて測定する場合は，「背臥位」「座位」などと具体的に肢位を明記する．

(3) 多関節筋を緊張させた肢位を用いて測定する場合は，その測定値を＜　＞で囲んで表示するが，「膝伸展位」などと具体的に明記する．

(4) 疼痛などが測定値に影響を与える場合は，「痛み」「pain」などと明記する．

### 6. 参考可動域

関節可動域は年齢，性，肢位，個体による変動が大きいので，正常値は定めず参考可動域として記載した．関節可動域の異常を判定する場合は，健側上下肢関節可動域，参考可動域，（附）関節可動域の参考値一覧表，年齢，性，測定肢位，測定方法などを十分考慮して判定する必要がある．

Jpn J Rehabil Med 2021；58：1188-1200,
日本足の外科学会雑誌 2021, Vol.42：S372-S385,
日整会誌 2022；96：75-86

## II. 上肢測定

| 部位名 | 運動方向 | 参考可動域角度 | 基本軸 | 移動軸 | 測定肢位および注意点 | 参考図 |
|---|---|---|---|---|---|---|
| 肩甲帯 shoulder gurdle | 屈曲 flexion | 0-20 | 両側の肩峰を結ぶ線 | 頭頂と肩峰を結ぶ線 | | |
| | 伸展 extension | 0-20 | | | | |
| | 挙上 elevation | 0-20 | 両側の肩峰を結ぶ線 | 肩峰と胸骨上縁を結ぶ線 | 背面から測定する. | |
| | 引き下げ（下制） depression | 0-10 | | | | |
| 肩 shoulder (肩甲帯の動きを含む) | 屈曲（前方挙上） forward flexion | 0-180 | 肩峰を通る床への垂直線（立位または座位） | 上腕骨 | 前腕は中間位とする. 体幹が動かないように固定する. 脊柱が前後屈しないように注意する. | |
| | 伸展（後方挙上） backward extension | 0-50 | | | | |
| | 外転（側方挙上） abduction | 0-180 | 肩峰を通る床への垂直線（立位または座位） | 上腕骨 | 体幹の側屈が起こらないように90°以上になったら前腕を回外することを原則とする. →[VI. その他の検査法]参照 | |
| | 内転 adduction | 0 | | | | |
| | 外旋 external rotation | 0-60 | 肘を通る前額面への垂直線 | 尺骨 | 上腕を体幹に接して, 肘関節を前方に90°に屈曲した肢位で行う. 前腕は中間位とする. →[VI. その他の検査法]参照 | |
| | 内旋 internal rotation | 0-80 | | | | |
| | 水平屈曲 horizontal flexion (horizontal adduction) | 0-135 | 肩峰を通る矢状面への垂直線 | 上腕骨 | 肩関節を90°外転位とする. | |
| | 水平伸展 horizontal extension (horizontal abduction) | 0-30 | | | | |
| 肘 elbow | 屈曲 flexion | 0-145 | 上腕骨 | 橈骨 | 前腕は回外位とする. | |
| | 伸展 extension | 0-5 | | | | |

## 6. 関節可動域表示ならびに測定法

| 部位名 | 運動方向 | 参考可動域角度 | 基本軸 | 移動軸 | 測定肢位および注意点 | 参考図 |
|---|---|---|---|---|---|---|
| 前腕 forearm | 回内 pronation | 0-90 | 上腕骨 | 手指を伸展した手掌面 | 肩の回旋が入らないように肘を90°に屈曲する. | |
| | 回外 supination | 0-90 | | | | |
| 手 wrist | 屈曲(掌屈) flexion (palmar flexion) | 0-90 | 橈骨 | 第2中手骨 | 前腕は中間位とする. | |
| | 伸展(背屈) extension (dorsiflexion) | 0-70 | | | | |
| | 橈屈 radial deviation | 0-25 | 前腕の中央線 | 第3中手骨 | 前腕を回内位で行う. | |
| | 尺屈 ulnar deviation | 0-55 | | | | |

### III. 手指測定

| 部位名 | 運動方向 | 参考可動域角度 | 基本軸 | 移動軸 | 測定肢位および注意点 | 参考図 |
|---|---|---|---|---|---|---|
| 母指 thumb | 橈側外転 radial abduction | 0-60 | 示指(橈骨の延長上) | 母指 | 運動は手掌面とする. 以下の手指の運動は,原則として手指の背側に角度計をあてる. | |
| | 尺側内転 ulnar adduction | 0 | | | | |
| | 掌側外転 palmar abduction | 0-90 | | | 運動は手掌面に直角な面とする. | |
| | 掌側内転 palmar adduction | 0 | | | | |
| | 屈曲(MCP) flexion | 0-60 | 第1中手骨 | 第1基節骨 | | |
| | 伸展(MCP) extension | 0-10 | | | | |
| | 屈曲(IP) flexion | 0-80 | 第1基節骨 | 第1末節骨 | | |
| | 伸展(IP) extension | 0-10 | | | | |

付　録

| 部位名 | 運動方向 | 参考可動域角度 | 基本軸 | 移動軸 | 測定肢位および注意点 | 参考図 |
|---|---|---|---|---|---|---|
| 指 finger | 屈曲（MCP）flexion | 0-90 | 第2-5中手骨 | 第2-5基節骨 | →[VI. その他の検査法] 参照 | |
| | 伸展（MCP）extension | 0-45 | | | | |
| | 屈曲（PIP）flexion | 0-100 | 第2-5基節骨 | 第2-5中節骨 | | |
| | 伸展（PIP）extension | 0 | | | | |
| | 屈曲（DIP）flexion | 0-80 | 第2-5中節骨 | 第2-5末節骨 | DIPは10°の過伸展をとりうる. | |
| | 伸展（DIP）extension | 0 | | | | |
| | 外転 abduction | | 第3中手骨延長線 | 第2, 4, 5指軸 | 中指の運動は橈側外転, 尺側外転とする. →[VI. その他の検査法] 参照 | |
| | 内転 adduction | | | | | |

## IV. 下肢測定

| 部位名 | 運動方向 | 参考可動域角度 | 基本軸 | 移動軸 | 測定肢位および注意点 | 参考図 |
|---|---|---|---|---|---|---|
| 股 hip | 屈曲 flexion | 0-125 | 体幹と平行な線 | 大腿骨（大転子と大腿骨外顆の中心を結ぶ線） | 骨盤と脊柱を十分に固定する. 屈曲は背臥位, 膝屈曲位で行う. 伸展は腹臥位, 膝伸展位で行う. | |
| | 伸展 extension | 0-15 | | | | |
| | 外転 abduction | 0-45 | 両側の上前腸骨棘を結ぶ線への垂直線 | 大腿中央線（上前腸骨棘より膝蓋骨中心を結ぶ線） | 背臥位で骨盤を固定する. 下肢は外旋しないようにする. 内転の場合は, 反対側の下肢を屈曲挙上してその下を通して内転させる. | |
| | 内転 adduction | 0-20 | | | | |
| | 外旋 external rotation | 0-45 | 膝蓋骨より下ろした垂直線 | 下腿中央線（膝蓋骨中心より足関節内外果中央を結ぶ線） | 背臥位で, 股関節と膝関節を90°屈曲位にして行う. 骨盤の代償を少なくする. | |
| | 内旋 internal rotation | 0-45 | | | | |

# 6. 関節可動域表示ならびに測定法

| 部位名 | 運動方向 | 参考可動域角度 | 基本軸 | 移動軸 | 測定肢位および注意点 | 参考図 |
|---|---|---|---|---|---|---|
| 膝 knee | 屈曲 flexion | 0-130 | 大腿骨 | 腓骨（腓骨頭と外果を結ぶ線） | 屈曲は股関節を屈曲位で行う． | |
| | 伸展 extension | 0 | | | | |
| 足関節・足部 foot and ankle | 外転 abduction | 0-10 | 第2中足骨長軸 | 第2中足骨長軸 | 膝関節を屈曲位，足関節を0度で行う． | |
| | 内転 adduction | 0-20 | | | | |
| | 背屈 dorsiflexion | 0-20 | 矢状面における腓骨長軸への垂直線 | 足底面 | 膝関節を屈曲位で行う． | |
| | 底屈 plantarflexion | 0-45 | | | | |
| | 内がえし inversion | 0-30 | 前額面における下腿軸への垂直線 | 足底面 | 膝関節を屈曲位，足関節を0度で行う． | |
| | 外がえし eversion | 0-20 | | | | |
| 1趾，母趾 great toe, big toe | 屈曲(MTP) flexion | 0-35 | 第1中足骨 | 第1基節骨 | 以下の1趾，母趾，趾の運動は，原則として趾の背側に角度計をあてる． | |
| | 伸展(MTP) extension | 0-60 | | | | |
| | 屈曲(IP) flexion | 0-60 | 第1基節骨 | 第1末節骨 | | |
| | 伸展(IP) extension | 0 | | | | |
| 趾 toe, lesser toe | 屈曲(MTP) flexion | 0-35 | 第2-5中足骨 | 第2-5基節骨 | | |
| | 伸展(MTP) extension | 0-40 | | | | |
| | 屈曲(PIP) flexion | 0-35 | 第2-5基節骨 | 第2-5中節骨 | | |
| | 伸展(PIP) extension | 0 | | | | |
| | 屈曲(DIP) flexion | 0-50 | 第2-5中節骨 | 第2-5末節骨 | | |
| | 屈曲(DIP) flexion | 0-50 | | | | |

## V. 体幹測定

| 部位名 | 運動方向 | | 参考可動域角度 | 基本軸 | 移動軸 | 測定肢位および注意点 | 参考図 |
|---|---|---|---|---|---|---|---|
| 頸部 cervical spine | 屈曲(前屈) flexion | | 0-60 | 肩峰を通る床への垂直線 | 外耳孔と頭頂を結ぶ線 | 頭部体幹の側面で行う. 原則として腰かけ座位とする. | |
| | 伸展(後屈) extension | | 0-50 | | | | |
| | 回旋 rotation | 左回旋 | 0-60 | 両側の肩峰を結ぶ線への垂直線 | 鼻梁と後頭結節を結ぶ線 | 腰かけ座位で行う. | |
| | | 右回旋 | 0-60 | | | | |
| | 側屈 lateral bending | 左側屈 | 0-50 | 第7頸椎棘突起と第1仙椎の棘突起を結ぶ線 | 頭頂と第7頸椎棘突起を結ぶ線 | 体幹の背面で行う. 腰かけ座位とする. | |
| | | 右側屈 | 0-50 | | | | |
| 胸腰部 thoracic and lumbar spines | 屈曲(前屈) flexion | | 0-45 | 仙骨後面 | 第1胸椎棘突起と第5腰椎棘突起を結ぶ線 | 体幹側面より行う. 立位, 腰かけ座位または側臥位で行う. 股関節の運動が入らないように行う. | |
| | 伸展(後屈) extension | | 0-30 | | | →[VI. その他の検査法] 参照 | |
| | 回旋 rotation | 左回旋 | 0-40 | 両側の後上腸骨棘を結ぶ線 | 両側の肩峰を結ぶ線 | 座位で骨盤を固定して行う. | |
| | | 右回旋 | 0-40 | | | | |
| | 側屈 lateral bending | 左側屈 | 0-50 | ヤコビー(Jacoby)線の中点にたてた垂直線 | 第1胸椎棘突起と第5腰椎棘突起を結ぶ線 | 体幹の背面で行う. 腰かけ座位または立位で行う. | |
| | | 右側屈 | 0-50 | | | | |

## VI. その他の検査法

| 部位名 | 運動方向 | 参考可動域角度 | 基本軸 | 移動軸 | 測定肢位および注意点 | 参考図 |
|---|---|---|---|---|---|---|
| 肩 shoulder （肩甲骨の動きを含む） | 外旋 external rotation | 0-90 | 肘を通る前額面への垂直線 | 尺骨 | 前腕は中間位とする．肩関節は90°外転し，かつ肘関節は90°屈曲した肢位で行う． | |
| | 内旋 internal rotation | 0-70 | | | | |
| | 内転 adduction | 0-75 | 肩峰を通る床への垂直線 | 上腕骨 | 20°または45°肩関節屈曲位で行う．立位で行う． | |
| 母指 thumb | 対立 opposition | | | | 母指先端と小指基部（または先端）との距離（cm）で表示する． | |
| 指 finger | 外転 abduction | | 第3中手骨延長線 | 2, 4, 5指軸 | 中指先端と2, 4, 5指先端との距離（cm）で表示する． | |
| | 内転 adduction | | | | | |
| | 屈曲 flexion | | | | 指尖と近位手掌皮線（proximal palmar crease）または遠位手掌皮線（distal palmar crease）との距離（cm）で表示する． | |
| 胸腰部 thoracic and lumbar spines | 屈曲 flexion | | | | 最大屈曲は，指先と床との間の距離（cm）で表示する． | |

## VII. 顎関節計測

| 顎関節 temporomandibular joint | 開口位で上顎の正中線で上歯と下歯の先端との間の距離（cm）で表示する．<br>左右偏位（lateral deviation）は上顎の正中線を軸として下歯列の動きの距離を左右ともcmで表示する．<br>参考値は上下第1切歯列対向縁線間の距離5.0 cm，左右偏位は1.0 cmである． |
|---|---|

(附) 関節可動域参考値一覧表

関節可動域は，人種，性別，年齢等による個人差も大きい．また，検査肢位等により変化があるので，ここに参考値の一覧表を付した．

| 部位名および運動方向 | 注1 | 注2 | 注3 | 注4 | 注5 |
|---|---|---|---|---|---|
| 肩 | | | | | |
| 　屈　曲 | 130 | 150 | 170 | 180 | 173 |
| 　伸　展 | 80 | 40 | 30 | 60 | 72 |
| 　外　転 | 180 | 150 | 170 | 180 | 184 |
| 　内　転 | 45 | 30 | | 75 | 0 |
| 　内　旋 | 90 | 40 | 60 | 80 | |
| 　　　　肩外転90° | | | | 70 | 81 |
| 　外　旋 | 40 | 90 | 80 | 60 | |
| 　　　　肩外転90° | | | | 90 | 103 |
| 肘 | | | | | |
| 　屈　曲 | 150 | 150 | 135 | 150 | 146 |
| 　伸　展 | 0 | 0 | 0 | 0 | 4 |
| 前腕 | | | | | |
| 　回　内 | 50 | 80 | 75 | 80 | 87 |
| 　回　外 | 90 | 80 | 85 | 80 | 93 |
| 手 | | | | | |
| 　伸　展 | 90 | 60 | 65 | 70 | 80 |
| 　屈　曲 | | 70 | 70 | 80 | 86 |
| 　尺　屈 | 30 | 30 | 40 | 30 | |
| 　橈　屈 | 15 | 20 | 20 | 20 | |
| 母指 | | | | | |
| 　外　転（橈側） | 50 | | 55 | 70 | |
| 　屈　曲 | | | | | |
| 　　CM | | | | 15 | |
| 　　MCP | 50 | 60 | 50 | 50 | |
| 　　IP | 90 | 80 | 75 | 80 | |
| 　伸　展 | | | | | |
| 　　CM | | | | 20 | |
| 　　MCP | 10 | | 5 | 0 | |
| 　　IP | 10 | | 20 | 20 | |
| 指 | | | | | |
| 　屈　曲 | | | | | |
| 　　MCP | | 90 | 90 | 90 | |
| 　　PIP | | 100 | 100 | 100 | |
| 　　DIP | 90 | 70 | 70 | 90 | |
| 　伸　展 | | | | | |
| 　　MCP | 45 | | | 45 | |
| 　　PIP | | | | 0 | |
| 　　DIP | | | | 0 | |

## 6. 関節可動域表示ならびに測定法

| 部位名および運動方向 | 注1 | 注2 | 注3 | 注4 | 注5 |
|---|---|---|---|---|---|
| 股 | | | | | |
| 　屈　曲 | 120 | 100 | 110 | 120 | 132 |
| 　伸　展 | 20 | 30 | 30 | 30 | 15 |
| 　外　転 | 55 | 40 | 50 | 45 | 46 |
| 　内　転 | 45 | 20 | 30 | 30 | 23 |
| 　内　旋 | | | | 45 | 38 |
| 　外　旋 | | | | 45 | 46 |
| 膝 | | | | | |
| 　屈　曲 | 145 | 120 | 135 | 135 | 154 |
| 　伸　展 | 10 | | | 10 | 0 |
| 足 | | | | | |
| 　背　屈 | 15 | 20 | 15 | 20 | 26 |
| 　底　屈 | 50 | 40 | 50 | 50 | 57 |
| 母趾 | | | | | |
| 　屈　曲 | | | | | |
| 　　MTP | | 30 | 35 | 45 | |
| 　　IP | | 30 | | 90 | |
| 　伸　展 | | | | | |
| 　　MTP | | 50 | 70 | 70 | |
| 　　IP | | 0 | | 0 | |
| 趾 | | | | | |
| 　屈　曲 | | | | | |
| 　　MTP | | 30 | | 40 | |
| 　　PIP | | 40 | | 35 | |
| 　　DIP | | 50 | | 60 | |
| 　伸　展 | | | | | |
| 　　MTP | | | | | |
| 　　PIP | | | | | |
| 　　DIP | | | | | |
| 頸部 | | | | | |
| 　屈　曲 | | 30 | | 45 | |
| 　伸　展 | | 30 | | 45 | |
| 　側　屈 | | 40 | | 45 | |
| 　回　旋 | | 30 | | 60 | |
| 胸腰部 | | | | | |
| 　屈　曲 | | 90 | | 80 | |
| 　伸　展 | | 30 | | 20-30 | |
| 　側　屈 | | 20 | | 35 | |
| 　回　旋 | | 30 | | 45 | |

注： 1. A System of Joint Measurements, William A. Clark, Mayo Clinic, 1920.
   2. The Committee on Medical Rating of Physical Impairment, Journal of American Medical Association, 1958.
   3. The Committee of the California Medical Association and Industrial Acctdent Commission of the State of California, 1960.
   4. The Committee on Joint Motion, American Academy of Orthopaedic Surgeons, 1965.
   5. 渡辺英夫・他：健康日本人における四肢関節可動域について．年齢による変化．日整会誌 53：275-291, 1979.
   なお，5の渡辺らによる日本人の可動域は，10歳以上80歳未満の平均値をとったものである．

## 7. 本書で用いる単位：国際単位系（SI）に準拠（一部，他の単位を使用）

| 量 | SI 基本単位 名称 | SI 基本単位 記号 | 備考 |
|---|---|---|---|
| 長さ | メートル metre | m | |
| 質量 | キログラム kilogram | kg | CGS 単位系の基本単位である g を本書で使用<br>1 g＝$10^{-3}$ kg |
| 時間 | 秒 second | s | SI に属さないが，SI と併用される単位<br>分（min），時（h），日（d） |
| 電流 | アンペア ampere | A | |
| 熱力学温度 | ケルビン kelvin | K | セルシウス度（摂氏，℃）はケルビンに同じ固有の名称をもつ SI 組立単位に分類される<br>0 ℃＝273.15 K |
| 物質量 | モル mole | mol | |
| 光度 | カンデラ candera | cd | |

※ SI では単位記号と名称の併用は認められていない．

### 固有の名称をもつ SI 組立単位

| 組立量 | SI 組立単位 名称 | SI 組立単位 記号 | SI 基本単位による表記および備考 |
|---|---|---|---|
| 平面角 | ラジアン | rad | m/m（＝1）：無次元量<br>SI に属さないが，SI と併用される単位<br>度（°）360°＝$2\pi$ rad |
| 力 | ニュートン | N | $kg \cdot m \cdot s^{-2}$<br>工学単位系である kgw（kgf）を本書で使用 |
| 圧力 | パスカル | Pa | $kg \cdot m^{-1} \cdot s^{-2}$<br>以下の単位を本書で使用<br>1 mmHg（水銀柱ミリメートル）＝133.322 Pa<br>1 cmH$_2$O（水柱センチメートル）＝98.0665 Pa<br>1 Torr＝133.322 Pa<br>1 atm（標準大気圧）＝101,325 Pa＝760 mmHg |
| エネルギー 仕事 | ジュール | J | $kg \cdot m^2 \cdot s^{-2}$<br>cal（カロリー）を本書で使用<br>1 cal＝4.184 J（計量法による） |
| 仕事率 | ワット | W | $kg \cdot m^2 \cdot s^{-3}$ |
| 周波数 | ヘルツ | Hz | $s^{-1}$<br>周期 T＝1/f の関係 |

※SI では kgw, mmHg, Torr, atm, cal の併用は推奨されていない．
※商を表す斜線は括弧を使用しなければ繰り返して表示することはできない．

7. 本書で用いる単位：国際単位系（SI）に準拠（一部，他の単位を使用）

**SI 接頭語（$10^{-12}$～$10^{12}$ を記載）**

| 接頭語 | 記号 | $10^n$ | 接頭語 | 記号 | $10^n$ |
|---|---|---|---|---|---|
| デシ（deci） | d | $10^{-1}$ | デカ（deca） | da | $10^1$ |
| センチ（centi） | c | $10^{-2}$ | ヘクト（hecto） | h | $10^2$ |
| ミリ（milli） | m | $10^{-3}$ | キロ（kilo） | k | $10^3$ |
| マイクロ（micro） | μ | $10^{-6}$ | メガ（mega） | M | $10^6$ |
| ナノ（nano） | n | $10^{-9}$ | ギガ（giga） | G | $10^9$ |
| ピコ（pico） | p | $10^{-12}$ | テラ（tera） | T | $10^{12}$ |

**その他の SI 単位と併用される非 SI 単位**

| 名称 | 記号 | SI 単位による値 |
|---|---|---|
| ヘクタール | ha | $1\ ha = 10^4\ m^2$ |
| リットル | L, l | $1\ L = 10^3\ cm^3 = 10^{-3}\ m^3$ |
| トン | t | $1\ t = 10^3\ kg$ |

【参考】
1) 産業技術総合研究所計量標準総合センター：国際単位系（SI）は世界共通のルールです―国際文書第 8 版（2006）対応．2009．
2) 日本適合性認定協会：単位や学名等の記載方法について．JAB NL512：2019．

## 8. モーメントアーム

**肩関節屈曲/伸展モーメントアーム**
屈曲2.5～120度の範囲で可動した際に最大・最小となるモーメントアーム長とそのときの関節角度を示す.

| 筋/部位名 | 最大モーメントアーム長(mm) | 関節角度(度) | 最小モーメントアーム長(mm) | 関節角度(度) |
|---|---|---|---|---|
| 肩甲下筋（上部）<br>Superior subscapularis | 35.3 | 2.5 | −5.4 | 120 |
| 肩甲下筋（中部）<br>Middle subscapularis | 24.2 | 2.5 | −0.6 | 120 |
| 肩甲下筋（下部）<br>Inferior subscapularis | 10.4 | 2.5 | −3.4 | 109 |
| 棘上筋（前部）<br>Anterior supraspinatus | 41.8 | 2.5 | 0.6 | 120 |
| 棘上筋（後部）<br>Posterior supraspinatus | 43.5 | 2.5 | 2.7 | 120 |
| 棘下筋（上部）<br>Superior infraspinatus | 7.1 | 33 | 1.7 | 120 |
| 棘下筋（下部）<br>Inferior infraspinatus | −6.8 | 23 | 4.2 | 120 |
| 小円筋<br>Teres minor | −18.7 | 2.5 | 2.2 | 120 |
| 大円筋<br>Teres major | −54.4 | 56 | −19.7 | 120 |
| 三角筋（前部）<br>Anterior deltoid | 40.0 | 120 | 11.6 | 2.5 |
| 三角筋（中部）<br>Middle deltoid | 12.2 | 120 | 0.0 | 2.5 |
| 三角筋（後部）<br>Posterior deltoid | −33.0 | 30 | −16.3 | 120 |
| 大胸筋（上部）<br>Superior pectoralis major | 53.7 | 71 | 9.6 | 2.5 |
| 大胸筋（中部）<br>Middle pectoralis major | 15.9 | 45 | 4.4 | 2.5 |
| 大胸筋（下部）<br>Inferior pectoralis major | −9.3 | 98 | 1.9 | 2.5 |
| 広背筋（上部）<br>Superior latissimus dorsi | −22.1 | 45 | −0.1 | 120 |
| 広背筋（中部）<br>Middle latissimus dorsi | −7.8 | 30 | −0.7 | 98 |
| 広背筋（下部）<br>Inferior latissimus dorsi | −10.8 | 53 | −2.9 | 120 |

※モーメントアーム長は屈曲方向を正，伸展方向を負として表示.

(Ackland et al. 2008, 一部改変)

#### 肩関節外転/内転モーメントアーム

外転 2.5〜120 度の範囲で可動した際に最大・最小となるモーメントアーム長とそのときの関節角度を示す.

| 筋/部位名 | 最大モーメントアーム長(mm) | 関節角度(度) | 最小モーメントアーム長(mm) | 関節角度(度) |
|---|---|---|---|---|
| 肩甲下筋（上部）<br>Superior subscapularis | −9.5 | 94 | 7.2 | 2.5 |
| 肩甲下筋（中部）<br>Middle subscapularis | −12.7 | 94 | 1.3 | 2.5 |
| 肩甲下筋（下部）<br>Inferior subscapularis | −16.6 | 90 | −2.2 | 15 |
| 棘上筋（前部）<br>Anterior supraspinatus | 23.2 | 10 | 5.6 | 120 |
| 棘上筋（後部）<br>Posterior supraspinatus | 26.8 | 2.5 | 10.4 | 120 |
| 棘下筋（上部）<br>Superior infraspinatus | 13.4 | 28 | 5.6 | 120 |
| 棘下筋（下部）<br>Inferior infraspinatus | 10.9 | 75 | 1.1 | 120 |
| 小円筋<br>Teres minor | 5.1 | 120 | −3.3 | 18 |
| 大円筋<br>Teres major | −46.1 | 83 | −12.1 | 10 |
| 三角筋（前部）<br>Anterior deltoid | 30.2 | 120 | 2.0 | 2.5 |
| 三角筋（中部）<br>Middle deltoid | 29.1 | 86 | 8.3 | 2.5 |
| 三角筋（後部）<br>Posterior deltoid | −15.9 | 5 | 2.0 | 120 |
| 大胸筋（上部）<br>Superior pectoralis major | 11.2 | 120 | −3.0 | 2.5 |
| 大胸筋（中部）<br>Middle pectoralis major | −32.9 | 41 | −17.7 | 120 |
| 大胸筋（下部）<br>Inferior pectoralis major | −33.6 | 64 | −16.2 | 120 |
| 広背筋（上部）<br>Superior latissimus dorsi | −29.9 | 71 | −4.4 | 10 |
| 広背筋（中部）<br>Middle latissimus dorsi | −38.6 | 64 | −16.9 | 10 |
| 広背筋（下部）<br>Inferior latissimus dorsi | −38.1 | 71 | −3.3 | 10 |

※モーメントアーム長は外転方向を正, 内転方向を負として表示.

（Ackland et al. 2008, 一部改変）

## 付録

### 肩関節外旋/内旋モーメントアーム

8体のご遺体で計測された45度内旋位から90度外旋位の範囲のモーメントアーム長の平均とRangeを示す.

| 筋/部位名 | 肩関節90度外転位 | | 肩関節90度屈曲位 | |
|---|---|---|---|---|
| | 平均モーメントアーム長 (mm±SD) | Range (mm) | 平均モーメントアーム長 (mm±SD) | Range (mm) |
| 肩甲下筋（上部）Superior subscapularis | −6.5±2.0 | −13.7〜−1.4 | −13.8±2.6 | −17.3〜−9.3 |
| 肩甲下筋（中部）Middle subscapularis | −10.1±3.1 | −13.6〜−4.3 | −15.2±2.5 | −18.6〜−12.4 |
| 肩甲下筋（下部）Inferior subscapularis | −17.7±4.1 | −23.0〜−10.8 | −15.2±2.5 | −18.6〜−12.4 |
| 棘上筋（前部）Anterior supraspinatus | 6.3±1.6 | −4.6〜9.3 | −9.9±2.1 | −12.4〜−6.5 |
| 棘上筋（後部）Posterior supraspinatus | 11.7±4.0 | 6.8〜18.2 | −4.2±2.7 | −8.6〜0.5 |
| 棘下筋（上部）Superior infraspinatus | 18.1±3.2 | 10.1〜29.4 | 8.4±4.5 | 1.4〜15.9 |
| 棘下筋（下部）Inferior infraspinatus | 18.6±3.8 | 13.2〜23.7 | 13.2±3.0 | 6.9〜19.5 |
| 小円筋 Teres minor | 19.5±6.0 | 12.7〜31.1 | 15.4±4.7 | 7.0〜22.5 |
| 大円筋 Teres major | −5.2±1.3 | −7.8〜−3.4 | −4.9±1.7 | −8.8〜−2.7 |
| 三角筋（前部）Anterior deltoid | 0.2±0.9 | −0.9〜2.2 | −5.4±2.7 | −9.7〜−0.6 |
| 三角筋（中部）Middle deltoid | 0.0±2.2 | −2.2〜4.5 | −1.5±1.2 | −3.4〜0.0 |
| 三角筋（後部）Posterior deltoid | 2.0±2.2 | −1.4〜5.8 | 3.4±2.7 | 0.4〜7.4 |
| 大胸筋（上部）Superior pectoralis major | −1.7±1.7 | −4.2〜0.3 | −8.4±2.8 | −12.6〜−4.4 |
| 大胸筋（中部）Middle pectoralis major | −6.4±3.1 | −10.6〜−1.7 | −11.9±3.7 | −18.0〜−5.6 |
| 大胸筋（下部）Inferior pectoralis major | −9.8±2.1 | −13.6〜−7.3 | −12.6±2.9 | −17.0〜−9.0 |
| 広背筋（上部）Superior latissimus dorsi | −6.4±1.9 | −10.1〜−4.1 | −7.0±1.6 | −9.7〜−4.0 |
| 広背筋（中部）Middle latissimus dorsi | −4.5±2.0 | −7.0〜−1.2 | −8.0±1.5 | −10.7〜−5.6 |
| 広背筋（下部）Inferior latissimus dorsi | −4.5±1.8 | −6.9〜−1.4 | −6.0±3.2 | −15.4〜0.1 |

※モーメントアーム長は外旋方向を正，内旋方向を負として表示．

（Ackland et al. 2011a, 一部改変）

#### 肘関節屈曲/伸展筋群のモーメントアーム長

10上肢を用いて，肘関節屈筋は肘関節20～120度の範囲で，肘関節伸筋は肘関節30～120度の範囲でモーメントアーム長を計測した．

| 筋 | 平均最大モーメントアーム長(cm) | Range of peaks (cm) | 最大値時の関節角度(度) | Range of angles (度) |
|---|---|---|---|---|
| 腕橈骨筋 Brachioradialis | 7.7±0.7 | 7.0～9.0 | 108 | 100～118 |
| 上腕二頭筋 Biceps | 4.7±0.4 | 4.2～5.4 | 88 | 80～93 |
| 長橈側手根屈筋 Extensor carpi radialis longus | 3.2±0.5 | 2.6～4.5 | 106 | 99～115 |
| 上腕筋 Branchialis | 2.6±0.3 | 2.1～3.0 | 88 | 76～102 |
| 円回内筋 Pronator teres | 1.7±0.3 | 1.3～2.0 | 100 | 94～113 |
| 上腕三頭筋 Triceps | −2.3±0.3 | −1.8～−2.8 | 44 | 31～62 |

※モーメントアーム長は屈曲方向を正，伸展方向を負として表示．

(Murray et al. 2002, 一部改変)

## 付　録

**前腕回内/回外筋群のモーメントアーム長**

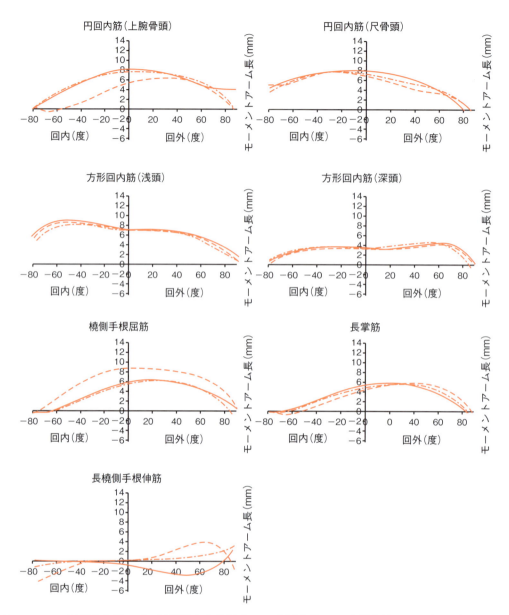

Epoxy resin モデルを用いて，肘関節完全伸展時，45度屈曲位，90度屈曲位で，回内80度〜回外90度までの範囲でモーメントアーム長を計測した．
モーメントアーム長は回外方向を正，回内方向を負として表示．

（Bremer et al. 2006, 一部改変）

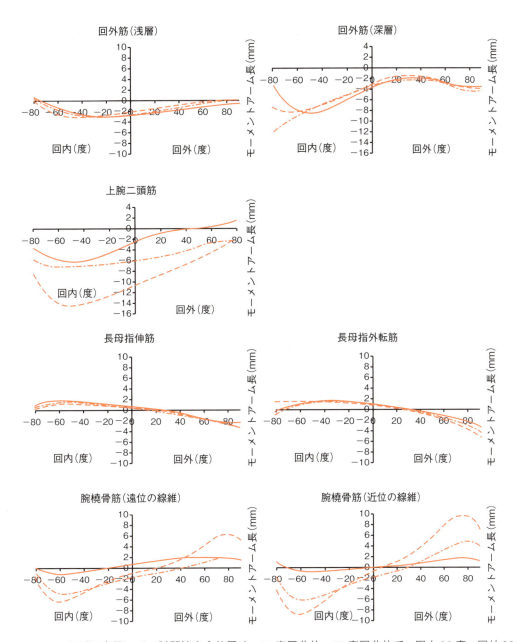

Epoxy resin モデルを用いて，肘関節完全伸展時，45度屈曲位，90度屈曲位で，回内80度～回外90度までの範囲でモーメントアーム長を計測した．
モーメントアーム長は回外方向を正，回内方向を負として表示．

(Bremer et al. 2006，一部改変)

## 大腰筋，腸骨筋，大殿筋，中殿筋の股関節におけるモーメントアーム長

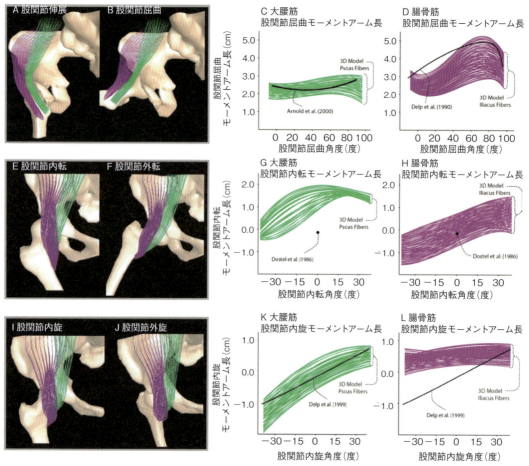

コンピュータモデルシステムを用いて骨格筋内の筋線維全体にわたるモーメントアーム長の変化を示す．股関節の伸展/屈曲（A/B），内転/外転（E/F），内旋/外旋（I/J）の作用をもつ大腰筋と腸骨筋の筋モデルを示す．モデルによって予測された股関節屈曲（C, D），内転（G, H），内旋（K, L）のモーメントアーム長を示す．

(Blemker et al. 2005，一部改変)

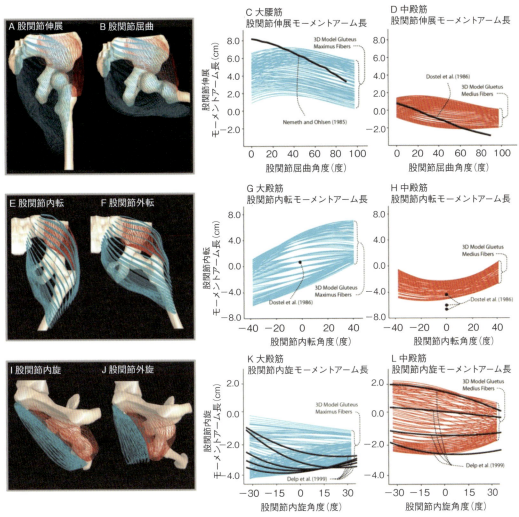

コンピュータモデルシステムを用いて骨格筋内の筋線維全体にわたるモーメントアーム長の変化を示す．股関節の伸展/屈曲（A/B），内転/外転（E/F），内旋/外旋（I/J）の作用をもつ大殿筋と中殿筋の筋モデルを示す．モデルによって予測された股関節伸展（C, D），内転（G, H），内旋（K, L）のモーメントアーム長を示す．

(Blemker et al. 2005, 一部改変)

付録

### 下腿筋群のモーメントアーム長

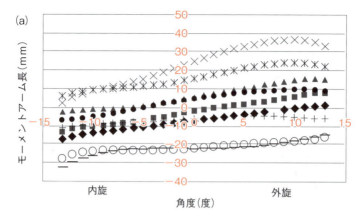

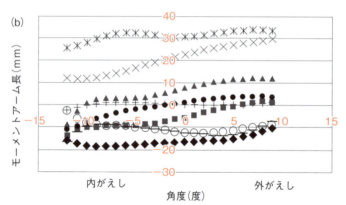

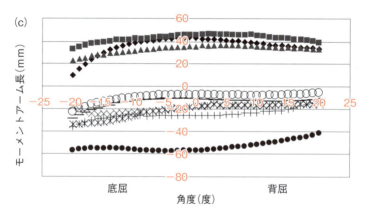

- ◆ TA：前脛骨筋
- ■ EHL：長母趾伸筋
- ▲ EDL：長趾伸筋
- × PB：短腓骨筋
- ＊ PL：長腓骨筋
- ● ACH：アキレス腱
- ＋ FHL：長母趾屈筋
- － FDL：長趾屈筋
- ○ PT：後脛骨筋腱

9つの下腿筋において，水平面（a），冠状面（b），矢状面（c）における平均モーメントアーム長と脛骨に対する第1中足骨の角度を示す．
（McCullough et al. 2011, 一部改変）

## 膝関節屈曲/伸展筋群のモーメントアーム長（1）

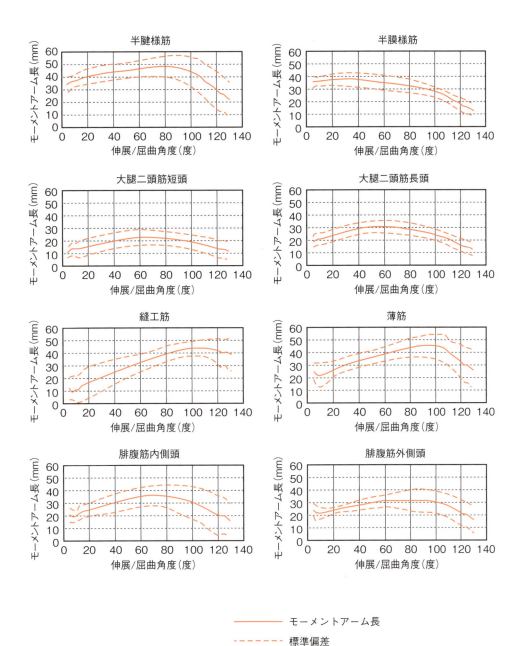

完全屈曲から完全伸展までの可動範囲で計測されたモーメントアーム長と標準偏差を示す．
モーメントアーム長の正の値は膝関節屈曲方向，負の値は膝関節屈曲方向を示す．

(Buford et al. 1997，一部改変)

## 膝関節屈曲/伸展筋群のモーメントアーム長（2）

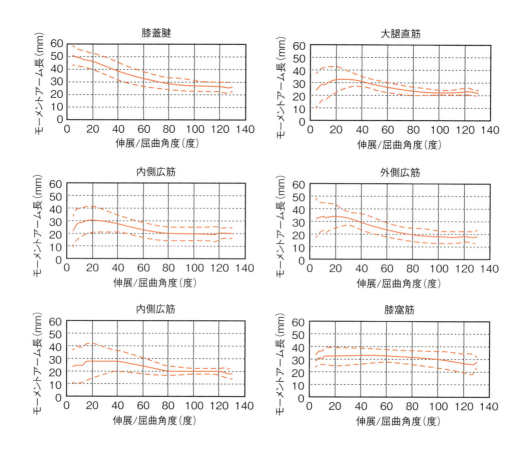

完全屈曲から完全伸展までの可動範囲で計測されたモーメントアーム長と標準偏差を示す．
モーメントアーム長の正の値は膝関節屈曲方向，負の値は膝関節屈曲方向を示す．

（Buford et al. 1997, 一部改変）

## 8. モーメントアーム

### 膝関節外旋/内旋筋群のモーメントアーム長

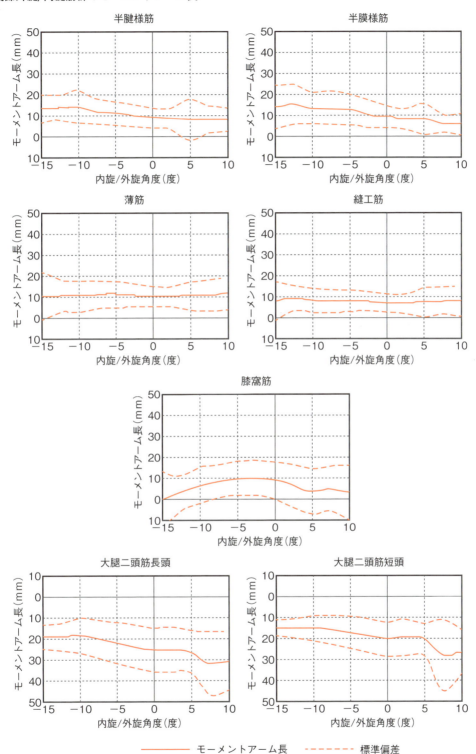

膝関節30度屈曲位で内旋/外旋したときに計測されたモーメントアーム長と標準偏差を示す．
モーメントアーム長の正の値は膝関節内旋方向，負の値は膝関節外旋方向を示す．

（Buford et al. 2001, 一部改変）

## 頭頸部筋群のモーメントアーム長

| 筋部位名 | | 屈曲-伸展 | | | | | | 側屈 | | | | | 回旋 | | | | | |
|---|---|---|---|---|---|---|---|---|---|---|---|---|---|---|---|---|---|---|
| | | C0-C1 | C2-C3 | C3-C4 | C4-C5 | C5-C6 | C6-C7 | C2-C3 | C3-C4 | C4-C5 | C5-C6 | C6-C7 | C1-C2 | C2-C3 | C3-C4 | C4-C5 | C5-C6 | C6-C7 |
| 僧帽筋 | | | | | | | | | | | | | | | | | | |
| 上部 | 平均 | 46.7 | 54.0 | 47.8 | 47.0 | 52.0 | 24.0 | 27.0 | 36.0 | 39.0 | 32.5 | 17.0 | -28.2 | -26.1 | -21.8 | -20.0 | -20.0 | -18.6 |
| | 標準偏差 | 15.7 | 9.6 | 6.5 | 9.7 | 13.5 | 5.9 | 2.1 | 3.9 | 1.1 | 2.5 | 4.3 | 3.6 | 2.6 | 1.6 | 1.0 | 2.5 | 2.5 |
| 中部 $\phi\psi$ | 平均 | | | | 40.5 | 44.5 | 21.5 | | | 21.5 | 23.5 | 13.5 | | | | -18.0 | -15.0 | -13.2 |
| | 標準偏差 | | | | 8.3 | 4.0 | 2.9 | | | 4.3 | 3.5 | 2.2 | | | | 1.8 | 2.8 | 2.9 |
| 下部 | 平均 | | | | | | 9.0 | | | | | 4.2 | | | | | | |
| | 標準偏差 | | | | | | 4.6 | | | | | 1.1 | | | | | | |
| 胸鎖乳突筋 $\psi$ | 平均 | 1.0 | -6.8 | -12.6 | -20.1 | -27.3 | -32.2 | 45.6 | 38.6 | 37.5 | 35.7 | 31.5 | -25.5 | -18.8 | -16.0 | -14.8 | -10.3 | -11.6 |
| | 標準偏差 | 2.0 | 4.2 | 4.6 | 4.2 | 3.9 | 4.4 | 7.6 | 7.1 | 4.6 | 6.1 | 5.4 | 3.6 | 2.6 | 1.8 | 1.8 | 3.6 | 3.4 |
| 肩甲挙筋 | | | | | | | | | | | | | | | | | | |
| C1 $\phi\psi\chi$ | 平均 | | 5.6 | 9.8 | 15.0 | 17.0 | 18.0 | 17.5 | 27.0 | 30.2 | 38.9 | 14.5 | 4.1 | 4.4 | 4.9 | 5.0 | 5.5 | 5.8 |
| | 標準偏差 | | 6.9 | 4.6 | 3.5 | 4.2 | 2.8 | 5.6 | 4.3 | 10.1 | 8.7 | 5.6 | 1.4 | 1.9 | 1.8 | 3.2 | 2.6 | 1.8 |
| C2 | 平均 | | 3.5 | 8.5 | 11.0 | 12.0 | 12.5 | 7.5 | 12.1 | 21.2 | 29.0 | 10.6 | | 1.0 | 1.8 | 0.8 | 2.2 | 1.8 |
| | 標準偏差 | | 1.6 | 2.7 | 1.2 | 2.9 | 0.0 | 1.5 | 2.1 | 2.3 | 1.4 | 2.1 | | 2.8 | 0.4 | 1.7 | 2.2 | 1.1 |
| C3 $\psi\chi$ | 平均 | | | 6.3 | 9.0 | 10.0 | 10.5 | | 22.0 | 27.0 | 32.2 | 12.0 | | | 2.0 | 3.4 | 3.8 | 4.4 |
| | 標準偏差 | | | 0.7 | 3.6 | 3.4 | 0.0 | | 0.6 | 1.6 | 2.1 | 2.2 | | | 1.4 | 3.1 | 0.2 | 1.4 |
| C4 | 平均 | | | | 11.6 | 14.3 | 15.1 | | | 34.3 | 42.4 | 17.9 | | | | 4.1 | 4.7 | 5.0 |
| | 標準偏差 | | | | 2.2 | 3.0 | 1.2 | | | 3.0 | 1.5 | 3.3 | | | | 0.9 | 2.2 | 2.1 |
| 前斜角筋 | | | | | | | | | | | | | | | | | | |
| C3 | 平均 | | | -1.1 | -1.2 | -6.5 | | | 45.0 | 47.9 | 49.2 | | | | 0.4 | 2.3 | 3.9 | |
| | 標準偏差 | | | 0.7 | 1.5 | 2.3 | | | 3.8 | 3.3 | 2.7 | | | | 2.1 | 1.9 | 0.5 | |
| C4 $\psi\chi$ | 平均 | | | | 0.7 | 1.1 | | | | 40.8 | 44.9 | | | | | -0.9 | 6.3 | |
| | 標準偏差 | | | | 0.9 | 1.7 | | | | 0.9 | 2.4 | | | | | 1.8 | 1.7 | |
| 中斜角筋 | | | | | | | | | | | | | | | | | | |
| C2 | 平均 | | 2.4 | 1.0 | 0.2 | -0.3 | | 26.3 | 25.2 | 28.8 | 33.7 | | | 3.0 | 2.5 | 1.2 | 0.0 | |
| | 標準偏差 | | 0.8 | 1.3 | 1.4 | 1.9 | | 3.5 | 1.0 | 1.3 | 3.9 | | | 2.2 | 1.4 | 1.4 | 0.8 | |
| C3 $\psi$ | 平均 | | | -0.2 | 1.8 | 5.4 | | | 24.9 | 27.4 | 30.3 | | | | 0.9 | 1.2 | 0.2 | |
| | 標準偏差 | | | 1.3 | 1.2 | 1.7 | | | 5.2 | 1.5 | 0.3 | | | | 2.0 | 0.6 | 1.8 | |
| C4 | 平均 | | | | -1.5 | -1.7 | | | | 23.9 | 28.5 | | | | | 0.1 | 1.0 | |
| | 標準偏差 | | | | 2.1 | 2.1 | | | | 1.5 | 1.9 | | | | | 0.8 | 1.4 | |
| 頭板状筋 | | | | | | | | | | | | | | | | | | |
| C4 | 平均 | | 23.9 | | 24.0 | | | 4.4 | 3.4 | 3.7 | | | 20.0 | 16.5 | 9.2 | 11.6 | | |
| | 標準偏差 | | 6.5 | | 5.9 | | | 1.6 | 0.9 | 0.6 | | | 3.9 | 2.3 | 1.2 | 2.2 | | |
| C5 $\phi\psi\chi$ | 平均 | | 24.4 | 32.0 | 34.4 | 31.1 | | 7.7 | 4.4 | 4.8 | 8.1 | | 23.2 | 22.0 | 19.8 | 14.5 | 8.9 | |
| | 標準偏差 | | 5.8 | 7.5 | 6.6 | 5.2 | | 2.5 | 1.8 | 0.6 | 1.1 | | 1.5 | 6.5 | 3.2 | 2.7 | 3.6 | |
| C6 | 平均 | | 27.7 | 36.2 | 36.5 | 35.2 | 5.3 | 12.6 | 4.8 | 4.1 | 10.0 | | 26.5 | 23.8 | 21.8 | 16.5 | 11.2 | 8.8 |
| | 標準偏差 | | 5.2 | 4.4 | 4.1 | 3.2 | 4.2 | 3.6 | 1.8 | 0.7 | 1.2 | | 2.5 | 1.3 | 1.0 | 3.3 | 3.6 | 3.6 |
| C7 | 平均 | | 22.8 | 37.0 | 36.5 | 35.2 | 30.1 | 16.3 | 11.1 | 10.8 | | | 28.8 | 29.0 | 27.0 | | | |
| | 標準偏差 | | 3.5 | 5.8 | 4.1 | 3.2 | 2.5 | 3.5 | 1.1 | 1.5 | | | 2.3 | 4.4 | 3.6 | | | |

## 頭頸部筋群のモーメントアーム長（つづき）

| 筋/部位名 | | | 屈曲-伸展 | | | | | | 側屈 | | | | | 回旋 | | | | | |
|---|---|---|---|---|---|---|---|---|---|---|---|---|---|---|---|---|---|---|---|
| | | | C0-C1 | C2-C3 | C3-C4 | C4-C5 | C5-C6 | C6-C7 | C2-C3 | C3-C4 | C4-C5 | C5-C6 | C6-C7 | C1-C2 | C2-C3 | C3-C4 | C4-C5 | C5-C6 | C6-C7 |
| **頸板状筋** | | | | | | | | | | | | | | | | | | | |
| C2 | | 平均 | | 1.1 | 0.6 | 2.2 | 9.9 | 16.2 | 6.4 | 13.1 | 15.8 | 17.3 | | 4.2 | 4.0 | 2.1 | 1.9 | 1.8 | |
| | | 標準偏差 | | 1.4 | 1.7 | 1.5 | 2.6 | 5.5 | | 2.8 | 1.5 | 3.0 | | 0.8 | 1.9 | 1.5 | 1.9 | 2.1 | |
| C3 | $\psi$ | 平均 | | | 0.5 | 1.5 | 7.6 | 13.7 | | 5.8 | 8.3 | 12.4 | | | 7.9 | 2.8 | 2.5 | 2.4 | |
| | | 標準偏差 | | | 1.4 | 1.2 | 3.3 | 2.3 | | 1.4 | 1.3 | 2.7 | | | 1.1 | 1.5 | 1.1 | 2.0 | |
| **頸半棘筋** | | | | | | | | | | | | | | | | | | | |
| C2 | | 平均 | 18.0 | 20.0 | 21.1 | 21.1 | | | 2.7 | 3.3 | 4.1 | 7.4 | | -4.3 | -5.5 | -6.5 | -7.2 | | |
| | | 標準偏差 | 3.2 | 2.4 | 2.5 | 0.5 | | | 1.2 | 1.2 | 1.2 | 1.8 | | 1.6 | 1.8 | 1.7 | 1.1 | | |
| C3 | $\psi\chi$ | 平均 | | 18.8 | 22.5 | 24.7 | | | | 5.6 | 6.5 | 7.4 | | | | -3.8 | -5.1 | -6.8 | |
| | | 標準偏差 | | 1.2 | 1.7 | 0.7 | | | | 1.7 | 1.0 | 1.0 | | | | 0.9 | 1.8 | 0.7 | |
| C4 | | 平均 | | | | 19.8 | 20.8 | | | | 7.8 | 8.2 | | | | | -3.8 | -4.8 | |
| | | 標準偏差 | | | | 1.3 | 0.8 | | | | 1.6 | 1.6 | | | | | 0.9 | 0.9 | |
| **頭半棘筋** | | | | | | | | | | | | | | | | | | | |
| C4 | | 平均 | 48.0 | 28.5 | 4.0 | | | | 16.9 | 15.5 | | | | -14.5 | -16.2 | -21.2 | | | |
| | | 標準偏差 | 6.0 | 5.2 | 3.9 | | | | 5.2 | 6.2 | | | | 5.4 | 1.7 | 1.0 | | | |
| C5 | | 平均 | 50.7 | 30.9 | 17.0 | 15.8 | | | 23.5 | 20.5 | 19.9 | | | -11.7 | -14.8 | -21.0 | -19.0 | | |
| | | 標準偏差 | 6.0 | 6.9 | 5.6 | 6.0 | | | 4.4 | 5.9 | 2.9 | | | 5.8 | 2.6 | 1.2 | 1.3 | | |
| C6 | $\psi\chi$ | 平均 | 49.4 | 35.5 | 26.9 | 23.6 | 17.6 | | 25.3 | 23.2 | 19.1 | 18.5 | | -10.1 | -12.3 | -16.3 | -20.3 | -19.2 | |
| | | 標準偏差 | 6.4 | 6.9 | 3.8 | 5.2 | 2.2 | | 4.0 | 5.1 | 3.2 | 2.5 | | 7.5 | 2.5 | 2.9 | 2.7 | 3.2 | |
| C7 | | 平均 | 47.3 | 38.5 | 32.5 | 28.9 | 19.6 | 8.1 | 29.5 | 26.0 | 23.5 | 20.3 | | -8.1 | -7.8 | -13.2 | -17.4 | -17.0 | |
| | | 標準偏差 | 6.1 | 7.8 | 5.1 | 4.5 | 5.5 | 5.2 | 4.2 | 4.0 | 2.6 | 2.5 | | 5.1 | 1.8 | 2.5 | 2.6 | 5.6 | |
| 大後頭直筋 | N/A | 平均 | 18.6 | | | | | | N/A | | | | | 28.6 | | | | | |
| | | 標準偏差 | 4.6 | | | | | | | | | | | 7.4 | | | | | |
| 小後頭直筋 | N/A | 平均 | 18.2 | | | | | | N/A | | | | | N/A | | | | | |
| | | 標準偏差 | 3.8 | | | | | | | | | | | | | | | | |
| 下頭斜筋 | N/A | 平均 | | | | | | | N/A | | | | | 26.2 | | | | | |
| | | 標準偏差 | | | | | | | | | | | | 3.1 | | | | | |
| 上頭斜筋 | N/A | 平均 | 20.3 | | | | | | N/A | | | | | N/A | | | | | |
| | | 標準偏差 | 2.6 | | | | | | | | | | | | | | | | |

(Ackland et al. 2011b, 一部改変)

# 索　引

## ■あ
アキレス腱　247
アクチン　44
アクトスター　473
アセチルコリン　48
アデノシン三リン酸　20, 152
アナログ　162
アナログ/デジタル変換器　162
アフォーダンス　14
アポクリン腺　126
アミノ酸　136
アライメント　299
アルファ-ガンマ連関　92
アレン・塚原のモデル　288
足　227, 242
足クリアランス　370
足のアーチ　249
足踏み反応　313, 316
足踏み反射　436, 438
足踏み戦略　323
圧受容器　116
圧中心　327
圧力中心　184
暑さへばり　127
安静時代謝　143
安静立位　300
安定筋　56
安定性　327
安定性限界　327
鞍関節　37

## ■い
インスリン　154
位置エネルギー　186
位置感覚　101
異化作用　19
異種表象の原理　289
異常歩行　394
移行分析　427
移乗　453
移動　363, 453
意志　279
意志的運動　2
意識的様式　290
意味記憶　458
一次運動野　83
一次感覚野　85

一次視覚野　85
一次聴覚野　85
一般化スキーマ　295
一般化運動プログラム　472
咽頭　109
陰圧呼吸　110
陰性支持反応　312
陰性徴候　8

## ■う
ウェバー・フェヒナーの法則　97
ウェルニッケ・マン肢位　398
ウロクローム　130
羽状筋　42
烏口肩峰靱帯　198
烏口鎖骨靱帯　198
烏口上腕靱帯　198
烏口腕筋　203
動きの感覚　101
内がえし　244
運動　333, 343
　——の計画　279
　——の第1法則　180
　——の第2法則　180
　——の第3法則　180
運動エネルギー　186
運動スキーマ　295, 459
運動プラン　279, 284
運動プログラム　279, 281, 285
運動依存性トルク　183
運動学　159
運動学習　1, 455
運動学的連結　462
運動軌道　13
運動記憶　455
運動技能　1, 433, 456, 459
運動技能学習　460, 470
運動協調　462
運動協調性　170
運動計画　284
運動行動　12, 333, 455
運動指数　451
運動指令　295
運動自由度　13
運動時間　166

運動準備活動　286
運動準備電位　286
運動昇圧反射　16, 151
運動心理学　1
運動神経　59
運動神経路　67
運動生理学　2
運動制御　279
運動戦略　323
運動前野　84
運動代謝量　386
運動単位　49
運動等価性　472
運動年齢　451
運動年齢テスト　451
運動発達　423
運動分析　333, 335
運動要素　280
運動力学　159, 281
運動量　358
運搬角　208

## ■え
エキソサイトーシス　21
エクリン腺　126
エネルギー　185
エネルギーコスト　421
エネルギー消費　385
エネルギー代謝　140
エネルギー代謝率　143
エピソード　457
エピソード記憶　458
エフェレンス写　101, 288
エントロピー増大の法則　15
エンドサイトーシス　21
映像的記憶　457
栄養　132
栄養素　132
腋窩　204
腋窩神経　196
腋窩動脈　195
円回内筋　209
円書き歩行　397
円背　309
延髄　67
延髄動物　312
遠位指節間関節　214
遠位尿細管　130

索　引

遠隔受容器　96
遠心コピー　288
遠心性収縮　54
遠心性神経　59
遠心力　183

■お
オープンスキル　461
オトガイ横筋　278
オトガイ筋　278
オトガイ舌骨筋　263, 275
オペラント条件づけ　468
折りたたみナイフ現象　312
押し出し相　411
起き上がり　355
凹足　252
黄色靱帯　254
横隔膜　267, 268
横隔膜呼吸　110, 267
横行小管　46
横足根関節　244
横断面　161
横突間筋　265
横突間靱帯　255
横突起　254
横突棘筋　265
横突孔　259
横紋筋　43
温度受容器　99
温熱中枢　126

■か
カルシトニン　36
ガラント反射(背反射)　438
かたより反応　312
がたつき運動　106
下オリーブ核　68
下顎骨　275
下顎神経　275
下関節突起　254
下行路　67
下後鋸筋　268
下肢伸展反射　438
下肢帯　227
下小脳脚　69
下伸筋支帯　246
下唇下制筋　278
下垂手　226
下制筋　55
下双子筋　235
下腿　227
下腿三頭筋　240

下椎切痕　254
下頭斜筋　265
下橈尺関節　208
下鼻甲介　275
化学受容器　116
加速度　167
加速反射　316
加速歩行　398
加齢　455
仮肋　266
果糖　134
科学的管理法　11
過剰学習　471
過程評価　480
過分極　23
課題　341
課題遂行　455
顆状関節　37
臥位　304
鵞足　236
回外　244
回外筋　209
回旋筋　55, 265
回転運動　168, 325
回転平衡　325
回内　244
回復相　411
灰白質　66
海馬　458
開ループ制御　279
階層構造　8
階層的統合　423
階層的表象　281
階段昇降　404
解糖系　152
解発因　465
解剖学　4
解剖学的立位肢位　160
外呼吸　16, 108
外在筋　201
外在的フィードバック　463, 484
外在的運動学　281
外在的空間　281
外受容器　96
外旋　40
外側距踵靱帯　244
外側広筋　240
外側縦アーチ　250
外側靱帯　275
外側側副靱帯　207, 237, 243
外側大腿回旋動脈　228

外側頭直筋　263
外側動揺　396
外側半月　237
外側皮質脊髄路　68
外側翼突筋　276
外腸骨静脈　228
外腸骨動脈　228
外転　40
外転筋　55
外反足　252
外反母趾　252
外部刺激　465
外腹斜筋　273
外閉鎖筋　234
外来筋群　218
外力　179
外肋間筋　268
蓋板　69
踵打ち歩行　397, 398
踵歩行　397
角加速度　167, 168
角速度　166, 168
拡散　21, 114
拡散係数　114
拡散能　114
拡張終期容積　119
核　17
核鎖線維　90
核心温度　127
核袋線維　90
覚醒レベル　482
獲得　456
学習フィードバック　463
学習の転移　486
学習曲線　480
学習調査　480
顎関節　275
顎舌骨筋　263
顎二腹筋　263, 275
活動記録装置　334
活動代謝　144
活動張力　52, 172
活動電位　21
括約筋　55
滑液　37
滑液包　37
滑車　189
滑膜　36
滑膜性腱鞘　215
構え　299, 333
干渉　457
干渉説　487

索　引

汗腺　125
肝臓　128
冠状面　161
換気　108
換気血流比　148
換気性閾値　156
間欠性跛行　396
間欠性歩行困難症　396
間欠的フィードバック制御　280
間質液　115
間接制御　292
間脳　73
寒冷中枢　127
感覚　95
感覚印象　95
感覚運動学習　459
感覚運動機制　430
感覚運動協調　462
感覚運動戦略　323
感覚運動変換　281
感覚記憶　457
感覚記憶痕跡　457
感覚器　18
感覚受容器　95
感覚神経　59
感覚神経路　67
感覚戦略　323
感覚点　100
感覚様式　448
感作　466
感知性蒸散　125
感知性発汗　125
寛骨　227
寛骨臼　229
寛骨臼横靱帯　229
慣性能率　182
関節　36
関節モーメント　377
関節運動　13, 40
関節円板　37
関節窩　36
関節腔　36
関節上腕靱帯　198
関節唇　37, 229
関節頭　36
関節内靱帯　37
関節軟骨　38
関節半月　37
関節包　36
緩徐運動　279
環境　321

環軸関節　258
環椎　258
環椎横靱帯　258
環椎後頭関節　258
環椎十字靱帯　258
観察学習　468
観察法　334
眼振　107, 318
眼輪筋　277
顔面筋　275
顔面頭蓋　275

■き
気管　109
気管支　109
気取り歩行　394
気道　109
記憶　455
記憶永続　487
記憶痕跡　457
帰結評価　480
起座呼吸　270
起始　42, 193
起立　355
基節骨　195
基礎代謝　142, 386
基礎代謝率　142
基底核　75
基本肢位　160
基本的立位肢位　160
基本動作　344
基本面　161
器官　17
機械的効率　127
機械的受容器　99, 116
機能解剖学　193
機能的画像技法　479
機能的残気量　112
機能的支持基底面　327
機能的伸張反射　316
機能発生器　462
拮抗筋　8, 55
脚長差　396
逆U字曲線仮説　482
逆運動学　170
逆行性干渉　487
弓状膝窩靱帯　238
吸収　133
吸息　110
臼状関節　37, 229
求心加速度　169
求心性収縮　53

求心性神経　59
球関節　37
挙筋　55
距骨　227
距骨下関節　242, 243
距舟関節　244
距舟靱帯　244
距踵舟関節　242
距腿関節　242
共同運動　462
共同筋　8, 56
共同筋活動　320
協調運動　462
協調構造　283, 462
胸横筋　268
胸回旋筋　265
胸郭　110, 253, 266
胸管　124
胸棘筋　264
胸腔　266
胸骨　253, 266
胸骨甲状筋　263
胸骨舌骨筋　263
胸骨体　266
胸骨柄　194, 266
胸鎖関節　194, 196
胸鎖乳突筋　263
胸最長筋　264
胸式呼吸　110, 267
胸神経　59
胸髄　59
胸椎　253, 266
胸半棘筋　265
胸膜　110
胸肋関節　266
胸肋結合　266
強化　456, 467
強縮　51
強制歩行　364
橋　68
橋核　69
橋底部　69
橋背部　69
頬筋　278
頬骨　275
局在性平衡反応　311
局所回路　477
棘下筋　203
棘間筋　265
棘間靱帯　254
棘筋　264
棘上筋　203

棘上靱帯 255
棘突起 254
極座標 160
近位指節間関節 214
近位尿細管 130
近赤外線分光法 14
筋萎縮 58
筋外膜 42
筋学 193
筋系 17
筋形質 43
筋原線維 43
筋硬度 52, 291
筋シナジー 15
筋収縮 5
筋小胞体 46
筋鞘 43
筋節 43
筋線維の増殖 57
筋組織 28
筋張力 53, 172
筋張力変化最小モデル 297
筋電図 11, 194
筋トルク 183, 354
筋内膜 42
筋パワー 377
筋肥大 56
筋皮神経 196
筋フィラメント 43
筋腹 42
筋紡錘 90
筋ポンプ作用 16
筋膜 42
筋モーメント 377
緊張性頸反射 313, 436
緊張性迷路反射 313

■く
クラウチング・スタート 401
クリティカルフォース 154
クレアチン・クレアチンリン酸シャトル 152
クレアチンリン酸 152
クローズドスキル 461
クロス・ブリッジ説 46
クロノサイクルグラフ 10
クロノフォトグラフィ 9
グリコーゲン 134
グルカゴン 154
駆出率 120
駆動相 399

空気抵抗 416
草刈り歩行 397
屈曲 40
屈曲共同運動 312
屈筋 55
屈筋支帯 211
屈筋反射 92
車椅子 411
訓練 479

■け
ケイデンス 364
蹴り足歩行 397
系列化 281
系列分析 427
茎突下顎靱帯 275
茎突舌骨筋 263
脛骨 227
脛骨神経 228
経済速度 386
痙縮 316
痙性片麻痺 397
痙性歩行 397
傾斜反応 317
継続法 348
頸回旋筋 265
頸棘筋 264
頸最長筋 264
頸神経 59, 260
頸神経叢 260
頸髄 59
頸体角 232
頸長筋 263
頸腸肋筋 264
頸椎 253, 256
頸椎前弯 253
頸動脈小体 116
頸半棘筋 265
頸板状筋 264
頸膨大 66
鶏歩 396, 397, 398
血液 116
血管 43
血管運動中枢 121
血管拡張 125
血管収縮 124
血小板 117
血漿 116
血中乳酸蓄積開始点 156
結果の知識 463, 470, 484
結合組織 27
結合動作 346

楔舟関節 242
楔状束核 68
楔立方関節 242
月状骨 195
肩回旋筋腱板 198
肩関節 198
肩甲下筋 203
肩甲挙筋 200
肩甲骨 194
肩甲上腕リズム 199
肩甲上腕関節 198
肩甲舌骨筋 263
肩甲帯 196
肩鎖関節 194, 198
肩鎖靱帯 198
肩帯 196
剣状突起 266
健康関連体力 148
健忘症 457
検索 456
腱 41
腱画 274
腱間膜 41
腱原線維 41
腱交叉 221
腱細胞 41
腱周膜 41
腱鞘 41, 215
腱上膜 41
腱内膜 41
腱反射 438
腱板 198
腱帽 217
腱傍組織 41
腱膜 41
嫌気性代謝閾値 152, 156
懸垂位 306
幻高原 480
言語学習 459
原形質 18
原始反射 436

■こ
コラゲン 34, 38
コリオリの力 183
コレステロール 136
ゴルジ腱器官 41, 91
ゴルジ装置 18
小刻み歩行 397
古典的条件づけ 467
股関節 229
股関節戦略 323

# 索　引

呼吸　108
呼吸運動　267
呼吸器　109
呼吸器系　17
呼吸商　113, 141
呼吸数　112
呼吸性代償開始点　152
呼吸性不整脈　122
呼吸中枢　114
呼息　110
固定　456
固定筋　8, 56
固有受容器　96
固有心拍数　150
誤差逆伝播学習　474
口蓋骨　275
口角下制筋　278
口角挙筋　278
口輪筋　278
工程　333, 341
工程分析　343
広頸筋　278
広背筋　203
甲状舌骨筋　263
行為　279, 333
行進歩行　394
行動　96
行動主義　424
交感神経　60, 121
交差教育　486
交差性伸展反射　436, 438
交差性反射　93
交連線維　76
抗重力機構　316, 328
抗重力筋　316
抗体　117
抗利尿ホルモン　130
効果の法則　468
後角　66
後距踵関節　243
後距腓靱帯　243
後胸鎖靱帯　196
後脛骨筋　245
後脛骨動脈　228
後根　60
後根神経　60
後耳介筋　276
後斜角筋　264
後十字靱帯　237
後縦靱帯　255
後頭骨　275
後頭前頭筋-後頭筋　276

後頭前頭筋-前頭筋　276
後頭葉　79
咬筋　275
恒常性　128
高位除脳動物　313
高原　480
降段　405
項靱帯　255
喉頭　109
鉤状突起　258
構造-機能分析　427
興奮収縮連関　46
合モーメント　175
剛体リンクモデル　353
刻印づけ　465
国際単位系　160
黒質　69
骨　29
骨運動学　190
骨芽細胞　32
骨格　29
骨格筋　41
骨格系　17
骨間距踵靱帯　244
骨間筋腱膜　217
骨間仙腸靱帯　273
骨間中足靱帯　244
骨幹端　30
骨細胞　32
骨質　30
骨髄　30
骨端　30
骨端成長板　30
骨盤　227
骨盤帯　227
骨膜　30
転がり運動　192
転がり摩擦抵抗　416
痕跡衰退説　487
痕跡変形　487

■さ

サイズの原理　51
サンプリング頻度　162
さる（猿）手　226
作業　341
作業測定　343
作業分析　343
作業療法　6
作用-反作用の法則　180
鎖骨　194
鎖骨下筋　200

鎖骨下動脈　195, 259
鎖骨間靱帯　196
坐骨　227
坐骨神経　228
坐骨大腿靱帯　229
座位　304
再生　456
再認　456
再分極　22
細気管支　109
細胞　17
細胞形質　18
細胞呼吸　108
細胞小器官　18
細胞膜　18
最大換気量　112
最大酸素摂取量　154
最長筋　264
最適軌道生成モデル　296
最内肋間筋　268
三角筋　203
三角骨　195
三角状靱帯　217
三尖弁　118
三頭筋　42
散大筋　55
酸塩基平衡　128
酸素消費量　386
酸素摂取量　148
酸素負債　157
酸素要求量　143
残気量　112

■し

シーケンシング　281
システム理論　310
シナプス　61
シナプス遅延　49, 64
シナプス伝達　62
シネマトグラフィ　9
シャーピー線維　41
シュワン細胞　23
ショパール関節　244
支持運動性　320
支持運動性機構　320
支持基底面　176, 327
支持相　399
仕事率　143, 185
仕事量　185
四肢麻痺　398
矢状索　216
矢状-水平軸　161

# 索　引

矢状面　161
弛緩　56
弛緩性対麻痺　398
糸球体　128
糸球体濾液量　130
死腔　112
死腔量　150
至適速度　145, 386
刺激-応答理論　465
指骨　195
指伸筋　219
指伸筋腱機構　216
指節間関節　214
指節骨　195
指尖つまみ　225
指背腱膜　216
指腹つまみ　225
姿勢　299
姿勢制御　310
姿勢反射　311
脂質　134
視運動性眼球運動　107
視覚運動協応　462
視覚運動変換　295
視床　73
視床下部　73
視床手　225
視床動物　313
視床脳　73, 73
視標追跡運動　106
趾骨　227
趾(指)節間関節　242, 244
歯尖靱帯　258
歯突起　258
篩骨　275
示指伸筋　219
地面反応　373
自然歩行　364
自己申告　334
自己組織化　16
自己調節環　89
自己調節機構　89
自己調節系　463
自動制御機能　282
自発行動　436
自由上肢　194
自由歩行　364
自由神経終末　100
自由落下　429
自律神経　58
持続性収縮　55
持続的自動運動　337

時間研究　333, 343, 346
時間肺活量　112
磁気共鳴機能画像法　14
軸索　23
軸椎　258
失調性歩行　398
失調歩行　397
膝横靱帯　238
膝窩筋　240
膝窩筋包　238
膝窩動脈　228
膝蓋骨　227
膝蓋上包　238
膝蓋靱帯　238
膝関節　237
膝関節筋　240
質問紙　334
質量不滅の法則　180
実行　279
実践　455
車軸関節　37
斜角筋群　264
斜膝窩靱帯　238
尺骨　194
尺骨神経　196
尺骨神経管　211
尺骨動脈　195
尺側手根屈筋　219
尺側手根伸筋　219
手関節　211
手根間関節　211
手根管　211
手根骨　195
手根中央関節　212
手根中手関節　213
手指巧緻性　464
手掌腱膜　210
手掌把握　438, 442
手内在筋群　218
手内在筋優位の手　225
手内在筋劣位の手　225
主観的運動強度　156
主動筋　8
収縮終期容積　119
舟状骨　195, 227
周辺視覚　106
習慣形成　468
習慣的技能　461
終板　48
終板電位　49
終末強制回旋運動　239
集合管　130

集合反射　94
集中練習　485
皺眉筋　277
重心　176
重心可動域テスト　331
重心線　325
重複歩距離　364
重量　181
重力　159, 172
重力トルク　183, 354
重力加速度　181
瞬間加速度　167
瞬間速度　166
順運動学　170
順行性干渉　487
順応　97, 455
循環型　411
潤滑性　38
処女歩行　389
除脂肪体重　142
除脳固縮　94, 311
除脳硬直　94
鋤骨　275
小円筋　203
小胸筋　200
小筋運動　461
小後頭直筋　265
小指外転筋　220
小指球筋　218
小指伸筋　219
小指対立筋　220
小趾(指)外転筋　246
小殿筋　234
小脳　68
小脳核　70
小脳虫部　70
小脳皮質　70
小伏在静脈　228
小胞　18
小胞体　18
小腰筋　234
小菱形筋　200
小菱形骨　195
正味のトルク　183
昇降器反応　317
昇段　405
消化　133
消化器系　17
消去　467
笑筋　278
硝子軟骨　36
掌側骨間筋　219

557

衝動性眼球運動　106
踵骨　227
踵骨腱　247
踵舟靱帯　244
踵足　252
踵腓靱帯　243
踵立方関節　242, 244
踵立方靱帯　244
上顎骨　275
上関節突起　254
上行路　67
上後鋸筋　268
上肢パラシュート反応　317
上肢の保護伸展　317
上肢帯　194
上耳介筋　276
上小脳脚　69
上伸筋支帯　246
上唇挙筋　277, 277
上唇鼻翼挙筋　277
上双子筋　235
上椎切痕　254
上頭斜筋　265
上橈尺関節　207
上皮小体ホルモン　36
上皮組織　27
上腕　194
上腕筋　209
上腕骨　194
上腕三頭筋　209
上腕動脈　195
上腕二頭筋　209
条件づけ　466
条件反射　466
状態像　426
情報の貯蔵　456
蒸発　125
静脈　43
食作用　117
植物性神経　58
触覚板　100
心筋　117
心室　117
心周期　119
心像　279
心臓　117
心臓刺激伝導系　118
心臓反射　121
心電図　11
心内膜　117
心肺フィットネス　148
心肺運動負荷試験　148

心拍出量　120, 150
心拍数　150
心房　117
心膜　117
心脈管系　18
心理学　2
心理的練習　469, 485
伸筋　55
伸筋支帯　215
伸展　40
伸展共同運動　312
身体運動学　1
身体運動学的分析　333
身体作業能力　154
身体障害者　6
身体図式　101
身体像　425
侵害受容器　99
神経回路網　65, 473
神経管　68
神経筋接合部　49
神経筋単位　50
神経系　18, 58
神経支配　58
神経支配比　50
神経生理学　2
神経成熟理論　424
神経線維　23
神経線維鞘　23
神経組織　29
神経分離可能性の原理　289
浸透　21
浸透圧受容器　130
振動運動　339
振幅-周波数ダイアグラム　170
真肋　266
深横中手靱帯　216
深指屈筋　219
深膝蓋下包　238
深部感覚　98
進化論　8
靱帯　29, 37
靱帯結合　37
靱帯性腱鞘　215
腎血流量　130
腎小体　128
腎臓　128

■す
スイング歩行　394
スウェイバック　309

スカラー　173
スキーマ　469, 472
スターリングの心臓法則　120
スティック・ダイアグラム　169
スナップショット　426
スピン　191
すくみ現象　398
刷り込み　465
図式　469
水平面　161
垂直軸　161
衰退　457
推進周期　411
推進相　411
推進動作　411
錘外筋線維　90
錘内筋線維　90
錐体外路系　76
錐体筋　273
錐体交叉　68
随意運動　58, 279
髄核　255
髄鞘　23
髄鞘化　424
滑り運動　192

■せ
ゼロ肢位　160
正の転移　486
正確さ　460
正中矢状面　161
正中神経　196
生殖器系　17
生体力学　2
生体力学的アプローチ　159
生態学的視覚論　14
生得的解発機構　465
生理解剖学　193
生理学的技法　334
生理的コスト指数　388
生理的外反肘　208
生理的弯曲　253
成熟　423, 455
成長　423
成長ホルモン　36
声帯　109
制御に基づく学習理論　475
静止性収縮　54
静止(静的)姿勢　316
静止張力　52, 171

静的バランス　329
静力学　159
精神運動学習　459
精神分析　424
整形外科学　5
赤芽球　117
赤核　69
赤核脊髄路　95
赤筋　47
赤血球　116
脊髄　65
脊髄円錐　66
脊髄神経　58, 255
脊髄神経根　7
脊髄神経節　60
脊髄性運動失調　398
脊髄性間欠性跛行　397
脊髄節間反射　94
脊髄動物　312
脊髄反射　7, 88
脊柱　253
脊柱管　66, 254
脊柱起立筋　264
脊柱後弯症　309
脊柱前弯症　309
脊柱弯曲　253
積分筋電図　373
接線加速度　169
接線速度　169
説明ギャップ　13
舌骨下筋群　263
舌骨上筋群　263
絶対筋力　52
仙結節靱帯　273
仙骨　227
仙骨神経　59
仙骨神経叢　228
仙髄　59
仙腸関節　229
仙椎　253
尖足　251
宣言的記憶　457
浅指屈筋　219
戦略　322
線維性連結　37
線維素原　116
線維軟骨結合　37
線維輪　255
線条体　75
線速度　169
潜在学習　468
潜在的記憶　457

選択的脳冷却機能　127
全か無かの法則　23
全身性感覚　98
全体運動性　320
全体法　486
全張力　52
全肺気量　112
前角　66
前額-水平軸　161
前額面　161
前距踵関節　243
前距腓靱帯　243
前鋸筋　200
前胸鎖靱帯　196
前脛骨筋　245
前脛骨動脈　228
前・後仙腸靱帯　273
前根　60
前耳介筋　276
前斜角筋　264
前十字靱帯　237
前縦靱帯　255
前庭核　69
前庭性眼球運動　107
前庭脊髄路　95
前頭直筋　263
前頭面　161
前頭葉　79
前捻　232
前腕　194
前腕骨間膜　207

■そ
咀嚼筋　275
組織　17
組織液　123
粗大運動技能　461
鼠径靱帯　229
走行　363, 399
走行速度　400
相互作用トルク　183, 354
相動性収縮　55
想起　456
僧帽筋　200
僧帽弁　118
総指伸筋　219
総腓骨神経　228
足関節戦略　323
足根間関節　242
足根骨　227
足根靱帯　244
足根中足関節　242, 244

足底筋　240, 245
足底腱膜　244
足底把握　438
足底反射　438
足底方形筋　246
速筋　47
速度　165
速度プロフィール　351
側索　217
側頭筋　275
側頭骨　275
側頭頭頂筋　276
側頭葉　79
側脳室　73
側副靱帯　37
側弯　309
外がえし　244

■た
ダイナミカル・システムズ・アプローチ　16
ダグラスバッグ　141
立ち上がり　355
立ち直り反射　314
他動運動　337
多軸関節　38
多裂筋　265
垂れ足　397
楕円関節　37
代謝　19, 132
代謝当量　144
代償的姿勢戦略　301
体位　299, 333
体位反射　311
体温　124
体温調節中枢　127
体格　301
体型　301
体重心　325
体循環　117, 122
体性感覚　96
体性感覚フィードバック　320
体性神経　58
体性神経線維　59
体節　190
体節性平衡反応　311
体部位局在再現　102
体力　145
対称性緊張性頸反射　313, 438
対立(対向)運動　213, 218

索　　引

対流　125
大円筋　203
大胸筋　203
大頬骨筋　278
大筋運動　461
大後頭孔　259
大後頭直筋　265
大腿　227
大腿筋膜張筋　234
大腿骨　227
大腿骨頭靱帯　229
大腿四頭筋　240
大腿静脈　228
大腿神経　228
大腿深動脈　228
大腿直筋　234, 240
大腿動脈　228
大腿二頭筋　234
大腿方形筋　235
大殿筋　234
大殿筋歩行　396
大動脈小体　116
大動脈弁　118
大内転筋　234
大脳回　79
大脳脚　69
大脳橋小脳回路　69
大脳溝　79
大脳半球　68
大伏在静脈　228
大腰筋　234
大菱形筋　200
大菱形骨　195
第三腓骨筋　245
第1のてこ　186
第2のてこ　187
第3のてこ　187
第3脳室　73
脱分極　22
単シナプス反射　88
単位作業　333
単位動作　333, 343, 344
単関節　37
単脚支持期　366
単収縮　51
単純学習　466
単純反射　88
淡蒼球　75
蛋白　136
短期記憶　457
短趾(指)屈筋　246
短趾(指)伸筋　246

短縮　53
短小指屈筋　220
短小趾(指)屈筋　246
短掌筋　220
短橈側手根伸筋　219
短内転筋　234
短腓骨筋　245
短母指外転筋　220
短母指屈筋　220
短母指伸筋　219
短母趾(指)屈筋　246
短母趾(指)伸筋　246

■ち
知覚　95
知覚スキーマ　295, 459
知覚運動学習　459
知覚運動機能　446
知覚学習　456
知覚的技能　461
恥骨　227
恥骨間円板　229
恥骨筋　234
恥骨結合　228
恥骨大腿靱帯　229
遅筋　47
縮まり反応　312
窒素出納　138
中央索　216
中間広筋　240
中距踵関節　243
中斜角筋　264
中手骨　195
中手指節関節　213
中小脳脚　69
中心管　66
中心視覚　106
中枢パターン発生器　392
中枢指令　13
中枢神経系　65
中性脂肪　134
中節骨　195, 227
中足間関節　242, 244
中足骨　227
中足趾(指)節関節　242, 244
中殿筋　234
中殿筋歩行　397
中脳　68
中脳動物　313
中脳被蓋　69
中立位　160
虫様筋　219, 246

肘角　208
肘関節　206
肘筋　209
注意　457
貯蔵　456
長期記憶　457
長期増強　478
長経路応答　325
長経路反応　316
長趾(指)屈筋　245
長趾(指)伸筋　245
長掌筋　219
長脊髄反射　94
長潜時反射　316
長足底靱帯　244
長橈側手根伸筋　219
長内転筋　234
長腓骨筋　245
長母指外転筋　219
長母指屈筋　219
長母指伸筋　219
長母趾(指)屈筋　245
長母趾(指)伸筋　245
重複歩　364
腸骨　227
腸骨筋　234
腸骨大腿靱帯　229
腸腰筋　234
腸腰靱帯　273
腸肋筋　264
跳躍　363
跳躍伝導　24
跳躍反応　312
蝶下顎靱帯　275
蝶形骨　275
蝶番関節　37
直筋　42
直接制御　292
直交座標　160

■つ
つかみ　224
つまみ　224
つまみ動作　443
つり針電極　194
釣り鐘型　351
対麻痺　398
追跡トラッキング　448
追跡運動　106, 339
椎間円板　255
椎間孔　254
椎弓　254

索　引

椎孔　254
椎骨　253
椎骨動脈　259
椎前筋群　263
椎体　254
通常速度歩行　364
槌指　226
土踏まず　249

■て
デジタル　162
てこ　3, 176, 186
手　194
手のアーチ　222
手続き的記憶　457, 457
出来事　457
低位除脳動物　312
定位　322
定滑車　189
定型性　351
定常状態　155
抵抗感覚　101
底屈　245
底側骨間筋　246
底側中足靱帯　244
釘植　37
停止　42, 193
適応性　460
適応制御　295
転移　455
伝導　125
電気生理学　6
電気療法　8
殿部離床　357

■と
トーヌス　56
トリグリセリド　134
トルク　174
トルク変化最小モデル　297
トレードオフ関係　15
トレッドミル　364
トレンデレンブルク徴候
　　236, 397
トレンデレンブルク歩行
　　236, 397
トロポニン　45
トロポミオシン　45
徒手筋力検査　334
跳び直り反応　312, 315, 316
豆状骨　195
豆状骨関節　212

到達運動　170
逃避性歩行　396
等尺性収縮　54
等張性収縮　55
頭蓋骨　275
頭棘筋　264
頭最長筋　264
頭長筋　263
頭頂骨　275
頭頂葉　79
頭半棘筋　265
頭板状筋　264
頭部・上肢・体幹　179
糖質　134
橈骨　194
橈骨手根関節　211
橈骨神経　196
橈骨動脈　195
橈骨輪状靱帯　207
橈側手根屈筋　219
同化作用　19
同期化　50
同時定着時期　366
同時動作　346
洞房結節　118
動滑車　189
動軌道　164
動機づけ　455, 482
動筋　55
動作　333, 343
動作の柔軟性　351
動作の連合　346
動作時間研究　11
動作時間測定　344
動作分析　333, 343, 344
動静脈酸素含有量較差　148
動的バランス　329
動的筋電図　379
動的支持　319
動的姿勢　316
動的反射　316
動的平衡運動　339
動物性神経　58
動脈　43
道具的条件づけ　468
特異動的作用　143
特殊運動性　320
特殊感覚　96
独立制御モデル　284

■な
慣れ　466

内呼吸　16, 108
内在筋　201
内在的フィードバック　463,
　　484
内在的運動学　281
内在的空間　281
内受容器　96
内旋　40
内臓感覚　96
内臓求心性線維　60
内側・外側膝蓋支帯　238
内側距踵靱帯　244
内側広筋　240
内側（三角）靱帯　242
内側縦アーチ　249
内側縦束　68
内側側副靱帯　207, 237
内側大腿回旋動脈　228
内側・中間・外側楔状骨
　　227
内側半月　237
内側翼突筋　276
内転　40
内転筋　55
内反足　252
内部モデル　292, 474
内部表象　459
内腹斜筋　273
内分泌腺　18
内閉鎖筋　235
内包　73
内力　179
内肋間筋　268
軟骨　29
軟骨間関節　266
軟骨基質　38
軟骨結合　37
軟骨細胞　38
軟骨性の連結　37
軟骨性骨化　34

■に
ニュートン運動法則　3
ニューラルネットワーク・モ
　　デル　473
二重支配　121
二重相反神経支配　93
二重膝作用　371
二重様式の原理　289
二尖弁　118
二頭筋　42
二腹筋　43

561

二分靱帯　244
握り　224
日常生活活動　351
日記　334
乳酸　20
乳酸シャトル　153
乳酸性作業閾値　156
尿　130
尿細管　128
認知科学　456
認知学習　456
認知学習理論　465
認知記憶　455
認知地図　468
認知的リハーサル　485
認知的技能　473

■ね
ネットトルク　354
ネフロン　128
熱けいれん　127
熱ばて　127
熱産生　124
熱産生量　141
熱射病　127
熱喪失　124
熱貯留　124
熱平衡　124
熱量計　140
熱量代謝　140

■の
伸び反応　312
能動輸送　21
能力　463
脳　65
脳幹　68
脳弓　73
脳室　68
脳神経　58
脳神経核　68
脳脊髄液　115
脳底動脈　259
脳頭蓋　275
脳梁　73

■は
ハムストリングス　235
ハンター線　274
ハンドリム　411
バケツの柄の動き　267
バランス　176

バランス制御　310
バランス反応　317, 438
バランス反応テスト　448
バリスティック運動　279, 291, 339
パーキンソン歩行　398
パーセプトロン　474
パチニ小体　100
パフォーマンス　459
パフォーマンスの知識　470
パラシュート反応　317, 438
はさみ歩行　398
把握反射　436
把持　351
把持動作　224
破骨細胞　33
馬脚歩行　397
馬尾　255
背外側脳幹経路　86
背屈　245
背側骨間筋　220, 246
背側視床　73
背側中足靱帯　244
肺活量　112
肺活量計　110
肺活量測定　110
肺循環　117, 122
肺動脈弁　118
肺胞　110
肺胞換気比　113
肺胞換気量　112
白筋　47
白質　66, 75
白鳥の首変形　225
白血球　117
薄筋　234
発汗　125
発振器　282
発達　423, 423
発達科学　423
発達障害　16
発達段階　425
発達分析　426
速さ　460
反射　5, 87, 282
反射階層理論　282, 310, 430
反射逆転　283
反射弓　87
反射中枢　87
反張膝　396, 397
反復法　349
反復練習　455

半関節　37
半棘筋　265
半腱様筋　234
半膜様筋　234
汎在性平衡反応　311
般化　467

■ひ
ヒステリー性歩行　398
ヒス束　118
ヒラメ筋　245
ビタミン　36, 138
ピッチ　399
皮質　75
皮質下白質　76
皮質化　424
皮質核路　86
皮質性反射　315
皮質脊髄路　68, 86
皮膚分節　60
非支持相　399
非対称性緊張性頸反射　313, 438
非蛋白呼吸商　142
泌尿器系　17
飛翔期　399
被殻　75
疲労　455
疲労歩行　395
腓骨　227
腓骨動脈　228
腓腹筋　240, 245
尾骨　227
尾骨神経　60
尾状核　75
尾髄　60
尾椎　253
眉毛下制筋　277
微小回路　477
鼻筋　277
鼻腔　109
鼻孔圧迫筋　277
鼻孔拡大筋　277
鼻骨　275
鼻根筋　277
鼻中隔下制筋　277
膝伸展下肢挙上試験　233
膝立ち位　304
必須アミノ酸　137
表在感覚　98
表象　284
表情筋　275

表面筋電図　194
標本化定理　170

■ふ
フィードバック制御　279, 462
フィードフォワード制御　279, 463
フィラメント滑走説　44
フェンシング姿勢　313
フォーム　460
フットスイッチ　379
フランク-スターリングの心臓原理　120
フロマン徴候　227
ブドウ糖　134
ブロードマン野　82
プラトー　480
プルキンエ細胞　73
プルキンエ線維　118
プロテアーゼ　137
プロテオグリカン　34, 38
プロビタミン　138
プロポーション　303
不感蒸散　125
不感発汗　125
不随意運動　58
不良姿勢　309
不連続運動　280
不連続課題　461
付加的フィードバック　484
負の転移　486
負荷減弱反射　122
浮遊肋　266
振り子運動　169
振り　191
符号化　456
踏み直り反射　438
踏み直り反応　315
部分法　486
副交感神経　60, 121
腹横筋　273
腹式呼吸　110, 267
腹側視床　73
腹直筋　273
腹内側脳幹経路　85
複関節　37
複合動作　346
物理学的技法　334
船乗り歩行　394
分時換気量　112, 149
分時肺胞換気量　148

分化　423, 467
分散練習　485
分回し運動　40

■へ
ヘーリング-ブロイエル反射　116
ヘップの法則　478
ヘマトクリット　116
ヘモグロビン　116
ヘンレ係蹄　130
ベーンブリッジ反射　122
ベクトル　173
ベル・マジャンディの法則　256
平均加速度　166
平均速度　166
平衡運動反射　316
平衡速動反射　316
平衡点仮説　291
平衡反応　311
平背　309
平面関節　37
並進運動　168, 325
並進平衡　325
並列分散情報処理課題　459
閉ループ制御　279
閉鎖神経　228
変位　165
扁平筋　42
扁平足　252
弁別　467
弁別閾　97

■ほ
ホスホリラーゼ　154
ホメオスタシス　17
ボーマン嚢　128
ボタン穴変形　226
ポンピング型　411
ポンプの柄の動き　267
歩隔　364
歩行　363
歩行活動監視装置　334
歩行周期　364, 366
歩行比　367
歩行率　364
歩調取り　118
歩幅　364
歩容　363
保持　456
捕球動作　445

補酵素　138
補償トラッキング　448
母指球筋　218
母指対立筋　220
母指内転筋　220
母趾(指)外転筋　246
母趾(指)内転筋　246
方形回内筋　209
方法研究　343
放射　125
報酬　468
縫工筋　234
縫合　37
忘却　487
防御反応　317
房室結節　118
紡錘状筋　42
膀胱　130
本能行動　465

■ま
マイスナー小体　100
麻痺性歩行　396
前かがみ歩行　395
膜性骨化　34
膜電位　21
末梢神経　58
末節骨　195, 227

■み
ミオグロビン　47
ミオシン　44
ミトコンドリア　18
ミュラーの原則　96
身震い　124
水　138

■む
矛盾性運動　398
無意識的様式　290
無機質　138
無酸素性エネルギー　152
無酸素性閾値　152
無酸素性過程　152
無酸素性呼吸　20
無髄線維　23

■め
メルケル細胞　100
明示的記憶　457
命題記憶　458
迷路加速反応　316

迷路性運動　107
酩酊歩行　397

■も
モーメント　174
モデリング　468
モトグラフィー　333
モトスコピー　333
モトメトリー　333
モロー反射　436, 438
毛細血管　43
毛包受容体　100
網膜　105
目的運動性　319
目的運動性機構　320

■や
ヤコビー線　229
躍度最小モデル　296

■ゆ
有鉤骨　195
有酸素性呼吸　20
有髄線維　23
有頭骨　195
遊脚相　366
遊離脂肪酸　154
誘引　469
誘発反応　436
融合運動　107
床反力　183, 327, 373
床反力計　331
床面の勾配　416

■よ
よろめき反応　317
よろめき歩行　398
予期的姿勢制御　320
予期的姿勢調節　325
陽性支持反応　312
陽性徴候　8
腰回旋筋　265
腰神経　59
腰神経叢　228
腰髄　59
腰腸肋筋　264
腰椎　253, 271
腰椎前弯　254
腰部脊柱管狭窄症　396
腰方形筋　273
腰膨大　66
翼状靱帯　258

横アーチ　251
横つまみ　225

■ら
ランドウ反射　438
ランビエ結節　24
ランプ運動　279
らせん関節　37

■り
リアフェレンス原理　107
リーチ　170, 351
リサジュー図形　376
リスフラン関節　244
リソソーム　18
リハーサル　457
リパーゼ　135
リモデリング　34
リンパ球　117
リンパ系　123
リンパ節　123
リンパ毛細管　124
梨状筋　235
力学　159
力学的エネルギー　185
力学的エネルギーの保存法則　186
力源　13
立位　305
立脚相　366
立方骨　227
流体潤滑理論　38
両脚支持期　366
両側片麻痺　398
両側性転移　486
両麻痺　398
輪軸　190
輪帯　229
臨界期　466
臨床測定法　334

■る
ルシュカ関節　258
ルシュカ突起　258
ルフィニ終末　100
涙骨　275

■れ
レスポンデント条件づけ　467
レニン-アンギオテンシン　130

レンズ核　75
連結　183
連合線維　76
連鎖反射　314, 392, 436
連鎖反応　314
連続運動　280
連続課題　461
連続動作　346
練習　479
練習の法則　481

■ろ
ローザー・ネラトン線　229
ロコモーション　363
労作代謝　143
肋横突関節　266
肋鎖靱帯　196
肋椎関節　266
肋軟骨　266
肋下筋　268
肋骨　253, 266
肋骨挙筋　268
肋骨呼吸　267
肋骨頭関節　266
肋骨突起　254

■わ
わし（鷲）手　225, 227
腕尺関節　207
腕神経叢　196, 260
腕橈関節　207
腕橈骨筋　209

■数字
1回換気量　112
1回拍出量　119, 150
1軸性関節　37
1秒率　112
1秒量　112
1歩　364
2軸性関節　37
2点識別能　100
3指つまみ　225
5指つまみ　225
6分間歩行テスト　334, 388
10 m歩行テスト　334

■ギリシア文字
$\alpha$線維　90
$\alpha$力線図　376
$\beta$力線図　376
$\gamma$線維　90

$\gamma$ 力線図　376

■欧文

ACT　473
Bell-Magendie の法則　60
close-packed position　192
Cobb 角　309
COG-COP モーメント・アーム　330
DIP 関節　214
Fitts の法則　15
Galileo の慣性の法則　180
high guard　389, 437
impulse-timing model　291
IP 関節　214
Karvonen 法　156
kinesics　8
loose-packed position　192
mass-spring model　291
Newton の運動法則　180
PIP 関節　214
TCA 回路　20, 152
type I 線維　47
wide base　437

【原著者略歴】

中村 隆一
- 1960 年　東京大学医学部卒業
- 1972 年　東京都神経科学総合研究所リハビリテーション研究室
- 1979 年　東北大学医学部附属リハビリテーション医学研究施設教授
- 1993 年　東北大学名誉教授，国立身体障害者リハビリテーションセンター病院長
- 1997 年　同更生訓練所長
- 1999 年　同総長
- 2002 年　東北文化学園大学医療福祉学部教授
- 2005 年　のぞみ会希望病院顧問
- 2019 年　死去

齋藤 宏
- 1966 年　群馬大学医学部卒業
- 1972 年　東京都神経科学総合研究所リハビリテーション研究室
- 1980 年　東京都養育院附属病院リハビリテーション科長
- 1986 年　東京都立医療技術短期大学教授
- 1998 年　東京都立保健科学大学教授
- 2002 年　東京都立保健科学大学名誉教授，東京医療学院校長
- 2018 年　東京医療学院退職

長崎 浩
- 1960 年　東京大学理学部卒業
- 1973 年　東京都神経科学総合研究所リハビリテーション研究室(非常勤)
- 1980 年　東北大学医学部附属リハビリテーション医学研究施設
- 1986 年　(財)東京都老人総合研究所運動機能部門
- 1999 年　東北文化学園大学医療福祉学部教授
- 2005 年　東北文化学園大学大学院教授
- 2010 年　東北文化学園大学名誉教授

【編著者略歴】

藤澤 宏幸
- 1988 年　北海道大学医療技術短期大学部理学療法学科卒業
　　　　　登別厚生年金病院リハビリテーション室
- 1990 年　北海道大学附属病院登別分院リハビリテーション部
- 1994 年　室蘭工業大学工学部情報工学科卒業
- 1999 年　室蘭工業大学大学院工学研究科博士後期課程生産情報システム専攻修了
　　　　　東北文化学園大学医療福祉学部助教授
- 2006 年　東北文化学園大学医療福祉学部教授
　　　　　東北文化学園大学大学院健康社会システム研究科教授

山崎 弘嗣
- 1997 年　北海道大学医療技術短期大学部卒業
- 2004 年　東北文化学園大学医療福祉学部助手
- 2007 年　昭和大学保健医療学部講師
- 2015 年　理化学研究所脳科学総合研究センター(理研BSI-トヨタ連携センター)研究員
- 2021 年　埼玉県立大学保健医療福祉学部教授

金子 文成
- 1992 年　札幌医科大学衛生短期大学部理学療法学科卒業
　　　　　登別厚生年金病院リハビリテーション科理学療法士
- 2000 年　ボストン大学神経筋研究所客員研究員
- 2001 年　広島大学大学院医学系研究科修了
　　　　　独立行政法人産業技術総合研究所人間福祉医工学研究部門研究員
- 2008 年　札幌医科大学保健医療学部准教授
- 2010 年　フランス国立科学研究センター(プロバンス大学)客員研究員
- 2017 年　慶應義塾大学医学部特任准教授
- 2022 年　東京都立大学人間健康科学研究科准教授
- 2024 年　東京都立大学人間健康科学研究科教授
　　　　　慶應義塾大学医学部特任教授

縣 信秀
- 2003 年　名古屋大学医学部保健学科卒業
- 2009 年　名古屋大学大学院医学系研究科リハビリテーション療法学専攻修了
　　　　　浜松大学(現常葉大学)保健医療学部助教
- 2014 年　常葉大学保健医療学部講師
- 2020 年　常葉大学保健医療学部准教授

| 基礎運動学　第7版 | ISBN 978-4-263-26682-3 |

1976年 4 月25日　第1版第1刷発行
1983年 3 月20日　第2版第1刷発行
1987年12月15日　第3版第1刷発行
1992年 1 月10日　第4版第1刷発行
2000年 3 月 1 日　第5版第1刷発行
2003年12月20日　第6版第1刷発行
2012年 2 月20日　第6版第10刷(補訂)発行
2025年 1 月10日　第7版第1刷発行

原著者　中村隆一・他
編著者　藤澤宏幸・他
発行者　白 石 泰 夫
発行所　医歯薬出版株式会社
〒113-8612　東京都文京区本駒込1-7-10
TEL. (03)5395-7628(編集)・7616(販売)
FAX. (03)5395-7609(編集)・8563(販売)
https://www.ishiyaku.co.jp/
郵便振替番号 00190-5-13816

乱丁,落丁の際はお取り替えいたします　　　　　印刷・永和印刷／製本・愛千製本所
© Ishiyaku Publishers, Inc., 1976, 2025 Printed in Japan

本書の複製権・翻訳権・翻案権・上映権・譲渡権・貸与権・公衆送信権(送信可能化権を含む)・口述権は,医歯薬出版(株)が保有します.
本書を無断で複製する行為(コピー,スキャン,デジタルデータ化など)は,「私的使用のための複製」などの著作権法上の限られた例外を除き禁じられています.また私的使用に該当する場合であっても,請負業者等の第三者に依頼し上記の行為を行うことは違法となります.

JCOPY ＜出版者著作権管理機構　委託出版物＞
本書をコピーやスキャン等により複製される場合は,そのつど事前に出版者著作権管理機構(電話03-5244-5088,FAX 03-5244-5089,e-mail:info@jcopy.or.jp)の許諾を得てください.